肾脏病患者合理用药

主　编　左笑丛
副主编　张　兰　徐　珽　师少军

人民卫生出版社
·北　京·

图书在版编目（CIP）数据

肾脏病患者合理用药 / 左笑丛主编 . —北京：人民卫生出版社，2022.9
ISBN 978-7-117-32971-2

Ⅰ. ①肾…　Ⅱ. ①左…　Ⅲ. ①肾疾病 –用药法　Ⅳ. ①R452

中国版本图书馆 CIP 数据核字（2022）第 046246 号

人卫智网	www.ipmph.com	医学教育、学术、考试、健康，购书智慧智能综合服务平台
人卫官网	www.pmph.com	人卫官方资讯发布平台

肾脏病患者合理用药
Shenzangbing Huanzhe Heli Yongyao

主　　编：左笑丛
出版发行：人民卫生出版社（中继线 010-59780011）
地　　址：北京市朝阳区潘家园南里 19 号
邮　　编：100021
E - mail：pmph @ pmph.com
购书热线：010-59787592　010-59787584　010-65264830
印　　刷：保定市中画美凯印刷有限公司
经　　销：新华书店
开　　本：787 × 1092　1/16　**印张：**50
字　　数：967 千字
版　　次：2022 年 9 月第 1 版
印　　次：2022 年 11 月第 1 次印刷
标准书号：ISBN 978-7-117-32971-2
定　　价：228.00 元
打击盗版举报电话：010-59787491　E-mail：WQ @ pmph.com
质量问题联系电话：010-59787234　E-mail：zhiliang @ pmph.com
数字融合服务电话：4001118166　E-mail：zengzhi @ pmph.com

编者（以姓氏笔画为序）

王　琎　首都医科大学宣武医院

王建文　中南大学湘雅三医院

王春江　中南大学湘雅三医院

方伟进　中南大学湘雅三医院

邓珍珍　中南大学湘雅三医院

左珊如　中南大学湘雅三医院

左笑丛　中南大学湘雅三医院

师少军　华中科技大学同济医学院附属协和医院

伍俊妍　中山大学孙逸仙纪念医院

刘心霞　四川省医学科学院四川省人民医院

刘世坤　中南大学湘雅三医院

刘可欣　四川大学华西医院

刘亚妮　华中科技大学同济医学院附属协和医院

李佐军　中南大学湘雅三医院

李剑芳　中山大学孙逸仙纪念医院

杨　晶　郑州大学第一附属医院

吴　甜　中南大学湘雅三医院

吴翠芳　中南大学湘雅三医院

汪江林　中南大学湘雅三医院

沈爱宗　中国科学技术大学附属第一医院安徽省立医院

宋立莹　中南大学湘雅三医院

张　兰　首都医科大学宣武医院

张　蕊　华中科技大学同济医学院附属协和医院

张圣雨　中国科学技术大学附属第一医院安徽省立医院

杭永付　苏州大学附属第一医院

周于禄　中南大学湘雅三医院

周凌云　中南大学湘雅三医院

柳　威　中南大学湘雅三医院

秦　侃　安徽医科大学第三附属医院合肥市第一人民医院

贾素洁　中南大学湘雅三医院

原海燕　中南大学湘雅二医院

徐　珽　四川大学华西医院

郭　韧　中南大学湘雅三医院

黄　路　中南大学湘雅三医院

谢悦良　中南大学湘雅三医院

学术秘书　汪江林（兼）

前 言

肾脏是人体的重要器官，生成尿液，具有排泄功能，同时调节水、电解质平衡及维持酸碱平衡，还具有内分泌功能。肾脏病会导致肾功能减退，主要通过肾脏排泄的内源性和外源性物质及其代谢产物的清除降低，使体内毒素和代谢产物蓄积；另外，肾脏病导致的水、电解质和酸碱平衡紊乱以及无机盐离子代谢失衡等问题也可改变药物在体内的吸收、分布、代谢、排泄等过程，使患者易出现药物毒性反应。据 2019 年全球疾病负担工作组发布的报告显示，全球每 10 人当中就有 1 人患有肾脏病，其发病率仍在逐年攀升，已然成为重大的公共卫生问题。国务院办公厅印发《中国防治慢性病中长期规划（2017—2025 年）》，已将肾脏病列为规划防治慢性病。因此，重视肾脏病患者的合理用药，最大限度地保证治疗效果和减少药品不良反应具有重要意义，这也是我们每一位医务工作者的职责。

目前国内外针对肾脏病患者合理用药方面的书籍较少。近年来，随着现代医学技术的快速发展，肾脏病发病机制及防治策略的研究逐渐深入，涌现出大量的文献信息和国内外不断推出的相关临床实践指南，如何从海量信息中准确获取肾脏病患者合理用药的相关信息，解决该类患者实际的用药问题，成为医务工作者及患者的迫切需求。本书紧密结合最新的研究进展及临床实践，搜寻并参考最新的国内外肾脏病相关治疗指南、专家共识和循证医学证据，以及权威网络资源信息，从肾脏和肾脏病概述、肾脏病对药代动力学和药效动力学的影响及用药方案调整、肾脏病患者的药物剂量调整、肾脏病的药物治疗及营养支持疗法、常见疾病合并肾脏病的药物治疗案例、药源性肾损伤及专科临床药师参与肾脏病患者的药学服务等方面进行阐述，为肾脏病患者的安全、有效和科学用药提供依据。本书内容实用、新颖、科学、全面，旨在为医务工作者对肾脏病患者的临床治疗过程提供切实的帮助，成为临床医师、药师、护士的案头书。

限于时间紧迫和编者水平，书中难免有疏漏与不妥之处，恳请广大读者对本书质疑、评价和反馈，我们对所有读者反馈的内容都将进行认真研究，作为本书更新内容的重要参考。本书中介绍的药物剂量和用法是作者根据当前医疗观点和临床经验慎重制定的，并与通用标准保持一致，编校人员也尽了最大努力来保证书中所推荐的药物剂量是准确的。但必须强调的是，临床医师开出的每一个医嘱都必须以自己的理论知识、临床实践为基础，以高度的责任心为患者服务。读者在选用药物时，还应该认真研读药品说明书中所列出的该药品的适应证、禁忌证、用法用量、不良反应等，并以《中华人民共和国药典》(2020 年版) 等权威著作为依据。所有应用本书所含信息进行的临床实践，本书编者和出版社概不承担任何后果。

编者

2022 年 9 月

目 录

第一章
肾脏概述

第一节　肾脏的解剖和形态

肾脏为腹膜外实质性器官，位于腹膜后脊柱两旁，约为第 12 胸椎至第 3 腰椎的位置，左右各一，形似蚕豆（图 1-1A）。肾的位置可因体型、性别和年龄而异，矮胖体型较瘦长体型者稍低、女性较男性稍低、儿童较成人稍低。右肾上邻肾上腺，下邻肝裸区，前邻腹膜、十二指肠降部、结肠右曲及升结肠末端；左肾前邻肾上腺、腹膜，左右结肠动脉分支横经左肾前面。

两肾的形态、大小、重量大致相同，中国成人肾脏的长度、宽度和厚度分别为 10.5~11.5cm、5~7.2cm 和 2~3cm，正常成年男性肾脏的平均体积为 11cm × 6cm × 3cm，左肾略大于右肾，女性肾脏的体积和重量均略小于同龄的男性。肾的内侧缘中部凹陷，是肾血管、输尿管、神经及淋巴管出入之处，称为肾门（renal hilum），出入肾门的结构总称为肾蒂（renal pedicle），肾门向肾内延续为由肾实质围成的肾窦（renal sinus），窦内含有肾动脉、肾静脉的主要分支和属支、肾小盏、肾大盏、肾盂和脂肪组织等（图 1-1B）。

肾脏是实质性器官，肾实质可分为皮质和髓质两部分。肾皮质（renal cortex）位于肾的浅层，占 1/3，富含血管，主要由肾小体和肾小管构成。肾髓质（renal medulla）位于肾的深部，占 2/3，血管较少，由多个圆锥形的实体肾锥体构成。椎体的基底部在皮质和髓质之间的边缘处，而顶部伸向肾窦，称为肾乳头。在肾单位生成的尿液经集合管在肾乳头处的开口进入肾小盏、肾大盏和肾盂，最后经输尿管进入膀胱（图 1-1C）。

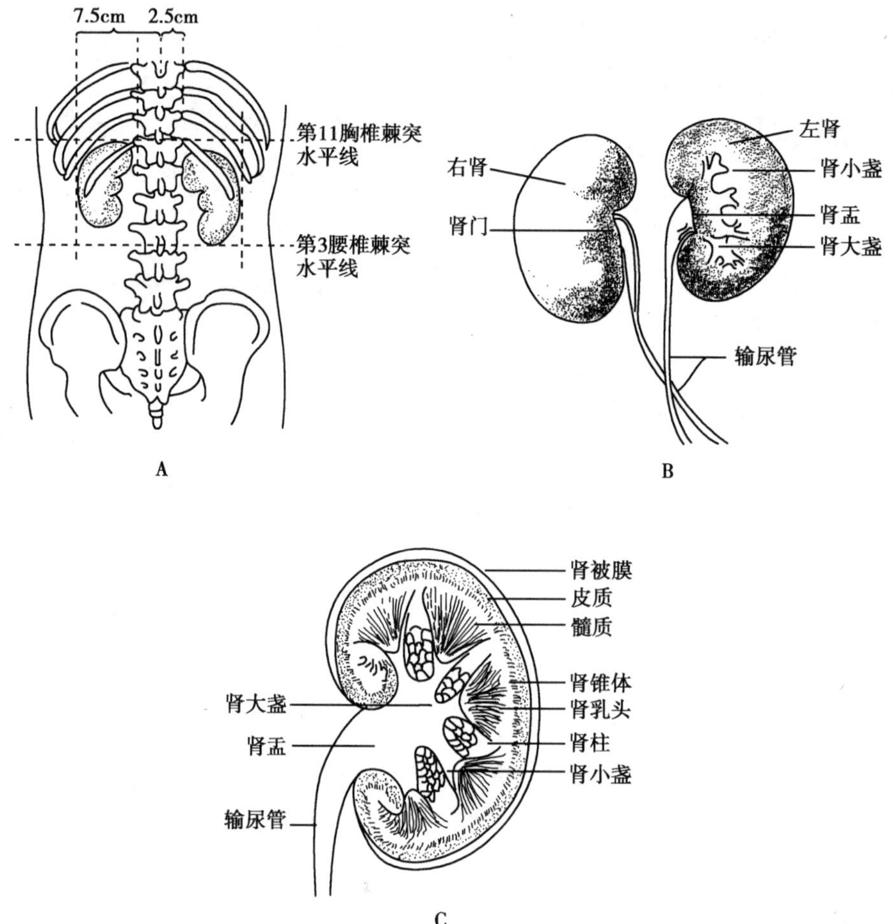

图 1-1 肾脏的位置(A)、形态结构(B)及解剖结构(C)

第二节 肾脏的结构和功能

肾脏是机体最重要的排泄器官,通过尿的生成和排出,肾脏能够将机体的代谢终产物、进入机体过剩的物质和异物等排出体外,调节水、电解质和酸碱平衡,从而维持机体内环境的稳态。此外,肾脏也是一个内分泌器官,可通过合成和释放多种生物活性物质,如肾素、促红细胞生成素、1α- 羟化酶、激肽和前列腺素等,参与动脉血压的调节、促进红细胞的生成、调节钙的吸收和血钙水平等。

一、肾脏的功能单位——肾单位

肾脏结构和功能的基本单位称为肾单位,每个肾单位都有单独生成尿液的功能,它与集合管共同完成尿液的生成过程。人体每个肾含有 80 万 ~100 万个肾单位,肾单位不能再生，在肾脏损伤、疾病或正常衰老的情况下，肾单位的数目将逐渐减少。每个肾单位由肾小体及与之相连的肾小管构成。肾小体由肾小球和肾小囊组成(图 1-2)。肾单位在肾脏中的分布有其相应的较固定的位置，根据肾小体在皮质内的位置及肾小管的长度，分为皮质肾单位和近髓肾单位。皮质肾单位占肾单位总数的 80%~90%，肾小球体积较小，髓袢较短，不到髓质，最多只到达外髓部，入球小动脉口径比出球小动脉大，出球小动脉分支形成小管周围毛细血管网，包绕在肾小管周围，有利于肾小管重吸收。近髓肾单位占肾单位总数的 10%~20%，肾小体位于皮质层靠近髓质的位置，肾小球体积较大，髓袢较长，可延伸至内髓部，甚至可深入至肾乳头，入球小动脉和出球小动脉口径无明显差异，出球小动脉可进一步分支形成 2 种小血管，一种为肾小管周围毛细血管网，缠绕在近曲小管和远曲小管周围，有利于肾小管重吸收；另一种是细长成袢状的 U 形直小血管，深入髓质，与髓袢并行，在维持肾脏髓质高渗和尿液浓缩稀释方面起重要作用。

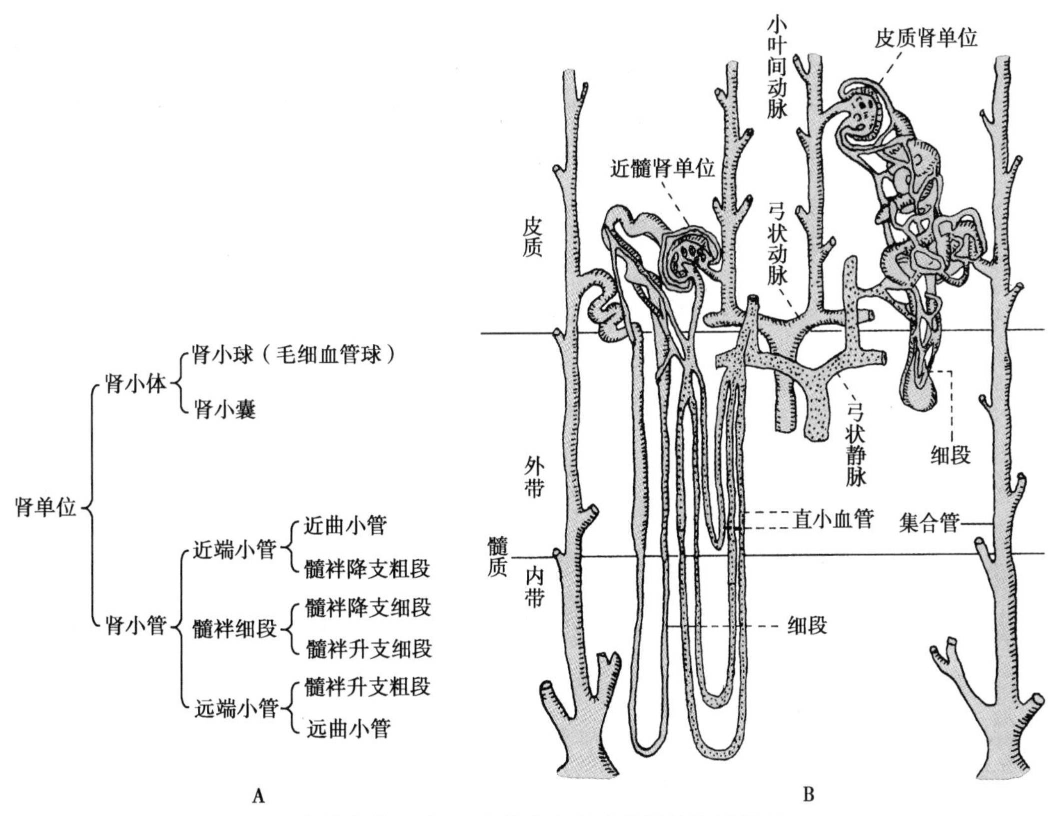

A. 肾单位的组成；B. 肾单位和肾小管的结构示意图。

图 1-2　肾单位示意图

(一) 肾小球的结构和功能

肾脏最主要的功能之一就是排出体内代谢产生的废物以维持内环境的稳定，而完成这一功能最重要的条件就是肾小球滤过。肾小球约占肾重量的 5%,是位于入球小动脉和出球小动脉之间的一团毛细血管簇,由入球小动脉分支成 40~50 条平行且相互吻合成网的毛细血管网,最后汇合在一起形成出球小动脉,是人体唯一介于两条小动脉之间的毛细血管床(图 1-2B)。肾小球外侧被肾小囊包裹,肾小囊的脏层和壁层之间的间隙称为肾小囊腔。肾小球毛细血管内的血浆滤过进入肾小囊,肾小囊延续即为肾小管,毛细血管与肾小囊之间的结构称为滤过膜,可选择性地滤过溶质和水,除蛋白质外,血浆中其余成分(如葡萄糖、氯化物、无机磷酸盐、尿素、尿酸和肌酐等)均能被滤过进入肾小囊腔内生成超滤液,肾小球超滤是尿生成的第一步。

1. 肾小球滤过的重要指标——肾小球滤过率和滤过分数　单位时间内(每分钟)两肾生成的超滤液量称为肾小球滤过率(glomerular filtration rate,GFR)。据测定,体表面积为 1.73m^2 的个体,其肾小球滤过率约为 125ml/min,24 小时两侧肾脏肾小球滤过的血浆总量将高达 180L。男性的肾小球滤过率稍高于女性,运动、情绪激动、饮食、年龄、妊娠和昼夜节律等对肾小球滤过率也有影响。

血液在流经肾小球时,并非所有血浆都被滤过到肾小囊内,而是仅占其中的一部分。肾小球滤过率与肾血浆流量的比值称为滤过分数(filtration fraction,FF)。血液流经肾脏时,大约有 1/5 的血浆经肾小球毛细血管滤出,进入肾小囊形成超滤液。

临床上发生急性肾小球肾炎时,肾血浆流量变化不大,而肾小球滤过率却明显降低,因此滤过分数减少;而发生心力衰竭时,肾血浆流量明显减少,但肾小球滤过率却变化不大,因此滤过分数增大。

2. 肾小球滤过的结构基础——滤过膜　肾小球毛细血管与肾小囊之间的结构称为滤过膜。滤过膜由 3 层结构组成(图 1-3):①内层为毛细血管内皮细胞,细胞上有许多直径为 70~90mm 的小孔,称为窗孔。水和小分子溶质(如各种离子、尿素、葡萄糖及小分子蛋白质等)可自由通过,但毛细血管内皮细胞表面有带负电荷的糖蛋白,能阻止带负电荷的蛋白质通过。②中间层为毛细血管基膜,含有Ⅳ型胶原、层粘连蛋白和蛋白多糖等成分,带负电荷,厚度为 300nm。膜上有直径为 2~8nm 的多边形网孔,可以通过机械屏障和电荷屏障影响滤过。③外层是具有足突的肾小囊脏层上皮细胞,又称足细胞。足细胞的足突相互交错,形成裂隙,裂隙上有一层滤过裂隙膜,膜上有直径 4~11nm 的小孔,它是滤过的最后一道屏障。肾小球滤过屏障上有一种蛋白质,称为裂隙素,是足细胞裂隙膜的主要蛋白

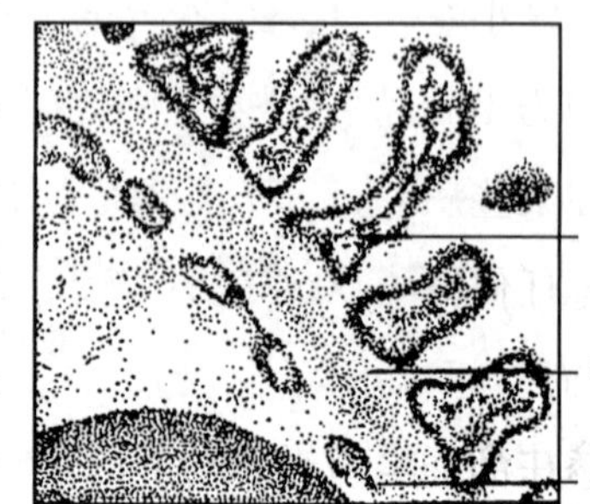

图 1-3　滤过膜结构示意图

质，其作用是阻止蛋白质的漏出。缺乏裂隙素时，尿中将出现蛋白质。

综上所述，不同物质通过滤过膜的能力取决于滤过物质分子的大小及所带的电荷。一般来说，分子有效半径小于 2.0nm 的中性物质可自由滤过(如葡萄糖)；有效半径大于 4.2nm 的物质不能滤过；而有效半径在 2.0~4.2nm 的各种物质，则随有效半径的增加，滤过量逐渐降低。用不同有效半径的中性右旋糖酐分子进行试验，可清楚地证明滤过物质分子大小与滤过的关系。然而有效半径约为 3.6nm 的血浆白蛋白(分子量为 69 000Da)却很难滤过，因为白蛋白带负电荷。在某些病理情况下，肾脏基底膜上负电荷减少或消失，结果带负电荷的血浆白蛋白可以被滤过，出现蛋白尿或白蛋白尿。

3. 肾小球滤过的生理基础——有效滤过压 肾小球毛细血管上任何一点超滤液形成的动力与阻力的差值，即滤过动力，可用有效滤过压表示，是肾小球滤过主要的生理学基础(图 1-4)。有效滤过压取决于四大因素，即：肾小球毛细血管血压、肾小囊内压、肾小球毛细血管的血浆胶体渗透压和肾小囊内液胶体渗透压。其中肾小球毛细血管血压和肾小囊内液胶体渗透压是超滤液形成的动力，而肾小囊内压和肾小球毛细血管的血浆胶体渗透压是超滤液形成的阻力，因此，肾小球有效滤过压可以用式(1-1)来表达：

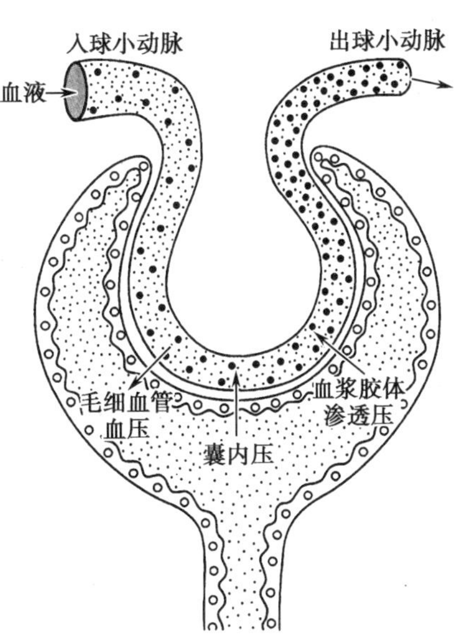

图 1-4 肾小球有效滤过压示意图

肾小球有效滤过压 =(肾小球毛细血管血压 + 肾小囊内液胶体渗透压)−(肾小球毛细血管的血浆胶体渗透压 + 肾小囊内压) 式(1-1)

影响肾小球毛细血管血压、肾小囊内压以及肾小球毛细血管的血浆胶体渗透压的因素均可影响肾小球的有效滤过压。①肾小球毛细血管血压：肾小球毛细血管血压与 GFR 的变化呈正相关关系，在正常条件下肾小球毛细血管血压约为 45mmHg，血压越高，有效滤过压也越高。②肾小囊内压：肾小囊内压的变化与 GFR 的变化呈负相关关系，在正常条件下肾小囊内压约为 10mmHg，正常生理情况下不会有太大的改变，所以并不是调节 GFR 的主要因素。但在某些病理状态下，肾小囊内压会发生较大的改变。例如，当肾盂或输尿管结石、肿瘤压迫等任何原因引起尿路梗阻时，小管液和尿液排出受阻，囊内压升高，导致有效滤过压降低，从而引起 GFR 降低。③肾小球毛细血管的血浆胶体渗透压：肾小球毛细血管的血浆胶体渗透压的变化与 GFR 的变化呈负相关关系，正常生理情况下，人体血浆胶体渗透压波动范围不大。血浆白蛋白是决定血浆胶体渗透压的主要因素，当全身血浆白蛋白浓度明显降低时，血浆胶体渗透压会降低，GFR 会升高。如静脉快速输入大量生理盐水；或肝硬化患者肝功能受损，血浆白蛋白合成减少；或肾病综合征患者，血浆白蛋白从尿中大量丢失，均可使血浆胶体渗透压降低，导致有效滤过压增加，从而引起 GFR 升高。但在临床上观察到，当血浆白蛋白浓度显著降低时尿量并不明显增多，可能与肾小球滤过膜的通透性降低有关，且此时体循环毛细血管床组织液生成也增多，因而肝、肾疾病引起低蛋白血症的患者常出现腹水或组织水肿。

4. 药物与肾小球滤过　目前临床应用的大多数药物均属于小分子物质，可随血流自由通过肾小球滤过膜。因此，利用渗透性利尿的原理，给患者静脉滴注可经肾小球自由滤过但不被肾小管重吸收的物质，如甘露醇和山梨醇等，可起到脱水药的作用。由于与血浆白蛋白结合的药物不能从肾小球滤过，因此药物的滤过量主要取决于药物浓度、药物与蛋白的结合率以及肾小球滤过率等多个因素。当肾小球滤过率降低时，对体内药物的清除率就会降低，因此对肾功能不全的患者往往需要根据肾小球滤过率调整药物的用量。

（二）肾小管和集合管的结构和功能

超滤液进入肾小管称为小管液。小管液中的成分可被肾小管上皮细胞转运返回血液（肾小管和集合管的重吸收），同时，肾小管上皮细胞将一些物质经顶端膜分泌到小管液（肾小管和集合管的分泌），经肾小球滤过但未被选择性重吸收的物质和由肾小管分泌的物质最终从尿中排出。正常人的终尿量约为 1.5L/d，99% 的超滤液中的水、全部的葡萄糖和氨基酸，以及不同程度的 Na^+、Ca^{2+} 和尿素被重吸收，而肌酐、H^+ 等可被分泌到小管液中而排出体外。

肾小管包括近端小管（包括近曲小管和髓袢降支粗段）、髓袢细段（包括髓袢降支细段和髓袢升支细段）以及远端小管（包括髓袢升支粗段和远曲小管）。肾小管的初始段高度屈曲，称为近曲小管。肾小管走行在髓质的一段呈“U”形，称为髓袢。髓袢由降支和升支组成。与近曲小管连接的降支其管径比较粗，称为髓袢降支粗段；随后管壁变薄，管腔缩窄，称为髓袢降支细段。随后折返形成升支细段，继续上行管径增粗，称为髓袢升支粗段。髓袢接着连接远曲小管。近曲小管和髓袢降支粗段，称为近端小管；髓袢升支粗段和远曲小管，称为远端小管。远曲小管与集合管相连接（图 1-2）。肾小管和集合管与离子的重吸收、分泌以及水的重吸收有关。

1. 近端小管　近端小管是 Na^+、Cl^- 和水重吸收的主要部位，约 2/3 的 Na^+、85%~90% 的 HCO_3^-、约 60% 的 Cl^-、65%~70% 的 K^+ 被重吸收，管腔膜上特异性的 Na^+ 耦联转运体可以介导葡萄糖、氨基酸、磷酸盐与硫酸盐的重吸收。近端小管还可以介导弱有机酸和有机碱的分泌与重吸收，在此过程中还可同时伴有 Na^+ 或 H^+ 的同向或反向转运和阴离子交换。许多药物可以通过作用于这些弱酸和弱碱来调节全身的血容量（图 1-5）。

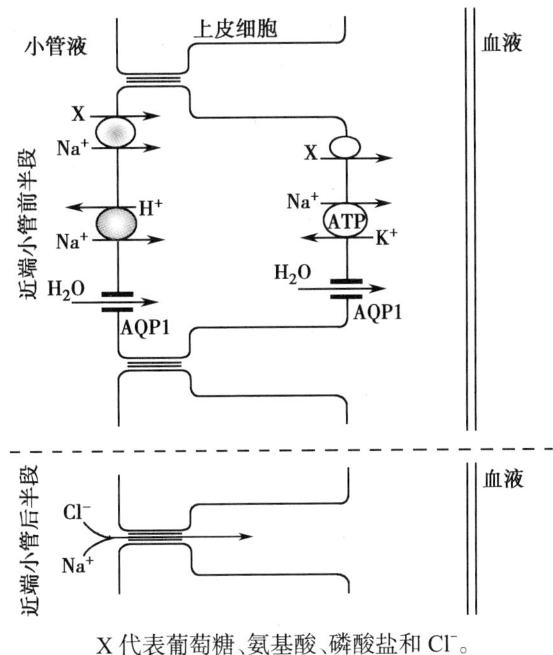

X 代表葡萄糖、氨基酸、磷酸盐和 Cl^-。

图 1-5 近端小管的物质转运示意图

由于上皮细胞基底侧膜中钠泵的作用，造成细胞内低 Na^+，小管液中的 Na^+ 一方面可经顶端膜的 Na^+-H^+ 交换体顺浓度梯度进入上皮细胞内，并将 H^+ 分泌到小管液中；另一方面可由顶端膜中的 Na^+- 葡萄糖同向转运体和 Na^+- 氨基酸同向转运体与葡萄糖和氨基酸共同转运入细胞内。进入细胞内的 Na^+ 被基底膜中的钠泵泵出细胞，进入组织间液，而葡萄糖和氨基酸可经载体易化扩散的方式通过基底侧膜离开上皮细胞，进入组织间液和血液循环。目前指南推荐的一线降糖药钠 - 葡萄糖耦联转运体 2（sodium-glucose linked transporter 2，SGLT-2）抑制剂，如达格列净、恩格列净等的作用原理即为通过抑制肾脏对葡萄糖的重吸收，使过量的葡萄糖从尿液中排出，从而降低血糖，且由于 SGLT-2 抑制剂的作用使尿糖浓度增高，可产生渗透性利尿效果，促进 Na^+ 向远曲小管输送，增加尿钠的排出，减少体内水钠潴留，降低体内血容量，产生一定的心血管获益。

HCO_3^- 的重吸收需要管腔膜和管周膜上的离子转运蛋白与管腔膜和细胞内膜活性的协调作用。2/3 的 H^+ 经顶端膜上的 Na^+-H^+ 交换体分泌到小管液，1/3 的 H^+ 经空泡上的 H^+-ATP 酶介导流出至小管液。H^+ 的流出伴随着 HCO_3^- 的重吸收，HCO_3^- 的重吸收是由顶端膜上的碳酸酐酶Ⅳ(CA Ⅳ）介导的，它可使管腔内的 HCO_3^- 分解为 CO_2 和 OH^-。OH^- 可以与 H^+ 结合生成水，而 CO_2 则可以自由扩散到上皮细胞胞质中。胞质中的碳酸酐酶Ⅱ(CA Ⅱ）可以催化 CO_2 和 OH^- 形成 HCO_3^-，而 HCO_3^- 和 Na^+ 可以通过基底侧膜上的 Na^+-HCO_3^- 共转运体（Na^+-bicarbonate cotransporter 1，NBC1）共同转运至间质中而重吸收。碳酸酐酶抑制剂如乙酰唑胺，可通过非竞争性和可逆性抑制近端小管细胞质内的 CA Ⅱ及管腔内的 CA Ⅳ从而抑制 HCO_3^- 和 Na^+ 的重吸收，产生利尿效果。但由于应用碳酸酐酶抑制剂会抑制 H^+ 的分泌，因此常伴有轻中度的代谢性酸中毒。

近端小管上皮细胞内的谷氨酰胺在谷氨酰胺酶的作用下脱氨，生成谷氨酸根和 NH_4^+；谷氨酸根在谷氨酸脱氢酶的作用下生成 α- 酮戊二酸和 NH_4^+；α- 酮戊二酸又可生成 2 分子 HCO_3^-。NH_4^+ 可通过上皮细胞顶端膜 Na^+-H^+ 交换体进入小管液；NH_3 是脂溶性分子，可以单纯扩散的方式进入小管腔，也可通过基底侧膜进入细胞间液。

近端小管的顶端膜和基底侧膜存在大量的水通道蛋白 1（aquaporin 1，AQP1），60%~70% 超滤液中的水在渗透压的作用下在近端小管通过 AQP1 被重吸收，因此近端小管中物质的重吸收为等渗性重吸收，小管液为等渗液。

2. **髓袢细段**　髓袢降支细段和髓袢升支细段有很薄的上皮细胞层，无刷状缘，细胞内几乎没有线粒体，代谢水平低，离子的跨膜转运主要通过不耗能的被动扩散的形式进行。髓袢降支细段对溶质的通透性很低，但在该段的小管上皮细胞的顶端膜和基底外侧膜中存在大量 AQP1，从而促进水的重吸收，使水很迅速进入组织液，小管液渗透浓度不断增加（图 1-6）。髓袢升支细段对水不通透，对 Na^+ 和 Cl^- 易通透，NaCl 不断通过被动的易化扩散进入组织间液，小管液渗透浓度逐渐降低。

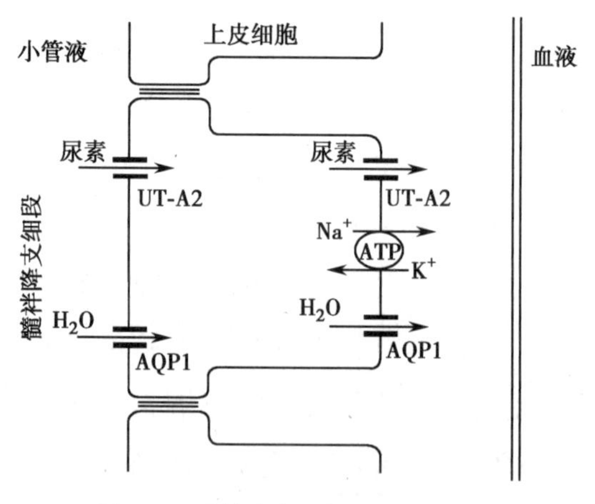

图 1-6　髓袢降支细段对水和尿素的重吸收机制示意图

3. **远端小管**　由髓袢升支细段流入髓袢升支粗段的小管液高渗且含有高浓度的 NaCl。髓袢升支粗段上皮细胞厚，有很高的代谢活性，通过耗能的主动转运的方式介导 Na^+、K^+ 和 Cl^- 的重吸收，但对水不通透，因此小管液在髓袢升支粗段流动时，渗透压逐渐减低，而管外渗透压却逐渐升高，这种水盐重吸收分离的现象是尿液稀释和浓缩的重要基础。

髓袢升支粗段上皮细胞管腔膜上的Ⅱ型 Na^+-K^+-$2Cl^-$ 共转运体（Na^+-K^+-$2Cl^-$cotransporter type 2，NKCC2）主要介导 Na^+ 的跨管腔膜迁移，可重吸收小管液中 25%~35% 的 Na^+，重吸收的 Na^+ 由基底侧膜上的 Na^+-K^+-ATP 酶泵出，维持细胞内低 Na^+ 浓度，有助于 Na^+ 的重吸收，而 Cl^- 则顺浓度梯度由基底侧膜中的氯通道（CLC-K2）进入组织间液，K^+ 则顺浓度梯度经顶端膜的钾通道（ROMK）再循环返回小管液中，使小管液呈正电位，所造成的电位差又使小管液中的 Na^+、K^+ 和 Ca^{2+} 等正离子经细胞旁途径被重吸收，这些细胞间重吸收 Na^+ 的量约占髓袢升支粗段重吸收 Na^+ 量的 50%(图 1-7)。用哇巴因抑制钠泵后,Na^+ 和 Cl^- 的重吸收明显减少;呋塞米和依他尼酸抑制 NKCC2 后,能抑制髓袢对 Na^+ 和 Cl^- 的重吸收,致使肾脏的钠排泄明显增加,从而产生强的利尿作用。髓袢升支粗段对 HCO_3^- 的重吸收机制、NH_4^+ 的分泌机制与近端小管相同。

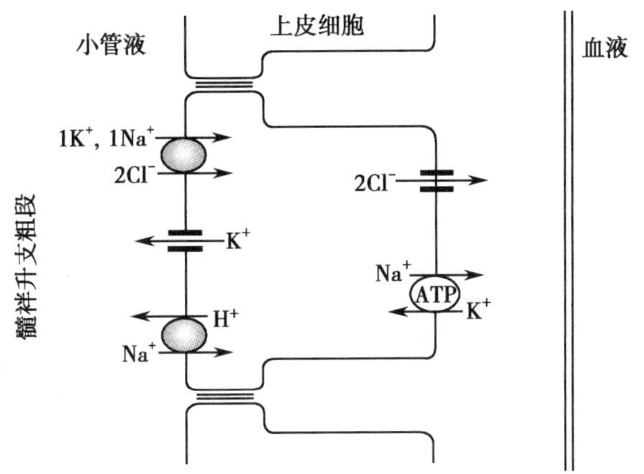

图 1-7 髓袢升支粗段对 Na^+ 和 Cl^- 的重吸收机制示意图

远曲小管对水仍不通透,但可重吸收 2%~10% 的 NaCl,因而随着 NaCl 的重吸收,小管液渗透压继续降低。远曲小管细胞通过顶端膜的 Na^+-Cl^- 共转运体(Na^+-Cl^-cotransporter, NCC)主动重吸收 NaCl,小管液中的 Na^+ 和 Cl^- 进入细胞内,细胞内的 Na^+ 由钠泵排出至间质中,而 Cl^- 则通过 Cl^- 通道与可能存在的 K^+-Cl^- 共转运体从胞质转运至间质中。远曲小管上皮细胞也可通过顶端膜上离子特异性调节的钙通道(TRPV5)和镁通道(TRPM6)介导管腔液中 Ca^{2+} 和 Mg^{2+} 的重吸收,吸收的 Ca^{2+} 通过 Na^+-Ca^{2+} 交换体与 Ca^{2+}-ATP 酶转运出细胞,而 Mg^{2+} 通过类似机械性的通道选择性转移出细胞(图 1-8)。噻嗪类利尿剂如氢氯噻嗪,可抑制 NCC,致使 Na^+ 排泄增加,产生利尿作用,已被用于治疗高血压和心力衰竭(简称心衰)等疾病,但噻嗪类利尿剂作用位点肾单位的上游已有近 90% 的 Na^+ 被重吸收,噻嗪类利尿剂只会引起适度的尿钠排泄,因此在心衰时噻嗪类利尿剂可与袢利尿剂合用发挥协同利尿作用,这种协同作用是由于从袢利尿剂作用的髓袢升支粗段转运至噻嗪类利尿剂作用的远曲小管的 Na^+ 必须通过集合管,而集合管代偿性上调 Na^+ 重吸收的能力有效,致使尿量增加,但这种情况下需谨慎选择利尿剂的剂量,因为与袢利尿剂合用的噻嗪类利尿剂可因增加集合管 Na^+ 的浓度而引起 K^+ 与 H^+ 分泌增加,最终导致低钾代谢性碱中毒;此外,噻嗪类利尿剂可以促

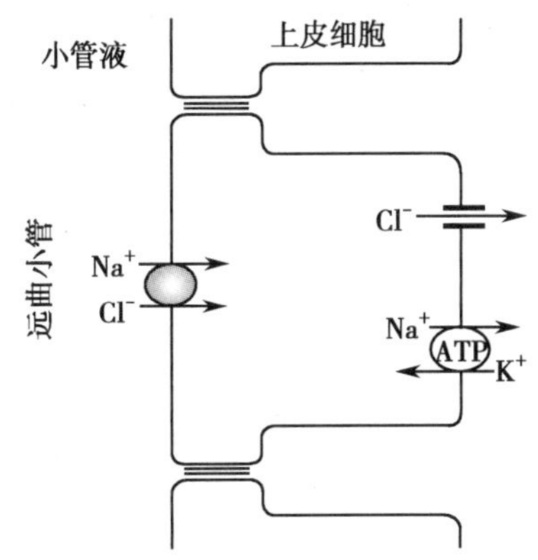

图 1-8 远曲小管 NaCl 的重吸收机制示意图

进远曲小管 Ca^{2+} 的跨细胞重吸收，已经被用于降低骨质疏松时尿钙的流失以及降低患者尿中 Ca^{2+} 浓度过高引起的尿结石的风险。此外，远曲小管上皮细胞通过 Na^+-H^+ 交换，参与 HCO_3^- 的重吸收。

4. 集合管的结构和功能 集合管（collecting duct）胚胎发生来自输尿管芽，不是肾单位的组成部分。每条集合管与多条远曲小管相连，收集其转运过来的尿液，最后经过肾乳头顶部进入肾盏、肾盂和输尿管后进入膀胱。每个肾脏大约有 250 个很大的集合管，每个大的集合管收集大约 4 000 个肾单位的尿液。集合管在尿液浓缩过程中起重要作用。

集合管上皮细胞有主细胞和闰细胞两种细胞类型。主细胞依赖血浆醛固酮的水平重吸收小管液中 1%~5% 的 Na^+，小管液中 Na^+ 经顶端膜上皮细胞钠通道（epithelial sodium channel，ENaC）进入细胞，再通过基底侧膜中的钠泵活动转运出细胞外，Na^+ 的重吸收又造成小管液呈负电位，可驱使小管液中的 Cl^- 经细胞旁途径被动重吸收，也成为 K^+ 从细胞内分泌入小管腔的动力，减少因 Na^+ 重吸收而产生的跨上皮电位差。ENaC 的表达与其在顶端膜表面上的定位都依赖醛固酮，而肾上腺皮质球状带分泌醛固酮则受血管紧张素Ⅱ以及血浆 K^+ 的调节，螺内酯和依普利酮可以结合并抑制盐皮质激素受体的核移位，从而抑制醛固酮的作用，而阿米洛利和氨苯蝶啶则是主细胞顶端膜 ENaC 的竞争性抑制剂，既可减少 Na^+ 的重吸收，又能减少 Cl^- 经细胞旁途径的被动转运，两种类型的保钾利尿药均可能导致高钾血症，因为两种机制通过抑制 Na^+ 的摄取可以减少集合管细胞分泌 K^+ 的驱动力，也能减少 H^+ 的分泌，导致代谢性酸中毒，但由于集合管仅能重吸收滤过 Na^+ 的 1%~5%，故保钾利尿剂单独应用时效果较弱，但这些药物可被用来增强作用于近端肾单位的利尿剂的效应，并可对抗噻嗪类利尿剂或袢利尿剂导致的 K^+ 水平降低。集合管对水的重吸收量取决于主细胞对水的通透性。此外，主细胞表达抗利尿激素（ADH）敏感的水通道，ADH 可激活主细胞顶端膜和胞质中的囊泡内含的水通道蛋白 2（AQP2）和基底侧膜中的 AQP3 以及 AQP4，激活水的重吸收。上皮细胞对水的通透性主要取决于顶端膜 AQP2 的数量，抗利尿激素参与这一调节，集合管 AQP2 的突变可导致先天性尿崩症。

集合管的闰细胞分为 A 型、B 型和非 A 非 B 型三种。A 型闰细胞可通过顶端膜中的氢泵和 H^+-K^+-ATP 酶两种质子泵主动分泌 H^+，闰细胞的质子泵可逆 1 000 倍左右的 H^+ 浓度差而主动转运，泵入小管液中的 H^+ 可与 HCO_3^- 结合，形成水和二氧化碳；也可与 HPO_4^{2-} 反应生成 $H_2PO_4^-$；还可与 NH_3 反应生成 NH_4^+，从而降低小管液中的 H^+ 浓度。肾小管和集合管分泌的 H^+ 量与小管液的酸碱度有关，当小管液 pH 降至 4.5 时，H^+ 的分泌便停止。

集合管上皮细胞膜对 NH_3 高度通透，而对 NH_4^+ 的通透性较低，因此细胞内的 NH_3 以扩散方式进入小管液，与小管液中的 H^+ 结合形成 NH_4^+，并随尿排出体外。NH_3 的分泌与 H^+ 的分泌密切相关,如果集合管分泌 H^+ 被抑制,则尿中排出的 NH_4^+ 也减少。

二、尿液的浓缩和稀释

尿液的浓缩和稀释是尿液的渗透压和血浆渗透压相比而言的,肾脏对尿液的浓缩和稀释能力在维持体内液体平衡和渗透压稳定方面起到极为重要的作用。根据机体缺水与否,正常成年人 24 小时尿量变动于 1.5~2.5L,24 小时尿量超过 2.5L 称为多尿;24 小时尿量少于 400ml 称为少尿;如果 24 小时尿量不足 100ml,则称为无尿。少尿和无尿是急性肾衰竭的重要表现。

(一) 尿液的浓缩机制

尿液的浓缩是由于小管液中的水被重吸收,而溶质仍留在小管液中造成的。机体产生浓缩尿液有两个必要因素:肾小管特别是集合管对水的通透性以及肾脏髓质组织间液形成的高渗透浓度梯度。抗利尿激素可以增加肾脏集合管上皮细胞顶端膜上 AQP2 的表达,促进肾脏对水的重吸收;肾脏髓质的高渗透浓度梯度的形成有 50% 是由于前文提到的髓袢升支粗段对 NaCl 的被动重吸收和对水的不通透,另外 50% 则是尿素的重吸收造成的。尿素作为蛋白质代谢产物主要由肝脏产生,经过肾小球滤过进入小管液中,20%~50% 的尿素会经尿液排出体外。近端小管可吸收 40%~50% 肾小球滤过的尿素,髓袢降支细段的尿素通道蛋白(urea transporter,UT)-A2 介导的尿素通透性增加,内髓部组织中高浓度的尿素可进入髓袢,髓袢升支细段至皮质和外髓部的集合管均对尿素不通透,而由于集合管对水的重吸收,导致尿素在集合管中的浓度不断升高,内髓部集合管末端依赖抗利尿激素调控 UT-A1 和 UT-A3,可对尿素高度通透,使浓缩的尿素扩散至内髓部组织。内髓部组织高浓度的尿素可通过直小血管升支的窗孔进入血液,由直小血管升支从内髓部带走的尿素,在向外髓部走行过程中,再扩散到尿素浓度比较低的组织间液,然后通过直小血管降支表达的 UT-B 进入血液回到内髓部,从而维持肾外髓部到内髓部的尿素浓度梯度和渗透压梯度。这一过程也称肾内尿素再循环(图 1-9)。肾脏外髓部到内髓部的尿素浓度梯度和渗透压梯度的形成和维持在尿浓缩机制中发挥着非常重要的意义。

(二) 尿液的稀释机制

终尿的渗透浓度若低于血浆的渗透浓度,称为低渗尿。尿液的稀释主要发生在集合管。集合管对水的通透性很低,主要依赖 AQP 介导水的重吸收,而 AQP 受抗利尿激素调控,饮大量清水后,血浆晶体渗透压降低,可引起抗利尿激素释放减少,水不能被重吸收,而小管液中的 NaCl 可继续被主动重吸收,导致溶质的重吸收大大超过水的重吸收,使小管液的渗透浓度下降,尿量增加,尿液被稀释。抗利尿激素完全缺乏或肾小管和集合管缺乏抗利尿激素受体时，可出现尿崩症。

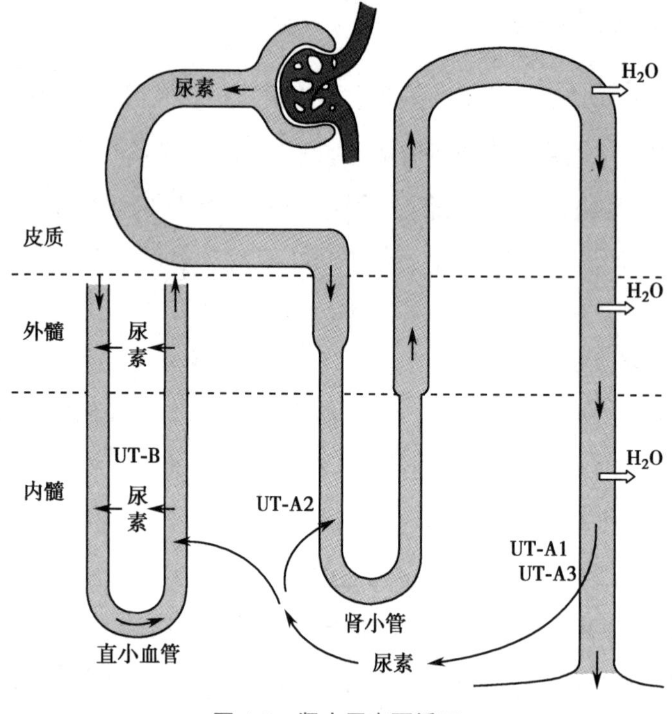

图 1-9 肾内尿素再循环

三、球旁器

球旁器由球旁细胞、致密斑和球外系膜细胞所组成，是具有内分泌功能的特殊结构。球旁细胞也称颗粒细胞，细胞内含分泌颗粒，能合成、储存和释放肾素。致密斑位于穿过入球小动脉和出球小动脉之间的远曲小管起始部，是一个化学感受器，可感受小管液中 NaCl 含量的变化，将信息传递至邻近的球旁细胞，调节肾素分泌，从而调节尿量生成。球外系膜细胞是位于入球小动脉、出球小动脉与致密斑之间三角地带的一组细胞，其底面朝向致密斑，具有吞噬和收缩功能。球旁器主要分布在皮质肾单位，因而皮质肾单位含肾素较多，而近髓肾单位几乎不含肾素。

四、肾脏的血液供应及肾血流量的特点

肾脏的血流量很大，平均每分钟有 1 000~1 200ml 血液流经两侧肾，相当于心输出量的 20%~25%，而肾脏仅占体重的 0.5% 左右，因此肾脏是机体供血量最丰富的器官，其中约 94% 的血液供应肾皮质，约 5% 供应外髓部，剩余不到 1% 供应其他部分。肾动脉由腹主动脉垂直分出，入肾后依次分支形成叶间动脉、弓状动脉、小叶间动脉和入球小动脉，每条供

应内髓部。入球小动脉可供应一个或几个肾小体，入球小动脉进入肾小体分支并相互吻合形成肾小球毛细血管网，然后汇集而形成出球小动脉，离开肾小体，然后又形成肾小管周围毛细血管网或直小血管，供应相关的近曲小管和远曲小管（见图 1-2）。这部分的毛细血管血流较快，其流向和肾小管内尿液流向相反。皮质的毛细血管集合成小叶间静脉，汇入弓状静脉，再汇合为叶间静脉经肾静脉离开肾脏。肾内静脉无一定节段性，互相间有丰富的吻合支。

第三节 尿生成的调节

正常情况下，肾脏在神经和体液因素的调节下可保持肾血流量相对稳定，从而使肾小球滤过率和终尿的生成量保持相对恒定。

一、神经调节

肾脏主要受肾交感神经支配，循环血量增加、严重失血或应激状态等情况下，肾交感神经兴奋，通过释放去甲肾上腺素调控肾血管、肾小管上皮细胞（以近端小管、髓袢升支粗段和远端小管为主）和球旁器，从而调节尿液的生成。调节机制为：①兴奋肾血管平滑肌 α 受体，引起肾入球小动脉收缩程度大于出球小动脉，减少肾血流量，毛细血管血压下降，肾小球滤过率降低。②激活球旁细胞的 β 受体，引起肾素释放，从而增加循环血液中血管紧张素Ⅱ和醛固酮浓度，促进水和 NaCl 的重吸收，减少尿量。③兴奋近端小管和髓袢的 α_1 受体，促进 NaCl 和水的重吸收，α_1 受体拮抗剂哌唑嗪可阻断这一效应。

二、体液调节

参与尿生成调节的体液因素主要包括抗利尿激素、肾素 - 血管紧张素 - 醛固酮系统以及心房钠尿肽。

（一）抗利尿激素

抗利尿激素（antidiuretic hormone，ADH）又称血管升压素（vasopressin，VP），为下丘脑视上核和室旁核的神经内分泌细胞合成的一种九肽激素，通过作用于血管平滑肌的 V_1 受体和肾集合管主细胞基底侧膜的 V_2 受体发挥生理功能。V_1 受体激活可导致平滑肌收缩，血流阻力增大，血压升高；V_2 受体激活后可促进水的重吸收，浓缩尿液，集合管调节水通透性的关键蛋白 AQP2 主要受 ADH 调控。

托伐普坦为可口服的选择性 V_2 受体拮抗剂，对 ADH 诱导水潴留引起的心力衰竭和肝硬化腹水等均有治疗效果，已被临床应用于治疗明显的高容量性和正常容量性低钠血症(血钠浓度<125mmol/L，或低钠血症不明显但有症状且限液治疗效果不佳)，包括抗利尿激素分泌失调综合征的患者。

(二) 肾素-血管紧张素-醛固酮系统

肾素-血管紧张素-醛固酮系统(renin-angiotensin-aldosterone system，RAAS)对尿生成的调节作用主要是通过机体对肾素分泌的调节来实现的，肾素是由球旁细胞合成、储存和释放的一种蛋白水解酶，可以催化血浆中的血管紧张素原转变为血管紧张素Ⅰ。位于入球小动脉的牵张感受器能感受肾动脉的灌注压，位于远曲小管起始部的致密斑能感受流经该处小管液中的NaCl量。当肾动脉灌注压降低时，入球小动脉壁受牵拉的程度减小，或肾小球滤过率降低、低盐饮食等原因导致流经致密斑的小管液中NaCl量减少时，均会刺激肾素释放。此外，急性大失血、血压下降等导致的肾交感神经兴奋，可使球旁细胞膜中的β受体在去甲肾上腺素作用下激活；或循环血液中的儿茶酚胺等刺激球旁细胞时，可直接刺激肾素释放。而血管紧张素Ⅱ、抗利尿激素、心房钠尿肽、内皮素和一氧化氮(NO)等可抑制肾素的释放。

肾素可催化血浆中的血管紧张素原转变为血管紧张素Ⅰ，血管紧张素Ⅰ在血管紧张素转换酶的作用下生成血管紧张素Ⅱ，血管紧张素Ⅱ与近端小管上皮细胞的血管紧张素受体结合而直接促进Na^+的重吸收。由于血管紧张素Ⅱ可使入球小动脉的血管平滑肌生成前列腺素I_2(PGI_2)和NO，减弱血管紧张素Ⅱ的缩血管作用，因此生理浓度时血管紧张素Ⅱ主要收缩出球小动脉，从而引起肾小球毛细血管血压升高，使滤过增加，降低肾血流量，导致近端小管周围毛细血管内血压较低而血浆胶体渗透压较高，间接促进近端小管的重吸收。但当血管紧张素浓度过高时，可通过强烈收缩入球小动脉和引起系膜细胞收缩，降低肾小球滤过率。

血管紧张素Ⅱ可刺激肾上腺皮质球状带合成和分泌醛固酮，醛固酮可进入远曲小管和集合管上皮细胞胞质，与胞质内受体结合形成复合物后进入核内，调控多种醛固酮诱导蛋白，如ENaC、线粒体ATP合成酶、基底膜的钠泵等的生成，从而促进K^+的排泄和增加Na^+、水的重吸收。

通常情况下，药物通过抑制血管紧张素转换酶[血管紧张素转换酶抑制剂(ACEI)]、拮抗血管紧张素受体[血管紧张素Ⅱ受体拮抗剂(ARB)]或醛固酮受体(醛固酮受体拮抗剂)而阻断RAAS。ACEI可通过减少血管紧张素Ⅱ的生成、增加缓激肽的水平、降低血浆醛固酮水平从而舒张血管，降低外周血管阻力，发挥抗高血压作用，代表药物包括卡托普利、依那普利、赖诺普利等。但由于ACEI可导致缓激肽失活减少，因而可引起咳嗽和血管性水肿等不良反应；此外还可因阻断醛固酮的合成，导致高钾血症，在与保钾利尿药如螺内酯、阿米洛利、氨苯蝶啶等合用时血钾升高更常见。ARB可在受体水平完全抑制血管紧张素Ⅱ的作用，对缓激肽的代谢没有影响，因此诱发咳嗽和血管性水肿的风险较低，但对血管的舒张效应弱于 ACEI，目前亦广泛应用于高血压和心衰等疾病的治疗，代表药物包括氯沙坦、厄贝沙坦等。

（三）心房钠尿肽

心房钠尿肽（atrial natriuretic peptide，ANP）是由心房肌细胞合成并释放的肽类激素，当心房壁因血容量过多、中心静脉压升高等因素受到牵拉时可刺激心房肌细胞释放心房钠尿肽，此外乙酰胆碱、去甲肾上腺素、抗利尿激素和高血钾也能刺激心房钠尿肽的释放。心房钠尿肽的主要作用是使血管平滑肌舒张和促进肾脏排钠排水，还能抑制肾素、醛固酮和抗利尿激素的合成和释放。

（四）其他因素

肾脏还可通过多种局部激素的合成影响自身的血流动力学和肾小管功能，如肾入球小动脉合成的 NO、PGE_2 和 PGI_2 可对抗血管紧张素Ⅱ的缩血管作用，从而增加肾血流量，抑制近端小管和髓袢升支粗段对 Na^+ 的重吸收，导致尿钠排出量增加等。

参考文献

[1] MOHAMED T, SEQUEIRA-LOPEZ M L S. Development of the renal vasculature. Semin Cell Dev Biol, 2019, 91: 132-146.

[2] JOURDE-CHICHE N, FAKHOURI F, DOU L, et al. Endothelium structure and function in kidney health and disease. Nat Rev Nephrol, 2019, 15 (2): 87-108.

[3] PRENDECKI M, PUSEY C. Plasma exchange in anti-glomerular basement membrane disease. Presse Med, 2019, 48 (11): 328-337.

[4] SEGELMARK M, HELLMARK T. Anti-glomerular basement membrane disease: an update on subgroups, pathogenesis and therapies. Nephrol Dial Transpl, 2019, 34 (11): 1826-1832.

[5] MINER J H. Glomerular basement membrane composition and the filtration barrier. Pediatr Nephrol, 2011, 26 (9): 1413-1417.

[6] LI G, KIDD J, LI P. Podocyte lysosome dysfunction in chronic glomerular diseases. Int J Mol Sci, 2020, 21 (5): 1559.

[7] LI A S, INGHAM J F, LENNON R. Genetic disorders of the glomerular filtration barrier. Clin J Am Soc Nephro, 2020, 15 (12): 1818-1828.

[8] SOLANKI A K, WIDMEIER E, ARIF E, et al. Mutations in KIRREL1, a slit diaphragm component, cause steroid-resistant nephrotic syndrome. Kidney Int, 2019, 96 (4): 883-889.

[9] CHANG C, MINEI R, SATO T, et al. The Influence of a nanopatterned scaffold that mimics abnormal renal mesangial matrix on mesangial cell behavior. Int J Mol Sci, 2019, 20 (21): 5349.

[10] MEHTA N, GAVA A L, ZHANG D, et al. Follistatin protects against glomerular mesangial cell apoptosis

and oxidative stress to ameliorate chronic kidney disease. Antioxid Redox Sign, 2019, 31 (8): 551-571.
[11] CHEN A, LEE K, D AGATI V D, et al. Bowman's capsule provides a protective niche for podocytes from cytotoxic $CD8^+$ T cells. J Clin Invest, 2018, 128 (8): 3413-3424.
[12] MARTINEZ M F, MEDRANO S, BROWN E A, et al. Super-enhancers maintain renin-expressing cell identity and memory to preserve multi-system homeostasis. J Clin Invest, 2018, 128 (11): 4787-4803.
[13] STEGLICH A, KESSEL F, HICKMANN L, et al. Renin cells with defective Gsα/cAMP signaling contribute to renal endothelial damage. Pflugers Arch, 2019, 471 (9): 1205-1217.
[14] LORENZI T, GRACIOTTI L, SAGRATI A, et al. Normal human macula densa morphology and cell turnover: a histological, ultrastructural, and immunohistochemical investigation. Anat Rec (Hoboken), 2020, 303 (11): 2904-2916.
[15] CURRY J N, TOKUDA S, MCANULTY P, et al. Combinatorial expression of claudins in the proximal renal tubule and its functional consequences. Am J Physiol Renal Physiol, 2020, 318 (5): F1138-F1146.
[16] PALYGIN O, POCHYNYUK O, STARUSCHENKO A. Distal tubule basolateral potassium channels. Curr Opin Nephrol Hy, 2018, 27 (5): 373-378.
[17] PEARCE D, SOUNDARARAJAN R, TRIMPERT C, et al. Collecting duct principal cell transport processes and their regulation. Clin J Am Soc Nephro, 2015, 10 (1): 135-146.
[18] 林伟 , 邬恒夫 , 叶广春 , 等 . ^{99}Tcm-DTPA 与 ^{131}I-OIH 双核素肾动态显像对肾功能的评价 . 中华核医学杂志 , 2002, 22 (4): 221-222.
[19] HUMMEL C S, LU C, LOO D D F, et al. Glucose transport by human renal Na^+/D-glucose cotransporters SGLT1 and SGLT2. Am J Physiol Cell Physiol, 2011, 300 (1): C14-C21.
[20] BECKER A M, ZHANG J, GOYAL S, et al. Ontogeny of NHE8 in the rat proximal tubule. Am J Physiol Renal Physiol, 2007, 293 (1): 255-261.
[21] ROY A, AL-BATAINEH M M, PASTOR-SOLER N M. Collecting duct intercalated cell function and regulation. Clin J Am Soc Nephro, 2015, 10 (2): 305-324.
[22] RUSSELL J M. Sodium-potassium-chloride cotransport. Physiol Rev, 2000, 80 (1): 211-276.
[23] KLEIN J D, BLOUNT M A, SANDS J M. Urea transport in the kidney. Compr Physiol, 2011, 1 (2): 699.
[24] MOCINI D, LEONE T, TUBARO M, et al. Structure, production and function of erythropoietin: implications for therapeutical use in cardiovascular disease. Curr Med Chem, 2007, 14 (21): 2278-2287.
[25] LOMBARDERO M, KOVACS K, SCHEITHAUER B W. Erythropoietin: a hormone with multiple functions. Pathobiology, 2011, 78 (1): 41-53.
[26] LIU Q S, CHENG Z W, XIONG J G, et al. Erythropoietin pretreatment exerts anti-inflammatory effects in hepatic ischemia/reperfusion-injured rats via suppression of the TLR2/NF-κB pathway. Transplant Proc, 2015, 47 (2): 283-289.
[27] COSTA R R S, VILLELA N R, SOUZA M D G C, et al. High fat diet induces central obesity, insulin resistance and microvascular dysfunction in hamsters. Microvasc Res, 2011, 82 (3): 416-422.
[28] BARRETT E J, EGGLESTON E M, INYARD A C, et al. The vascular actions of insulin control its delivery to muscle and regulate the rate-limiting step in skeletal muscle insulin action. Diabetologia, 2009, 52 (5): 752-764.
[29] ANDRUKHOVA O, SLAVIC S, ZEITZ U, et al. Vitamin D is a regulator of endothelial nitric oxide synthase and arterial stiffness in mice. Mol Endocrinol, 2014, 28 (1): 53-64.
[30] PIKE J W, MEYER M B. Fundamentals of vitamin D hormone-regulated gene expression. J Steroid Biochem Mol Biol, 2014, 144: 5-11.
[31] LIU W, STANTON R C, ZHANG Z. The kallikrein-kinin system in diabetic kidney disease. Curr Opin Nephrol Hy, 2017, 26 (5): 351-357.
[32] KOHAN D E, BARTON M. Endothelin and endothelin antagonists in chronic kidney disease. Kidney Int, 2014, 86 (5): 896-904.

第二章
肾脏病概述

第一节 肾脏病的临床表现

肾脏病(kidney disease)起病较为隐匿,深刻认识肾脏病的症状和体征对于早期诊断至关重要。肾脏病的常见临床表现主要包括蛋白尿、血尿、水肿、高血压、尿量异常与排尿异常,以及肾区疼痛等。现对以上常见的临床症状作相关概述。

一、蛋白尿

(一) 定义

蛋白尿(proteinuria)是肾脏病最常见的临床表现,蛋白尿患者常因"泡沫尿"就诊。健康成年人的 24 小时尿液中的蛋白排泄量为(80 ± 24)mg,当尿蛋白排泄>150mg/d 即为蛋白尿。当尿蛋白含量≥3.5g/24h,则称为大量蛋白尿。

(二) 发生机制与临床分型

蛋白尿的出现往往与肾小球的屏障功能受损密切相关,其发生的机制包括:肾小球滤过机械屏障受损、电荷屏障受损、血流动力学的影响以及肾小管重吸收功能障碍。

根据发生机制的不同,蛋白尿可分为肾小球性蛋白尿、肾小管性蛋白尿、混合性蛋白尿、溢出性蛋白尿、分泌性蛋白尿和组织性蛋白尿等。除此之外还有一些特殊类型蛋白尿,如功能性蛋白尿和直立性蛋白尿。

(三) 临床意义

蛋白尿定量对于肾脏病的病情判断具有重要的临床意义。但蛋白尿的漏出量与肾脏病病情的严重程度并没有一致的正相关关系,即少量蛋白尿不一定表示肾脏病理损伤轻,大量蛋白尿也不能表示肾脏病理损伤严重。

二、血尿

(一) 定义

血尿(hematuria)是肾脏病的主要临床表现之一。健康成年人尿液中可有少量红细胞,新鲜尿液经离心沉淀后镜检,若红细胞个数≥3个/高倍视野(HP)则称为血尿。若肉眼可见尿液呈红色、浓茶色或洗肉水样则称为肉眼血尿(gross hematuria)。若尿色正常,仅镜下检出红细胞增多,称为镜下血尿(microscopic hematuria)。

(二) 发生机制与临床分型

血尿产生的原因可能是由于泌尿系统疾病,如肾小球疾病、肾间质疾病、尿路肿瘤、尿路感染、结石和创伤等,其中IgA肾病是血尿患者最常见的病因;也可能来源于全身性疾病,如凝血功能异常、血管疾病等。

血尿的发生机制包括:免疫异常、感染引起的炎症反应、泌尿系统组织破坏、运动损伤以及中毒过敏等。目前认为,肾小球肾炎、结缔组织病所致肾损伤的发生机制与免疫相关。免疫反应破坏了肾小球基底膜的功能,使红细胞进入尿液形成血尿。

根据尿中红细胞来源的不同,血尿可分为肾实质性血尿和非肾实质性血尿;而根据红细胞形态的不同,又可将其分为均一性血尿和多形性血尿。此外,根据排尿的先后,还可将血尿分为初始血尿、终末血尿和全程血尿。目前采用尿红细胞形态的检查来判断血尿的来源,其准确率较高。

(三) 临床意义

引起血尿的原因很多,临床上可根据血尿的不同来源、性质来鉴别病因。根据尿红细胞的形态差异,再结合其他临床表现、实验室检查、影像学检查和病理学检查等可基本明确病因。肾小球源性血尿中的红细胞主要为畸形红细胞,呈现为多种形态。而非肾小球源性血尿中的红细胞多呈现为正常或者大致正常形态。

三、水肿

(一) 定义

水肿(edema)是肾脏病的常见症状之一,由肾脏病引起的水肿称为肾性水肿(renal edema),其病理生理为肾脏病引起组织疏松部位的细胞外液尤其是血管外组织间隙的液体聚集增多而导致水钠潴留。

(二) 发生机制与临床分型

肾性水肿可分为肾病性水肿(nephrotic edema)和肾炎性水肿(nephritic edema)。肾病性水肿的机制：一方面是尿蛋白的大量丢失、血浆胶体渗透压下降而导致水肿；另一方面是肾小球滤过率下降和肾小管重吸收钠的增加而导致血容量增加，表现为早晨眼睑或颜面部水肿，傍晚踝部水肿，随着水肿的加重，可出现双下肢及全身水肿，临床上呈现为凹陷性水肿。肾炎性水肿的主要原因则为管球失衡，即肾小管对钠的重吸收增加而导致的原发性水钠潴留和全身水肿，表现为眼睑或面部的非凹陷性水肿、有效血容量增加和血压升高。

（三）临床意义

临床上很多疾病都伴发有水肿，根据水肿的特点可以鉴别病因，有助于疾病的早期诊断和治疗。凡可引起肾病综合征（nephrotic syndrome）的疾病都有可能导致肾病性水肿，而肾炎性水肿主要见于急性肾小球肾炎，慢性肾小球肾炎有时也伴发水肿，但没有急性肾小球肾炎明显。

四、高血压

（一）定义

健康成年人的血压（blood pressure）一般收缩压 / 舒张压 ≤ 130/85mmHg，若收缩压 / 舒张压 ≥ 140/90mmHg 则为高血压（hypertension）。高血压分为原发性高血压与继发性高血压，由肾脏病引起的高血压即继发性高血压的一种，称为肾性高血压（renal hypertension）。其中，肾性高血压又分为肾实质性高血压和肾血管性高血压。

（二）发生机制与临床分型

导致肾实质性高血压的常见疾病包括肾小球肾炎、多囊肾、肾小管 - 间质疾病和代谢性疾病肾损害等，通常伴随着蛋白尿、血尿、肾功能异常等，需与高血压引起的肾损伤相鉴别。其发病机制包括两方面，一是因为肾小球滤过率下降、肾小管重吸收钠增加导致机体水钠潴留、血容量扩张，促使血压升高；二是肾缺血使 RAAS 活性明显增高，从而引起血压升高。在多数肾小球疾病合并高血压的患者中，这两种发病机制常常并存。

肾血管性高血压则是由肾动脉狭窄引起的，其发病机制是肾动脉狭窄导致的肾缺血使 RAAS 活性明显增高，从而引起血压升高及肾功能减退。

（三）临床意义

肾脏病尤其是慢性肾脏病患者的高血压发生率明显高于普通人群，而且随着肾功能损伤的加重，其高血压的发生率也逐步升高；研究也发现慢性肾脏病患者的血压越高，其肾功能损伤的进展也越快。高血压也是慢性肾脏病患者发生心血管疾病的独立危险因素。因此，积极的降压治疗有助于保护靶器官，延缓肾脏病的进程，改善患者的预后。

五、尿量异常与排尿异常

(一) 定义

尿量异常包括少尿、无尿和多尿。24 小时尿量少于 400ml 或每小时尿量少于 17ml 称为少尿,24 小时尿量少于 100ml 或 12 小时内完全无尿称为无尿。若 24 小时尿量超过 2 500ml 则称为多尿。尿量的多少受多种生理病理因素的影响。

排尿异常主要表现为尿频、尿急、尿痛、尿潴留和尿失禁等,健康成年人白天平均排尿 3~5 次,夜间排尿不超过 0~2 次,每次尿量 200~400ml。尿频是指排尿次数超过正常。尿急是指一有尿意就需即刻排尿,常常因无法控制而出现尿失禁。尿急时每次尿量较正常减少,或仅有尿意而无排尿。尿痛是指排尿时因刺激而产生尿道、耻骨上区及会阴部的不适感,主要表现为刺痛或灼痛。尿频、尿急、尿痛又称为尿路刺激征,常常同时发生。

尿潴留是指尿液在膀胱内滞留不能排出。尿失禁指膀胱不能控制排尿,使尿液不自主流出。尿失禁可以是暂时性的也可以是持续性的,尿量可以大量流出也可以点滴流出。

(二) 病因与发生机制

少尿与无尿的病因可分为肾前性、肾性和肾后性,肾前性是由于肾血流灌注不足而引起的肾小球滤过率下降;肾性可见于急性间质性肾炎、肾小球疾病、肾小管疾病和慢性肾脏病的急剧恶化等;肾后性则是由结石、前列腺疾病或功能异常引起。肾源性的多尿可由泌尿系统感染、慢性肾功能不全等所致,非肾源性的多尿的可能病因有糖尿病和肾上腺皮质功能不全等,需加以鉴别。

尿频、尿急、尿痛是尿路受刺激的症状,多在炎症时发生,常见于各种泌尿系统感染,也可见于泌尿系及邻近部位的肿瘤、结石以及精神因素等。

尿潴留发生的原因包括尿路梗阻和神经因素。尿失禁可能的病因包括尿路感染、结石、尿道括约肌松弛、先天性尿路畸形等。

六、肾区疼痛

当患有肾炎、肾盂肾炎、肾结石及肾周围炎时,肾区可有不同程度的疼痛或叩击痛。这是由于肾脏包膜、肾盂和输尿管受刺激或张力升高而产生痛觉。腰痛可以由多种疾病导致,有时也容易受到患者主观感觉的影响,临床上应结合其他辅助检查加以鉴别诊断。

第二节 肾脏病的检查方法

一、实验室检查

(一) 尿液检查

尿液是血液经过肾小球滤过、肾小管重吸收和分泌后产生的，其理化性质和成分的变化可反映机体各系统的功能状态。因此，尿液分析对临床疾病的筛查、诊断、治疗和判断预后有着十分重要的价值。

1. 尿液标本的收集及处理

(1) 采集时间：根据尿液分析的项目不同，尿标本采集的时间也不一样，尿标本可分为晨尿、随机尿和计时尿标本。尿常规检查的标本通常以清晨首次尿为最佳，因为晨尿较为浓缩、偏酸性，其他因素干扰少，尿中有形成分不易被破坏。随机尿标本的收集不受时间的限制，适用于门、急诊患者的尿常规检查。12 小时或 24 小时计时尿标本适用于各种定量检查。女性患者应避免在月经期留取尿标本。

(2) 采集方法：尿液的采集应使用清洁容器，在清洁外阴后取中段尿液。尿液细菌培养的标本采集应严格遵循无菌操作并立即送检。采集计时尿时，若尿量超过单个容器、须使用两个或两个以上的容器时，所有容器的尿液在监测前应充分混匀。尿液标本不添加防腐剂。

(3) 标本处理：采集尿液后应立即送检，以避免有形成分溶解、细菌污染。若不能及时检验，可置于 4℃冰箱，但时间长可有结晶析出，影响有形成分的观察。对计时尿标本和在标本收集后 2 小时内无法进行尿液分析或要分析的尿液成分不稳定时，可根据检测项目采用相应的防腐剂。

2. 尿液一般性状检查

(1) 尿量：见本章第一节。

(2) 颜色：正常尿液呈淡黄色至黄褐色，可受饮食、运动等影响因素变化。当存在某些疾病时，尿液的颜色会发生变化，如肾脏浓缩功能降低和糖尿病患者尿液可呈透明无色，红棕色洗肉水样尿为肉眼血尿，浓茶色或酱油色为血红蛋白尿，尿中胆红素升高尿液可呈深黄色，白色牛奶样的乳糜尿见于丝虫病或其他原因导致的淋巴管阻塞，紫色尿见于卟啉病、肝脏病，服用利福平可使尿液呈橘红色，服用左旋多巴、焦性没食子酸等可使尿液变黑棕色等。

(3) 浊度：正常新鲜尿液澄清透明，尿液发生浑浊可能为黏蛋白析出，尿酸盐、碳酸盐及磷酸盐沉淀，尿路感染，乳糜尿或血尿等。

(4)气味：正常新鲜尿液带微弱的挥发酸的“香味”，尿液放置时间长或细菌生长时会散发出氨臭味。各种代谢疾病的尿液可呈特殊气味，如糖尿病酮症酸中毒患者尿液为水果芳香味，苯丙酮尿症患者尿液常有鼠臭味或霉味。

(5)尿比重和渗透压：尿比重和渗透压可用来评估肾脏的浓缩稀释功能。正常饮食的健康成人尿比重在1.016~1.022，可通过尿比密计、折射计和尿试纸条测定。尿渗透压参考值为500~850mOsm/(kg·H_2O)，可通过冰点下降法、沸点升高法和渗透压半透膜法测定。尿比重和渗透压在正常范围内表明肾脏的浓缩功能正常；尿比重和渗透压升高主要见于急性感染后肾小球肾炎、糖尿病、高热、脱水、心功能不全、大量蛋白尿和流行性出血热少尿期等；而尿比重和渗透压降低见于多饮、尿崩症、肾小管坏死、慢性肾脏病、原发性醛固酮增多症、流行性出血热多尿期和恢复期等。

(6)酸碱度(pH)：肾脏参与人体的酸碱平衡调节，正常人尿液的pH为5.0~8.0，普遍偏酸性(5.0~6.0)。尿液的pH可受饮食、药物和疾病的影响。酸性尿多见于高蛋白饮食、代谢性酸中毒、呼吸性酸中毒、发热、脱水、严重失钾、痛风和服用某些药物如碳酸钙、维生素C等。碱性尿可见于素食饮食、代谢性碱中毒、呼吸性碱中毒、尿路感染、肾小管酸中毒以及服用某些药物如碳酸氢钠、乙酰唑胺、噻嗪类利尿剂等。

3. 尿液生化检查

(1)蛋白质：正常生理情况下，一些小分子量的蛋白质从肾小球滤过，绝大部分在近端肾小管被重吸收。因此，出现蛋白尿往往提示可能存在肾小球滤过屏障受损或肾小管重吸收功能降低。尿蛋白的检测通常包括定性检查、24小时定量检查、尿白蛋白排泄率、尿白蛋白-肌酐比及特殊蛋白的检测。①定性检查：主要有试纸法和酸沉淀法。根据其阳性程度的不同可大致估计尿蛋白的含量。尿蛋白定性实验影响因素较多，应结合临床情况具体分析；若尿蛋白多次检测阳性则应进一步做尿蛋白定量检查。②24小时定量检查：24小时尿蛋白定量检查可以比较准确地反映机体一天内排泄的蛋白量，正常参考值为10~150mg/24h。检测方法有沉淀法、浊度法、双缩脲法、凯氏定氮法和自动分析仪等。小于1g/24h为轻度蛋白尿，1~3.5g/24h为中度蛋白尿，大于3.5g/24h为重度蛋白尿。③尿白蛋白排泄率(urinary albumin excretion rate，UAER)：正常参考值为小于15μg/min，在临床上主要用于糖尿病肾病、高血压肾病以及其他肾小球疾病的早期筛查。在糖尿病肾病早期，肾小球基底膜受损程度较轻，只有微量白蛋白漏出。因此，当糖尿病患者UAER为30μg/min左右时，可能是其微血管并发症防治的关键时期。④尿白蛋白-肌酐比：正常参考值为30~300mg/g。是一种用于评估尿蛋白定量的方法，用以评估肾功能。⑤特殊蛋白的检测：需使用特殊方法如琼脂糖凝胶电泳、聚丙烯酰胺凝胶电泳、柱状凝胶分析、免疫电泳和等电聚焦电泳等分离和鉴定。此外，近年来，蛋白质组学与高通量技术可以系统性分析和鉴定尿液中的蛋白质分子，并对其生物学功能进行研究。常规检测的微量特殊蛋白包括：β_2 微球蛋白、视黄醇结合蛋白、转铁蛋白和免疫球蛋白 G、A、M 等。

(2) 糖：正常情况下尿糖阴性。尿液中排出的糖主要为葡萄糖，尿中出现葡萄糖，主要是由于高血糖导致从肾小球滤过的葡萄糖超出肾小管重吸收的阈值或肾小管重吸收功能减弱。

(3) 氨基酸：一些遗传性疾病由于转运缺陷，导致肾小管对一种或一组氨基酸重吸收障碍，引起氨基酸尿。此外，药物、毒物也可引起胱氨酸尿。

(4) 酮体：正常情况下尿酮体阴性。当机体不能有效利用葡萄糖，脂肪酸代谢不完整时，可导致大量酮体产生，从尿液排出。尿酮体阳性可见于酮症酸中毒、长期饥饿、急性发热、低糖饮食、中毒等。

4. **尿沉渣有形成分分析** 尿液中的有形成分包括：细胞（红细胞、白细胞、上皮细胞）、管型、结晶、细菌和其他物质。尿沉渣分析对泌尿系统疾病的诊断、鉴别诊断和评估药物治疗反应均有很大帮助。

5. **尿液细菌学检查** 若尿液中发现细菌或真菌，最常见于因标本留取不当或器皿不清洁而导致的污染。若尿中细菌和白细胞计数同时升高，则提示存在尿路感染。

（二）肾功能检查

肾脏的主要功能是通过肾小球的滤过及肾小管的重吸收和分泌形成尿液，排泌代谢废物和维持体内水、电解质、酸碱等代谢平衡；同时也兼有内分泌功能以调节血压、红细胞生成和钙磷代谢。临床上通过对肾功能进行检测，了解肾脏的功能和疾病程度，进一步制订安全、合理的治疗方案；并通过定期检查肾功能，观察其变化和评估患者预后。临床评估肾功能一般是指肾小球滤过功能，这里主要介绍肾小球和肾小管的功能检查。

1. **肾小球滤过功能检查** 肾小球滤过率（GFR）是肾功能分期的主要依据，对于慢性肾脏病的诊断、分期、治疗和预后评价具有重要的意义，对指导药物剂量调整亦有重要意义。但 GFR 不能直接测定，只能通过某种标志物的清除率测定来评估。常用的测定 GFR 的标志物如下：

(1) 肌酐：肌酐是用于肾脏病检测的最重要的内源性生物标志物，是目前用于评价 GFR 最广泛的指标。肌酐主要由肌肉组织生成，通过肾小球滤过排泄。因此当 GFR 下降，血清中肌酐浓度会升高。通过测定血肌酐值，利用公式可估算肌酐清除率（creatinine clearance，Ccr）或肾小球滤过率。但需注意的是，消瘦者由于肌肉量少，肌酐的测定值可能偏低；且进食肉类后可能使血清肌肝测定值升高。

(2)尿素氮：血中尿素氮主要经过肾小球滤过而从尿中排出。当肾小球滤过功能减退时，血中尿素氮浓度升高，故测定血尿素氮可粗略估计 GFR。但尿素氮水平受其他因素影响较大，因而一般不能单独用尿素氮来判断 GFR。

(3)半胱氨酸蛋白酶抑制剂 C：简称胱抑素 C，胱抑素 C 是一种低分子非糖基碱性蛋白，被认为是评价肾功能的一项指标。其优点是生成稳定，灵敏度高，与 GFR 有良好的相关性。然而，胱抑素 C 也会受一些因素的影响，如体重、甲状腺功能、大剂量糖皮质激素治疗和风湿性关节炎等。

(4)外源性标志物：包括多糖类(如菊粉)和放射性标志物、非放射性标记的造影剂(如碘海醇、碘酞酸盐等)。使用外源性标志物评估肾功能时，应采用持续静脉注射或皮下注射的方式，以获得稳定的血药浓度，再根据一定时间内尿液中标志物的排出量计算其肾脏清除率。外源性标志物测定肾脏清除率结果较为准确，但由于其操作较为烦琐，临床上不便开展，因此常用于生理学研究。

2. **肾小管功能检查** 肾小管功能包括重吸收功能和选择性分泌、排泄功能。

(1)近端肾小管功能检查：近端肾小管是肾小管中起重吸收作用的重要部位，主要重吸收原尿中的水、钠、钾、钙、氯化物、碳酸氢盐等无机物以及葡萄糖、氨基酸等有机物。另外，还有一定的排泌功能。临床上用于检测近端肾小管功能的指标主要包括肾小管对葡萄糖的最大重吸收量测定、尿氨基酸测定、尿溶酶菌酶及 *N*- 乙酰 - β - 氨基葡萄糖苷酶等尿酶测定、尿 β_2 微球蛋白测定等。

(2)远端肾小管功能检查：远端肾小管的主要功能是重吸收钠离子和氯离子，调节酸碱平衡和水平衡等。远端肾小管及间质功能的指标包括尿比重测定、尿渗量测定、自由水清除率测定和尿浓缩与稀释试验等。

(三)免疫学检查

自身免疫性肾脏病的诊断、肾移植手术前后的免疫状态评估、免疫抑制剂治疗的药物方案制订都离不开免疫功能的监测。肾脏病相关的免疫学检查及其临床意义如下：

1. **血清免疫球蛋白(Ig)** 免疫球蛋白是一组具有抗体活性的蛋白质，血清中 Ig 的含量是检查机体体液免疫功能的一项重要指标。人类的免疫球蛋白分为 IgG、IgA、IgM、IgD 和 IgE。肾脏病时血清中免疫球蛋白变化的情况主要分为以下三类：

(1)多克隆性增高：Ig 水平普遍增高，常见于各种慢性感染、慢性肝病、淋巴系统肿瘤和结缔组织病。由它们引起的肾脏病主要有感染性心内膜炎肾损伤、冷球蛋白血症肾损伤、狼疮性肾炎和干燥综合征肾病等。

(2)单克隆性增高：仅有某一种 Ig 增高，而其他 Ig 明显降低或正常。常见于多发性骨髓瘤肾病、瓦氏巨球蛋白血症肾病及良性原发性单克隆球蛋白血症肾病等。狼疮性肾炎既可以出现多克隆性增高，也可以出现单克隆性 IgG 增高。IgA 肾病和过敏性紫癜性肾炎常常出现血清 IgA 增高。

(3) 血清免疫球蛋白浓度减低：肾病综合征患者常出现血清 IgG 降低，主要是由于尿中丢失过多或存在免疫紊乱。需注意的是，血清 IgG 降低可导致患者容易发生感染。

2. **血清补体** 补体是一组存在于血清及组织液中的球蛋白，是抗体发挥溶解细胞作用的必要补充条件。补体系统广泛参与机体的抗感染防御反应。临床常检测总补体活性（CH_{50}）和单一补体成分 C3、C4 和 C1q，帮助判断机体免疫情况。

CH_{50} 升高见于急性炎症、组织损伤、恶性肿瘤等；降低见于急性肾小球肾炎、系统性红斑狼疮、类风湿性关节炎和强直性脊柱炎。

补体 C3 水平降低主要见于急性肾小球肾炎、狼疮性肾炎、膜增生性肾小球肾炎。C4 水平降低主要见于系统性红斑狼疮。此外，C3、C4 降低还可见于反复感染、自身免疫性溶血性贫血、类风湿性关节炎和肝炎等。C3、C4 水平升高则见于各种传染病、急性期炎症、组织损伤和多发性骨髓瘤等。

3. **抗中性粒细胞胞质抗体** 抗中性粒细胞胞质抗体（antineutrophil cytoplasmic antibody，ANCA）是一种以中性粒细胞和单核细胞胞质成分为靶抗原的自身抗体，是目前部分原发性小血管炎的特异性血清学诊断工具。ANCA 与坏死性肉芽肿性血管炎（Wegener 肉芽肿）、微型多血管炎、变应性肉芽肿性血管炎（Churg-Strauss 综合征）和坏死性新月体肾小球肾炎密切相关，因此将以上几种疾病统称为 ANCA 相关性血管炎。ANCA 相关性血管炎作为一种自身免疫性疾病，常常累及全身多个器官，包括肾脏。

4. **血清抗肾抗体** 血清抗肾抗体包括抗肾小球基底膜（GBM）抗体和抗肾小管基底膜（TBM）抗体。抗 GBM 抗体主要涉及肺、肾的自身免疫疾病，其亲和力与肾损害的严重程度呈正相关。监测血清抗 GBM 抗体的肺滴度变化可帮助了解患者对治疗的反应，通常经过治疗后临床症状随着抗体水平下降而好转。抗 TBM 抗体主要与肾小管间质性肾炎相关，亦可以出现在抗 GBM 抗体病、膜性肾病等肾小球疾病中。

5. **循环免疫复合物** 循环免疫复合物是指存在于血液循环中的抗原抗体反应产物。在肾脏病中监测循环免疫复合物的主要意义是监测某些免疫性肾炎的活动性，如狼疮性肾炎、急性感染后肾炎等。

二、肾穿刺活体组织病理检查

肾活检病理检查全称为肾穿刺活体组织病理检查，简称肾活检。肾活检提供新鲜的肾脏组织标本，可明确肾脏病的病理改变和病理类型，对于肾脏病的诊断、治疗方案制订、预后判断等具有重要意义；同时，对于揭示肾脏病的发病机制、发现新的肾脏病也可提供重要信息和诊断依据。肾脏病种类繁多，病因及发病机制复杂，因此肾活检是肾脏病诊断最为重要的检查项目之一。

（一）肾活检适应证

由于肾活检是一种有创的检查，因此临床上是否需要行肾活检需要医生和患者慎重考虑。不同患者肾活检临床意义不同，当对诊断和指导治疗均有帮助时，肾活检的临床意义最大。

1. **肾病综合征**　肾病综合征有多种病因和病理改变，如微小病变、膜性肾病、局灶性节段性肾小球硬化症、淀粉样变性、肿瘤等。中老年肾病综合征，或合并血尿、高血压、肾功能损伤的肾病综合征，均应该及早行肾活检。

2. **急进性肾炎综合征**　急进性肾炎综合征病因多样，进展迅速，若不及时治疗，预后则较差。肾活检可以发现特殊的病理改变、评估病变的可逆程度和帮助制订治疗方案。因此，感染后肾小球肾炎、狼疮性肾炎、ANCA 相关性血管炎等患者应及早进行肾活检。

3. **急性肾衰竭**　急性肾衰竭一般根据原发病因，GFR 进行性下降，结合相应临床和实验室检查做出诊断。当诊断原因不明、非急性肾小管坏死或病程 4 周以上肾功能未恢复者，可行肾活检。

4. **镜下血尿**　镜下血尿由于病因不同，治疗和预后存在差别。对镜下血尿伴蛋白尿、高血压或者肾功能损伤者，应行肾活检明确诊断及判断预后。

5. **单纯非肾病性蛋白尿**　对于尿蛋白 $<2g/24h$、肾功能正常、伴轻度尿沉渣异常的患者，如果影像学检查和实验室检查提示为弥漫性肾实质损害，并排除体位性尿蛋白、反流性肾病所致继发性局灶性节段性肾小球硬化症时需要行肾活检，以明确诊断。亦有一些患者可能为特发性局灶性节段性肾小球硬化症或特发性膜性肾病，可行肾活检指导选择治疗方案。

6. **自身免疫性疾病**　几乎所有自身免疫性疾病，尤其是系统性红斑狼疮、硬皮病、混合性结缔组织病等均可累及肾脏，以系统性红斑狼疮最为常见。狼疮性肾炎的治疗方案主要取决于肾活检病理分型、病情活动度及慢性指数。

7. **肾移植**　当移植肾的功能明显减退而原因不明时；当移植肾出现排斥反应，临床治疗效果不好，难以决定是否要切除移植肾时；当怀疑原有的肾脏病又在移植肾上出现时，均可行移植肾穿刺活检。

（二）肾活检禁忌证

在决定肾活检前，医生必须权衡患者行肾活检的益处和风险。肾活检的禁忌证主要有：

不能配合、多囊肾或巨大囊肿、明显的出血倾向、尿路感染、伴肾盂积水、孤立肾、伴肾动脉瘤（多发性）、伴肾脏新生物、高血压未控制、终末期肾病、固缩肾等。

（三）肾活检并发症

随着肾活检技术的不断发展和操作的不断改进，其安全性越来越高，但肾活检毕竟是一种有创伤的检查，并发症的发生不可能完全避免，其最主要的并发症是出血。

1. **血尿**　肾活检后镜下血尿发生率增加，因为有些肾脏病本身即存在镜下血尿，因此一般不将其作为肾活检的并发症处理，多数 1~2 天内自行消失。

若患者肾活检前无肉眼血尿，而肾活检后出现肉眼血尿，则应视为并发症。多数肉眼血尿发生在肾活检当天，亦有个别患者在数日后才出现。一般在数日内即可自行消失，无须输血，仅延长卧床时间即可。若出血量较大，引起血压下降或血红蛋白下降，应予以输血，病情严重者甚至需行外科手术等治疗。

2. **肾周血肿**　肾活检术后并发肾周血肿较为常见，但绝大多数患者无临床症状。典型者可表现为腰痛、腹胀、腹痛、腹部不适等，可伴恶心、呕吐。有临床症状并经 B 超或 CT 证实者才诊断为肾周血肿。血肿一般能在 3 个月内自行吸收。与血尿相似，出血量大者可出现血压和血红蛋白下降，根据病情予以输血或手术治疗。

3. **动静脉瘘**　肾活检后如存在持续肉眼血尿、并发高血压、一侧肾功能下降或肾脏缩小，应考虑并发动静脉瘘的可能，可行肾动脉造影或彩色多普勒检查。大部分动静脉瘘可自发缓解，或使用动脉栓塞治疗。

4. **其他**　其他并发症包括局部感染、低血压、假性动脉瘤、肾盏腹腔瘘等比较罕见。

第三节　急性肾损伤

一、定义和分期

急性肾损伤（acute kidney injury，AKI）是临床常见的急危重症。其定义为不超过 3 个月的肾脏功能或结构方面的异常，包括血、尿、组织检测中肾损伤标志物或影像学方面的异常。即使肾功能轻度下降也会对预后产生不良影响。早期发现和治疗 AKI 可以改善预后。

符合以下情形之一者即可定义为 AKI（2012 年 KDIGO 指南）：

（1）血清肌酐（Scr）48 小时内升高达 0.3mg/dl（26.5μmol/L）以上。

（2）Scr 在 7 天内升高达基础值的 1.5 倍以上。

（3）尿量<0.5ml/（kg·h），持续 6 小时。

根据患者 Scr 和尿量的变化，对 AKI 的严重程度进行分期（表 2-1）：

表 2-1　急性肾损伤的分期

分期	血清肌酐	尿量
1	升高达基础值的 1.5~1.9 倍；或升高达 0.3mg/dl（26.5μmol/L）以上	<0.5ml/（kg·h），持续 6~12 小时
2	升高达基础值的 2.0~2.9 倍	<0.5ml/（kg·h），持续 ≥ 12 小时
3	升高达基础值的 3.0 倍；或升高达 4.0mg/dl（353.6μmol/L）以上；或开始肾脏替代治疗；或年龄<18 岁的患者，估算肾小球滤过率（eGFR）下降至 35ml/（min·$1.73m^2$）以下	<0.3ml/（kg·h），持续 ≥ 24 小时；或无尿 ≥ 12 小时

二、急性肾损伤的常见病因及机制

AKI 主要的临床评价指标为血清肌酐、血尿素氮、尿量以及影像学等，重要的临床表现为水钠潴留、容量超负荷、高血钾及酸中毒等。AKI 的病因包括肾前性 AKI（占 55%~60%）、肾性 AKI（占 35%~40%）、肾后性 AKI（仅占<5%）。临床上往往是多种因素联合致病。

1. **肾前性 AKI**　由于全身或局部因素导致的肾脏血流减少或肾内血流动力学改变，使肾脏低灌注致肾小球滤过率（GFR）下降。全身因素包括休克、失血、失液、心功能不全、肾病综合征、肝病综合征、烧伤等引起的全身有效循环血量减少等。局部因素包括肾血管收缩等因素导致的肾脏局部血流量减少。

2. **肾性 AKI**　肾脏组织本身病变导致的 AKI。肾性 AKI 按主要病变部位分为肾小管性、肾间质性、肾小球性及肾血管性四种类型，可由肾缺血或肾毒素导致。此外，还有急性肾皮质坏死及急性肾乳头坏死引起的 AKI，但少见。

3. **肾后性 AKI**　包括任何原因导致的尿路梗阻，如结石、肿瘤压迫、血凝块、前列腺增生、瘢痕形成、肿大淋巴结压迫、神经源性膀胱等。而骨髓瘤轻链、蛋白管型、尿酸结晶、阿昔洛韦、甲氨蝶呤、磺胺类药物等，也可引起肾内梗阻。

目前认为，AKI 发病的主要机制为肾血管收缩、肾脏灌注不足和肾小管损伤，此外氧化损伤、细胞凋亡等机制也参与了 AKI 的发生发展。有效循环血量不足，导致全身动脉压下降，进而激活动脉（如颈动脉窦）和心脏的压力感受器，从而引发一系列的神经和体液反应。当肾灌注不足超过其自身调节的机制，则会引起肾小球滤过率的下降。肾脏血流动力学的改变和肾小管上皮细胞的改变是肾小管损伤的主要机制，在此过程中，肾小管上皮可能经历细胞损伤、细胞凋亡、细胞修复与再生等不同的病理生理过程。

三、急性肾损伤的生物标志物

血肌酐和尿量是可靠的检测指标，也是目前 AKI 分期的依据。但由于 AKI 诊断标准中血肌酐的灵敏度低、影响因素多及滞后，且血肌酐作为肾小球滤过率的唯一功能性标志物，无法区分发生 AKI 的各种病因，近年来有研究筛选了一些新型生物标志物来预测或评价 AKI（见表 2-2）。

表 2-2　急性肾损伤生物学标志物的应用

标志物	损伤部位	机制	标本来源	出现时间
NGAL	肾小管	肾损伤诱导	尿 / 血液	2~4 小时
KIM-1	近曲小管	肾损伤诱导	尿	12~24 小时
IL-18	近曲小管	炎症介质	尿	6~24 小时
L-FABP	近曲小管	肾损伤释放	尿 / 血液	1~4 小时
BPIFA2	—	缺血性损伤	尿	6 小时
cystatin C	近曲小管	肾小管损伤	尿 / 血液	12~24 小时
NAG	肾小管	缺血性损伤	尿 / 血液	12 小时

注：NGAL，中性粒细胞明胶酶相关脂质运载蛋白；KIM-1，肾损伤分子 -1；IL-18，白介素 -18；L-FABP，肝脂肪酸结合蛋白；BPIFA2，腮腺分泌蛋白 2；cystatin C，胱抑素 C；NAG，*N*- 乙酰 -β- 葡萄糖苷酶。

四、急性肾损伤的预防

（一）急性肾损伤风险预测的研究进展

急性肾损伤（AKI）是一种严重的综合征，不良事件（如药源性损害、运动过度等）和临床并发症（感染、手术等）是导致 AKI 患者发病和预后差的主要原因，因此对 AKI 进行提前预测非常有意义。临床上通常用血肌酐（Scr）和尿量来诊断 AKI，但由于血肌酐的升高往往滞后于肾损伤，所以 Scr 并非是反映 AKI 的最佳标志物；而尿量的改变也需要考虑其他影响尿量的因素。因此我们需要有更优的可以早期发现患者是否存在 AKI 风险的预测手段，对 AKI 进行早期识别和早期诊断，以便及时治疗 AKI 并改善预后。

目前，有关 AKI 的早期检测方面的研究可分为两类：其一是新型生物标志物，其二是基于临床信息的统计学或机器学习方法。新型生物标志物包括中性粒细胞明胶酶相关脂质运载蛋白（neutropil gelatinase-associated lipocalin，NGAL）、肾损伤分子 -1（kidney injury molecule-1，KIM-1）、肝脂肪酸结合蛋白（liver fatty acid binding protein，L-FABP）等。尽管新型生物标志物初步展示出较好的预测前景，但因个体患者表现出的临床异质性，易受其他因素的干扰。

由于导致 AKI 发生的因素复杂,故以各类临床信息为依据,运用统计学或机器学习方法,分析致病的重要因素,并构建风险评估模型,是目前对 AKI 早期检测和预后分析的重要手段。其中,统计学方法通常是对患者的基础信息(如年龄、性别、共存病、临床的相关治疗以及用药信息等)进行单因素分析,选出具有统计学差异的变量,再进行多因素 Logistic 回归分析。机器学习方法(如支持向量机、决策树、随机森林等)被用于 AKI/non-AKI 分类与危险因子分析,分类依据主要包括患者人口统计学信息、生化指标、用药情况和共存病等。基于机器学习方法构建 AKI 风险评估模型的研究总结于表 2-3。

表 2-3 基于机器学习方法对急性肾损伤发生风险的预测

研究	设计	样本量	模型	预测能力	灵敏度;特异度;置信区间
Kate 等(2016 年)	回顾性	25 521	朴素贝叶斯;支持向量机;决策树;Logistic 回归	AUROC 0.654 AUROC 0.621 AUROC 0.639 AUROC 0.660	75%; 61%; —
Thottakkara 等(2016 年)	回顾性	50/318	朴素贝叶斯;广义加性模型;Logistic 回归;支持向量机	AUROC 0.819 AUROC 0.858 AUROC 0.853 AUROC 0.857	77%; —; —
Davis 等(2017 年)	回顾性	2 003	随机森林;神经网络;朴素贝叶斯;Logistic 回归	AUROC 0.730 AUROC 0.720 AUROC 0.690 AUROC 0.780	—; —; 95%CI
Cheng 等(2018 年)	回顾性	60 534	随机森林;AdaBoostM1;Logistic 回归	AUROC 0.765 AUROC 0.751 AUROC 0.763	69%; 71%; —
Ibrahim(2018 年)	前瞻性	889	Logistic 回归	AUROC 0.790	77%; 75%; —
Koola 等(2018 年)	回顾性	504	Logistic 回归;朴素贝叶斯;支持向量机;随机森林;梯度提升	AUROC 0.930 AUROC 0.730 AUROC 0.900 AUROC 0.910 AUROC 0.880	87%; 76%; —
Lin 等(2018 年)	回顾性	19 044	支持向量机	AUROC 0.860	—
Koyner 等(2018 年)	回顾性	121 158	梯度提升	AUROC 0.900	95%CI

续表

研究	设计	样本量	模型	预测能力	灵敏度；特异度；置信区间
Huang 等（2018 年）	回顾性	947 091	梯度提升；Logistic 回归	AUROC 0.728 AUROC 0.717	—； —； 95%CI
Huang 等（2019 年）	回顾性	2 076 694	广义加性模型	AUROC 0.777	—； —； 95%CI
Tomašev 等（2019 年）	回顾性	703 782	递归神经网络	AUROC 0.921	95%； 70.3%； —
Adhikari 等（2019 年）	回顾性	2 901	随机森林	AUROC 0.860	68%； —； —
Flechet 等（2019 年）	前瞻性	252	随机森林	AUROC 0.780	—； —； 95%CI
Parreco 等（2019 年）	回顾性	151 098	梯度提升；Logistic 回归；深度学习	AUROC 0.834 AUROC 0.827 AUROC 0.817	—； —； 95%CI
Xu 等（2019 年）	回顾性	58 976	梯度提升	AUROC 0.749	—
Tran 等（2019 年）	前瞻性	50	k 最近邻	AUROC 0.920	90%； —； —
Zhang 等（2019 年）	回顾性	6 682	梯度提升	AUROC 0.860	—； —； 95%CI
Zimmerman 等（2019 年）	回顾性	46 000	Logistic 回归；随机森林；神经网络	AUROC 0.783 AUROC 0.779 AUROC 0.796	68%； 34%； —
Rashidi 等（2020 年）	回顾性和前瞻性	50/51	递归神经网络	AUROC 0.920	—； —； 92%CI

注：AUROC，接受者操作特征曲线下面积。

（二）急性肾损伤的预防措施

1. 一级预防　指原有或无慢性肾脏病（CKD）的患者，没有 AKI 的证据时，降低 AKI 发生率的措施：①尽可能避免使用肾毒性药物，尤其是非甾体抗炎药（NSAID）、ACEI 和 ARB。②维持足够的血管内容物和血压，避免出现继发于低血容量血症和低血压的肾前性 AKI。

早期积极补充液体可减轻肌红蛋白的肾毒性，预防 AKI 的发生。③需要使用造影剂时，高危人群（糖尿病伴肾功能不全）应使用非离子等渗造影剂，静脉输入等张液体减少造影剂肾病的发生（Ⅰ,B 级），等张碳酸氢钠溶液优于等张盐水（Ⅱ,C 级），但口服效果差（C 级）。④危重患者预防 AKI 时，胶体溶液并不优于晶体溶液（A 级）。⑤及时有效的重症监护室（ICU）复苏可降低 AKI 发生率。

2. **二级预防** 指在原有一次肾损伤的情况下预防附加二次损伤，初次损伤进展时很难区分初次与二次损伤，预防的目标是防止初次损伤的二次打击，改变损伤的自然结果。

（1）必须避免低血压（收缩压>80mmHg），维持心输出量、平均动脉压和血管内容量以保持肾灌注，有利于肾功能恢复，当需要抗利尿激素逆转全身血管扩张时（如脓毒血症，休克）首选去甲肾上腺素。

（2）选择性改变肾血流量的药物，目前未显示能改变 AKI 的自然后果，包括多巴胺、心房钠尿肽（atrial natriuretic peptide，ANP）、脑钠肽（brain natriuretic peptide，BNP）等。

（三）急性肾损伤的预防与治疗

1. **休克患者的补液建议** ①非失血性休克的 AKI 高危患者或 AKI 患者，建议用等张晶体补液而非胶体补液（白蛋白、羟乙基淀粉）扩容（2B）。②合并血管收缩性休克的 AKI 高危患者或 AKI 患者，推荐联合使用补液与升压药（1C）。③围手术期或脓毒症休克的高危患者，建议参照既定的血流动力学和氧合参数管理方案，避免 AKI 进展或恶化（2C）。

2. **危重症患者的营养管理** ①危重症患者，建议使用胰岛素将血糖控制在 110~149mg/dl（6.1~8.3mmol/L）（2C）。②任意分期的 AKI 患者，建议热量摄入 20~30kcal/（kg·d）（2C）。③不建议为预防或延迟肾脏替代治疗（RRT）而限制蛋白的摄入（2D）。④无须 RRT 的非高分解代谢的 AKI 患者，推荐的蛋白质摄入量为 0.8~1.0g/（kg·d）（2D）；需要 RRT 的患者为 1.0~1.5g/（kg·d）（2D）；行连续性肾脏替代治疗（CRRT）且伴高分解代谢的患者蛋白质最高摄入量为 1.7g/（kg·d）（2D）。⑤建议 AKI 患者优先选择肠内营养（2C）。

3. **利尿剂使用** ①不推荐使用利尿剂预防 AKI（1B）。②除用于控制容量超负荷，不建议使用利尿剂治疗 AKI（2C）。

4. **AKI 预防** ①不推荐用小剂量多巴胺预防或治疗 AKI（1A）。②不建议非诺多泮预防或治疗 AKI（2C）。③不建议用 ANP 预防（2C）或治疗 AKI（2B）。④不推荐用重组人胰岛素样生长因子 1 预防或治疗 AKI（1B）。⑤严重围产期窒息、具有 AKI 高危因素的新生儿，建议单剂量茶碱治疗（2B）。

5. **AKI 患者抗生素使用** ①不建议氨基糖苷类药物治疗感染，除非无其他更合适的、低肾毒性替代药物（2A）。②肾功能正常且稳定的患者，使用氨基糖苷类药物时建议每天单次给药，而非按治疗方案每天多次给药(2B)。③每天多次给药>24小时时，推荐监测氨基糖苷类药物的血药浓度(1A)。④每天单次给药>48小时时，建议监测氨基糖苷类药物的血药浓度(2C)。⑤建议有条件的患者表面或局部使用氨基糖苷类药物(如呼吸道气雾剂、缓释颗粒)，不建议静脉使用(2B)。⑥建议使用两性霉素B脂质体，而非普通两性霉素B(2A)。⑦在同等疗效的前提下，推荐唑类抗真菌药物和/或棘白菌素类药物，治疗系统性真菌病和寄生虫感染，而非普通两性霉素B(1A)。

6. **其他预防建议**　①不建议为减少围手术期AKI的发生或RRT，而单独选用非体外循环心脏不停跳的冠脉搭桥术(2C)。②不建议低血压的危重症患者采用*N*-乙酰半胱氨酸预防AKI(2D)。③不建议口服或静脉使用*N*-乙酰半胱氨酸预防术后AKI(1A)。

第四节　慢性肾脏病

一、定义和分期

(一)定义

慢性肾脏病(chronic kidney disease，CKD)是肾脏结构或者功能异常，持续时间超过3个月，并对健康产生影响。肾脏病从病程上分为急、慢性，因与急性肾脏病的干预措施、预后不同，将病程超过3个月的定义为慢性肾脏病。排泄功能是肾脏的重要功能，目前被广泛接受并用于评价排泄功能的指标是肾小球滤过率(GFR)，在CKD患者中，随着肾单位不可逆的丧失，GFR会逐渐下降。正常年轻人GFR大约为125ml/(min·1.73m^2)，当GFR<60ml/(min·1.73m^2)且时间超过3个月则意味CKD的发生。CKD的诊断标准是客观的，可以通过简单的实验室检验、检查来确定，而不必确定病因，从而使非肾科专业的医生能够诊断CKD(表2-4)。

表2-4　慢性肾脏病的诊断标准

1、2中任何一项持续3个月以上即可诊断CKD	
1. 肾脏损伤标志物 (1个及以上)	白蛋白尿[尿白蛋白排泄率大于30mg/24h，尿白蛋白-肌酐比大于30mg/g(3mg/mmol)] 尿沉渣异常 肾小管疾病引起的电解质和其他异常 肾脏病理检查异常 影像学检查结构异常 肾移植史
2. GFR下降	GFR<60ml/(min·1.73m^2)

表 2-4 中列出了多种肾脏损伤的检测指标，临床最为常用的是白蛋白尿。多项研究显示白蛋白尿与 CKD、终末期肾病（end-stage renal disease，ESRD）的发生有关。白蛋白尿的产生多源于肾小球滤过屏障或肾小管受损，通常肾小球来源的尿白蛋白定量高于后者。长期白蛋白尿可导致肾小球硬化，肾单位丢失，从而导致肾功能受损。临床上测定尿白蛋白的结果常以“+~++++”定性形式描述，但因为患者饮水量对尿液浓度存在影响，有时无法反映真实的病情。故现在临床常用尿白蛋白排泄率、尿白蛋白 - 肌酐比进行定量检查。临床上常见尿路感染的患者其尿蛋白也可呈阳性，需抗感染治疗后复查以鉴别。

2012 年王海燕教授牵头对我国成年人的调查显示我国成人 CKD 患病率为 10.8%，白蛋白尿发生率为 9.4%，已成为国内重要的公共卫生问题。明确 CKD 的诊断、分期、预后对于临床诊疗、科学研究以及卫生经济方面都具有重大意义。

（二）分期

KIDGO 指南推荐 CKD 分期按照病因（cause，C）、GFR 分期（GFR category，G）、白蛋白尿分期（albuminuria category，A）进行，称为 CGA 分期（见图 2-1），相较而言，KDIGO 分期更为详尽，与患者的预后相关性也更好。诊断 CKD 并不需要进行病因诊断，但病因影响 CKD 的进展和预后。对于 CKD 病因，明确其为原发性或是继发性是十分重要的，例如，糖尿病肾病和原发性膜性肾病的预后截然不同；同时需定位其病变位于肾小球、肾间质 / 肾小管、肾血管、囊性，或者为先天性肾病。

				白蛋白尿水平分层（mg/g）				
				A1		A2	A3	
				理想/正常		中度	重度	
				<10	10~29	30~299	300~1 999	≥2 000
GFR分级 [ml/(min·1.73m²)]	G1	正常	>105					
			90~104					
	G2	轻度	75~89					
			60~74					
	G3a	轻-中度	45~59					
	G3b	中-重度	30~44					
	G4	重度	15~29					
	G5	肾衰竭	<15					

不同颜色反映了根据GFR和尿白蛋白水平的相关风险分层。白色—无CKD；浅灰色—中危；中灰色—高危；深灰色—极高危。

图 2-1　基于肾小球滤过率和尿白蛋白水平的 CKD 分期（KDIGO，2012）

临床和科研上计算 GFR 的方法是使用以血肌酐为基础的公式，常用的估算 GFR 的公式包括 Cockcroft-Gault 公式、MDRD 公式和 CKD-EPI 公式。大量研究显示 Cockcroft-Gault 公式与真实 GFR 值有较大偏差；而在 CKD 各期患者中 CKD-EPI 公式的误差要低于 MDRD 公式，且在不同性别、年龄、体质的人群中 CKD-EPI 公式的准确性均优于 MDRD 公式。CKD-EPI 公式根据血清肌酐、性别、种族(是否黑种人)计算 GFR(表 2-5)。

表 2-5 CKD-EPI 公式

性别	血清肌酐	CKD-EPI 公式
女性	≤62μmol/L	$144\times(Scr/0.7)^{-0.329}\times0.993^{年龄}$(×1.159 黑种人)
女性	>62μmol/L	$144\times(Scr/0.7)^{-1.209}\times0.993^{年龄}$(×1.159 黑种人)
男性	≤80μmol/L	$141\times(Scr/0.9)^{-0.411}\times0.993^{年龄}$(×1.159 黑种人)
男性	>80μmol/L	$141\times(Scr/0.9)^{-1.209}\times0.993^{年龄}$(×1.159 黑种人)

CKD-EPI 公式全称为慢性肾脏病流行病学协作公式(the chronic kidney disease epidemiology collaboration equation),于 2009 年发布。国外研究发现,CKD-EPI 公式具有更好的精确度及准确性,但该公式以国外 CKD 患者及健康人为对象,由于年龄、种族等差异不能完全适用于我国人群,后期研究也发现,其高估了老年 CKD 患者的 GFR。2019 年我国中南大学湘雅三医院左笑丛教授团队利用 8 571 名患者的 GFR 数据,开发和验证了更适合中国人群中估算肾小球滤过率(estimated glomerular filtration rate,eGFR)的方程,即湘雅公式(表 2-6),其具有高准确度、低偏差和高精度等特点。其偏离率<30% 的百分比(P30)为 79.21%,高于 Cockcroft-Gault 公式、MDRD 公式及 CKD-EPI 公式,而根据 KIDGO 指南超过 75% 可认为足以进行临床决策。同时对于不同性别、老年人群也是适用的。

表 2-6 湘雅公式

适用人群	性别	公式
中国人	男	$eGFR=2\ 374.78\times Scr^{-0.547\ 53}\times 年龄^{-0.250\ 11}$
	女	$eGFR=2\ 374.78\times Scr^{-0.547\ 53}\times 年龄^{-0.250\ 11}\times0.852\ 612\ 6$

如表 2-7 所示,对四种常用 eGFR 计算公式进行对比。

表 2-7 常用 eGFR 计算公式对比

常用公式	优点	缺点
湘雅公式	基于中国人群开发; 高准确度、低偏差、高精度; 适用于老年人	应用时间较短
CKD-EPI 公式	准确性较高	基于国外人群开发,亚洲人占 1%; 老年人不适用; 肾功能异常时高估 eGFR

续表

常用公式	优点	缺点
MDRD 公式	准确性优于 Cockcroft-Gault 公式	未纳入 70 岁以上老人、糖尿病患者； 受营养状况影响大； 正常人群应用缺乏准确性
Cockcroft-Gault 公式	参数简单	来源于肾功能正常人群； 高估 GFR 较低患者、肥胖者、水肿人群； 受年龄影响大

根据 GFR 程度 CKD 分为 5 期(表 2-8),单纯肾功能下降[GFR ≥ 60ml/(min·1.73m^2)]的患者必须具备其他肾脏损害表现才能诊断为 CKD 2 期。由于 CKD 3 期[GFR 30~59ml/(min·1.73m^2)]患者预后、生存质量存在较大差异,故进一步分为 G3a、G3b 期。白蛋白尿作为肾脏损伤的常用标记物,与 CKD 的进展密切相关,因此对于白蛋白尿的程度进行进一步分期(表 2-9)。例如,IgA 肾病患者,eGFR=55ml/(min·1.73m^2),尿白蛋白 - 肌酐比为 330mg/g,CGA 分期为 IgA 肾病,G3a A3。

表 2-8 慢性肾脏病的 GFR 分期

GFR 分期	GFR/[ml/(min·1.73m^2)]	意义
G1	≥ 90	正常或高于正常
G2	60~89	轻度下降
G3a	45~59	轻至中度下降
G3b	30~44	中至重度下降
G4	15~29	重度下降
G5	≤ 15	肾衰竭

表 2-9 慢性肾脏病的蛋白尿分期

蛋白尿分期	尿 AER /(mg/24h)	尿 ACR		描述
		/(mg/mmol)	/(mg/g)	
A1	<30	<3	<30	正常至轻度升高
A2	30~300	3~30	30~300	中度升高
A3	>300	>30	>300	重度升高

注:AER 为白蛋白排泄率(albumin excretion rate),ACR 为白蛋白 - 肌酐比(albumin-to-creatinine ratio)。

二、慢性肾脏病的常见病因及机制

（一）病因

诊断慢性肾脏病并不需要明确病因，但各种致病因素均可累及肾脏。各种原发性肾小球疾病、肾小管间质疾病、肾血管疾病、结缔组织疾病、代谢性疾病引起的继发性肾脏病，以及感染性疾病、遗传性肾病等多种疾病均是慢性肾脏病的常见病因。

（二）发病机制

1. **肾单位损失**　成年人每个肾脏约有 950 000 个肾单位，这些肾单位在胎儿 12~36 周即形成，之后则无法形成新的肾单位，在生长发育过程中，肾单位通过增大体积适应需求。但随着年龄增长，肾单位存在生理性丢失，GFR 逐渐下降；同时由于各种原发性、继发性肾脏病导致肾单位进一步损失，肾脏滤过能力下降。

2. **肾单位肥大**　残余肾单位肥大是由单个肾单位滤过率和滤过压持续升高引起的，肾小球高滤过和肾小球内高压共同诱导转化生长因子 α 和上皮生长因子受体的表达，促进肾单位肥大，进而通过增加滤过表面来降低肾小球高血压。但当肥大超过一定限度时，会导致滤过屏障重要组成部分的足细胞脱落，进而出现蛋白尿。壁层上皮细胞是足细胞的祖细胞，但蛋白尿和潜在的其他因素抑制了其分化为足细胞的潜能。最终，瘢痕形成导致局灶性节段性肾小球硬化症（focal segmental glomerulosclerosis，FSGS），继而肾小球萎缩造成肾单位损失，增加了残余肾单位滤过率及滤过压，形成恶性循环。

3. **肾小球滤过受损**　持续性足细胞肥大和肾小球高滤过与血管紧张素Ⅱ的产生有关，最终加重足细胞丢失和蛋白尿。血管紧张素Ⅱ是一种肽类激素，是 RAAS 的一部分，它能使血管收缩和醛固酮分泌。醛固酮可抑制足细胞蛋白裂隙素（nephrin）的表达，裂隙素是维持肾小球滤过屏障所必需的狭缝横膈膜的结构成分，直接损害肾小球屏障筛选功能。

4. **纤维化**　多种因素均可导致间质纤维化，包括浸润性免疫细胞、蛋白尿、糖尿病、活化的近端肾小管上皮细胞等，可促进促炎性及纤维化物质的分泌。间质纤维化可通过肾缺血进一步导致肾损伤。残余肾单位肾小管负荷增加，通过无氧代谢、细胞内酸中毒和内质网应激促进了肾小管细胞的继发性损伤。

5. **白蛋白尿**　白蛋白尿是肾小球滤过屏障损伤的重要标志，各种原发性、继发性肾小球疾病均可出现白蛋白尿。正常情况下极少量白蛋白经肾小球滤过后被肾小管重吸收，但病理状态下大量白蛋白经由肾小球滤过，超过肾小管重吸收能力。白蛋白可直接刺激肾小管上皮细胞凋亡、肾间质纤维化；白蛋白对肾小球系膜细胞及足细胞有毒性作用，可刺激系膜细胞增生，产生大量的细胞外基质，导致肾小球硬化；其次，它还能够进入肾小囊腔，直接损伤肾小球脏层上皮细胞(即足细胞),甚至使其凋亡。其水平与CKD进展速度密切相关,可促进ESRD患者死亡。

6. **血脂异常**　大量动物实验表明血脂异常与肾脏病进展有关,沉积的脂类物质促进炎性及促纤维化物质的释放,使系膜增生、基底膜增厚、肾小球硬化、肾小管间质纤维化。流行病学调查发现CKD患者肾功能下降与血脂异常存在关系。临床上常规检测的血脂种类包括甘油三酯、总胆固醇、高密度脂蛋白、低密度脂蛋白。CKD时甘油三酯、低密度脂蛋白升高,高密度脂蛋白降低,有研究显示低密度脂蛋白、总胆固醇水平与肾脏病的预后呈负相关,高密度脂蛋白与CKD进展呈"U形"关联。

7. **肾组织缺氧**　近些年研究发现CKD进展与肾组织缺氧有关,多种因素可导致肾组织缺氧,包括贫血、动脉硬化、高血糖、高血压、高血脂、吸烟、空气污染。肾小管上皮对缺氧较肾小球敏感,缺氧可激活多种信号因子,如血小板衍生生长因子(PDGF)、成纤维细胞生长因子-2,肿瘤坏死因子-α(TNF-α)和白细胞介素-6(IL-6),刺激成纤维细胞产生细胞外基质(ECM),其在肾间质逐渐沉积导致间质纤维化,这种纤维化会限制氧的扩散,加重肾组织缺氧,形成恶性循环。此外,信号因子还可诱导小管上皮细胞凋亡。

8. **高蛋白饮食**　高蛋白饮食可导致肾小球内压增高和肾小球滤过,从而损伤肾小球结构导致CKD进展。meta分析显示19项试验,涉及2 492名受试者,低蛋白饮食可降低肾衰竭(OR=0.59)和ESRD的风险(OR=0.64)。传统观点认为,对于蛋白尿的患者来说,动物蛋白是首选的蛋白来源,然而针对新加坡华裔的研究显示,红肉可增加ESRD的风险,呈剂量相关性。以植物蛋白为基础的饮食降低了部分CKD患者死亡率,未发现不良影响。

9. **代谢性酸中毒**　代谢性酸中毒是CKD的常见并发症,进入CKD 4期时30%~50%患者出现代谢性酸中毒。流行病学调查显示低水平血碳酸氢盐增加CKD进展风险。CKD时肾脏排氨量逐渐下降,但对于单一肾单位而言排氨量较前增加,酸中毒时每个肾单位的氨生成增加,从而激活补体旁路途径,增加肾脏中的内皮素-1和醛固酮水平。这些因素都可能导致肾小管间质损伤,导致肾功能下降。

三、慢性肾脏病进展的临床评价指标

慢性肾脏病的病因有多种,不同病因导致CKD进展的速度各不相同,相同病因也可以因病理严重程度不一而导致进展速度存在差异。大量研究表明在CKD进展过程中相关并发症逐渐出现,通过降低蛋白尿,控制血压、血糖、血脂、尿酸,纠正贫血、酸中毒、矿物质骨代谢紊乱等危险因素,可延缓肾功能恶化、降低CKD患者死亡率。因此需要不断探索、研究相关临床评价指标以寻找延缓CKD进展的方法。

（一）蛋白尿

蛋白尿是肾脏受损的常见表现，可见于肾小球、肾小管疾病，其定量多少反映了受累部位的不同及病变的严重程度。临床常用的蛋白尿定量检查有 24 小时尿蛋白定量、尿白蛋白 - 肌酐比值。队列研究显示基线 ACR 水平 ≥ 3.5mg/mmol 使 ESRD 风险增加近 10 倍，透析风险增加 15 倍。高基线水平的尿蛋白也是蛋白尿进展的重要预测因子，进行性蛋白尿的预测因子除基线水平尿蛋白外，还包括男性和年龄增长。在未合并糖尿病的高血压患者中的研究发现，38 个月的随访时间内，900mg/24h 的平均蛋白尿对预测 CKD 患者 eGFR 下降 ≥ 40% 具有较高的灵敏度和特异度。目前认为 1g/24h 以上的蛋白尿是 ESRD 的高危因素，蛋白尿通过多种机制导致肾小球硬化、肾间质纤维化。另外，蛋白尿也被发现是全因死亡和心血管疾病（cardiovascular disease，CVD）死亡的风险预测因子，与无蛋白尿相比，持续性尿蛋白 1+ 的患者其死亡风险比无蛋白尿高 3.49 倍。

（二）估算肾小球滤过率

eGFR 下降是 CKD 患者进展至 ESRD 的独立危险因素，健康成年人 eGFR 每年下降 1ml/（min·1.73m^2）。有研究对 4 600 名 CKD 患者随访 10 年发现，与 CKD 1 期患者相比，4 期和 5 期患者的快速进展风险显著增高，eGFR 每年下降每增加 1ml/（min·1.73m^2），发生 ESRD 的风险增加 17%。

（三）高血压

高血压是常见的心血管疾病，据 2022 年国家卫生健康委员会统计，我国高血压人数已达到 2.45 亿。18 岁以上患高血压的居民占 27.9%。高血压是我国 ESRD 的重要病因，对于此类患者应高度重视并予以积极治疗。高血压与肾脏病互为病因，且两者还可相互加重。CKD 可导致高血压，而反过来升高的血压又可侵犯肾小球前小动脉，导致入球小动脉玻璃样变，小叶间动脉及弓状动脉肌内膜增厚，造成动脉管腔狭窄，供血减少，继发缺血性肾实质损害，致肾小球硬化、肾小管萎缩及肾间质纤维化，最终导致 CKD。美国一项长达 9.5 年的关于 CKD 进展危险因素的研究发现，高血压是肾功能恶化的重要危险因素，通过研究血压对 CKD 患者 3a 期和 3b 期时长的影响，发现与收缩压 < 140mmHg 相比，收缩压 ≥ 140mmHg 的患者 3a 期缩短 6.1 年，3b 期缩短 3.3 年。第一个关于血压控制目标与 CKD 的大型 RCT 研究 MDRD 试验（即肾脏病饮食改良试验）显示，平均动脉压降至 92mmHg（约 125/75mmHg）以下可延缓 CKD 进展。

（四）糖尿病

随着我国经济发展、城镇化进程加快，人们生活方式发生改变，体力活动减少，糖尿病发病率由 1986 年的 1.04% 增加到 2020 年的 11.9%。糖尿病肾病是糖尿病的慢性并发症之一，我国 20%~40% 的糖尿病患者合并糖尿病肾病，现已成为 CKD 和 ESRD 的主要原因。高浓度葡萄糖直接作用于肾小球系膜细胞和血管平滑肌细胞，通过氧自由基作用使细胞骨架破坏，血管对缩血管活性物质的反应性降低，肾小球入球小动脉扩张，引起肾小球内高压。葡萄糖还可与氨基酸及蛋白质发生非酶糖基化反应，生成不可逆的晚期糖基化终末产物（advanced glycosylation end-product，AGE），该产物使肾小球基底膜增厚、系膜基质堆积，发生一系列病理改变。Zhou Y 等人对来自上海的 5 584 名不同血糖水平的成年人进行分析，发现蛋白尿、肾功能下降和 CKD 的患病率均随血糖水平升高而升高。国外对 17 074 名非糖尿病 CKD 患者和 15 032 名糖尿病合并 CKD 患者的队列研究显示，糖尿病合并 CKD 患者 eGFR 下降速度更快，几乎是非糖尿病 CKD 患者的 2 倍。在糖尿病合并 CKD 患者中从 CKD 分期 1 期发展到 2 期、2 期发展到 3a 期、3a 期发展到 3b 期、3b 期发展到 4 期和 4 期发展到 5 期的中位时间分别为 4.4 年、6.1 年、4.9 年、6.3 年和 9.0 年；而非糖尿病 CKD 患者进展时间较长，相应的中位时间为 9.4 年、14.0 年、11.0 年、13.8 年和大于 14.3 年。排除混杂因素后，糖尿病合并 CKD 的患者比非糖尿病 CKD 患者发生肾衰竭的可能性高 49%。

（五）高脂血症

《中国心血管健康与疾病报告 2021》指出，近年来我国成人总的血脂异常患病率达到 40.4%，较 2002 年全国报告的血脂异常患病率（18.6%）明显升高。CKD 患者的血脂异常患病率为 40%~60%，肾病综合征患者的高脂血症发生率高达 70% 以上。高脂血症与 CKD 关系密切，既是多种肾脏病的临床表现，又促进了 CKD 的发展。与心脑血管疾病类似，高脂血症可促进肾动脉粥样硬化，使肾动脉狭窄、肾脏缺血，引起缺血性肾病。升高的脂类物质还可以沉积于肾小球细胞、系膜基质等部位，通过氧化应激损害肾小球上皮及基底膜，造成蛋白尿。国外针对 4 647 名 CKD 患者 13 年的随访研究发现，总胆固醇和低密度脂蛋白胆固醇水平升高与 ESRD 快速进展相关，高甘油三酯使无糖尿病的 CKD 患者死亡率增加 49%。meta 分析显示高强度他汀类药物可以逆转不需要透析的 CKD 患者 eGFR 的下降，而中、低强度他汀类药物则不能。关于他汀类药物是否可以降低尿蛋白目前研究尚存争议。

（六）高尿酸血症

高尿酸血症是由于体内尿酸生成过多和 / 或尿酸排泄障碍所致的代谢性疾病。随着我国经济水平提高、人群工作及生活方式发生改变，高尿酸血症呈明显上升和年轻化趋势。《2021 中国高尿酸血症及痛风趋势白皮书》显示，我国高尿酸血症的总体患病率为 13.3%，患病人群约 1.77 亿。长期高尿酸血症可致尿酸结晶沉积于肾间质引起痛风性肾病，而慢性肾脏病 eGFR 下降时可引起尿酸排泄障碍，两者互为因果关系。与传统危险因素高血压、糖尿病不同，高尿酸血症近年开始被认为是CKD进展的危险因素之一。meta分析显示，血清尿酸水平升高与新发CKD之间存在显著的正相关（优势比为1.15），这种相关性随着随访时间的延长而增加。高尿酸血症是诊断CKD的新的独立预测因子（总优势比为2.35）。儿童及未成年人的队列研究中，以eGFR下降30%或进入肾脏替代治疗为终点事件，与初始尿酸小于327μmol/L的参与者相比，尿酸为327~446μmol/L或大于446μmol/L的受试者的终点事件发生的时间分别缩短了17%、38%。高尿酸致CKD进展的机制可能如下：①沉积于肾小球的尿酸结晶造成肾小球肥大，球内高压，直接损害肾小球；②尿酸引发肾小管细胞表型改变，肾功能恶化；③尿酸增加肾素活性，引起血管紧张素Ⅱ上调，从而使血管平滑肌细胞增殖和血管壁增厚，最终导致肾脏的管腔闭塞和灌注不足。

（七）贫血

肾性贫血是CKD最常见并发症之一，其发生率随着肾功能下降而逐步增高，CKD 3期患者近半数会并发肾性贫血（45.4%），而到CKD 5期时发生率高达98.2%。CKD时肾脏病变致促红细胞生成素（erythropoietin，EPO）分泌不足，毒素蓄积致造血障碍，严重恶心、呕吐导致进食受限、营养物质摄入减少，以及消化道出血造成血液丢失等多种原因造成贫血。由于EPO来源于肾间质，因此合并间质病变的CKD患者更易早期出现贫血。横断面研究显示，糖尿病肾病患者贫血的发生率（68.0%）高于高血压肾损害患者（56.6%）或慢性肾小球肾炎患者（46.1%）。贫血可加速CKD患者肾功能恶化，一项随访3年的研究显示，无贫血患者的肾功能下降速度为每3年1.6ml/（min·1.73m^2），而贫血患者的肾功能下降速度显著增快，为每3年6.8ml/（min·1.73m^2）。贫血致CKD进展可能与红细胞携氧能力下降致肾组织缺氧，肾小管间质细胞产生细胞外基质加重肾间质纤维化有关。近年有研究还发现低EPO水平与eGFR快速下降相关，高EPO患者的肾功能下降速度为每年0.8ml/（min·1.73m^2），低EPO患者的肾功能下降速度为每年1.7ml/（min·1.73m^2）。

（八）矿物质和骨代谢异常

慢性肾脏病矿物质和骨代谢异常（chronic kidney disease-mineral and bone disorder，CKD-MBD）是CKD患者的常见并发症。由于CKD时磷排出障碍，1，25-二羟维生素D_3分泌降低，肠道对于钙吸收减少，表现为高血磷、低血钙，刺激甲状旁腺激素分泌，常引起软组织转移性钙化。升高的血磷可增加CKD患者的心血管死亡率及全因死亡率。2017年KIDGO关于CKD-MBD的诊治指南及《中国慢性肾脏病矿物质和骨异常诊治指南》均推荐，对于CKD患者，可纠正钙磷紊乱、控制甲状旁腺激素水平以降低CKD患者心血管事件的发生率。

成纤维细胞生长因子23（fibroblast growth factor 23，FGF23）是一种分子量为32kDa的多肽，具有N端和C端区域，主要在骨中的骨细胞和成骨细胞中表达。在CKD早期可通过抑制 1,25- 二羟维生素 D_3 致肠道钙吸收减少,引起甲状旁腺功能亢进,队列研究显示 FGF23 水平与死亡风险独立相关,在 eGFR 30~44ml/(min·1.73m^2)和 ≥45ml/(min·1.73m^2)的患者中,FGF23 与 ESRD 风险显著相关,但在 eGFR 低于 30ml/(min·1.73m^2)的患者中未观察到此现象。

(九)酸碱平衡和水、电解质紊乱

CKD 患者由于肾脏排泄代谢产物和维持水、电解质及酸碱平衡的功能降低,常出现代谢性酸中毒、高容量负荷及高钾血症。研究表明饮食酸负荷水平升高可增加 ESRD 风险,而补充碱可以延缓 CKD 进展。

由于 CKD 患者易合并高钾血症,临床工作中常嘱患者低钾饮食。然而多项研究均显示低钾饮食的患者其 CKD 进展的风险更高,高钾饮食患者的 eGFR 下降更慢,以上研究与传统认识存在较大差异,需进一步研究明确其机制。

(十)急性肾损伤

CKD 患者可发生急性肾损伤(AKI),称为慢性肾脏病基础上的急性肾损伤(acute kidney injure on chronic kidney disease,A on C),是 CKD 发生发展的危险因素,随着 AKI 严重程度的增加,进入 CKD 4 期及 ESRD 的可能性也增加。受多种因素影响,CKD 与 AKI 两者互为因果,可发生恶性循环,直接导致部分患者出现致死性后果,COX 回归分析显示 AKI 的发生对 CKD 1~5 期患者死亡预测的风险比率为 1.00、1.45、1.30(3A)、1.97(3B)、3.97、12.94。

CKD 患者发生 AKI 的危险因素主要有:高龄,基础肾脏病复发或加重;伴发糖尿病;严重高血压未能控制或低血压,缺血性肾病等;低血容量状态;肾单位血流灌注不足;组织创伤或大出血;肾毒性药物的应用;严重感染;尿路梗阻;严重器官功能不全;血管介入性治疗或手术等。研究表明早期存在的 CKD 恶化了 AKI 患者的肾功能,延缓了 AKI 后的肾功能恢复;AKI 前较低的 eGFR 基线水平与 ESRD 和死亡的高风险相关。

(十一)年龄、性别、种族与遗传

年龄与性别均是 CKD 的危险因素。2016 年中国肾脏病数据网络显示,CKD 发病率随着年龄增加而增加,18~24 岁患病率为 2.47%,而 60~64 岁患病率最高,为 11.71%,随后发病率出现下降,85 岁以上群体患病率为 4.21%,各个年龄段男性患者均多于女性。然而非洲东部的研究数据与我国相反,18~29 岁患病率为 37.3%,随着年龄增长患病率下降,60 岁以上人群为 11.3%,且女性多于男性,可能与当地经济水平、人均寿命、种族不同有关。

美国流行病学调查显示,在妇女中,CKD 的患病率为 13.0%,南美裔最低(7.4%),波多黎各裔最高(16.6%);在男性中,CKD 的患病率为 15.3%,南美裔 CKD 的患病率最低(11.2%),而西班牙裔 CKD 的患病率最高(16.0%)。美国肾脏数据系统(USRDS)对不同种族 CKD 患者统计显示,2015—2018 年白人为 15%,黑人为 15.8%,西班牙裔患病率为 11.8%,在三种族中最低。针对患 CKD 的退伍军人的队列研究发现,黑人和西班牙裔退伍军人的肾脏病转诊率和就诊率明显高于白人退伍军人。与白人患者相比,黑人和西班牙裔患者进展到 CKD 5 期的速度更快。

除高血压、糖尿病、免疫性疾病(如系统性红斑狼疮)等存在遗传倾向且可累及肾脏的原发病外,遗传性肾病也是 CKD 发生发展的重要因素。常染色体显性遗传多囊肾病(autosomal dominant polycystic kidney disease,ADPKD)是最常见的遗传性肾脏病,男女均可发病,以肾内囊肿增多、增大为主要表现,随着肾脏正常结构被破坏,肾功能逐渐丧失进入 ESRD。此外还有薄基底膜肾病、奥尔波特综合征(Alport syndrome)、法布里病(Fabry disease)等遗传性肾脏病。

(十二)肾毒性药物

临床上可观察到多种药物具有肾损伤作用。例如,氨基糖苷类抗菌药物、抗病毒药物、非甾体抗炎药、质子泵抑制剂、抗肿瘤药物、造影剂、钙调磷酸酶抑制剂;含马兜铃酸的中药广防己、关木通等;含汞含铅的中药朱砂、雄黄,均可造成肾损伤。

(十三)其他疾病

超重和肥胖是 CKD 进展的重要因素,超重和肥胖除了引起胰岛素抵抗、血脂异常、动脉粥样硬化,还与血流动力学、结构和组织学改变有关。肥胖个体为满足体重升高所增加的代谢需求,发生代偿性超滤,因此肾小球内压升高引起肾小球肥大、基底膜扩张,发生肾损伤。队列研究显示非酒精性脂肪性肝病(non-alcoholic fatty liver disease,NAFLD)与没有 NAFLD 相比,发展为晚期 CKD 的风险增加了 41%,可能与胰岛素抵抗、动脉粥样硬化、血脂异常以及多种促炎症、促凝血、促氧化和促纤维化介质释放有关。甚至有研究发现原发性开角型青光眼(primary open-angle glaucoma,POAG)可增加 CKD 的发病率,预示 POAG 可能与 CKD 有相同的病理机制。

(十四)环境因素

近些年空气污染受到人们的重视。对 CKD 患者长期随访发现,环境中细颗粒物(PM 2.5)浓度增加与进展至肾脏替代治疗有关。meta 分析显示长期暴露于 PM 2.5、PM 10 环境中可加快 eGFR 的下降速度。其机制尚不明确,可能与炎症介质(包括 TNF-α、IL-6 和纤溶酶原激活物抑制剂 -1)、氧化应激、动脉粥样硬化斑块面积增加有关。

四、预测慢性肾脏病进展的生物标志物

CKD 进展表现为随着疾病进展血肌酐逐渐升高,eGFR 逐渐下降,最终进入 ESRD 阶

段。对 CKD 进展的评价通常依靠血肌酐，采用公式计算 eGFR，但由于双肾代偿能力很强，只有肾脏损伤达到一定程度、残余肾单位无法代偿工作时血肌酐才开始升高，无法准确反映早期 CKD 的进展以达到临床干预的目的。因此亟须灵敏度高、特异度强、可应用于临床工作的生物标志物来预测，随着各方面技术水平的进步，近些年已出现了新的用于评价 CKD 进展的生物标志物，这为 CKD 进展的早期识别、干预提供了方法。

（一）CKD273

CKD273 是由 273 个在健康人和 CKD 患者之间差异表达的多肽组成的生物模型，其最早由 Good 于 2010 年提出，他们通过毛细管电泳和质谱分析了 600 个个体，发现其在健康人与 CKD 患者中的差异。该生物模型以评分形式对 CKD 进行评估，评分高于 0.343 为阳性，且分值越高表示病变程度越严重，而健康人评分均较低。该研究分别对 230 名 CKD 患者、379 名健康人及 110 名 CKD 患者、34 名健康人进行分析，显示其诊断的灵敏度分别为 98.7% 及 85.5%，而特异度均为 100%。2013 年 Àngel Argilés 在对 76 名 CKD 患者的随访研究中发现，经过 3.6 年，CKD273<0.55 的患者无一例需要透析或死亡，而达到终点（死亡或者肾脏死亡）的 15 例患者评分均>0.55，其在不同肾功能组间差异有显著性，是第一个成功检测 CKD 进展预后的基于蛋白质组的分类器。美国食品药品管理局（Food and Drug Administration，FDA）于 2016 年发布了支持进一步研究 CKD273 的意见。

目前 CKD 患者中糖尿病肾病所占比例越来越高，评估糖尿病肾病分期及进展常用尿白蛋白排泄率（UAER）。但其具有高变异性，故诊断时要求 6 个月内不同时间测 3 次，其中至少 2 次达到诊断标准。因此需要探究更好的评价指标，研究显示 CKD273 是微量白蛋白尿的独立预测因子，可识别在未出现蛋白尿的情况下可能进展为 CKD 3 期的糖尿病患者。除了评估肾脏进展外，在 2 型糖尿病合并微量白蛋白尿的患者的研究中发现 CKD273 与死亡风险相关，且独立于其他心血管及肾脏风险评估标志物，因此未来有望替代尿白蛋白排泄率成为新的预测指标，但仍需更多研究证实。

（二）成纤维细胞生长因子 23

成纤维细胞生长因子 23（fibroblast growth factor 23，FGF23）是由氨基酸组成的蛋白质类激素，由骨细胞及成骨细胞分泌，生理状态下调控维生素 D、钙、磷及甲状旁腺激素（PTH）代谢，对 PTH 有抑制作用。研究发现 FGF23 在 CKD 患者中随 GFR 下降而升高，早于钙磷的变化，提示其可作为 CKD 进展的预测性生物标志物。随后发现其与 CKD 患者肾功能下降及死亡有关。而相关并发症的研究还发现 FGF23 与肾性贫血的发生发展有关，Ming-Hsien Tsai 等对 CKD 3、4 期的患者研究发现，较低的血红蛋白水平与高水平 FGF23 显著相关，这可能与其对 EPO 的负性调控作用有关，符合动物实验中 FGF23 基因敲除小鼠 EPO 及血红蛋白均升高的现象。在 CKD 患者心血管并发症(心室肥大、高血压、房颤、心血管钙化)的研究中也发现了 FGF23 的升高。针对该指标治疗的相关研究也在进行中,Joachim 等通过降低非透析 CKD 患者肠道磷酸盐吸收而降低了 FGF23 水平,傅海霞等在维持性血液透析患者的研究中也得到了类似结论。

(三) 中性粒细胞明胶酶相关脂质运载蛋白

中性粒细胞明胶酶相关脂质运载蛋白(neutrophil gelatinase-associated lipocalin,NGAL)是在中性粒细胞中发现的由 198 个氨基酸组成的分子量 25 000Da 的蛋白,分为单体及二聚体形式,前者源于受损后的肾小管上皮细胞,后者源于中性粒细胞。动物实验显示缺血再灌注 3 小时 NGAL 开始在血中升高,早于传统指标。而对 1 982 名 CKD 患者的 11 年随访结果显示血 NGAL 升高与 ESRD 风险增加独立相关,风险比为 1.35。meta 分析显示其在血中水平与 eGFR 下降呈负相关,可作为 CKD 患者肾功能评价的指标。并发症的相关研究显示 NGAL 升高可预测既往无心血管事件史的 CKD 患者未来心血管事件的可能发生,包括心血管死亡、急性冠脉综合征、心力衰竭和主动脉夹层。在糖尿病患者肾脏病的研究中也发现了 NGAL 的预测价值。Kaul 将 144 名糖尿病患者按照尿白蛋白 - 肌酐比的水平分为三组,分别测定血、尿 NGAL,以健康人为对照,结果显示两者升高早于蛋白尿的发生,对糖尿病肾病的早期诊断、分期、预后具有提示意义。高血压肾损害的相关研究中也发现了其与肾功能的关系。

(四) 其他

近些年来随着分子生物学、蛋白组学等技术发展,已经有越来越多的生物标志物被发现,目前大都处于研究阶段。未来会有更多灵敏度高、特异度强、预测能力佳的标记物被应用于临床实践。表 2-10 列出了其他常见预测 CKD 进展的生物标志物及意义。

表 2-10 其他常见预测 CKD 进展的生物标志物及意义

名称	意义
层粘连蛋白 γ1 链(laminin γ1 chain, LAMC1)	血清 LAMC1 基线水平与 ESRD 的发生相关、尿 LAMC1 基线水平与死亡率显著相关
三叶因子家族(trefoil factor family, TFF)	TFF1 和 TFF3 水平随 CKD 分期的进展而显著升高,可预测 CKD 3b 期及以上分期的进展,具有预测不同 CKD 分期的潜力
足细胞源性微粒(podocyte-derived microparticle, MP)	反映了肾脏病中足细胞的损伤情况,与 24 小时尿蛋白、肾小球硬化、系统性红斑狼疮疾病活动有关
唾液铁离子抗氧化参数(ferric ion reducing antioxidant parameter, FRAP)	儿童 CKD 潜在的生物标志物,可将轻度至中度肾功能下降与严重肾功能损害的患者区分开

续表

名称	意义
肾损伤分子 -1（kidney injury molecule-1，KIM-1）	早期诊断急性肾损伤，预测 GFR 的下降和 ESRD 的发生
白介素 -18（interleukin-18，IL-18）	非 CKD 早期诊断指标，用于病情程度判断，随 CKD 分期升高而升高
Klotho	反映肾功能损伤程度，预示不良肾脏预后，与 CKD-MBD 的发生发展相关

五、慢性肾脏病的预防

两千多年前《黄帝内经》提出："上医治未病，中医治欲病，下医治已病"。我国自古即重视疾病的预防。慢性肾脏病起病隐匿、病程反复迁延进展，进入终末期时严重危及患者生命，长期肾脏替代治疗对患者生活质量影响明显，对卫生资源消耗严重，因此预防慢性肾脏病发生、延缓其发展具有重要的意义。

（一）控制继发因素

糖尿病、高血压等疾病已超过慢性肾小球肾炎，成为我国 CKD 患者进入 ESRD 的主要原因。但受到各个方面影响，我国糖尿病、高血压患者知晓率、控制率、达标率均不理想，随着时间推移肾脏出现损害。临床上经常可见到糖尿病多年患者未予治疗，出现水肿症状时已进入糖尿病肾病显性蛋白尿期，随后血肌酐逐渐升高进入 ESRD，失去了最佳治疗时机。因此，尽早控制慢性病相关指标可为患者带来长期获益。

（二）强调早期筛查

无论是原发性还是继发性肾脏病均离不开早期筛查。肾脏病起病隐匿、早期症状不易被察觉，需依靠实验室检查发现异常。很多人认为自己无任何不适，常年不参加体检，待肾功能恶化为时已晚。建议健康人定期参加体检，相关患者定期筛查肾脏相关指标，及早发现异常。同时规范检查也十分重要，尿常规检查受到留取标本、饮水量等多种因素影响，常有患者在留取尿液前大量饮水导致尿液被稀释，导致有形成分不易被检出，其尿检结果无参考意义且会对非专业人员产生误导。

（三）积极专科诊治

肾脏相关检查如发现异常应积极到专科就诊，明确病因。肾脏病的诊断是多维度的，临床表现与病理检查非一一对应关系，同种肾病可有截然不同的临床表现，而类似症状其病理结果可完全不一致；除原发性肾脏病，继发性肾脏病时肾脏相关临床表现只是相关疾病的症状之一，因而需肾科专科医生诊治，避免误诊。在明确诊断后，规范治疗是阻止、延缓肾脏病进展的关键。而大多数肾脏病是慢性病，同时存在免疫因素，糖皮质激素是许多肾脏病治疗的基石，其治疗疾病的同时所带来的副作用难以避免，常有患者因恐惧而“谈激素色变”。再加上肾脏病可无明显临床症状，有人抱着一时的侥幸心理而拒绝甚至中断治疗，多年以后进展至尿毒症，懊悔不已。

（四）健康生活方式

戒烟限酒，低盐、低糖、低脂饮食；适当运动、保持合理体重；适当饮水避免憋尿。对于健康人可以预防高血压、糖尿病、高血脂等代谢性疾病的发生。对于肾脏病患者除了上述外还要注意合理的蛋白饮食，不合理的蛋白摄入会增加代谢产物，增加肾脏负担；预防呼吸道感染，在医生指导下合理应用抗生素治疗感染性疾病；注意休息、避免劳累；遵医嘱使用如非甾体抗炎药、质子泵抑制剂等可能损伤肾脏的药物。

参考文献

[1] 黎磊石，刘志红．中国肾脏病学．北京：人民军医出版社，2008.

[2] 葛均波，徐永健．内科学．8 版．北京：人民卫生出版社，2013.

[3] 王海燕．肾脏病临床概览．北京：北京大学医学出版社，2010.

[4] 史伟，杨敏．临床药物治疗学：肾脏疾病．北京：人民卫生出版社，2017.

[5] MORENO J A, SEVILLANO Á, GUTIÉRREZ E, et al. Glomerular hematuria: cause or consequence of renal inflammation？Int J Mol Sci, 2019, 20 (9): 2205.

[6] ROSSIGNOL P, MASSY Z A, AZIZI M, et al. The double challenge of resistant hypertension and chronic kidney disease. Lancet (London, England), 2015, 386 (10003): 1588-1598.

[7] 周文宾，谷小林．尿液标本采集处理有规可依——《尿液标本的收集和处理指南》标准解读．中国卫生标准管理，2012, 3 (1): 30-37.

[8] 赵明辉，王素霞，曾彩虹，等．肾活检病理规范化诊断的专家共识．中华肾脏病杂志，2018, 34 (12): 941-946.

[9] KHWAJA A. KDIGO clinical practice guidelines for acute kidney injury. Nephron. Clinical practice, 2012, 120 (4): 179-184.

[10] CONNOLLY M, MCENEANEY D, MENOWN I, et al. Novel biomarkers of acute kidney injury after contrast coronary angiography. Cardiol Rev, 2015, 23 (5): 240-246.

[11] LI W, YU Y, HE H, et al. Urinary kidney injury molecule-1 as an early indicator to predict contrast-induced acute kidney injury in patients with diabetes mellitus undergoing percutaneous coronary intervention. Biomedical reports, 2015, 3 (4): 509-512.

[12] HE H, LI W, QIAN W, et al. Urinary interleukin-18 as an early indicator to predict contrast-induced nephropathy in patients undergoing percutaneous coronary intervention. Exp Ther Med, 2014, 8 (4): 1263-1266.

[13] BEKER B M, CORLETO M G, FIEIRAS C, et al. Novel acute kidney injury biomarkers: their characteristics, utility and concerns. Int Urol Nephrol, 2018, 50 (4): 705-713.

[14] DEVARAJAN P, MISHRA J, SUPAVEKIN S, et al. Gene expression in early ischemic renal injury: clues towards pathogenesis, biomarker discovery, and novel therapeutics. Mol Genet Metab, 2003, 80 (4): 365-376.

[15] HAN W K, BAILLY V, ABICHANDANI R, et al. Kidney Injury Molecule-1 (KIM-1): a novel biomarker for human renal proximal tubule injury. Kidney Int, 2002, 62 (1): 237-244.

[16] CHERUVANKY A, ZHOU H, PISITKUN T, et al. Rapid isolation of urinary exosomal biomarkers using a nanomembrane ultrafiltration concentrator. Am J Physiol Renal Physiol, 2007, 292 (5): F1657-F1661.

[17] 张钦，郭圣文，梁馨苓，等．住院患者急性肾损伤的风险预测与关键影响因素分析．中国生物医学工程学报，2019, 38 (6): 702-710.

[18] GAMEIRO J, BRANCO T, LOPES J A. Artificial intelligence in acute kidney injury risk prediction. J Clin Med, 2020, 9 (3): 678.

[19] LEVIN A, STEVENS P E, BILOUS R W, et al. KDIGO 2012 clinical practice guideline for the evaluation and management of chronic kidney disease. Kidney Int Suppl, 2013, 3 (1): 1-150.

[20] CORESH J, HEERSPINK H J L, SANG Y, et al. Change in albuminuria and subsequent risk of end-stage kidney disease: an individual participant-level consortium meta-analysis of observational studies. Lancet Diabetes Endocrinol, 2019, 7 (2): 115-127.

[21] INKER L A, GRAMS M E, LEVEY A S, et al. Relationship of estimated GFR and albuminuria to concurrent laboratory abnormalities: an individual participant data meta-analysis in a global consortium. Am J Kidney Dis, 2019, 73 (2): 206-217.

[22] SUMIDA K, MOLNAR M Z, POTUKUCHI P K, et al. Changes in albuminuria and subsequent risk of incident kidney disease. Clin J Am Soc Nephrol, 2017, 12 (12): 1941-1949.

[23] ZHANG L, WANG F, WANG L, et al. Prevalence of chronic kidney disease in China: a cross-sectional survey. Lancet (London, England), 2012, 379 (9818): 815-822.

[24] LEVEY A S, STEVENS L A, SCHMID C H, et al. A new equation to estimate glomerular filtration rate. Ann Intern Med, 2009, 150 (9): 604-612.

[25] MAIOLI C, COZZOLINO M, GALLIENI M, et al. Evaluation of renal function in elderly patients: performance of creatinine-based formulae versus the isotopic method using ^{99m}Tc-diethylene triamine pentaacetic acid. Nucl Med Commun, 2014, 35 (4): 416-422.

[26] PENG Z, WANG J, YUAN Q, et al. Clinical features and CKD-related quality of life in patients with CKD G3a and CKD G3b in China: results from the Chinese Cohort Study of Chronic Kidney Disease (C-STRIDE). BMC Nephrol, 2017, 18 (1): 311.

[27] DENIC A, LIESKE J C, CHAKKERA H A, et al. The substantial loss of nephrons in healthy human kidneys with aging. J Am Soc Nephrol, 2017, 28 (1): 313-320.

[28] RUGGENENTI P, CRAVEDI P, REMUZZI G. Mechanisms and treatment of CKD. J Am Soc Nephrol, 2012, 23 (12): 1917-1928.

[29] LAOUARI D, BURTIN M, PHELEP A, et al. TGF-α mediates genetic susceptibility to chronic kidney disease. J Am Soc Nephrol, 2011, 22 (2): 327-335.

[30] BENIGNI A, GAGLIARDINI E, REMUZZI G. Changes in glomerular perm-selectivity induced by angiotensin Ⅱ imply podocyte dysfunction and slit diaphragm protein rearrangement. Semin Nephrol, 2004, 24 (2): 131-140.

[31] SCHNAPER H W. The tubulointerstitial pathophysiology of progressive kidney disease. Adv Chronic Kidney D, 2017, 24 (2): 107-116.

[32] ASTOR B C, MATSUSHITA K, GANSEVOORT R T, et al. Lower estimated glomerular filtration rate and higher albuminuria are associated with mortality and end-stage renal disease. A collaborative meta-analysis of kidney disease population cohorts. Kidney Int, 2011, 79 (12): 1331-1340.

[33] ZHAO Y, VAZIRI N D, LIN R. Lipidomics: new insight into kidney disease. Adv Clin Chem, 2015, 68: 153-175.

[34] CAMPESE V M. Dyslipidemia and progression of kidney disease: role of lipid-lowering drugs. Clin Exp Nephrol, 2014, 18 (2): 291-295.

[35] DINCER N, DAGEL T, AFSAR B, et al. The effect of chronic kidney disease on lipid metabolism. Int Urol Nephrol, 2019, 51 (2): 265-277.

[36] RAHMAN M, YANG W, AKKINA S, et al. Relation of serum lipids and lipoproteins with progression of CKD: The CRIC study. Clin J Am Soc Nephrol, 2014, 9 (7): 1190-1198.

[37] FU Q, COLGAN S P, SHELLEY C S. Hypoxia: the force that drives chronic kidney disease. Clin Med Res, 2016, 14 (1): 15-39.

[38] TEXTOR S C, LERMAN L O. The role of hypoxia in ischemic chronic kidney disease. Semin Nephrol, 2019, 39 (6): 589-598.

[39] YAN B, SU X, XU B, et al. Effect of diet protein restriction on progression of chronic kidney disease: A systematic review and meta-analysis. PLoS One, 2018, 13 (11): e206134.

[40] LEW Q J, JAFAR T H, KOH H W L, et al. Red meat intake and risk of ESRD. J Am Soc Nephrol, 2017, 28 (1): 304-312.

[41] CHEN X, WEI G, JALILI T, et al. The associations of plant protein intake with all-cause mortality in CKD. Am J Kidney Dis, 2016, 67 (3): 423-430.

[42] JOSHI S, SHAH S, KALANTAR-ZADEH K. Adequacy of plant-based proteins in chronic kidney disease. J Ren Nutr, 2019, 29 (2): 112-117.

[43] RAPHAEL K L, ZHANG Y, WEI G, et al. Serum bicarbonate and mortality in adults in NHANES Ⅲ. Nephrol Dial Transplant, 2013, 28 (5): 1207-1213.

[44] CHEN W, ABRAMOWITZ M K. Metabolic acidosis and the progression of chronic kidney disease. BMC Nephrol, 2014, 15: 55.

[45] LUYCKX V A, TUTTLE K R, GARCIA-GARCIA G, et al. Reducing major risk factors for chronic kidney disease. Kidney Int Suppl, 2017, 7 (2): 71-87.

[46] ASSADI F. The growing epidemic of chronic kidney disease: preventive strategies to delay the risk for progression to ESRD. Adv Exp Med Biol, 2019, 1121: 57-59.

[47] RITTE R, LUKE J, NELSON C, et al. Clinical outcomes associated with albuminuria in central Australia: a cohort study. BMC Nephrol, 2016, 17 (1): 113.

[48] SCHEVEN L, HALBESMA N, DE JONG P E, et al. Predictors of progression in albuminuria in the general population: results from the PREVEND cohort. PloS One, 2013, 8 (5): e61119.

[49] YU M, KIM D K, PARK J H, et al. Albuminuria during treatment with angiotensin type Ⅱ receptor blocker is a predictor for GFR decline among non-diabetic hypertensive CKD patients. PloS One, 2018, 13 (8): e202676.

[50] PESOLA G R, ARGOS M, CHEN Y, et al. Dipstick proteinuria as a predictor of all-cause and cardiovascular disease mortality in Bangladesh: A prospective cohort study. Prev Med, 2015, 78: 72-77.

[51] TSAI C, TING I, YEH H, et al. Longitudinal change in estimated GFR among CKD patients: A 10-year follow-up study of an integrated kidney disease care program in Taiwan. PloS One, 2017, 12 (4): e173843.

[52]《中国高血压防治指南》修订委员会 . 中国高血压防治指南 (2018 年修订版). 心脑血管病防治 , 2019, 19 (1): 1-44.

[53] KU E, JOHANSEN K L, MCCULLOCH C E. Time-Centered approach to understanding risk factors for the progression of CKD. Clin J Am Soc Nephrol, 2018, 13 (5): 693-701.

[54] 中华医学会糖尿病学分会 . 中国 2 型糖尿病防治指南 (2017 年版). 中华糖尿病杂志 , 2018, 10 (1): 4-67.

[55] ZHANG L, LONG J, JIANG W, et al. Trends in chronic kidney disease in China. N Engl J Med, 2016, 375 (9): 905-906.
[56] ZHOU Y, ECHOUFFO-TCHEUGUI J B, GU J, et al. Prevalence of chronic kidney disease across levels of glycemia among adults in Pudong New Area, Shanghai, China. BMC Nephrol, 2013, 14: 253.
[57] VEJAKAMA P, INGSATHIT A, ATTIA J, et al. Epidemiological study of chronic kidney disease progression: a large-scale population-based cohort study. Medicine, 2015, 94 (4): e475.
[58] 赵冬 . 中国人群血脂异常流行趋势和治疗控制现状 . 中华心血管病杂志 , 2019 (5): 341-343.
[59] TSAI C, HUANG H, CHIANG H, et al. Longitudinal lipid trends and adverse outcomes in patients with CKD: a 13-year observational cohort study. J Lipid Res, 2019, 60 (3): 648-660.
[60] SANGUANKEO A, UPALA S, CHEUNGPASITPORN W, et al. Effects of statins on renal outcome in chronic kidney disease patients: a systematic review and meta-analysis. PloS One, 2015, 10 (7): e132970.
[61] 严楠 . 1985—2018 年中国大陆成人高尿酸血症患病率变化趋势初步研究 . 北京 : 北京协和医学院, 2018. https://kreader. cnki. net/Kreader/CatalogViewPage. aspx ? dbCode=cdmd&filename= 1019021763. nh&tablename=CMFD201901&compose=&first=1&uid=.
[62] LI L, YANG C, ZHAO Y, et al. Is hyperuricemia an independent risk factor for new-onset chronic kidney disease: a systematic review and meta-analysis based on observational cohort studies. BMC Nephrol, 2014, 15: 122.
[63] RODENBACH K E, SCHNEIDER M F, FURTH S L, et al. Hyperuricemia and progression of CKD in children and adolescents: The Chronic Kidney Disease in Children (CKiD) Cohort Study. Am J Kidney Dis, 2015, 66 (6): 984-992.
[64] ROUMELIOTIS S, ROUMELIOTIS A, DOUNOUSI E, et al. Dietary antioxidant supplements and uric acid in chronic kidney disease: a review. Nutrients, 2019, 11 (8): 1911.
[65] RYU E, KIM M J, SHIN H, et al. Uric acid-induced phenotypic transition of renal tubular cells as a novel mechanism of chronic kidney disease. Am J Physiol Renal Physiol, 2013, 304 (5): F471-F480.
[66] 中国医师协会肾脏内科医师分会 . 中国肾脏疾病高尿酸血症诊治的实践指南 (2017 版). 中华医学杂志 , 2017, 97 (25): 1927-1936.
[67] LI Y, SHI H, WANG W, et al. Prevalence, awareness, and treatment of anemia in Chinese patients with nondialysis chronic kidney disease: First multicenter, cross-sectional study. Medicine, 2016, 95 (24): e3872.
[68] PORTOLÉS J, GORRIZ J L, RUBIO E, et al. The development of anemia is associated to poor prognosis in NKF/KDOQI stage 3 chronic kidney disease. BMC Nephrol, 2013, 14: 2.
[69] FUJITA Y, DOI Y, HAMANO T, et al. Low erythropoietin levels predict faster renal function decline in diabetic patients with anemia: a prospective cohort study. Sci Rep, 2019, 9 (1): 14871.
[70] CHANG A R, LAZO M, APPEL L J, et al. High dietary phosphorus intake is associated with all-cause mortality: results from NHANES Ⅲ. Am J Clin Nutr, 2014, 99 (2): 320-327.
[71] Kidney Disease: Improving Global Outcomes (KDIGO) CKD-MBD Update Work Group. KDIGO 2017 clinical practice guideline update for the diagnosis, evaluation, prevention, and treatment of chronic kidney disease-mineral and bone disorder (CKD-MBD). Kidney Int Suppl, 2017, 7 (1): 1-59.
[72] 刘志红 , 李贵森 . 中国慢性肾脏病矿物质和骨异常诊治指南 . 北京 : 人民卫生出版社 , 2018.
[73] LIU S, GUO R, SIMPSON L G, et al. Regulation of fibroblastic growth factor 23 expression but not degradation by PHEX. Biol Chem, 2003, 278 (39): 37419-37426.
[74] PATEINAKIS P, PAPAGIANNNI A. Fibroblast growth factor-23 and adverse clinical outcomes in chronic kidney disease patients. OA Nephrology, 2013, 1 (1): 4.
[75] EZUMBA I, QUARLES L D, KOVESDY C P. FGF23 and the heart. G Ital Nefrol, 2014, 31 (6).
[76] BANERJEE T, CREWS D C, WESSON D E, et al. High dietary acid load predicts ESRD among adults

with CKD. J Am Soc Nephrol, 2015, 26 (7): 1693-1700.
[77] SHARMA S, MCFANN K, CHONCHOL M, et al. Association between dietary sodium and potassium intake with chronic kidney disease in US adults: a cross-sectional study. Am J Nephrol, 2013, 37 (6): 526-533.
[78] KIENEKER L M, EISENGA M F, JOOSTEN M M, et al. Plasma potassium, diuretic use and risk of developing chronic kidney disease in a predominantly white population. PloS One, 2017, 12 (3): e174686.
[79] MUN K H, YU G I, CHOI B Y, et al. Association of dietary potassium intake with the development of chronic kidney disease and renal function in patients with mildly decreased kidney function: the Korean multi-rural communities cohort study. Med Sci Monit, 2019, 25: 1061-1070.
[80] KURZHAGEN J T, DELLEPIANE S, CANTALUPPI V, et al. AKI: an increasingly recognized risk factor for CKD development and progression. J Nephrol, 2020, 33 (6): 1171-1187.
[81] CHAWLA L S, AMDUR R L, AMODEO S, et al. The severity of acute kidney injury predicts progression to chronic kidney disease. Kidney Int, 2011, 79 (12): 1361-1369.
[82] ZHANG J, HEALY H G, BABOOLAL K, et al. Frequency and consequences of acute kidney injury in patients with CKD: a registry study in Queensland Australia. Kidney Med, 2019, 1 (4): 180-190.
[83] 王海燕 . 肾脏病学 . 3 版 . 北京：人民卫生出版社 , 2008.
[84] ZHOU Q, ZHAO C, XIE D, et al. Acute and acute-on-chronic kidney injury of patients with decompensated heart failure: impact on outcomes. BMC Nephrol, 2012, 13: 51.
[85] PANNU N, JAMES M, HEMMELGARN B R, et al. Modification of outcomes after acute kidney injury by the presence of CKD. Am J Kidney Dis, 2011, 58 (2): 206-213.
[86] ZHANG L, ZHAO M, ZUO L, et al. China Kidney Disease Network (CK-NET) 2015 annual data report. Kidney Int Suppl, 2019, 9 (1): e1-e81.
[87] MUIRU A N, CHARLEBOIS E D, BALZER L B, et al. The epidemiology of chronic kidney disease (CKD) in rural East Africa: a population-based study. PloS One, 2020, 15 (3): e229649.
[88] RICARDO A C, FLESSNER M F, ECKFELDT J H, et al. Prevalence and correlates of CKD in Hispanics/Latinos in the United States. Clin J Am Soc Nephrol, 2015, 10 (10): 1757-1766.
[89] SUAREZ J, COHEN J B, POTLURI V, et al. Racial disparities in nephrology consultation and disease progression among veterans with CKD: an observational cohort study. J Am Soc Nephrol, 2018, 29 (10): 2563-2573.
[90] SILVA JUNIOR G B D, BENTES A C S N, DAHER E D F, et al. Obesity and kidney disease. J Bras Nefrol, 2017, 39 (1): 65-69.
[91] KOVESDY C P, FURTH S, ZOCCALI C. Obesity and kidney disease: hidden consequences of the epidemic. Physiol Int, 2017, 104 (1): 1-14.
[92] PARK H, DAWWAS G K, LIU X, et al. Nonalcoholic fatty liver disease increases risk of incident advanced chronic kidney disease: a propensity-matched cohort study. J Intern Med, 2019, 286 (6): 711-722.
[93] TARGHER G, BYRNE C D. Non-alcoholic fatty liver disease: an emerging driving force in chronic kidney disease. Nat Rev Nephrol, 2017, 13 (5): 297-310.
[94] PARK S J, BYUN S J, PARK J Y, et al. Primary open-angle glaucoma and increased risk of chronic kidney disease. J Glaucoma, 2019, 28 (12): 1067-1073.
[95] LIN Y, LO Y, CHIANG H, et al. Particulate air pollution and progression to kidney failure with replacement therapy: an advanced CKD registry-based cohort study in Taiwan. Am J Kidney Dis, 2020, 76 (5): 645-657.
[96] WU M, LO W, CHAO C, et al. Association between air pollutants and development of chronic kidney disease: a systematic review and meta-analysis. Sci Total Environ, 2020, 706: 135522.
[97] GOOD D M, ZÜRBIG P, ARGILÉS A, et al. Naturally occurring human urinary peptides for use in diagnosis of chronic kidney disease. Mol Cell Proteomics, 2010, 9 (11): 2424-2437.

[98] ARGILÉS Á, SIWY J, DURANTON F, et al. CKD273, a new proteomics classifier assessing CKD and its prognosis. PloS One, 2013, 8 (5): e62837.

[99] U. S. Food and Drug Administration. Letter of Support (LOS) Initiative.(2016-06-14)[2021-03-20]. https://www. fda. gov/drugs/biomarker-qualification-program/letter-support-los-initiative.

[100] LEONG A, EKINCI E I, NGUYEN C, et al. Long-term intra-individual variability of albuminuria in type 2 diabetes mellitus: implications for categorization of albumin excretion rate. BMC Nephrol, 2017, 18 (1): 355.

[101] LINDHARDT M, PERSSON F, ZÜRBIG P, et al. Urinary proteomics predict onset of microalbuminuria in normoalbuminuric type 2 diabetic patients, a sub-study of the DIRECT-Protect 2 study. Nephrol Dial Transplant, 2017, 32 (11): 1866-1873.

[102] ZÜRBIG P, MISCHAK H, MENNE J, et al. CKD273 enables efficient prediction of diabetic nephropathy in nonalbuminuric patients. Diabetes Care, 2019, 42 (1): e4-e5.

[103] LIU S, QUARLES L D. How fibroblast growth factor 23 works. J Am Soc Nephrol, 2007, 18 (6): 1637-1647.

[104] LEVIN A, BAKRIS G L, MOLITCH M, et al. Prevalence of abnormal serum vitamin D, PTH, calcium, and phosphorus in patients with chronic kidney disease: results of the study to evaluate early kidney disease. Kidney Int, 2007, 71 (1): 31-38.

[105] DREW D A, KATZ R, KRITCHEVSKY S, et al. Fibroblast growth factor 23: a biomarker of kidney function decline. Am J Nephrol, 2018, 47 (4): 242-250.

[106] MUNOZ MENDOZA J, ISAKOVA T, CAI X, et al. Inflammation and elevated levels of fibroblast growth factor 23 are independent risk factors for death in chronic kidney disease. Kidney Int, 2017, 91 (3): 711-719.

[107] TSAI M, LEU J, FANG Y, et al. High Fibroblast growth factor 23 levels associated with low hemoglobin levels in patients with chronic kidney disease stages 3 and 4. Medicine, 2016, 95 (11): e3049.

[108] COE L M, MADATHIL S V, CASU C, et al. FGF-23 is a negative regulator of prenatal and postnatal erythropoiesis. J Biol Chem, 2014, 289 (14): 9795-9810.

[109] BATRA J, BUTTAR R S, KAUR P, et al. FGF-23 and cardiovascular disease: review of literature. Curr Opin Endocrinol Diabetes Obes, 2016, 23 (6): 423-429.

[110] IX J H, ISAKOVA T, LARIVE B, et al. Effects of nicotinamide and lanthanum carbonate on serum phosphate and fibroblast growth factor-23 in CKD: the combine trial. J Am Soc Nephrol, 2019, 30 (6): 1096-1108.

[111] 傅海霞，刘丽秋，李绍莉．碳酸钙和碳酸镧对维持性血液透析患者内皮功能和 FGF23 的影响．中国中西医结合肾病杂志，2015 (7): 593-595.

[112] MÅRTENSSON J, XU S, BELL M, et al. Immunoassays distinguishing between HNL/NGAL released in urine from kidney epithelial cells and neutrophils. Clin Chim Acta, 2012, 413 (19/20): 1661-1667.

[113] HAASE-FIELITZ A, HAASE M, DEVARAJAN P. Neutrophil gelatinase-associated lipocalin as a biomarker of acute kidney injury: a critical evaluation of current status. Ann Clin Biochem, 2014, 51 (Pt 3): 335-351.

[114] ALDERSON H V, RITCHIE J P, PAGANO S, et al. The associations of blood kidney injury molecule-1and neutrophil gelatinase-associated lipocalin with progression from CKD to ESRD. Clin J Am Soc Nephrol, 2016, 11 (12): 2141-2149.

[115] GUO L, ZHAO Y, YONG Z, et al. Evaluation value of neutrophil gelatinase-associated lipocalin for the renal dysfunction of patients with chronic kidney disease: a meta-analysis. Aging Med (Milton), 2018, 1 (2): 185-196.

[116] HASEGAWA M, ISHII J, KITAGAWA F, et al. Plasma neutrophil gelatinase-associated lipo-

calin as a predictor of cardiovascular events in patients with chronic kidney disease. Biomed Res Int, 2016, 2016: 8761475.

[117] KAUL A, BEHERA M R, RAI M K, et al. Neutrophil gelatinase-associated lipocalin: as a predictor of early diabetic nephropathy in type 2diabetes mellitus. Indian J Nephrol, 2018, 28 (1): 53-60.

[118] 周忠敬 . 高血压肾功能损害患者血清 Cystatin C 和尿 NGAL 含量检测及其临床价值分析 . 中国医药科学 , 2015, 5 (5): 141-142.

[119] HOLM NIELSEN S, GULDAGER KRING RASMUSSEN D, BRIX S, et al. A novel biomarker of laminin turnover is associated with disease progression and mortality in chronic kidney disease. PloS One, 2018, 13 (10): e204239.

[120] YAMANARI T, SUGIYAMA H, TANAKA K, et al. Urine trefoil factors as prognostic biomarkers in chronic kidney disease. Biomed Res Int, 2018, 2018: 3024698.

[121] LU J, HU Z, CHEN P, et al. Urinary levels of podocyte-derived microparticles are associated with the progression of chronic kidney disease. Ann Transl Med, 2019, 7 (18): 445.

[122] LU J, HU Z B, CHEN P P, et al. Urinary podocyte microparticles are associated with disease activity and renal injury in systemic lupus erythematosus. BMC Nephrol, 2019, 20 (1): 303.

[123] COPPOLINO G, COMI N, BOLIGNANO D, et al. Urinary neutrophil gelatinase-associated lipocalin (ngal) predicts renal function decline in patients with glomerular diseases. Front Cell Dev Biol, 2020, 8: 336.

[124] VAIDYA V S, RAMIREZ V, ICHIMURA T, et al. Urinary kidney injury molecule-1: a sensitive quantitative biomarker for early detection of kidney tubular injury. Am J Physiol Renal Physiol, 2006, 290 (2): F517-F529.

[125] SCHULZ C, ENGSTRÖM G, NILSSON J, et al. Plasma kidney injury molecule-1 (p-KIM-1) levels and deterioration of kidney function over 16 years. Nephrol Dial Transplant, 2020, 35 (2): 265-273.

[126] YONG K, OOI E M, DOGRA G, et al. Elevated interleukin-12 and interleukin-18 in chronic kidney disease are not associated with arterial stiffness. Cytokine, 2013, 64 (1): 39-42.

[127] 李莎莎 , 郁丽霞 , 何敖林 , 等 . 分泌型 Klotho 作为慢性肾脏病患者血清学标志物的可行性研究进展 . 中华肾脏病杂志 , 2018, 34 (12): 956-960.

第三章 肾脏病对药代动力学和药效动力学的影响及用药方案调整

肾脏是药物代谢及排泄的重要器官，大多数药物以原型或其代谢产物形式完全或部分随尿液经肾排泄。肾功能受损时，药物及其代谢产物的药理效应强度和持续时间可随之改变，即药物的药代动力学和药效动力学过程发生改变，最终影响药物治疗的有效性及安全性。因此，重视肾功能不全时临床用药的调整，最大限度地保证治疗效果和减少不良反应对肾功能不全患者的药物治疗具有重要意义。本章主要阐述了肾功能损伤非透析患者、腹膜透析患者、血液透析患者以及连续肾脏替代治疗（continuous renal replacement therapy，CRRT）患者的药代动力学、药效动力学特点及相关用药方案的调整。

第一节　肾功能损伤患者的药代动力学特点

药物的体内过程包括吸收（absorption）、分布（distribution）、代谢（metabolism）和排泄（excretion）4 个主要环节，受多种因素的影响和制约。肾功能损伤时，药物的药代动力学过程可发生一系列变化，包括药物的吸收、血浆蛋白结合、组织分布、代谢以及排泄等多方面，最终影响药物的有效性及安全性。尤其在肾功能严重受损患者中，这些影响更为显著。因此，充分了解肾功能损伤患者药代动力学的特点对指导临床合理、精准用药具有重要意义。本节主要从吸收、分布、代谢和排泄 4 个方面来阐述肾功能损伤非透析患者的药代动力学特点。

一、肾功能损伤对药物吸收的影响

药物的吸收系指药物从给药部位进入体循环的过程。包括口服与非口服给药途径时的吸收。口服药物的吸收过程包括多个环节，受多种因素的共同影响，如药物的理化性质、胃肠道生理因素、肝脏首过效应以及剂型因素等。详见图 3-1。

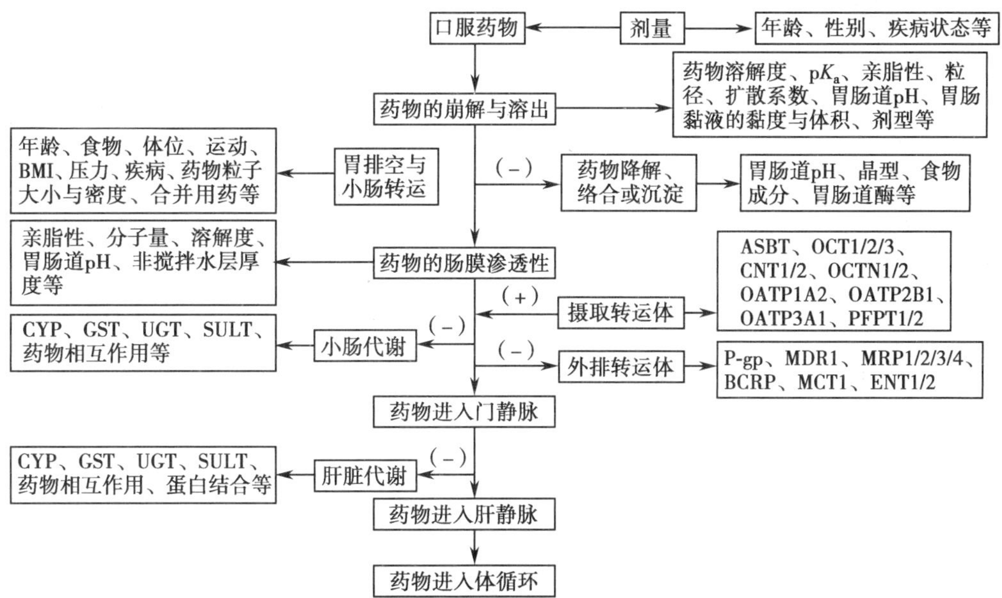

pK_a：药物解离常数；BMI：身体质量指数；CYP：细胞色素 P450 家族；GST：谷胱甘肽 *S*- 转移酶；UGT：UDP- 葡糖醛酸基转移酶；SULT：硫酸基转移酶；ASBT：顶端钠依赖性胆盐转运体；OCT：有机阳离子转运体；CNT：浓度型核苷转运体；OCTN：新型有机阳离子转运体；OATP：有机阴离子转运多肽；PFPT2：肽转运蛋白体 2；P-gp：P- 糖蛋白；MRP：多药耐药相关蛋白；BCRP：乳腺癌耐药蛋白。

图 3-1 口服药物吸收过程及影响因素

肾功能损伤对药物吸收的影响较复杂，可涉及上述多个环节，导致多因素相互作用，主要影响因素如下。①胃肠道功能紊乱：慢性尿毒症患者常伴有胃肠功能紊乱，如恶心、呕吐、腹泻等可使药物在胃肠道内的停留时间缩短而减少药物的吸收；或自主神经病变、服用磷结合剂（氢氧化铝凝胶）等使胃肠蠕动减弱，胃排空（gastric emptying）时间延缓，影响固体制剂的崩解速度和溶解速度，使药物的吸收时间延长。此外，CKD 患者常伴有营养不良、低蛋白血症等，可引起肠壁水肿，妨碍或延缓药物的吸收。②胃内 pH 升高：胃肠道 pH 是影响口服药物吸收和生物利用度的重要因素，对药物的溶出度和溶解度、药物的释放、药物的稳定性、肠道通透性等都有重要影响。CKD 患者胃内高浓度尿素经脲酶分解产生氨，或为纠正代谢性酸中毒口服碳酸氢钠片等均可导致胃内 pH 增高，影响某些对胃液环境有要求的药物的吸收，如铁剂、弱酸性药物等。③药物相互作用：慢性肾衰竭（chronic renal failure，CRF）患者常合并应用多种药物，药物相互作用也可影响其吸收。如脂蛋白结合因子考来烯胺能与左甲状腺素、地高辛、华法林、苯妥英钠结合而严重减低这些药物的疗效。也有肾功能损伤导致药物生物利用度增加的情况，原因可能为 CRF 影响肝脏、肠道代谢酶及转运蛋白的表达及活性，导致药物肝脏、肠道首过效应减弱及肠内药物摄取或外排功能改变，如 CRF 时肠道外排转运体 P- 糖蛋白（P-glycoprotein，P-gp）及多药耐药相关蛋白（multidrug resistance-associated protein，MRP）下调，导致药物经肠道外排减少。普萘洛尔在尿毒症时首过效应显著降低，血药浓度明显增高。

二、肾功能损伤对药物分布的影响

药物的分布即药物进入体循环后向各组织、器官或者体液转运的过程。表观分布容积（apparent volume of distribution，V_d）为描述药物在体内分布状况的重要参数。所谓 V_d，系指药物在体内分布达到动态平衡时，体内药量与血药浓度的比值。其前提是假设药物在体内按照血浆药物浓度均匀分布，故不代表有生理意义的真正容积，但可反映药物在体内分布的广泛程度或与组织中大分子的结合程度。成人的血液、组织液、细胞内液分别占体重的 7%~8%、15% 和 40%，根据 V_d 可大致估计药物在体内的分布情况。如 V_d 为 0.05L/kg 左右时，表示药物主要分布于血浆；V_d>0.6L/kg 则表示药物分布到组织器官中；V_d>1L/kg 则表示药物集中分布至某个器官或大范围组织内。V_d 越小，药物排泄越快，体内存留时间越短；反之，V_d 越大，药物组织分布越广，排泄越慢。

肾功能损伤时，V_d 受多种因素影响而发生变化，蛋白结合率为其中重要因素，见表 3-1。人血浆中含有 60 多种蛋白质，其中白蛋白（albumin）、α1 酸性糖蛋白（α1-acid glycoprotein，AGP）和脂蛋白（lipoprotein）与大多数药物结合有关。大多数酸性药物和部分碱性药物可与白蛋白结合。许多碱性药物和中性药物如普萘洛尔、奎尼丁等可与 AGP 或脂蛋白结合。药物蛋白结合率的改变可引起游离药物浓度的变化，而游离药物的浓度往往决定了体内的药物效应、组织扩散及肝肾消除。肾功能损伤患者体内既存在蛋白结合减少的因素，也有一些蛋白结合增加的因素。在某些情况下，药物与组织的结合也会受到影响。

表 3-1 肾功能损伤对药物分布的影响

影响结果	影响机制	相关药物	剂量调整
V_d 增加	蛋白结合率下降 体液增加	酸性药物如苯妥英、水杨酸、巴比妥、呋塞米、丙戊酸等；弱碱性药物如吗啡、氨苯蝶啶、安定等	部分药物需要监测及调整剂量（如苯妥英、茶碱、地高辛、氨基糖苷类）
V_d 减少	蛋白结合率增加 药物 - 组织亲和力下降	妥布霉素、奎尼丁及利多卡因 地高辛、吲哚洛尔、乙胺丁醇	
V_d 无明显变化	碱性药物蛋白结合率不变	碱性药物如普萘洛尔；蛋白结合率低的药物如庆大霉素、异烟肼	

（一）血浆蛋白与酸性药物的结合

通常酸性药物与血浆蛋白的结合率较低，如巴比妥类、磺胺类、头孢菌素类、呋塞米、万古霉素、环丙沙星和氨苄西林等。相关机制可能涉及以下方面：①低蛋白血症导致药物与血浆蛋白结合减少；②多数酸性药物与白蛋白结合，肾功能受损时，白蛋白的组成、结构或结合位点的构型发生异常；③ CRF 常伴有酸中毒，有机酸和酸性药物竞争蛋白结合位点；④某些尿毒症毒素、药物代谢产物蓄积降低药物与蛋白结合的亲和力，如高尿素水平使白蛋白氨甲酰化，从而降低其与药物的亲和力。药物血浆蛋白结合率下降常可使游离型药物浓度增加，游离药物可从血管内快速分布到组织间隙，导致药物 V_d 增大，此效应在高蛋白结合率药物中更为显著。以苯妥英为例，有研究比较了其在正常受试者和 ESRD 患者体内药代动力学的差异，发现正常受试者中游离药物百分比为 12%，而 ESRD 患者为 26%，导致对应的 V_d 分别从 0.64L/kg 增加到 1.40L/kg。因此，在临床实践中，如果我们仅检测药物总浓度（蛋白结合型 + 游离型）并用于指导重度肾衰竭患者的治疗时，可能会导致用药风险增加，特别是对于高蛋白结合率且治疗窗较窄的药物（如苯妥英、丙戊酸钠等）。此时，实施游离药物浓度监测尤为重要。

（二）血浆蛋白与碱性 / 中性药物的结合

与酸性药物不同，碱性 / 中性药物的蛋白结合率可表现为增加（如妥布霉素、奎尼丁和利多卡因）、正常（地昔帕明）或轻度降低（吗啡、氨苯蝶啶）。AGP 含量增加是 CKD 时弱碱性药物蛋白结合率增加的主要原因。

（三）药物与组织的亲和力

药物与组织的亲和力也是影响体内分布的重要因素之一。CRF 时，甲氨蝶呤、地高辛等药物与组织结合减少，V_d 下降。

肾功能降低所致药物蛋白结合率及 V_d 改变的临床意义很难预测。一方面，药物蛋白结合率下降，游离型药物浓度增加，作用增强，毒性增加；但另一方面，由于药物蛋白结合率下降，V_d 增加，消除加快，半衰期缩短（表 3-1）。

此外，肾功能降低时，机体的体液分布、pH 以及生理屏障等的改变也可影响药物的分布。如水钠潴留引起的水肿、体腔积液等常导致 V_d 增加。血液 pH 降低引起弱酸性药物非解离部分增加，导致胞内药物蓄积。同时细胞外液中碱性药物含量增加，间接影响药物的分布。也有报道肾功能损害导致血脑屏障功能受损，增加镇静、催眠药的中枢抑制作用等。

三、肾功能损伤对药物代谢的影响

CKD 对人体药物代谢的影响较为复杂，很大程度上取决于药物代谢酶系统的多样性及药物代谢酶 - 药物转运体之间复杂的相互作用。评估肾脏病患者药物代谢最常用的药代动力学参数为清除率（clearance，Cl）。清除率是单位时间内从体内消除的含药血浆体积或单位时间从体内消除的药物表观分布容积，如式（3-1）所示：

$$Cl_{oral}=Cl/F = dose \times F/AUC \quad 式（3\text{-}1）$$

式中，Cl_{oral} 为口服药物清除率；F 为生物利用度；AUC 为血药浓度 - 时间曲线下面积。

通常，口服药物清除率可视为肾清除率（Cl_{renal}）、肝清除率（$Cl_{hepatic}$）和其他途径清除率（Cl_{other}，如呼吸和汗液）的总和。其中，肝清除率与其他途径清除率之和称为非肾清除率，如式（3-2）所示：

$$Cl_{oral} = Cl_{renal} + Cl_{hepatic} + Cl_{other} \quad 式（3\text{-}2）$$

（一）对非肾脏代谢药物的影响

由于其他非肾清除途径所占比例较少，通常将非肾清除率的变化等同于肝脏清除率的变化。肝脏药物清除率主要由转运体的摄取、排出机制及肝细胞的代谢决定。药物进入肝血窦后，由摄取转运体摄取进入肝细胞，在肝细胞代谢后，由肝血窦处或胆管侧外排转运体转运出肝细胞。某些情况下，肝细胞的摄取是药物清除的限速步骤。动物模型显示，CKD 大鼠肝内有机阴离子转运多肽（organic anion-transporting polypeptide，OATP）的表达和摄取功能受到抑制，P-gp 表达则增加。表明肝脏对药物的摄取能力减弱，而外排作用增强。多项体内试验也同样证实 CKD 患者肝脏 OATP 介导的清除率降低。肾功能损害时，Ⅰ相代谢［细胞色素 P450（cytochrome P450，CYP）酶和非 CYP 酶的催化作用］和Ⅱ相代谢［（如 *N*- 乙酰基转移酶 2（*N*-acetyltransferase 2，NAT-2）的乙酰化作用、UDP- 葡糖醛酸基转移酶 2B（UDP-glucuronosyltransferase2B，UGT2B）糖脂化作用］都可能受到不同程度的影响（见表 3-2），进而改变多种药物的非肾清除率，导致药物全身暴露的相关变化（见表 3-3）。

表 3-2　CKD 对人体转运体 / 代谢酶的影响

酶	探针	影响结果	酶活性
CYP2B6	安非他酮	AUC 增加，Cl/*F* 降低	降低
CYP2C9	华法林	*S*- 华法林 /*R*- 华法林比值降低	降低
CYP2C19	苯妥英	AUC、Cl/*F* 不变	无明显变化
CYP2D6	司巴丁	尚不清楚	不变或降低
	右美沙芬	尚不清除	不变或降低
	奈必洛尔	AUC 增加，Cl/*F* 降低	降低
CYP2E1	氯唑酮	Cl 不变	无明显变化

续表

酶	探针	影响结果	酶活性
CYP3A4	红霉素*	呼气实验降低 Cl 降低	降低* 降低*
	咪达唑仑		
	口服	AUC、Cl/F 不变	不变
	静脉注射	AUC 增加，Cl/F 降低，$t_{1/2}$ 不变	不变或轻度降低
CBR1 & AKR1C3	多柔比星	AUC 增加，Cl/F 降低	降低
	依达比星	AUC 增加，Cl/F 降低	降低
NAT2	异烟肼	Cl 降低	降低
UGT1A3 & UGT2B7	吗啡	AUC 增加，Cl/F 降低	降低

注：*红霉素体内过程涉及多种转运体，因此，尚不确定该效应是否为转运体、代谢酶或两者相互作用。

表 3-3　肾功能损伤影响体内暴露量的药物

阿昔洛韦	环磷酰胺	洛伐他汀	雷诺嗪
阿利吉仑	达非那新	甲氧氯普胺	瑞波西汀
阿瑞匹坦	去甲西泮	美托洛尔	瑞格列奈
氨曲南	右美沙芬	咪达唑仑	瑞舒伐他汀
安非他酮	双醋瑞因	米诺地尔	罗红霉素
卡托普利	去羟肌苷	吗啡	西地那非
卡维地洛	双氢可待因	拉氧头孢	辛伐他汀
卡泊芬净	多柔比星	纳曲酮	索利那新
头孢吡肟	度洛西汀	奈必洛尔	司氟沙星
头孢甲肟	依普沙坦	奈福泮	他克莫司
头孢美唑	红霉素	尼卡地平	他达拉非
头孢尼西	索非那定	尼莫地平	缬沙坦
头孢噻肟	氟尿嘧啶	尼群地平	万古霉素
头孢磺啶	氟伐他汀	去甲替林	伐地那非
头孢西丁	伊达比星	奥卡西平	维拉帕米
头孢唑肟	伊马替尼	氧烯洛尔	华法林
头孢曲松	亚胺培南	帕罗西汀	齐多夫定
西苯唑啉	异烟肼	普鲁卡因胺	
西司他丁	利多卡因	普萘洛尔	
西咪替丁	洛美沙星	喹那普利	
环丙沙星	氯沙坦	雷洛昔芬	

除肝脏外，转运体及代谢酶也同时存在于体内其他组织，如小肠。小肠转运体及代谢酶与口服药物吸收和首过效应密切相关。Naud 等的研究显示，CKD 大鼠肠道外排转运体 P-gp、MRP2、MRP3 蛋白表达及活性明显降低。CRF 患者服用普萘洛尔、右丙氧芬、红霉素及他克莫司等药物的生物利用度增加，说明首过效应或肠道代谢降低。因此，研究 CRF 对药物非肾脏代谢的影响，除应考虑肝脏代谢变化外，还应注意药物生物利用度与肠道首过效应，以及药物在肠道泵出量降低等有关因素。

（二）对经肾脏代谢药物的影响

肾脏为仅次于肝脏药物代谢的重要器官，肾小管上皮细胞内含有多种药物代谢酶，如 CYP、UGT 和 SULT 等。正常情况下，这些酶参与某些药物的分解转化。当肾功能降低时，肾脏的药物代谢能力下降，药物代谢过程发生变化。如奎尼丁的乙酰化反应减慢、内源性及外源性胰岛素的降解减少以及苯妥英钠氧化代谢速率明显增加等。

四、肾功能损伤对药物排泄的影响

药物经机体吸收、分布及代谢等一系列过程，最终以原型或代谢产物的形式排出体外。肾排泄（renal excretion）是其主要消除（elimination）途径之一，包括肾小球滤过、肾小管分泌和重吸收三方面。

肾功能损伤时，主要经肾排泄的药物或活性代谢产物易在体内蓄积，蓄积程度随肾功能不全的严重程度逐渐加重，见表 3-4。药代动力学参数主要表现为：药物消除半衰期（half-life time，$t_{1/2}$）不同程度延长，药物浓度 - 时间曲线下面积（$AUC_{0\sim t}/AUC_{0\sim\infty}$）不同程度增加，Cl 下降。主要机制见表 3-5：①肾小球滤过率（GFR）降低。药物滤过率与血药浓度、血浆蛋白结合率及 GFR 有关。肾功能不全时，健存肾单位减少、GFR 降低，药物排泄减慢，如地高辛、普鲁卡因胺、氨基糖苷类抗菌药物。一般 Ccr>30ml/min 时，药物的 $t_{1/2}$ 变化相对缓慢；而当 Ccr<30ml/min 时，$t_{1/2}$ 随其下降显著延长。②肾小管分泌减少。肾小管的分泌、重吸收过程均有多种药物转运蛋白参与，包括 ATP 结合盒转运体和可溶性载体两大家族。CRF 可通过影响转运体的表达及活性从而影响药物的排泄过程。如大鼠 CKD 模型中，肾脏摄取型转运体有机阴离子转运体 1（organ anion transporter，OAT1）、OAT2、OAT3、有机阳离子转运体 2（organ cation transporter 2，OCT2）、肽转运蛋白体 2（peptide transporter 2，PEPT2）及双向转运体 OATP1、OATP4C1 的 mRNA、蛋白表达减少；外排型转运体 MRP2、MRP3、MRP4 及双向转运体 OATP2、OATP3 的 mRNA、蛋白表达增加。另外，肾小管竞争性分泌也是药物经肾排泄减少的重要原因。如肾功能不全时，体内聚集的内源性有机酸竞争性抑制酸性药物的排泌，导致通过肾小管有机酸途径分泌的酸性药物，如青霉素类、头孢菌素类、磺胺类、马尿酸

类、酰胺类、噻嗪类、杂环羧酸类、烯醇类以及甲氨蝶呤、丙磺舒等排泄减少从而引起血药浓度升高。同时，肾小管的分泌尚可受到其他药物竞争性结合的影响，如 P-gp 抑制剂可以减缓肾小管分泌。阴离子或阳离子药物彼此之间存在主动转运竞争。同时使用两种经相同途径分泌的药物时，两种药物的肾脏清除率将低于单独使用时的肾脏清除率。甲氨蝶呤是临床上典型的由肾小管细胞主动分泌的阴离子药物，当与水杨酸类药物合用时，其肾脏清除率将减少到原来的一半。另外，某些药物既由肾小球滤过，又通过肾小管排泌，如地高辛，除部分从肾小球滤过外，远端肾单位的分泌也参与了其排泄，因此，尿毒症患者地高辛血药浓度一般高于肾功能正常者，半衰期可由正常的 30~40 小时延长至 80 小时。③肾小管重吸收增加。药物净清除也受远端肾小管药物重吸收的影响，重吸收主要通过非离子被动扩散进行。特定药物的重吸收程度取决于其在特定尿液 pH 中的离子化程度。肾功能不全患者体内酸性产物增加，尿液 pH 下降，弱酸性药物离子化减少，重吸收增加。④肾血流量减少。急性肾衰竭时，肾血流量减少，肾小球滤过、肾小管分泌、重吸收功能等均可能发生障碍，导致药物肾排泄减少。

表 3-4　肾功能损伤时消除延缓的原型药物及其活性代谢产物

原型药物	活性代谢产物
普鲁卡因胺	*N*- 乙酰普鲁卡因胺
利多卡因	去乙基利多卡因、去二乙基利多卡因
美托洛尔	α- 羟基美托洛尔
醋丁酰心安	*N*- 乙酰醋丁酰心安
恩卡胺	*O*- 去甲恩卡胺
硝普钠	硫氰酸盐
甲基多巴	*O*- 硫酸甲基多巴
依那普利	依那普利拉
雷米普利	雷米普利酸
洋地黄毒苷	地高辛
氯贝丁酯	氯苯氧异丁酸
吗啡	吗啡 -6- 葡糖苷
哌替啶	去甲哌替啶

表 3-5 肾功能损伤对药物排泄的影响及主要机制

影响机制 / 因素	相关药物	剂量调整
肾小球滤过： 药物滤过率 = GFR × f_u × 药物浓度 GFR 降低：肾功能不全时，健存肾单位减少 药物血浆蛋白结合率改变（f_u= 游离分数）	水溶性药物、低分子量药物（<300）以及肝生物转化慢的药物，如巴比妥、苯巴比妥、地高辛、普鲁卡因胺、西咪替丁、氨基糖苷类抗菌药物、四环素、妥布霉素、乙胺丁醇、甲氨蝶呤、甲基多巴、苯乙双胍、万古霉素、多黏菌素 E	对于主要经肾排泄的药物需进行精确的剂量调整或药物监测。可通过减少给药剂量或延长给药间隔来实现
肾小管分泌： 不受血浆蛋白结合的影响 药物转运蛋白的表达及活性 竞争性肾小管分泌（内源性有机物 / 药物）	酸性药物：如青霉素类、头孢菌素类、磺胺类、马尿酸类、酰胺类、噻嗪类、杂环羧酸类、烯醇类可由于排泄减少而引起血药浓度升高 碱性药物：如普鲁卡因胺 代谢产物：葡糖醛酸苷、马尿酸盐类	
肾小管重吸收： 非离子扩散重吸收：影响弱酸、弱碱排泄 主动重吸收：影响离子，未证明影响其他药物	弱酸药物：苯巴比妥 弱碱药物：奎尼丁	

肾脏是维持机体内环境稳态最重要的器官之一，肾脏病对药物的吸收、分布、代谢和排泄过程均有一定的影响。尤其 CRF 后期是以肾脏病变为主，伴多器官、多层次协同进展的病理生理过程，各病理改变相互影响、相互制约。因此，在临床实践中，需综合考虑相关因素。对于肾功能损伤非透析患者，临床用药前需充分考虑患者药代动力学的特点，密切监测用药过程。

第二节 腹膜透析患者的药代动力学特点及主要影响因素

腹膜透析（peritoneal dialysis，PD）是终末期肾病患者最重要的肾脏替代治疗方式之一，其利用人体自身的腹膜作为透析膜，通过不断地向腹腔中灌入更新的透析液，从而与腹膜另一侧的毛细血管内血浆成分进行溶质和水分的交换，清除体内潴留的代谢产物和过多的水分，同时通过腹透液补充机体必需的物质，达到肾脏替代或支持治疗的目的。

一、腹膜透析的模式

目前常规使用的腹膜透析模式主要有：持续不卧床腹膜透析（continuous ambulatory peritoneal dialysis，CAPD），间歇性腹膜透析（intermittent peritoneal dialysis，IPD），夜间间歇

性腹膜透析（nocturnal intermittent peritoneal dialysis，NIPD），连续循环腹膜透析（continuous cycling peritoneal dialysis，CCPD），潮式腹膜透析（tidal peritoneal dialysis，TPD）和日间不卧床腹膜透析（daytime ambulatory peritoneal dialysis，DAPD）等。由自动循环式腹膜透析机操作时，又称为自动腹膜透析（automated peritoneal dialysis，APD）。

（一）持续不卧床腹膜透析

CAPD 是目前国内外应用最广泛的透析模式，适合大部分患者长期维持性透析。一般常规 CAPD 每天交换透析液 3~5 次，每次使用透析液 1.5~2L，透析液白天在腹腔内留置 4~6 小时，晚上留置 10~12 小时。白天，患者只在更换透析液的短暂时间内不能自由活动，而其他时间患者可自由活动或从事日常工作，在一天 24 小时内，患者腹腔内基本上都留有透析液，持续进行溶质交换。

（二）间歇性腹膜透析

标准的 IPD 方式是指每次腹腔内灌入 1~2L 透析液，腹腔内停留 30~45 分钟，每个透析日透析 8~10 小时；每星期 4~5 个透析日。在透析间歇期，患者腹腔内一般不留置腹膜透析液。目前此透析模式已基本不用于长期维持治疗，多用于以下特殊情况：①仍有残余肾功能的患者，仅需偶尔行腹膜透析治疗；②首次置管的腹膜透析患者，术后 7~12 天进行小剂量 IPD，有利于置管处切口的愈合；③腹膜高转运者，常规 CAPD 治疗不能达到超滤要求；④规律 CAPD 患者，出现明显腰背痛不能耐受、并发腹疝或透析导管周围漏液者，可暂时改做 IPD；⑤急性肾衰竭及某些药物急性中毒的患者，宜采用 IPD；⑥严重水钠潴留、水中毒、充血性心力衰竭的患者，可采用 IPD 治疗。

（三）夜间间歇性腹膜透析

NIPD 是在夜间进行的一种 IPD 腹膜透析模式，通常每次灌液量 1~2L，每次 1~2 小时，整个治疗过程持续 8~12 小时，每周透析 7 天，透析液量及透析周期均根据患者的腹膜转运特性制订。适用于行 CAPD 伴有腹内压升高、出现腰背痛、疝气、腹膜透析管周渗漏以及腹膜高转运者。由于透析时间较短，故对大、中分子物质的清除较差。

（四）连续循环腹膜透析

CCPD 是自动化腹膜透析的主要形式。其方法是患者在夜间入睡前与腹膜透析机连接，先将腹腔内透析液引流干净，然后进行透析液交换，每次使用 2~3L 透析液，在腹腔内留置 2.5~3 小时，最末袋透析液灌入腹腔后关闭透析机，并与机器脱离。白天透析液一般在腹腔内留置 14~16 小时，并可根据患者容量情况，调整透析液留置时间和交换次数；日间可自由活动，夜间再与腹膜透析机连接。先将腹腔内液体全部引流后，再开始新一天的治疗。适用于需他人帮助的腹膜透析患者（如儿童、盲人、老人）或需白天工作者，以及因操作不当导致反复发生腹膜炎的CAPD患者可行CCPD以减少腹膜炎的发生。另外,腹膜溶质转运功能轻度低下,进行CAPD不能达到充分透析的患者,可考虑改做CCPD。

(五)潮式腹膜透析

TPD是指将NIPD设在白天进行。TPD在透析开始时向患者腹腔内灌入一定容量的透析液后,每个透析周期只引流出腹腔内部分透析液,并用新鲜透析液替换,这样使得腹腔内腹膜组织始终与大部分透析液接触,直到透析治疗结束后再将腹腔内所有的液体尽可能引流出来。通常在白天进行,先灌入3L左右腹膜透析液(或患者能耐受的最大灌入量),每20分钟放出与灌入1.5L液体,共10小时,然后保持干腹至次日再行TPD。对于腹膜高转运患者,为使透析充分并达到合适的超滤量,可选择TPD。

(六)日间不卧床腹膜透析

DAPD透析剂量和具体操作流程与传统CAPD模式完全一致,唯一的区别在于DAPD模式透析只在白天进行,夜间排空腹腔(干腹)。相对于CAPD模式,DAPD模式下夜间腹膜处于"修复状态",避免了夜间透析液容量负荷以及高浓度葡萄糖、乳酸和葡萄糖降解产物暴露对机体的不利影响。

二、腹膜透析患者的药代动力学特点

肾脏既是药物排泄的主要器官,也是药物代谢的器官之一。肾功能下降时,机体以多种方式影响着药物的吸收、分布、代谢和排泄过程,从而导致药代动力学性质的改变。此时,如果进一步采用腹膜透析的方式替代治疗,势必对药物的吸收、分布、代谢和排泄过程产生更加复杂的影响。因此,了解腹膜透析患者的药代动力学特点,将有助于临床合理用药和个体化治疗,从而达到降低药物毒性反应并获得最大治疗效果的目的。

(一)对药物吸收的影响

腹膜透析患者常伴有胃肠功能紊乱(如腹泻,呕吐)、自主神经病变、肝功能减退以及内环境改变等,这些都可以降低药物吸收速率,减少吸收量,从而导致生物利用度降低,进而影响药物达峰时间和浓度。如有研究报道,腹膜透析患者口服地高辛的吸收速率常数(absorption rate constant, K_a)明显低于正常受试者。而对于肾衰竭伴严重感染者则常推荐采用静脉给予抗菌药物治疗,以减少吸收过程对药物的影响。当然,对于肾衰竭患者还需注意其他一些可能影响药物吸收过程的因素,比如肾衰竭患者常用药物磷结合剂可能导致药物吸收速率下降;腹膜透析患者并发腹膜炎,肠蠕动减少,药物的吸收也会有所下降等。

（二）对药物体内分布的影响

腹膜透析患者药物蛋白结合率和表观分布容积（V_d）的改变，均可影响药物的体内分布。对药物血浆蛋白结合率的改变，主要表现在可使酸性药物的蛋白结合率下降，游离部分增加，而碱性药物不变或下降。其机制可能与下列因素有关：①血浆蛋白含量下降；②代谢产物蓄积，竞争蛋白结合位点，使药物蛋白结合率下降；③血浆蛋白结构或构型改变，导致药物与蛋白的结合点减少或亲和力下降。腹膜透析患者血浆蛋白结合率发生改变的同时，药物在体内的 V_d 也发生改变。除了一些蛋白结合率低的药物 V_d 无改变外，大多数药物 V_d 均增加。但需要注意的是，腹膜透析患者地高辛 V_d 减少，其血浆峰浓度明显高于正常受试者，主要原因是其组织结合率降低。

（三）对药物代谢的影响

肾脏作为仅次于肝脏的代谢器官，也含有多种药物代谢酶，氧化、还原、水解及结合反应在肾脏均可发生，所以当肾衰竭时，经肾脏代谢的药物也存在生物转化障碍，如腹膜透析患者存在维生素 D_3 的第二次羟化障碍。此外，肾衰竭时肾小球滤过率下降可引起药物及其代谢产物清除降低而导致蓄积，尿毒症毒素以及继发的各种内环境紊乱也可以干扰肝脏代谢酶功能。腹膜透析患者与正常人相比，酶活性可降低 26%~71%，进而影响主要代谢途径即肝脏的药物代谢。因此，肾衰竭时各种药物的代谢过程、转化速率及途径均可受到不同程度的影响。

（四）对药物排泄的影响

肾衰竭时，肾脏排泄速度减慢，主要经肾脏排泄的药物及其活性代谢产物易在体内蓄积，进而导致半衰期延长，药物毒副作用的发生率明显增高，尤其是治疗窗较窄的药物的毒副作用发生率增高更加明显。其机制可能与下列因素有关：①肾小球滤过减少；②肾小管分泌减少，尿毒症患者体内蓄积的内源性有机酸可与弱酸性药物在转运上发生竞争，使药物经肾小管分泌减少；③肾小管重吸收增加，肾衰竭患者体内酸性产物增加，尿液 pH 下降，弱酸性药物离子化减少、重吸收增加；④肾血流量减少。

三、影响腹膜透析患者药代动力学的主要因素

腹膜透析作为一种持续治疗，除了常规清除尿毒症毒素外，不可避免地会对药物的代谢产生影响。通常大部分药物与尿毒症的毒素清除原理相似，可经透析膜以弥散等方式清除。因此，此时患者的药物清除量等于机体的清除量加上腹膜透析替代治疗的清除量，这使得腹膜透析患者的药代动力学特点变得更加复杂。临床上对于腹膜透析患者制订给药方案时，需要充分考虑腹膜透析对药物清除所致的影响，主要包括药物自身特性和腹膜透析的因

素等。

（一）药物自身特性

1. **药物由肾脏清除的比重** 药物在机体中的总体清除率是机体各器官系统清除药物能力的总和，包括肝脏、肾脏以及其他代谢途径。如果药物主要通过肾脏清除，则透析也通常可以清除部分，当体外清除 / 总体清除 ≥ 25%~30% 时，则需要调整药物剂量。

2. **药物的分子量** 药物的分子量决定了药物被透析膜清除的程度。小分子易以弥散方式通过透析膜孔，药物清除率与分子大小成反比，大分子常以对流方式通过，除非其分子量超过膜孔大小，否则清除的程度与超滤率相关。多数药物的分子量小于 500Da，很少大于 1 500Da。延长透析时间可改善较大分子的清除程度。

3. **蛋白结合率** 药物与蛋白质的结合率是决定药物清除程度的另一种重要因素。游离的药物具有生物活性并可以被滤过清除，血浆蛋白结合率高的药物则很难被清除。当然，蛋白结合率可受多种因素影响，理论数值可能与实际情况有一定差异。

4. **表观分布容积** 当药物在血浆和组织中达到平衡后，药物总量除以其血药浓度即为表观分布容积（V_d），其代表药物在体内组织分布的广泛程度。V_d 高代表药物组织结合率高，但清除率低。$V_d \leq 1L/kg$ 表明药物易清除，$V_d \geq 2L/kg$ 表明药物难清除。腹膜透析对于 V_d 较高的药物清除率较低，对血药浓度的影响很小。

5. **药物电荷** 滤过膜常因吸附阴离子而带负电荷。使带正电荷的药物（如克林霉素）滤过率减少，而带负电荷的药物（如头孢唑林钠）滤过率增加。

6. **药物筛选系数** 药物筛选系数是指滤出液的药物浓度 / 血浆药物浓度，可用于评价血浆中未结合的药物百分比，主要与蛋白结合率相关。药物筛选系数接近 1，表示药物几乎可以通过膜完全滤出。

（二）腹膜透析的因素

通常，药物从腹膜的毛细血管腔转入腹腔的速率较为缓慢，且不完全。其主要顺浓度梯度弥散入腹腔，部分药物的清除还与渗透机制有关。对于腹膜透析患者，药物清除率与腹膜透析液交换量、超滤量、腹膜面积、腹膜血管病变等多种因素相关。例如，腹膜透析对药物的清除率低于血液透析，主要是因为腹膜透析液流速缓慢（7ml/min）；带电荷的药物分子与不带电荷的药物分子相比，弥散速度慢；合并低血压者、肠系膜血管病变、大网膜血管硬化、血流减少，可使药物清除率减少；高容量腹膜透析或高渗腹膜透析液、提高腹膜透析液温度、发生腹膜炎时，均可增加药物的清除率。影响腹膜透析时药物清除率的常见因素见表 3-6。

表 3-6 常见的影响腹膜透析时药物清除率的因素

药物因素	腹膜本身因素	透析液因素	其他因素
分子量	血流量	流量	超滤量
电荷	表面积	容量	提高清除率的物质
脂 / 水溶性	小腔形成	化学成分	
表观分布容积	硬化	pH	
血浆蛋白结合率	孔径	温度	
位阻效应	血管疾病		
膜结合率			
其他途径的排泄			

临床上关于腹膜透析患者抗菌药物的剂量调整有较多研究，表 3-7 介绍了腹膜透析患者的部分抗菌药物剂量调整方案。由于影响腹膜透析患者药物代谢的因素较多(包括患者自身身体状况、药物特性以及不同的腹膜透析方式等)，因此表中数据只作为大致参考，理想的剂量调整方案还需结合个体化的药效动力学指标和血药浓度监测结果来制订。

表 3-7 肾功能损伤及腹膜透析患者抗菌药物剂量调整推荐表

药物	半衰期 /h		正常剂量	用法调整		腹膜透析时剂量
	正常	无尿		减量	延长间期	
1. 正常剂量或剂量稍减少						
利福平	1.5~5	1.8~11	0.6g/d	√		0.1g/d
氨苄西林	1	7~20	0.25~2g q.6h.	√	√	0.25g q.12h.
阿莫西林	1	5~20	0.25~0.5g q.8h.	√	√	0.25g q.12h.
哌拉西林	1	3.3~5.1	3~4g q.4h.~q.6h.		√	q.8h.
哌拉西林 / 他唑巴坦	1/1	3/4	3.375g q.6h.	√	√	2.25g q.8h.
环丙沙星	4	6~9	0.5~0.75g p.o. 0.4g i.v q.12h.	√		0.2g q.8h.
甲硝唑	6~14	7~12	7.5mg/kg q.6h.	√		50%
两性霉素 B	24	24	0.3~0.8mg/kg q.d.		√	q.24h.~q.36h.
伊曲康唑	21	25	0.1~0.2g q.12h.	√	√	0.1g q.12h.~q.24h.
异烟肼	0.7~4	8~17	5mg/kg q.d.	√		<50%
乙胺丁醇	4	7~15	15mg/kg q.24h.		√	q.48h.
2. 剂量需适度减少						
青霉素	0.5	6~20	80 万 ~1 000 万单位 q.6h.	√		20%~50%

续表

药物	半衰期/h		正常剂量	用法调整		腹膜透析时剂量
	正常	无尿		减量	延长间期	
头孢西丁	0.8	13~23	2g q.8h.	√	√	1g q.d.
头孢唑林	1.9	40~70	1~2g q.8h.	√	√	0.5g q.12h.
头孢呋辛	1.2	1.7	0.75~1.5g q.8h.		√	q.24h.
头孢噻肟/头孢唑肟	1.7	15~35	2g q.8h.	√	√	0.5~1g q.d.
头孢他啶	1.2	13~25	2g q.8h.	√	√	0.5g q.d.
头孢吡肟	2.2	18	2g q.12h.	√	√	1~2g q.48h.
头孢替坦	3.5	13~25	1~2g q.12h.	√	√	1g q.d.
亚胺培南	1	4	0.5g q.6h.	√	√	0.125~0.25g q.12h.
美罗培南	1	6~8	1g q.8h.	√	√	0.5g q.24h.
氨曲南	2	6~8	2g q.8h.	√		25%
氧氟沙星	7	28~37	0.4g q.12h.	√		25%~50%
左氧氟沙星	4~8	76	0.5g q.d.	√		25%~50%
诺氟沙星	7	28~37	0.4g q.12h.	√		25%~50%
甲氧苄啶	11	20~49	0.1~0.2g q.12h.	√	√	0.1g q.24h.
磺胺甲噁唑	10	20~50	1g q.8h.		√	q.d.
氟康唑	37	100	0.2~0.4g q.d.	√		50%
3. 剂量严格减少						
庆大霉素	2~3	20~60	1.7mg/kg q.8h.	√	√	按每升透析液补3~4mg
阿米卡星	1.4~2.3	17~150	7.5mg/kg q.12h.	√	√	按每升透析液补15~20mg
奈替米星	2~3	35~72	2mg/kg q.8h.	√	√	按每升透析液补3~4mg
链霉素	2~3	3~80	15mg/kg q.d.		√	按每升透析液补20~40mg
万古霉素	6	200~250	1g q.12h.	√	√	每周1g
氟胞嘧啶	3~6	75~200	37.5mg/kg q.6h.		√	0.5~1g q.24h.

对于腹膜透析患者选择药物的总体原则包括：根据患者肾功能损害程度、药物的肾毒性、主要排泄途径等综合因素来选择药品和剂量。对于较易通过腹膜透析清除的药物，可以按照内生肌酐清除率为10~15ml/min的患者给药方案给药；而对于不易通过腹膜透析清除的药物，则需要参考内生肌酐清除率小于10ml/min的患者的给药方案给药。临床上对于药

物剂量的调整通常包括改变给药剂量、改变用药间隔。采用单纯延长给药间隔法调整剂量时，血药浓度波动大，可能影响疗效；推荐采用减量法或减量法与延长给药间隔法结合较为妥当。在条件允许的情况下，开展血药浓度监测，以此来制订个体化给药方案是最安全有效的方法。

第三节　血液透析患者的药代动力学特点及主要影响因素

一、血液净化的方式

血液透析（hemodialysis，HD）是一种肾脏替代治疗方法，又被称为“人工肾”，它通过设备将人体内血液引出体外循环，在经过透析器之中时，血液会与电解质溶液（透析液）进行物质交换，清除血液中各种“毒素”，同时纠正水、电解质和酸碱失衡，让机体内环境接近正常人水平。血液透析时所使用的半透膜上含有的一定大小的孔径，溶质在弥散、超滤和对流的原理下通过孔径，到达透析膜的另一侧，分子量稍大的物质则不能通过，如病毒、细菌、蛋白质和血细胞这些分子量大的物质并不会被透出，而分子量大小适当的代谢产物、药物和外源性毒物则会穿过半透膜，同时在吸附原理的作用下，在透析的过程中被清除。

除了血液透析，血液净化的方式还包括：血液滤过（hemofiltration，HF）、血液灌注（hemoperfusion，HP）、血浆置换（plasma exchange，PE）、免疫吸附（immunoadsorption，IA）和连续性肾脏替代治疗（continuous renal replacement therapy，CRRT）等（见表 3-8）。血液滤过是指在血液净化过程中不使用透析液，而是在血管通路中持续补充一定量的置换液，与血液充分混合，再以相同的速度进行超滤，以达到清除体内过多的水和毒素的目的。与血液透析相比，血液滤过具有对血流动力学影响小、中分子物质清除率高等优点。血液灌注是将患者动脉血引入储有吸附材料的血液灌注装置，通过接触血液使其中的毒物、代谢产物被吸附而净化，然后再回输体内。血液灌注能有效去除血液中的中、大分子物质，如甲状旁腺激素、β_2 微球蛋白、瘦素、白介素等，但不能去除水分及电解质，因此治疗尿毒症时，一般应与血液透析或血液过滤联用。血浆置换是将全血引出体外分离成血浆和细胞成分，将患者的血浆舍弃，然后以同等速度将新鲜血浆、白蛋白溶液、平衡液等血浆代用品代替分离出的血浆回输进体内的过程，达到减轻病理损害、清除致病物质的目的。免疫吸附是将高度特异性的抗原、抗体或某些具有特定物理化学亲和力的物质（配体）与吸附材料（载体）结合，制成吸附剂（柱），利用其特异性吸附性能，选择性或相对特异性地清除患者血液中内源性致病因子，从而达到净化血液、缓解病情的目的。连续性肾脏替代治疗是一种通过体外循环血液净化方式连续、缓慢清除水及溶质的血液净化治疗技术；与普通的血液透析相比，CRRT 的透析速度稳定且缓慢，它不仅延长了血液净化治疗的时间，使血液中溶质浓度及容量变化对机体的影响降到了最低，也使患者更易耐受，通常被用于急性肾损伤重症患者的救治。

表 3-8 血液净化的方式、原理及特点

血液净化类型	清除方式	小分子毒素清除率	中、大分子毒素清除率	毒素蛋白结合率
连续性肾脏替代治疗	弥散、对流及吸附	高	高	不明确
血液透析	弥散、对流	高	中到高	低
血液滤过	对流、吸附	中到高	低	低
血液灌注	吸附	不一	高	高
血浆置换	对流	高	高	高
免疫吸附	吸附	不一	高	不明确

虽然血液透析时清除血液中的毒素和多余的水分是血液透析的首要目标，但事实上，许多治疗药物也因此被清除。如果透析过程中某种药物的清除程度是有临床意义的，就需要补充剂量和修订治疗方案。

以庆大霉素为例，其本身清除就依赖于肾脏排泄，治疗浓度和中毒浓度也较为接近，如果忽略了肌酐清除率的变化而不对血液透析的肾功能不全患者用药量进行调整，就会导致体内蓄积的庆大霉素远远超过其安全的血药浓度范围，导致药物蓄积而引起耳毒性或加重肾损害。在给患者 60mg 单剂量庆大霉素静脉滴注半小时后，最高血药峰浓度（peak concentration，C_{max}）为（4.7 ± 0.4）μg/ml；血液透析结束后平均血药浓度为（1.26 ± 0.05）μg/ml；至下次透析前（48 小时）为（0.50 ± 0.20）μg/ml；平均 V_d 为（0.235 ± 0.02）μg/ml，透析期间半衰期（$t_{1/2}$）为（48 ± 16）小时；其中平均 V_d 与肾功能正常者有所差异。

因此，要根据血液透析患者的药代动力学参数来拟定给药方案，以达到最好的药物效应和临床结果，这就涉及肾脏病患者在接受透析治疗与药物治疗的同时，要关注血液透析后该如何调整药物，哪些药物需要调整，哪些不需要调整。

二、血液透析患者的药代动力学特点

由于需要血液透析的患者大多数都有严重的肾脏病，这些患者会因为恶心、呕吐、糖尿病致胃轻瘫以及肠道水肿，降低药物的生物利用度。当有慢性肾脏病时，小肠对药物的吸收能力下降，导致血管外给药时，吸收速率和吸收程度相较正常水平均会有所下降。

血浆蛋白结合率降低，药物游离部分增多，靶部位的活性药物浓度升高，此时血液透析将清除更多的药物，药物经肝脏代谢也增多，但是药物的葡糖醛酸化、硫化及氧化过程基本不受影响。

药物表观分布容积（V_d）也会因为患者水肿、脱水或者血浆白蛋白降低的影响发生变化，一般血药浓度与肾功能正常者相比略低。

虽然血液透析对药物在患者体内的吸收和分布有所改变，但最主要的影响还是清除。理论上来讲，可以通过精确测定估计血液透析对药物的清除作用，见式 3-3。

$$Cl_d = Q_b \times [(C_a - C_V)/C_a] \quad 式(3\text{-}3)$$

式（3-3）中，Cl_d 为血液透析清除率，Q_b 为血液流速，C_a 为动脉端药物浓度，C_V 为静脉端药物浓度。

血液透析清除率对药物在整体清除率中的影响，可以评估为增加的一个百分比（F）：

$$F = [Cl_d/Cl_t] \times 100\% \quad 式(3\text{-}4)$$

式（3-4）中，Cl_t 为剩余药物在患者体内的清除率。

如果透析清除能显著增加总体清除率，药物就能更加快速清除，为了使半衰期（$t_{1/2}$）与清除率相关，可以用以下公式：

$$t_{1/2}(非透析期) = \frac{0.693 \times V_d}{Cl_t} \quad 式(3\text{-}5)$$

$$t_{1/2}(透析期) = \frac{0.693 \times V_d}{Cl_t + Cl_d} \quad 式(3\text{-}6)$$

在血液透析中，透析清除率越大，则半衰期越短（假定 V_d 是恒定值）。另一个延伸可以计算药物在透析中的清除比例，见式（3-7）。

$$清除比例 = 1 - e^{-(Cl + Cl_d)\left(\frac{T_d}{V_d}\right)} \quad 式(3\text{-}7)$$

式（3-7）中，T_d 是透析持续时间。

这种方法表征的是透析期间通过所有方式从体内出去的药物部分，需要从文献资料中获得相关数据。如肝功能下降，需要注意是否会导致低的 Cl_t，此外，V_d 在某些疾病状态下可能会降低（如地高辛在肾衰竭或全身水肿时 V_d 会降低），也需要注意。

药物的清除量计算还可以采用另外一种方法，每种血液透析模式应用相应的公式计算。

如连续性血液滤过（continuous hemofiltration，CHF）时的药物清除：

$$Cl_{CHF} = S_c \times Q_f \quad 式(3\text{-}8)$$

其中，S_c 为筛分系数，即超滤液或透析液中的药物浓度与血浆药物浓度之比；Q_f 为超滤率。

连续性血液透析（continuous hemodialysis，CHD）时的药物清除：

$$Cl_{CHD} = S_d \times Q_d \quad 式(3\text{-}9)$$

其中，S_d 为饱和系数，即透析液中的药物浓度与血浆药物浓度值比；Q_d 为透析率。

连续性血液透析滤过（continuous hemodiafiltration，CHDF）时的药物清除：

$$Cl_{CHDF} = S_d \times (Q_d + Q_f) \qquad 式(3\text{-}10)$$

该方程适用于 S_d 与 F_p 基本相等时，F_p 代表药物的血浆蛋白结合率。

$$F_p = 1/(1 + n \cdot K_d \times ALB) \qquad 式(3\text{-}11)$$

其中，ALB 为血清白蛋白，$n \cdot K_d$ 在此方程中作为一个系数可以通过实验计算出，目前已经有针对众多药物在肾脏替代治疗时血药浓度预测的研究。

因为药物在分布相时血浆浓度较高，尤其在静脉给药时。如果给药后短时间内进行透析，可以清除更多的药物。在很多慢性透析病房，会将药物放在透析的最后阶段给药。通过了解药物数据，再利用公式计算出透析期间的清除量，便可以判断是否需要补充剂量。

三、影响血液透析患者药代动力学的主要因素

血液透析改变了患者药代动力学参数，而产生这一结果的因素众多，主要包括药物因素和透析处方两个方面。

1. 药物因素 药物因素包括药物的清除途径、药物分布容积、血浆蛋白结合率、药物的分子量及电荷等。通常对于需要血液透析的肾脏病患者而言，如果所使用药物的肾清除百分比（肾清除百分比 = 肾脏对药物的清除率 / 肾外途径对药物的清除率）大于 30%，那么必须调整用量，肾衰竭患者应该减量，血液透析后应该加量。例如，阿昔洛韦主要经肾小球滤过和肾小管分泌而排泄，约 14% 的药物以原型由尿排泄，血液透析 6 小时约清除血中 60% 的药物。而如培氟沙星 90% 都由肝脏清除，肾脏清除只有 10%，则无须调整。

药物在患者体内的分布与血液透析时的清除率成反比，当脂溶性药物在体内表观分布容积大，与组织亲和力高，血药浓度低，超过机体的水容积，血液透析对药物的清除就会少，反之清除量就会大。例如，地高辛在组织中的含量远比在血浆中浓度高，血液透析对它的清除就很小，就不需要调整剂量。一般说来，表观分布容积高于 0.7L/kg 的药物不易被血液透析清除，应该维持减量。例如，胺碘酮表观分布容积大，主要分布于脂肪组织和含脂肪丰富的器官，其次为心、肾、肺、肝，血液透析无法透析出该类药物。

在血液透析中，药物以弥散方式转运，分子量大的药物不易被清除，分子量小的药物易被清除。而由于透析膜的吸附影响，增加了阴离子蛋白（如白蛋白）的吸附，同时减少了阳离子的清除。比如，尽管庆大霉素分布容积小、分子量不大，但携带多价阴离子，血液透析时清除率并不会特别高。以左卡尼汀为例，左卡尼汀的分子量小，且具有水溶性好、不与血浆

蛋白结合的特性，所以血液透析的过程中会被大量清除。研究数据显示，在给透析患者单次注射左卡尼汀 1g 后，推算药代动力学参数：AUC 为（1 245.60 ± 352.91）(μmol/L)·h，$t_{1/2\alpha}$ 为（0.33 ± 0.12）小时。其中，透析前后血浆中左卡尼汀浓度比较，0 周透析前后左卡尼汀浓度无显著差异，1~9 周时透析后血药浓度高于透析前。

同时清除率还与蛋白质的结合率成反比，一般情况下，药物与蛋白结合的复合物很大，难以透过滤膜，但血液超滤不受限制，因为高表面吸附材料膜可以让复合物通过。而药物与蛋白质的结合率受众多因素的影响，包括不同药物间的竞争、尿毒症毒素、高胆红素血症等。当药物与血浆蛋白结合率高于 80%，就应该减量维持，如氨氯地平（血浆蛋白结合率约为 97.5%）、地尔硫䓬（血浆蛋白结合率约为 80%）、洋地黄毒苷（血浆蛋白结合率约为 97%）等。

在药物因素对消除率的影响中，表观分布容积的作用大于蛋白结合率，后者的影响则大于药物分子量，因为当药物主要留存在组织中时，尽管它处于游离状态，也不容易在血液透析中被清除。

2. **透析处方** 在透析处方中，透析膜的表面积、通透性、孔径和材质的不同，对药物清除产生极大影响。膜的面积和孔径越大，自然也会导致药物的清除能力变强，反之亦然。而且当有的药物要通过膜的吸附来清除时，如氨基糖苷类药物，膜的表面积影响就会更加明显。

除此之外，血流量、透析液流量及超滤量，都会影响药物清除，血流量和透析液流量增加，清除量也增加。例如，哌拉西林 / 他唑巴坦属于 β 内酰胺 / 内酰胺酶抑制剂复合制剂，β 内酰胺类药物分子量小、表现分布容积小（0.3~0.4L/kg）、血浆蛋白结合率低（10%~68%）、绝大部分以原型由肾小球滤过，血液透析可以清除此类药物。接受连续性静脉 - 静脉血液透析滤过（CVVHDF）首剂予以哌拉西林 / 他唑巴坦（4.5g），哌拉西林和他唑巴坦的峰浓度（C_{max}）分别为 116.11mg/L（98.03~152.29mg/L）和 21.60mg/L（15.9~29.69mg/L），分布容积（V_d）分别为 1.05L/kg（0.70~1.56L/kg）和 0.69L/kg（0.56~0.78L/kg），清除半衰期（$t_{1/2}$）分别为 4.79 小时（3.30~8.27 小时）和 4.38 小时（3.35~5.52 小时），总清除率（Cl）分别为 7.67L/h（5.66~9.71L/h）和 6.11L/h（4.36~10.03L/h），与药品说明书相比，CVVHDF 时哌拉西林和他唑巴坦的 C_{max} 明显降低，$t_{1/2}$ 明显延长，Cl 明显降低。多因素分析提示，哌拉西林的 C_{max} 与置换液流速显著负相关（β：−0.854，95%CI：−0.148~−0.036，P=0.007），Cl 与废液流速显著正相关（β：0.883，95%CI：0.133~0.433，P=0.004）。而增大跨膜压、提高超滤量也可有效增加中、大分子药物的清除率。但超滤过多可导致血细胞比容增大，反而会让药物的弥散清除率降低。

3. **其他因素** 药物清除的实际效果，其实是难以预测的，想要了解血液透析后药物清除的效应，还要考虑诸多因素，如患者的实际肾功能状况、体重指数（BMI）、吸烟等，仍旧需要针对具体药物和患者情况进行个体化的用药分析。

例如，对患者进行肾功能损伤程度的评估、肝功能评估，肾小球滤过率（GFR）是衡量肾功能的指标，可采用以下方式估算：

$$\text{Cockcroft-Gault 公式：} Ccr = (140 - \text{年龄}) \times \text{体重} / 72 \times Scr(mg/dl) \text{ 或}$$

$$Ccr = [(140 - \text{年龄}) \times \text{体重}] / [0.818 \times Scr(\mu mol/L)] \quad \text{式(3-12)}$$

女性按计算结果乘以 0.85，Ccr 为内生肌酐清除率；体重以 kg 计算；年龄以岁计算。

$$\text{改良简化 MDRD 公式：} GFR\ [ml/(min \cdot 1.73m^2)] = 186 \times \text{血肌酐}^{-1.154} \times$$

$$\text{年龄}^{-0.203} \times (\text{女性} \times 0.742) \times (\text{中国人} \times 1.233) \quad \text{式(3-13)}$$

按照 KIDGO 肾功能分级标准分为 $GFR \geqslant 90ml/(min \cdot 1.73m^2)$ 为肾功能正常，$60 \leqslant GFR < 90ml/(min \cdot 1.73m^2)$ 为轻度肾功能异常，$GFR < 60ml/(min \cdot 1.73m^2)$ 为中度以上肾功能损伤。

肾功能损伤时选择药物应同时评价患者的肝功能，因为肾脏和肝脏为药物代谢和消除的两种主要途径，肝功能状态同样影响药物的选择。另外应详细评价患者的体重，以便于根据体重计算药物剂量。

四、研究血液透析患者药代动力学的临床意义

通过药代动力学知识来进行药物治疗浓度的选择是一种可行的策略。如培美曲塞，作为非小细胞肺癌的基础治疗药物，它主要是通过肾排泄，其剂量是根据体表面积（BSA）而定，肾功能损伤（肌酐清除率<45ml/min）是目前培美曲塞药物治疗的禁忌，然而肾功能损伤在肺癌患者中非常普遍，因此肾功能损伤患者常常得不到有效的治疗，或者不得不用其他毒副作用更强的药物替代疗法。近期，通过对两例服用培美曲塞的患者进行给药后的连续采血测试发现，虽然在给予了初始剂量之后，两名患者都有短暂的超过治疗窗范围的药物浓度，血液透析前后，患者的培美曲塞清除率分别为 1.00L/h 和 3.01L/h，血液透析后患者培美曲塞清除率和肾功能正常人群较为接近，可以接受培美曲塞给药治疗。

了解血液透析对于患者药代动力学特点的影响，可以在实现个体化给药、增加用药的安全性和合理性、减少患者的支出等方面具有重要意义。血液透析对各种药物的清除程度不尽相同，不少研究已经将药物数据汇总，可以查到相关信息，如更昔洛韦、西司他丁、头孢唑林等属于容易经血液透析清除的药物；依那普利、舒巴坦、二甲双胍等能中等程度经血液透析清除；奎尼丁、非洛地平、克林霉素等则不能经血液透析清除，见表 3-9。尽管已有这些数据，但是有的药物信息更新很快，有的则是在各个研究中得到药物的清除数据，因为透析方法和人群有所不同，如果为透析患者设计个体化给药方案，还需要参考多种资料。

表 3-9　血液透析对药物清除的影响

药物类别	实例
容易经血液透析清除	庆大霉素、亚胺培南、美罗培南、甲氨蝶呤、苯巴比妥、阿莫西林、更昔洛韦、西司他丁、头孢唑林、头孢他啶
能中等程度经血液透析清除	依那普利、舒巴坦、二甲双胍、万古霉素
不能经血液透析清除	两性霉素 B、奎尼丁、非洛地平、克林霉素、卡托普利、环孢素、地高辛

第四节　连续性肾脏替代治疗患者的药代动力学特点及主要影响因素

一、连续性肾脏替代治疗患者的药代动力学变化及特点

(一) 肾脏替代治疗

肾脏替代治疗(renal replacement therapy,RRT)是一类在发生肾衰竭(包括急性肾损伤和慢性肾脏病)时,采用的替代肾脏正常血液滤过功能的一系列治疗方式,主要包括透析(血浆透析或腹膜透析)、血液滤过和血液透析滤过以及终极形式——肾移植等。其中,连续性肾脏替代治疗(continuous renal replacement therapy,CRRT)是一种通过体外循环血液净化方式连续、缓慢清除水及溶质的血液净化治疗技术。

与普通的血液透析相比,CRRT 的透析速度稳定且缓慢,它不仅延长了血液净化治疗的时间,使血液中溶质浓度及容量变化对机体的影响降到了最低,也使患者更易耐受,通常被用于急性肾损伤重症患者的救治。

(二) CRRT 患者药代动力学变化的原因

接受 CRRT 的患者通常也需要接受药物治疗。在这些患者体内,药物的代谢及分泌仍可由肝脏及胃肠道完成,但对药物的清除则由残存的肾脏功能及 CRRT 来决定。

在接受 CRRT 的重症患者中,药物的药代动力学过程会受患者肾功能的变化而发生变化,尤其是在肾功能进一步恶化或开始进行 CRRT 后;除此之外,当患者肾功能开始好转,或停止 CRRT 后,药物的药代动力学过程亦会发生改变。

此外,发生 AKI 的患者,其肝功能代谢也会发生变化。ESRD 及 AKI 患者与健康人相比,肝脏的代谢作用减弱(AKI 患者的肝脏清除率高于 ESRD 患者)。考虑到在目前,肾功能不全患者的用药剂量指南大多基于 ESRD 患者制定,根据这些指南用药,可能会引起某些药物在 AKI 患者体内的血药浓度不足(目前已有报道,如亚胺培南、美罗培南、万古霉素等药

物),因此在用药过程中,需要根据患者的不同情况,对这些药物的剂量进行修正。

(三) CRRT 患者药代动力学的特点

根据文献报道,在接受 CRRT 的患者中,并非所有药物都经过透析消除。尽管 CRRT 介导的药物消除可能是最明显的机制,但它并不是药物消除最主要的机制。如果某些药物主要通过肝脏或胃肠道代谢,或在经肾脏代谢后不会产生具有药理活性的代谢产物,那么这些药物不需要因 CRRT 的清除作用而调整剂量。

结合以上内容,了解 CRRT 患者用药过程的药代动力学的变化及其影响因素,并有针对性地进行用药调整,是极其有必要的。

二、影响连续性肾脏替代治疗患者药代动力学的主要因素

(一) 药物自身的性质

影响所有 CRRT 方式清除作用的药物的性质包括:蛋白结合率、表观分布容积及药物分子量、所带电荷等。

1. **蛋白结合率** 药物的蛋白结合率是影响药物清除的主要决定因素。CRRT 只能清除游离药物,因此药物的蛋白结合率对于其药代动力学过程是否能被 CRRT 影响至关重要。药物的蛋白结合率取决于 pH、药物和蛋白质的摩尔浓度、是否存在与蛋白竞争结合的药物,以及胆红素、游离脂肪酸等物质。对于不同药物,这些因素的影响不同。

AKI 患者的药物蛋白结合率低于健康人群。若仅根据药物的游离分数来估算 CRRT 的药物清除率并确定给药方案,可能会存在估计过低的情况。

2. **表观分布容积** 理论上,若人体内的药物浓度均匀且与血药浓度相同,那么药物的表观分布容积为药物占有的体液容积。脂溶性或与组织高度结合的药物分布容积较大。对于此类分布容积较大的药物,CRRT 的清除率较低。在血管内的药物分布容积较小,CRRT 的清除率较高。危重症患者的重度容量负荷通常会引起药物分布容积增加。其他因素(如机械通气、低白蛋白血症、体外循环容积降低等)也会引起药物的分布容积增加。

例如,某一药物在体内总量 20mg,组织中含 19mg,血液中含 1mg,那么该药物通过血液净化清除的能力就很有限。

3. **药物分子量** 药物的分子量会影响 CRRT 对溶质的清除率。对于分子量较大的药物,所采用的 CRRT 方式也会有影响(见下文"2. CRRT 的方式及清除率的计算")。

分子量 ≤ 2 000Da 的药物极易通过滤膜,所有的 CRRT 方式对其清除率相当。

分子量在 2 000~15 000Da 的药物,膜孔大小是 CRRT 清除的限制因素。分子量越大,清除率越低。此类药物对清除率的影响主要取决于 CRRT 的模式。

分子量 > 15 000Da 的药物无法通过滤膜，任何 CRRT 方式都无法清除。

4. 药物所带电荷　药物和膜的电荷通常具有一定的作用，但目前尚不清楚药物 - 膜相互作用的潜在机制。膜在血液侧对阴离子蛋白（如白蛋白）的吸附，减少了阳离子的清除，增加了阴离子的清除。因此，目前 CRRT 较少使用带电荷的膜（如带负电荷的 AN69 滤膜），且尚未发现膜电荷引起的 CRRT 药物清除差异有临床意义。

（二）CRRT 的性质

1. 透析膜的性质　影响药物清除的透析膜 / 滤器的性质主要包括膜的通透性（分子量的拦截）以及可能影响膜与药物作用的因素（电荷）。

膜的通透性是药物清除率的重要决定因素。目前，CRRT 均采用高通量膜，其对于较大分子溶质的通透性更高。

药物与膜的结合增加，药物清除率也会增加，但这种相互作用的程度有限，因此极少考虑调整药物剂量。

2. CRRT 的方式及清除率的计算　根据具体的 CRRT 方式，药物清除率会随着超滤率、透析液流量或流出液流量增加而增加。本部分将讨论不同方式中药物清除率的影响因素。

CRRT 常用的方式主要包括：

（1）连续性静脉 - 静脉血液滤过（continuous veno-venous hemofiltration，CVVH）：利用液体静压使血浆中的水分从滤器膜滤出。溶质清除完全依靠对流，无须透析液。

在 CVVH 方式下，药物清除率通常受液体置换方式（滤器前置换或滤器后置换）及超滤率（ultrafiltration rate，UFR）的影响，药物分子量对其无影响。在使用同一 UFR 的条件下，滤器前液体置换的药物清除率稍低于滤器后置换。此外，UFR 越高，药物清除率越高。

通过 UFR 和溶质特异性筛分系数（sieving coefficient，S_c）可计算出特定药物的清除率（已知 S_c 或可测得血浆和超滤液中的药物浓度），其清除率的计算见式（3-14）。

$$R = S_c \times \mathrm{UFR} \quad \text{式（3-14）}$$

其中，R 代表药物清除率，S_c 可通过经验及文献查找得到。

（2）连续性静脉 - 静脉血液透析（continuous veno-venous hemodialysis，CVVHD）：通过弥散清除溶质，需使用透析液。

在 CVVHD 方式下，药物的清除方式主要为弥散至无药物的透析液。因此，此种方式下，除药物分布容积、蛋白结合率及药物 - 膜相互作用外，分子量及透析液的流量也会影响药物的清除率。溶质的分子量越大，清除速率越低。因此，对于分子量相对较大的溶质而言，CVVHD 方式的清除作用要低于 CVVH 方式，其清除率的计算见式（3-15）。

$$R = \mathrm{D/P} \times V \quad \text{式（3-15）}$$

其中，R 代表药物清除率，D/P 表示透析液中药物浓度与血浆中该药物浓度的比值，V 表示透析液流出量。

(3) 连续性静脉 - 静脉血液透析滤过（continuous veno-venous hemodiafiltration，CVVHDF)：弥散加对流，需输注置换液和透析液。

对流作用使得一些溶质进入透析液中，降低了弥散作用导致的浓度梯度，因此，此种 CRRT 方式的清除要低于单独使用弥散作用或对流作用的药物清除率之和。

CVVHDF 方式中，流出液包括透析液和超滤液，其清除率的计算见式(3-16)。

$$R = \mathrm{ER} \times \mathrm{D/P} \qquad \text{式(3-16)}$$

其中，ER 表示外排速率。

如果使用滤器前液体置换，则需要考虑稀释效应：

$$R = \mathrm{UFR} \times \mathrm{D/P} \times [Q_b/(Q_b + Q_{rep})] \qquad \text{式(3-17)}$$

其中，Q_b 表示血流量，Q_{rep} 表示滤器前置液体置换流量。

(4) 缓慢连续性超滤（slow continuous ultrafiltration，SCUF)：用于治疗单纯液体过剩，可清除溶质很少，无须置换液或透析液。

此种 CRRT 方式无法进行药物清除。

三、根据药代动力学改变确定药物剂量

(一) 计算负荷剂量

对于表观分布容积较小(<0.7L/kg)的水溶性药物，液体过剩会对其有影响，可能导致药物剂量不足。因此，需根据理想体重加容量超负荷所致的增加体重，来计算其负荷剂量。

(二) 计算维持剂量

1. 无须进行剂量调整的药物　对于不需要根据临床疗效调整剂量的药物，不需要对其剂量进行调整。若药物主要通过肝脏或胃肠道代谢清除，且经肾脏排泄的代谢产物无活性，也不需要对其剂量进行调整。

2. 需进行剂量调整的药物　需要针对 CRRT 的清除作用调整剂量的药物，其调整方案需根据具体药物来进行。止痛药、镇静剂、抗利尿激素等药物，需根据临床疗效调整维持剂量(此类药物在开始 CRRT 后，通常不需要调整)；对于氨基糖苷类抗生素、抗癫痫药等药物，建议进行治疗药物监测。由于 CRRT 是以恒定的速率持续运行的，只要治疗没有意外中断，该患者的血药浓度应为标准一阶方程，在 CRRT 治疗中断后，药物清除率会下降。例如，万古霉素为中分子量，不易被透析清除，但易被 CRRT 清除，推荐负荷剂量：15~20mg/kg；维持剂量：CVVH/HD，1g q.48h.；CVVHDF，1g q.24h.。

对于不能根据临床疗效调整剂量或不易进行血药浓度测定的药物，需根据 CRRT 清除率和残留肾功能来估算其剂量。CRRT 清除率的计算过程中，必须考虑到药物的蛋白结合率；对于尿量较大（>20ml/h）的患者，需考虑残余肾功能的清除率。此时，需通过肌酐和尿素清除率的平均值来确定其残余肾功能，并确定其清除率，计算出维持剂量。维持剂量的计算可参照图 3-2 进行。

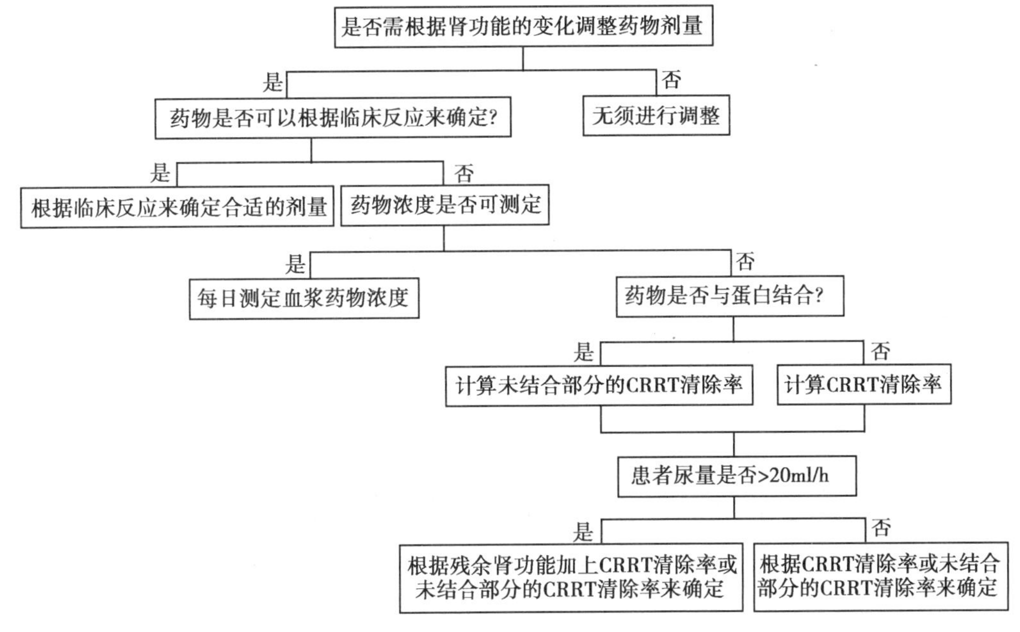

图 3-2　维持剂量的计算流程

接受 CRRT 治疗的患者，通常伴随药物治疗。药物的药代动力学通常会随着 CRRT 发生变化，其中又以药物清除率的变化为主。CRRT 影响药物清除率主要由药物自身性质及 CRRT 的性质造成：药物自身影响清除率的因素主要包括表观分布容积、蛋白结合率、药物分子量及所带电荷；CRRT 影响清除率的因素包括透析膜的性质及 CRRT 的方式。对于接受 CRRT 治疗的患者而言，其使用药物的负荷剂量及维持剂量应尽量通过结合清除率计算后得到，并尽量根据血药浓度监测来动态调整。

第五节　肾脏病对药效动力学的影响

一、肾脏病患者的药效动力学特点

药效动力学又称药效学，是研究药物对机体的作用及作用机制的学科，以阐明药物防治疾病的规律。

肾脏是机体代谢并排出代谢产物、化学物质及各种药物的重要器官。当肾功能不全时，药物对机体的作用及其规律，与正常人群相比有其特殊性。

肾功能损伤时，药物吸收、分布、代谢、排泄均可能发生改变，引起药效动力学的变化，往往使得药物有效血药浓度升高，药物的药理作用和一些毒副作用都有可能增加。例如，磺脲类药物需在肝代谢为活性或非活性代谢产物，药物及代谢产物主要经肾排泄，肾功能不全时易造成药物蓄积，导致严重低血糖；二甲双胍主要在肾脏清除，代谢甚少，肾功能不全时可蓄积引起乳酸酸中毒。

肾功能不全时，常伴有电解质及酸碱平衡紊乱。比如，在肾功能良好的情况下，一般不易发生水中毒，而在急性肾衰竭时，由于交感神经兴奋解除了副交感神经对 ADH 分泌的抑制，水排出减少，若输液又不恰当时，极易发生高容量性低钠血症，因此，对于急性肾衰竭的患者，应准确记录 24 小时出入量，严格限制水的摄入。另外，肾功能不全时，靶器官对药物敏感性增高。比如，胃肠道黏膜对阿司匹林等药物的敏感性增加；由于 K^+ 和 Ca^{2+} 等电解质变化，心肌细胞对洋地黄类药物的敏感性增高；某些药物如麻醉药、镇静剂等透过血脑屏障增加，中枢神经系统中毒的机会增多。

同时，患者年龄、性别、体重、精神状态、遗传等个体因素，以及合并疾病、药物相互作用等均可影响药效动力学。

因此，应知晓肾脏病患者这类特殊人群的药效动力学特点，充分发挥药物有利作用，减少或避免不良反应，分析影响药效的各种因素，选择最佳用药方案，制订切合实际的药物治疗方案，以便更全面地合理使用药物。

二、肾脏病患者的常见药品不良反应

药品不良反应（adverse drug reaction，ADR）是指合格药品在正常用法用量下出现的与用药目的无关的有害反应。包括副作用、毒性反应、过敏反应、三致作用（致畸形、致突变、致癌）、后遗效应、继发性反应等，均属药品不良反应。

大多数药物或多或少都有一些毒副作用，尤其是在长期使用以后或用量较大时。肾脏病患者往往容易发生药品不良反应，属于药品不良反应重点监测人群。

与正常人群相比，肾脏病患者更易出现的药品不良反应包括抗菌药物脑病、高血钾、低血糖、消化道不良反应等。对于这类患者，应密切观察药物的临床疗效及毒性作用，必要时监测血药浓度，及时发现与处理药品不良反应。肾脏病患者的常见药品不良反应见表 3-10。

表 3-10　肾脏病患者的常见药品不良反应

药物种类	药物	肾功能不全时的 ADR	是否停药或减量
抗微生物药			
	β内酰胺类、碳青霉烯类药物	抗菌药物脑病	停药
	氨基糖苷类药物、万古霉素、多黏菌素	肾毒性	停药或减量
心血管系统药物			
	保钾利尿剂	高钾血症	停药或减量
	血管紧张素转换酶抑制剂或血管紧张素Ⅱ受体阻滞剂（ACEI 或 ARB）	高钾血症	停药或减量
	地高辛	洋地黄中毒	停药或减量
内分泌系统药物			
	胰岛素或磺脲类口服降糖药	低血糖	停药或减量
	二甲双胍	乳酸酸中毒	停药
	他汀类调脂药	横纹肌溶解	停药
	甲巯咪唑	药物相关性肾炎	停药
	别嘌醇	药物超敏反应综合征	停药
神经系统药物			
	苯二氮䓬类药物	过度镇静	停药或减量
	吩噻嗪类和三环类抗抑郁药	过度镇静、抗胆碱能作用	停药或减量
	碳酸锂	锂盐中度	停药
消化系统药物			
	抑酸药	高镁、高钙、代谢性酸中毒	停药或减量
	甲氧氯普胺	锥体外系反应	停药

第六节　肾脏病患者的用药方案调整

一、用药基本原则

肾脏作为药物代谢和排泄的重要器官，当肾脏处于病理状态下时，患者的药物治疗需要进行全面评估，以便及时作出给药方案的调整。一方面，药物本身可通过减少肾血流量、免疫反应、电解质紊乱，或直接引起肾毒性等方面加速肾脏病进展；另一方面，肾脏病本身会影响药物在体内的作用，如肾脏病患者出现的水肿、低蛋白血症等症状，或肾功能下降均可引起药代动力学和药效动力学的改变。在这种情况下，及时合理调整肾脏病患者的用药方案，对于延缓肾脏病进展和肾衰竭的发生至关重要。肾脏病患者在药物应用中应注意以下原则：

（一）全面了解药物特性，选择适宜的药物和剂量

1. 全面了解。即了解纳入治疗方案药物的体内过程（包括吸收、分布、代谢和排泄）；药物是脂溶性还是水溶性，需考虑水肿对水溶性药物分布容积的影响。

2. 特别关注药物的肾毒性。首先选用无肾毒性药物，若确需应用某些有肾毒性作用的药物，则应根据相应方法减少药物剂量，或延长用药间隔，必要时进行血药浓度监测和进行肾功能的动态评估。原则上禁止联用肾毒性药物。

3. 对某些治疗窗相对较窄的药物，如有条件可监测药物血清或血浆浓度（如地高辛、氨茶碱、氨基糖苷类抗生素等）。

4. 需要重点关注药物的排泄途径，是否以肾排泄为主。主要经肾排泄的药物，尤其是以原型经肾排泄的药物，应按肾功能减退的程度调整药物的剂量，实现个体化用药。

5. 透析后药物剂量的补充。对某些血液透析或腹膜透析清除显著的药物，透析后应根据血药浓度及时补充药物剂量。

6. 注意药物的相互作用，从药物的代谢酶、药物转运蛋白等方面考虑药物之间是否存在竞争性抑制而影响药物代谢和排泄，以此作为药物选择及调整剂量的依据。

（二）全面了解患者病情，结合症状体征调整用药方案

1. 考虑患者的年龄、性别、体重，以及肾脏外其他脏器损伤，分析患者的症状，如恶心、呕吐等，是否影响药物的体内过程。

2. 仔细了解患者肾功能情况及其他病理生理状况，如肝功能、血清蛋白水平、酸碱平衡状况、电解质代谢状况等。

3. 认真观察临床反应，及时发现某些不良反应，恰当处理。

二、方案调整方法

（一）基于肾功能评估方法选择和调整给药方案

肾功能不全的患者在使用以肾排泄为主的药物时应考虑调整用药方案，如减少单次剂量或延长给药间隔。因此，给药前通过肾小球滤过率（GFR）或肌酐清除率精确评估肾功能非常重要。目前临床应用的评估肾功能的方程式不统一（表 3-11），每个方程式的应用均有限制条件，须仔细选择。

目前大多数对肾排泄功能的评估是使用血肌酐（Scr）或需要收集 24 小时尿液的肌酐清除率（Ccr）。虽然使用尿中菊粉清除率、放射性同位素碘酞酸盐或非放射性同位素碘海醇血浆清除率及放射性标记物 ^{99}Tc-DPTA 或 ^{51}Cr-EDTA 技术能更准确反映肾小球排泄功能，但几乎没有研究将这些方法视为测量 GFR 的"金标准"。其他方法有用 CKD-EPI 公式根据年龄、体重和性别矫正 Scr，或其他方程式及对 Scr 进行倒数或对数变换。血清胱抑素 C 作为 Scr 的替代，尚未在肾脏病患者中得到很好的验证。所有这些方法都有局限性，但是对患者个体进行连续测量时，可以反映肾功能变化。

表 3-11　肾功能评估方法比较

直接测定肾功能： 肌酐清除率(24 小时尿肌酐)	间接测定肾功能 eGFR： 评估方程式	局限性
菊粉清除率(金标准) 放射性同位素血浆清除率 ^{125}I- 碘酞酸盐；^{99}Tc-DPTA； ^{51}Cr-EDTA 非放射性同位素血浆清除率 碘海醇	成人： Cockcroft-Gault MDRD 方程 ［eGFR > 60ml/(min·1.73m^2)未证实］ CKD-EPI 肌酐方程(优选) ［eGFR > 60ml/(min·1.73m^2)亦适用］ CKD-EPI-CysC 方程 ［eGFR > 60ml/(min·1.73m^2)亦适用］ FAS 方程 ［eGFR > 60ml/(min·1.73m^2)可用］ 湘雅公式 (适用于中国人) 儿童： Schwartz 方程及其改良方程 FAS 方程	肾功能评估方法在肾小球疾病和 / 或肾病综合征中均未得到具体验证 种族通常是混杂因素 基于肌酐的方程式，由于肾小管分泌肌酐增多，低白蛋白血症可高估真实的 GFR 糖皮质激素可升高血清胱抑素 C，可能低估 GFR 肌肉量少的个体用基于肌酐的方程式会高估 GFR AKI 是所有评估方程式的混淆因素，只在稳定状态时适用

肾功能损伤时一般药物剂量调整的方法有：①减量；②延长给药间隔；③减量和延长给药间隔相结合。一般可根据肌酐清除率和 / 或血药浓度监测结果调整用药方案。透析治疗时制订给药方案，需了解患者透析方案能否清除备选方案中的药物，能被透析清除的药物在透析后酌情追加剂量，使之达到有效治疗浓度；是否要追加剂量，关键在于所用透析器的特性(类型)；一般每个透析日里补一个维持量，但必须严密观察病情，有条件应随时监测血浆药物浓度。

(二) 基于治疗药物监测选择和调整给药方案

治疗药物监测(therapeutic drug monitoring，TDM)是通过测定患者体内的药物暴露、药理标志物或药效指标，利用定量药理模型，以药物治疗窗为基础，20 世纪 80 年代中期随着器官移植术后免疫抑制治疗的开展，治疗药物监测迅速发展。国内几种常见的进行治疗药物监测的药物信息如表 3-12 所示。

表 3-12 常见药物 TDM 信息汇总表

药物名称	是否推荐 TDM	取血样时间	目标浓度值	TDM 指征	肾功能不全及透析患者 TDM 信息	备注
万古霉素	是	肾功能正常者给药 48 小时后，肾功能不全患者给药 72 小时后；均为谷浓度时	一般成人 10~15mg/L，严重 MRSA 感染的成人患者 10~20mg/L	合用肾损害药物的患者、非重症监护病房患者、肥胖患者、烧伤患者、肾功能不全的患者、老年患者及合并肝病的患者	肾功能不全者给药 72 小时后采血，下次透析前采血	提高疗效及降低药物肾毒性
					<70kg 的 HD 患者，给予负荷剂量 1 000mg，每次透析的最后 30 分钟给予维持剂量 500mg；体重 70~100kg 的 HD 患者给予负荷剂量 1 250mg，每次透析的最后 60 分钟给予维持剂量 750mg；体重>100kg 的 HD 患者给予负荷剂量 1 500mg，每次透析的最后 60 分钟给予维持剂量 1 000mg	
					对于 CRRT 患者，《热病》建议接受 CVVH 的患者给予每 24~48 小时 500mg 的剂量	
					对于 PD 患者建议以 15~30mg/kg 腹腔给药，最大剂量 2~3g，在腹腔作用 6 小时以上，每 5~8 天 1 次。应根据药物谷浓度确定重复给药时间，当血药浓度低于 15mg/L 时应考虑重新给药	
替考拉宁	是	负荷剂量，首次给药 72 小时后，谷浓度时	15~30mg/L；肾功能不全者或老年患者不低于 10mg/L	患者疗效欠佳时	对于肾功能不全的成人和老年人前 3 天按常规剂量，应维持血药浓度不低于 10mg/L。第 4 天用量：轻度肾功能不全者（Ccr 为 40~60ml/min）按常规剂量，1 次 /2d；或剂量减半，1 次 /d；严重肾功能不全者（Ccr<40ml/min 或血液透析者）按常规剂量给药，1 次 /3d 或按常规剂量的 1/3 给药，1 次 /d，替考拉宁不能被血液透析清除	替考拉宁的血药谷浓度与疗效紧密相关，检测血药浓度有助于正确调整药物剂量
					持续 PD 的患者第 1 次替考拉宁负荷剂量静脉给药 400mg（6mg/kg），在第 1 周中每袋透析液内按 20mg/L 的剂量加入本品，在第 2 周中于交替的透析液袋中仍按 20mg/L 的剂量给药，在第 3 周中仅在夜间的透析液袋内按 20mg/L 的剂量给药	

续表

药物名称	是否推荐 TDM	取血样时间	目标浓度值	TDM 指征	肾功能不全及透析患者 TDM 信息	备注
替考拉宁					对 HD 患者推荐使用以下给药方案：第 1 天负荷剂量 800mg，第 5 天和第 10 天分别各 400mg，继之以每周给药 400mg 维持治疗	
					CVVHD 患者的给药方案：第 1 天负荷剂量 800mg，第 2 天和第 3 天分别各 400mg，继之以每 2~3 天予以 400mg 维持治疗	
					建议对于 CHDF 患者可以适当减少替考拉宁给药剂量并延长给药间隔	
					对于 CAVH 患者建议根据其肌酐清除率调整给药剂量，对于轻度和重度肾功能不全的患者，可以在治疗头 3 天按照常规剂量予以替考拉宁，此后每日可分别予以常规剂量的 1/2 或 1/3，或者每隔 2~3 天，按常规剂量给药 1 次	
左乙拉西坦	是	给药 48 小时后，谷浓度时	10~40μg/ml	儿童、孕妇、老人、肾功能不全者以及同时使用其他抗癫痫药物的患者		随着年龄的增长，清除率明显下降，需要降低 30%~50% 剂量，$t_{1/2}$ 随年龄增长

续表

药物名称	是否推荐 TDM	取血样时间	目标浓度值	TDM 指征	肾功能不全及透析患者 TDM 信息	备注
伏立康唑	是	给予负荷剂量时，首次监测时机应不早于第 5 次给药前（第 3 天）；未给予负荷剂量时，连续给药 6 天后	0.5~5.0mg/L	起始治疗，临床疗效不佳，剂量改变，合并使用肝药酶抑制剂等有相互作用的药物	伏立康唑可以渗透到腹膜液中，因此 PD 患者无须调整剂量	伏立康唑主要通过 CYP2C19 代谢。亚裔人群中纯合子快代谢型比例(35%)低于白种人群(75%)。因此亚裔人群中伏立康唑血药浓度与白种人群相比普遍偏高，谷浓度>6mg/L 时易发生中枢神经系统毒性
地高辛	是	给药 7 天后，谷浓度时	0.5~1.2ng/ml	起始治疗，临床疗效不佳，剂量改变，出现不良反应，合并使用奥美拉唑、胺碘酮等有相互作用的药物	HD 后的 4~8 小时，地高辛浓度出现“反跳”现象，平均升高 30% 左右 肾功能不全者在治疗范围内地高辛疗效不满意时，不应只考虑提高血药浓度，而应综合考虑各种因素。应密切注意患者，如出现中毒症状应立即停药观察，待症状消失后，再从最小剂量用起，或换用其他药物，保证治疗安全，防止中毒	

续表

药物名称	是否推荐 TDM	取血样时间	目标浓度值	TDM 指征	肾功能不全及透析患者 TDM 信息	备注
利奈唑胺	是	给药 3 天后，谷浓度时	2~10mg/L	起始治疗，临床疗效不佳，出现不良反应，剂量改变合并使用 P-糖蛋白抑制 / 诱导剂等有相互作用的药物	当 CVVH 患者 MIC ≤2 时，HVHF 患者 MIC ≤1 时，使用利奈唑胺无须调整剂量，随着 MIC 的增高（CVVH MIC>2、HVHF MIC>1），常规方法使用药物可能达不到满意的疗效，需要进行相应的调整 对于肾功能不全者，当 MIC=1 时，Ccr<10ml/min 时，给予 600mg q.12h. 的剂量，Ccr 为 10~39ml/min、40~80ml/min 时则达不到满意的抗菌活性，应考虑联合用药	
美罗培南	是	间歇给药的患者，第 4 次给药后或治疗开始 24~48 小时后；连续给药 4~5 个半衰期后	T>MIC 达到 45%~100%	重症患者凭经验给药常常会达不到有效的血药浓度，导致重症患者的高死亡率。TDM 可以帮助临床有效调整剂量，达到更好的治疗效果	肾功能不全者的 $t_{1/2}$ 是肾功能正常者的 1.82 倍，提示肾功能不全者美罗培南的体内 $t_{1/2}$ 延长。肾功能不全者的 Cl 与肾功能正常者相比明显下降 HD 患者美罗培南剂量调整为 0.5g q.d.（透析日透析后给药）。CRRT 患者美罗培南剂量调整为 1g q.12h.	
亚胺培南	是	间歇给药的患者，第 4 次给药后或治疗开始 24~48 小时后；连续给药 4~5 个半衰期后	T>MIC 达到 45%~100%	重症患者体内水平波动较大，安全性较小，如按正常剂量给药可能抗感染无效或出现不良反应	对于接受 CVVH 治疗的不同肾功能的 MODS 患者，在治疗由大肠埃希菌和肺炎克雷伯菌引起的感染时，推荐使用亚胺培南 500mg q.12h. 的给药方案；对于鲍曼不动杆菌引起的感染，建议联合用药或更换药物 对于接受 CRRT 的重症脓毒症患者，亚胺培南 0.5g q.8h.，在致病菌的 MIC 为 1mg/L 时，可达到最佳的抗感染效果，在 MIC 为 2mg/L 时，抗感染有效，但不能达到最佳的抗感染效果，增加亚胺培南的剂量或者缩短给药间隔可能是更好的选择	

续表

药物名称	是否推荐 TDM	取血样时间	目标浓度值	TDM 指征	肾功能不全及透析患者 TDM 信息	备注
达托霉素	是	连续给药 2 天后	$AUC_{0\sim24}$/MIC 为达托霉素最佳 PK/PD 评价指数，预测治疗的靶值目标为 666，评价杀菌作用的 $fAUC_{0\sim24}$/MIC 值为 788~1 460	起始治疗，临床疗效不佳，出现不良反应，剂量改变，合并使用 P- 糖蛋白抑制剂 / 诱导剂等可能有相互作用的药物	肾功能不全者中 Ccr ≥ 30ml/min，cSSTI 患者给药剂量 4mg/(kg·d)，金黄色葡萄球菌菌血症患者给药剂量 6mg/(kg·d)；Ccr<30ml/min，cSSTI 患者给药剂量 4mg/(kg·48h)，金黄色葡萄球菌菌血症患者给药剂量 6mg/(kg·48h)	
					血液透析 cSSTI 患者给药剂量 4mg/(kg·48h)，金黄色葡萄球菌菌血症患者给药剂量 6mg/(kg·48h)	
					腹膜透析 cSSTI 患者给药剂量 4mg/(kg·48h)，金黄色葡萄球菌菌血症患者给药剂量 6mg/(kg·48h)	
					CVVH 患者给药剂量 4~8mg/(kg·48h)	
					CVVHD 患者给药剂量 4~6mg/(kg·48h)	
					HD 患者给药剂量 4~6mg/(kg·48h)(透析后给药)	
					CVVHDF 患者给药剂量 4~8mg/(kg·48h)	
阿米卡星	是	峰浓度：静脉滴注完成后 30 分钟采血或从开始输注或肌内注射后 1 小时采血；谷浓度：下次给药前 30 分钟	按 7.5mg/kg q.12h. 给药时：峰浓度 15~30μg/ml，谷浓度 5~10μg/ml；按 15mg/kg q.d. 给药时，峰浓度 56~64μg/ml，谷浓度<1μg/ml	疗程中有条件时应监测血药浓度，尤其是新生儿、老年人和肾功能减退者。应当测定初始及周期性血药峰浓度和谷浓度，特别是对于严重感染的危重症患者或可改变氨基糖苷类的药代动力学的疾病(如囊性纤维化、烧伤或大手术等)	肾功能减退者：Ccr 为 50~90ml/min 时，每 12 小时给予正常剂量(7.5mg/kg)的 60%~90%；Ccr 为 10~50ml/min 时，每 24~28 小时给予正常剂量的 20%~30%	阿米卡星的治疗窗窄、安全性小，严重的耳、肾毒性与血药浓度密切相关；峰、谷浓度同时控制在安全范围内才可避免毒性结果

续表

药物名称	是否推荐 TDM	取血样时间	目标浓度值	TDM 指征	肾功能不全及透析患者 TDM 信息	备注
庆大霉素	是	峰浓度：给药结束后 30~60min；谷浓度：下次给药前	峰浓度：3~6μg/ml；谷浓度：≤2μg/ml	建议常规监测庆大霉素的有效浓度	肾功能减退者：肾功能正常者每 8 小时 1 次，一次正常剂量为 1~1.7mg/kg；Ccr 为 10~50ml/min 时每 12 小时 1 次，一次为正常剂量的 30%~70%；Ccr＜10ml/min 时每 24~48 小时给予正常剂量的 20%~30%	庆大霉素的治疗窗窄、安全性小，常规监测庆大霉素的血药浓度有助于尽快达到期望的有效浓度。监测峰浓度可以了解有效性，监测谷浓度可以避免药物蓄积，从而预防药物毒性作用
					HD 后可按感染严重程度，成人按体重一次补给剂量 1~1.7mg/kg，小儿（3 个月以上）一次补给 2~2.5mg/kg	
依替米星	是	峰浓度：给药结束后 30~60 分钟；谷浓度：下次给药前	按 7.5mg/kg q.12h. 给药时：峰浓度 15~30μg/ml，谷浓度 5~10μg/ml；按 15mg/kg q.d. 给药时：峰浓度 56~64μg/ml，谷浓度＜1μg/ml	建议有条件时监测血药浓度，并据此调整剂量，尤其对新生儿、老年人和肾功能减退者	肾功能不全者不宜使用依替米星，如必须使用，则需进行血药浓度监测并根据结果调整剂量或调整给药间隔	依替米星的治疗窗窄、安全性小，可引起耳毒性和肾毒性。有条件时应监测血药浓度以防止毒副作用的发生

注：HD，血液透析；PD，腹膜透析；CVVH，连续性静脉 - 静脉血液滤过；CRRT，连续性肾脏替代治疗；HVHF，高容量血液滤过；CHDF，连续血液滤过透析；MODS，多器官功能障碍综合征；CAVH，连续动静脉血液滤过；CVVHD，连续静脉 - 静脉血液透析；cSSTI，复杂皮肤软组织感染；MRSA，耐甲氧西林金黄色葡萄球菌。

对血药浓度的正确解读是治疗药物监测的关键环节，应结合患者的诊断、原发性疾病、肝肾功能情况、联合用药情况、采血时间等对血药浓度结果进行综合分析，制订符合患者具体情况的个体化给药方案。依据 TDM 结果调整个体化给药方案，有三种方案：

（1）稳态一点法：多次给药血药浓度达稳态时，采血测定血药浓度，若此浓度与目标浓度相差较大，可根据式（3-18）对原有给药方案进行调整。

$$D' = D \times C'/C \qquad \text{式(3-18)}$$

式中，D' 为校正剂量，D 为原剂量，C' 为目标浓度，C 为测得浓度。使用条件：①血药浓度与剂量之间成线性依赖关系；②采血必须在达到稳态血药浓度后进行，通常在下次给药前测定稳态谷浓度。

（2）重复一点法：先后给予患者两次试验剂量，在消除相的同一时间点各采血一次。准确测定两次血样的浓度，按式（3-19）和式（3-20）算出消除速率常数（K）和分布容积（V_d）：

$$K = \frac{\ln \dfrac{C_1}{C_2 - C_1}}{\tau} \qquad \text{式(3-19)}$$

$$V_d = \frac{De^{-K\tau}}{C_1} \qquad \text{式(3-20)}$$

式中，C_1 为第一次所测血药浓度，C_2 为第二次所测血药浓度，D 为试验剂量，τ 为给药间隔。

（3）Bayesian 反馈法：Bayesian 反馈法是以群体药代动力学参数为基础，将患者 1~2 点血药浓度的信息与已知的群体药代动力学参数信息相结合，估算出个体的药代动力学参数。具体步骤如下：①根据大量患者 1~4 点血药浓度数据，建立群体数据库，此数据库应有代表性，如包括年龄、体重和心、肾、肝功能；另外数据库应包括各个时间段，如吸收相、分布相、消除相，以囊括各时相信息；②使用群体药代动力学计算机程序，估算出群体药代动力学参数；③取患者 1~2 个反馈血药浓度点，将相应血药浓度和时间输入 Bayesian 反馈程序，即可得到该个体患者准确的药代动力学参数；④应用该个体的药代动力学参数重新调整给药剂量，如此反复，直到达到最佳剂量。

（三）基于药物基因组学选择和调整给药方案

药物基因组学（pharmacogenomics）是在 1997 年人类基因组计划获得进展的基础上提出的，以药物遗传多态性为基础，从基因组整体角度研究药物与遗传的关系，而不仅是从单基因角度研究。主要以药物效应和安全性为目标，研究各种基因突变与药效及安全性之间的关系，也就是要改变传统的“一药盖全、千人一量”的用药模式，转变为“量体裁衣、因人施药”的新型用药模式。

1. 根据患者基因型选择合适的药物　根据患者的药物代谢酶、转运蛋白和药物作用靶点的基因型如何影响所用药物在体内的药代动力学参数，以及如何改变对药物的敏感性来选择药物剂量，以最大限度地减少药物不良反应，并最大限度地提高药物治疗效应。硫代嘌呤甲基转移酶（TPMT）是嘌呤类药物代谢过程中的关键酶，慢代谢者在使用标准剂量硫唑嘌呤药物治疗时，由于TPMT活性降低导致硫唑嘌呤药物失活减少，不良反应发生风险增加，因此不推荐这类患者使用硫唑嘌呤。

2. **根据患者基因型选择个体化剂量** 基于患者药物代谢酶基因多态性对所用药物代谢的影响和药物的生物等效性、药物体内清除率、AUC等参数进行剂量调整，能增加处方的有效性，减少无效处方的可能性，避免毒副作用等，从而减少患者就诊次数，最终节约医疗费用。他克莫司主要被肝脏和肠黏膜CYP3A酶系代谢，原型药物在尿液和粪便中的排泄不到5%，大量文献报道CYP3A5基因多态性与他克莫司药代动力学密切相关，不同基因型患者要达到相同目标的血药浓度，需要不同剂量的他克莫司治疗，*1等位基因携带者比*3基因携带者需要更高剂量的他克莫司，才能维持在有效血药浓度范围内发挥治疗效果。因此建议起始剂量通过基因检测技术确定CYP3A5基因分型来预测，维持剂量根据TDM结果进行调整，达到目标浓度后定期进行治疗药物监测，以提高临床疗效并减少不良事件的发生。

（四）基于肾脏病症状调整给药方案

肾脏病患者即使在肾功能正常阶段，也常常伴发低蛋白血症、水肿、高凝等情况，会影响药物药代动力学过程。

低蛋白血症的特殊病理生理状态导致白蛋白重新分布，影响药物在体内的分布。低蛋白血症同时影响药物排泄，游离型药物浓度增高，体内药物清除率增加。水肿和腹水增加药物的表观分布容积，对水溶性药物的分布影响较大，因水溶性药物主要分布在细胞外液，水肿和/或腹水将使其体内药物浓度下降，影响药效。

参考文献

[1] ABUHELWA A Y, WILLIAMS D B, UPTON R N, et al. Food, gastrointestinal pH, and models of oral drug absorption. Eur J Pharm Biopharm, 2017, 112: 234-248.

[2] JOHNSON C, GIBSON B. The patient with renal disease. Surgery (Oxford), 2016, 34 (8): 411-415.

[3] ARORA K, NESBITT I. The patient with renal disease. Surgery (Oxford), 2019, 37 (12): 689-694.

[4] ATKINSON A J, REIDENBERG M M. Effects of renal disease on pharmacokinetics: Chapter 5//Principles of Clinical Pharmacology. 2nd ed. Burlington: Academic Press, 2007: 51-58.

[5] YEUNG C K, SHEN D D, THUMMEL K E, et al. Effects of chronic kidney disease and uremia on hepatic

drug metabolism and transport. Kidney Int, 2014, 85 (3): 522-528.

[6] NAUD J, MICHAUD J, LEBLOND F A, et al. Effects of chronic renal failure on liver drug transporters. Drug Metab Dispos, 2008, 36 (1): 124-128.

[7] TAN M, YOSHIDA K, ZHAO P, et al. Effect of chronic kidney disease on nonrenal elimination pathways: a systematic assessment of CYP1A2, CYP2C8, CYP2C9, CYP2C19, and OATP. Clin Pharmacol Ther, 2018, 103 (5): 854-867.

[8] NAUD J, MICHAUD J, BOISVERT C, et al. Down-regulation of intestinal drug transporters in chronic renal failure in rats. J Pharmacol Exp Ther, 2007, 320 (3): 978-985.

[9] NAUD J, MICHAUD J, BEAUCHEMIN S, et al. Effects of chronic renal failure on kidney drug transporters and cytochrome P450 in rats. Drug Metab Dispos, 2011, 39 (8): 1363-1369.

[10] WALI R K, HENRICH W L. Recent developments in toxic nephropathy. Curr Opin Nephrol Hypertens, 2002, 11 (2): 155-163.

[11] DE MARTIN S, ORLANDO R, BERTOLI M, et al. Differential effect of chronic renal failure on the pharmacokinetics of lidocaine in patients receiving and not receiving hemodialysis. Clin Pharmacol Ther, 2006, 80 (6): 597-606.

[12] LOBO E D, HEATHMAN M, KUAN H, et al. Effects of varying degrees of renal impairment on the pharmacokinetics of duloxetine: analysis of a single-dose phase I study and pooled steady-state data from phase Ⅱ/Ⅲ trials. Clin Pharmacokinet, 2010, 49 (5): 311-321.

[13] TURPEINEN M, KOIVUVIITA N, TOLONEN A, et al. Effect of renal impairment on the pharmacokinetics of bupropion and its metabolites. Brit J Clin Pharmaco, 2007, 64 (2): 165-173.

[14] OHNHAUS E E, VOZEH S, NÜESCH E. Absolute bioavailability of digoxin in chronic renal failure. Clin Nephrol, 1979, 11 (6): 302-306.

[15] NOLIN T D, NAUD J, LEBLOND F A, et al. Emerging evidence of the impact of kidney disease on drug metabolism and transport. Clin Pharmacol Ther, 2008, 83 (6): 898-903.

[16] VEAU C, LEROY C, BANIDE H, et al. Effect of chronic renal failure on the expression and function of rat intestinal P-glycoprotein in drug excretion. Nephrol Dial Transplant, 2001, 16 (8): 1607-1614.

[17] LAM Y W, BANERJI S, HATFIELD C, et al. Principles of drug administration in renal insufficiency. Clin Pharmacokinet, 1997, 32 (1): 30-57.

[18] EYLER R F, MUELLER B A. Antibiotic pharmacokinetic and pharmacodynamic considerations in patients with kidney disease. Adv Chronic Kidney D, 2010, 17 (5): 392-403.

[19] ARONOFF G R, BENNETT W M, BERNS J S, et al. Drug prescribing in renal failure dosing guidelines for adults and children. Philadelphia: American College of Physicians, 2007.

[20] 抗菌药物临床应用指导原则修订工作组 . 抗菌药物临床应用指导原则 . 2015 年版 . 北京 : 人民卫生出版社 , 2015.

[21] 甘露名 , 宋香清 . 腹膜透析并金黄色葡萄球菌感染哌拉西林他唑巴坦用药方案分析及优化 . 中国药业 , 2015, 24 (13): 44-46.

[22] 叶静 , 杭永付 , 谢诚 . 超频次用药致腹膜透析患者万古霉素排泄延迟 . 药物不良反应杂志 , 2019 (3): 239-240.

[23] 马珂 , 卢晓阳 , 陈红梅 . 腹膜透析患者的药学监护 . 浙江 : 杭州大学出版社 , 2017.

[24] 陈秋潮 , 沈鸣华 , 廖履坦 , 等 . 庆大霉素在血液透析患者中的药代动力学研究 . 新药与临床 , 1984 (5): 7-9.

[25] 佑航标 , 张文平 , 陈洋 , 等 . 肾功能不全患者抗感染治疗用药思考 . 中国现代药物应用 , 2016, 10 (5): 283-285.

[26] 马丽丽 , 许红梅 . 连续性血液净化疗法对危重患者药物清除率的影响 . 实用医药杂志 , 2015, 32 (10): 878-881.

[27] YAMAMOTO T, YASUNO N, KATADA S, et al. Proposal of a pharmacokinetically optimized dosage regimen of antibiotics in patients receiving continuous hemodiafiltration. Antimicrob Agents Chemother, 2011, 55 (12): 5804-5812.

[28] 徐海平，张浩然，马晓迎，等. 左卡尼汀在维持性血液透析和维持性腹膜透析患者中药代动力学特点. 中国医药导刊，2017, 19 (5): 494-496.

[29] 蔡云，徐锦龙，张茂. 脓毒症患者在接受持续血液透析滤过时哌拉西林他唑巴坦的药代动力学研究. 中国临床药理学与治疗学，2018, 23 (8): 905-911.

[30] 全国eGFR课题协作组. MDRD方程在我国慢性肾脏病患者中的改良和评估. 中华肾脏病杂志，2006 (10): 589-595.

[31] DE ROUW N, CROES S, POSTHUMA R, et al. Pharmacokinetically-guided dosing of pemetrexed in a patient with renal impairment and a patient requiring hemodialysis. Lung Cancer, 2019, 130: 156-158.

[32] UDY A A, BAPTISTA J P, LIM N L, et al. Augmented renal clearance in the ICU: results of a multicenter observational study of renal function in critically ill patients with normal plasma creatinine concentrations*. Crit Care Med, 2014, 42 (3): 520-527.

[33] VILAY A M, CHURCHWELL M D, MUELLER B A. Clinical review: drug metabolism and nonrenal clearance in acute kidney injury. Critical care, 2008, 12 (6): 235.

[34] BAUER S R, SALEM C, CONNOR M J J, et al. Pharmacokinetics and pharmacodynamics of piperacillin-tazobactam in 42 patients treated with concomitant CRRT. Clin J Am Soc Nephrol, 2012, 7 (3): 452-457.

[35] GOLPER T A, WEDEL S K, KAPLAN A A, et al. Drug removal during continuous arteriovenous hemofiltration: theory and clinical observations. Int J Artif Organs, 1985, 8 (6): 307-312.

[36] VILAY A M, SHAH K H, CHURCHWELL M D, et al. Modeled dalbavancin transmembrane clearance during intermittent and continuous renal replacement therapies. Blood Purificat, 2010, 30 (1): 37-43.

[37] MALCOL M, THOMAS N T. 临床药动学. 彭彬，译. 湖南：湖南科学技术出版社，1999.

[38] PATEL J H, CHURCHWELL M D, SEROOGY J D, et al. Telavancin and hydroxy propyl-beta-cyclodextrin clearance during continuous renal replacement therapy: an in vitro study. Int J Artif Organs, 2009, 32 (10): 745-751.

[39] 中华医学会. 临床诊疗指南：肾脏病学分册. 北京：人民卫生出版社，2011.

[40] WEBSTER A C, NAGLER E V, MORTON R L, et al. Chronic kidney disease. The Lancet, 2017, 389 (10075): 1238-1252.

[41] 陈新谦，金有豫，汤光. 新编药物学. 18版. 北京：人民卫生出版社，2018.

[42] 姜玲，史天陆. 肾功能不全患者治疗临床药师指导手册. 北京：人民卫生出版社，2014.

[43] ZEIND C S, CARVALHO M G. Applied therapeutics: the clinical use of drugs. Philadelphia: Wolters Kluwer Health, 2018.

[44] KDIGO C W G. KDIGO 2012 Clinical Practice guideline for the evaluation and management of chronic kidney disease. Kidney Int (Suppl), 2013, 3: 1-150.

[45] 万古霉素临床应用剂量专家组. 万古霉素临床应用剂量中国专家共识. 中华传染病杂志，2012, 30 (11): 641-646.

[46] 中国研究型医院学会危重医学专业委员会，中国研究型医院学会感染性疾病循证与转化专业委员会. 多黏菌素临床应用中国专家共识. 中华急诊医学杂志，2019, 28 (10): 1218-1222.

[47] 中国高血压防治指南修订委员会，中国高血压联盟，中华医学会心血管病学分会中国医师协会高血压专业委员会，等. 中国高血压防治指南 (2018年修订版). 中国心血管杂志，2019, 24 (1): 24-56.

[48] 中国医师协会内分泌代谢科医师分会. 2型糖尿病合并慢性肾脏病口服降糖药用药原则中国专家共识 (2015年更新版). 中华内分泌代谢杂志，2016, 32 (6): 455-460.

[49] PALMER S C, CRAIG J C, NAVANEETHAN S D, et al. Benefits and harms of statin therapy for persons with chronic kidney disease: a systematic review and meta-analysis. Ann Intern Med, 2012, 157 (4):

263-275.

[50] WANNER C, TONELLI M. KDIGO clinical practice guideline for lipid management in CKD: summary of recommendation statements and clinical approach to the patient. Kidney Int, 2014, 85 (6): 1303-1309.

[51] HANDE K R, NOONE R M, STONE W J. Severe allopurinol toxicity. Description and guidelines for prevention in patients with renal insufficiency. Am J Med, 1984, 76 (1): 47-56.

[52] SCHOOT T S, MOLMANS T H J, GROOTENS K P, et al. Systematic review and practical guideline for the prevention and management of the renal side effects of lithium therapy. Eur Neuropsychopharmacol, 2020, 31: 16-32.

[53] CARALPS A. Metoclopramide and renal failure. Lancet, 1979, 1 (8115): 554.

[54] WHITTAKER C F, MIKLICH M A, PATEL R S, et al. Medication safety principles and practice in CKD. Clin J Am Soc Nephrol, 2018, 13 (11): 1738-1746.

[55] LEVEY A S, INKER L A, CORESH J. GFR estimation: from physiology to public health. Am J Kidney Dis, 2014, 63 (5): 820-834.

[56] LI D, YIN W, YI Y, et al. Development and validation of a more accurate estimating equation for glomerular filtration rate in a Chinese population. Kidney Int, 2019, 95 (3): 636-646.

[57] MATZKE G R, ARONOFF G R, ATKINSON A J J, et al. Drug dosing consideration in patients with acute and chronic kidney disease-a clinical update from Kidney Disease: Improving Global Outcomes (KDIGO). Kidney Int, 2011, 80 (11): 1122-1137.

[58] 张相林，缪丽燕，陈文倩. 治疗药物监测工作规范专家共识 (2019 版). 中国医院用药评价与分析，2019, 19 (8): 897-898.

[59] 陈崴，余学清. 中国成人肾病综合征免疫抑制治疗专家共识. 中华肾脏病杂志，2014, 30 (6): 467-474.

[60] 他克莫司在狼疮肾炎中应用的中国专家共识讨论组. 他克莫司在狼疮肾炎中应用的中国专家共识讨论组. 中华风湿病学杂志，2017, 21 (7): 483-485.

[61] CATTRAN D C, FEEHALLY J, COOK H T, et al. Kidney disease: Improving global outcomes (KDIGO) glomerulonephritis work group. KDIGO clinical practice guideline for glomerulonephritis. Kidney Int, 2012, 2 (2): 139-274.

[62] YE Z, CHEN Y, CHEN K, et al. Therapeutic drug monitoring of vancomycin: a guideline of the Division of Therapeutic Drug Monitoring, Chinese Pharmacological Society. J Antimicrob Chemother, 2016, 71 (11): 3020-3025.

[63] ZELENITSKY S A, ARIANO R E, MCCRAE M L, et al. Initial vancomycin dosing protocol to achieve therapeutic serum concentrations in patients undergoing hemodialysis. Clin Infect Dis, 2012, 55 (4): 527-533.

[64] BOGARD K N, PETERSON N T, PLUMB T J, et al. Antibiotic dosing during sustained low-efficiency dialysis: special considerations in adult critically ill patients. Crit Care Med, 2011, 39 (3): 560-570.

[65] PIRAINO B, BAILIE G R, BERNARDINI J, et al. Peritoneal dialysis-related infections recommendations: 2005 update. Perit Dial Int, 2005, 30 (4): 393-423.

[66] 替考拉宁临床应用剂量专家共识组. 替考拉宁临床应用剂量专家共识. 中华结核和呼吸杂志，2016, 39 (7): 500-508.

[67] WOLTER K, CLAUS M, WAGNER K, et al. Teicoplanin pharmacokinetics and dosage recommendations in chronic hemodialysis patients and in patients undergoing continuous veno-venous hemodialysis. Clin Nephrol, 1994, 42 (6): 389-397.

[68] YAGASAKI K, GANDO S, MATSUDA N, et al. Pharmacokinetics of teicoplanin in critically ill patients undergoing continuous hemodiafiltration. Intens Care Med, 2003, 29 (11): 2094-2095.

[69] HILLAIRE-BUYS D, PEYRIERE H, LOBJOIE E, et al. Influence of arterio-venous haemofiltration on

teicoplanin elimination. Brit J Clin Pharmaco, 1995, 40 (1): 95-97.
[70] ROWLAND M. Clinical pharmacokinetics of teicoplanin. Clin Pharmacokinet, 1990, 18 (3): 184-209.
[71] CHEN K, ZHANG X, KE X, et al. Individualized medication of voriconazole: a practice guideline of the division of therapeutic drug monitoring, Chinese pharmacological society. Ther Drug Monit, 2018, 40 (6): 663-674.
[72] PENG L W, LIEN Y H. Pharmacokinetics of single, oral-dose voriconazole in peritoneal dialysis patients. Am J Kidney Dis, 2005, 45 (1): 162-166.
[73] 中华医学会心血管病学分会心力衰竭学组，中国医师协会心力衰竭专业委员会，中华心血管病杂志编辑委员会. 中国心力衰竭诊断和治疗指南 2018. 中华心血管病杂志，2018, 46 (10): 760-789.
[74] 关小平，林山鹰，陈惠清，等. 肝、肾功能不全的慢性心力衰竭患者地高辛血药浓度监测及个体化给药. 吉林医学，2005 (6): 582-583.
[75] 范德墉，谈青，邹伟华. LC-MS 法检测血液透析对尿毒症伴心力衰竭患者地高辛血药浓度的影响. 浙江医学，2014 (20): 1693-1695.
[76] PEA F, FURLANUT M, COJUTTI P, et al. Therapeutic drug monitoring of linezolid: a retrospective monocentric analysis. Antimicrob Agents Chemother, 2010, 54 (11): 4605-4610.
[77] 屠越兴，韩芳，吴爱萍，等. 不同剂量 CRRT 对脓毒症患者利奈唑胺体内清除的影响. 浙江医学，2017, 39 (22): 1988-1990.
[78] 刘晓东，于丹，张智洁，等. 应用蒙特卡罗模拟法评价不同 MRSA 感染人群利奈唑胺给药方案. 实用药物与临床，2013, 16 (10): 931-933.
[79] 陈婷，黄晓会，陈霁晖，等. 美罗培南在肾功能不全患者中的血药浓度监测结果及药代动力学研究. 中国医药，2017, 12 (6): 920-924.
[80] 王迎鑫. 不同 CRRT 治疗剂量对接受连续性肾脏替代治疗的脓毒症患者美罗培南血浆药物浓度的影响. 石家庄：河北医科大学，2017.[2021-02-30]. https://kreader. cnki. net/Kreader/CatalogViewPage. aspx ? dbCode=cdmd&filename=1017826850. nh&tablename=CMFD201801&compose=&first=1&uid=.
[81] 许高奇，朱立勤，刘薇，等. 接受连续性静脉 - 静脉血液滤过治疗的多器官功能障碍综合征患者亚胺培南抗感染方案的优化. 中国新药与临床杂志，2015, 34 (10): 802-806.
[82] 李斌. 输注时间对接受连续性肾脏替代治疗的重症脓毒症患者亚胺培南血浆药物浓度的影响. 石家庄：河北医科大学，2015.[2021-02-30]. https://kreader. cnki. net/Kreader/CatalogViewPage. aspx ? dbCode=cdmd&filename=1015325873. nh&tablename=CMFD201601&compose=&first=1&uid=.
[83] SAFDAR N, ANDES D, CRAIG W A. In vivo pharmacodynamic activity of daptomycin. Antimicrob Agents Chemother, 2004, 48 (1): 63-68.
[84] 达托霉素临床应用专家意见编写专家组，中国研究型医院学会感染性疾病循证与转化专业委员会. 达托霉素临床应用专家意见. 中国感染控制杂志，2019, 18 (11): 989-1003.
[85] 张相林. 治疗药物监测临床应用手册. 北京：人民卫生出版社，2019.
[86] BIRDWELL K A, DECKER B, BARBARINO J M, et al. Clinical pharmacogenetics implementation consortium (CPIC) guidelines for CYP3A5 genotype and tacrolimus dosing. Clin Pharmacol Ther, 2015, 98 (1): 19-24.
[87] 中华医学会肾脏病分会. 腹膜透析标准操作规程. 2010 版. 北京：人民卫生出版社，2010.
[88] 倪兆慧，陈雅. 持续性不卧床腹膜透析及日间不卧床腹膜透析临床效能评判及比较. 肾脏病与透析肾移植杂志，2012, 21 (4): 353-354.
[89] 张志宏，俞雨生. 日间不卧床腹膜透析的优势与应用. 肾脏病与透析肾移植杂志，2020, 29 (3): 270-274.
[90] SHLIPAK M G, TUMMALAPALLI S L, BOULWARE L E, et al. The case for early identification and intervention of chronic kidney disease: conclusions from a Kidney Disease: Improving Global

Outcomes (KDIGO) controversies conference. Kidney Int, 2021, 99 (1): 34-47.

[91] HIEMKE C, BERGEMANN N, CLEMENT H W, et al. Consensus guidelines for therapeutic drug monitoring in neuropsychopharmacology: update 2017. Pharmacopsychiatry, 2018, 51 (1-2): 9-62.

[92] RELLING M V, SCHWAB M, WHIRL-CARRILLO M, et al. Clinical pharmacogenetics implementation consortium guideline for thiopurine dosing based on TPMT and NUDT15 genotypes: 2018 update. Clin Pharmacol Ther, 2019, 105 (5): 1095-1105.

[93] WEINSHILBOUM R. Inheritance and drug response. N Engl J Med, 2003, 348 (6): 529-537.

第四章
肾脏病患者的药物剂量调整

一、感染性疾病用药

药物	给药途径	食物影响	F/%	t_{max}/h	C_{max}/(μg/ml)	蛋白结合率/%	V_d/L	代谢和排出途径及比例	$^{1}t_{1/2}$/h	$^{2}t_{1/2}$/h	正常剂量	Ccr 50~90ml/min	Ccr 10~50ml/min	Ccr<10ml/min	透析清除情况	血液透析/CAPD/CRRT 剂量
(一) 抗微生物药及抗寄生虫药																
1. 青霉素类																
青霉素	i.m. i.v.gtt.	—	—	NA	20(SD)	45~65	0.35	正常人中青霉素的代谢主要是通过肾脏，约19%的药物在肝脏代谢，经胆汁排泄，75%的药物经肾脏排泄	0.5	6~20	i.v.: 50万~400万U q.4h. i.m.: 80万~200万U，分3~4次给药	i.v.: 50万~400万U q.4h.	i.v.: 50万~400万U q.8h.	i.v.: 50万~400万U q.12h.	血液透析可清除	血液透析:i.v.:50万~400万U q.12h.(透析日透析后给药) CAPD:i.v. 50万~400万U q.12h. CRRT:i.v. 100万~400万U q.6h.~q.8h.
普鲁卡因青霉素	i.m.	—	—	0.5	1.6	45~65	0.35	约30%的药物在肝脏代谢，60%~90%的药物以原型药经肾脏排泄	0.5	6~20	40万~80万U q.d.或b.i.d.	40万~80万U q.d.或b.i.d.	30万~60万U q.d.或b.i.d.	10万~40万U q.d.或b.i.d.	血液透析可清除	血液透析:透析后补充50%原剂量 CAPD、CRRT:NA
青霉素V钾	p.o.	空腹	60~73	1	5~6(SD)	65	NA	56%经肝脏代谢失活，主要随尿液排出，其中20%~30%以原型药随尿液排出，34%以青霉噻唑酸随尿液排出	0.5	4.1	250~500mg q.6h.~q.8h.	250~500mg q.6h.~q.8h.	250~500mg q.6h.~q.8h.	250~500mg q.8h.~q.12h.	血液透析可清除，腹膜透析无此作用	血液透析:250~500mg q.8h.~q.12h.(透析日透析后给药) CAPD:250~500mg q.6h.~q.8h. CRRT:NA

续表

药物	给药途径	食物影响	F/%	t_{max}/h	C_{max}/(μg/ml)	蛋白结合率/%	V_d/L	代谢和排出途径及比例	${}^1t_{1/2}$/h	${}^2t_{1/2}$/h	正常剂量	Ccr 50~90ml/min	Ccr 10~50ml/min	Ccr<10ml/min	透析清除情况	血液透析/CAPD/CRRT 剂量
苄星青霉素	i.m.	—	—	NA	0.15(SD)	60	NA	主要经肾脏排泄，少量经胆汁排泄	NA	NA	60~120 万 U，q.2w.~q.4w.	60~120 万 U，q.2w.~q.4w.	75% 剂量	20%~50% 剂量	NA	血液透析：20%~50% 剂量 CAPD、CRRT：NA
阿莫西林	p.o.	餐中或空腹服用	80	1.2	5.5~7.5(SD)	17~20	0.36L/kg	约 30% 在肝脏代谢，60% 以原型药随尿液排出，20% 以青霉噻唑酸随尿液排出，另有部分药物经胆汁排泄	1~1.3	7	0.5~1.0g q.6h.~q.8h.	0.5g q.6h.~q.8h.	0.25~0.5g q.8h.	0.25~0.5g q.d.	血液透析可清除部分药物，腹膜透析不能清除本药	血液透析：0.25~0.5g q.d. CAPD：0.25g q.12h. CRRT：0.5g q.8h.~q.12h.
阿莫西林/克拉维酸	p.o. i.v.gtt.	餐中或空腹服用	p.o.：80/30~98	NA	p.o.：11.6/2.2(SD)	18/25	0.36/0.21L/kg	以高浓度从尿液中排出，8h 尿液中排泄率阿莫西林 60%，克拉维酸 50%	1.4/1	5~20/4	p.o.：500/125mg q.8h. i.v.：1.2g q.8h.~q.12h.	p.o.：500/125mg q.8h. i.v.，>30ml/min，1.2g q.8h.~q.12h	p.o.：0.25~0.5g(阿莫西林) q.12h. i.v.：10~30ml/min，首剂 1.2g，维持 0.6g q.12h.	p.o.：0.25~0.5g(阿莫西林) q.d. i.v.：首剂 1.2g，维持 0.6g q.24h.	血液透析可清除	血液透析：p.o.：0.25~0.5g(阿莫西林) q.d.(透析日透析后额外给 1 剂) CAPD、CRRT：NA
氟氯西林	p.o. i.m. i.v.gtt.	空腹	p.o.：30~50	1	p.o.：6~10(SD) i.v.：3.1~27(SD)	95	NA	在正常受试者中，大约 10% 的氟氯西林被代谢为青霉酸。50%~65% 以原型药随尿液排出。少量被排泄到胆汁中	0.75~1.5	NA	p.o.：250mg q.6h. i.v.：0.25~2g q.4h.~q.6h.	p.o.：250mg q.6h. i.v.：0.25~2g q.4h.~q.6h.	p.o.：250mg q.6h. i.v.：0.25~2g q.4h.~q.6h.	减量或延长给药间隔	血液透析不能有效清除药物	NA
苯唑西林	i.m. i.v.gtt.	—	—	NA	43(SD)	90~94	0.4L/kg	49% 由肝脏代谢，部分药物以原型药随尿液排出，10% 随胆汁排泄	0.5~0.7	NA	250mg~2g q.4h.~q.6h.				血液透析不可清除	NA
氯唑西林	p.o. i.m. i.v.gtt.	空腹	50~75	1~2	7.5~14(SD)	95	0.1L/kg	肝脏代谢 30%~60%，肾脏排泄 40%~70%	0.5~1.1	1~3	p.o.：500mg q.6h. i.v.：4~6g/d，q.6h.~q.12h.，最大剂量 2g q.4h.				血液透析和腹膜透析均不能有效清除	NA
氨苄西林	p.o. i.v.gtt.	无影响	NA	0.5~1	100(SD)	18~22	0.29L/kg	12%~50% 由肝脏代谢，部分以原型药从尿液排泄。24h 排出量：口服 20%~40%、肌内 50%、静脉 70%	1.2	7~20	p.o.：0.5g q.6h. i.v.：1~2g q.4h.~q.6h.	p.o.：0.5g q.6h. i.v.：1~2g q.4h.~q.6h.	p.o.：0.25~0.5g q.6h.~q.12h. i.v.：30~50ml/min，1~2g q.6h.~q.8h.，10~30ml/min，1~2g q.8h.~q.12h.	p.o.：0.25~0.5g q.12h.~q.24h. i.v.：1~2g q.12h.	血液透析可清除，腹膜透析无此作用	血液透析：p.o.：0.25~0.5g q.12h.~q.24h. i.v.：1~2g q.12h.(透析日透析后额外给 1 剂) CAPD：0.5~1g q.12h. CRRT：1~2g q.8h.~q.12h.
巴氨西林	p.o.	—	98	1	NA	17~20	27	70%~75% 的给药量以氨苄西林形式经肾脏排泄，约 0.1% 经胆汁排泄	1.1	少尿液期：4~6h；最长达 15~20h	0.4~0.8g q.12h.	0.4g q.6h.	0.4g q.6h.~q.12h.	0.4g q.12h.~q.d.	血液透析可清除大部分药物	NA

续表

药物	给药途径	食物影响	F/%	t_{max}/h	C_{max}/(μg/ml)	蛋白结合率/%	V_d/L	代谢和排出途径及比例	$^1t_{1/2}$/h	$^2t_{1/2}$/h	正常剂量	Ccr 50~90ml/min	Ccr 10~50ml/min	Ccr<10ml/min	透析清除情况	血液透析/CAPD/CRRT 剂量
阿洛西林	i.v.gtt.	—	—	NA	250~300	30~46	0.33~0.35L/kg	60%~75% 经肾脏排泄，4%~5% 经胆汁排泄	1.53	NA	2~4g q.6h.	>30ml/min：2~4g q.6h.~q.8h.	10~30ml/min：2~4g q.8h.~q.12h.	2~4g q.12h.~q.18h.	透析后 6h 和 4h 分别有 46% 和 30% 的药物被清除	血液透析：40mg/kg q.12h.（透析后加 80mg/kg） CAPD、CRRT：NA
哌拉西林	i.v.gtt.	—	—	NA	400	17~22	0.18~0.3L/kg	60%~80% 以原型药在尿液中迅速排出，6h 胆汁的总排泄率约为 7.2%	0.6~1.2	3.3~5.1	3~4g q.4h.~q.6h.，每天最大 24g	>40ml/min：3~4g q.4h.~q.6h.	20~40ml/min：3~4g q.8h. <20ml/min：3~4g q.12h.	2g q.8h.	透析后 4h 可清除 30%~50%	血液透析：2g q.8h.（透析后额外给药 1g） CAPD、CRRT：NA
美洛西林	静脉给药 i.m.	—	—	i.m.：1	152	42	10~13.4	50% 经肝脏代谢，61%~69% 经肾脏排泄，4% 经胆汁排泄	0.7~1.1	NA	i.v.：1~2g q.6h.~q.8h.	1~2g q.6h.~q.8h.	1~2g q.6h.~q.8h.	1~2g q.8h.~q.12h.	透析后 4h 可清除 18%	NA
羧苄西林钠	i.v.gtt. p.o.	—	NA	p.o.：1	i.v.：140 p.o.：6	50	9~18	36%~43% 经肾脏排泄	1	10~15	2~6g q.4h.~q.6h.	2~6g q.8h.~q.12h.	2~6g q.12h.~q.24h.	2~6g q.24h.~q.48h.	透析可清除	血液透析：2g q.6h.~q.12h.（透析后补充 2g） CAPD、CRRT：NA
替卡西林	i.v.gtt. i.m.	—	—	i.m.：0.5~1	260	45	12~16	80% 经肾脏排泄	1.2	13	3g q.4h.~q.6h.	30~60ml/min：2g q.4h.	10~30ml/min：2g q.8h.	2g q.12h.	透析可清除	血液透析：2g q.12h.（透后补充 3g） CAPD、CRRT：NA
萘夫西林	i.v.gtt. i.m.	—	—	NA	30（SD）	90~94	27.1 V_{ss}	60%~70% 经肝脏代谢，主要经非肾脏排泄，经胆道排泄 8%，仅约 30% 的萘夫西林以原型药排泄	0.5~1	NA	1~2g q.4h. 重度肾脏和肝脏损害：常用剂量减少 50%	1~2g q.4h.	1~2g q.4h.	1~2g q.4h.	血液透析不能清除	血液透析：1~2g q.4h. CAPD、CRRT：NA
双氯西林	p.o.	空腹	37	1~1.5	10~17（SD）	98	0.1L/kg	35%~90% 经肾脏排泄	0.7	0.7	125~500mg q.6h.	125~500mg q.6h.	125~500mg q.6h.	125~500mg q.6h.	血液透析不能清除	NA
替莫西林	i.v.gtt.	—	—	NA	NA	85	NA	NA	4	NA	1~2g q.12h.	1~2g q.12h.	1~2g q.d.	1g q.48h.	NA	血液透析：1g q.48h. CAPD：1g q.48h. CRRT：NA
2. 头孢菌素类																
头孢氨苄	p.o.	餐中或空腹服用	90	1	18（SD）	5~15	0.38L/kg（V/F）	>90% 经肾脏以原型药排泄	1	20	0.5g q.6h.	0.5g q.12h.	0.5g q.12h.	250mg q.12h.	血液透析可清除	血液透析：250mg q.12h. CAPD：0.5g q.12h. CRRT：NA
头孢拉定	p.o. i.v.gtt.	无影响	NA	1	p.o.：11~18 i.v.：46	6~10	24.3	95% 经肾脏排泄，少部分由胆汁排出	p.o.：1 i.v.：0.8~1	NA	p.o.：0.25~0.5g q.8h. i.v.：1~2g q.6h.~q.8h.	p.o.：0.5g q.8h.	p.o.：5~20ml/min，0.25g q.8h.	p.o.：0.25g q.8h.	NA	NA
头孢羟氨苄	p.o.	餐中或空腹服用	90	NA	16（SD）	20	0.31L/kg（V/F）	>90% 经肾脏排泄	1.5	20	1g q.12h.	1g q.12h.	1g，然后 500mg q.12h.~q.24h.	1g，然后 500mg q.36h.	透析可清除 63%	血液透析：1g，然后 500mg q.36h. CAPD：500mg q.d. CRRT：NA

续表

药物	给药途径	食物影响	F/%	t_{max}/h	C_{max}/(μg/ml)	蛋白结合率/%	V_d/L	代谢和排出途径及比例	$^1t_{1/2}$/h	$^2t_{1/2}$/h	正常剂量	Ccr 50~90ml/min	Ccr 10~50ml/min	Ccr<10ml/min	透析清除情况	血液透析/CAPD/CRRT 剂量
头孢唑林钠	i.v.gtt.	—	—	NA	188(SD)	73~87	0.19L/kg	以原型药排泄，80%~90%经肾脏排泄	1.9	40~70	1~2g q.8h.	1~2g q.8h.	1~2g q.12h.	1~2g q.12h.~q.48h.	透析可清除60%	透析清除：1~2g q.12h.~q.48h. CAPD：0.5g q.12h. CRRT：1~2g q.12h.
头孢尼西	i.v.gtt. i.m.	—	—	i.m.：1	i.m.：99 i.v.：221	96~98	0.09~0.18L/kg	99% 经肾脏排泄	i.m.：4.5~7.2 i.v.：2.6~4.6	65~70	0.5~2g q.d.	8~25mg/kg q.d.	4mg~20mg/kg q.d.	3~15mg/kg q.d.	血液透析不能清除	血液透析：无须追加剂量 CAPD、CRRT：NA
头孢硫脒	i.v.gtt.	—	—	NA	68.93 ± 6.86	23	NA	在机体内几乎不代谢，90% 经肾脏排泄	1.19 ± 0.12	NA	1~2g q.8h.~q.12h.	NA	NA	NA	透析可清除20%~30%	NA
头孢克洛	p.o.	餐中或空腹服用	93	0.5~1	13(SD)	22~25	0.33L/kg(V/F)	无头孢克洛在体内代谢的证据。约 50% 的吸收剂量在 24 小时内以原型药从尿液中排出。60%~85% 经肾脏排泄	0.8	3	0.5g q.8h.	0.5g q.8h.	0.5g q.8h.	0.5g q.12h.	血液透析可清除	血液透析：0.5g q.12h. CAPD：0.5g q.12h. CRRT：NA
头孢丙烯	p.o.	餐中或空腹服用	95	1.5	10.5(SD)	36	0.23L/kg(V_{ss}/F)	60% 经肾脏排泄	1.5	5~6	0.5g q.12h.	0.5g q.12h.	0.5g q.d.	250mg q.12h.	血液透析可清除	血液透析：250mg q.12h. CAPD：250mg q.d. CRRT：NA
头孢替安	i.v.gtt.	—	—	NA	75	8	0.5L/kg	头孢替安在体内不被代谢。50%~67% 经肾脏排泄，1.8%~3.6% 经胆汁排泄	0.6~1.1	5.3h	1~2g q.8h.	1~2g q.8h.	>20ml/min：1~2g q.8h.~q.12h.	≤ 20ml/min：1~2g q.12h.	透析 6h 后，清除约 50%	NA
头孢西丁	i.v.gtt.	—	—	NA	110(SD)	65~79	16.1(V_{ss})	85% 经肾脏排泄	0.8	13~23	2g q.8h.	2g q.8h.	2g q.8h.~q.12h.	2g q.24h.~q.48h.	血液透析可清除	血液透析：2g q.24h.~q.48h. CAPD：1g q.d. CRRT：2g q.8h.~q.12h.
头孢美唑	i.v.gtt.	—	—	NA	188	84	0.18~0.3L/kg	85%~92% 经肾脏排泄，主要为原型药	1	15	1~2g q.8h.~q.12h.	>60ml/min：1~2g q.12h.~q.8h.	30~60ml/min：0.5g q.8h.~q.12h. 10~30ml/min：0.25g q.8h.~q.12h.	0.1g q.12h.	血液透析可清除	NA
头孢呋辛	i.v.gtt. p.o.	无影响	52	NA	i.v.：100(SD) p.o.：4.1	30~50	0.19L/kg(V_{ss})	100% 经肾脏排泄	1.5	17	i.v.：0.75~1.5g q.8h. p.o.：0.25~ 0.5g q.8h.~ q.12h.	i.v.：0.75~1.5g q.8h.	i.v.：0.75~1.5g q.8h.~q.12h.	i.v.：0.75~1.5g q.d.	血液透析可清除	血液透析：i.v. 0.75~1.5g q.d. CAPD：i.v. 0.75~1.5g q.d. CRRT：i.v. 0.75~1.5g q.8h.~q.12h.
头孢孟多酯钠	i.v.gtt.	—	—	NA	139	78	0.16L/kg	本药在体内不代谢，65%~85% 经肾脏排泄	0.5	10	1~2g q.4h.~q.6h.	0.75~2g q.6h.	0.5~2g q.8h.	0.25~1g q.12h.	血液透析可清除	NA

续表

药物	给药途径	食物影响	F/%	t_{max}/h	C_{max}/(μg/ml)	蛋白结合率/%	V_d/L	代谢和排出途径及比例	$^1t_{1/2}$/h	$^2t_{1/2}$/h	正常剂量	Ccr 50~90ml/min	Ccr 10~50ml/min	Ccr<10ml/min	透析清除情况	血液透析/CAPD/CRRT 剂量
头孢地尼	p.o.	餐中或空腹服用	25	2.9	1.6(SD)	60~70	0.35L/kg(V/F)	头孢地尼没有明显代谢。30.8% 经肾脏排泄	1.7	16	0.3g p.o. q.12h.	0.3g q.12h.	0.3g q.12h.	0.3g q.d.	血液透析清除61%	血液透析:0.3g q.d. CAPD:0.3g q.d. CRRT:NA
头孢他啶	i.v.gtt.	—	—	NA	69(SD)	<10	0.24L/kg(V_{ss})	80%~90% 以原型药经肾脏排泄	1.9	13~25	2g q.8h.	2g q.8h.~q.12h.	2g q.12h.~q.24h.	2g q.24h.~q.48h.	血液透析可清除	血液透析:2g q.24h.~q.48h. CAPD:NA CRRT:1~2g q.12h.~q.24h.(取决于透析流率)
头孢唑肟	i.v.gtt.	—	—	NA	60(SD)	30	0.34L/kg	不被代谢,原型药经肾脏排泄 80%	1.7	15~35	2g q.8h.	2g q.8h.~q.12h.	2g q.12h.~q.24h.	2g q.d.	血液透析可清除	血液透析:2g q.d. CAPD:0.5~1g q.d. CRRT:2g q.12h.~q.24h.
头孢克肟	p.o.	餐中或空腹服用	50	4	3~5(SD)	65	0.93L/kg(V/F)	20%~25% 经肾脏排泄	3~4	12	400mg q.d.	400mg q.d.	300mg q.d.	200mg q.d.	NA	血液透析:200mg q.d. CAPD:200mg q.d. CRRT:NA
头孢布烯	p.o.	空腹	80	2.6	15(SD)	65	0.21L/kg(V/F)	60%~90% 以原型药经肾脏排泄	2.5	13	400mg q.d.	400mg q.d.	200mg q.d.	100mg q.d.	血液透析可清除	血液透析:100mg q.d. CAPD:100mg q.d. CRRT:NA
头孢地嗪	i.v.gtt.	—	—	NA	133~394(SD)	81~88	9~16.7	体内不被代谢,主要以原型药经肾脏排泄约 80%	2.5~4	7.7	1g q.12h.	>30ml/min:1g q.12h.	10~30ml/min:1~2g/d	0.5~1g/d	血液透析可清除	NA
头孢哌酮钠	i.v.gtt.	—	—	NA	178.2(SD)	82~93	NA	主要经胆汁排泄 40% 以上	2	NA	1~2g q.8h.	1~2g q.8h.~q.12h.	1~2g q.8h.~q.12h.	1~2g q.12h.~q.24h.	血液透析可清除	血液透析:透析后给 1g CAPD、CRRT:NA
头孢曲松钠	i.v.gtt.	—	—	NA	150(SD)	85~95	5.8~13.5	头孢曲松钠的代谢可忽略不计,主要以原型药排泄,50%~60% 经肾脏随尿液排泄,40%~50% 经胆汁排泄	8	8	1~2g q.12h.~q.24h.	1~2g q.12h.~q.24h.	1~2g q.12h.~q.24h.	1~2g q.12h.~q.24h.	血液透析不能清除	血液透析:1~2g q.12h.~q.24h. CAPD:1~2g q.12h.~q.24h. CRRT:1~2g q.12h.~q.24h.
头孢噻肟钠	i.v.gtt.	—	—	NA	100	30~51	0.28L/kg	大约 15%~25% 的肠外剂量被代谢为 O- 去乙酰 - 头孢噻肟代谢产物,80% 经肾脏排泄,50%~60% 为原型药,其余为代谢产物	1.5	15~35	2g q.8h.	2g q.8h.~q.12h.	2g q.12h.~q.24h.	2g q.d.	血液透析可清除	血液透析:2g q.d. CAPD:0.5~1g q.d. CRRT:2g q.12h.~q.24h.
头孢匹胺钠	i.v.gtt.	—	—	NA	264	NA	NA	大部分由胆汁排泄,23% 随尿液排泄	4.5	NA	1~2g/d,分 2 次	NA	NA	NA	NA	NA

续表

药物	给药途径	食物影响	F/%	t_{max}/h	C_{max}/(μg/ml)	蛋白结合率/%	V_d/L	代谢和排出途径及比例	$^1t_{1/2}$/h	$^2t_{1/2}$/h	正常剂量	Ccr 50~90ml/min	Ccr 10~50ml/min	Ccr<10ml/min	透析清除情况	血液透析/CAPD/CRRT 剂量
头孢他美酯	p.o.	影响吸收	30%~40%(餐前)和55%(餐后1小时)	3~4	4.1 ± 0.7	22	0.29L/kg	90% 经肾脏排泄	2~3	NA	500mg q.12h.	>40ml/min：500mg q.12h.	10~40ml/min：125mg q.12h.	首剂 500mg，后 125mg q.24h.	NA	NA
头孢特仑新戊酯	p.o.	无影响	NA	3	2.9	NA	NA	在吸收过程中被代谢为具有抗菌活性的头孢特仑和三甲基醋酸。大部分经尿液排泄，部分经胆汁排泄	0.9	NA	50~100mg q.8h.	NA	NA	NA	NA	NA
头孢泊肟酯	p.o.	餐中或空腹服用	46	2~3	2.3（SD）	40	0.7L/kg（V/F）	头孢泊肟酯是一种前药，可从胃肠道吸收并脱酯化为其活性代谢产物头孢泊肟。约 80% 以原型药经肾脏排出，极小部分经胆道排出	2.3	10	200mg q.12h.	200mg q.12h.	200mg q.12h.	200mg q.d.	血液透析可清除	血液透析：200mg q.d. CAPD：200mg q.d. CRRT：NA
头孢妥仑匹酯	p.o.	餐中服用	16	1.5~3.0	4（SD）	88	9.3（V_{ss}/F）	主要经尿液及胆汁排泄，约 20% 经尿液排泄	1.6	5	400mg q.12h.	400mg q.12h.	200mg q.12h.	200mg q.d.	血液透析可清除	血液透析：200mg q.d. CAPD：200mg q.d. CRRT：NA
头孢替坦	i.v.gtt.	—	—	NA	158（SD）	78~91	10.3	未检测到头孢替坦的活性代谢产物。51%~81% 经肾脏排泄	4.2	13~25	1~2g q.12h.	1~2g q.12h.	1~2g q.d.	1~2g q.48h.	血液透析可清除	血液透析：1~2g q.48h. CAPD：1g q.d. CRRT：750mg q.12h.
盐酸头孢吡肟	i.v.gtt.	—	—	NA	164（SD）	20	18（V_{ss}）	约 85% 以原型药经肾脏排泄	2	18	2g q.8h.	>60ml/min：2g q.8h.~q.12h.	30~60ml/min：2g q.12h. 11~29ml/min：2g q.24h.	1g q.d.	血液透析可清除 68%	血液透析：1g q.d. CAPD：1~2g q.48h. CRRT：2g q.12h.~q.24h.
硫酸头孢匹罗	i.v.gtt.	—	—	NA	80~90（SD）	<10	14~19	80%~90% 原型药经肾脏排泄	1.8~2.2	14.5	1~2g q.12h.~q.8h.	1~2g q.12h.~q.8h.	20~50ml/min：0.5~1g q.12h.	≤ 20ml/min：0.5~1g q.d.	血液透析可清除	血液透析：0.5~1g q.d.（透析后额外加 0.25~0.5g） CAPD、CRRT：NA
氯碳头孢	p.o.	—	90	0.5~1	7~8（SD）	25	NA	没有证据表明氯碳头孢在人体中有代谢作用。59%~66% 经肾脏排泄	1	NA	200~400mg q.12h.	200~400mg q.12h.	100~200mg q.12h. 或 200~400mg q.d.	3~5 天服用 200~400mg	血液透析可清除	NA
头孢洛林	i.v.gtt.	—	—	NA	21.3（SS）	20	20.3 V_{ss}	88% 随尿液排出	2.7	NA	600mg（输注时间大于 1h）q.12h.	600mg q.12h.	30~50ml/min：400mg q.12h. 15~30ml/min：300mg q.12h.	<15ml/min：200mg q.12h.	血液透析可清除	血液透析：200mg q.12h. CAPD、CRRT：NA

续表

药物	给药途径	食物影响	F/%	t_{max}/h	C_{max}/(μg/ml)	蛋白结合率/%	V_d/L	代谢和排出途径及比例	${}^1t_{1/2}$/h	${}^2t_{1/2}$/h	正常剂量	Ccr 50~90ml/min	Ccr 10~50ml/min	Ccr<10ml/min	透析清除情况	血液透析/CAPD/CRRT 剂量
3. 其他 β- 内酰胺类																
头孢米诺钠	i.v.gtt.	—	—	NA	100	NA	NA	头孢米诺在体内不代谢，约 90% 以原型药经肾脏排泄	2.5	NA	1g q.8h.，重度感染可增至 6g/d	1g q.6h.~q.8h.	1g q.8h.~q.24h.	1g q.24h.	NA	NA
氟氧头孢钠	i.v.gtt.	—	—	NA	126.2	35	NA	80%~90% 经肾脏排泄	NA	NA	1~2g/d，分 2 次	NA	NA	NA	血液透析可清除	NA
拉氧头孢	i.v.gtt.	—	—	NA	44.3	52	0.18~0.44	93%~99% 经肾脏排泄	2~2.8	13.3~13.9	1~2g q.8h.	45~80ml/min：1g q.12h.	20~45ml/min：0.5g q.8h.	<20ml/min：0.5g q.12h.	血液透析可清除	血液透析：NA CAPD：1g q.36h.~q.48h. 或 0.5g q.18h.~q.24h. CRRT：NA
美罗培南	i.v.gtt.	—	—	NA	49（SD）	2	0.29L/kg	约 70% 以原型药经肾脏排泄	1	10	1g q.8h.	1g q.8h.	25~50ml/min：1g q.12h. 10~25ml/min：0.5g q.12h.	0.5g q.d.	血液透析可清除	血液透析：0.5g q.d. CAPD：0.5g q.d. CRRT：1g q.12h.
厄他培南	i.v.gtt.	—	—	NA	154（SD）	95	0.12（V_{ss}）	80% 经肾脏排泄，其中大约 38% 作为未改变的药物排泄，大约 37% 作为开环代谢产物排泄	4	>4	1g q.d.	1g q.d.	<30ml/min：0.5g q.d.	0.5g q.d.	血液透析可清除	血液透析：0.5g q.d. CAPD：0.5g q.d. CRRT：0.5~1g q.d.
多尼培南	i.v.gtt.	—	—	NA	23（SD）	8.1	16.8（V_{ss}）	86% 经肾脏排泄，尿液中 48h 内分别以未改变的药物和开环代谢产物的形式分别回收了平均剂量的 71% 和 15%	1	18	500mg q.8h.	500mg q.8h.	30~50ml/min：250mg q.8h. 10~30ml/min：250mg q.12h.	NA	血液透析可清除	CRRT：500mg q.8h. 血液透析、CAPD：NA
帕尼培南/倍他米隆	i.v.gtt.	—	—	NA	27.5/15.6（SS）	70±4.5/73.1±1.6	13.63±7.41/26.89±3.07	主要经肾脏排泄，分别为 28.5%、9.7%	1.2/0.8	NA	1~2g q.8h.~q.12h.	≥ 60ml/min：1~2g q.8h.~q.12h.	30~60ml/min：0.5~1g q.8h.~q.12h.	<30ml/min：0.25g q.8h.~q.12h.	NA	NA
亚胺培南/西司他丁钠	i.v.gtt.	—	—	NA	21~58/21~55	20/40	NA	约 70% 经肾脏排泄	1	NA	1~2g q.8h.~q.12h.	>70ml/min：1~2g q.8h.~q.12h. 41~70ml/min：0.5~0.75g q.8h.	21~40：0.25~0.5g q.8h.~q.12h.	5~21ml/min：0.25~0.5g q.12h. <5ml/min：不推荐使用	血液透析可清除	血液透析：0.25 q.12h. CAPD：NA CRRT：0.5g q.6h.~q.8h.
氨曲南	i.v.gtt.	—	—	NA	90（SD）	56	12.6（V_{ss}）	60%~70% 经肾脏排泄	2	6~8	2g q.8h.	2g q.8h.	1~1.5g q.8h.	0.5g q.8h.	血液透析可清除	血液透析：0.5g q.8h. CAPD：0.5g q.8h. CRRT：1~1.5g q.8h.

续表

药物	给药途径	食物影响	F/%	t_{max}/h	C_{max}/(μg/ml)	蛋白结合率/%	V_d/L	代谢和排出途径及比例	$^{1}t_{1/2}$/h	$^{2}t_{1/2}$/h	正常剂量	Ccr 50~90ml/min	Ccr 10~50ml/min	Ccr<10ml/min	透析清除情况	血液透析/CAPD/CRRT 剂量
4. β-内酰胺酶抑制药																
哌拉西林钠/他唑巴坦钠	i.v.gtt.	—	—	NA	242/24(SD)	16~48	0.24/0.4L/kg	1. 哌拉西林代谢成一种微量的具有微生物活性的脱乙基代谢产物。 2. 他唑巴坦代谢为单一代谢产物，缺乏药理和抗菌活性。68% 哌拉西林及 80% 他唑巴坦经肾脏排泄	1h/1h	3.5/2.8	3.375g q.6h.	>40ml/min：3.375g q.6h.	20~40ml/min：2.25g q.6h. <20ml/min：2.25g q.8h.	2.25g q.8h.	血液透析可清除 30%~40%	血液透析：2.25g q.12h.(透析后额外给 1g) CAPD：2.25g q.12h. CRRT：2.25g q.6h.
											抗假单胞菌：4.5g q.6h.	抗假单胞菌：>40ml/min：4.5g q.6h.	抗假单胞菌：20~40ml/min：3.375g q.6h. <20ml/min：2.25g q.6h.	抗假单胞菌：2.25g q.6h.		血液透析：抗假单胞菌：2.25g q.8h.(透析后额外给 1g) CAPD：抗假单胞菌：2.25g q.8h. CRRT：MIC ≤ 16，3.375g q.6h.；MIC>16~64，4.5g q.8h.
哌拉西林钠/舒巴坦钠	i.v.gtt.	—	—	NA	138.7±25.53/35.1±4.68	NA	NA	49%~68%/85% 哌拉西林以原型药自尿中排出	0.88±0.39/1.02±0.15	NA	2.5~5g q.8h.	NA	NA	NA	NA	NA
替卡西林钠/克拉维酸钾	i.v.gtt.	—	—	NA	330/16	45/25	NA	60%~70%/35%~45% 经肾脏排泄	1.2/1	NA	3.2g q.6h.~q.8h.	>30ml/min：1.6~3.2g q.6h.~q.8h.	10~30ml/min：1.6g q.8h.	<10ml/min：1.6g q.12h.	血液透析可清除	血液透析：1.6g q.12h.(透析后给 3.2g) CAPD：NA CRRT：1.6~3.2g q.6h.~q.8h.
阿莫西林/克拉维酸钾	p.o.	餐中或空腹服用	80/30~98	NA	11.6/2.2(SD)	18/25	0.36/0.21L/kg	约 50%~70% 的阿莫西林和约 25%~40% 的克拉维酸以原型药随尿液排泄	1.4/1.0	5~20/4	500/125mg q.8h.	500/125mg q.8h.	250~500mg(阿莫西林) q.12h.	250~500mg(阿莫西林) q.d.	血液透析可清除	血液透析：250~500mg(阿莫西林) q.d.(透析日透析后额外给一剂) CAPD、CRRT：NA
阿莫西林/舒巴坦	i.v.gtt.	—	—	NA	83~112/30	阿莫西林：17	NA	主要经肾脏排泄，阿莫西林 60% 随尿液排出，舒巴坦 70%~80% 随尿液排出	1.08/1	NA	1.5~3g q.8h.~q.12h.	≥ 30ml/min：1.5~3g q.6h.~q.8h.	15~29ml/min：1.5~3g q.12h.	5~14ml/min：1.5~3g q.d.	血液透析可清除	NA
氨苄西林钠/舒巴坦钠	i.v.gtt.	—	—	NA	109~150/48~88(SD)	28/38	0.29/0.3L/kg	两者 7%/85% 以原型药经尿液排出	1.4/1.7	7~20/10	3g q.6h.	3g q.6h.	3g q.8h.~q.12h.	3g q.d.	血液透析可清除	血液透析：3g q.d.(透析日透析后给药) CAPD：3g q.d. CRRT：3g q.12h.
舒他西林	p.o.	无影响	80	NA	NA	NA	NA	50%~70% 以原型药经尿液排出	NA	NA	375~750mg b.i.d.	NA	NA	NA	血液透析可清除	NA

续表

药物	给药途径	食物影响	F/%	t_{max}/h	C_{max}/(μg/ml)	蛋白结合率/%	V_d/L	代谢和排出途径及比例	$^1t_{1/2}$/h	$^2t_{1/2}$/h	正常剂量	Ccr 50~90ml/min	Ccr 10~50ml/min	Ccr<10ml/min	透析清除情况	血液透析/CAPD/CRRT 剂量
头孢哌酮钠/舒巴坦钠	i.v.gtt.	—	—	NA	236.8/130.2(SD)	70~93/38	10.2~11.3/18~27.6	84% 的舒巴坦和 25% 的头孢哌酮经肾脏排泄，头孢哌酮大部分经胆汁排泄	1.7/1	NA	2~4g/d q.8h.~q.12h.，最大剂量可用至 8g/d	>30ml/min：2~4g/d q.8h.~q.12h.	15~30ml/min：1g q.8h.~q.12h.（舒巴坦日剂量不超过 2g）	<15ml/min：1g q.12h.~q.24h.（舒巴坦日剂量不超过 1g）	血液透析可清除	NA
美洛西林钠/舒巴坦钠	i.v.gtt.	—	—	NA	53.4/104(SD)	42（美洛西林钠）	NA	美洛西林钠 50%~55% 随尿液排出，舒巴坦钠 98.8% 随尿液排出	1（美洛西林钠）	NA	2.5~5g，q.8h.~q.12h.	NA	NA	NA	NA	NA
头孢他啶/阿维巴坦	i.v.gtt.	—	—	NA	头孢他啶：90.4 阿维巴坦：14.6(SS)	头孢他啶：<10 阿维巴坦：5.7~8.2	头孢他啶：17 阿维巴坦：22.2(V_{ss})	头孢他啶 80%~90% 以原型药经肾脏排泄。阿维巴坦 97% 经肾脏排泄，平均 85% 的给药量以原型随尿液排泄	头孢他啶：2.8 阿维巴坦：2.7	头孢他啶：13~25	2.5g q.8h.	2.5g q.8h.	30~50ml/min：1.25g q.8h. 10~30ml/min：0.94g q.12h.	0.94g q.48h.	血液透析可清除	血液透析：0.94g q.48h.（透析日透析后给药） CAPD：NA CRRT：1.25g q.8h.
头孢洛扎/他唑巴坦	i.v.gtt.	—	—	NA	头孢洛扎：74.4 他唑巴坦：18(SS)	头孢洛扎：16~21 他唑巴坦：30	头孢洛扎：13.5 他唑巴坦：18.2(V_{ss})	大于 95% 头孢洛扎经肾脏排泄，大于 80% 的他唑巴坦经肾脏排泄	头孢洛扎：3.1 他唑巴坦：1.0	头孢洛扎：4	1.5g q.8h.	1.5g q.8h.	30~50ml/min：750mg q.8h. 15~30ml/min：375g q.8h.	<15ml/min：750mg×1，然后 150mg q.8h.	血液透析可清除 2/3	血液透析：首剂 750mg，然后 150mg q.8h.（透析日透析后给药） CAPD、CRRT：NA
头孢比普/他唑巴坦（头孢比普的参数）	i.v.gtt.	—	—	NA	33~34.2(SD)	16	18(V_{ss})	NA	2.9~3.3	21	500mg q.8h.~q.12h.	500mg q.8h.~q.12h.	30~50ml/min：500mg q.12h. 10~30ml/min：250mg q.12h. 输注时间 2h 以上	NA	NA	NA
美罗培南/万巴巴坦	i.v.gtt.	—	—	NA	美罗培南：43.4 万巴巴坦：55.6(SS)	美罗培南：2 万巴巴坦：33	美罗培南：20.2 万巴巴坦：18.6(V_{ss})	美罗培南：40%~60% 的原型药和 22% 代谢产物经肾脏排泄； 万巴巴坦：75%~95% 以原型药经肾脏排泄	美罗培南：1.2 万巴巴坦：1.7	美罗培南：10 万巴巴坦：NA	2/2g q.8h.	2/2g q.8h.	30~49ml/min：1/1g q.8h. 15~29ml/min：1/1g q.12h.	<15ml/min：0.5/0.5g q.12h.	血液透析可清除美罗培南 38% 和万巴巴坦 53%	血液透析：0.5/0.5g q.12h.（透析日透析后给药） CAPD、CRRT：NA
亚胺培南/西司他丁/雷利巴坦	i.v.gtt.	—	—	NA	NA	亚胺培南：20 西司他丁：40 雷利巴坦：22	亚胺培南：24.3 西司他丁：13.8 雷利巴坦：19	亚胺培南 63% 经肾脏排泄，西司他丁 77% 经肾脏排泄，雷利巴坦 90% 经肾脏排泄	亚胺培南：1 西司他丁：1 雷利巴坦：1.2	NA	1.25g q.6h.	60~89ml/min：1g q.6h.	30~59ml/min：0.75g q.6h. 15~29ml/min：0.5g q.6h.	<15ml/min：除非在 48h 内进行血液透析，否则请勿给药	血液透析可清除亚胺培南 66%~87%，西司他丁 46%~56%，雷利巴坦 67%~87%	血液透析：0.5g q.6h. CAPD、CRRT：NA

续表

药物	给药途径	食物影响	F/%	t_{max}/h	C_{max}/(μg/ml)	蛋白结合率/%	V_d/L	代谢和排出途径及比例	${}^1t_{1/2}$/h	${}^2t_{1/2}$/h	正常剂量	Ccr 50~90ml/min	Ccr 10~50ml/min	Ccr<10ml/min	透析清除情况	血液透析/CAPD/CRRT 剂量
5. 氨基糖苷类																
链霉素	i.m.	—	—	NA	15~20(SD)	20~30	0.26L/kg	体内不代谢,24h 内 80%~98% 经肾脏排出	2~3	30~70	0.5g q.12h.	7.5mg/kg q.24h.	7.5mg/kg q.24h.~q.72h.	7.5mg/kg q.72h.~q.96h.	透析可清除	血液透析:透析后 1/3 常规量 CAPD、CRRT:NA
硫酸庆大霉素	i.m. i.v.gtt.	—	—	0.5	4~6(SD)	低	0.2~0.25L/kg	体内不代谢,24h 内 50%~93% 经肾脏排出	2~3	30~70	i.m.:1~1.7mg/kg q.8h.	1~1.7mg/kg q.8h.	0.5~1.2mg/kg q.12h.	0.34~0.5mg/kg q.24h.~q.48h.	透析可清除	血液透析:1.7~2.0mg/kg q.48h.(+透析后额外补充 0.85~71.0mg/kg) CAPD:每天每升透析液丢失 3~4mg CRRT:首次剂量,3mg/kg;维持剂量,1.7~2mg/kg q.24h.
妥布霉素	i.m. i.v.gtt.	—	—	0.5 0.5~1	3.7(SD)	很低	0.26L/kg	体内不代谢,24h 内 85%~93% 经肾脏排出	1.9~2.2	30~70	2~3mg/kg q.8h.~q.12h.	2~3mg/kg q.8h.~q.12h. 或 5~7mg/kg q.d.	2~3mg/kg q.24h.~q.48h.	2~3mg/kg q.48h.~q.72h.	透析可清除	血液透析:透析后 2/3 常规量 CAPD:透析后给予的 2mg/kg 负荷剂量,然后 1mg/kg q.12h. CRRT:首次剂量,3mg/kg;维持剂量,2mg/kg q.24h.~q.48h.
奈替米星	i.m. i.v.gtt.	—	—	0.5~1 0.5	3.76(i.m.SD) 16.5(i.v.SD)	较低	NA	体内不代谢,24h 内 80% 经肾脏排出	2~2.5	30~70	i.m.:2mg/kg q.8h.	2mg/kg q.8h.	2mg/kg q.12h.~q.24h.	2mg/kg q.48h.	透析可清除	血液透析:透析后 2/3 常规量 CAPD:每天每升透析液丢失 3~4mg CRRT:NA
阿米卡星	i.m. i.v.gtt.	—	—	0.75~1	21(SD)	4	0.21L/kg	体内不代谢,24h 内 94%~98% 经肾脏排出	2~2.5	30~70	i.v.:15mg/kg q.d.	12mg/kg q.d.	7.5mg/kg q.d.	4mg/kg q.d.	透析可清除	血液透析:透析后 2/3 常规量 CAPD:每天每升透析液丢失 15~20mg CRRT:首次剂量,10mg/kg;维持剂量,7.5mg/kg q.24h.~q.48h.
依替米星	i.v.gtt.	—	—	0.53~0.87	19.79(SD)	25	NA	体内不代谢,24h 内 80% 经肾脏排出	1.5	NA	i.v.:100~150mg q.12h.,或 200~300mg q.d.	维持剂量=患者的 Ccr/正常的 Ccr× 常规的维持剂量 给药间隔=患者的 Ccr/正常的 Ccr×8			透析可清除	NA

续表

药物	给药途径	食物影响	F/%	t_{max}/h	C_{max}/(μg/ml)	蛋白结合率/%	V_d/L	代谢和排出途径及比例	$^1t_{1/2}$/h	$^2t_{1/2}$/h	正常剂量	Ccr 50~90ml/min	Ccr 10~50ml/min	Ccr<10ml/min	透析清除情况	血液透析/CAPD/CRRT 剂量
异帕米星	i.m. i.v.gtt.	—	—	NA	21.50（SD）	3.46~6.30	0.25L/kg	体内不代谢，24h 内 80%~94% 经肾脏排出	2	30~70	i.v.：400mg q.d.	400mg q.d.	400mg q.48h.~q.72h.	400mg q.96h.	透析可清除	血液透析：透析后给药 CAPD、CRRT：NA
新霉素	p.o.	无影响	<3	NA	0	0~30	0.36L/kg	大部分不经变化随粪便排出，吸收入血的部分 80%~90% 经肾脏排泄	2~4	NA	p.o.：0.25~0.5g q.i.d.	NA	NA	NA	NA	NA
6. 四环素类																
金霉素	p.o. 外用	牛奶及其他奶制品可降低其吸收	30	2~4	1.5~3（DD）	47	1~2L/kg	15%~20% 随尿液排泄，70% 随胆汁排泄	5.5	NA	p.o.：0.25~0.5g q.6h. 外涂	p.o.：0.25~0.5g q.6h. 外涂	p.o.：0.25~0.5g q.6h. 外涂	p.o.：0.25~0.5g q.6h. 外涂	NA	血液透析：p.o.0.25~0.5g q.6h.（外涂） CAPD：p.o. 0.25~0.5g q.6h.（外涂） CRRT：p.o. 0.25~0.5g q.6h.（外涂）
四环素	p.o. 外用	食物可使血药浓度降低约一半	<60	2~4	1.5~2.2（SD）	55~70	1.3L/kg	四环素被肝脏浓缩在胆汁中，以高浓度的生物活性形式排泄在尿液和粪便中，约 60% 经肾脏排泄，少量自胆汁分泌经肠道排出	6~11	57~108	0.25~0.5g q.i.d.	0.25~0.5g b.i.d.~t.i.d.	0.25~0.5g q.d.~b.i.d.	避免使用	缓慢清除，为 10%~15%	NA
米诺环素	p.o.	与食物同服可减少胃肠道刺激	约 100	1~4	2.1~5.1（SD）	76~83	80~114（V_{ss}）	体内代谢较多，34% 经胆汁随粪便排出，5%~10% 经肾脏排出	14~18	NA	100mg b.i.d. 或 50mg q.i.d.	100mg b.i.d. 或 50mg q.i.d.	100mg b.i.d. 或 50mg q.i.d.	100mg b.i.d. 或 50mg q.i.d.	透析可清除	血液透析：100mg b.i.d. 或 50mg q.d. CAPD：100mg b.i.d. 或 50mg q.d. CRRT：100mg b.i.d. 或 50mg q.d.
土霉素	p.o.	食物可使血药浓度降低约一半	30~58	2	2.5（SD）	20~35	0.9~1.9L/kg	96 小时内 70% 经肾脏排出	9.6	47~66	0.25~0.5g q.6h.	0.25~0.5g q.8h.~q.12h.	0.25~0.5g q.12h.~q.24h.	0.25~0.5g q.24h.	透析可清除 10%~15%	NA
多西环素	p.o. i.v.gtt.	与含金属离子的食物同服影响其吸收	>90	2	2.84~4.46（SD）	80~93	53~134（V_{ss}）或 0.7L/kg	大部分经肝代谢灭活，24h 经肾脏排出给药量的 35%~40%	18~24	NA	首剂 200mg 以后 100mg q.d.~b.i.d.	首剂 200mg 以后 100mg q.d.~b.i.d.	首剂 200mg 以后 100mg q.d.~b.i.d.	首剂 200mg 以后 100mg q.d.~b.i.d.	透析不能清除	血液透析：首剂 200mg，以后 100mg q.d.~b.i.d. CAPD：首剂 200mg，以后 100mg q.d.~b.i.d. CRRT：首剂 200mg，以后 100mg q.d.~b.i.d.

续表

药物	给药途径	食物影响	F/%	t_{max}/h	C_{max}/(μg/ml)	蛋白结合率/%	V_d/L	代谢和排出途径及比例	$^1t_{1/2}$/h	$^2t_{1/2}$/h	正常剂量	Ccr 50~90ml/min	Ccr 10~50ml/min	Ccr<10ml/min	透析清除情况	血液透析/CAPD/CRRT 剂量
替加环素	i.v.gtt.	—	—	NA	0.63(SS)	71~89	500~700(V_{ss})或 7~9L/kg	59% 以原型药或代谢产物经胆道排泄,33% 经肾脏排泄,总药量的 22% 以原型药经肾脏排泄	42	58~108	首剂 100mg 以后 50mg q.12h.	首剂 100mg 以后 50mg q.12h.	首剂 100mg 以后 50mg q.12h.	首剂 100mg 以后 50mg q.12h.	透析不能清除	血液透析:首剂 100mg 以后 50mg q.12h. CAPD:首剂 100mg 以后 50mg q.12h. CRRT:首剂 100mg 以后 50mg q.12h.
7. 大环内酯类																
红霉素	p.o.	空腹血药浓度更高	18~45	2~3	0.1~2(SD)	70~90	0.9L/kg	主要经肝脏代谢,随胆汁排出,2%~5% 原型药自肾脏排泄	1.4~2	4.8~6	0.25~0.5g b.i.d.~q.i.d.	0.25~0.5g b.i.d.~q.i.d.	0.25~0.5g b.i.d.~q.i.d.	0.25~0.5g b.i.d.~t.i.d.	极少药物被透析清除	NA
乳糖酸红霉素	i.v.gtt.	—	—	NA	3~4(SD)	70~90	0.9L/kg	主要经肝脏代谢,随胆汁排出,2%~5% 原型药自肾脏排泄	1.4~2	4.8~6	0.5~1.0g q.6h.~q.12h.	0.5~1.0g q.6h.~q.12h.	0.5~1.0g q.6h.~q.12h.	0.5~1.0g q.6h.~q.12h.	极少药物被透析清除	NA
琥乙红霉素	p.o.	食物影响吸收	NA	0.5~2.5	1.46	70~90	0.9L/kg	主要经肝脏代谢,随胆汁排出,2%~5% 原型药自肾脏排泄	1.4~2	4.8~6	400mg b.i.d.~q.i.d.	400mg b.i.d.~q.i.d.	400mg b.i.d.~q.i.d.	400mg b.i.d.~q.i.d.	极少药物被透析清除	NA
阿奇霉素	p.o. i.v.gtt.	食物可使胶囊剂 F 下降约 50%;但不影响口服混悬剂及糖浆的 F	30~37	p.o.:2.5~5.0	p.o.:0.4(SD) i.v.:3.6(SD)	7~51	p.o.:31.1L/kg i.v.:33.3L/kg	50% 以上以原型药经胆道排出,约 4.5% 给药 72h 以原型药随尿液排出	35~48	NA	250~500mg q.d.	250~500mg q.d.	250~500mg q.d.	250~500mg q.d.	NA	血液透析:250~500mg q.d. CAPD:250~500mg q.d. CRRT:250~500mg q.d.
罗红霉素	p.o.	食物可影响药物的吸收,但牛奶可提高本药的 F	NA	2	6.6~7.9(SD)	96	NA	主要以原型药随粪便排出,约 7.4% 随尿液排出	8.4~15.5	延长 1 倍	150mg q.12h. 或 300mg q.d.	150mg q.12h. 或 300mg q.d.	150mg q.12h. 或 300mg q.d.	150mg q.d.	NA	CRRT:150mg q.12h. 或 300mg q.d. 血液透析、CAPD:NA
克拉霉素	p.o.	食物会轻微延缓本药吸收,但对总 F 无影响	55	2~2.5	2.7(SD)	65~70	4L/kg	肝脏代谢,经胆汁和肾脏排泄比例相当,肾脏排泄率约 40%	5~7	22	250~500mg q.12h.	250~500mg q.12h.	30~50ml/min:250~500mg q.12h. 10~30ml/min:250~500mg q.d.	250~500mg q.d.	透析可清除	血液透析:250~500mg q.d.(透后给药) CAPD:NA CRRT:250~500mg q.12h.

续表

药物	给药途径	食物影响	F/%	t_{max}/h	C_{max}/(μg/ml)	蛋白结合率 /%	V_d/L	代谢和排出途径及比例	$^1t_{1/2}$/h	$^2t_{1/2}$/h	正常剂量	Ccr 50~90ml/min	Ccr 10~50ml/min	Ccr<10ml/min	透析清除情况	血液透析 /CAPD/CRRT 剂量
乙酰螺旋霉素	p.o.	与食物同服可减轻胃肠道刺激	<40	2	1	NA	NA	肝脏中代谢，主要经粪便排泄，5%~15% 经肾脏排泄	4~8	NA	0.2~0.3g q.i.d.	0.2~0.3g q.i.d.	0.2~0.3g q.i.d.	慎用	NA	NA
地红霉素	p.o.	餐后服用本药，吸收略有下降；餐前1小时服用可使 C_{max} 下降33%，AUC下降31%	6~10	3~5	NA	15~30	NA	81%~97% 经胆汁排泄，约 2% 经肾脏排泄	8	NA	500mg q.d.	500mg q.d.	500mg q.d.	500mg q.d.	NA	血液透析：500mg q.d. CAPD、CRRT：NA
泰利霉素	p.o.	无影响	57	1~1.5	2.3（SS）	60~70	2.9L/kg	约 50% 经肝药酶 CYP3A4 代谢，其余为非 P450 途径代谢，粪便排泄率约为 75%	10	15	800mg q.d.	800mg q.d.	30~50ml/min：800mg q.d. 10~30ml/min：600mg q.d.	600mg q.d.	NA	血液透析：600mg q.d.（透析后给药） CAPD、CRRT：NA
非达霉素	p.o.	影响较小	吸收少	2	NA	NA	NA	超过 92% 以原型药或代谢产物经胆道排泄，0.59% 以原型药经肾脏排泄	11.2~11.7	NA	200mg q.12h.	200mg q.12h.	200mg q.12h.	200mg q.12h.	NA	NA
8. 氯霉素类																
氯霉素	p.o.	维生素可增加吸收	80~90	1~3	11.2~18.4	25~50	0.6~1.0L/kg	5%~10% 以原型药由肾脏小球滤过排泄，80% 以无活性代谢产物随尿液排泄	1.5~3.5	3~4	50~100mg/(kg·d)（分次，q.6h.）	50~100mg/(kg·d)（分次，q.6h.）	50~100mg/(kg·d)（分次，q.6h.）	50~100mg/(kg·d)（分次，q.6h.）	透析不能清除	50~100mg/(kg·d)（分次，q.6h.）
甲砜霉素	p.o.	NA	NA	2	4	10~20	NA	体内不代谢，主要经肾脏排泄，70%~90% 随尿液排出，部分经胆汁排泄	1.5	NA	1.5~3g/d，分 3~4 次给药	80~100ml/min：0.5g q.8h. 50~80ml/min：0.5g q.12h.	50~30ml/min：0.5g q.18h. 20~30ml/min：0.5g q.24h. 15~20ml/min：0.5g q.36h. 10~15ml/min：0.5g q.48h.	5~10ml/min：0.5g q.72h. 0~5ml/min：0.5g q.96h.	NA	NA
9. 糖肽类或脂肽类																
万古霉素	i.v.gtt.	—	—	NA	20~50（SS）	<10~55	0.7L/kg	80%~90% 以原型药经肾脏排泄，少量随胆汁和乳汁排泄	4~6	200~250	15~30mg/kg q.12h.	15~30mg/kg q.12h.	15mg/kg q.24h.~q.96h.	7.5mg/kg q.2d.~q.3d.	常规的血液透析不能清除，但血液灌流和血液过滤可提高本品的清除率	血液透析：如下次透析在一天内给予 15mg/kg，如下次透析在 2 天内给予 25mg/kg，如下次透析在 3 天内给予 35mg/kg CAPD：7.5mg/kg q.2d.~q.3d.

续表

药物	给药途径	食物影响	F/%	t_{max}/h	C_{max}/(μg/ml)	蛋白结合率/%	V_d/L	代谢和排出途径及比例	$^1t_{1/2}$/h	$^2t_{1/2}$/h	正常剂量	Ccr 50~90ml/min	Ccr 10~50ml/min	Ccr<10ml/min	透析清除情况	血液透析/CAPD/CRRT 剂量
万古霉素																CRRT(CAVH/CVVH):500mg q.24h.~q.48h. 肾脏功能不全时应定期监测血药谷浓度,维持在 15~20μg/ml
去甲万古霉素	i.v.gtt.	—	—	NA	25.18(SD)	55	0.43~1.25L/kg	80% 以上以原型药经肾脏排泄,少量随胆汁和乳汁排泄	4~11	196~240	400mg q.6h. 或 800mg q.12h.	NA	NA	NA	血液透析和腹膜透析均不能有效清除	NA
替考拉宁	i.v.gtt.	—	—	NA	40~50(SD)	90~95	0.9~1.6L/kg	80% 以原型药随尿液排出	70~100	230	负荷剂量:12mg/kg q.12h. × 3 剂,后 12mg/kg q.d.	12mg/kg q.d. 负荷剂量之后	12mg/kg q.48h. 负荷剂量之后	12mg/kg q.72h. 负荷剂量之后	血液透析不可清除	血液透析:12mg/kg q.72h. 负荷剂量之后(透析日透析后给药) CAPD:12mg/kg q.72h. CRRT:12mg/kg q.48h.
达托霉素	i.v.gtt.	—	—	NA	58~99(SS)	90~93	0.1L/kg	主要经肾脏排泄	8~9	30	4~6mg/kg q.d.	4~6mg/kg q.d.	30~49ml/min:4~6mg/kg q.d. 10~30ml/min:6mg/kg q.48h.	6mg/kg q.48h.	血液透析可清除	血液透析:6mg/kg q.48h.(透析中或透析后 48h),如果下次计划透析在 72h 后,给予 9mg/kg CAPD:6mg/kg q.48h. CRRT:6mg/kg q.48h.
达巴万星	i.v.gtt.	—	—	0.5~1	280~300(SD)	93~98	9.75~15.7(0.11L/kg)	33% 以原型药经肾脏排泄,20% 经粪便排泄	147~258(终末)	NA	1g × 1,然后 7d 内 500mg	1g × 1,然后 7d 内 500mg	30~49ml/min:1g × 1,然后 7d 内 500mg 10~30ml/min:非规律血透,750mg × 1,然后 7d 内 375mg	非规律血透,750mg × 1,然后 7d 内 375mg	血液透析可清除 <6%	血液透析:规律血透,1g × 1,然后 7d 内 500mg CAPD、CRRT:NA
奥利万星	i.v.gtt.	—	—	NA	138(SD)	85	87.6	小于 5% 以原型药经肾脏排泄,小于 1% 以原型药经粪便排泄	245(终末)	NA	1 200mg × 1	1 200mg × 1	30~49ml/min:1 200mg × 1	NA	血液透析不能清除	NA
特拉万星	i.v.gtt.	—	—	NA	108(SS)	90	0.13L/kg	64%~76% 经肾脏排泄,<1% 经粪便排泄	8.1	17.9	10mg/kg q.d.	10mg/kg q.d.	30~50ml/min:7.5mg/kg q.d. 10~30ml/min:10mg/kg q.48h.	10mg/kg q.48h.	血液透析可清除 5.9%	NA
10. 林可霉素类																
林可霉素	p.o. i.m. i.v.gtt.	食物可减少本药的吸收	20~30	p.o.:2~4 i.m.:1	p.o.:3 i.m.:11.6 i.v.:15.9	77~82	NA	主要在肝脏代谢,40% 经粪便排泄,9%~13% 原型药经尿液排泄	4.4~6.4	10~20	p.o.:0.5g q.6h.~q.8h. i.v.:0.6~1g q.8h. 或 q.12h.,一日最大剂量 8g	p.o.:q.6h. i.v.:q.8h.~q.12h.	p.o.:q.8h.~q.12h. i.v.:q.8h.~q.12h.	p.o.:q.12h.~q.24h. i.v.:q.12h.~q.24h.	血液透析和腹膜透析均不能有效清除	血液透析:p.o. 150~300mg q.i.d.;i.v. 600~2 200mg/d 分 2~4 次 CAPD、CRRT:NA

续表

药物	给药途径	食物影响	F/%	t_{max}/h	C_{max}/(μg/ml)	蛋白结合率/%	V_d/L	代谢和排出途径及比例	$^1t_{1/2}$/h	$^2t_{1/2}$/h	正常剂量	Ccr 50~90ml/min	Ccr 10~50ml/min	Ccr<10ml/min	透析清除情况	血液透析/CAPD/CRRT 剂量
克林霉素	p.o. i.m. i.v.gtt.	食物减少对食管或胃的刺激	90	p.o.:0.75~2 i.m.:2.5~3	p.o.:2.5/4 i.m.:4.9	92~94	1.1L/kg	经肝脏代谢,10% 以活性成分由尿液排出,3.6% 以活性成分由粪便排出	2.4~3	3~5	p.o.:150~300mg q.i.d. i.v.:600~2 200mg/d 分 2~4 次				血液透析和腹膜透析均不能有效清除	血液透析: p.o. 150~300mg q.i.d.; i.v. 600~2 200mg/d 分 2~4 次 CAPD、CRRT:NA
11. 多黏菌素类																
甲磺酸多黏菌素 E(colistin)	i.v.gtt.	—	—	NA	5~7.5(SD)	50	0.34L/kg	主要经肾脏排泄,80% 以原型或转化形式经肾脏排泄	6.3~1.2	≥ 48	负荷剂量:2× 患者体重 kg;日最大剂量:340mg 12h 后开始维持剂量	日维持剂量 =2.0×[(1.5×Ccr)+30]q.8h.~q.12h. 给药;Ccr=Ccr×(患者体表面积 m^2/1.73)			透析可清除	血液透析: 非透析日:130mg q.12h.; 透析日:透后首剂 175mg CAPD:160mgq.12h. CRRT:480mgq.12h.
多黏菌素 B	i.v.gtt.	—	—	NA	2.8(SS)	60	34.3~47.2	多黏菌素 B 被认为主要通过肾小管重吸收和非肾途径消除,<5% 的多黏菌素 B 从肾脏中消除	6	48~72	负荷剂量 2~2.5mg/kg,维持 1.25~1.5mg/kg q.12h.				血液透析或腹膜透析可少量清除药物	负荷剂量 2~2.5mg/kg,维持 1.25~1.5mg/kg q.12h.
12. 其他抗生素																
磷霉素	p.o. i.v.gtt.	不影响	30~40	p.o.:2~4 i.m.:1	p.o.:26(SD) i.v.:90	<5	136.1(24L/kg)	口服给药后自尿液中排出给药量的 30%~80%,静脉滴注或肌内注射约 90% 经尿液排出	5.7	50	p.o.:3g×1 i.v.:2~4g q.6h.~q.8h.	p.o.:3g×1 i.v.:2~4g q.6h.~q.8h.	不适用尿路感染	—	可清除 80%	血液透析:NA CAPD:无尿液患者,1g q.48h.,Ccr >5ml/min,1g q.36h. CRRT:4.0g q.6h.
夫西地酸	p.o. i.v.gtt.	食物延迟 t_{max}(2.2~3.2h)和降低 C_{max}(30.6mg/L 降至 22.7mg/L),但对 F 无影响	91	2~4	p.o.:30(SD)	97~99.8	0.3L/kg	主要经肝脏代谢,几乎完全经胆汁排泄	5~6	8.9~11	p.o.:0.25~0.75g q.8h.~q.12h. i.v.:0.5g q.8h.	p.o.:0.25~0.75g q.8h.~q.12h. i.v.:0.5g q.8h.	p.o.:0.25~0.75g q.8h.~q.12h. i.v.:0.5g q.8h.	p.o.:0.25~0.75g q.8h.~q.12h. i.v.:0.5g q.8h.	透析不能清除	p.o.:0.25~0.75g q.8h.~q.12h. i.v.:0.5g q.8h.
利福昔明	p.o.	不影响	<0.4	1	0.000 7~0.001 2(SD)	62~67.5	NA	96.62% 几乎以原型药经粪便排泄,0.32% 经肾脏排泄	2~5	NA	200mg p.o. t.i.d.~q.i.d.	200mg p.o. t.i.d.~q.i.d.	200mg p.o. t.i.d.~q.i.d.	200mg p.o. t.i.d.~q.i.d.	透析不能清除	200mg p.o. t.i.d.~q.i.d.

续表

药物	给药途径	食物影响	F/%	t_{max}/h	C_{max}/(μg/ml)	蛋白结合率/%	V_d/L	代谢和排出途径及比例	$^1t_{1/2}$/h	$^2t_{1/2}$/h	正常剂量	Ccr 50~90ml/min	Ccr 10~50ml/min	Ccr<10ml/min	透析清除情况	血液透析/CAPD/CRRT 剂量
利奈唑胺	p.o. i.v.gtt.	与富含酪胺的食物同服时可引起显著的升压反应	100	p.o.:1~1.5 i.v.:0.51	15~20(SS)	31	40~50	50%~70% 在肝脏代谢，约 35% 药物经肾脏排泄，其中 30% 以原型药，5% 以代谢产物形式	5	6~8	600mg q.12h.	600mg q.12h.	600mg q.12h.	600mg q.12h.	透析可清除	血液透析:600mg q.12h.(透析后给药) CAPD、CRRT:600mg q.12h.
泰地唑胺	p.o. i.v.gtt.	无影响	91	p.o.:3 i.v.:1.1	p.o.:2.2 i.v.:3.0(SS)	70~90	67~80	82% 以非活性代谢产物经粪便排泄，18% 以非活性代谢产物经肾脏排泄	12	12	200mg q.d.	200mg q.d.	200mg q.d.	200mg q.d.	透析不能清除	200mg q.d.
瑞他帕林	局部给药	—	—	NA	NA	94	NA	经 CYP3A4 肝脏代谢	NA	NA	局部外用	局部外用	局部外用	局部外用	透析不能清除	局部外用
利福霉素	i.v.gtt.	无影响	<0.1	NA	NA	80	NA	86% 经粪便排泄	3~4	NA	0.5g b.i.d.	NA	NA	NA	NA	NA
奎奴普丁/达福普丁	i.v.gtt.	—	—	NA	3.2/8(SS)	23~32/50~56	0.45/0.24	约 20% 经肾脏排泄，主要以代谢产物的形式排泄，原型药排泄比例 <5%	0.85/0.7	—	7.5mg/kg q.8h.	7.5mg/kg q.8h.	7.5mg/kg q.8h.	7.5mg/kg q.8h.	透析不能清除	7.5mg/kg q.8h.
(二) 合成抗菌药物																
1. 磺胺类及磺胺增效类																
磺胺嘧啶	p.o. i.v.gtt.	—	>70	p.o.:3~6	p.o.:30~60	38~48	NA	经肝脏代谢;60%~85% 以原型药随尿液排出，有 15%~40% 为乙酰形式，少量药物经粪便、乳汁、胆汁排泄	10	34	p.o.:首剂 2g，后 1g b.i.d. i.v.:1~1.5g q.8h.	p.o.:1g b.i.d. i.v.:1~1.5g q.8h.	p.o.:0.5g b.i.d. i.v.:1~1.5g q.12h.	p.o.:0.5g q.d. i.v.:1~1.5g q.24h.	血液透析可部分清除，腹膜透析不可清除	血液透析:p.o. 0.5g q.6h.~q.8h.;i.v. 0.6~1g q.8h. 或 q.12h.，一日最大剂量 8g CAPD、CRRT:NA
磺胺嘧啶银	外用	—	—	NA	10~20	NA	NA	主要经尿液排泄	NA	NA	涂于患处，q.d.	NA	NA	NA	NA	NA
磺胺嘧啶锌	外用	—	—	4~8	NA	NA	NA	主要经尿液排泄	NA	NA	乳膏:涂于患处，日剂量不超过 500g	NA	NA	NA	NA	NA
磺胺甲噁唑	p.o.	无影响	>90	2	80~100(SS)	0.7	0.15L/kg	经肝脏代谢，80%~100% 以磺胺甲噁唑原型药形式经肾脏排泄	10	20~50	0.8g q.12h.	0.8g q.12h.	0.8g q18h	0.8g q.24h.	NA	血液透析:透析后加 1g CAPD、CRRT:NA

续表

药物	给药途径	食物影响	F/%	t_{max}/h	C_{max}/(μg/ml)	蛋白结合率/%	V_d/L	代谢和排出途径及比例	$^1t_{1/2}$/h	$^2t_{1/2}$/h	正常剂量	Ccr 50~90ml/min	Ccr 10~50ml/min	Ccr<10ml/min	透析清除情况	血液透析/CAPD/CRRT 剂量
磺胺甲噁唑(SMX)/甲氧苄啶(TMP)	p.o. i.v.gtt.	无影响	0.85	1~4	p.o.:1~2/40~60(SS) i.v.:9/105(SS)	44/70	100~120/12~18	84.5% 经肾脏排泄	TMP 8~15 SMX 10	TMP 20~49 SMZ 20~50	基于 TMP 5~20mg/(kg·d),分次 q.6h.~q.12h.	基于 TMP 5~20mg/(kg·d),分次 q.6h.~q.12h.	30~50ml/min:5~20mg/(kg·d),分次 q.6h.~q.12h. 10~29ml/min:5~10mg/(kg·d),分次 q.12h.	不推荐用;如果要用,5~10mg/kg q.d.	透析可清除	血液透析:不推荐用;如果要用,5~10mg/kg q.d.,透析日透析后给药 CAPD:不推荐用;如果要用,5~10mg/kg q.d. CRRT:5mg/kg q.8h.
2. 喹诺酮类																
环丙沙星	p.o. i.v.gtt.	食物延迟吸收,但 F 未减少	70	1~2	i.v.:4.6(SS) p.o.:3.6(SS)	20~40	2.4L/kg	肝脏代谢; p.o.:35%~50% 以原型药经肾脏排泄; i.v.:50%~70% 以原型药经肾脏排泄	4	6~9	i.v.:400mg q.12h. p.o.:500~750mg q.12h.	i.v.:400mg q.12h. p.o.:500~750mg q.12h.	i.v.:400mg q.d. p.o.:250~500mg q.12h.	i.v.:400mg q.d. p.o.:500mg q.d.	透析可清除	血液透析:i.v. 400mg q.d.(透析后给药);p.o. 500mg q.d.(透析后给药) CAPD:i.v. 400mg q.d.;p.o. 500mg q.d. CRRT:i.v. 200~400mg q.12h.;p.o. 250~500mg q.12h.
氧氟沙星	p.o.	餐后服用可减少胃肠道反应	98	1~2	4.6/6.2(SS)	32	1~2.5L/kg	1.5%~35% 经肝脏代谢;65%~80% 以原型药经肾脏排泄	7	28~37	200~400mg q.12h.	200~400mg q.12h.	200~400mg q.d.	200mg q.d.	透析可清除	血液透析:200mg q.d.(透析后给药) CAPD:i.v. 200mg q.d. CRRT:i.v. 200~400mg q.d.
左氧氟沙星	p.o. i.v.gtt.	含金属离子的制剂可影响吸收	99	1.6	p.o.:8.6 i.v.:12.1(SS)	24~38	244(V_{ss})	肝脏代谢轻微;87% 以原型药经肾脏排泄	7	76	750mg q.d.	750mg q.d.	20~49ml/min:750mg q.48h. 10~20ml/min:750mg 一次后,500mg q.48h.	750mg 一次后,500mg q.48h.	NA	750mg 一次后,500mg q.48h.
诺氟沙星	p.o. i.v.gtt.	空腹服用,并同时饮水 250ml	30~40	1	1.5(SD)	10~15	1.7L/kg	肝脏代谢轻微;26%~32% 以原型药经肾脏排泄	3~4	8	400mg q.12h.	400mg q.12h.	30~49ml/min:400mg q.12h. 0~30ml/min:400mg q.d.	400mg q.d.	NA	血液透析:400mg q.d. CAPD:400mg q.d. CRRT:不适用
莫西沙星	p.o. i.v.gtt.	高脂食品或乳制品可延迟本品的吸收,但吸收程度不受影响	89	1~3	4.2~4.6(SS)	30~50	2.2L/kg	52% 经肝脏代谢;大约 45% 的口服或静脉注射的莫西沙星以原型药形式排出(约 20% 在尿液中,约 25% 在粪便中)	10.1~14.8	10.1~14.8	400mg q.d.	400mg q.d.	400mg q.d.	400mg q.d.	血液透析可清除 9% 原型药,4% 代谢产物;腹膜透析可清除 3% 原型药,2% 代谢产物	400mg q.d.

续表

药物	给药途径	食物影响	F/%	t_{max}/h	C_{max}/(μg/ml)	蛋白结合率/%	V_d/L	代谢和排出途径及比例	$^1t_{1/2}$/h	$^2t_{1/2}$/h	正常剂量	Ccr 50~90ml/min	Ccr 10~50ml/min	Ccr<10ml/min	透析清除情况	血液透析/CAPD/CRRT 剂量
加替沙星	p.o. i.v.gtt.	无影响	96	1~2	4(SS)	20	1.7~2L/kg	<1% 经肝脏代谢;79%~88% 以原型药经肾脏排泄	7~8	11~40	400mg q.24h.	400mg q.d.	400mg 首剂,然后 200mg q.d.	400mg 首剂,然后 200mg q.d.	透析可清除	血液透析:200mg q.d.(透析后给药) CAPD:200mg q.d. CRRT:400mg 首剂,然后 200mg q.d.
普卢利沙星	p.o.	与牛奶合用会导致本药 AUC 减小,肾脏重吸收减少,血药浓度降低,因此避免与牛奶合用	NA	1	1.6(SD)	45	123	肝脏代谢;40% 经肾脏排泄;57.2% 经粪便排泄	10.6~12.1	NA	600mg q.d.	NA	NA	NA	NA	NA
吉米沙星	p.o.	无影响	71	0.5~2	1.6(SS)	52~73	2~12L/kg	<10% 经肝脏代谢;36% 经肾脏排泄;36% 经粪便排泄	7	>7	320mg q.d.	320mg q.d.	160mg q.d.	160mg q.d.	NA	血液透析:160mg q.d.(透析后给药) CAPD:160mg q.d. CRRT:160mg q.d.
奈诺沙星	p.o.	食物影响吸收速率,不影响吸收程度	100	1~2	7.022(SS)	16	(4.25 ± 1.31)L/kg	肝脏代谢极少;70% 经肾脏排泄;6% 经粪便排泄	10	NA	500mg q.d.	500mg q.d.	NA	NA	NA	NA
西他沙星	p.o.	—	NA	空腹:1.2 餐后:2.0	空腹:1 ± 0.14(SD) 餐后:0.88+0.31(SD)	46~55	空腹:(2.5 ± 0.7)L/kg 餐后:(2.3 ± 0.3)L/kg	西他沙星在体内几乎不被代谢,主要以原型药从尿中排泄;70%~80% 经肾脏排泄;20% 经粪便排泄	5~6.6	16.3 ± 2.1	50mg b.i.d. 100mg q.d.	50mg b.i.d.; 100mg q.d.	30~50ml/min:50mg q.d.; 10~29ml/min:50mg q.48h.	NA	NA	NA
德拉沙星	p.o. i.v.gtt.	无影响	59	1	i.v.:9.3(SS) p.o.:7.45(SS)	84	30~48	主要经肝脏代谢; p.o.:肾脏排泄 50%,粪便排泄 48%; i.v.:肾脏排泄 65%;粪便排泄 28%	4.2~8.5	NA	i.v.:300mg q.12h. p.o.:450mg q.12h.	i.v.:300mg q.12h. p.o.:450mg q.12h.	i.v.: 30~50ml/min:300mg q.12h.; 15~29ml/min:200mg q.12h.; p.o.: 15~50ml/min:450mg q.12h.	<15ml/min:不推荐使用	NA	血液透析:不推荐使用 CAPD、CRRT:NA

续表

药物	给药途径	食物影响	F/%	t_{max}/h	C_{max}/(μg/ml)	蛋白结合率/%	V_d/L	代谢和排出途径及比例	$^1t_{1/2}$/h	$^2t_{1/2}$/h	正常剂量	Ccr 50~90ml/min	Ccr 10~50ml/min	Ccr<10ml/min	透析清除情况	血液透析/CAPD/CRRT 剂量
加诺沙星	p.o.	—	NA	1	10.59 ± 3.55	NA	48.18 ± 2.56	经肝脏代谢;20%~50%经肾脏排泄	13.3~17.8	NA	400mg q.d.	NA	NA	NA	NA	NA
3. 硝基咪唑类																
替硝唑	p.o. i.v.gtt.	食物可使药物的 t_{max} 延迟约 2h,降低 C_{max} 约 10%	100	1.6 ± 0.7	51(SS)	12	50	经肝脏代谢;18%~25%原型药经肾脏排泄,12%经粪便排泄	13	—	2g q.d.	2g q.d.	2g q.d.	2g q.d.	透析可清除	血液透析:2g q.d.(透析后额外给 1g) CAPD:2g q.d. CRRT:2g q.d.
甲硝唑	p.o. i.v.gtt.	缓释片在空腹服用时缓释特性保持较佳; 片剂、胶囊:食物不影响	100	1.6; 缓释:6.8	20~25(SS)	20	136.1	经肝脏代谢;60%~80%经尿液排出(20% 以原型药,其他为代谢产物),10% 经粪便排出,14% 经皮肤排出	6~14	7~21	7.5mg/kg q.6h.	7.5mg/kg q.6h.	7.5mg/kg q.6h.	7.5mg/kg q.12h.	透析可清除	血液透析:7.5mg/kg q.12h.(透析后给药) CAPD:7.5mg/kg q.12h. CRRT:7.5mg/kg q.6h.
奥硝唑	p.o. i.v.gtt. 阴道栓剂	—	NA	2	30(SS)	<15	(0.86 ± 0.02)L/kg	经肝脏代谢;85% 的剂量在 5 天内以代谢产物的形式被排出。 排出形式:60%~70% 以代谢产物形式由肾脏排出;20%~25% 以代谢产物形式由肠道排出;4% 原型药由肾脏排出	14	—	p.o.: (1)滴虫病:500mg b.i.d.,持续给药 5d (2)阿米巴病:①体重 35~60kg,1 500mg q.n.,持续给药 3d;体重超过 60kg,1 000mg b.i.d.,持续给药 3d;②其他阿米巴虫病,500mg b.i.d. (3)贾第虫病:1 500mg q.n. (4)预防手术中厌氧菌感染:术前 30min 给药,500~1 000mg				NA	NA
苄硝唑	p.o.	—	92	3~4	2.54(SS)	44	23.2	NA	10.5~13.6	NA	150~200mg b.i.d.	NA	NA	NA	NA	NA
吗啉硝唑	i.v.gtt.	—	—	—	16.6 ± 2.8	22.1~27.2	(1.209 ± 0.158)L/kg	肝脏代谢;70% 经肾脏以原型药和Ⅱ相代谢产物形式排泄	5.6~6.4	7.6~8.7	0.5g q.12h.	NA	NA	NA	NA	NA
4. 硝基呋喃类																
呋喃妥因	p.o.	食物可增加其 F,减少胃肠道刺激,在尿液中的治疗浓度持续时间延长	87(禁食);94(食物)	0.5	0.875~0.963mg/L	90	NA	身体所有组织均可代谢;30%~40% 经肾脏排泄,部分经胆汁排泄	1	NA	100mg q.12h.	100mg q.12h.	避免使用	避免使用	透析可清除	避免使用

续表

药物	给药途径	食物影响	F/%	t_{max}/h	C_{max}/(μg/ml)	蛋白结合率/%	V_d/L	代谢和排出途径及比例	$^1t_{1/2}$/h	$^2t_{1/2}$/h	正常剂量	Ccr 50~90ml/min	Ccr 10~50ml/min	Ccr< 10ml/min	透析清除情况	血液透析/CAPD/CRRT 剂量
呋喃唑酮	p.o.	服药期间不宜食用含较多酪胺的药物	5	NA	NA	NA	NA	5%~65% 经肾脏排泄	10min	NA	100mg q.i.d.	NA	NA	NA	NA	NA
(三) 抗真菌药																
1. 唑类抗真菌药																
克霉唑	p.o. 外用 栓剂	—	低	NA	NA	98	NA	经肝脏代谢；主要通过胆道、粪便排泄，0.05%~0.5% 经肾脏排泄	3.5~5	NA	10mg，每天 5 次	NA	NA	NA	NA	NA
氟康唑	p.o. i.v.gtt.	无影响	90	1~2	6.7~14（SD）	10	50	经肝脏代谢少；80% 经肾脏排泄。大约 80% 为原型药，11% 作为代谢产物随尿液排泄	20~50	100	100~400mg q.d.	100~400mg q.d.	50~200mg q.d.	50~200mg q.d.	可以清除，但腹膜透析效果较血液透析差	血液透析：100~400mg q.d.（透析后给药） CAPD：50~200mg q.d. CRRT：200~400mg q.d.
伊曲康唑	p.o. i.v.gtt.	食物可增加本药吸收，提高 F；葡萄柚汁可降低 F	55 以上	2.5	2.0（SS）	99.8	796	主要经肝脏代谢，CYP3A4 是参与伊曲康唑代谢的主要酶；非活性代谢产物 35% 经肾脏排泄，54% 经粪便排泄	35~40	不变	i.v.：200mg q.12h. p.o.：100~200mg q.12h.	i.v.：200mg q.12h. p.o.：100~200mg q.12h.	i.v.：<30ml/min 因环糊精蓄积禁用 p.o.：100~200mg q.12h.	p.o.：50~100mg q.12h.	透析不可清除	100mg q.12h.~q.24h.
伏立康唑	p.o. i.v.gtt.	高脂肪餐可使 C_{max} 和 AUC 分别减少 34% 和 24%	96	1~2	3（SS）	58	4.6L/kg	经肝脏代谢，CYP2C19 是参与伏立康唑代谢的主要酶；<2% 经肾脏排泄，胆汁排泄比例未知	剂量依赖性	剂量依赖性	6mg/kg q.12h. × 2 剂，然后 4mg/kg q.12h.	6mg/kg q.12h. × 2 剂，然后 4mg/kg q.12h.	口服不需要调整剂量 i.v.：<30ml/min 因环糊精蓄积禁用	口服不需要调整剂量 i.v.：<30ml/min 因环糊精蓄积禁用	透析可清除	p.o.：6mg/kg q.12h. × 2 剂，然后 4mg/kg q.12h. i.v.：避免应用

续表

药物	给药途径	食物影响	F/%	t_{max}/h	C_{max}/(μg/ml)	蛋白结合率/%	V_d/L	代谢和排出途径及比例	$^1t_{1/2}$/h	$^2t_{1/2}$/h	正常剂量	Ccr 50~90ml/min	Ccr 10~50ml/min	Ccr<10ml/min	透析清除情况	血液透析/CAPD/CRRT 剂量
泊沙康唑	p.o. i.v.gtt.	食物可增加吸收	54(片剂)	3~5	口服溶液:0.2~1(SD);片剂:2.1~2.9(SS);注射剂:3.3(SS)	98~99	226~295	主要经肝脏代谢;13%~14% 经肾脏排泄,71%~77% 经粪便排泄	20~66	NA	口服溶液:400mg b.i.d. 片剂 / 注射剂:300mg q.d.				透析不能清除	口服溶液:400mg b.i.d. 片剂 / 注射剂:300mg q.d.
艾沙康唑	p.o. i.v.gtt.	影响较小	98	3	7.5(SS)	99	450(V_{ss})	经肝脏代谢,由 CYP3A4、CYP 3A5 和 UGT 代谢;45% 经肾脏排泄,46% 经粪便排泄	130	NA	负荷剂量:372mg q.8h.,给 6 剂;维持剂量:372mg q.d.				NA	NA
2. 抗生素类抗真菌药																
两性霉素 B	i.v.gtt.	—	—	NA	0.5~3.5(SS)	91~95	4L/kg	40% 经肾脏排泄	24	NA	初始剂量 1~5mg,以后每日或隔日增加 5mg,至 0.75~1mg/kg q.24h.				透析不能清除	CRRT:0.6~0.7mg/kg q.24h. 血液透析、CAPD:NA
两性霉素 B 脂质复合物	i.v.gtt.	—	—	NA	1~2.5(SS)	NA	131	0.9% 经肾脏排泄	173	NA	初始 0.1mg/(kg·d),第二天增加 0.25~0.5mg/kg,再逐日递增至 1~3mg/(kg·d)				透析不能清除	NA
两性霉素 B 脂质体	i.v.gtt.	—	—	NA	83(SS)	NA	0.1~0.16L/kg(V_{ss})	10% 经肾脏排泄	7~10	100~153	3~4mg/(kg·d),可增至 6mg/(kg·d)				血液透析不可清除	CRRT:1~3mg/kg q.24h. 血液透析、CAPD:NA
制霉菌素	p.o. 阴道给药	—	不吸收	NA	NA	NA	NA	全部以原型药随粪便排泄	NA	NA	50 万 ~100 万 U t.i.d.;10 万 U b.i.d.	NA	NA	NA	NA	NA
3. 棘白菌素类抗真菌药																
卡泊芬净	i.v.gtt.	—	—	NA	8.7(SS)	>99	9.7(V_{ss})	肝内清除;41% 经肾脏排泄,其中 1.4% 为原型药;35% 包括原型药及代谢产物经粪便排泄	13	NA	50mg q.d.	50mg q.d.	50mg q.d.	50mg q.d.	血液透析不可清除	血液透析:50mg q.d. CAPD、CRRT:NA

续表

药物	给药途径	食物影响	F/%	t_{max}/h	C_{max}/(μg/ml)	蛋白结合率/%	V_d/L	代谢和排出途径及比例	$^1t_{1/2}$/h	$^2t_{1/2}$/h	正常剂量	Ccr 50~90ml/min	Ccr 10~50ml/min	Ccr<10ml/min	透析清除情况	血液透析/CAPD/CRRT 剂量
阿尼芬净	i.v.gtt.	—	—	NA	7.2(SS)	97	30~50	30% 经粪便排泄，小于1% 随尿液排泄	26.5	NA	100mg q.d.	100mg q.d.	100mg q.d.	100mg q.d.	NA	NA
米卡芬净	i.v.gtt.	—	—	NA	10.1(SS)	>99	0.39L/kg	主要经肝脏代谢，米卡芬净通过芳基硫酸酯酶代谢为 M-1；主要通过粪便排泄	15~17	NA	100mg q.d.	100mg q.d.	100mg q.d.	100mg q.d.	NA	血液透析：透析后不需要补充剂量 CAPD、CRRT：NA
4. 其他抗真菌药																
氟胞嘧啶	p.o.	NA	78~90	2	30~40(SD)	2.9~4	0.6L/kg	90% 以原型药随尿液排出	3~5	75~200	25mg/kg q.6h.	25mg/kg q.6h.	25mg/kg q.12h.	25mg/kg q.24h.	NA	血液透析：25mg/kg q.24h.（透析后给药） CAPD：0.5~1g q.d. CRRT：2mg/kg q.12h.
特比萘芬	p.o.	高脂食物时可使 F 增加约 40%	40	2	0.97(SD)	>99	947.5 或 16.6L/kg	主要经肝脏代谢，特比萘芬被至少 7 种 CYP 同工酶广泛代谢，主要代谢酶为 CYP2C9、CYP1A2、CYP3A4、CYP2C8 和 CYP2C19；70% 经肾脏排泄，20% 经粪便排泄	22~26	NA	250mg q.d.	250mg q.d.	避免应用	避免应用	NA	避免应用
（四）抗病毒药																
1. 抗疱疹病毒药																
阿昔洛韦	p.o. i.v.gtt.	无影响	10~20	1.5~2	p.o.：1.21(SS) i.v.：20.7	9~33	0.7L/kg	经肝脏代谢；大部分原型药经肾脏排泄，2% 经粪便排泄	2.5~3.5	20	p.o.：800mg q.4h. i.v.：5~12.5mg/kg q.8h.	p.o.：800mg q.4h. i.v.：5~12.5mg/kg q.8h.	p.o.：<25ml/min，800mg q.8h. i.v.：25~50ml/min，5~12.5mg/kg q.12h.；10~25ml/min，5~12.5mg/kg q.24h.	p.o.：800mg q.12h. i.v.：2.5~6.5mg/kg q.d.	血液透析 6h 可清除 60%，腹膜透析清除<10%	血液透析：p.o. 800mg q.12h.；i.v. 2.5~6.5mg/kg q.d.（透析后给药） CAPD、CRRT：p.o. 800mg q.12h.；i.v. 2.5~6.5mg/kg q.d.
伐昔洛韦	p.o.	无影响	22	1~3	5.6(SD)	13~18	0.7L/kg	经肝脏水解；46% 经肾脏排泄，47% 经粪便排泄	3	14	1g q.8h.	1g q.8h.	30~49ml/min：1g q.12h. 10~29ml/min：1g q.24h.	0.5g q.24h.	4h 血液透析可清除 33%	血液透析：0.5g q.24h.（透析后给药） CAPD：0.5g q.24h. CRRT：1g q.12h.~q.24h.

续表

药物	给药途径	食物影响	F/%	t_{max}/h	C_{max}/(μg/ml)	蛋白结合率/%	V_d/L	代谢和排出途径及比例	$^1t_{1/2}$/h	$^2t_{1/2}$/h	正常剂量	Ccr 50~90ml/min	Ccr 10~50ml/min	Ccr<10ml/min	透析清除情况	血液透析/CAPD/CRRT剂量
更昔洛韦	p.o. i.v.gtt.	食物可使本药 *F* 由5%增加至6%~9%	5	1.8±0.8(p.o.)	p.o.:1~1.2 i.v.:8.3(SD)	1~2	0.7L/kg (V_{ss})	几乎没有代谢，血浆中约90%的更昔洛韦以未代谢形式通过尿液排出	p.o.:4.5±0.9 i.v.:2.5~3.6	9~29	p.o.:1g q.8h. i.v.:诱导期5mg/kg q.12h.，维持期5mg/kg q.d.	p.o.:0.5~1g q.8h. i.v.:50~69ml/min，负荷2.5mg/kg q.12h.，维持2.5~5mg/kg q.d.	p.o.:0.5~1g q.d. i.v.:25~49ml/min，负荷2.5mg/kg q.d.，维持1.25mg/kg q.d.；10~24ml/min，负荷1.25mg/kg，维持0.625mg/kg	p.o.:一次0.5g一周3次 i.v.:1.25mg/kg，一周3次	血液透析可清除50%	血液透析： p.o.:一周3次，一次0.5g，透析后给药 i.v.:1.25mg/kg，一周3次，透析后给药 CAPD、CRRT:NA
喷昔洛韦	i.v.gtt.	—	—	0.95~1	12.1±3.1(SD)	NA	102±20	经肝脏代谢；73.1%±5.8%经肾脏排泄	1.9±0.25	—	5mg/kg	适当调整	适当调整	适当调整	NA	NA
泛昔洛韦	p.o.	食物可减缓本药的吸收和代谢，但不影响后者最终的 *F*	77	0.9	3~4(SD)	<20	1.08L/kg	经肝脏代谢；73%以原型药经肾脏排泄，27%经粪便排泄	2.3	肾脏功能受损患者半衰期延长	500mg	40~59ml/min：给药频次调整为b.i.d.	20~39ml/min：给药频次调整为q.d. <20ml/min：给药剂量减半，给药频次为q.d.	给药剂量减半，给药频次为q.d.	NA	NA
阿糖腺苷	i.v.gtt.	—	—	3.5	NA	24~38	NA	60%~80%经肾脏排泄	NA	NA	5~10mg/kg q.d.	NA	NA	NA	NA	NA
缬更昔洛韦	p.o.	食物可使本药的AUC和 C_{max} 分别增加30%和14%	59	0.75~2.25	5.6(SS)	1~2	0.7L/kg	经肝脏代谢；主要经肾脏排泄	4	67	900mg q.12h.	900mg q.12h.	450mg q.24h.~q.48h.	不推荐使用	血液透析清除50%	血液透析：不推荐使用 CAPD、CRRT:NA
膦甲酸钠	i.v.gtt.	—	—	—	155(SD)	14~17	0.46L/kg	80%~90%以原型药经肾脏排泄	3(18~88)	NA	60mg/kg	45mg/kg q.8h.	50mg/kg q.12h.	40mg/kg q.12h.	NA	血液透析：60mg/kg q.d. CAPD:50mg/kg q.d. CRRT：不推荐
阿巴卡韦	p.o.	无影响	83	1.3	4.3(SS)	50	0.86L/kg	经肝脏代谢，阿巴卡韦清除的主要途径是通过乙醇脱氢酶代谢；81%以代谢产物形式从肾脏排出，2.1%以原型药从肾脏排出，16%经粪便排出	1.5	NA	600mg q.d.	600mg q.d.	600mg q.d.	600mg q.d.	NA	NA

续表

药物	给药途径	食物影响	F/%	t_{max}/h	C_{max}/(μg/ml)	蛋白结合率/%	V_d/L	代谢和排出途径及比例	$^1t_{1/2}$/h	$^2t_{1/2}$/h	正常剂量	Ccr 50~90ml/min	Ccr 10~50ml/min	Ccr<10ml/min	透析清除情况	血液透析/CAPD/CRRT 剂量
恩曲他滨	p.o.	高脂食物可使本药 t_{max} 延长，C_{max} 降低(约23%)，但AUC不受影响	93	1~2	1.8(SS)	<4	42.3	13% 经肝脏代谢；86% 经肾脏排泄，14% 经粪便排泄	10	NA	200mg q.d.	200mg q.d.	30~49ml/min：200mg q.48h. 15~29ml/min：200mg q.72h. <15ml/min：200mg q.96h.	200mg q.96h.	NA	血液透析：200mg q.96h.，透析后给药 CAPD、CRRT：NA
福沙那韦	p.o.	无影响	NA	2.5	6(SS)	90	NA	经肝脏代谢；代谢产物75% 经粪便排泄，14% 经肾脏排泄	7.7	NA	(700mg + 利托那韦 100mg) b.i.d.	NA	NA	NA	NA	NA
利匹韦林	p.o.	食物可增加暴露量	NA	4~5	0.1~0.2(SD)	99.7	152	经肝脏代谢，主要通过CYP3A4；6.1% 经肾脏排泄，85% 经粪便排泄	50	NA	25mg	25mg q.d.	NA	NA	血液透析和腹膜透析均不能有效清除	NA
2. 抗 HIV 药																
齐多夫定	p.o. i.v.gtt.	高脂食物可降低 F	65	0.5~1.5	1~2(SD)	<38	1.4~1.7L/kg	肝脏通过葡糖醛酸化生成非活性代谢产物。口服：尿液(72%~74% 为代谢产物，14%~18% 为原型药) i.v.：尿液(45%~60% 为代谢产物，18%~29% 为原型药)	0.5~3	1.3~3	p.o.：300mg q.12h. i.v.：1mg/kg 一天5~6 次	p.o.：300mg q.12h. i.v.：1mg/kg 一天5~6 次	p.o.：300mg q.12h. i.v.：>15ml/min，1mg/kg 一天 5~6 次； 10~15ml/min，1mg/kg q.6h.~q.8h.	p.o.：100mg q.8h. i.v.：1mg/kg q.6h.~q.8h.	血液透析和腹膜透析均不能有效清除	血液透析：100mg q.8h.(透析后给药) CAPD：NA CRRT：300mg q.12h.
齐多拉米双夫定	p.o.	食物可降低 C_{max}，延缓 t_{max}，但AUC不受影响	拉米夫定：86 ± 16 齐多夫定：64 ± 10	拉米夫定：1~1.5 齐多夫定：0.5~1.5	拉米夫定：2.6(SS) 齐多夫定：1.8(SS)	拉米夫定：<36 齐多夫定：<38	拉米夫定：1.1~1.7L/kg 齐多夫定：1.4~1.7L/kg	拉米夫定：大部分经肝代谢；70% 以原型药从肾脏排出 齐多夫定：少量经肝代谢；14% 以原型药从肾脏排出	拉米夫定：5~7 齐多夫定：0.5~3	齐多夫定：1.3~3 拉米夫定：15~35	150/300mg b.i.d.	NA	NA	NA	血液透析和腹膜透析可以清除	NA
司坦夫定	p.o.	无影响	86	1	0.54(SS)	<5	46	少量经肾脏代谢；尿液95%(74% 为原型药)；粪便 3%(62% 为原型药)	1.2~1.6	5.5~8	30~40mg q.12h.	30~40mg q.12h.	15~20mg q.12h.	≥ 60kg：20mg q.d. <60kg：15mg q.d.	血液透析可清除 31%	血液透析：≥ 60kg，20mg q.d.；<60kg，15mg q.d.(透析后给药) CAPD：NA CRRT：30~40mg q.12h.

续表

药物	给药途径	食物影响	F/%	t_{max}/h	C_{max}/(μg/ml)	蛋白结合率/%	V_d/L	代谢和排出途径及比例	$^1t_{1/2}$/h	$^2t_{1/2}$/h	正常剂量	Ccr 50~90ml/min	Ccr 10~50ml/min	Ccr<10ml/min	透析清除情况	血液透析/CAPD/CRRT 剂量
依非韦伦	p.o.	高脂食物或正常进餐，F 分别增加 22% 和 17%	42	3~5	4.1（SS）	99	252（V/F）	经肝药酶 CYP3A 和 CYP2B6 生成无活性的羟基化代谢产物，然后进行葡糖醛酸化； 排泄：粪便（16%~61% 主要为原型药）；尿液（约 14%~34% 为代谢产物；<1% 为原型药）	40~55	NA	600mg q.d.	600mg q.d.	600mg q.d.	600mg q.d.	血液透析和腹膜透析可以清除少量药物	CAPD：600mg q.d. 血液透析、CRRT：NA
奈韦拉平	p.o.	无影响	>90	4	2（SD）	60	1.21L/kg（V_{ss}）	经肝药酶 CYP3A4 和 CYP2B6（羟基化代谢为无活性化合物）；81.3% 以代谢产物从尿液中排出，10.1% 从粪便中排出	25~30	NA	200mg	200mg b.i.d.	200mg b.i.d.	200mg b.i.d.	透析可清除 50%	血液透析：每次血液透析后补充 200mg CAPD：无须调整 CRRT：NA
恩夫韦地	i.h.	—	84	4~8	5（SS）	92	5.5（V_{ss}）	极少经过肝脏代谢	3.8	不变	90mg s.c. b.i.d.	90mg s.c. b.i.d.	90mg s.c. b.i.d.	<35ml/min 无研究，禁用	透析不能清除	禁用
茚地那韦	p.o.	高热量、高脂肪和高蛋白可使本药吸收速度减慢，吸收量减少，AUC 降低约 80%，C_{max} 降低约 85%；与清淡饮食同服时可导致 AUC、C_{max} 降低 2%~8%	65	0.8（空腹）	20.2（SS）	60	NA	经肝药酶 CYP3A4 生成非活性代谢产物；粪便（83%；19.1% 为原型药）；尿液（19%；9.4% 为原型药）	1.2~2	2.8 ± 0.5	800mg（+RTV 100mg）p.o. b.i.d.	800mg p.o. b.i.d.	800mg p.o. b.i.d.	800mg p.o. b.i.d.	NA	血液透析：无须调整 CAPD、CRRT：NA

续表

药物	给药途径	食物影响	F/%	t_{max}/h	C_{max}/(μg/ml)	蛋白结合率/%	V_d/L	代谢和排出途径及比例	$^1t_{1/2}$/h	$^2t_{1/2}$/h	正常剂量	Ccr 50~90ml/min	Ccr 10~50ml/min	Ccr< 10ml/min	透析清除情况	血液透析/CAPD/CRRT 剂量
利托那韦	p.o.	口服溶液：食物可使本药 F 下降，C_{max} 下降 23%，AUC 下降 7%；散剂：食物可使本药 C_{max} 和 AUC 下降 23%~49%；片剂：食物可使本药 F 下降，C_{max} 和 AUC 下降 21%~23%	65	口服溶液 2~4	11.2（SS）	98~99	0.41L/kg（V/F）	肝脏通过 CYP3A4 和 CYP2D6 代谢；86.4% 经粪便排出，其中 33.8% 为原型药，11.3% 经肾脏排出，其中 3.5% 为原型药	3~5	NA	600mg q.12h.	600mg q.12h.	600mg q.12h.	600mg q.12h.	透析不能清除	NA
洛匹那韦/利托那韦	p.o.	胶囊剂、溶液剂：与高脂食物同服，AUC 分别增加 48%~97% 和 80%~130%；片剂，食物无影响	NA	4~6	9.6（SS）	98~99	0.92~1.86L/kg	洛匹那韦通过肝脏 CYP3A4 代谢，80% 洛匹那韦经粪便排泄（其中 20% 以原型药），低于 3% 以原型药经尿液排泄	口服：儿童 3.67~6.1h	NA	400/100mg b.i.d.	400/100mg b.i.d.	400/100mg b.i.d.	400/100mg b.i.d.	NA	NA
沙奎那韦	p.o.	食物可显著增加 AUC 和 C_{max}	4	NA	0.37（SS）	97	700（V_{ss}）	经肝药酶 CYP3A4 代谢；81%~88% 经肾脏排泄，1%~3% 经粪便排泄	13	NA	（1g+ 利托那韦 100mg） b.i.d.	1g b.i.d.	1g b.i.d.	1g b.i.d.	血液透析、腹膜透析不能清除	NA

续表

药物	给药途径	食物影响	F/%	t_{max}/h	C_{max}/(μg/ml)	蛋白结合率/%	V_d/L	代谢和排出途径及比例	[1]$t_{1/2}$/h	[2]$t_{1/2}$/h	正常剂量	Ccr 50~90ml/min	Ccr 10~50ml/min	Ccr<10ml/min	透析清除情况	血液透析/CAPD/CRRT 剂量
阿扎那韦	p.o.	食物可增加 F	高	2.5	2.3(SS)	86	88.3(V/F)	主要经肝药酶 CYP3A 代谢;13% 经肾脏排泄,其中 7% 为原型,79% 经粪便代谢,其中 20% 为原型药	7	NA	400mg q.24h.	400mg q.24h.	400mg q.24h.	400mg q.24h.	血液透析清除 2.1%	血液透析:初治患者,阿扎那韦 300mg 与利托那韦 100mg p.o.q.d.;曾经使用阿扎那韦的患者血液透析不建议使用 CAPD、CRRT:NA
替拉那韦	p.o.	高脂食物增加 F	低	3	47~57(SS)	99.9	7.7~10	大部分经肝脏代谢;82.3% 经粪便排泄,其中 79.9% 为原型药,4.4% 经肾脏排泄,其中 0.5% 为原型药	5.5~6	NA	(500mg+ 利托那韦 200mg) b.i.d.	500mg b.i.d.	500mg b.i.d.	500mg b.i.d.	透析不能清除	NA
阿巴卡韦	p.o.	食物可延迟本药的吸收并降低 C_{max},但对 AUC 没有影响	83	1.3	4.3(SS)	50	0.86L/kg	经肝药酶 CYP3A4 代谢;81% 以代谢产物从肾脏排出,1.2% 以原型药从肾脏排出,16% 从粪便排出	1.5	NA	600mg q.d.	600mg q.d.	600mg q.d.	600mg q.d.	NA	NA
阿巴卡韦双夫定	p.o.	食物可延缓本药的吸收,延长 t_{max},但不改变 F	阿巴卡韦:86 拉米夫定:86 齐多夫定:64	NA	NA	阿巴卡韦:50 拉米夫定:<36 齐多夫定:<38	阿巴卡韦:0.86 拉米夫定:1.3 齐多夫定:1.6	阿巴卡韦:经肝脏代谢;81% 以代谢产物从肾脏排出,1.2% 以原型药从肾脏排出,16% 从粪便排出; 拉米夫定:大部分经肝脏代谢,70% 以原型药从肾脏排出; 齐多夫定:少量经肝脏代谢;14% 以原型药从肾脏排出	阿巴卡韦:1.45 拉米夫定:5~7 齐多夫定:0.5~3	NA	阿巴卡韦:300mg 拉米夫定:150mg 齐多夫定:300mg b.i.d.	NA	无须调整	不建议使用	NA	NA
去羟肌苷	p.o.	进餐时服药比餐后 2h 可使本药的 C_{max} 和 AUC 降低 55%,餐前半小时服药对 F 无明显影响	30~40	2	NA	<5	308~363	50% 经肾脏排出	1.6	4.5	400mg q.d.	400mg q.d.	125~200mg q.d.	禁用	NA	NA

续表

药物	给药途径	食物影响	F/%	t_{max}/h	C_{max}/(μg/ml)	蛋白结合率/%	V_d/L	代谢和排出途径及比例	$^1t_{1/2}$/h	$^2t_{1/2}$/h	正常剂量	Ccr 50~90ml/min	Ccr 10~50ml/min	Ccr<10ml/min	透析清除情况	血液透析/CAPD/CRRT 剂量
扎西他滨	p.o. i.v.gtt.	进餐时服用本药可使 C_{max} 降低 39%，F 降低 14%	93	成人：1~2 儿童：1.5~2.5	NA	NA	NA	本药经肝脏代谢，但比例不高，原型药的主要消除途径估计为肾脏排泄，约占给药后 24h 内静脉给药剂量的 80% 和口服给药剂量的 60%	1.5	NA	0.75mg t.i.d.	0.75mg t.i.d.	10~40ml/min：0.75mg q.12h.	<10ml/min：0.75mg q.24h.	NA	NA
恩曲他滨	p.o.	进食（尤其高脂食物）可使本药达峰时间延长，C_{max} 降低（约 23%），但 AUC 不受影响	胶囊：93 溶液：75	1~2	1.8（SS）	<4	NA	86% 以原型药经肾脏排出；14% 以原型药经粪便排出	10	>10	胶囊：0.2g q.d. 溶液：0.24g q.d.	胶囊：0.2g q.d. 溶液：0.24g q.d.	30~49ml/min： 200mg q.48h.（胶囊） 120mg q.24h.（溶液） 15~29ml/min： 200mg q.72h.（胶囊） 80mg q.24h.（溶液）	<15ml/min： 200mg q.96h.（胶囊） 60mg q.24h.（溶液）	NA	血液透析：200mg q.96h.（胶囊）； 60mg q.24h.（溶液） CAPD、CRRT：NA
地拉夫定	p.o.	进食时服用本药可使 AUC 降低约 30%，药物吸收也被延长。但在其后的稳定给药过程中，食物对本药的 PK 无显著影响	85	1	19（SS）	98	NA	经肝药酶 CYP3A4 和 CYP2D6 代谢。51% 经肾脏排出（<5% 作为原型药）；44% 经粪便排出	5.8（2~11）	NA	400mg t.i.d.	400mg t.i.d.	400mg t.i.d.	400mg t.i.d.	NA	NA
达芦那韦	p.o.	进食时导致本药的 C_{max} 和 AUC 值较禁食状态升高约 30%	82	2.5~4	3.5（SS）	95	2L/kg	主要经肝药酶 CYP3A 代谢为低活性的代谢产物；排泄：粪便（约 80%，41% 为原型药）；尿液（约 14%，8% 为原型药）	15	NA	600mg b.i.d.	600mg b.i.d.	600mg b.i.d.	600mg b.i.d.	血液透析可清除 57%	NA

续表

药物	给药途径	食物影响	F/%	t_{max}/h	C_{max}/(μg/ml)	蛋白结合率/%	V_d/L	代谢和排出途径及比例	$^1t_{1/2}$/h	$^2t_{1/2}$/h	正常剂量	Ccr 50~90ml/min	Ccr 10~50ml/min	Ccr<10ml/min	透析清除情况	血液透析/CAPD/CRRT 剂量
富马酸替诺福韦二吡呋酯	p.o.	食物可使 t_{max} 降低 1h，升高 F	25	1	0.3（SS）	<7	1.2~1.3L/kg（V_{ss}）	70%~80% 以原型药经肾脏排出	17	延长	300mg	300mg q.d.	30~49ml/min：300mg q.48h. 10~29ml/min：300mg q.72h.~q.96h.	—	血液透析可清除 10%	血液透析：200mg q.96h.（胶囊）；60mg q.24h.（溶液） CAPD、CRRT：NA
丙酚替诺福韦	p.o.	与食物同服，提高 AUC 65%	NA	0.48	0.18（SS）	80	NA	以 <1% 经肾脏排出；以 31.7% 经粪便排出	0.51	NA	25mg q.d.	25mg q.d.	25mg q.d.	25mg q.d.	血液透析可清除 54%	血液透析：25mg q.d.（透析后给药） CAPD、CRRT：NA
马拉韦罗	p.o.	高脂食物使 C_{max} 及 AUC 下降 30%	23~33	0.5~4	0.3~0.9（SS）	76	194	主要经 CYP3A 转化为非活性代谢产物； 排泄：尿液（约 20%，8% 为原型药）；粪便（76%，25% 为原型药）	14~18	NA	300mg b.i.d.	300mg b.i.d.	300mg b.i.d.	300mg b.i.d.	NA	NA
拉替拉韦	p.o.	高脂食物可减慢本药的吸收速率，使 AUC 增加，C_{max} 下降，t_{max} 延迟，但 HIV-1 阳性患者给药可不考虑食物影响	口服，咀嚼片、混悬液高于薄膜衣片	3	NA	83	NA	代谢：主要是由 UGT1A1 介导的肝脏葡糖醛酸化。 排泄：粪便（约 51%，为原型药）；尿液（约 32%；9% 为原型药）	9	NA	400mg b.i.d.	400mg b.i.d.	400mg b.i.d.	400mg b.i.d.	透析可清除 82%	血液透析：避免透析前用药 CAPD、CRRT：NA
依曲韦林	p.o.	食物增加 AUC	NA	2.5~4	NA	99.9	NA	主要经肝药酶 CYP3A4、CYP2C9 和 CYP2C19 代谢。排泄：粪便（94%，高达 86% 为原型药）；尿液（1%）	9.05~41	NA	200mg b.i.d.	200mg b.i.d.	200mg b.i.d.	200mg b.i.d.	透析可清除 29%	血液透析：200mg b.i.d. CAPD：200mg b.i.d. CRRT：NA
3. 抗肝炎病毒药																
拉米夫定	p.o.	进餐时可使本药 C_{max} 减少 10%~40%；t_{max} 延长 0.25~2.3h	86	1~1.5	2.6（SS）	<36	1.3L/kg	5%~10% 经肝脏代谢，经肾脏排泄（大部分为原型药）	5~7	15~35	300mg q.d.	300mg q.d.	50~150mg q.d.（HIV）	25~50mg q.d.（HIV）	血液透析清除 57%~68%	血液透析：25~50mg q.d.（透析后给药）（HIV） CAPD：25~50mg q.d.（HIV） CRRT：首日 100mg，然后 50mg q.d.（HIV）

续表

药物	给药途径	食物影响	F/%	t_{max}/h	C_{max}/(μg/ml)	蛋白结合率/%	V_d/L	代谢和排出途径及比例	[1]$t_{1/2}$/h	[2]$t_{1/2}$/h	正常剂量	Ccr 50~90ml/min	Ccr 10~50ml/min	Ccr<10ml/min	透析清除情况	血液透析/CAPD/CRRT 剂量
阿德福韦	p.o.	无影响	59	1.75	0.02(SD)	≤ 4	0.37L/kg(V_{ss})	极少经肝脏代谢； 排泄：尿液(24 小时内 45% 为活性代谢产物)	7.5	15	10mg q.d.	10mg q.d.	10mg q.48h.~q.72h.	10mg q.72h.	血液透析可清除 70%~90%	血液透析：10mg q.w (透析后给药) CAPD、CRRT：NA
恩替卡韦	p.o.	高脂或清淡饮食导致本药延缓吸收，C_{max} 降低 44%~46%，AUC 降低 18%~20%	100	0.5~1.5	4.2ng/ml(SS)	13	>0.6L/kg(V/F)	肝内活化，少量经肝清除；62%~73% 以原型药经肾脏排出	128~149	NA	0.5mg q.d.	0.5mg q.d.	0.15~0.25mg q.d.	0.05mg q.d.	血液透析可清除 13%	血液透析：0.05mg q.d.(透析后给药) CAPD：0.05mg q.d. CRRT：NA
替比夫定	p.o.	无影响	NA	2	3.7(SS)	3.3	>0.6L/kg(V/F)	肝内活化，极少经肝脏代谢； 42% 以原型药经肾脏排出	40~49	NA	600mg q.d.	600mg q.d.	30~49ml/min：600mg q.48h.； 10~30ml/min：600mg q.72h.	600mg q.96h.	NA	血液透析：600mg q.96h.(透析后给药) CAPD、CRRT：NA
4. 抗流感病毒药																
金刚乙胺	p.o.	无影响	75~93	6	0.4~0.5(SS)	40	17~19L/kg；289(儿童)	主要经肝脏代谢； 74% 经肾脏排出(<25% 作为原型药)	24~36	延长	100mg q.12h.	100mg q.12h.	100mg q.12h.~q.24h.	100mg q.d.	血液透析可清除 40%	CRRT：慎用 血液透析，CAPD：NA
金刚烷胺	p.o.	NA	86~94	2~4	0.3	NA	4.4L/kg	90% 以上以原型药经尿液排泄	14.8	500	100mg q.12h.	100mg q.12h.	100mg q.24h.~q.48h.	100mg q.w.	NA	血液透析：100mg q.w (透析后给药) CAPD：100mg q.w CRRT：100mg q.24h.~q.48h.
帕拉米韦	i.v.gtt.	无影响		NA	46.8(SD)	<30	12.56	未显著代谢；90% 以原型药经肾脏排泄	20	NA	600mg q.d.	600mg q.d.	31~49ml/min：200mg q.d.； 10~30ml/min：100mg q.d.	100mg × 1 次，后 15mg q.d. 维持	血液透析可清除 73%~81%	血液透析：100mg 一次，后仅透析日给药，透后 2h 给予 100mg CAPD、CRRT：NA
扎那米韦	吸入	无影响	经口：4~17 经鼻：10	1~2	NA	<10	16	无代谢；24h 经肾脏以原型药完全排泄	2.5~5.1	NA	10mg q.d. 或 5mg b.i.d.	10mg q.d. 或 5mg b.i.d.	10mg q.d. 或 5mg b.i.d.	10mg q.d. 或 5mg b.i.d.	NA	NA

续表

药物	给药途径	食物影响	F/%	t_{max}/h	C_{max}/(μg/ml)	蛋白结合率/%	V_d/L	代谢和排出途径及比例	$^1t_{1/2}$/h	$^2t_{1/2}$/h	正常剂量	Ccr 50~90ml/min	Ccr 10~50ml/min	Ccr<10ml/min	透析清除情况	血液透析/CAPD/CRRT 剂量
奥司他韦	p.o.	进食时服药，对羧基奥司他韦 C_{max} 或 AUC 无显著影响	至少 75	NA	0.35（SS）	3	23~26L/kg（V_{ss}）	肝内活化，体内代谢位置不清楚；羧酸奥司他韦（活性形式），大于 99% 经肾脏排泄，少于 20% 经粪便排泄	羧化物 6~10	羧化物 >20	75mg q.12h.	31~60ml/min：30mg q.12h.	10~30ml/min：30mg q.d.	不推荐，除非血液透析	透析可清除	血液透析：透析后 30mg，非透析日不给药 CAPD：每次透析后 30mg CRRT：NA
5. 其他抗病毒药																
利巴韦林	p.o.	高脂食物使 AUC 和 C_{max} 升高 70%	64	2	3.7（SS）	少量	2 825（V/F）	主要经肝脏代谢；61% 经肾脏排泄，12% 经粪便排泄，原型药利巴韦林占给药剂量的 17%	44	NA	取决于适应证	无须调整	慎用	慎用	NA	NA
西多福韦	i.v.gtt.	—	—	1.1	19.6（SD）	<6	0.41L/kg（V_{ss}）	细胞内代谢；70%~100% 经肾脏排泄（70%~85% 为原型药）	2.6	NA	诱导治疗：5mg/kg，q.w.×2w； 维持治疗：5mg/kg，每 2w 1 次	>55ml/min：无须调整； <55ml/min：禁用	禁用	禁用	NA	禁用
（五）抗分枝杆菌药																
1. 抗结核病药																
异烟肼	p.o. i.v.gtt.	食物会降低本药 F，可降低 C_{max} 和吸收的总剂量	90	p.o.：1~2	3~5（SD）	4~30	0.6~0.75	肝脏转化为乙酰异烟肼；5%~30% 经肾脏排泄，其中快乙酰化者中以 5%~37% 乙酰化型在尿液中排出，慢乙酰化者为 25%~66%	0.7~4	8~17	300mg	5mg/kg q.d.	5mg/kg q.d.	5mg/kg q.d.	透析可清除	血液透析：透析后给药 300mg/d CAPD：5mg/kg q.d. CRRT：5mg/kg q.d.
乙硫异烟胺	p.o.	—	100	1.02	2.2（SD）	30	93.5	前药，大部分经肝脏代谢，小于 1% 作为原型药经肾脏排泄	1.92	NA	15~20mg/(kg·d)，1 次或分次服用	15~20mg/(kg·d)，1 次或分次服用	15~20mg/(kg·d)，1 次或分次服用	15~20mg/(kg·d)，1 次或分次服用	血液透析不可清除	NA
丙硫异烟胺	p.o.	—	80	p.o.：1~3	NA	10	NA	主要经肝脏代谢；经肾脏排泄	3	NA	250mg	NA	NA	NA	NA	NA
帕司烟肼	p.o.	—	NA	3.4	NA	NA	NA	大部分在肝脏乙酰化为无活性代谢产物，主要经肾脏排泄	6.8	NA	10~20mg/kg q.d.	NA	NA	NA	NA	NA

续表

药物	给药途径	食物影响	F/%	t_{max}/h	C_{max}/(μg/ml)	蛋白结合率/%	V_d/L	代谢和排出途径及比例	$^1t_{1/2}$/h	$^2t_{1/2}$/h	正常剂量	Ccr 50~90ml/min	Ccr 10~50ml/min	Ccr<10ml/min	透析清除情况	血液透析/CAPD/CRRT剂量
利福平	p.o. i.v.gtt.	食物可使吸收延迟但不减少吸收量，高脂饮食延迟 t_{max}	90~95	1~4	7(SD)	80	0.65L/kg (V_{ss})	主要经肝脏代谢； 以原型药15%~30%经肾脏排泄，60%~65%经胆汁排泄	成人：1.5~5 儿童：1.04~3.81	11	600mg	600mg q.d.	300~600mg q.d.	300~600mg q.d.	血液透析和腹膜透析均不能有效清除	300~600mg q.d.
利福布汀	p.o.	高脂食物减慢吸收	20	2~4	0.2~0.6 (SD)	85	9.3L/kg (V_{ss})	主要经肝脏代谢； 排泄：尿液(53%为代谢产物)；粪便(30%)	36~45	不变	300mg	300mg q.d.	150mg q.d.	150mg q.d.	NA	NA
利福喷汀	p.o.	食物可使AUC和 C_{max} 提高40%~50%	70	4.83~6	15.05(SS)	97.7	70	主要经肝脏代谢； 17%经肾脏排泄(主要作为代谢产物)，70%经粪便排泄	成人：13.19 儿童：12.4~28	不变	600mg 一周1~2次	600mg 一周1~2次	600mg 一周1~2次	600mg 一周1~2次	NA	600mg 一周1~2次
吡嗪酰胺	p.o.	食物可使本药 C_{max} 下降17%，t_{max} 上升80%	95	0.75~4	35~45 (SD)	5~10	0.75~1.65	主要经肝脏代谢；约70%经肾脏排泄，尿液(4%为原型药)	10~16	26	25mg/kg q.d.	25mg/kg q.d.	21~50ml/min：25mg/kg q.d. 10~20ml/min：25mg/kg q.48h.	25mg/kg q.48h.	透析可有效清除	血液透析：25mg/kg q.48h.(透析后给药) CAPD：25mg/kg q.d. CRRT：25mg/kg q.d.
乙胺丁醇	p.o.	无影响	NA	2~4	2~6(SD)	10~30	6L/kg (V_{ss})	主要经肝脏代谢： 排泄：尿液(约50%为原型药，8%~15%为代谢产物)；粪便(约20%为原型药)	2.5~4	7~15	15~25mg/kg q.d.	15~25mg/kg q.d.	30~50ml/min：15~25mg/kg q.24h.~q.36h.； 10~30ml/min：15~25mg/kg q.36h.~q.48h.	15mg/kg q.48h.	NA	血液透析：15mg/kg q.48h.(透析后给药) CAPD：18mg/kg q.48h. CRRT：15~25mg/kg q.d.
对氨水杨酸	p.o. i.v.gtt.	不影响	NA	8	9~35(SD)	60~70	0.9~1.4L/kg (V_{ss})	主要经肝脏代谢；主要经肾脏排泄(>80%以原型药和代谢产物形式存在)	0.75~1	23	4g q.12h.	4g q.12h.	2~3g q.12h.	2g q.12h.	NA	血液透析：2g q.12h.(透析后给药) CAPD、CRRT：NA
环丝氨酸	p.o.	高脂食物可降低 C_{max}，延长 t_{max}	70~90	3~4	25~30 (SS)	NA	0.11~0.26	35%经肝脏代谢； 排泄：72h内的尿液(约65%为原型药)；粪便(少量)	10~25	NA	125mg/6h 最大剂量每天1g	250~500mg q.12h.	<30ml/min 每天口服250mg或500mg t.i.w.	500mg q.48h. t.i.w.	NA	血液透析：250mg q.d.或500mg t.i.w.(透析后) CAPD、CRRT：NA
卷曲霉素	i.m. i.v.gtt.	—	—	1~2	30(SD)	NA	0.37~0.42L/kg	排泄：尿液(12h内52%为原型药)	2~5	NA	15mg/kg q.d.	15mg/kg q.d.	15mg/kg q.d.	15mg/kg t.i.w.	透析可清除	血液透析：15mg/kg t.i.w.(透析后给药) CAPD、CRRT：NA

续表

药物	给药途径	食物影响	F/%	t_{max}/h	C_{max}/(μg/ml)	蛋白结合率/%	V_d/L	代谢和排出途径及比例	$^1t_{1/2}$/h	$^2t_{1/2}$/h	正常剂量	Ccr 50~90ml/min	Ccr 10~50ml/min	Ccr<10ml/min	透析清除情况	血液透析/CAPD/CRRT 剂量
卡那霉素	i.m. i.v.gtt.	—	p.o.: 0.6~0.7 i.m.: 40~80	i.m.: 1 i.v.: 0.5	25-50 (i.m., SD)	0~10	0.26L/kg	很少经肝脏代谢，81%~94% 经肾脏以原型药排泄，1% 经胆汁排泄	2~3	30~70	7.5mg/kg q.12h.	7.5mg/kg q.12h.	7.5mg/kg q.d.	7.5mg/kg q.48h.	血液透析可清除，腹膜透析可清除	血液透析：7.5mg/kg q.48h.（透析后额外补 3.25mg/kg） CAPD：按照肌酐清除率给药，透析后补充 15~20mg/L CRRT：7.5mg/kg q.d.
2. 抗麻风病药																
氯法齐明	p.o.	食物可使本药吸收增加，t_{max} 缩短到 8h	45~62	12	NA	NA	NA	主要经肝脏代谢；排泄：粪便，0.2%~0.25% 经肾脏排泄	25d	NA	100~200mg q.d.	100~200mg q.d.	100~200mg q.d.	NA	NA	NA
沙利度胺	p.o.	高脂肪食物使其 t_{max} 延长到 6h，AUC 和 C_{max} 变化小于 10%	—	2.9~5.7	NA	55~66	121（健康受试者）；78（感染 HIV 的患者）	91.9% 经肾脏排泄，小于 2% 经粪便排泄	5.5~7.3	NA	50~400mg q.d.	50~400mg q.d.	50~400mg q.d.	50~400mg q.d.	NA	血液透析：50~400mg q.d. CAPD、CRRT：NA
氨苯砜	p.o. 局部用药	麸质饮食可影响本药 F	86~104	4~8	1.1 (SS)	50~90	1.5L/kg	主要经肝脏代谢；排泄：尿液（约 85% 为代谢产物）	10~50	NA	100mg q.d.	NA	NA	NA	NA	血液透析：50mg q.12h.（透析后给一次药） CAPD、CRRT：NA
贝达喹啉	p.o.	食物可使其 F 增加两倍	—	4~5	3.3 (SS)	>99.9	164	主要经肝药酶 CYP3A4 代谢；大部分经粪便排泄，仅 0.001% 经肾脏排泄	24~30	4~5 个月	400mg q.d. × 2w；然后 200mg，一周 3 次 × 22w	400mg q.d. × 2w；然后 200mg，一周 3 次 × 22w	400mg q.d. × 2w；然后 200mg，一周 3 次 × 22w	慎用	血液透析和腹膜透析均不能有效清除	慎用
（六）天然来源抗感染药																
小檗碱	p.o.	—	吸收差	NA	NA	NA	NA	绝大多数体内代谢清除，48h 内以原型药排出量低于给药量 5%，余由粪便排出	NA	NA	0.1~0.3g t.i.d.	NA	NA	NA	NA	NA

注：F，生物利用度；t_{max}，达峰时间；C_{max}，血清峰值浓度；V_d，表观分布容积；$^1t_{1/2}$，肾脏功能正常半衰期；$^2t_{1/2}$，终末期肾脏病半衰期；CAPD，连续非卧床腹膜透析；CRRT，床旁血液滤过。后面表格符号意义同此处。

二、肿瘤用药

药物	给药途径	食物影响	F/%	t_{max}/h	C_{max}/(μg/ml)	蛋白结合率/%	V_d/L	代谢和排出途径及比例	$^1t_{1/2}$/h	$^2t_{1/2}$/h	正常剂量	Ccr 50~90ml/min	Ccr 10~50ml/min	Ccr< 10ml/min	透析清除情况	血液透析/CAPD/CRRT 剂量
1. 影响核酸生物合成的药物																
氟尿嘧啶	p.o. i.v.gtt. 局部给药	给药前20min吃饱饭，或给药前禁食2h	p.o.：0~80%，p.o. 给药的 F 为静脉给药的50%~80%	p.o.：35min 500mg/m^2 i.h.：25.2h	结直肠癌：2~3 i.h. 500mg/m^2：2.204	NA	13~27	经肝脏代谢；氟尿嘧啶的代谢产物在3~4h内从尿中排出	i.v.：α相，10~20min；β相，20h；i.h. 500mg/m^2：β相，126.18h	NA	(1) p.o.：一日150~300mg，t.i.d.~q.i.d.。 (2) i.v.：10~20mg/kg，q.d.，连用5~10d。 (3) i.v.gtt.：10~20mg/kg，q.d.，一日500~1 000mg，每3~4w连用5d。或500~750mg，q.w.，连用2~4w后休息2w为一个疗程	NA	NA	NA	NA	NA
阿糖胞苷	i.v.gtt. i.h. i.th	—	p.o.：20	NA	NA	13	NA	本药在肝脏和肾脏等组织内代谢，在24h内，约有10%以原型药排出，90%以尿液嘧啶阿糖胞苷形式经肾脏排出	初始半衰期10min	NA	1. 鞘内途径 脑膜白血病，仅鞘内途径。治疗与预防：①常用量，30mg/m^2 q.4d.，直至脑脊液恢复正常，再加1次治疗；②剂量范围：5~75mg/m^2，频次为q.d.~q.4d.。 2. 静脉途径 急性髓系白血病：①诱导，100mg/m^2 q.d.，连续i.v.gtt. 7d或100mg/m^2 q.12h.，i.v.gtt. 7d；②套细胞淋巴瘤，R-CHOP（利妥昔单抗375mg/m^2 d0、环磷酰胺750mg/m^2 d1、多柔比星50mg/m^2 d1、长春新碱1.4mg/m^2 d1、泼尼松100mg/d d1~5）或R-DHAP（利妥昔单抗375mg/m^2 i.v.，第1~4d口服地塞米松40mg/m^2，阿糖胞苷2g/m^2，第2d q.12h.，顺铂100mg/m^2 连续i.v.gtt. 24h）q.21d.，第3周期后进行干细胞收集。清髓性方案包括全身照射（10Gy，第5~7d，最大肺剂量8Gy），阿糖胞苷1.5g/m^2，第3~4d静脉注射q.12h.，第2d为美法仑140mg/m^2。所有患者均接受粒细胞集落刺激因子5~10μg/kg，直至干细胞收集完毕	血清肌酐（Scr）小于1.5mg/dl，阿糖胞苷剂量2~3g/m^2；Scr 1.5~1.9mg/dl或从基线增加0.5~1.2mg/dl，阿糖胞苷剂量1g/m^2；Scr ≥ 2mg/dl或Scr变化大于1.2mg/dl时，阿糖胞苷剂量0.1g/m^2 q.d.	NA	NA	NA	CAPD：无须调整 血液透析：无须调整 CRRT：NA

续表

药物	给药途径	食物影响	F/%	t_{max}/h	C_{max}/(μg/ml)	蛋白结合率/%	V_d/L	代谢和排出途径及比例	$^1t_{1/2}$/h	$^2t_{1/2}$/h	正常剂量	Ccr 50~90ml/min	Ccr 10~50ml/min	Ccr<10ml/min	透析清除情况	血液透析/CAPD/CRRT 剂量
替加氟	p.o. i.v.gtt. 直肠给药	NA	NA		NA	52.3	0.66(0.50~0.87)L/kg	肝脏中缓慢代谢为氟尿嘧啶，给药后 24h 内，23% 以原型药经肾脏排出；55% 以二氧化碳形式经呼吸道排出	5	NA	1. 成人 (1)消化道肿瘤、乳腺癌：① p.o.，800~1 200mg/d t.i.d.~q.i.d，30~50g 为一疗程；② i.v.gtt.，15~20mg/kg(或 800~1 000mg/ 次，1 次 /d)，20~40g 为一疗程；③直肠给药，栓剂，500mg/ 次 q.d.~b.i.d。 (2)支气管肺癌、膀胱癌、前列腺癌、肾脏癌：p.o.，800~1 200mg/d t.i.d~q.i.d.，30~50g 为一疗程。 2. 儿童 消化道肿瘤：p.o.，4~6mg/(kg·d)q.i.d.	NA	NA	NA	对胃肠道癌症患者口服替加氟(600mg)并测定透析前后的去除率，血液中替加氟的去除率约为 60%，血液中氟尿嘧啶的去除率约为 45%	NA
卡培他滨	p.o. 餐后 30min 内用水吞服	可降低 C_{max} 和 AUC	70	1.5	NA	<60	NA	经肝脏代谢；卡培他滨及其代谢产物 2.6% 随粪便排出，95.5% 随尿液排出	45~60min	NA	625~1 250mg b.i.d.，d1~14，治疗 2w 后停药，21d 一周期	无须调整	30~50ml/min：初始剂量的 75%	<30ml/min：禁用	NA	NA
氟达拉滨	p.o. i.v.gtt. i.v.	—	54~56	1.1~1.2	NA	19~29	98	NA	α 相：57min 母体化合物的消除半衰期为 10.3~20h	NA	1. B 细胞慢性淋巴细胞白血病，复发或难治性：25mg/m² 持续滴注约 30min，连续 5d，28d 一周期。 2. 巨球蛋白血症：25~30mg/(m²·d)，静脉滴注 5d、28d 一周期，4~8 个周期	50~79ml/min：开始静脉剂量为 20mg/m²	30~49ml/min：15mg/m² i.v.	<30ml/min：不推荐使用	NA	NA
羟基脲	p.o. i.v.gtt.	—	NA	口服血浆 t_{max} 1~2h，脑脊液中 t_{max} 为 3h	NA	NA	0.48~1.62L/kg	20% 在肝内代谢；80% 由尿液排出	3~4	NA	1. i.v. 慢性髓系白血病，耐药：①最大耐受剂量为 27g/m²，给药时间超过 24h； ②可给予最大的剂量，每天高达 12g。 2. p.o. (1)慢性髓系白血病，耐药：初始剂量(Ccr 60ml/min 或更高，单独或与其他抗肿瘤药物或放射治疗联合使用)，15mg/kg q.d.。 (2)镰状细胞贫血危象(中度至重度)：初始剂量(Ccr 60 ml/min 或更高)，15mg/(kg·d)，根据血细胞计数，每 12w 可增加 5mg/(kg·d)，最高可增至 35mg/(kg·d)	≥ 60ml/min：推荐剂量为 15mg/(kg·d)	7.5mg/(kg·d)	NA	NA	血液透析：镰状细胞贫血伴终末期肾脏病患者应在血液透析后给予本药 7.5mg/(kg·d) CAPD、CRRT：NA

续表

药物	给药途径	食物影响	F/%	t_{max}/h	C_{max}/(μg/ml)	蛋白结合率/%	V_d/L	代谢和排出途径及比例	$^1t_{1/2}$/h	$^2t_{1/2}$/h	正常剂量	Ccr 50~90ml/min	Ccr 10~50ml/min	Ccr<10ml/min	透析清除情况	血液透析/CAPD/CRRT 剂量
雷替曲塞	i.v.gtt.	—	NA	NA	0.833	>93	NA	轻至中度肾脏功能不全时，血浆清除率明显下降，主要以原型药随尿液排出(40%~50%)，随粪便排出很少	8.2~105	NA	3mg/m² q.3w.	65~90ml/min：3mg/m² q.3w. 55~65ml/min：2.25mg/m² q.4w. 50~54ml/min：1.5mg/m² q.4w.	25~50ml/min：1.5mg/m² q.4w. 10~25ml/min：停药	停药	NA	NA
培美曲塞	i.v.gtt.	—	NA	NA	培美曲塞的总全身暴露量(AUC)和 C_{max} 的升高与剂量成比例	81%	16.1	培美曲塞代谢程度不高，主要以原型药随尿液排出，在给药后的24h内，70%~90%的培美曲塞以原型药的形式随尿液排出	3.5	与Ccr为100ml/min的患者相比，Ccr为45ml/min、50ml/min和80ml/min的患者的培美曲塞全身总暴露量(AUC)分别升高65%、54%和13%	500mg/m²，静脉输注10min以上。21d一周期，在每周期的第1d给药	500mg/m² d1，21d一周期	NA	不推荐给药	NA	NA
2. 调节体内激素平衡的药物																
氨鲁米特	p.o.	—	NA	1.5	5.9	21.3~25	NA	34%~50%以原型药随尿液排出	12.5±1.6	NA	250mg b.i.d. 1~2w后无明显不良反应可增量至250mg t.i.d.~q.i.d.，8w后改为维持量，250mg b.i.d.	NA	NA	NA	NA	NA
福美坦	i.m.	—	NA	NA	10~18ng/ml(30~48h内)	82~86	NA	肝内快速广泛代谢	5~6d	NA	250mg/次 q.2w.	NA	NA	NA	NA	NA

续表

药物	给药途径	食物影响	F/%	t_{max}/h	C_{max}/(μg/ml)	蛋白结合率/%	V_d/L	代谢和排出途径及比例	${}^1t_{1/2}$/h	${}^2t_{1/2}$/h	正常剂量	Ccr 50~90ml/min	Ccr 10~50ml/min	Ccr< 10ml/min	透析清除情况	血液透析 / CAPD/ CRRT 剂量
依西美坦	p.o.	有影响，高脂肪早餐可使其 AUC 和 C_{max} 分别增加 59% 和 39%	42	乳腺癌妇女：1.2 健康妇女：2.9	NA	90	NA	尿液中和粪便中放射性物质的累计排出量相似，随尿液排出的原型药低于给药剂量的 1%	24	NA	25mg/ 次 q.d. p.o.	无须调整	无须调整	无须调整	NA	NA
阿那曲唑	p.o.	食物对吸收速度略有影响，对吸收程度无影响	—	1.22 ± 0.46	(9.99 ± 3.24) ng/ml	40	3.19ml/g	85% 肝脏代谢，代谢产物首先随尿液排出（仅约 10% 以原型药随尿液排出），少量代谢产物随粪便排出。能否随乳汁排出尚不清楚	40~50	40~50	1mg/ 次 q.d. p.o.	无须调整	无须调整	无须调整	NA	NA
来曲唑	p.o.	无影响	99	8.1 (2.5mg p.o.)	NA	60	1.9L/kg	65% 以上代谢产物及 5% 原型药经肾脏排出	42	NA	2.5mg/ 次 q.d. p.o.	无须调整	无须调整	NA	NA	NA
他莫昔芬	p.o.	—	完全	4~7	0.14	<99	50~60L/kg	大部分以结合形式随粪便排出（约占 80%），少量随尿液排出	α 相：7~14h β 相：>7d	NA	10mg/ 次 b.i.d. p.o.	无须调整	无须调整	NA	NA	NA
3. 干扰转录过程和阻止 RNA 合成的药物																
多柔比星	静脉给药	—	NA	NA	NA	74~76	80~1 214L/m² (稳态)	主要经肝脏代谢，主要经胆汁排出，6h 内仅 5%~10% 随尿液排出	半衰期 α：30min 半衰期 β：3h 半衰期 γ：40~50h	NA	1. 单药治疗：一次 50~60mg/m² q.3w~q.4w.；或 20mg/m² q.d.，连用 3d，停用 2~3w 后重复。 2. 联合用药：一次 40mg/m² q.3w.；或一次 25mg/m² q.w.，连用 2w，每 3w 重复 1 次。总剂量不超过 400mg/m²	NA	NA	NA	NA	血液透析：透析后给予标准剂量

续表

药物	给药途径	食物影响	F/%	t_{max}/h	C_{max}/(μg/ml)	蛋白结合率/%	V_d/L	代谢和排出途径及比例	${}^1t_{1/2}$/h	${}^2t_{1/2}$/h	正常剂量	Ccr 50~90ml/min	Ccr 10~50ml/min	Ccr<10ml/min	透析清除情况	血液透析/CAPD/CRRT 剂量
阿柔比星	i.v. 或 i.v.gtt.	—	NA	NA	NA	NA	NA	原型药和糖苷类代谢产物随胆汁排出较多，随粪便排出较少；配基类代谢产物主要随尿液、粪便排出	NA	NA	白血病与淋巴瘤：15~20mg/d，连用7~10d，间隔 2~3w 后可重复。 实体瘤：30~40mg b.i.w.，连用 4~8w	NA	NA	NA	NA	NA
表柔比星	静脉给药	—	100	NA	NA	90 以上	(21±2)L/kg(剂量 60mg/m^2)；(27±11)L/kg(剂量 75mg/m^2)；(23±7)L/kg(剂量 120mg/m^2)；(21±7)L/kg(剂量 150mg/m^2)	主要随胆汁排出，注射液剂量的 40%~45% 经肝胆系统排出，7%~23% 随尿液排出，其中绝大部分以原型药及与葡糖醛酸的结合物形式排出	半衰期 α：3.1~4.8min 半衰期 β：1.3~2.6h 半衰期 γ：20~40h	NA	单独用药一次最大量 135mg/m^2；联合化疗一次 120mg/m^2，一次单独给药或者连续 2~3d 分次给药。根据患者血象可间隔 21d 重复使用	NA	NA	NA	重度损伤(血清肌酐大于 5mg/dl)：考虑降低剂量	NA
伊达比星	p.o. i.v.	—	25~30	2~4	40ng/ml	伊达比星 97 伊达比星醇 94	2 225	形成的主要活性代谢产物是柔红霉素，主要以柔红霉素的形式消除，随胆汁排出，少量经肾脏(<5%)排出	伊达比星：14~35h；代谢产物伊达比星醇：33~60h	NA	1. 急性髓细胞白血病 i.v.：①与阿糖胞苷联用，12mg/m^2，连用 3d；②联用或单用，8mg/m^2，连用 5d。 2. 急性淋巴细胞白血病 i.v.：单用，12mg/m^2，连用 3d。 3. 急性非淋巴细胞白血病 p.o.：①单用，30mg/(m^2·d)，连用 3d；②联用，15~30mg/(m^2·d)，连用 3d。 4. 晚期乳腺癌 p.o.：①单用，45mg/m^2 或 15mg/m^2，连用 3d；3~4w 重复给药；②联用，35mg/m^2 q.d.	肾损伤时应减少剂量	NA	NA	NA	NA
吡柔比星	静脉给药	—	NA	NA	NA	NA	NA	主要经肝脏代谢，通过胆汁随粪便排出	α 相：0.89min β 相：0.46h γ 相：14.2h	NA	联合用药推荐 40~50mg/m^2(d1)	NA	NA	NA	NA	NA

续表

药物	给药途径	食物影响	F/%	t_{max}/h	C_{max}/(μg/ml)	蛋白结合率/%	V_d/L	代谢和排出途径及比例	${}^1t_{1/2}$/h	${}^2t_{1/2}$/h	正常剂量	Ccr 50~90ml/min	Ccr 10~50ml/min	Ccr< 10ml/min	透析清除情况	血液透析/CAPD/CRRT 剂量
米托蒽醌	i.v.gtt.	—	NA	NA	NA	78	522	主要经肝脏代谢；随粪便排出(主)，经肾脏排出(6%~11%，其中65%为原型药)，可随乳汁排出	40~120h(有腹水者进一步延长) α 相：6~12min β 相：1.1~3.1h	NA	(1)单药：12~14mg/m² q.3w.~q.4w. 或者每次 4~8mg/(m²·d)，连用 3~5d，q.3w.~q.4w. (2)联合：每次 5~10mg/m²	NA	NA	NA	NA	NA
柔红霉素	静脉给药	—	NA	NA	NA	97	39.2L/kg	在肝脏和其他组织中代谢，主要经胆汁排出(40%)，其次经肾脏排出(13%~25%，其中25%为具有抗癌活性的代谢产物)	α 相：45min β 相：18.5h 柔红霉素醇半衰期为26.7h，其他代谢产物半衰期为50~55h	NA	1. 一次 0.5~1mg/kg，重复注射需间隔 1d 或以上。 2. 一次 2mg/kg，重复注射需间隔 4d 或以上。 3. 一次 2.5~3mg/kg，重复注射需间隔 7~14d	肾功能损害，血清肌酐大于 3mg/dl，每日剂量应减少 50%	NA	NA	NA	NA
放线菌素	i.v. 或 i.v.gtt.	—	NA	NA	NA	5	NA	30% 经肾脏排出，14%~30% 随粪便排出，50%~90% 经胆汁排出	36	NA	成人： (1)i.v.：300~400μg(6~8μg/kg)q.d.，10 次一疗程，一疗程总量为 4~6mg，间歇期 2w。 (2)i.v.gtt.：300~400μg(6~8μg/kg)q.d.，10 次一疗程或一次 10~15μg/kg q.d.，连用 5d 一疗程，q.3w.~q.4w.	NA	NA	NA	NA	NA
安吖啶	i.v.gtt.	—	NA	4~6	NA	98	NA	主要由肝脏代谢，主要经胆汁排出，小于20%以原型药随尿液排出	α 相：32min β 相：11h 终末排出相平均为 62h	NA	1. 急性白血病：50~70mg/m² q.d.，连用 5~7d 2. 实体瘤：75~120mg/m² q.3w.~q.4w.	NA	NA	NA	NA	NA
匹克生琼	i.v.gtt.	—	NA	NA	NA	NA	3.63~21.4L/kg	主要随粪便排出，3.9%~9.2% 经肾脏排出	9.5~17.5	NA	1. 晚期实体肿瘤患者，112.5mg/m² 2. 晚期或难治性非霍奇金淋巴瘤患者，50mg/m²	NA	NA	NA	NA	NA

续表

药物	给药途径	食物影响	F/%	t_{max}/h	C_{max}/(μg/ml)	蛋白结合率/%	V_d/L	代谢和排出途径及比例	$^1t_{1/2}$/h	$^2t_{1/2}$/h	正常剂量	Ccr 50~90ml/min	Ccr 10~50ml/min	Ccr<10ml/min	透析清除情况	血液透析/CAPD/CRRT 剂量
4. 抑制蛋白合成与功能的药物																
门冬酰胺酶	静脉给药或i.m.	—	NA	i.m.:12~24	NA	30	NA	排泄呈双相性，仅有微量随尿液排出	i.m.:39~49 i.v.:8~30	NA	成人急性淋巴细胞白血病： (1)静脉给药：一次 6 000U/m² q.3w. (2)i.m.：同静脉给药 儿童急性淋巴细胞白血病： (1)静脉给药：一次 6 000U/m² q.3w. (2)i.m.：一次 6 000U/m² q.3w.	NA	NA	NA	NA	NA
培门冬酶	i.m.或i.v.gtt.	—	i.m.:82~98	i.m.:5d	2 500U/m² i.m.:1U/ml 2 500U/m² i.v.:1.6U/ml	NA	i.m.:1.8L/m² i.v.:2	NA	i.m.:5.8 i.v.:5.3	NA	2 500IU/m² q.2w.；儿童体表面积<0.6m²，82.5IU/m² q.2w.；肌内注射单次小于 2ml，若大于 2ml 应多处部位注射	NA	NA	NA	NA	NA
高三尖杉酯碱	i.v.gtt.	—	NA	NA	NA	NA	325L/m²	主要经肝脏代谢；经肾及胆道排泄，少量经粪便排泄，给药后 24h 内的排出量占给药总量的 50%，其中 42.2% 经尿排出，6.3% 经粪便排出	α 相：7.6min β 相：85h	NA	1. 成人：1~4mg/d，4~6d 为一疗程，间歇 1~2w 重复用药 2. 小儿：0.05~0.1mg/(kg·d)，4~6d 为一疗程	NA	NA	NA	NA	NA
5. 影响微管蛋白的药物																
硫酸长春新碱	i.v.	—	NA	NA	NA	75	NA	主要经肝脏代谢；经胆汁排出，70% 随粪便排出，仅 15%~16% 随尿液排出	α 相：4.2min β 相：2.27h γ 相：85h	NA	成人：1~2mg(或 1.4mg/m²，最大剂量不超过 2mg)q.w.，联合化疗 2w 为一周期。>65 岁者最大剂量不超过 1mg。 儿童：0.075mg/kg 或 2.0mg/m² q.w.，用法同成人	NA	NA	NA	NA	NA

续表

药物	给药途径	食物影响	F/%	t_{max}/h	C_{max}/(μg/ml)	蛋白结合率/%	V_d/L	代谢和排出途径及比例	$^1t_{1/2}$/h	$^2t_{1/2}$/h	正常剂量	Ccr 50~90ml/min	Ccr 10~50ml/min	Ccr<10ml/min	透析清除情况	血液透析/CAPD/CRRT 剂量
硫酸长春碱	i.v. 胸腹腔注射	—	NA	NA	NA	98~99.7	27.3L/kg	经肝脏代谢；排泄的主要途径可能是通过胆道系统，13.6%~23.3% 经肾脏排出，10% 随粪便排出	α 相：3.7min β 相：1.64h γ 相：24.8h	NA	i.v.：成人 10mg（或 6mg/m²），儿童 10mg/m² q.w. 总量 60~100mg 为一疗程。	肾功能受损患者不建议调整剂量，因为代谢和排泄主要在肝脏	NA	NA	NA	NA
硫酸长春地辛	i.v. i.v.gtt.	—	NA	NA	NA	65~75	NA	以原型药随胆汁排出，约 10% 随尿液排出	α 相：2min β 相：1h γ 相：24h	NA	1. 急性白血病（包括慢性粒细胞白血病的急变期）、恶性淋巴瘤 成人的通常剂量是每次 3mg（0.06mg/kg）q.w.。可以根据年龄和症状增加或减少剂量。 2. 肺癌、食道癌 成人的通常剂量是每次 3~4.5mg（0.06~0.09mg/kg）q.w.。可以根据年龄和症状增加或减少剂量	NA	NA	NA	NA	NA
长春瑞滨	p.o. 静脉给药	无影响	40	1.5~3	130ng/ml	血清蛋白的结合率较低，为 13.5%；但是长春瑞滨和血细胞的结合率很高，特别是和血小板的结合率达到了 78%	43	肝脏消除，在细胞外代谢，主要经胆汁排出，10%~15% 随尿液排出	口服后半衰期 35~40h；静脉注射后半衰期 21h	NA	i.v.gtt.：推荐剂量为每周 25~30mg/m²，分别在第 1、8d 各给药一次，21d 为一周期，2~3 周期为一疗程 p.o.：乳腺癌（晚期）一周 50~160mg q.w.	无须调整	无须调整	无须调整	NA	血液透析：ESRD 患者使用时应减少剂量 CAPD、CRRT：无须调整
紫杉醇	i.v.gtt.	NA	NA	NA	NA	89~98	67~182	主要经肝脏代谢；1.3%~12.6% 随尿液排出，56%~101% 随粪便排出	13.1~52.7	NA	1. AIDS 相关卡波西肉瘤：135mg/m² i.v.gtt.，滴注持续 3h，q.3w.；或 100mg/m² i.v.gtt.，滴注持续 3h，q.2w. 2. 乳腺癌 一项临床研究中曾采用如下治疗方案：80mg/m² i.v.gtt.，滴注持续 1h，q.w.	NA	NA	NA	NA	标准剂量可安全用于长期腹膜透析或血液透析患者

续表

药物	给药途径	食物影响	F/%	t_{max}/h	C_{max}/(μg/ml)	蛋白结合率/%	V_d/L	代谢和排出途径及比例	$^1t_{1/2}$/h	$^2t_{1/2}$/h	正常剂量	Ccr 50~90ml/min	Ccr 10~50ml/min	Ccr<10ml/min	透析清除情况	血液透析/CAPD/CRRT 剂量
多西他赛	i.v.gtt.	—	8	1~2	NA	94~97	113	在肝脏中有一定程度的代谢，代谢途径尚未阐明；75%~80% 以代谢产物随胆汁/粪便排出，粪便是主要消除途径，6% 经肾脏排出	11.1 α 相：3~5min β 相：36~60min γ 相：10~18h	NA	单药 100mg/m² q.3w. 联用 75mg/m² q.3w.	NA	NA	NA	NA	NA
紫杉醇(白蛋白结合型)	静脉给药	—	NA	NA	10.255	89~98	662.1L/m²	经肝脏代谢；主要经肾脏排出	中国人群平均为 21.3	27	100mg/m² d1、d8、d15 给药，21d 一周期	无须调整	无须调整	无须调整	NA	标准剂量，在血液透析前或后给予
伊沙匹隆	i.v.gtt.	—	NA	3	0.252	67~77	至少为 1 000L(在稳态给药 40mg/m² 时)	主要经肝药酶 CYP3A4 代谢；21% 经肾脏排出，其中 5.6% 为原型药，65% 随粪便排出，其中 1.6% 为原型药	52	NA	转移性或局部晚期乳腺癌：一次 40mg/m²，静脉滴注 3h，q.3w.	NA	NA	NA	NA	NA
6. 拓扑异构酶抑制剂																
依托泊苷	p.o. 静脉给药	—	25~75	1~1.5	NA	97	0.25~0.41	经肝脏代谢；6% 或更少经胆道排出，16%(原型药和代谢产物)随粪便排出，44%~60%(其中原型药占 67%)经肾脏排出	7	NA	口服给药： 软胶囊：单用每日 60~100mg/m²，连用 10d，每 3~4 周重复。联合化疗每日 50mg/m²，连用 3d 或 5d。 普通胶囊：用于小细胞肺癌，恶性淋巴瘤。一般成人每日 175~200mg，连续服用 5d，停药 3w，或每日 50~75mg，连续服用 21d，停药一周为一个疗程。每一个疗程约 1 000mg，可连续 2~3 个疗程。药量及疗程根据病情和症状的严重性适当增减。 注射给药： 1. 实体瘤：一日 60~100mg/m²，连续 3~5d，每隔 3~4w 重复用药。 2. 白血病：一日 60~100mg/m²，连续 5d，根据血象情况，间隔一定时间重复给药	无须调整	初始剂量降低至推荐剂量的 75%	Ccr<15ml/min，进一步减少剂量	NA	NA

续表

药物	给药途径	食物影响	F/%	t_{max}/h	C_{max}/(μg/ml)	蛋白结合率/%	V_d/L	代谢和排出途径及比例	$^1t_{1/2}$/h	$^2t_{1/2}$/h	正常剂量	Ccr 50~90ml/min	Ccr 10~50ml/min	Ccr<10ml/min	透析清除情况	血液透析/CAPD/CRRT 剂量
替尼泊苷	i.v.gtt.	—	NA	NA	6	>99	NA	主要经肝脏代谢(86%);主要经胆汁排出,<10% 以原型药随尿液排出	α 相:56±23min β 相:4.45±1.47h γ 相:20.3±4.94h	NA	1. 恶性淋巴瘤和膀胱癌。初始治疗:30mg/(m²·d),连续 5d,然后停药 10d。15d 为一疗程,通常需要 2~3 个疗程。40~50mg/m² b.i.w,至少治疗 6~9w。骨髓储量良好的患者,在医疗监测下可每周用药 3 次。维持治疗剂量:推荐的维持治疗剂量为 100mg/m²,每 10~14d 一次。这种维持治疗应坚持数月。 2. 中枢神经系统肿瘤:100~130mg/m² 输注给药,q.w.。用药 6~8 次后停药 2w,为一疗程,一疗程(6~8w)后可评估疗效;如有效,则继续治疗直至肿瘤缩小	NA	NA	NA	NA	NA
羟喜树碱	i.v. i.v.gtt. 肝动脉给药 动脉滴注 膀胱灌注	—	NA	NA	NA	NA	NA	主要随粪便排出,12h 排出 29.6%,48h 排出 47.8%	α 相:4.5min β 相:29min	NA	1. 原发性肝癌:①静脉注射,4~6mg/d;②肝动脉给药,4mg/ 次 q.d.,15~30d 一疗程。 2. 胃癌、头颈部上皮癌:4~6mg/d i.v.。 3. 膀胱癌:膀胱灌注 10~20mg/ 次 b.i.w.,15~20d 一疗程。 4. 直肠癌:动脉滴注,6~8mg/ 次 q.d.,15~20d 一疗程(经肠系膜下动脉插管动脉滴注)。 5. 白血病:6~8mg/(m²·d) i.v.gtt.,30d 一疗程	NA	NA	NA	NA	NA
托泊替康	p.o. 静脉给药	AUC 不变;托泊替康的 t_{max} 延迟 3~4h	40	2.3~4.3min	NA	约 35	NA	经血浆水解,肝脏代谢; 静脉注射给药时,18% 随粪便排出,其中 1.7% 为代谢产物;51% 经肾脏排出,3% 为代谢产物; 口服给药时,33% 随粪便排出,其中 1.5% 为代谢产物,20% 经肾脏排出,2% 为代谢产物	静脉给药:2~3 p.o.:3~6	NA	1. p.o.:推荐剂量,每次按体表面积 1.4mg/m² q.d.,连续服用 5d,21d 为一疗程 2. i.v.gtt.:本药的推荐剂量为每次 1.25mg/m² q.d.,静脉输注 30min,连续用药 5d,21d 为一疗程	静脉和口服均无须调整	20~39ml/min:静脉剂量减少至 0.75mg/(m²·d),口服剂量减少至 1.5mg/(m²·d) <30ml/min:口服剂量减少至 0.6mg/m²	NA	NA	血液透析、CAPD:避免使用 CRRT:0.75mg/m²

续表

药物	给药途径	食物影响	F/%	t_{max}/h	C_{max}/(μg/ml)	蛋白结合率/%	V_d/L	代谢和排出途径及比例	$^{1}t_{1/2}$/h	$^{2}t_{1/2}$/h	正常剂量	Ccr 50~90ml/min	Ccr 10~50ml/min	Ccr< 10ml/min	透析清除情况	血液透析/CAPD/CRRT 剂量
伊立替康	i.v.gtt.	NA	NA	1	7.7	30~68	实体瘤患者接受 125mg/m² 的剂量：110L/m² 实体瘤患者给予 340mg/m² 的剂量：234L/m²	经肝脏代谢，原型药及其代谢产物主要经胆道随粪便排出（70%），少量随尿液排出（盐酸伊立替康：19.9%，活性中间体 SN-38：0.25%）	平均清除半衰期为 6~12h，活性代谢产物 SN-38 的平均终末清除半衰期为 10~20h	NA	单药 3w 方案：300~350mg/m² 联合 2w 方案：180mg/m² 每周方案：125mg/m²	单药 3w 方案：300~350mg/m² 联合 2w 方案：180mg/m² 每周方案：125mg/m²	单药 3w 方案：300~350m² 联合 2w 方案：180mg/m² 每周方案：125mg/m²	单药 3w 方案：300~350m² 联合 2w 方案：180mg/m² 每周方案：125mg/m²	NA	血液透析：不推荐使用；ESRD 患者血液透析：剂量减至 50mg/(m²·w) CAPD、CRRT：NA
喷司他丁	i.v.	—	NA	NA	NA	4	36.1	大约 90% 的剂量以未改变的喷司他丁和/或代谢产物的形式经尿液排泄	α 相：11min 母体化合物：5.7h	NA	毛细胞白血病：4mg/(m²·2w)，或 5mg/(m²·d)，连用 3~5d，也可以隔日注射 4mg/m²	只有在益处大于风险的情况下，才对肾功能不全的患者使用喷司他丁	NA	NA	NA	NA
7. 烷化剂类																
环磷酰胺	p.o. 静脉给药	—	74~97	1	NA	药物本身不与白蛋白结合，代谢产物约 50% 与血浆蛋白结合	30~50L	主要由肝脏代谢，50%~70% 以代谢产物形式在 48h 内经肾脏排出	4~6.5	NA	p.o.：一日 2~4mg/kg，连用 10~14d，休息 1~2w 重复给药；i.v.gtt.：①单药一次 500~1 000mg/m² q.w.，连用 2 次，间隔 1~2w 重复给药；②联合用药，一次 500~600mg/m²	给药间隔应延长至 12h	给予常规剂量的 75%	给予常规剂量的 50%；或用药间期延长至每 18~24h 1 次	本药及其代谢产物可经透析清除	血液透析：无须调整 CAPD、CRRT：NA
异环磷酰胺	i.v.gtt. i.v.	—	100	NA	NA	<20	0.64~0.72L/kg	主要经肝脏代谢；经肾脏排出 70%~86%，61% 以原型药排出（单次给药 5g/m² 的高剂量后）或 12%~18% 以原型药排出（单次给药 1.2~2.4g/m² 后）	终末半衰期：15（3.8~5g/m²） 半衰期：7（1.6~2.4g/m²）	NA	1. 单药：1.2~2.4g/m² 以静脉输注的形式连续使用 5d 2. 联合：1.2~2g/m²	NA	NA	NA	NA	ESRD 患者血液透析：不推荐使用

续表

药物	给药途径	食物影响	F/%	t_{max}/h	C_{max}/(μg/ml)	蛋白结合率/%	V_d/L	代谢和排出途径及比例	$^1t_{1/2}$/h	$^2t_{1/2}$/h	正常剂量	Ccr 50~90ml/min	Ccr 10~50ml/min	Ccr<10ml/min	透析清除情况	血液透析/CAPD/CRRT 剂量
达卡巴嗪	i.v.gtt. i.v. 动脉注射	—	NA	0.5	NA	20~28	1.49L/kg	主要经肝脏代谢；经肾脏排出 30%~45%，于 6h 内由尿液排出（50% 为原型药，50% 为代谢产物）	α 相：19min（肝、肾功能不全者分布半衰期延长至 55min） β 相：5h（肝、肾功能不全者消除半衰期延长至 7.2h）	NA	1. i.v.gtt.：2.5~6mg/kg 或者 200~400mg/m^2 q.d.，5~10d 一疗程，q.3w.~q.6w.，也可采用单次大剂量，650~1 450mg/m^2 q.4w.~q.6w.。 2. i.v.：每次 200mg/m^2 q.d.，连用 5d，q.3w.~q.4w.。 3. 动脉注射：同“i.v.”	NA	NA	NA	NA	NA
福莫司汀	i.v.gtt.	—	NA	NA	NA	25~30	NA	NA	NA	NA	单用： 1. 诱导治疗：q.w.，连续 3 次后，停止用药 4~5w。 2. 维持治疗：q.3w.，通常使用剂量 100mg/m^2。 联用： 去掉诱导治疗中的第 3 次给药，剂量维持 100mg/m^2	NA	NA	NA	NA	NA
卡莫司汀	i.v.gtt.	—	5%~28%	NA	NA	80	3.25L/kg	主要经肝脏代谢；60%~70%（原型药 <1%）经肾脏排出，10% 经呼吸道排出，1% 随粪便排出	α 相：6min；β 相：68min	NA	每次 100mg/m^2 q.d.，连用 2~3d，或单次给药 200mg/m^2 q.6w.~q.8w.	NA	NA	停止使用或不给药	NA	NA

续表

药物	给药途径	食物影响	F/%	t_{max}/h	C_{max}/(μg/ml)	蛋白结合率/%	V_d/L	代谢和排出途径及比例	¹$t_{1/2}$/h	²$t_{1/2}$/h	正常剂量	Ccr 50~90ml/min	Ccr 10~50ml/min	Ccr<10ml/min	透析清除情况	血液透析/CAPD/CRRT 剂量
替莫唑胺	p.o. i.v.gtt.	—	96~100	1~2	i.v.gtt.:150mg/m²,7.3μg/ml(替莫唑胺);276ng/ml[替莫唑胺代谢产物(MTIC)]。p.o.:150mg/m²,7.5μg/ml(替莫唑胺),282ng/ml(MTIC)	15	0.4L/kg	在生理pH下自发水解为活性物质MTIC和替莫唑胺酸代谢产物。7d后,37.7%随尿液排出,0.8%随粪便排出	平均1.8	NA	150mg/m² q.d.,连服5d,28d为一疗程	不建议调整剂量	NA	NA	NA	NA
8. 破坏DNA的抗生素类																
博来霉素	i.m. i.h. i.v. 动脉注射 i.t	—	100%(肌内给药) 70%(皮下给药)	30~60min	15mg i.m.:1 15mg i.v.:3 15mg i.v.:尿液中30.7	1	13.2~28.7L/m²	博来霉素被胞质半胱氨酸蛋白酶,博来霉素水解酶灭活,该酶广泛分布在正常组织中。消除的主要途径是通过肾脏。随尿液排出(i.v.:38.3%,i.m.:19.2%);给药48h后,约80%以原型药随尿液排出	2~8.6h 1. 腹腔注射:4.6~8.6h 2. 胸腔内注射:3.6h 3. i.v.:初始半衰期为24min,终点半衰期为4h,平均终末半衰期为2h,儿童的半衰期与成人的半衰期相似 4. ih.:初始半衰期为1.1h,末期半衰期为4.3h	NA	肿瘤 1. i.m.:15~30USP/次 2. i.h.:15~30USP/次,浓度不高于1USP/ml 3. 静脉给药:15~30USP/次,给药时间不少于10min	>50ml/min时,不必调整剂量	40~50ml/min:使用标准剂量的70% 30~40ml/min:使用标准剂量的60% 20~30ml/min:使用标准剂量的55% 10~20ml/min:使用标准剂量的45%	5~10ml/min:使用标准剂量的40%	NA	血液透析:无须调整 CAPD、CRRT:NA

续表

药物	给药途径	食物影响	F/%	t_{max}/h	C_{max}/(μg/ml)	蛋白结合率/%	V_d/L	代谢和排出途径及比例	$^1t_{1/2}$/h	$^2t_{1/2}$/h	正常剂量	Ccr 50~90ml/min	Ccr 10~50ml/min	Ccr<10ml/min	透析清除情况	血液透析/CAPD/CRRT 剂量
平阳霉素	i.m. i.v. 动脉内注射	—	NA	NA	NA	NA	NA	NA	NA	NA	i.v.：8mg/次 b.i.w.~t.i.w. i.m.：4~15mg(效价)/ml 动脉内注射：4~8mg(效价) 肿瘤消失后：应适当增加给药，如每周一次 8mg(效价)，静脉注射 10 次左右。 血管瘤及淋巴管瘤：每次 4~8mg。 鼻息肉：8mg，一次注射 1~2 个息肉，q.w.，5 次为 1 个疗程，一般 1~2 个疗程。 肿瘤患者：初次和第二次 4mg(效价)以下剂量给药，无急性反应时，可增至正常剂量	NA	NA	NA	NA	NA
丝裂霉素	肾脏盂腔内灌注 动脉内灌注 i.v.gtt. i.v.	—	NA	NA	NA	NA	11~48L/m^2	主要经肝脏代谢；不透过血脑屏障，主要经肾脏排出，大约 10% 的丝裂霉素在尿液中以原型药排泄	α 相：5~10min β 相：50min	NA	1. i.v.：每次 6~8mg，以氯化钠注射液溶解后静脉注射 q.w.。也可 10~20mg 一次，每 6~8w 重复治疗。 2. 动脉注射：剂量与静脉注射相同。 3. 腔内注射：每次 6~8mg	血清肌酐大于 1.7mg/dl：不要给药	Ccr 小于 30ml/min：避免使用	NA	NA	NA
9. 破坏 DNA 的铂类																
顺铂	i.v.gtt.	—	NA	20~30min	NA	90	11~12	经肝脏代谢；给药 1h 内随尿液排出 13%~17%	36~47d	NA	1. 一般剂量：按体表面积一次 20mg/m^2 q.d.，连用 5d，或 30mg/m^2；连用 3d，并需适当水化利尿。 2. 大剂量：每次 80~120mg/m^2 i.v.gtt.，每 3~4w 一次，最大剂量不应超过 120mg/m^2，以 100mg/m^2 为宜。 静脉滴注：作为单药治疗常用剂量为 50~100mg/m^2 q.3w.~q.4w.，或每天静滴 15~20mg/m^2，连用 5d，3~4w 重复用药	下一个周期前 Ccr<40ml/min：在下一个周期中省略顺铂。如果周期结束时 Ccr<40ml/min，停止使用顺铂。如果周期结束时 Ccr 在 40~60ml/min 之间，在下一个周期减少 50% 顺铂的剂量。如果周期结束时 Ccr>60ml/min，下一个周期给全剂量顺铂	NA	NA	NA	血液透析：25~50mg/m^2，d1，顺铂治疗后 1h 透析 CAPD、CRRT：NA

续表

药物	给药途径	食物影响	F/%	t_{max}/h	C_{max}/(μg/ml)	蛋白结合率/%	V_d/L	代谢和排出途径及比例	$^{1}t_{1/2}$/h	$^{2}t_{1/2}$/h	正常剂量	Ccr 50~90ml/min	Ccr 10~50ml/min	Ccr< 10ml/min	透析清除情况	血液透析 / CAPD/ CRRT 剂量
卡铂	静脉给药	—	NA	NA	在24h内血浆浓度降到最低水平，呈二室开放模型，C_{max}和$AUC_{0-\infty}$随剂量呈线性增加	卡铂的蛋白结合率极低；到体内后铂释放出来，蛋白结合率较高，为87%	16L，广泛分布于肾、肝、皮肤、肿瘤组织以及红细胞内；超滤铂分布容积(17±2)L/1.73m²	主要由肾脏排出，但有小部分随胆汁和粪便排出，给药后24h经肾脏排出71%	$t_{1/2}$超滤铂：6h $t_{1/2}$总铂：(5.8±1.6)d	Ccr<60ml/min的患者，肾脏和总体清除率随肌酐清除率的降低而降低	300~400mg/m²，单次给药或分5次给药5d，4w一周期，2~4周期为一个疗程	4~6AUC；或给予固定量250mg/m²	给予常用量的50%；或给予固定量200mg/m²	给予常用量的25%	NA	血液透析：推荐总剂量(mg)为25×AUC，并在透析后给药 CAPD：建议减量75%
洛铂	i.v.	—	NA	NA	NA	25(给药11h后)	游离铂：0.28±0.51 总铂：4.8±2.61	主要经肾脏排出	游离铂终末半衰期(131±15)min，总铂为(6.8±4.3)d	NA	50mg/m² i.v.，q.w.，2~6个疗程	NA	NA	NA	NA	NA
奈达铂	i.v.gtt.	—	NA	NA	5~6μg/ml(80mg/m²) 6~7μg/ml(100mg/m²) 6~8μg/ml(120mg/m²)	50	8	几乎无代谢，主要由肾脏排出	α相：0.1~1h β相：2~13h 消除半衰期：平均9h	NA	80~100mg/m²，1次/疗程，3~4w一疗程	NA	NA	NA	NA	NA
奥沙利铂	i.v.gtt.	—	—	—	0.814	90	330±40.9	经非酶途径代谢；主要随尿液排出，多在用药后48h内清除。第5天时，大约有54%随尿液排出，只有不到3%随粪便排出	α相：0.43 β相：16.8 γ相：391	—	2w方案：85mg/m² 3w方案：130mg/m²	2w方案：85mg/m² 3w方案：130mg/m²	30~50ml/min：2w方案，85mg/m²；3w方案，130mg/m² 10~29ml/min：减少至65mg/m²	减少至65mg/m²	—	血液透析：剂量减少30%，有专家建议如果在给药后不久进行血液透析，建议给药间隔延长至3周，无须减量 无腹膜透析数据

续表

药物	给药途径	食物影响	F/%	t_{max}/h	C_{max}/(μg/ml)	蛋白结合率/%	V_d/L	代谢和排出途径及比例	$^1t_{1/2}$/h	$^2t_{1/2}$/h	正常剂量	Ccr 50~90ml/min	Ccr 10~50ml/min	Ccr<10ml/min	透析清除情况	血液透析/CAPD/CRRT 剂量
10. 其他抗肿瘤药物																
三氧化二砷	i.v.gtt.	—	NA	4	(0.94 ± 0.37) mg/L	75	3.83 ± 0.45	主要在肝脏代谢，大约 15% 的三氧化二砷注射剂剂量以不变的 As Ⅲ 形式从尿中排出	急性早幼粒细胞白血病患者：β 相半衰期为(0.89 ± 0.29) h，消除半衰期为(12.13 ± 3.31) h 肝癌患者：β 相半衰期为(0.071 1 ± 0.027 2) h，$t_{1/2}$ 为(23.936 ± 18.384) h	NA	急性早幼粒细胞白血病：成人 5~10mg 或 7mg/m² q.d.；儿童 0.16mg/kg q.d.，持续 4w，间歇 1~2w 可进行下一疗程。 原发性肝癌晚期：7~8mg/m² q.d.，持续 2w，间歇 1~2w 可进行下一疗程	NA	损害（严重，Ccr 低于 30ml/min）：可能需要减少剂量，因为该人群的暴露量较高	NA	NA	NA
地西他滨	i.v.gtt.	—	NA	NA	i.v.：73.8ng/ml（给药剂量 15mg/m²） 147ng/ml（给药剂量 20mg/m²）	<1	(4.59 ± 1.42) L/kg	主要经肝脏代谢，给药量 90% 随尿液排出	NA	NA	骨髓增生异常综合征治疗：15mg/m²（3d 方案） 20mg/m²（5d 方案）	Scr 水平增加到 2mg/dl 或更高：延迟随后的地西他滨剂量，直到毒性消退后才重新开始	NA	NA	NA	NA
氟维司群	i.m.	—	NA	5d	25.1ng/ml	99	3~5L/kg	主要经过肝脏代谢。主要的排出途径是通过粪便（约 90%），仅有少于 1% 随尿液排出	50d	NA	250mg q.4w.，首次给药后 2w 时需再给予 500mg 剂量（CSCO2020：500mg，i.m.，q.4w.）	无须调整	>30ml/min 时无须调整；<30ml/min 时，慎用	慎用	NA	NA

续表

药物	给药途径	食物影响	F/%	t_{max}/h	C_{max}/(μg/ml)	蛋白结合率/%	V_d/L	代谢和排出途径及比例	$^1t_{1/2}$/h	$^2t_{1/2}$/h	正常剂量	Ccr 50~90ml/min	Ccr 10~50ml/min	Ccr< 10ml/min	透析清除情况	血液透析/CAPD/CRRT 剂量
来那度胺	p.o.	AUC 下降 20%，C_{max} 下降 50%	快速	0.5~6	随剂量的增加而增加，C_{max} 与单剂量和多次来那利度胺剂量成正比	约 30	75.8 ± 7.3	有限代谢；经肾脏排出 90%，随粪便排出 4%	母体化合物：3~5	NA	(胶囊)推荐起始剂量为 25mg	NA	NA	NA	大约 30% 的剂量在一次 4h 的血液透析过程中被清除	血液透析：无须调整 CAPD、CRRT：—
11. 抗肿瘤辅助药品																
美司钠	i.v. i.v.gtt.	—	58%(游离美司钠) 89%(总美司钠)	1.5~4(游离) 3~7(总)	NA	0.28	(0.652 ± 0.242) L/kg	24h 内 80% 随尿液排出	1.5	NA	1. 常用量为环磷酰胺、异环磷酰胺、氯磷酰胺剂量的 20%。 2. 雾化，1~2ml/ 次	NA	NA	NA	NA	NA
昂丹司琼	p.o. i.v. i.v.gtt. i.m.	—	60 65(老年人) 100(严重肝功能不全)	8mg p.o.：1.5 4mg i.m.： 41min 4mg i.v.： 10min	p.o.： 30ng/ml i.m.： 31.9ng/ml i.v.： 42.9ng/ml	70~76	140	主要经肝脏代谢；75% 经肾脏排出，25% 经肝脏排出	3 5(老年人口服) 15~32(严重肝功能不全)	NA	化疗和放疗引起的恶心、呕吐：8mg/ 次(儿童口服 4mg/ 次；i.v. 5mg/m^2)。手术后的恶心、呕吐：口服 8mg/ 次，静脉滴注、静脉注射、肌内注射 4mg/ 次(儿童 i.v. 0.1mg/kg 或最大剂量 4mg)	无须调整	无须调整	无须调整	NA	NA
多拉司琼	p.o. i.v.	—	59~80	p.o.：1~1.5 i.v.：0.6	NA	69~77	5.8~10L/kg	经肝药酶 CYP2D6、黄素单加氧酶代谢；经肾脏(45%~68%)和随粪便(25%~33%)排出	<10min 其代谢产物氢多拉司琼 4~9h	NA	1. 预防成人化疗引起的恶心、呕吐：化疗前 30min 静脉注射单剂量 1.8mg/kg；或者使用固定剂量 100mg，静脉注射 30s 以上。 2. 预防或治疗手术后恶心、呕吐 成人：静脉注射单剂量注射液 12.5mg	无须调整	无须调整	无须调整	NA	NA
阿瑞吡坦	p.o.	—	60~65	4	首日：1.6 第 3 日：1.4	≥ 95	70	主要经肝药酶 CYP3A4(主)、CYP1A2(次要)代谢。阿瑞斯坦主要通过代谢消除；阿瑞吡坦不通过肾脏排泄	9~13h	NA	预防术后恶心、呕吐：40mg(麻醉诱导前 3h 服用 40mg)。 预防中重度致吐化疗药诱导的恶心、呕吐：125mg(首日)、80mg(第 2~3d)	无须调整	无须调整	无须调整	无须调整	血液透析：无须调整 CAPD、CRRT：NA

续表

药物	给药途径	食物影响	F/%	t_{max}/h	C_{max}/(μg/ml)	蛋白结合率/%	V_d/L	代谢和排出途径及比例	$^1t_{1/2}$/h	$^2t_{1/2}$/h	正常剂量	Ccr 50~90ml/min	Ccr 10~50ml/min	Ccr<10ml/min	透析清除情况	血液透析/CAPD/CRRT 剂量
右雷佐生	i.v. i.v.gtt.	—	NA	NA	NA	<2	22~22.4L 或 17.9~22.6L/m^2 或 1.1~1.3L/kg	主要经肾脏(40%~60%)排出，少量随胆汁排出	α 相：8~60min β 相：3~30min 母体化合物消除半衰期：2~4h	NA	500mg/m^2	NA	<40ml/min 时，剂量应减半	NA	NA	NA
帕米膦酸二钠	i.v.gtt.	—	NA	2~3	NA	54	NA	在体内不被代谢；给药后 72h 20%~55% 以原型药随尿液排出	骨中的半衰期：300d 血浆中的半衰期：0.8~2 α 相：1.6 β 相：27	NA	1. 高钙血症： 血钙浓度 <3mmol/L(12mg/dl)：15~30mg； 3~3.5mmol/L(12~14mg/dl)：30~60mg； 3.5~4.0mmol/L(14~16mg/dl)：60~90mg； >4.0mmol/L(16mg/dl)：90mg。 2. 骨癌转移性疼痛：30~90mg/次 q.4w. 或 90mg/次 q.3w.	30~90ml/min 时，无须调整剂量(静脉滴注速度不超过 90mg/4h)	<30ml/min 时，不推荐使用	NA	NA	NA
伊班膦酸	p.o. 静脉	p.o.：F 减少 90%，饭前至少 1h 服用依班膦酸盐，F 没有明显下降	0.6	p.o.：1	246~328	i.v.：86 p.o.：85.7~99.5	90	不在人体内代谢；50%~60% 经肾脏排出，口服后，未被吸收的以原型药由粪便排出	i.v.：4.6~25.5 p.o.：37~157	NA	1. 绝经后骨质疏松症：2mg，每 3 个月一次。 2. 恶性肿瘤骨转移引起的骨痛：4mg q.3w~q.4w.。 3. 恶性肿瘤引起的高钙血症：①中度高钙血症患者单次剂量给予 2mg；②重度高钙血症患者单次剂量给予 4mg	高钙血症和骨痛患者：50~79ml/min 时，6mg/次；q.3w.~q.4w.	高钙血症和骨痛患者：30~49ml/min 时，4mg/次；q.3w.~q.4w. <30ml/min 时，2mg/次 q.3w.~q.4w. 骨质疏松患者： <30ml/min 时，不推荐使用	不推荐使用	通过透析器后，伊班膦酸盐浓度降低 47%。透析血浆清除率为 92ml/min。第一次透析治疗中，约 36% 的依班膦酸盐被去除	NA

续表

药物	给药途径	食物影响	F/%	t_{max}/h	C_{max}/(μg/ml)	蛋白结合率/%	V_d/L	代谢和排出途径及比例	$^1t_{1/2}$/h	$^2t_{1/2}$/h	正常剂量	Ccr 50~90ml/min	Ccr 10~50ml/min	Ccr<10ml/min	透析清除情况	血液透析/CAPD/CRRT 剂量
12. 其他																
厄洛替尼	p.o.	食物可显著提高 F	约 60	4	NA	约 93	232	代谢：通过肝药酶 CYP3A4（主要）、CYP1A1（次要）、CYP1A2（次要）和 CYP1C（次要）。排泄：主要作为代谢产物，粪便（83%；1% 为原型药）；尿液（8%；<1% 为原型药）	36	NA	非小细胞肺癌：150mg p.o. q.d. 胰腺癌：100mg p.o. q.d.	无须调整	NA	3 级或 4 级肾功能不全：中断厄洛替尼，直到严重程度缓解至基线或 1 级或更低，重新启动厄洛替尼，每日减少剂量 50mg，并考虑停用	NA	NA
戈舍瑞林	i.h.	—	NA	1. 使用 3.6mg 制剂：12~15d（男性）；8~22d（女性）。2. 使用 10.8mg 制剂：（1.8 ± 0.34）h	男性：（2.84 ± 1.81）ng/ml 女性：（1.46 ± 0.82）ng/ml	27	44.1（男性）；20.3（女性）	代谢：C- 末端氨基酸的肝脏水解。排泄：尿液（>90%；20% 为原型药）	母体化合物：4.2（男性）；2.3（女性）	NA	3.6mg/ 次，腹壁皮下注射 q.4w.	无须调整	无须调整	无须调整	NA	NA

续表

药物	给药途径	食物影响	F/%	t_{max}/h	C_{max}/(μg/ml)	蛋白结合率/%	V_d/L	代谢和排出途径及比例	$^1t_{1/2}$/h	$^2t_{1/2}$/h	正常剂量	Ccr 50~90ml/min	Ccr 10~50ml/min	Ccr< 10ml/min	透析清除情况	血液透析/CAPD/CRRT 剂量
贝伐珠单抗	i.v.gtt.，不能静脉内推注或快速注射	—	NA	2.5	经 90min 静脉注射 0.3mg/kg、1mg/kg、3mg/kg 和 10mg/kg 后，贝伐珠单抗的 C_{max} 分别为 5~9、21~39、52~92 和 186~294	>97	41.1mg/kg	不通过肾脏和肝脏代谢消除	女性 18d 男性 20d	NA	转移性结直肠癌：5mg/kg q.2w.；7.5mg/kg q.3w. 非小细胞肺癌：15mg/kg q.3w.	NA	NA	NA	NA	NA
仑伐替尼	p.o.	高脂肪餐（大约 3 767J；55% 的脂肪，15% 的蛋白质，30% 的碳水化合物）t_{max} 从 2h 推迟到 4h，不影响吸收。进食与不进食均可	NA	1~4	3.2~32mg/L	98~99	NA	代谢：主要通过肝药酶 CYP3A 和醛氧化酶进行酶促；也发生非酶代谢。排泄：粪便（约 64%）；尿液（约 25%）	28	NA	≥ 60kg：12mg p.o. q.d. <60kg：8mg p.o. q.d.	≥ 60kg：12mg p.o. q.d. <60kg：8mg p.o. q.d.	Ccr < 30ml/min：分化型甲状腺癌 14mg p.o. q.d.；子宫内膜癌或肾细胞癌 10mg p.o. q.d.；肝细胞癌没有具体建议	NA	NA	NA
艾立布林	i.v.	—	NA	NA	NA	49~65	43~114L/m²	新陈代谢：微不足道。排泄：粪便（约 82%，约 88% 为原型药）；尿液（9%，约 91% 为原型药）	40	NA	1.4mg/m²（d1、d8，21d 一周期）	无须调整	30~50ml/min：1.1mg/m²	NA	NA	NA

续表

药物	给药途径	食物影响	F/%	t_{max}/h	C_{max}/(μg/ml)	蛋白结合率/%	V_d/L	代谢和排出途径及比例	$^1t_{1/2}$/h	$^2t_{1/2}$/h	正常剂量	Ccr 50~90ml/min	Ccr 10~50ml/min	Ccr< 10ml/min	透析清除情况	血液透析 / CAPD/ CRRT 剂量
左亚叶酸钙	i.v.gtt.	—	NA	2	25.9	不结合	NA	代谢：转化为叶酸的活性还原型式，5- 甲基 - 四氢叶酸(5- 甲基 -THF；活性)。原型药及其代谢产物主要随尿液排出	1.17	NA	100mg/m^2(CSCO 指南推荐 200mg/m^2)	无须调整	无须调整	无须调整	NA	血液透析：无须调整 CAPD、CRRT：—
卡博替尼	p.o.	服药前至少 2h 和服药后至少 1h 内不能进食	NA	2~5(胶囊) 3~4(片剂)	NA	99.7	319~349	代谢：肝脏通过 CYP3A4；排泄：粪便(约 54%；43% 为原型药)；尿液(约 27%)	胶囊：55 片剂：99	NA	60mg p.o. q.d.	不建议调整	不建议调整(≥ 30ml/min)	NA	NA	NA
卡瑞利珠单抗	i.v.gtt.	—	NA	2.5	NA	NA	3.82 ± 0.89	NA	(5.50 ± 1.67) d	—	200mg d1 q.14d.	NA	NA	NA	NA	NA
甲地孕酮	p.o.	—	NA	1.0~3.0(均值 2.2)	10~56ng/ml(均值 27.6ng/ml)	NA	NA	代谢：肝脏(游离类固醇和葡糖苷酸结合物)。排泄：尿液(57%~78%；5%~8% 作为代谢产物)；10d 内的粪便(8%~30%)	吸收半衰期 2.5 消除半衰期 32.5	NA	一日 160mg，1 次或分次服用	NA	NA	禁用	NA	NA
甲羟孕酮	p.o. i.m.	—	吸收良好(无具体数据)	p.o.：2 i.m.：4~20d	较高(无具体数据)	90~95	20 ± 3	p.o.：肝脏代谢，主要随尿液排出； i.m.：可通过血脑屏障，也可随乳汁排出，约 44% 的原型药随尿液排出	肌内注射后消除半衰期 6w	NA	p.o.：一日 0.5~1g，最高可达 2g，日剂量较大时可分为一日 2~3 次使用； 肌内注射：初始剂量一日 0.5~1g，持续 28d，然后采用维持剂量，一次 0.5g，一周 2 次	NA	NA	NA	NA	NA

续表

药物	给药途径	食物影响	F/%	t_{max}/h	C_{max}/(μg/ml)	蛋白结合率/%	V_d/L	代谢和排出途径及比例	$^1t_{1/2}$/h	$^2t_{1/2}$/h	正常剂量	Ccr 50~90ml/min	Ccr 10~50ml/min	Ccr<10ml/min	透析清除情况	血液透析/CAPD/CRRT 剂量
吉西他滨	i.v.gtt.	—	NA	滴注结束后5min	3.2~45.5	极低	50L/m²(短滴注<70min) 370L/m²(长滴注70~285min)	肝、肾脏、血液代谢。 排泄：尿液(92%~98%；主要作为无活性的尿嘧啶代谢产物)；粪便(<1%)	0.5~1.5 42~94min(短滴注) 245~638min(长滴注)，因年龄和性别而不同	NA	1 000mg/m² d1、d8 q.3w.	NA	NA	NA	NA	血液透析患者终末期肾病：血透前6~12h给予标准剂量
吉非替尼	p.o.	不受影响	59	3~7	NA	约90	1 400	经肝药酶CYP3A4和CYP2D6代谢；形成代谢产物。排泄物：粪便(86%)；尿液(<4%)	48	41	250mg p.o. q.d.	无须调整	无须调整	无须调整	NA	无须调整
托瑞米芬	p.o.	无影响	完全	3(2~5)	NA	>99.5	8.3L/kg	代谢：主要经肝药酶CYP3A4转化为N-去甲基托瑞米芬(一种弱抗雌激素)。排泄物：主要是粪便；1w内的尿液(约10%)	平均5d(2~10d)	NA	60mg/次 q.d. p.o.	无须调整	无须调整	无须调整	NA	NA
亚叶酸钙	p.o. i.m. i.v.gtt.	—	97(25mg)； 75(50mg)； 37(100mg)	p.o.：2.3 i.m.：52min i.v.：10min	p.o.：160~550ng/ml i.m.：240~725ng/ml i.v.gtt.：897~1 625ng/ml	15	NA	经肝脏代谢；80%~90%经肾脏排出，5%~8%随粪便排出	3.5~6.2	NA	400mg d1，14d为一个周期	NA	NA	NA	NA	NA
亚砷酸注射液	i.v.gtt.	—	NA	NA	NA	NA	562	经肝脏代谢15%；随尿液排出	12.13±3.31	NA	10mg/次 d1~14 q.4w.，21d为一个周期	NA	慎用(<30)	NA	NA	NA

续表

药物	给药途径	食物影响	F/%	t_{max}/h	C_{max}/(μg/ml)	蛋白结合率/%	V_d/L	代谢和排出途径及比例	$^1t_{1/2}$/h	$^2t_{1/2}$/h	正常剂量	Ccr 50~90ml/min	Ccr 10~50ml/min	Ccr<10ml/min	透析清除情况	血液透析/CAPD/CRRT 剂量
西达本胺	p.o.	有影响，进食30min后服药暴露量是空腹服药的2.3倍	NA	4	60ng/ml	89.1~99.3	1 210	经肾脏由尿液排出占总服药量67.6%±12.7%；粪便排出占总服药量的12.6%±7.7%	17	NA	30mg/次 b.i.w. p.o.（两次服药间隔不应少于3d，如周一，周四）	NA	NA	NA	NA	NA
西妥昔单抗	i.v.gtt.	—	NA	3	168~235	NA	2~3	经蛋白代谢途径降解，剂量由20mg/m²增至200mg/m²时，清除率由0.08L/(h·m²)降至0.02L/(h·m²)，此后为平台期	NA	NA	首剂400mg/m²输注，然后250mg/m² q.w.或500mg/m² q.2w.	无须调整	无须调整	无须调整	NA	血液透析：无须调整 CAPD、CRRT：NA
曲妥珠单抗	静脉给药	—	NA	NA	216μg/ml	NA	44ml/kg	排泄：在大多数患者中，曲妥珠单抗浓度将在停药后7个月降至约3%（约97%清除）	负荷剂量4mg/kg，维持剂量2mg/kg时，平均消除半衰期5.8d；负荷剂量8mg/kg，维持剂量6mg/kg时，平均消除半衰期16d	NA	1. 负荷剂量4mg/kg，维持剂量2mg/kg 2. 负荷剂量8mg/kg，维持剂量6mg/kg	无须调整	无须调整	无须调整	NA	腹膜透析：无须调整 血液透析、CRRT：NA

续表

药物	给药途径	食物影响	F/%	t_{max}/h	C_{max}/(μg/ml)	蛋白结合率/%	V_d/L	代谢和排出途径及比例	$^1t_{1/2}$/h	$^2t_{1/2}$/h	正常剂量	Ccr 50~90ml/min	Ccr 10~50ml/min	Ccr<10ml/min	透析清除情况	血液透析/CAPD/CRRT 剂量
伊匹木单抗	静脉给药	—	NA	NA	2~6岁儿童：65.8；6至<12岁儿童：70.1；12岁及以上的患者：73.3	NA	7.21	NA	15.4d	NA	NA	无须调整	无须调整	无须调整	NA	无须调整
安罗替尼	p.o.	高脂饮食可降低盐酸安罗替尼胶囊的口服 F	NA	9.3	NA	NA	2 061~3 312	主要经肝脏代谢，主要代谢产物随粪便和尿液累积排出量约为服药剂量的 62.04%，其中粪便 48.52%，肾脏 13.52%	113	NA	12mg p.o. q.d.，连服 2w，停药 1w，3w 为一疗程	慎用	慎用	禁用	NA	NA
克唑替尼	p.o.	高脂饮食使 AUC 和 C_{max} 降低 14%	43	4~6	NA	91	1 772	通过肝药酶 CYP3A4/5（氧化和脱烷基化）代谢。排泄：粪便（63%；53% 为原型药）；尿液（22%；2% 为原型药）	42	NA	250mg p.o. b.i.d.	无须调整	无须调整	NA	NA	NA
呋喹替尼	p.o.	无影响	NA	2	0.195	80	42.2	在人血浆中主要以原型药存在（72%），经 CYP3A4 介导的去甲基代谢产物占 17%；主要经肾脏以代谢产物形式随尿液排出	35.2~48.5	NA	5mg q.d. d1~d21	60~90ml/min：5mg q.d. 50~59ml/min：慎用	30~50ml/min：慎用 10~29ml/min：禁用	禁用	NA	血液透析：禁用 CAPD、CRRT：—

续表

药物	给药途径	食物影响	F/%	t_{max}/h	C_{max}/(μg/ml)	蛋白结合率/%	V_d/L	代谢和排出途径及比例	$^1t_{1/2}$/h	$^2t_{1/2}$/h	正常剂量	Ccr 50~90ml/min	Ccr 10~50ml/min	Ccr< 10ml/min	透析清除情况	血液透析 / CAPD/ CRRT 剂量
吡咯替尼	p.o.	有影响	NA	4~5	170ng/ml	86.9~99.7	4 200	主要经肝脏代谢，主要以原型药和代谢产物的形式随粪便排出	18.2	NA	400mg p.o. q.d.	NA	NA	NA	NA	NA
阿来替尼	p.o.	摄入高脂肪、高热量的膳食暴露量增加了 3.1 倍	37	4	NA	>99	4 016	经肝脏代谢；98%(84% 为原型药)随粪便排出，<0.5% 经肾脏排出	33	NA	600mg p.o. b.i.d.	无须调整	无须调整	无须调整	NA	无须调整
阿法替尼	p.o.	与高脂饮食同服会导致阿法替尼暴露量显著降低	92	2~5	NA	95	NA	代谢：与蛋白质和亲核小分子共价加成(最小的酶代谢)(Wind 2013)；约 2% 的剂量被 FMO3 代谢。排泄物：粪便(85%)；尿液(4%)；主要作为原型药	NA	NA	40mg p.o. q.d.	无须调整	30mg p.o.，每日一次作为初始剂量	NA	NA	NA
阿替利珠单抗注射液	静脉给药	—	NA	NA	0.27~0.35μg/(ml·mg)	NA	6.9	NA	27d	NA	1 200mg d1，21d 一周期	无须调整	无须调整	NA	NA	NA
纳武利尤单抗	i.v.gtt.	—	NA	1~4	NA	NA	6.8	NA	25d	NA	3mg/kg 或 240mg，14d 一周期	无须调整	无须调整(>15ml/min)	NA	NA	NA

续表

药物	给药途径	食物影响	F/%	t_{max}/h	C_{max}/(μg/ml)	蛋白结合率/%	V_d/L	代谢和排出途径及比例	$^1t_{1/2}$/h	$^2t_{1/2}$/h	正常剂量	Ccr 50~90ml/min	Ccr 10~50ml/min	Ccr<10ml/min	透析清除情况	血液透析 / CAPD/ CRRT 剂量
拉帕替尼	p.o.	有影响	NA	4	2.43	>99	NA	经肝脏CYP3A4和3A5广泛代谢，并在较小程度上通过CYP2C19和2C8生成氧化代谢产物。排泄：粪便（27%为原型药；范围为3%~67%）；尿液（<2%）	单次剂量半衰期：14.2 重复给药半衰期：4	NA	1 250mg	NA	NA	NA	NA	NA
帕妥珠单抗	静脉给药	—	NA	96	NA	NA	分布容积中值3.2 中央室：3.11 外周隔室：2.46	尚未直接研究帕妥珠单抗的代谢。抗体主要通过分解代谢来清除	18d	NA	首剂840mg，之后420mg	无须调整	NA	NA	NA	NA
帕博利珠单抗注射液	静脉给药	—	NA	NA	NA	NA	6	非特异性途径分解，代谢与其清除无关	22d	NA	2mg/kg或200mg，d1，14d一周期	无须调整	无须调整	NA	NA	NA
依维莫司	p.o.	食物可降低本药AUC和C_{max}	NA	1~2	NA	74	NA	通过肝药酶CYP3A4广泛代谢；形成6种弱代谢产物（Afinitor和Zortress）。排泄：粪便（80%，基于实体器官移植研究）；尿液（约5%，基于实体器官移植研究）；儿童肾移植患者的清除率低于成人，可能是由于分布差异（Van Damme-Lombaerts 2002）	30	NA	10mg p.o. q.d.	无须调整	无须调整	无须调整	NA	NA

续表

药物	给药途径	食物影响	F/%	t_{max}/h	C_{max}/(μg/ml)	蛋白结合率/%	V_d/L	代谢和排出途径及比例	$^1t_{1/2}$/h	$^2t_{1/2}$/h	正常剂量	Ccr 50~90ml/min	Ccr 10~50ml/min	Ccr< 10ml/min	透析清除情况	血液透析/CAPD/CRRT 剂量
哌柏西利	p.o.	禁食状态本药吸收极低，与食物同服保证药物暴露量一致，推荐与食物同服	46	6~12	NA	体外 85	NA	经肝脏广泛代谢，74% 随粪便排出，17% 随尿液排出	28.8	NA	125mg/ 次 q.d. p.o.，服 21d，停 7d	无须调整	≥ 15ml/min 时无须调整剂量	NA	NA	NA
重组人血管内皮抑制素注射液	静脉给药	—	NA	NA	滴注速度、时间和总剂量均可影响 C_{max}	NA	NA	泌尿液系统的浓度最高	10	NA	7.5mg/m^2(或 1.2 × 10^{5}U/m^2)，d1~14，21d 一周期	慎用	NA	NA	NA	NA
埃克替尼	p.o.	高热量食物可显著增加其吸收	NA	0.5~4	1.40 ± 547.52	NA	355(空腹)、113(餐后)	主要通过肝药酶 CYP2C19 和 CYP3A4 代谢；主要随粪便与尿液排出(79.5%)，其中粪便排出占 74.7%，排出形式以代谢产物为主(81.4%)，原型药占 18.6%	6	NA	125mg p.o. t.i.d.	有可能	NA	NA	NA	NA
索拉菲尼	p.o.	高脂饮食(50% 脂肪)使 F 降低 29%	38~49	3	9.35~9.9mg/L (400mg b.i.d.)	99.5	NA	主要经肝药酶 CYP3A4(主要氧化为吡啶 N- 氧化物；活性，次要)和 UGT1A9(葡糖醛酸化)代谢。排泄：粪便(77%，51% 的剂量为原型药)；尿液(19%，作为代谢产物)	25~48	NA	400mg p.o. b.i.d.；最高剂量 800mg b.i.d.	400mg p.o. b.i.d.	400mg p.o. b.i.d.	400mg p.o. b.i.d.	NA	NA

续表

药物	给药途径	食物影响	F/%	t_{max}/h	C_{max}/(μg/ml)	蛋白结合率/%	V_d/L	代谢和排出途径及比例	$^{1}t_{1/2}$/h	$^{2}t_{1/2}$/h	正常剂量	Ccr 50~90ml/min	Ccr 10~50ml/min	Ccr<10ml/min	透析清除情况	血液透析/CAPD/CRRT 剂量
特瑞普利单抗	i.v.gtt.	—	NA	NA	在1~10mg/kg的剂量范围内，C_{max}基本表现为线性药动学特征	NA	79.64ml/kg	NA	12.6d	NA	240mg d1 q.14d.	NA	NA	NA	NA	NA
紫杉醇脂质体	静脉给药	—	NA	NA	剂量不同、i.v.gtt.时间不同，差异很大	89~98	NA	主要经肝脏代谢；随胆汁排出，仅少量以原型随尿液排出，约占给药剂量14%	5.3~17.4	NA	135~175mg/m²，d1，21d一周期	NA	NA	NA	NA	NA
奥希替尼	p.o.	不受影响	—	6	AUC和C_{max}与剂量成正比	95	997~2 280	主要经肝药酶CYP3A和脱烷基化为2种活性代谢产物（AZ7550和AZ5104）。排泄：粪便（68%；约2%为原型药）；尿液（14%；约2%为原型药）	48	NA	80mg　p.o. q.d.	无须调整	无须调整	NA	NA	NA
瑞戈非尼	p.o.	有影响	69	3~4	2.5	99.5	NA	经肝药酶CYP3A4介导的氧化代谢途径代谢，并经UGT1A9介导的葡糖醛酸化代谢 约71%的剂量；随粪便排出，约19%的剂量作为葡糖醛酸苷随尿液排出	20~30	NA	160mg（4片）q.d.，于每一疗程的前21d口服，28d为一疗程。每日同一时间，在低脂早餐（脂肪含量<30%）后随水整片吞服	160mg q.d.	160mg q.d.	160mg q.d.	NA	NA

续表

药物	给药途径	食物影响	F/%	t_{max}/h	C_{max}/(μg/ml)	蛋白结合率/%	V_d/L	代谢和排出途径及比例	$^1t_{1/2}$/h	$^2t_{1/2}$/h	正常剂量	Ccr 50~90ml/min	Ccr 10~50ml/min	Ccr<10ml/min	透析清除情况	血液透析/CAPD/CRRT 剂量
塞瑞替尼	p.o.	高脂肪餐(约含4 186J及58g脂肪)可使本品的AUC及C_{max}分别升高73%及41%;低脂肪餐(约含1 381J及9g脂肪)可使本品的AUC及C_{max}分别升高58%及43%	NA	4~6	NA	97	4 230L(单次750mg)	主要经肝药酶CYP3A代谢。排泄:粪便(92%,68%为原型药);尿液(约1%)	41	NA	450mg p.o. q.d.	无须调整	无须调整	无须调整	NA	无须调整

三、心血管系统疾病用药

药物	给药途径	食物影响	F/%	t_{max}/h	C_{max}/(μg/ml)	蛋白结合率/%	V_d/L	代谢和排出途径及比例	$^1t_{1/2}$/h	$^2t_{1/2}$/h	正常剂量	Ccr 50~90ml/min	Ccr 10~50ml/min	Ccr<10ml/min	透析清除情况	血液透析/CAPD/CRRT 剂量
1. 抗心律失常药																
普罗帕酮	p.o.	食物可减少本药首过消除，引起 C_{max} 升高、t_{max} 提前，但不影响 F	3.1~21.4	2~3	588~800	97	1.9~3L/kg	经肝脏代谢；1% 以原型经肾脏排出，90% 以氧化代谢产物形式经肠道及肾脏清除	10~32	NA	300~900mg，分 4~6 次服用，维持剂量一日 300~600mg，分 2~4 次，极量一日 900mg，分次服用	无须调整	无须调整	无须调整	NA	无须调整
普鲁卡因胺	p.o. 静脉给药	NA	NA	NA	NA	15~20	1.75~2.5L/kg	肝脏通过乙酰化产生 N- 乙酰普鲁卡因胺（NAPA）（活性代谢产物）；该药 30%~60% 以原型药经肾脏排出，N- 乙酰普鲁卡因胺主要经肾脏清除，原型药的 6%~52% 以乙酰化形式从肾脏清除	2~3	延长	p.o.：0.25~0.5g q.4h.； i.v.：0.1g，必要时每隔 5~10min 重复一次，总量不超过 10~15mg/kg，也可按 10~15mg/kg 静脉滴注 1h，然后以 1.5~2mg/(kg·h) 维持	NA	NA	NA	透析可清除	NA
美西律	p.o. 静脉给药	NA	80~90	2~3	NA	50~60	5~7L/kg	经肝药酶 CYP2D6、CYP3A4 和 CYP1A2 生成两种活性代谢产物，约 10% 以原型药从尿液中排出	10~12（SD）；13（SS）	NA	p.o.：首次 200~300mg，必要时 2h 后再服 100~200mg，维持剂量 400~800mg，分 2~3 次服用，极量为一日 1 200mg，分次服用	无须调整	无须调整	减少剂量	透析可清除	血液透析：增加剂量 CAPD：无须调整 CRRT：NA
奎尼丁	p.o.	NA	70	2 h	NA	NA	2~3L/kg（健康成人） 0.5L/kg（充血性心脏衰竭患者） 3~5L/kg（肝硬化患者）	肝脏代谢，5%~20% 作为原型药经尿液排出	6~8h（成人） 3~4h（儿童）	NA	先试服 0.2g，观察有无特异性反应，第一日 0.2g q.2h.，连续 5 次；如无效而又无不良反应，第 2d 增至 0.3g q.2h.，连续 5 次，如无效而又无不良反应，第 3d 增至 0.4g q.2h.，连续 5 次，一日总量不宜超过 2.4g，恢复窦性心律后改维持剂量 0.2~0.3g t.i.d.~q.i.d.，极量为一日 3g，分次给药	NA	NA	NA	NA	NA

续表

药物	给药途径	食物影响	F/%	t_{max}/h	C_{max}/(μg/ml)	蛋白结合率/%	V_d/L	代谢和排出途径及比例	$^1t_{1/2}$/h	$^2t_{1/2}$/h	正常剂量	Ccr 50~90ml/min	Ccr 10~50ml/min	Ccr<10ml/min	透析清除情况	血液透析/CAPD/CRRT 剂量
艾司洛尔	静脉给药	NA	NA	立即	NA	55	NA	通过红细胞酯酶在血液中代谢．主要以代谢产物随尿液排出，原型药不到2%，在用药后24h内，73%~88%的药物以酸性代谢产物的形式随尿液排出	2min(α相)；9min(β相)	延长10倍	负荷剂量0.5mg/(kg·min)，1min静脉注射完毕后继以0.05mg/(kg·min)静脉滴注维持4min，取得理想效果后可继续维持治疗，若疗效不佳，可重复给予相同负荷剂量，并以0.05mg/(kg·min)的幅度递增，最大维持剂量为0.3mg/(kg·min)	150μg/kg输注4h，无须调整剂量	NA	NA	NA	血液透析：无须调整 CAPD：无须调整 CRRT：NA
腺苷	静脉给药	NA	NA	NA	NA	NA	NA	通过细胞摄取，在细胞内快速代谢；从循环中清除	1~2min	NA	用于终止室上性心动过速：3~6mg，2s内静脉注射，2min内不终止，可再给予6~12mg，2s内静脉推注。三磷酸腺苷：10mg，2s内静脉注射，2min内无反应，15mg，2s再次静脉推注	由于腺苷的激活或失活不需要肝或肾功能，因此预计肝肾功能衰竭不会改变其有效性或耐受性	NA	NA	NA	NA
胺碘酮	p.o. 静脉给药	NA	50	3~7	NA	62.1	60L/kg	经肝药酶CYP2C8和3A4代谢，原型药在尿液中未能测到，尿液中排碘量占总含碘量的5%，其余碘经肝肠循环随粪便排出	单次服用：4.6h 长期服用：13~30d	NA	p.o.：负荷剂量为一日600mg，连续使用8~10d，维持剂量100~400mg，由于本药有延长治疗作用，可隔日给予200mg或一日100mg。 i.v.：5mg/kg。 i.v.gtt.：负荷剂量，开始0min 150mg，随后6h给药360mg，维持剂量为第1d剩余18h给药540mg，第1d维持滴速0.5mg/min，一日720mg，维持2~3w	NA	NA	NA	透析不能清除	NA

续表

药物	给药途径	食物影响	F/%	t_{max}/h	C_{max}/(μg/ml)	蛋白结合率/%	V_d/L	代谢和排出途径及比例	$^1t_{1/2}$/h	$^2t_{1/2}$/h	正常剂量	Ccr 50~90ml/min	Ccr 10~50ml/min	Ccr<10ml/min	透析清除情况	血液透析/CAPD/CRRT 剂量
阿普林定	p.o. 静脉给药	NA	80~90	NA	NA	85~90	NA	主要经肝药酶 CYP2D6 与本药的代谢有关。代谢产物约 35% 随粪便排出，65% 随尿液排出，尿液中 1% 是原型药	24	NA	p.o.：首次 100mg，必要时 200mg，其后 50~100mg q.6h.，24h 用量不得超过 300mg；第 2~3d 各 100~150mg，分 2~3 次服用；此后给予维持剂量：25~50mg b.i.d.。或首日 50mg q.i.d.；第 2d 50mg t.i.d.；第 3d 改为 50mg b.i.d.，维持剂量为 25mg b.i.d.。 i.v.：首次 100~200mg，30min 滴完，24h 不超过 300mg	NA	NA	NA	NA	NA
莫雷西嗪	p.o.	有影响	38	0.5~2	NA	95	NA	60% 经肝脏代谢，39% 随尿液排出，56% 随粪便排出	1.5~3.5	NA	p.o.：150~300mg q.8h.，极量一日 900mg。也可先给予 300mg，随后一次 200mg b.i.d.~t.i.d.，心律失常控制后改 100~200mg t.i.d.	NA	NA	NA	NA	NA
决奈达隆	p.o.	有影响	空腹：4；高脂餐：15	3~6	NA	>98	1 400	经肝药酶 CYP3A 代谢；排泄：粪便（84%，主要为代谢产物）；尿液（约 6%，主要为代谢产物）	13~19	NA	400mg b.i.d.	无须调整	无须调整	无须调整	NA	NA
2. α 肾上腺素受体拮抗药																
多沙唑嗪	p.o.	NA	65	1.5~3.6	9.6μg/L	98~99	NA	主要经肝药酶 CYP3A4 代谢；排泄：粪便（约 63%，主要作为代谢产物，4.8% 为原型药）；尿液（9%，主要作为代谢产物）	19~22	19~22	（1）初始剂量：1mg q.d.。 （2）维持剂量：1~16mg q.d.	NA	NA	NA	血液透析不可清除	NA
甲磺酸酚妥拉明	静脉给药	—	—	30min	33ng/ml	54	NA	主要由肝脏代谢，大约 13% 以原型药从尿液中排出	NA	NA	心力衰竭时：0.17~0.4mg/min i.v.gtt.	NA	NA	NA	NA	NA

续表

药物	给药途径	食物影响	F/%	t_{max}/h	C_{max}/(μg/ml)	蛋白结合率/%	V_d/L	代谢和排出途径及比例	$^1t_{1/2}$/h	$^2t_{1/2}$/h	正常剂量	Ccr 50~90ml/min	Ccr 10~50ml/min	Ccr<10ml/min	透析清除情况	血液透析/CAPD/CRRT 剂量
布那唑嗪	p.o.	NA	NA	1	NA	NA	NA	肝脏代谢，随胆汁排入肠道，随粪便排出体外	2	NA	3mg q.d.；以后可增至一日 3~9mg q.d.，一日最大剂量为 9mg	30~60ml/min：起始剂量为 3mg，如 2~4 周不理想，增至一日 6mg，或加用另一种抗高血压药	30~60ml/min：起始剂量为 3mg，如 2~4 周不理想，增至一日 6mg，或加用另一种抗高血压药	NA	NA	NA
乌拉地尔	p.o. 静脉给药	NA	72~84	4~6	NA	80~94	NA	在肝脏内广泛代谢，50%~70% 经肾脏排出，其余随粪便排出。排出物中 10% 为原型药，其余为代谢产物	普通制剂：4.7 缓释制剂：5	NA	p.o.：30mg/d，1~2w 内逐渐增加至 30mg/d 或 60mg/d b.i.d.。 i.v.：10~50mg，5min 重复给药 1 次	无须调整	长期给药时应减小剂量	长期给药时应减小剂量	NA	NA

3. β 肾上腺素受体拮抗药

药物	给药途径	食物影响	F/%	t_{max}/h	C_{max}/(μg/ml)	蛋白结合率/%	V_d/L	代谢和排出途径及比例	$^1t_{1/2}$/h	$^2t_{1/2}$/h	正常剂量	Ccr 50~90ml/min	Ccr 10~50ml/min	Ccr<10ml/min	透析清除情况	血液透析/CAPD/CRRT 剂量
普萘洛尔	p.o. 静脉给药	食物可使本药在肝脏中代谢减慢，F 增加，但对缓释剂的影响较小	30	1~1.5（普通剂型）； 6.6（缓释片）	NA	90~95	6L/kg	主要经肝药酶 CYP2D6、CYP1A2 代谢；经肾脏排出包括大部分代谢产物及小部分原型（不到 1%）	3.5~6（p.o.）； 2~3（静脉给药）	NA	（1）高血压：p.o.，初始剂量 10mg t.i.d.~q.i.d.，日最大剂量 200mg；i.v.，一次 2.5~5mg。 （2）心绞痛：开始时 5~10mg t.i.d.~q.i.d.，每 3 天可增加 10~20mg，可渐增至 200mg/d，分次服用。一次 2.5~5mg i.v.。 （3）心肌梗死：30~240mg b.i.d.~t.i.d.。 （4）心律失常：10~30mg t.i.d.~q.i.d.	无须调整	无须调整	无须调整	透析不能清除	无须调整

续表

药物	给药途径	食物影响	F/%	t_{max}/h	C_{max}/(μg/ml)	蛋白结合率/%	V_d/L	代谢和排出途径及比例	$^1t_{1/2}$/h	$^2t_{1/2}$/h	正常剂量	Ccr 50~90ml/min	Ccr 10~50ml/min	Ccr<10ml/min	透析清除情况	血液透析/CAPD/CRRT 剂量
美托洛尔	p.o. 静脉给药	食物可升高本药血药浓度和AUC	40~50	2	NA	NA	3.2~5.6L/kg	经肝药酶 CYP2D6 代谢；排泄：尿液(95%,<5%~10% 作为原型药；在不良 CYP2D6 代谢者中增加至 30%~40%)	3~7	3~7	(1)高血压：47.5~95mg q.d.。 (2)心绞痛：95~190mg q.d.。 (3)(国外)急性心肌梗死：25~50mg q.6h.~q.12h. p.o.；注射 200mg q.d.。心绞痛：100mg/d p.o.。 (4)心律失常：开始以 1~2mg/min 的速度静脉滴注，用量可达 5mg，如病情需要可间隔 5min 重复注射，总剂量为 10~15mg，推荐最大剂量为 20mg，静脉注射 4~6h 后，如心律失常已控制，则改为口服制剂维持，剂量不超过 50mg t.i.d.。 (5)充血性心力衰竭：① NYHA Ⅱ级，初始用量为 25mg q.d.，疗程为 2w；② NYH Ⅲ级，初始用量为 12.5mg q.d.，疗程为 2w；③每 2w 剂量增加 1 倍，调整用量为原来的 2 倍，直至最高耐受剂量或达到每日 200mg	无须调整	无须调整	无须调整	NA	血液透析：无须调整 CAPD：无须调整 CRRT：NA
噻吗洛尔	p.o. 滴眼	NA	90	1~2	NA	10~80	NA	部分经肝药酶 CYP2D6 代谢，药物和代谢产物均经肾脏排出(15%~20% 为原型药)	4	NA	(1)心绞痛：每日 10~60mg p.o.(分 1~2 次给药)。 (2)室上性心律失常：20~30mg p.o. q.d.	NA	NA	NA	NA	血液透析：正进行透析的严重肾功能不全患者出现明显的低血压，需要减少剂量 CAPD、CRRT：NA
比索洛尔	p.o.	无影响	90	2~4	NA	30	3.5L/kg	50% 通过肝脏代谢为无活性的代谢产物，然后从肾脏排出，剩余 50% 以原型药的形式经肾脏排出	10~12	30~36(Ccr<40ml/min)	(1)高血压：5mg q.d.，轻度高血压患者可从 2.5mg 开始治疗，如果效果不明显可增至 10mg q.d.。 (2)慢性心力衰竭：从 1.25mg q.d.，以 1.25mg 的间隔逐周增至 10mg，作为维持剂量。 (3)充血性心力衰竭：起始剂量 1.25mg q.d.；最大剂量 10mg q.d.	无须调整	10~20ml/min：每日剂量不得超过 10mg	每日剂量不得超过 10mg	NA	血液透析：无须调整 CAPD、CRRT：NA

续表

药物	给药途径	食物影响	F/%	t_{max}/h	C_{max}/(μg/ml)	蛋白结合率/%	V_d/L	代谢和排出途径及比例	${}^{1}t_{1/2}$/h	${}^{2}t_{1/2}$/h	正常剂量	Ccr 50~90ml/min	Ccr 10~50ml/min	Ccr<10ml/min	透析清除情况	血液透析/CAPD/CRRT 剂量
塞利洛尔	p.o.	降低 *F*	30	2~4	NA	30	NA	在体内不被代谢，以原型排出，其中10% 随尿液排出、85% 随粪便排出	2~3	NA	100~300mg q.d.	NA	10~15ml/min：禁用	禁用	NA	NA
吲哚洛尔	p.o.	NA	>95	1	NA	40~60	2L/kg	肝脏代谢；排泄：尿液(35%~40% 为原型药)；粪便(6%~9%)	3~4	NA	(1)高血压：5~15mg q.d.~b.i.d.。 (2)心绞痛：2.5~5mg t.i.d.~q.i.d.	低剂量开始治疗	低剂量开始治疗	低剂量开始治疗	NA	NA
纳多洛尔	p.o.	NA	20~40	2~4	NA	NA	1.5~3.6L/kg	未代谢；以原型经尿液排出	20~24	NA	(1)起始剂量，40mg q.d. p.o.，可以 40~80mg 的增量逐渐增加，最大剂量 320mg q.d.；维持剂量通常为 40~80mg q.d.。 (2)心律失常：每日 60~160mg，单剂量或分剂量 p.o.；先天性长 Q-T 间期综合征，平均每日 1mg/kg p.o.	NA	31~50ml/min：每间隔 24~36h 可增加剂量； 10~30ml/min：每间隔 24~48h 可增加剂量	每间隔 40~60h 可增加剂量	NA	NA
倍他洛尔	p.o. 滴眼	NA	89	3	NA	NA	4.9L/kg	肝脏代谢，主要经肾脏清除，尿液［>80%，作为原型药(15%)和非活性代谢产物］	14~22	NA	20mg q.d.	NA	NA	初始剂量 5mg，p.o.，q.d.；可每隔 2 周，以 5mg/d 的增量滴定，调整剂量至最大剂量 20mg/d，以达到足够的疗效	NA	血液透析：初始剂量 5mg/d；可每隔 2 周，以 5mg/d 的增量滴定，调整剂量至最大剂量 20mg/d，以达到足够的疗效 CAPD、CRRT：NA

续表

药物	给药途径	食物影响	F/%	t_{max}/h	C_{max}/(μg/ml)	蛋白结合率/%	V_d/L	代谢和排出途径及比例	$^1t_{1/2}$/h	$^2t_{1/2}$/h	正常剂量	Ccr 50~90ml/min	Ccr 10~50ml/min	Ccr<10ml/min	透析清除情况	血液透析/CAPD/CRRT 剂量
阿罗洛尔	p.o.	NA	NA	2	117ng/ml	91	NA	经肝肾脏代谢，在血中及尿液中活性代谢产物为氨基甲酰基水解物，其血中浓度为本药在血中浓度的 1/5，其尿液中排出率为 3%~5%	10	NA	10mg b.i.d.，疗效不充分时可增至每日 30mg	NA	NA	NA	NA	NA
索他洛尔	p.o. 静脉给药	食物可减少吸收约 20%	95	2.5~4	NA	NA	NA	主要经肾脏排出，80%~90% 以原型随尿液排出，其余随粪便排出	12	延长	p.o.：起始剂量 80mg b.i.d.，随后增至 120mg，b.i.d.，最大剂量 160mg b.i.d.。i.v.gtt.：起始剂量 75mg q.d.~b.i.d.，随后增至 150mg q.d.~b.i.d.，最大剂量为 150mg b.i.d.	50~59ml/min：起始剂量 80mg，q.d.	30~50ml/min：80mg，q.d.；10~30ml/min：80mg，每 36~48h 一次	禁用	NA	血液透析：可部分清除索他洛尔，但无剂量调整的研究数据 CAPD、CRRT：NA
拉贝洛尔	p.o. 静脉给药	NA	p.o. 绝对 F 为 25%，长期用药 F 逐渐增加至 70%	1~2	NA	50	5.1~9.4L/kg	55%~60% 的原型药和代谢产物随尿液排出	6~8	6~8	(1) p.o.：100mg t.i.d.~q.i.d.，2~3d 后根据需要加量，常用维持剂量为 200~400mg b.i.d.，极量 2400mg/d。 (2) 静脉推注：25~50mg/次，5~10min 内缓慢推注，总剂量不超过 200mg。 (3) 静脉滴注：有效剂量为 50~200mg	无须调整	无须调整	无须调整	透析不能清除	无须调整
阿替洛尔	p.o. 静脉给药	NA	50~60	2~4	NA	NA	50~75	主要以原型随尿液排出，肾脏功能受损时半衰期延长，可在体内蓄积	6~7	NA	(1) 高血压或心力衰竭：一次 6.25~12.5mg b.i.d.，按需逐渐增至一日 50~200mg。 (2) 心律失常：50~100mg p.o. q.d.；10mg，静脉注射，按每剂 2.5mg 等分，以 0.5mg/min 速度进行输注，每剂间隔 10min，最大剂量 10mg；先天性长 Q-T 间期综合征，平均起始剂量，每日 49mg p.o.	NA	10~15ml/min：每日 25mg；15~35ml/min：最大剂量 50mg，p.o. q.d.	每日 25mg	透析可清除	血液透析：每次透析后 p.o.25~50mg CAPD、CRRT：NA

续表

药物	给药途径	食物影响	F/%	t_{max}/h	C_{max}/(μg/ml)	蛋白结合率/%	V_d/L	代谢和排出途径及比例	$^1t_{1/2}$/h	$^2t_{1/2}$/h	正常剂量	Ccr 50~90ml/min	Ccr 10~50ml/min	Ccr< 10ml/min	透析清除情况	血液透析/CAPD/CRRT 剂量
卡维地洛	p.o.	食物虽然会影响 F，但也会延长达到 C_{max} 的时间	25~35	1~1.5	NA	98~99	1.64L/kg	主要经肝药酶CYP2C9、2D6、3A4、2C19、1A2 和 2E1 代谢；主要通过胆汁清除，口服后首过效应为 60%~75%	6~10	NA	(1) 高血压或冠心病：开始 2d 剂量为每次 12.5mg q.d.；以后每次 25mg q.d.。如病情需要可在 2w 后将剂量加到最大推荐用量，每日 50mg q.d. 或分 2 次服用。 (2) 心力衰竭：起始剂量，3.125mg b.i.d.，持续 2w，剂量可每 2w 增加 1 倍，直到可耐受的最高剂量；最大剂量，体重 <85kg 的患者，25mg p.o. b.i.d.；体重≥ 85kg 的患者，50mg p.o. b.i.d.	NA	NA	NA	不能明显清除卡维地洛	血液透析：无须调整 CAPD：无须调整剂量 CRRT：无须调整剂量
4. 血管紧张素转换酶抑制剂																
喹那普利	p.o.	无影响	60	1.8~2.1	NA	35	NA	61% 经肾脏排出，37% 随粪便排出	25	NA	起始剂量：10mg/d；目标剂量：10~20mg b.i.d.	NA	NA	NA	透析可清除	NA
福辛普利钠	p.o.	影响吸收速度，但不影响吸收总量	36	2~4	NA	97~98	NA	44%~50% 经肾脏清除，46%~50% 经肝脏清除后从肠道排出	12	延长	(1) 高血压：初始剂量，10mg q.d.，维持剂量，10~40mg/d。 (2) 心力衰竭：初始剂量，5mg q.d.；目标剂量，20~30mg q.d.	无须调整	无须调整	无须调整	NA	无须调整
卡托普利	p.o.	进食可使本药吸收减少，F 降低，宜在餐前 1h 服药	75	1~1.5	NA	NA	NA	肝内代谢，主要经肾脏排出，40%~50% 为原型药，其余为代谢产物	2~3	延长	(1) 冠心病：先给予 6.25mg，2h 后仍超过 90mmHg，则再试给 12.5mg，再隔 2h 后仍如此，方可用一次 12.5mg t.i.d.，对梗死后心功能不全者用量可达一日 150mg。 (2) 高血压：普通剂型，一次 12.5mg b.i.d.~t.i.d.，按需 1~2w 内可增加至 50mg b.i.d.~t.i.d.；缓释片，一次 37.5mg q.d.，必要时增至 75~150mg。 (3) 心力衰竭：起始剂量，6.25mg t.i.d.；目标剂量，50mg t.i.d.	NA	NA	NA	透析可清除	血液透析：透析 4h 后应更换约 25%~35% 的给药剂量
依那普利	p.o.	无影响	60	1	NA	50~60	NA	前药，经过肝脏生物转化为依那普利拉；主要经肾脏排出，约口服剂量的 94% 以原型药或依那普利拉的形式出现于尿液和粪便中	11	NA	(1) 高血压：起始剂量，10~20mg q.d.；维持剂量，20mg q.d.；最大剂量，40mg q.d.。 (2) 心力衰竭：起始剂量，2.5mg b.i.d.；目标剂量，10mg b.i.d.	30~80ml/min：起始剂量为 5~10mg/d	10~30ml/min：起始剂量为 2.5~5mg/d	起始剂量为 2.5mg/d	透析可清除	NA

续表

药物	给药途径	食物影响	F/%	t_{max}/h	C_{max}/(μg/ml)	蛋白结合率/%	V_d/L	代谢和排出途径及比例	$^1t_{1/2}$/h	$^2t_{1/2}$/h	正常剂量	Ccr 50~90ml/min	Ccr 10~50ml/min	Ccr<10ml/min	透析清除情况	血液透析/CAPD/CRRT 剂量
咪达普利	p.o.	无影响	NA	规格2.5mg，服用5mg：2.1±0.5 规格5mg，服用5mg：2.4±0.4 规格10mg，服用10mg：2.1±0.5	规格2.5mg，服用5mg：18.73±8.49 规格5mg，服用5mg：14.78±4.94 规格10mg，服用10mg：24.94±10.69	NA	NA	主要经肾脏排出，24h内给药量的25.5%随尿液排出	规格2.5mg，服用5mg：2.2±0.5 规格5mg，服用5mg：2.1±0.4 规格10mg，服用10mg：2.0±0.3	NA	5~10mg q.d.	无须调整	10~30ml/min：剂量减半或延长给药间隔时间	剂量减半或延长给药间隔时间	透析可清除	NA
贝那普利	p.o.	食物可延迟药物吸收	40	1.5	NA	95	9	贝那普利主要经过酶水解代谢消除，贝拉普利拉主要经肾脏和胆汁消除，肾脏功能正常的患者主要经肾脏消除。口服本药后，尿液中仅发现不到1%的原型，20%以贝拉普利拉形式从尿液中排出	11	NA	(1)高血压或冠心病：起始剂量，10mg q.d.，疗效不佳可加至每日20mg；最大剂量，40mg q.d.。 (2)心力衰竭：起始剂量，2.5mg q.d.；目标剂量，10~20mg q.d.	无须调整	10~30ml/min：最初剂量为5mg/d，可通过滴定增加剂量至血压得到控制；最大用量为40mg/d	最初剂量为5mg/d，可通过滴定增加剂量至血压得到控制；最大用量为40mg/d	小部分可通过透析排出	血液透析：无须调整 CAPD、CRRT：NA

续表

药物	给药途径	食物影响	F/%	t_{max}/h	C_{max}/(μg/ml)	蛋白结合率/%	V_d/L	代谢和排出途径及比例	$^1t_{1/2}$/h	$^2t_{1/2}$/h	正常剂量	Ccr 50~90ml/min	Ccr 10~50ml/min	Ccr< 10ml/min	透析清除情况	血液透析/CAPD/CRRT 剂量
雷米普利	p.o.	无影响	50~60	2~4	NA	73	NA	肝脏代谢至活性形式,雷米普利拉;排泄:尿液(60%)和粪便(40%)作为母体药物和代谢产物	13~17	NA	起始剂量 2.5mg q.d. 维持剂量:2.5~5mg q.d. 最高剂量:10mg q.d.	无须调整	起始剂量 1.25mg p.o. q.d.;剂量可增加至 1.25mg b.i.d.;最大剂量 2.5mg b.i.d.	起始剂量 1.25mg p.o. q.d.;剂量可增加至 1.25mg b.i.d.;最大剂量 2.5mg b.i.d.	NA	血液透析:4h 后给予 2.5mg,t.i.w. CAPD、CRRT:NA
赖诺普利	p.o.	无影响	25	7	NA	0	NA	未代谢;约 30% 以原型经肾脏清除,另约 70% 随粪便排出	12.6	NA	起始剂量:5mg q.d. 目标剂量:20~30mg q.d.	50~80ml/min:起始剂量 5~10mg,q.d.	30~50ml/min:起始剂量 5~10mg,q.d.;10~30ml/min:起始剂量 2.5mg,q.d.	起始剂量 2.5mg,q.d.;最大剂量 40mg,q.d.	血液透析可清除	血液透析:起始剂量为 2.5mg/d,根据反应调整剂量;持续性动静脉血液滤过期后应补充日剂量的 50%~75% CAPD:无须调整 CRRT:NA
培哚普利	p.o.	有影响	65~70	3~7	NA	<30	NA	75% 经肾脏排出	30~120	NA	起始剂量,4mg q.d.,疗程为 2w,若耐受可增加剂量,维持剂量为 8mg q.d.	60~90ml/min:5mg/d;50~60ml/min:2.5mg/d	10~30ml/min:隔天 2.5mg;30~50ml/min:2.5mg/d	透析当天用 2.5mg	NA	血液透析:透析当天用 2.5mg CAPD、CRRT:NA
5. 血管紧张素Ⅱ受体阻滞剂																
厄贝沙坦	p.o.	无影响	60~80	1.5~2	NA	NA	53~93	在肝脏通过与葡糖醛酸结合氧化而被代谢,原型药及代谢产物经胆道和肾脏排出	11~15	NA	150mg q.d.,根据病情可增至 300mg q.d.	无须调整	无须调整	无须调整	透析不能清除	血液透析:起始剂量可考虑给予 75mg CAPD、CRRT:NA

续表

药物	给药途径	食物影响	F/%	t_{max}/h	C_{max}/(μg/ml)	蛋白结合率/%	V_d/L	代谢和排出途径及比例	$^1t_{1/2}$/h	$^2t_{1/2}$/h	正常剂量	Ccr 50~90ml/min	Ccr 10~50ml/min	Ccr<10ml/min	透析清除情况	血液透析/CAPD/CRRT 剂量
氯沙坦钾	p.o.	延迟吸收	33	1	NA	98.7	NA	通过肝药酶 CYP450 进行大量的首过代谢;35% 经肾脏清除,60% 经粪便排出	2(原型药);6~9(代谢产物)	NA	(1)50mg q.d.,部分患者增至一次 100mg。血容量不足的患者,考虑采用起始剂量为 25mg q.d.。(2)心力衰竭:起始剂量,25~50mg q.d.;目标剂量,150mg q.d.	无须调整	无须调整	无须调整	透析不能清除	无须调整
缬沙坦	p.o.	与食物同服 AUC 降低 48%,C_{max} 降低 59%,对疗效无影响	23	4~6	NA	94~97	17	本药不经生物转化,主要以原型排出,其中 70% 随粪便排出,30% 随尿液排出	<1(α 相)	9	初始剂量为 20mg b.i.d.,7 日内增至 40mg b.i.d.,维持剂量为 160mg b.i.d.	无须调整	无须调整	NA	透析不大可能清除	无须调整
替米沙坦	p.o.	食物可使本药 AUC 降低 6%~19%,AUC 轻度降低,但不会使本药疗效减弱	50	0.5~1	NA	99.5	500	本药几乎完全以原型随粪便排出,随尿液排出不足 2%	24	24	起始剂量:40mg q.d. 最大剂量:80mg q.d.	无须调整	<30ml/min:起始剂量减为 20mg q.d.	起始剂量减为 20mg q.d.	透析不能清除	血液透析:起始剂量减为 20mg q.d. CAPD、CRRT:NA
奥美沙坦酯	p.o.	无影响	26	1~2	NA	99	17	奥美沙坦酯在胃肠道中水解为活性奥美沙坦。不会发生进一步的新陈代谢。排泄:全部为原型药,35%~50% 随尿液排出,其余随粪便排出	13	NA	20mg q.d.,最大剂量 40mg/d	无须调整	无须调整	无须调整	NA	NA
阿齐沙坦酯	p.o.	NA	60	1.5~3	NA	99	16	肠道:前药水解为活性代谢产物;通过肝药酶 CYP2C9 转化为非活性代谢产物;排泄物:粪便(约 55%);尿液(约 42%,15% 为原型药)	11	NA	80mg q.d.	无须调整	无须调整	无须调整	NA	血液透析:无须调整 CAPD、CRRT:NA

续表

药物	给药途径	食物影响	F/%	t_{max}/h	C_{max}/(μg/ml)	蛋白结合率/%	V_d/L	代谢和排出途径及比例	$^1t_{1/2}$/h	$^2t_{1/2}$/h	正常剂量	Ccr 50~90ml/min	Ccr 10~50ml/min	Ccr<10ml/min	透析清除情况	血液透析/CAPD/CRRT 剂量
坎地沙坦酯	p.o.	无影响	15	3~4	NA	NA	0.13L/kg	在胃肠道吸收过程中通过酯水解转化为活性坎地沙坦；肝脏（次要）通过 *O*- 去乙基化为无活性代谢产物；排泄：粪便（67%）；尿液（33%；26% 为原型药）	9	NA	4~8mg q.d.，必要时增加剂量至 12mg/d	50~60ml/min：8mg/d	15~50ml/min：8mg/d	NA	NA	NA
依普罗沙坦	p.o.	NA	13	4	NA	98	308	20% 的药物经肝脏代谢，给药量 90% 随粪便排出，3%~7% 随尿液排出（主要为原型药）	6	NA	600mg q.d.，最大剂量为 1 200mg/d	<60ml/min：剂量不应超过 600mg/d	剂量不应超过 600mg/d	剂量不应超过 600mg/d	NA	NA
依普沙坦	p.o.	NA	13	1~3	NA	98	NA	90% 随粪便排出，7% 随尿液排出	4~9	NA	600mg q.d.，最大剂量可至 1 200mg/d	<60ml/min：剂量不应超过 600mg/d	剂量不应超过 600mg/d	剂量不应超过 600mg/d	NA	NA
6. 血管扩张药																
硝普钠	静脉给药	NA	NA	立即	NA	NA	NA	由红细胞代谢为氰化物，后者在肝脏内代谢为无扩血管活性的硫氰酸盐，药物经肾脏随尿液排出	7d	延长	起始剂量 0.5μg/(kg·min)，根据疗效以 0.5μg/(kg·min) 递增，常用维持剂量为 3μg/(kg·min)，极量为 10μg/(kg·min)，总量为 3 500μg/kg	无须调整	无须调整	无须调整	NA	血液透析、CAPD：无须调整 CRRT：NA
肼屈嗪	p.o.	NA	30~50	NA	NA	87	NA	主要经肝脏乙酰化代谢，经肾脏排出（代谢产物）	3~7	延长	成人 10mg q.i.d.。2~4d 后逐渐加量，第 1w 25mg q.i.d.，第 2w 后 50mg q.i.d.，最大日剂量为 300mg。 儿童一日 0.75mg/kg 或 25mg/m^2，分 2~4 次服用，1~4w 内渐增至最大剂量一日 7.5mg/kg 或 300mg	无须调整	无须调整	无须调整	NA	NA

续表

药物	给药途径	食物影响	F/%	t_{max}/h	C_{max}/(μg/ml)	蛋白结合率/%	V_d/L	代谢和排出途径及比例	[1]$t_{1/2}$/h	[2]$t_{1/2}$/h	正常剂量	Ccr 50~90ml/min	Ccr 10~50ml/min	Ccr< 10ml/min	透析清除情况	血液透析/CAPD/CRRT 剂量
米诺地尔	p.o.	NA	90	1	NA	NA	NA	主要经肝脏代谢，约 90%，主要通过葡糖醛酸化；代谢产物主要随尿液排出（12% 为原型药），3% 随粪便排出	2.8~4.2	不变	成人：开始 2.5mg b.i.d.，以后每 3d 将剂量加倍。维持剂量为 10~40mg/d，单次或分次服用。最大量为 100mg/d。 儿童（12 岁以下）：开始每日 0.2mg/kg，滴定，以后每 3d 调整剂量，一日增加 0.1mg/kg。一日最大量为 50mg。维持剂量为一日 0.25~1mg/kg，单次或分次服用	NA	NA	NA	透析可清除	NA
地巴唑	p.o.	NA	NA	NA	NA	NA	NA	NA	NA	NA	10~20mg t.i.d.	NA	NA	NA	NA	NA
非诺多泮	i.v.gtt.	NA	NA	30~120min	NA	NA	582~667ml/kg	主要经肝脏代谢，90% 经肾脏排出，10% 随粪便排出	5~10min	NA	（1）1 月龄至 12 岁儿童：起始剂量 0.24μg/(kg·min)，每 20~30min 增加剂量 0.3~0.5μg/(kg·min)，持续滴注 4h。如剂量超过 0.8μg/(kg·min)，可导致心动过速。 （2）12~16 岁儿童：选择剂量时应考虑临床症状和联用的其他药物	无须调整	无须调整	无须调整	透析不能清除	血液透析、CAPD：无须调整 CRRT：NA
7. 钙通道阻滞药																
硝苯地平	p.o. 静脉给药 舌下给药	本药与食物相互作用与剂型有关，进食既可增加也可减少本药的 C_{max}；葡萄柚汁中的黄酮类似物可抑制 CYP450 酶系统，使本药血药浓度升高	90	30min（口服普通片）；20min（舌下给药）；1.6~4h（缓释片）；6h（控释片）；10min（喷雾剂）	NA	90	NA	经肝药酶 CYP3A4 代谢。80% 经肾脏排出（60%~80% 为非活性代谢产物），20% 随粪便排出	2.5~3（α 相）；5（β 相）	NA	（1）国内 用于心绞痛、高血压：①普通制剂，从小剂量开始服用，一般起始剂量为 10mg t.i.d.；常用维持剂量为 10~20mg t.i.d.。部分有明显冠状动脉痉挛的患者，可用至 20~30mg t.i.d.~q.i.d.，一日最大剂量不宜超过 120mg。如果病情紧急，可嚼碎服用或舌下含服，一次 10mg，根据患者对药物反应决定再次给药。通常调整剂量需 7~14d，如果患者症状明显，病情紧急，剂量调整期可缩短，根据患者对药物的反应、发作频率和舌下含化硝酸甘油的量可在 3d 内将本药的一次用量从 10~20mg 调至 30mg t.i.d.。在严格监测下的住院患者，可根据心绞痛或缺血性心律失常的控制情况，每 4~6h 增加 1 次，一次 10mg。②缓释片，10~20mg b.i.d.；极量，一次 40mg，一日 120mg。③控释片，通常一次 20mg q.12h.，必要时可增至一次 40mg。	无须调整	无须调整	无须调整	透析不能清除	无须调整

续表

药物	给药途径	食物影响	F/%	t_{max}/h	C_{max}/(μg/ml)	蛋白结合率/%	V_d/L	代谢和排出途径及比例	$^1t_{1/2}$/h	$^2t_{1/2}$/h	正常剂量	Ccr 50~90ml/min	Ccr 10~50ml/min	Ccr<10ml/min	透析清除情况	血液透析/CAPD/CRRT 剂量
硝苯地平											(2)国外 用于变异性心绞痛:①速释片,起始剂量,10mg p.o. t.i.d.;维持剂量,10~30mg p.o. t.i.d.~q.i.d.,调整剂量需 7~14d;最大剂量 180mg/d p.o.。在严格监测下的住院患者,可能需要每隔 4~6h 增加 10mg 的剂量,直到一次服用量为 30mg,以控制因缺血引起的疼痛和心律失常。②缓释片,起始剂量 30mg 或 60mg p.o. q.d.;通常调整剂量需 7~14d,最大剂量 120mg/d					
尼群地平	p.o.	可增加本药的吸收	90	1.5	NA	>90	6L/kg	经肝脏代谢,70% 随尿液排出(不到 0.1% 为原型药),8% 随粪便排出	2	NA	10mg q.d.;根据情况可调整为 20mg b.i.d.	无须调整	无须调整	无须调整	NA	NA
苯磺酸氨氯地平	p.o.	无影响	64~90	6~12	NA	97.5	21L/kg	经肝脏代谢,10% 原型药和 60% 的代谢产物经肾脏排出,20%~25% 随粪便排出	35~50	NA	5~10mg q.d.	无须调整	无须调整	无须调整	血液透析不可清除	无须调整
尼卡地平	p.o.	进食可减少药物的吸收;葡萄柚汁中的黄酮类似物可抑制 CYP450 酶系统,使本药血药浓度升高	35	1	36ng/ml (20mg p.o. t.i.d.); 88ng/ml (30mg p.o. t.i.d.); 133ng/ml (40mg p.o. t.i.d.); 但个体差异大	>95	NA	经肝脏代谢,口服后肝脏的首关代谢几乎完全,本药 60% 随尿液排出,35% 随粪便排出,给药 48h 内可排出 90% 的药物	8.6(β 相)	延长	(1)慢性稳定型心绞痛(国内):常释制剂,起始剂量 20mg t.i.d. 可随反应调整剂量至 40mg t.i.d.,增加剂量前至少连续给药 3d 以上,以保证达到血药稳态浓度,可与利尿液剂、β 受体拮抗剂等合用。缓释制剂,推荐剂量为 20~40mg b.i.d.。 (2)慢性稳定型心绞痛(国外):常释制剂,起始剂量 20mg t.i.d.,维持剂量 20~40mg t.i.d.,增加剂量前至少连续给药 3d 以上。缓释制剂,推荐剂量 30mg b.i.d.,维持剂量 30~60mg b.i.d.	无须调整	无须调整	无须调整	血液透析不可清除	无须调整

续表

药物	给药途径	食物影响	F/%	t_{max}/h	C_{max}/(μg/ml)	蛋白结合率/%	V_d/L	代谢和排出途径及比例	$^1t_{1/2}$/h	$^2t_{1/2}$/h	正常剂量	Ccr 50~90ml/min	Ccr 10~50ml/min	Ccr<10ml/min	透析清除情况	血液透析/CAPD/CRRT 剂量
非洛地平	p.o.	进食高脂肪高碳水化合物可增加本药的吸收；葡萄柚汁中的黄酮类似物可抑制CYP450酶系统，使本药血药浓度升高	13~20	2.5~5	NA	>99	10L/kg	主要通过肝药酶CYP3A4代谢；本药主要经肾脏排出(70%为代谢产物)，10%随粪便排出	11~16	21	(1)片剂：2.5mg b.i.d.，维持剂量为5mg~10mg/d。 (2)缓释制剂：初始剂量为5mg q.d.，维持剂量为一次5mg或10mg q.d.	无须调整	<30ml/min时慎用	无须调整	血液透析不可清除	血液透析：起始剂量2.5mg q.d.，根据作用效果调整剂量 CAPD、CRRT：无须调整
西尼地平	p.o.	NA	NA	2h	NA	99.3	NA	主要经肝脏代谢，主要与CYP3A4有关；主要排泄途径被认为是通过胆汁排泄到粪便中	20.4min	不变	10mg或15mg q.d.，早餐后服用。宜从一日10mg开始服用，可根据需要增至15mg	无须调整	无须调整	无须调整	NA	NA
拉西地平	p.o.	NA	2~9	30~150min	1.6~5.7μg/L	95	NA	主要经肝药酶CYP3A4代谢，70%以代谢产物形式通过胆道从粪便排出，其余代谢产物从尿液中排出	12~15	NA	2mg q.d.，可增至4mg q.d.，必要时可增至6mg q.d.	无须调整	无须调整	无须调整	NA	血液透析、CAPD、CRRT：NA
维拉帕米	p.o.	葡萄柚汁中的黄酮类似物可抑制CYP450酶系统，使本药血药浓度升高	20~35	1~2	164ng/ml(禁食)；79ng/ml(餐后)	90	NA	药物主要在肝内代谢，通过多种CYP450同工酶；本药及其代谢产物70%经肾脏排出，其中原型药为3%~4%，另有约16%或更多的药物经消化道随粪便排出	2.8~7.4(单次)；4.5~12(长期)	NA	(1)速释片：80~120mg p.o. t.i.d.；可根据给药后8h的反应，每日或每周调整1次剂量；最大剂量480mg/d。 (2)缓释片：起始剂量，180mg p.o. q.n.；剂量可调整至最高240mg p.o. q.12h.	无须调整	无须调整	无须调整	血液透析不可清除	无须调整

续表

药物	给药途径	食物影响	F/%	t_{max}/h	C_{max}/(μg/ml)	蛋白结合率/%	V_d/L	代谢和排出途径及比例	$^1t_{1/2}$/h	$^2t_{1/2}$/h	正常剂量	Ccr 50~90ml/min	Ccr 10~50ml/min	Ccr<10ml/min	透析清除情况	血液透析/CAPD/CRRT 剂量
地尔硫䓬	p.o. 静脉给药	葡萄柚汁中的黄酮类似物可抑制 CYP450 酶系统，使本药血药浓度升高	40	2~3	NA	70~80	NA	有较强的肝脏首过效应，2%~4% 药物以原型随尿液排出，其余部分以代谢产物形式随胆汁和尿液排出	3.5（普通片剂，β 相）； 5~7（缓释制剂）	NA	（1）p.o.：①普通片，初始剂量为 30mg q.i.d.，每 1~2d 逐渐增加剂量，直至获得满意疗效。平均剂量为 90~360mg/d；②缓释片，90~180mg q.d.；③缓释胶囊，有以下用药方案，60mg b.i.d.；90mg 或 120mg q.d.~b.i.d.；180mg 或 240mg q.d.；④控释胶囊，120~180mg q.d.。 （2）i.v.gtt.：通常以每分钟 1~5μg/kg 的速度 i.v.gtt.，应从小剂量开始，然后根据病情适量增减，最大用量为每分钟 5μg/kg。 （3）心律失常：静脉注射负荷剂量 15~25mg（0.25mg/kg），随后 5~15mg/h i.v.gtt.，如首剂负荷剂量心室率控制不满意，15min 内再给负荷剂量	无须调整	无须调整	无须调整	NA	无须调整
8. 去甲肾上腺素能神经末梢阻滞药																
利舍平	p.o. i.m.	NA	30~50	2~4	NA	96	NA	主要通过肝脏代谢；60% 的药物以原型随粪便排出，8% 随尿液排出，尿液中原型药不足 1%	4.5（α 相）； 45~168（β 相）	NA	起始剂量 0.1~0.25mg q.d.；剂量为一次 0.5mg q.d.； 高血压危象：起始剂量 0.5~1mg i.m.，以后按需 0.4~0.6mg q.4h.~q.6h. i.m.	无须调整	无须调整	NA	NA	血液透析：无须调整 CAPD、CRRT：NA
9. 硝酸酯类药																
硝酸甘油	p.o. 静脉给药	NA	40	2~20min	2.56ng/ml（舌下注射 0.5mg）	60%（代谢产物 1,2- 二硝基甘油） 30%（1,3- 二硝基甘油）	3L/kg	广泛的首过效应，主要经肝脏代谢，代谢后经肾脏排出	1~4min	NA	（1）注射液：起始剂量 5μg/min，用于降低血压或治疗心力衰竭，可每 3~5min 增加 5μg/min，如在 20μg/min 时无效可以 10μg/min 递增，以后可 20μg/min。 （2）片剂：成人一次 0.25~0.5mg（1 片）舌下含服，每 5min 可重复 1 片，直至疼痛缓解，如果 15min 内总量达 3 片后疼痛持续存在，应立即就医	NA	NA	NA	NA	NA

续表

药物	给药途径	食物影响	F/%	t_{max}/h	C_{max}/(μg/ml)	蛋白结合率/%	V_d/L	代谢和排出途径及比例	$^1t_{1/2}$/h	$^2t_{1/2}$/h	正常剂量	Ccr 50~90ml/min	Ccr 10~50ml/min	Ccr<10ml/min	透析清除情况	血液透析/CAPD/CRRT 剂量
硝酸异山梨酯	p.o. 静脉给药 雾化吸入	NA	p.o. 30； 舌下 40~60	1	NA	NA	2~4L/kg	主要经肝脏代谢，代谢产物主要经肾脏排出，其次经胆汁排出	5	NA	(1) p.o. 预防心绞痛，一次 1~2 片(5~10mg) b.i.d.~t.i.d.，每日总量 2~6 片(10~30mg)。 (2) 国外：①速释片，起始剂量 5~20mg p.o. b.i.d.~t.i.d.；维持剂量 10~40mg p.o. b.i.d.~t.i.d.，部分患者可能需要更高剂量。建议每日无剂量间隔至少 14h，尽可能减少耐药。②缓释片，40mg p.o.，根据反应调整剂量，给药间隔需超过 18h。③缓释胶囊，40mg p.o.，根据反应调整剂量，给药间隔超过 18h，每日最大剂量为 160mg。剂量需根据患者的反应而调节，正常剂量为每小时 2~7mg 硝酸异山梨酯，但需要时亦可增加至每小时 10mg	NA	NA	NA	NA	NA
单硝酸异山梨酯	p.o. 静脉给药 舌下给药	无影响	93	0.5~1	NA	13	0.6L/kg	口服无肝脏首过效应，主要随尿液排出(约为 81%)，胆汁中也有部分排出(约为 18%)	6.2	NA	(1) 40mg p.o. q.d.。 (2) 国外：预防稳定性心绞痛，①速释片，初始剂量 20mg p.o.，清晨服用 1 次，7h 后再次 20mg p.o.，对于身材矮小的患者，初始剂量可以为 5mg，2~3d 后增加至少 10mg；②缓释片，初始剂量 30~60mg p.o. q.d.，维持治疗剂量 120~240mg p.o. q.d.	无须调整剂量	无须调整剂量	无须调整剂量	NA	(1) 40mg p.o. q.d.。 (2) 国外：预防稳定性心绞痛，①速释片，初始剂量 20mg p.o.，清晨服用 1 次，7h 后再次 p.o. 20mg，对于身材矮小的患者，初始剂量可以为 5mg，2~3d 后增加至少 10mg；②缓释片，初始剂量 30~60mg p.o. q.d.，维持治疗剂量 120~240mg p.o. q.d.

续表

药物	给药途径	食物影响	F/%	t_{max}/h	C_{max}/(μg/ml)	蛋白结合率/%	V_d/L	代谢和排出途径及比例	$^1t_{1/2}$/h	$^2t_{1/2}$/h	正常剂量	Ccr 50~90ml/min	Ccr 10~50ml/min	Ccr< 10ml/min	透析清除情况	血液透析/CAPD/CRRT剂量
10. 其他抗心绞痛药																
曲美他嗪	p.o.	NA	NA	2	55ng/ml	16	4.8L/kg	主要通过尿液以原型清除	6	NA	用于心绞痛的预防性治疗，①片剂：20mg t.i.d.；②缓释片：35mg b.i.d.	NA	NA	NA	NA	NA
雷诺嗪	p.o.	食物不影响其吸收；葡萄柚汁中的黄酮类似物可抑制CYP450酶系统，使本药血药浓度升高	55	2~5	2.569ng/ml	62	85~180	药物通过肠道及肝脏CYP3A（主要）和2D6（次要）快速而广泛的代谢；排泄：主要是尿液（75%，主要为活性和非活性代谢产物；<5%为原型药）；粪便（25%主要为活性和非活性代谢产物，5%为原型药）	7~8.9（缓释制剂）；1.4~1.9（速释制剂）	NA	(1)起始剂量，500mg b.i.d.，最大推荐剂量1 000mg b.i.d.。 (2)房颤患者药物复律的辅助用药：1 500mg p.o.，单剂量	NA	NA	NA	NA	NA
11. 抗休克血管活性药																
多巴酚丁胺	i.v.gtt.	—	—	10min	NA	NA	0.2L/kg	经组织和肝脏代谢为无活性的代谢产物，主要经肾脏排出	2min	NA	将本药250mg加入5%葡萄糖或0.9%氯化钠注射液中，稀释后静脉滴注，滴注速度为2.5~10μg/(kg·min)。剂量低于15μg(kg·min)时，心率和周围血管阻力基本无变化；剂量偶可高于15μg/(kg·min)，但需注意，剂量过大可能加快心率，并引起心律失常	NA	NA	NA	NA	NA
肾上腺素	静脉给药心内注射	—	—	NA	NA	NA	NA	进入肾上腺素能神经元，经单胺氧化酶和儿茶酚-邻-甲基转移酶代谢；循环药物经肝脏代谢，经肾脏排出（少量为原型药物）	<5min 2~3min（血浆）	NA	心脏停搏：①i.v.，本药0.25~0.5mg以生理盐水10ml稀释后静脉注射；②心内注射，参见"i.v."项	NA	NA	NA	NA	NA

续表

药物	给药途径	食物影响	F/%	t_{max}/h	C_{max}/(μg/ml)	蛋白结合率/%	V_d/L	代谢和排出途径及比例	$^1t_{1/2}$/h	$^2t_{1/2}$/h	正常剂量	Ccr 50~90ml/min	Ccr 10~50ml/min	Ccr<10ml/min	透析清除情况	血液透析/CAPD/CRRT 剂量
去甲肾上腺素	i.v.gtt.	—	—	NA	NA	25	8.8	通过儿茶酚-邻-甲基转移酶和单胺氧化酶代谢，经肾脏排出（作为非活性代谢产物；少量作为原型药）	2.4	NA	(1)成人低血压、休克：①开始以 8~12mg/min 的速度滴注，并调整滴速以使血压升至理想水平，维持剂量为 2~4mg/min。在必要时可增加剂量，但每分钟不得超过 25μg，且必须注意保持或补足血容量。②危急病例可将本药 1~2mg 稀释到 10~20ml，缓慢静脉推注，同时根据血压调整剂量。待血压回升后，再改用 i.v.gtt. 维持。 (2)儿童低血压、休克：开始以 0.02~0.1mg/(kg·min)速度滴注，并按需调整滴速	NA	NA	NA	NA	NA
去氧肾上腺素	i.m. i.v.	—		10~60min	NA	NA	340	肝脏通过氧化脱氨作用(p.o.:24%;i.v.:50%)；经历硫酸化[p.o.(主要在肠壁内):46%;i.v.:8%]和一些葡糖醛酸化；形成非活性代谢产物；排泄：尿液（主要为非活性代谢产物）	5min（有效半衰期） 2.5h（消除半衰期）	NA	(1)严重低血压、休克 i.v.gtt.:0.9% 氯化钠注射液或 5% 葡萄糖注射液每 500ml 中加入本药 10mg(1:50 000)稀释。初始剂量 0.1~0.18mg/min，待血压稳定后，以 0.04~0.06mg/min 维持。如需增加血压反应，可再加本药 10mg 于滴注液中。滴速根据患者反应调整。 (2)轻或中度低血压 ①i.m.:一次 1~10mg，以一次 2~5mg 最为常用，首次剂量不超过 5mg。如需再次用药，应至少间隔 10min。②i.v.:一次 0.1~0.5mg 缓慢注射，通常剂量为一次 0.2mg。首次剂量不超过 0.5mg，再次给药间隔不少于 10min	NA	NA	NA	NA	NA
盐酸酚苄明	i.v.	—	—	1	NA	NA	NA	经肝脏代谢，经肾脏及胆汁排出	24	NA	心力衰竭或休克静脉注射：一日 0.5~1mg/kg。i.v.gtt.:本药 0.5~1mg/kg 加入 5% 葡萄糖注射液 250~500ml 中，2h 滴完，一日总量不宜超过 2mg/kg	无须调整	不推荐	不推荐	NA	NA

续表

药物	给药途径	食物影响	F/%	t_{max}/h	C_{max}/(μg/ml)	蛋白结合率/%	V_d/L	代谢和排出途径及比例	$^1t_{1/2}$/h	$^2t_{1/2}$/h	正常剂量	Ccr 50~90ml/min	Ccr 10~50ml/min	Ccr<10ml/min	透析清除情况	血液透析/CAPD/CRRT 剂量
甲氧明	i.m. i.v.	—	—	NA	NA	NA	NA	NA	NA	NA	(1) 升压：① i.v.，对于急症病例或收缩压降至 60mmHg 甚至更低的患者，可缓慢静脉注射 5~10mg，一次极量为 10mg，并严密观察血压变化。随后肌内注射 15mg，以维持较长疗效。② i.h.，轻度低血压时给予 5~10mg。椎管内阻滞诱发的低血压，脊神经阻滞的上界较低时用 10mg，上界较高时用 15~20mg。一次极量为 20mg，一日极量为 60mg。 (2) 室上性心动过速：10mg i.v.，以 5% 或 10% 葡萄糖注射液 20ml 稀释后缓慢静脉注射。 (3) 心肌梗死所致休克：i.v./i.v.gtt.，先 15mg i.m.，随后将本药 60mg 以 5% 或 10% 葡萄糖注射液 500ml 稀释后静脉滴注，滴速应随血压而调整，每分钟不宜超过 20 滴	NA	NA	NA	NA	NA
间羟胺	i.h. i.v.	—	—	NA	NA	45	NA	主要经肝脏代谢，代谢产物多随胆汁或尿液排出	NA	NA	(1) 多种原因所致低血压：① i.h.，一次 2~10mg（以间羟胺计，以下同）。由于最大效应并非立即显现，在重复用药前对初量效应至少观察 10min。② i.m. 同"i.h."项。③ i.v.gtt.，本药 15~100mg 以 0.9% 氯化钠注射液或 5% 葡萄糖注射液 500ml 稀释后静脉滴注，调整滴速以维持理想的血压。极量为一次 100mg（0.3~0.4mg/min）。 (2) 严重休克：i.v.，初始剂量 0.5~5mg，继而改为 i.v.gtt.	NA	NA	NA	NA	NA
多巴胺	i.v.gtt.	—	—	5min	NA	NA	NA	肾、肝、血液代谢，75% 通过单胺氧化酶转化为非活性代谢产物，25% 转化为去甲肾上腺素（活性）；主要经肾脏排出（作为代谢产物）	2min	NA	(1) 开始时 1~5μg/(kg·min)，每 10~30min 增加 1~4μg/(kg·min)，直至出现满意疗效。 (2) 危重患者可先按 5μg/(kg·min) 滴注，然后按 5~10μg/(kg·min) 递增直至 20~50μg/(kg·min)，以达到满意效应。或本药 20mg 加入 5% 葡萄糖注射液 200~300ml 中 i.v.gtt.，开始时按 75~100μg/min 滴入，以后根据血压情况可加快速度或加大浓度，但最大剂量不超过 500μg/min	NA	NA	NA	NA	NA

续表

药物	给药途径	食物影响	F/%	t_{max}/h	C_{max}/(μg/ml)	蛋白结合率/%	V_d/L	代谢和排出途径及比例	$^1t_{1/2}$/h	$^2t_{1/2}$/h	正常剂量	Ccr 50~90ml/min	Ccr 10~50ml/min	Ccr< 10ml/min	透析清除情况	血液透析/CAPD/CRRT 剂量
12. 利尿剂																
呋塞米	p.o. 静脉给药	减慢吸收	52	1.5	NA	91~97	NA	经肾脏排除，24小时内（口服：50%，静脉：80%）；粪便（作为原型药）；肾功能不全时非肾清除时间延长	1.5	75~155min	p.o.：20~40mg b.i.d.； 静脉给药：高血压危象，起始剂量 40~80mg	增加剂量	增加剂量	增加剂量	透析不能清除	血液透析：无须调整 CAPD、CRRT：NA
托拉塞米	p.o. 静脉给药	降低吸收率	85	1.5	NA	>99	12~15	80% 经肝药酶 CYP2C9 和少量 CYP2C8 和 CYP2C18；20% 随尿液排出	3.5	4.9	起始剂量一次 5mg q.d.，若疗效不佳，增至一次 10mg q.d.	初始剂量：20mg q.d.；最大剂量：200mg q.d.	初始剂量：20mg q.d.；最大剂量：200mg q.d.	初始剂量：20mg q.d.；最大剂量：200mg q.d.	透析不能清除	血液透析：无须调整 CAPD、CRRT：NA
布美他尼	p.o. 静脉给药 i.m.	NA	85	1.5	NA	94~96	NA	部分经肝脏代谢，部分以原型经肾脏排出，77%~85% 随尿液排出（45% 为原型药），15%~23% 随胆汁和粪便排出	1	延长	p.o.：起始剂量 0.5~2mg，必要时 4~5h 重复一次，或每隔 1~2d 用药一次，一日最大剂量为 10~20mg。 i.v.：起始剂量为 0.5~1mg，必要时 2~3h 重复一次，最大剂量为 10mg/d	静脉注射 1mg 的负荷剂量后，再按 0.912mg/h 的速度静脉滴注 12h	静脉注射 1mg 的负荷剂量后，再按 0.912mg/h 的速度静脉滴注 12h	静脉注射 1mg 的负荷剂量后，再按 0.912mg/h 的速度静脉滴注 12h	透析不能清除	NA
吲达帕胺	p.o.	NA	93	1~2（普通制剂）；12（缓释片）	NA	71~79	NA	经肝脏代谢，排泄：尿液（约 70%；48 小时内以原型药排出 7%）；粪便（23%）	18 (14~24h)	18 (14~24h)	起始剂量：2.5mg q.d. 每日最大剂量：5mg q.d. 每日常用剂量：2.5~5mg q.d.	NA	NA	NA	NA	NA
氢氯噻嗪	p.o.	食物使药物在小肠的滞留时间延长，增加本药吸收量；咸食：可拮抗本药的降压利尿作用	65~70	4	NA	40	NA	未代谢，50%~70% 以原型随尿液排出	9~10	延长	(1) 高血压：12.5~25mg q.d.。 (2) 心力衰竭：每日最大剂量 100mg，每日常用剂量，25~50mg	12.5~25mg q.d.	12.5~25mg q.d.	在最大剂量用药后 24h 内无利尿作用时应停药	NA	NA

续表

药物	给药途径	食物影响	F/%	t_{max}/h	C_{max}/(μg/ml)	蛋白结合率/%	V_d/L	代谢和排出途径及比例	$^1t_{1/2}$/h	$^2t_{1/2}$/h	正常剂量	Ccr 50~90ml/min	Ccr 10~50ml/min	Ccr<10ml/min	透析清除情况	血液透析/CAPD/CRRT 剂量
螺内酯	p.o.	NA	>90	48~72	NA	90 以上	NA	在肝脏代谢灭活，进入人体后 80% 由肝脏迅速代谢为有活性的坎利酮。约 10% 以原型经肾脏排出、无活性代谢产物经肾脏和胆道排出	13~24	NA	10~40mg q.d. 或 b.i.d.	NA	NA	NA	NA	NA
氨苯蝶啶	p.o.	无影响	30~70	6	NA	40~70	NA	大部分经肝脏代谢，主要代谢为羟基氨苯蝶啶的硫酸盐结合物，经肾脏排出(21% 至 <50%；主要作为代谢产物)，少量随胆汁排出	1.5~2	NA	起始剂量：25~50mg q.d. 每日最大剂量：200mg q.d. 每日常用剂量：100~200mg q.d.	NA	NA	禁用	NA	NA
氯噻酮	p.o.	NA	NA	2	25mg：1.5 50mg：3.2	76	NA	经肝脏代谢；以原型随尿液排出，部分在体内代谢，由肾脏外途径排出，胆道不是主要排出途径	35~50	NA	25~100mg q.d. 或 q.o.d	NA	NA	NA	NA	NA
阿米洛利	p.o.	NA	30~90	3~4	NA	不明显	5~5.4L/kg	50% 原型药随尿液排出，40% 在 72h 内随粪便排出	6~9	NA	起始剂量：2.5~5mg q.d. 每日常用剂量：5~10mg 或 10~20mg q.d. 每日最大剂量：20mg q.d.	禁用	禁用	禁用	NA	禁用
13. 调脂药																
阿托伐他汀钙	p.o.	食物可使本药的吸收速度下降约 25%、吸收量减少约 9%，但并不影响其降低 LDL-C 的效果；摄入 240ml	14	1~2	NA	98	381	本药及其代谢产物主要经肝脏和/或肝外代谢后经胆汁清除，但无明显的肝肠循环，98% 的药物随粪便排出，不足 2% 随尿液排出	14	NA	10mg q.d.	无须调整	无须调整	无须调整	NA	无须调整

续表

药物	给药途径	食物影响	F/%	t_{max}/h	C_{max}/(μg/ml)	蛋白结合率/%	V_d/L	代谢和排出途径及比例	$^1t_{1/2}$/h	$^2t_{1/2}$/h	正常剂量	Ccr 50~90ml/min	Ccr 10~50ml/min	Ccr< 10ml/min	透析清除情况	血液透析/CAPD/CRRT 剂量
阿托伐他汀钙		葡萄柚汁可使本药的 AUC 增加 37%，活性代谢产物的 AUC 降低 20.4%，但摄入大量葡萄柚汁（一日超过 1.2L，连续 5 日）可分别增加本药及其活性代谢产物的 AUC 2.5 倍和 1.3 倍														
洛伐他汀	p.o.	葡萄柚汁中的黄酮类似物可抑制 CYP450 酶系统，使本药血药浓度升高	NA	2~4	NA	95	NA	经肝脏代谢，广泛的首过效应；排泄：粪便（约 80%~85%）；尿液（10%）	3	NA	速释剂：10~20mg q.d.，按需调整剂量，调整间隔为 4w，最大剂量为 80mg q.d.，或于早晚餐时分 2 次服用。当 LDL-C 降至 75mg/100ml 以下或总胆固醇降至 140mg/100ml 以下时，应减量	无须调整	<30ml/min：剂量超过 20mg/d 时应谨慎	剂量超过 20mg/d 时应谨慎	NA	NA
辛伐他汀	p.o.	葡萄柚汁中的黄酮类似物可抑制 CYP450 酶系统，使本药血药浓度升高，常规饮用量（每日 250ml）的葡萄柚汁对本药影响较小，且无临床意义，如本药治疗期内大量饮用（每日超过 1L）可明显升高本药的血药浓度，用药时应避免大量饮用葡萄柚汁	5	1.3~2.4	NA	95	NA	广泛的首过效应，通过肝药酶 CYP3A4 代谢；60% 经胆汁随粪便排出，13% 随尿液排出	3	NA	起始剂量为 20mg q.n.，剂量调整应间隔 4w 以上，最大剂量为 40mg/d	无须调整	<30ml/min：起始剂量为 5mg/d，当剂量超过 10mg/d 时应严密监测	起始剂量为 5mg/d，当剂量超过 10mg/d 时应严密监测	NA	NA

续表

药物	给药途径	食物影响	F/%	t_{max}/h	C_{max}/(μg/ml)	蛋白结合率/%	V_d/L	代谢和排出途径及比例	$^{1}t_{1/2}$/h	$^{2}t_{1/2}$/h	正常剂量	Ccr 50~90ml/min	Ccr 10~50ml/min	Ccr<10ml/min	透析清除情况	血液透析/CAPD/CRRT 剂量
普伐他汀	p.o.	食物可降低其 F	NA	1~2	NA	53.1	830	经肝脏代谢，通过肝、肾脏双通道进行清除，随粪便排出为主(80%以上)，2%~13%随尿液排出	1.5	NA	起始剂量为10~20mg q.n.，应随年龄及症状适度增减，最大剂量为40mg/d	无须调整	严重肾脏功能损害：起始剂量为10mg q.d.	严重肾脏功能损害：起始剂量为10mg q.d.	NA	NA
氟伐他汀	p.o.	有影响，但不会延长吸收	20~30	NA	NA	98	330	经肝药酶CYP2C9(约75%)、CYP2C8(约5%)和CYP3A4(约20%)进行氧化代谢为无活性和活性代谢产物；90%随粪便排出，5%经肾脏排出	1.2(0.5~3.1)	NA	20~40mg q.d.，胆固醇极高或对药物反应不佳者，可增至40mg b.i.d.，缓释片80mg q.d.，最大剂量80mg	无须调整	无须调整	禁用	NA	NA
瑞舒伐他汀	p.o.	食物使本药的吸收率下降20%，但不影响AUC，可于进食或空腹时给药	20	3~5	NA	88	134	少量(约10%)经肝脏CYP2C9代谢，约90%剂量以原型随粪便排出	19	NA	起始剂量为5mg q.d.，对于需要更有效地降低LDL-C的患者，起始剂量可增至10mg q.d.，必要时用药4w后增加剂量，最大日剂量为20mg	无须调整	无须调整	禁用	NA	NA
匹伐他汀钙	p.o.	NA	80	0.8	26ng/ml	96	NA	经肝脏CYP2C9和CYP2C8代谢；主要随胆汁排出，有肝肠循环，2%以原型及匹伐他汀酯的形式经肾脏排出	11；9(匹伐他汀酯)	NA	2mg/d，最大日剂量为4mg，常规剂量范围1~4mg/d	推荐起始剂量为1mg q.d.，剂量不超过2mg/d	推荐起始剂量为1mg q.d.，剂量不超过2mg/d	推荐起始剂量为1mg q.d.，剂量不超过2mg/d	透析不能清除	NA
非诺贝特	p.o.	食物可增加本药的吸收	60；餐后可达80	4~7	NA	NA	0.9L/kg	在组织和血浆中通过酯酶代谢成活性形式非诺贝酸，然后非诺贝酸通过肝或肾的葡糖醛酸化而失活；排泄：尿液(约60%为代谢产物)；粪便(25%)	4.9(α相)；26.6(β相)；21.7(长期用药，β相)	NA	普通片剂或胶囊：100mg t.i.d.，维持剂量100mg q.d.~b.i.d.；微粒化片：160mg q.d.；分散片、咀嚼片：200mg q.d.；微粒化胶囊：160mg或200mg q.d.；缓释胶囊：250mg q.d.	起始剂量为67mg/d，随后可根据肾脏功能和血脂水平增加剂量	起始剂量为67mg/d，随后可根据肾脏功能和血脂水平增加剂量	NA	血液透析对从血浆中去除非诺贝酸没有影响	血液透析：无须调整 CAPD、CRRT：NA

续表

药物	给药途径	食物影响	F/%	t_{max}/h	C_{max}/(μg/ml)	蛋白结合率/%	V_d/L	代谢和排出途径及比例	$^1t_{1/2}$/h	$^2t_{1/2}$/h	正常剂量	Ccr 50~90ml/min	Ccr 10~50ml/min	Ccr<10ml/min	透析清除情况	血液透析/CAPD/CRRT 剂量
苯扎贝特	p.o.	NA	100（普通片）；70（缓释片）	2（200mg 或 300mg/片）；3~5（400mg/片）	5mg/L（200mg）；10mg/L（300mg）；8mg/L（400mg）	94~96	0.24L/kg	本药经肝脏代谢，口服本药 300mg，24h 内 94% 随尿液排出，1.7% 随粪便排出	1.5~2（普通片）；2~5.5（缓释片）	NA	普通片：200~400mg t.i.d.，疗效佳者维持剂量 400mg b.i.d. 缓释片：400mg q.d.	40~60ml/min：400mg/d	15~40ml/min：200mg q.d. 或 q.o.d.	NA	透析不能清除	血液透析：200mg/次，每 1~3 日 1 次 CAPD、CRRT：NA
吉非贝齐	p.o.	NA	NA	1~2	NA	98	NA	本药在肝脏通过氧化为两种非活性代谢产物，70% 以原型随尿液排出，6% 随粪便排出	1.5	NA	0.3~0.6g b.i.d.	无须调整	常规剂量的 50%	常规剂量的 25%	NA	NA
氯贝丁酯	p.o.	NA	95~99	2~6	NA	95~97	5.2~5.7L/kg	口服后在肠道内去酯化，经肝脏首关代谢后 95%~99% 以游离或结合型代谢产物形式经肾脏排出，其中 10%~20% 为氯贝丁酸，60% 为葡糖醛酸结合物	6~25	NA	0.25~0.5g t.i.d.	>50ml/min：每 6~12h 接受一次氯贝特治疗	10~50ml/min：每 12~18h 接受一次氯贝特治疗	重度肾功能衰竭患者应每 24~48h 服用一次氯贝特	透析不能清除	血液透析：无须调整 CAPD、CRRT：NA
烟酸	p.o.	无影响	100；缓释剂为速释剂的 60%~76%	0.5~1	NA	<20	NA	经肝脏代谢，广泛的首过代谢；治疗量的烟酸仅以原型及代谢产物随尿液排出，用量超过需要时，绝大部分经肾脏排出	45min	NA	缓释剂：第 1~4w，500mg q.d.，第 5~8w，1 000mg q.d.，8w 后根据情况逐渐增量，必要时可增至一日 2 000mg，维持剂量为一日 1 000~2 000mg，不推荐超过 2 000mg，且女性患者剂量应低于男性	NA	NA	NA	NA	NA
ω-3 脂肪酸	p.o.	NA	NA	NA	NA	EPA：>99	NA	EPA 和 DHA 主要在肝脏中被氧化，类似于来自膳食来源的脂肪酸。EPA：次要通过 CYP450；EPA 和 DHA 不会被肾脏清除	EPA：约 37；DHA：约 46	NA	0.9~1.8g t.i.d.	NA	NA	NA	NA	NA

续表

药物	给药途径	食物影响	F/%	t_{max}/h	C_{max}/(μg/ml)	蛋白结合率/%	V_d/L	代谢和排出途径及比例	$^1t_{1/2}$/h	$^2t_{1/2}$/h	正常剂量	Ccr 50~90ml/min	Ccr 10~50ml/min	Ccr<10ml/min	透析清除情况	血液透析/CAPD/CRRT 剂量
依折麦布	p.o.	无影响	NA	1~2(结合物);4~12(原型药)	NA	99.7(原型药);88~92(结合物)	NA	药物主要在小肠和肝脏发生葡糖醛酸结合形成代谢产物;排泄:粪便(78%,69% 为依折麦布);尿液(11%,9% 为代谢产物)	22	NA	10mg q.d.	无须调整	无须调整	无须调整	NA	无须调整
考来烯胺	p.o.	无影响	不经胃肠道吸收	NA	NA	NA	NA	在肠道内与胆汁酸结合成不溶性复合物,以复合物形式随粪便排出	NA	NA	4~5g t.i.d.	无须调整	无须调整	无须调整	NA	无须调整
14. 周围血管扩张药																
桂哌齐特	静脉给药	无影响	不经胃肠道吸收	0.5	3.6~8.3mg/ml(单次200mg)	NA	NA	主要以原型随尿液排出	0.5	2	320mg q.d.,静脉滴注速度为 100ml/h	NA	NA	NA	NA	NA
前列地尔	静脉给药	无影响	不经胃肠道吸收	5min	NA	主要与血浆蛋白结合	NA	主要经肾脏排出,给药后 24h 内约 90% 随尿液排出,其余随粪便排出	NA	NA	5~10μg q.d.	NA	NA	NA	NA	NA
羟苯磺酸钙	p.o.	NA	NA	4	13μg/ml(单次500mg)	20~25	NA	主要以原型随尿液排出,口服后 24h 内有 50% 随尿液排出,其中仅 10% 是代谢产物	4.1(β 相)	NA	(1)静脉曲张综合征及静脉功能不全:500mg b.i.d.。 (2)糖尿病性视网膜病变或其他微血管病:500mg t.i.d.	NA	NA	NA	NA	NA

续表

药物	给药途径	食物影响	F/%	t_{max}/h	C_{max}/(μg/ml)	蛋白结合率/%	V_d/L	代谢和排出途径及比例	$^1t_{1/2}$/h	$^2t_{1/2}$/h	正常剂量	Ccr 50~90ml/min	Ccr 10~50ml/min	Ccr<10ml/min	透析清除情况	血液透析/CAPD/CRRT 剂量
15. 其他心血管药																
阿司匹林	p.o.	食物可降低本药吸收速率，但不影响吸收量	NA	2(普通剂型); 7.3(肠溶缓释片); 6(肠溶胶囊)	NA	低(阿司匹林); 65~90(水解后的水杨酸盐)	NA	本药大部分在胃肠道、肝及血液内较快水解为水杨酸，然后在肝脏中代谢，以结合的代谢产物和游离的水杨酸形式经肾脏排出	15~20min(阿司匹林); 2~3(水杨酸盐，单次服用小剂量); 20(水杨酸盐，单次服用大剂量); 5~18(水杨酸盐，多次)	NA	(1)抑制血小板聚集：肠溶片 80~300mg q.d.。 (2)降低心肌梗死疑似患者发病风险：推荐剂量为首剂 300mg，嚼碎后服用，之后 100~200mg/d。 (3)预防心肌梗死复发等降低稳定型和不稳定型心绞痛的发作风险：100~300mg/d。 (4)降低有心血管危险因素患者心肌梗死发作的风险：100mg/d；肠溶胶囊 75~300mg q.d.；缓释片 50~150mg q.d.；缓释胶囊 162.5mg q.d.；肠溶缓释片 50~150mg q.d.；片剂、分散片 50~150mg，分 1~2 次给药	无须调整	无须调整	无须调整	NA	血液透析：血液透析后应给予本药维持剂量 CAPD、CRRT：无须调整
环磷腺苷	静脉给药 i.m.	NA	不经胃肠道吸收	NA	NA	NA	NA	NA	NA	NA	(1)i.v. 或 i.m.：20mg b.i.d.。 (2)i.v.gtt.：40mg q.d.。 (3)银屑病：每日剂量可增加至 60~80mg	NA	NA	NA	NA	NA
七叶皂苷钠	p.o. 静脉给药	NA	NA	NA	NA	>90	NA	注射 1h 后，有 1/3 剂量排出，其中 2/3 通过胆汁排入肠道，1/3 进入尿液中	1.5	NA	(1)p.o.：一次 30~60mg，早、晚各 1 次。 (2)静脉给药：一日 0.1~0.4mg/kg 或 5~10mg，一日总量不超过 20mg	NA	NA	NA	NA	NA
胰激肽原酶	p.o. i.m.	NA	NA	4(p.o.)	NA	NA	NA	主要经肾脏排出	7(p.o.)	NA	(1)p.o.：120~240 单位 t.i.d.，空腹服用。 (2)i.m.：10~40 单位 q.d. 或 q.o.d.	NA	NA	NA	NA	NA
阿魏酸钠	p.o. 静脉给药 i.m.	NA	NA	NA	NA	20.6	NA	主要经肾脏排出	(11.46±3.2)min	NA	(1)p.o.：50~100mg t.i.d.。 (2)i.v.gtt.：100~300mg q.d.。 (3)i.m.：100mg，q.d.~b.i.d.	NA	NA	NA	NA	NA
地奥司明	p.o.	NA	NA	NA	NA	NA	NA	主要通过粪便排出，平均 14% 随尿液排出	11	NA	常用剂量为一日 1g，当用于急性痔发作时，前 4d 每日 3g，以后 3d，每日 2g，日剂量分为午餐和晚餐时服用	NA	NA	NA	NA	NA
1,6-二磷酸果糖	静脉给药	NA	不经胃肠道吸收	NA	NA	NA	NA	NA	10~15min	NA	一日 70~160mg/kg，较大剂量时分 2 次给药	NA	NA	NA	NA	NA

续表

药物	给药途径	食物影响	F/%	t_{max}/h	C_{max}/(μg/ml)	蛋白结合率/%	V_d/L	代谢和排出途径及比例	$^1t_{1/2}$/h	$^2t_{1/2}$/h	正常剂量	Ccr 50~90ml/min	Ccr 10~50ml/min	Ccr< 10ml/min	透析清除情况	血液透析/CAPD/CRRT 剂量
波生坦	p.o.	无影响	50	3~5	NA	>98	18~21	经肝药酶 CYP3A4 和 CYP2C9 代谢，主要经肾脏和胆汁排出，肾脏清除率为 3%	5.4	无研究数据	初始剂量 62.5mg b.i.d.，持续 4 周，随后增加至维持剂量 125mg b.i.d.，可于餐前或餐后，早晚用药	无须调整	无须调整	无须调整	NA	NA
安立生坦	p.o.	NA	NA	2	NA	99	NA	通过 CYP3A4、CYP2C19 和尿苷 5'- 二磷酸葡糖醛酸基转移酶（UGT）1A9S、2B7S 和 1A3S 代谢；排泄：主要是非肾脏排泄	9	NA	起始剂量 5mg/d，若能耐受增加至一日 10mg q.d.	无须调整	无须调整	NA	NA	NA
尼可地尔	p.o. 静脉给药	NA	NA	30~60min	300ng/ml	NA	1.0~1.4L/kg	主要通过肾脏排泄	1	NA	（1）p.o.：成人 5mg t.i.d.。 （2）i.v.gtt.：以 2mg/h 为起始剂量，根据症状适当增减，最大剂量不超过 6mg/h	NA	NA	NA	NA	NA
替格瑞洛	p.o.	高脂食物：对本药血药峰浓度无影响，但可使 AUC 升高 21%，主要代谢产物的血药峰浓度降低 22%，对 AUC 无影响	36（30~42）	1.5（1~4）	NA	>99	88	经肝药酶 CYP3A4/5 转化为活性代谢产物；排泄：粪便（58%）；尿液（26%）；尿中排泄的原型药和活性代谢产物的实际量 < 总给药剂量的 1%	7（原型药）； 9（活性代谢产物）	NA	负荷剂量 180mg，以后 90mg b.i.d.	无须调整	与肾脏功能正常的受试者相比，替格瑞洛在严重肾脏损伤（<30ml/min）患者中的暴露量约降低 20%，其活性代谢产物的暴露量约升高 17%	无须调整	透析不能清除	血液透析：不推荐肾脏透析患者应用 CAPD、CRRT：NA
氯吡格雷	p.o.	NA	NA	1	3mg/L	NA	NA	主要经肝脏代谢，通过酯酶介导水解为羧酸衍生物（无活性）和通过 CYP450 介导（主要是 CYP2C19）氧化为硫醇代谢产物（活性）；本药 5 日内约 50% 随尿液排出，约 46% 随粪便排出	8	NA	维持剂量 75mg q.d.	NA	NA	NA	NA	NA

续表

药物	给药途径	食物影响	F/%	t_{max}/h	C_{max}/(μg/ml)	蛋白结合率/%	V_d/L	代谢和排出途径及比例	$^{1}t_{1/2}$/h	$^{2}t_{1/2}$/h	正常剂量	Ccr 50~90ml/min	Ccr 10~50ml/min	Ccr<10ml/min	透析清除情况	血液透析/CAPD/CRRT 剂量
阿昔单抗	静脉给药	NA	NA	数分钟	NA	NA	NA	通过蛋白水解裂解代谢未结合的阿昔单抗	0.5	NA	0.25mg/kg i.v. 后，0.125μg/(kg·min) i.v.gtt.	无须调整	无须调整	无须调整	NA	NA
吲哚布芬	p.o.	NA	NA	2	NA	>99	NA	75% 的药物以葡糖醛酸结合物形式随尿液排出，部分以原型排出	6~8	NA	100~200mg b.i.d.，65 岁以上老年患者及肾功能不全患者每日以 100~200mg 为宜	NA	NA	NA	NA	NA
肝素钠	i.h. 静脉给药	NA	30(i.h.)	直接静脉滴注可立即发挥作用	NA	80	NA	本药主要在网状内皮系统代谢，经肾脏排出，其中 50% 以原型排出，静脉注射后其排出取决于给药剂量	1.5	NA	(1) i.h.：首次 5 000~10 000U，每 24h 总量约 30 000~40 000U。 (2) i.v.：首次 5 000~10 000U 后，或按体重每 4h 100U/kg，用 0.9% 氯化钠注射剂稀释后应用。 (3) i.v.gtt.：每日 20 000~40 000U，加至 0.9% 氯化钠注射剂 1 000ml 中持续滴注，滴注前可先静脉注射 5 000U 作为初始剂量	无须调整	无须调整	无须调整	血浆内肝素浓度不受透析的影响	无须调整
华法林	p.o.	无影响	100	5~7d	NA	99.4	0.11~0.2L/kg	主要经肝药酶 CYP2C9 代谢；次要途径包括肝药酶 CYP2C8、2C18、2C19、1A2 和 3A4；排泄：尿液（92%，主要为代谢产物；少量为原型药）	1~2.5d	NA	第 1~3d，一日 3~4mg，3d 后可给予维持剂量一日 2.5~5mg（INR：2~3）	无须调整	无须调整	无须调整	NA	无须调整

续表

药物	给药途径	食物影响	F/%	t_{max}/h	C_{max}/(μg/ml)	蛋白结合率/%	V_d/L	代谢和排出途径及比例	$^1t_{1/2}$/h	$^2t_{1/2}$/h	正常剂量	Ccr 50~90ml/min	Ccr 10~50ml/min	Ccr<10ml/min	透析清除情况	血液透析/CAPD/CRRT 剂量
阿加曲班	静脉给药	NA	NA	1~3	0.08	54	0.174L/kg	肝脏通过羟基化和芳构化(主要途径)。通过CYP3A4/5(次要途径)代谢为四种代谢产物。健康成人以300μg/min的速度静脉滴注30min,到给药24h内,22.8%以原型药、1.7%以代谢产物随尿液排出,12.4%以原型药、13.1%以代谢产物随粪便排出。给药后24h内在尿液、粪便中的原型药、代谢产物的总排出量为50.1%	15min(α相);30min(β相)	NA	开始2d内每日60mg,以适当的输液稀释,经24h持续静脉滴注。其后的5d中每日20mg,以适当量的注射液稀释,每日早晚各1次,每次10mg	无须调整	无须调整	无须调整	可透析,在血液透析期间4h内去除约20%	无须调整
尿激酶	静脉给药	NA	NA	NA	NA	NA	NA	静脉给药可经肝脏快速清除,少量药物随胆汁和尿液排出	20min	NA	(1)i.v.gtt.:200万~300万U,45~90min。(2)动脉内给药:以6 000U/min的速度冠脉内滴注,持续2h	NA	NA	NA	NA	NA
链激酶	静脉给药	NA	NA	NA	NA	NA	NA	静脉给药后迅速分布全身,15min后主要分布于肝脏(34%)、肾脏(12%)和胃肠道(7.3%),主要从肝脏经胆道排出	82~184min	NA	150万U,静脉滴注1h,尽早用药,推荐于发病6~12h内开始治疗,对特殊患者(体重明显过高过低),按照体重适当增减(按2万U/kg计)	无须调整	无须调整	禁用(<20ml/min)	NA	NA

续表

药物	给药途径	食物影响	F/%	t_{max}/h	C_{max}/(μg/ml)	蛋白结合率/%	V_d/L	代谢和排出途径及比例	$^1t_{1/2}$/h	$^2t_{1/2}$/h	正常剂量	Ccr 50~90ml/min	Ccr 10~50ml/min	Ccr<10ml/min	透析清除情况	血液透析/CAPD/CRRT 剂量
阿替普酶	静脉给药	NA	NA	NA	NA	NA	NA	静脉注射后迅速自血中清除，用药5min后，给药量50%自血中清除，10min及20min后体内剩余药量分别占给药量的20%及10%，药物主要经肝脏代谢	5min	NA	(1)梗死6h以内：采用90min加速给药法，体重大于65kg，先静脉注射15mg，随后30min静脉滴注50mg，随后60min静脉滴注35mg，总量为100mg；体重小于65kg者，先静脉注射15mg，随后30min静脉滴注0.75mg/kg(最大剂量50mg)，随后60min静脉滴注0.5mg/kg(最大剂量35mg)。 (2)梗死症状发生后6~12h内：采用3h给药法，先静脉注射10mg，随后1h静脉滴注50mg，剩余剂量每30min静脉滴注10mg，至3h末滴完，最大剂量100mg，体重小于65kg者给药总剂量不得超过1.5mg/kg	NA	NA	NA	NA	NA
降纤酶	静脉给药	NA	NA	NA	NA	NA	NA	NA	NA	NA	i.v.gtt.：急性发作期，一次10U q.d.，连用3~4d；非急性发作期，首剂10U，维持剂量5~10U q.d.或q.o.d.，2w为一疗程	NA	NA	NA	NA	NA
瑞替普酶	静脉给药	NA	NA	NA	NA	NA	NA	主要经肾脏清除	13~16min	NA	一次10mU，给药2次。每次缓慢推注2min以上，两次间隔为30min	NA	NA	NA	NA	NA
巴曲酶	静脉给药	NA	NA	NA	NA	NA	NA	大部分代谢产物由尿液中排出	首次给药：5.9h 重复给药：3~4h	NA	首次剂量为10BU，随后剂量为5BU q.o.d.，共3次	NA	NA	NA	NA	NA
葡激酶	静脉给药	NA	NA	NA	NA	NA	NA	尿液和胆汁是主要排出途径，给药428μg/kg剂量后，24h尿液累计排出量为50.08%，粪便为2.75%，胆汁为8.89%；血浆中原型药占90%以上，尿液中原型药占70%以上	(13.3±2.06)min(分布相)；(67.94±21.39)h(消除相)	NA	总剂量为15mg，3mg于1min内静脉注射，余下12mg于30min内静脉滴注	NA	NA	NA	NA	NA

续表

药物	给药途径	食物影响	F/%	t_{max}/h	C_{max}/(μg/ml)	蛋白结合率/%	V_d/L	代谢和排出途径及比例	$^1t_{1/2}$/h	$^2t_{1/2}$/h	正常剂量	Ccr 50~90ml/min	Ccr 10~50ml/min	Ccr< 10ml/min	透析清除情况	血液透析/CAPD/CRRT 剂量
伊布利特	静脉给药	NA	NA	NA	NA	NA	NA	NA	NA	NA	体重≥60kg，1mg i.v.，若心律失常未消失，10min 后再次注射等量本药；体重<60kg，0.01mg/kg i.v.，持续 10min，若心率未消失，首次注射后 10min 再次注射等量本药	NA	NA	NA	NA	NA
利多卡因	静脉给药	NA	<35	NA	NA	NA	NA	90% 经肝脏代谢，经肾脏排出，10% 为原型药，58% 为代谢产物	1.8	NA	负荷剂量：1.0mg/kg；维持剂量：20~50mg/(kg·min)	无须调整	无须调整	无须调整	透析不能清除	血液透析：无须调整 CAPD、CRRT：NA
苯妥英钠	p.o.	有影响	79	4~12	NA	88~92	0.6L/kg	经肝脏代谢，经肾脏排出（<5% 为原型药）	7~42	NA	100~300mg，一次服或分 2~3 次服用	无须调整	无须调整	无须调整	透析可清除	血液透析：无须调整 CAPD、CRRT：NA
依普利酮	p.o.	避免同时服用高钾食物	69	NA	NA	50	NA	经肝药酶 CYP3A4 代谢；排泄：尿液（约 67%）；粪便（约 32%）；<5% 以尿液和粪便中的原型药排出	3~5	NA	初始剂量为 25mg，目标剂量为 50mg q.d.	NA	高血压患者 Ccr 低于 30ml/min：禁用	禁用	NA	NA
美托拉宗	p.o.	NA	65	8	NA	95	NA	主要经肾脏排出，少量随胆汁排出	8	NA	起始剂量：2.5mg q.d. 每日最大剂量：20mg q.d. 每日常用剂量：2.5~10mg q.d.	无须调整	无须调整	无须调整	血液透析不可清除	血液透析：血液透析后无须补充剂量 CAPD：不太可能被显著透析 CRRT：一般不推荐使用

续表

药物	给药途径	食物影响	F/%	t_{max}/h	C_{max}/(μg/ml)	蛋白结合率/%	V_d/L	代谢和排出途径及比例	$^1t_{1/2}$/h	$^2t_{1/2}$/h	正常剂量	Ccr 50~90ml/min	Ccr 10~50ml/min	Ccr<10ml/min	透析清除情况	血液透析/CAPD/CRRT 剂量
托伐普坦	p.o.	不影响	≥ 40	4	NA	99	3L/kg	几乎完全通过CYP3A代谢；排泄：粪便：59%(19%为原型药)；尿液：40%(<1%为原型药)	12	NA	起始剂量：7.5~15mg q.d. 每日最大剂量：30mg q.d. 每日常用剂量：15mg q.d.	无须调整	无须调整	无须调整	不推荐使用	NA
伊伐布雷定	p.o.	食物导致该药吸收延迟约1h，并使血浆浓度增加20%~30%。避免同时服用西柚汁	40	1	NA	70	100	经肝脏和肠道CYP3A4氧化代谢，4%口服剂量药物以原型随尿液排出	11	NA	起始剂量为2.5mg b.i.d.，治疗2w后，根据心率调整剂量，每次剂量增加2.5mg，使患者的静息心率控制在60次/min左右	无须调整	<15ml/min：NA	<15ml/min：NA	NA	NA
16. 洋地黄类药物																
地高辛	p.o.	NA	60~80	2~3	NA	20~25	6~10L/kg	可通过在胃中连续糖水解或通过肠道细菌还原内酯环；以原型经肾脏排出，尿液中排出量为用量的50%~70%	32~48	32~48	0.125~0.25mg q.d. p.o.	24h给药一次	<20ml/min：负荷剂量为0.625mg；维持剂量给予常规剂量的25%~75%，36h给药一次	维持剂量为常规剂量的10%~25%，48h给药一次	透析不能清除	血液透析：血液透析后无须补充剂量 CAPD：以正常间隔给予正常剂量的25%或每48h给予正常剂量 CRRT：在正常间隔给予正常剂量的75%；滴定至所需效果；监测血清浓度
去乙酰毛花苷	静脉给药	NA	NA	1~3	NA	25	NA	经肾脏排出	33~36	NA	0.4~0.8mg，稀释后静脉注射，可以再追加0.2~0.4mg，24h内不应>1.2mg	NA	NA	NA	透析不能清除	NA

续表

药物	给药途径	食物影响	F/%	t_{max}/h	C_{max}/(μg/ml)	蛋白结合率/%	V_d/L	代谢和排出途径及比例	$^1t_{1/2}$/h	$^2t_{1/2}$/h	正常剂量	Ccr 50~90ml/min	Ccr 10~50ml/min	Ccr<10ml/min	透析清除情况	血液透析/CAPD/CRRT 剂量
米力农	静脉给药	—	—	NA	NA	70	0.38L/kg	可经肝脏代谢，多数未代谢，排泄：尿液(83% 为原型药；12% 为 O- 葡糖苷酸代谢产物)	2~3	延长	负荷剂量为 37.5~50μg/(kg·min)，缓慢静脉注射(注射过快可能诱发室性期前收缩)，继之以 0.375~0.75μg/(kg·min)的速度静脉滴注维持(若持续静脉滴注，建议使用经校正的电子自动输液装置)。最大日剂量不超过 1.13mg/kg。疗程不超过 2w	正常剂量	滴注速度：40~50ml/min 时，0.43μg/(kg·min)；30~40ml/min 时，0.38μg/(kg·min)；20~30ml/min 时，0.33μg/(kg·min)；10~20ml/min 时，0.28μg/(kg·min)。日剂量最大不超过 1.13mg/kg	滴注速度：5~10ml/min 时，0.23μg/(kg·min)；0~5ml/min 时，0.20μg/(kg·min)。日剂量最大不超过 1.13mg/kg	NA	NA
17. 非苷类强心药																
左西孟旦	i.v.	—	—	NA	NA	97~98	0.2L/kg	54% 随尿液排出，44% 随粪便排出	1	NA	治疗剂量和持续时间应根据患者的一般情况和临床表现进行调整。初始负荷剂量 6~12μg/(kg·min)，之后应持续输注 0.1μg/(kg·min)，对于同时应用血管扩张剂 / 正性肌力药物的患者，治疗初期的推荐负荷剂量为 6μg/kg	谨慎使用，剂量 NA	10~30ml/min：禁用	禁用	NA	NA
奈西立肽	i.v.gtt.	—	—	NA	NA	NA	0.19L/kg	主要经肾脏代谢；排泄：主要通过新陈代谢消除；也随尿液排出	18~23min	NA	推荐剂量为 2μg/kg	无须调整	无须调整	无须调整	NA	NA
多非利特	p.o.	无影响	>90	2.5(空腹)；3.3(餐后)	NA	NA	3L/kg	通过肝药酶 CYP3A4(低亲和力)代谢，经肾脏排出(80% 以原型药排出，20% 以代谢产物排出)	10	NA	500μg b.i.d.	>60ml/min：500μg，b.i.d.；40~60ml/min：250μg，b.i.d.	20~40ml/min：125μg，b.i.d.；<20ml/min：禁用	禁用	NA	NA

续表

药物	给药途径	食物影响	F/%	t_{max}/h	C_{max}/(μg/ml)	蛋白结合率/%	V_d/L	代谢和排出途径及比例	$^1t_{1/2}$/h	$^2t_{1/2}$/h	正常剂量	Ccr 50~90ml/min	Ccr 10~50ml/min	Ccr< 10ml/min	透析清除情况	血液透析/CAPD/CRRT 剂量
哌唑嗪	p.o.	NA	50~85	NA	NA	97	NA	经肝脏代谢，随胆汁与粪便排出，尿液中仅占 6%~10%，5%~11% 以原型药排出，其余以代谢产物排出	2~3	NA	0.5~1mg b.i.d.~t.i.d.	无须调整	无须调整	起始剂量以 1mg，b.i.d. 为宜	NA	血液透析：无须调整 CAPD、CRRT：NA
可乐定	p.o. 经皮给药	NA	70~80	3~5	NA	20~40	NA	经肝脏代谢；40%~60% 以原型药于 24h 内经肾脏排出，20% 经肝肠循环随胆汁排出	12.7	延长	(1) p.o.：起始剂量为 0.075~0.1mg b.i.d.，维持剂量为一次 0.075~0.2mg b.i.d.~q.i.d.。严重高血压需紧急救治时初始剂量为 0.2mg，维持剂量为 0.7mg，极量为 0.6mg，一日 2.4mg。 (2) i.h.：轻度高血压首次一贴，中至重度 2 贴，最大剂量同时贴 3 贴	初始剂量不变，但应缓慢增加剂量	初始剂量不变，但应缓慢增加剂量	初始剂量应为 0.09mg/d	NA	血液透析：无须调整 CAPD：初始剂量为 0.1mg/d CRRT：NA
甲基多巴	p.o.	NA	25~50	3~6	NA	<20	0.3L/kg	经肝脏代谢，70% 以原型药和少量代谢产物形式随尿液排出	105min	NA	250mg b.i.d.~t.i.d.。维持剂量为 500~2 000mg，分 2~4 次服，最大剂量不宜超过一日 3 000mg	每 8h 给药 1 次	每 8~12h 给药 1 次	每 12~24h 给药 1 次	透析可清除	CAPD：每 12~24h 进行一次 CRRT：每 8~12h 给药一次。注意：通常不建议在需要 CRRT 的患者中使用抗高血压药，因为 CRRT 通常用于患者因低血压而不能耐受间歇性血液透析时
莫索尼定	p.o.	无影响	88	0.3~1	NA	5.8~7.9	3L/kg	80~90% 于 24h 内随尿液排出，58%~60% 以原型药排出，小于 2% 随粪便排出	2~3	6.89	起始剂量为 0.2~0.4mg，单次最大剂量为 0.4mg，一日最大剂量为 0.6mg	30~60ml/min：单次剂量不超过 0.2mg	30~60ml/min：单次剂量不超过 0.2mg	NA	NA	NA

续表

药物	给药途径	食物影响	F/%	t_{max}/h	C_{max}/(μg/ml)	蛋白结合率/%	V_d/L	代谢和排出途径及比例	$^{1}t_{1/2}$/h	$^{2}t_{1/2}$/h	正常剂量	Ccr 50~90ml/min	Ccr 10~50ml/min	Ccr< 10ml/min	透析清除情况	血液透析/CAPD/CRRT 剂量
赖诺普利氢氯噻嗪	p.o.	无影响	25	7	NA	极少药物与血浆蛋白结合	NA	约 30% 以原型药经肾脏清除，另约 70% 随粪便排出	12.6	延长	起始剂量为 10mg q.d.；维持剂量为一次 20mg，一日最大剂量 80mg	31~80ml/min：起始剂量为一日 5~10mg	10~30ml/min：起始剂量为一日 2.5mg	起始剂量一日 2.5mg，可根据血压变化逐渐增加剂量直至血压被控制或达到最大日剂量 40mg	透析可清除	血液透析：起始剂量为 2.5mg/d，根据反应调整剂量；持续性动静脉血液滤过期后应补充日剂量的 50%~75% CAPD：无须调整 CRRT：NA
阿利吉仑	p.o.	无影响	NA	1~3	NA	47~51	NA	排泄：尿液（约 25% 的吸收剂量以原型药从尿液中排出）；粪便（通过胆汁排泄不变）	40	NA	初始剂量 150mg q.d.，根据临床反应可增至一日 300mg	无须调整	无须调整	无须调整（谨慎使用）	NA	NA
盐酸氟桂利嗪	p.o.	NA	NA	2~4	NA	90	NA	主要经肝脏代谢，以原型药及代谢产物形式经胆汁随粪便排出（40%~80%）	18~19d	NA	眩晕：10~20mg/d p.o.，2~8 周为一疗程。间歇性跛行：10~20mg/d p.o.	NA	NA	NA	NA	NA
法舒地尔	静脉给药	不经胃肠道吸收	NA	0.5	NA	36.2±10.5（健康成人，30min 静脉持续给药，0.2mg/kg）	(3.43±0.25)L/kg	主要代谢产物是异喹啉骨架 1 位的羟化物及其结合物；给药后 24h 内从尿液中累积排出的原型药及其代谢产物为给药剂量的 67%	16min	NA	30mg b.i.d.~t.i.d. i.v.gtt.	低血压时应减量，如 1 次 10mg	低血压时应减量，如 1 次 10mg	低血压时应减量，如 1 次 10mg	NA	NA
磷酸肌酸	静脉给药	不经胃肠道吸收	NA	0.5~2	10nmol/ml	NA	50.3	磷酸肌酸经催化去磷酸化形成肌酸，然后肌酸转化为肌酐，最后经尿液排出	0.09~0.2	NA	1g q.d.~b.i.d.，30~40min 内静脉滴注；心脏手术时加入心脏停搏液中保护心肌，浓度为 10mmol/L	禁止大剂量（5~10g/d）使用	禁止大剂量（5~10g/d）使用	禁止大剂量（5~10g/d）使用	NA	NA

续表

药物	给药途径	食物影响	F/%	t_{max}/h	C_{max}/(μg/ml)	蛋白结合率/%	V_d/L	代谢和排出途径及比例	$^1t_{1/2}$/h	$^2t_{1/2}$/h	正常剂量	Ccr 50~90ml/min	Ccr 10~50ml/min	Ccr<10ml/min	透析清除情况	血液透析/CAPD/CRRT 剂量
米多君	p.o.	无影响	93	15~30min	14ng/ml(2.5mg，单次)；51ng/ml(10mg，单次)；103ng/ml(20mg，单次)	低	4~4.6L/kg	是否经肝脏代谢不清楚，活性代谢产物为脱甘氨酸米多君，从肾脏排出的米多君和脱甘氨酸米多君为40%~75%，1%~2%随粪便排出	0.5(药物原型)；2~4(脱甘氨酸米多君)	NA	(1)低血压：初始剂量2.5mg b.i.d.~t.i.d.，根据患者反应及耐受性，间隔3~4d增加1次剂量，至10mg t.i.d.。 (2)压力性尿失禁：2.5~5mg b.i.d.~t.i.d.，日剂量通常不超过10mg	起始剂量一次2.5mg	起始剂量一次2.5mg	起始剂量一次2.5mg	血液透析可清除	NA
曲前列尼尔	口腔吸入 i.h. i.v.gtt.	NA	64(口腔吸入一次18μg)；72(口腔吸入一次36μg)；100(皮下)	NA	NA	91	14L/kg	大量经肝药酶(主要通过CYP2C8)代谢，79%经肾脏排出(其中4%为原型药)，13%随粪便排出	4	NA	(1)口腔吸入：初始剂量为18μg q.i.d.，约4h 1次，清醒时吸入，如不耐受可减至一次6~12μg，随后增至一次18μg，如耐受，1~2周后调整为一次36μg，1~2w后再调整为54μg q.i.d.。 (2)i.h.或i.v.gtt.：初始剂量为1.25ng/(kg·min)持续注射，如不耐受可减至0.625ng/(kg·min)，开始4w，每周剂量增加为1.25ng/(kg·min)，以后每周增量为2.5ng/(kg·min)，如耐受，剂量增加的频率可加快	缓慢调整剂量	缓慢调整剂量	缓慢调整剂量	不通过透析清除	NA
磺达肝癸钠	i.h. 静脉给药	NA	100	2	0.34mg/L	0	7~11	64%~77%主要以原型药经肾脏排出	17(年轻)；21(老年)	29(中度肾功能损害)；72(重度肾功能损害)	(1)非ST段抬高型心肌梗死：该药推荐剂量为2.5mg q.d.，皮下注射，做出诊断尽快开始治疗。治疗持续最长时间为8d。 (2)ST段抬高型心肌梗死：推荐剂量为2.5mg q.d.，首剂应静脉给药，随后剂量通过皮下注射给药，做出诊断尽快开始治疗，治疗持续最长时间为8d	无须调整	20~50ml/min的患者中，给药剂量应减少至1.5mg；<20ml/min：禁用	禁用	NA	NA
依诺肝素	i.h.	NA	NA	3	NA	NA	6~7L/kg	主要经肝脏代谢，在肾脏以原型药清除约10%，肾脏总清除率为40%	3~5	NA	100AxalU/kg q.12h. i.h.	无须调整	<30ml/min：预防，每次2 000AxalU，q.d.；治疗，每次100AxalU/kg，q.d.	预防：2 000AxalU，q.d.；治疗：每次100AxalU/kg，q.d.	NA	血液透析：不可透析 CAPD：不可透析 CRRT：尽可能避免使用

续表

药物	给药途径	食物影响	F/%	t_{max}/h	C_{max}/(μg/ml)	蛋白结合率/%	V_d/L	代谢和排出途径及比例	$^1t_{1/2}$/h	$^2t_{1/2}$/h	正常剂量	Ccr 50~90ml/min	Ccr 10~50ml/min	Ccr<10ml/min	透析清除情况	血液透析/CAPD/CRRT 剂量
那屈肝素钙	i.h.	NA	98	3	NA	NA	NA	经肝脏代谢；通过肾脏以少量代谢产物形式或原型药清除	3.5	NA	86U/kg q.12h. i.h.	无须调整	30~50ml/min：减少本药剂量25%~33%；<30ml/min：预防血栓栓塞性疾病时应减少本药剂量25%~33%	预防血栓栓塞性疾病时应减少本药剂量25%~33%	NA	NA
达肝素钠	i.h. 静脉给药	NA	90（i.h.）	2~4	NA	NA	NA	药物消除主要经肾脏排出	2（静脉给药）； 3~4（i.h.）	NA	120IU/kg b.i.d. i.h.，最大剂量为10 000IU/12h	无须调整	<30ml/min：建议给药后4~6h监测抗Xa因子水平以确定能达到0.5~1.5IU/ml目标范围的合适剂量	禁用	NA	血液透析：预防剂量，无须调整剂量；治疗剂量，避免使用 CAPD：预防剂量，无须调整剂量；治疗剂量，避免使用 CRRT：预防剂量，无须调整剂量；治疗剂量，避免使用
低分子肝素钙	i.h.	NA	98	3	NA	NA	NA	经肝脏代谢，经肾脏排出	2.2（静脉给药）； 3.5（i.h.）	NA	一般每日用量为184~200AXaIU/kg，分2次给予	无须调整	30~50ml/min：减少药量是否合适应根据医生对具体患者出血和血栓栓塞风险的评估而决定	禁用	NA	NA

续表

药物	给药途径	食物影响	F/%	t_{max}/h	C_{max}/(μg/ml)	蛋白结合率/%	V_d/L	代谢和排出途径及比例	$^1t_{1/2}$/h	$^2t_{1/2}$/h	正常剂量	Ccr 50~90ml/min	Ccr 10~50ml/min	Ccr<10ml/min	透析清除情况	血液透析/CAPD/CRRT 剂量
低分子肝素钠	i.h.	NA	100	3	NA	NA	40~70ml/kg	经肝、肾、脾和肺代谢分解，经肾脏排出	3.5	NA	120IU/kg b.i.d. i.h.，最大剂量为 10 000IU/12h，至少 6d	无须调整	30~50ml/min，静脉滴注速度为 1.75mg/(kg·h)；<30ml/min：应考虑降低静脉滴注速度为 1mg/(kg·h)	禁用	NA	CAPD：透析液中使用的浓度为 500U/L
比伐芦定	i.h. 静脉给药	有影响	40(i.h.)	15min(静脉给药)；2(i.h.)	NA	NA	NA	20% 经肾脏随尿液排出	25min	NA	一次 0.75mg/kg，随后以 1.75mg/(kg·h)的速度持续静脉滴注	无须调整	30~50ml/min，且与 P- 糖蛋白抑制剂合用时：75mg，b.i.d.；15~30ml/min：75mg，b.i.d.	NA	NA	血液透析：滴注速度降低至 0.25mg/(kg·h)，无须静脉弹丸式注射本药 CAPD、CRRT：NA
达比加群酯	p.o.	高脂肪餐可使本药达峰时间延迟约 2h，对 F 无影响	3~7	1	NA	35	50~70	NA	12~17	NA	150mg b.i.d.	NA	Ccr >30ml/min：无须调整剂量；<30ml/min：避免使用	禁用	NA	血液透析/CAPD：避免使用
利伐沙班	p.o.	无影响	80~100	2~4	NA	92~95	50	约 2/3 药物通过代谢降解(其中 1/2 经肾脏排出，另外 1/2 随粪便排出)，其余 1/3 以活性药物原型直接经肾脏排出，主要经肾脏主动分泌的方式	4.5(静脉给药)；7~11(p.o.)	NA	20mg q.d.	>50ml/min：20mg/次 q.d.	15~50ml/min：15mg/次 q.d.；<15ml/min：禁用	禁用	透析不能清除	NA

续表

药物	给药途径	食物影响	F/%	t_{max}/h	C_{max}/(μg/ml)	蛋白结合率/%	V_d/L	代谢和排出途径及比例	$^1t_{1/2}$/h	$^2t_{1/2}$/h	正常剂量	Ccr 50~90ml/min	Ccr 10~50ml/min	Ccr<10ml/min	透析清除情况	血液透析/CAPD/CRRT 剂量
噻氯匹定	p.o.	食物可提高本药的生物利用度，并减少胃肠道反应	NA	2	1.33~1.99 mmol/L	98	NA	通过肝药酶CYP3A4/5和CYP2J2代谢；排泄：尿液[66%主要通过活跃的肾小管分泌（约36%为原型药；30%为非活性代谢产物）]；粪便[28%（7%为原型药；21%为非活性代谢产物）]	6	NA	(1)片剂：250mg q.d.~b.i.d. (2)胶囊：250mg q.d. (3)缓释片：250mg q.d.	NA	NA	NA	NA	血液透析：200mg/d CAPD、CRRT：NA
依替巴肽	静脉给药	有影响	NA	5min	NA	25	185ml/kg	71.4%经肾脏、<1.5%经粪便、<1%经呼吸排出	1.13~2.5	NA	180μg/kg静脉注射后，2μg/(kg·min)静脉滴注	无须调整	180μg/kg静脉推注后，随后1μg/(kg·min)静脉滴注，速度最大为7.5mg/h	180μg/kg静脉推注后，随后1μg/(kg·min)静脉滴注，速度最大为7.5mg/h	透析可清除	禁用
替罗非班	静脉给药	NA	NA	5min	NA	35	22~42	65%经肾脏排出，25%随粪便排出，主要为原型药	2~6	NA	10μg/kg i.v.后，0.15μg/(kg·min) i.v.gtt.	无须调整	<30ml/min：减少50%	减少50%	NA	血液透析：减少50% CAPD、CRRT：NA
沙库巴曲缬沙坦	p.o.	不影响	沙库巴曲：≥60；缬沙坦：23	沙库巴曲：0.5；LBQ657代谢产物：2；缬沙坦：1.5	NA	94~97	沙库巴曲：75 缬沙坦：103	沙库巴曲迅速通过酯酶转化为LBQ657；缬沙坦代谢极少，以代谢产物形式的回收率仅占给药剂量约20%；52%~68%的沙库巴曲、13%的缬沙坦及其代谢产物经尿液排出，37%~48%缬沙坦及其代谢产物随粪便排出	沙库巴曲：1.43；LBQ657：11.48；缬沙坦：9.9	NA	起始剂量：25~100mg b.i.d. 目标剂量：200mg b.i.d.	60~90ml/min：无须调整；30~60ml/min：50mg b.i.d.	50mg b.i.d.	禁用	透析不能清除	NA

四、呼吸系统疾病用药

药物	给药途径	食物影响	F/%	t_{max}/h	C_{max}/(μg/ml)	蛋白结合率/%	V_d/L	代谢和排出途径及比例	$^1t_{1/2}$/h	$^2t_{1/2}$/h	正常剂量	Ccr 50~90ml/min	Ccr 10~50ml/min	Ccr<10ml/min	透析清除情况	血液透析/CAPD/CRRT 剂量
1. 呼吸内科无须调整剂量的药物																
噻托溴铵	吸入	无影响	口腔吸入:30 口服溶液:2~3	5min	17~19pg/ml	72	32L/kg	少量经肝药酶 CYP2D6 和 CYP3A4 代谢。 吸入给药时,14% 经肾脏排出,其余经肠道随粪便排出	27~45	5~6d	18μg q.d.	100%	100%	100%	NA	NA
噻托溴铵奥达特罗 噻托溴铵(上) 奥达特罗(下)	吸入	无影响	口腔吸入:30 口服溶液:2~3	5min	17~19pg/ml	72	32L/kg	静脉给药时约 25% 药物经肝脏代谢。 吸入给药时,14% 经肾脏排出,其余经肠道随粪便排出	27~45	5~6d	成人:噻托溴铵 5μg 和奥达特罗 5μg q.d.	100%	100%	100%	NA	NA
		—	口腔吸入:30 口服溶液:<1	10~20min	NA	60	1 110	经肝脏代谢,吸入给药后,通过尿液排出的原型奥达特罗占剂量的 5%~7%	45	NA		100%	100%	100%	NA	NA
乌美溴铵维兰特罗	吸入	—	吸入的乌美溴铵的绝对 F 平均为剂量的 13%,经口腔吸收的可忽略不计	5~15min	多次吸入,每次吸入 62.5μg:68.5~70.3pg/ml	89	86	经肝脏代谢,吸入给药后稳态时 3%~4% 的原型药随尿液排出	19	NA	62.5μg/25μg q.d.	100%	100%	100%	NA	NA
		—	吸入的维兰特罗的绝对 F 为 27%,经口腔吸收的可忽略不计	5~15min	多次吸入,每次吸入 25μg:128.2~128.4pg/ml	94	165	经肝脏代谢,代谢产物随尿液和粪便排出	11	NA		100%	100%	100%	NA	NA

续表

药物	给药途径	食物影响	F/%	t_{max}/h	C_{max}/(μg/ml)	蛋白结合率/%	V_d/L	代谢和排出途径及比例	$^1t_{1/2}$/h	$^2t_{1/2}$/h	正常剂量	Ccr 50~90ml/min	Ccr 10~50ml/min	Ccr<10ml/min	透析清除情况	血液透析/CAPD/CRRT 剂量
茚达特罗格隆溴铵	吸入	—	吸入给药后，估计茚达特罗绝对 F 为 47%~ 66%	15min	NA	血清：94.1~95.3 血浆：95.1~96.2	2 557	经粪便排出(原型药占 54%，代谢产物占 23%)，经尿液排出(2%~5%)	40~56	NA	一粒胶囊 q.d.，采用随附的药粉吸入器给药	100%	100%	NA	NA	NA
		—	吸入给药后，格隆溴铵绝对 F 为 40%	5min	格隆溴铵推荐剂量 50μg，q.d.，平均稳态 C_{max} 166pg/ml	在 1~10ng/ml 浓度范围内，体外格隆溴铵的人血浆蛋白结合率为 38%~41%	静脉给药后，格隆溴铵稳态分布容积为 83L，终末期分布容积为 376L。吸入给药后的终末期表观分布容积增大约 20 倍，表明吸入给药后的清除相当缓慢	吸入给药后格隆溴铵的平均肾脏清除率为 17.4~24.4L/h。格隆溴铵肾脏清除中部分是经肾小管主动分泌。尿液中原型药占给药剂量达 20%	33~57	NA		100%	100%	NA	NA	NA
阿地溴铵	吸入	NA	绝对 F:6	10min(稳态 C_{max})	NA	NA	300	尿液中排出的药物约为给药剂量的 0.09%	5~8	NA	口腔吸入：400μg b.i.d.	100%	100%	100%	NA	NA
阿福特罗	吸入	NA	NA	约 30min	4.3pg/ml	52~65	NA	经肝脏代谢，经肾脏排出 67%，随粪便排出 22%	终末半衰期为 26	NA	15μg b.i.d.(早晚各一次)	100%	100%	100%	NA	NA
丙酸氟替卡松	吸入	NA	口服 F 可忽略不计(<1%)，吸入用药系统 F 约为 18%	1~2(丙酸氟替卡松)	单用丙酸氟替卡松 500mg，平均 C_{max} 120pg/ml	91	4.2L/kg	经肝药酶 CYP3A4 代谢，<5% 以代谢产物随尿液排出，95% 左右以代谢产物和原型药随粪便排出	终末半衰期为 7.8	NA	轻度哮喘：100~250μg b.i.d.；中度哮喘：250~500μg b.i.d.；重度哮喘：500~1 000μg b.i.d.	100%	100%	100%	NA	NA

续表

药物	给药途径	食物影响	F/%	t_{max}/h	C_{max}/(μg/ml)	蛋白结合率/%	V_d/L	代谢和排出途径及比例	$^1t_{1/2}$/h	$^2t_{1/2}$/h	正常剂量	Ccr 50~90ml/min	Ccr 10~50ml/min	Ccr< 10ml/min	透析清除情况	血液透析/CAPD/CRRT 剂量
沙美特罗	吸入	—	—	5~15min	吸入 50μg：0.1~0.2μg/L 吸入 400μg：1~2μg/L	96	NA	经肝药酶 CYP3A4 羟基化；代谢产物随粪便(65%)和尿液(20%)排出	5.5	NA	(1)成人：气雾吸入，50μg b.i.d.；严重者，100μg b.i.d.，甚至可用至 200μg b.i.d.。粉雾吸入，50μg b.i.d.。 (2)儿童：气雾吸入，25μg b.i.d.；粉雾吸入，一次 25μg b.i.d.	100%	100%	100%	NA	NA
丙酸倍氯米松	吸入 外用	NA	NA	NA	NA	NA	NA	大多数组织中经酯酶水解代谢。60% 随粪便排出，12% 以代谢产物形式随尿液排出	3(软膏)	NA	常年性及季节性的过敏性鼻炎 (1)鼻腔喷入：每侧 100μg b.i.d.，也可每侧 50μg t.i.d~q.i.d.。一般最大日剂量为 400μg。 (2)i.n.：50~100μg t.i.d~q.i.d.。最大日剂量为 1 000μg。支气管哮喘，气雾吸入参见"常年性及季节性的过敏性鼻炎"用法用量；粉雾剂，200μg t.i.d~q.i.d.。 (3)外用：过敏性与炎症性皮肤病和相关疾病，抹于患处 b.i.d~t.i.d.	100%	100%	100%	NA	NA
布地奈德	吸入	—	气雾：26 粉雾：38 口服：9~21	气雾：10min； 粉雾：0.5h	气雾：2nmol/L 粉雾：4nmol/L	85~90	3L/kg	经肝药酶 CYP3A4 生成两种代谢产物，60% 以代谢产物形式随尿液排出，33% 以代谢产物形式随粪便排出	2~3	NA	COPD：粉雾吸入，0.4g b.i.d.。 鼻息肉：鼻喷吸入 256μg/d，分一次或两次服用。雾化吸入，1~2mg b.i.d.	100%	100%	100%	NA	CRRT：无须调整 血液透析、CAPD：NA
扎鲁司特	p.o.	进食时服用可降低本药 F 达 40%	NA	3	NA	99	NA	经肝药酶 CYP2C9 代谢，89% 随粪便排出，10% 随尿液排出	10	NA	20mg b.i.d.	100%	100%	100%	NA	NA
罗氟司特	p.o.	基本无影响	绝对 F：80	1	7.5μg/L	99	2.9	经肝药酶 CYP3A4 和 CYP1A2 代谢；排泄：尿液(约 70% 为代谢产物)	17	NA	500μg q.d.	100%	100%	100%	血液透析不能有效清除	无须调整

续表

药物	给药途径	食物影响	F/%	t_{max}/h	C_{max}/(μg/ml)	蛋白结合率/%	V_d/L	代谢和排出途径及比例	$^1t_{1/2}$/h	$^2t_{1/2}$/h	正常剂量	Ccr 50~90ml/min	Ccr 10~50ml/min	Ccr<10ml/min	透析清除情况	血液透析/CAPD/CRRT剂量
孟鲁司特钠	p.o.	无影响	73	2~4	10mg p.o.:350~385ng/ml	99	8~11	经肝药酶CYP3A4、2C8和2C9代谢，主要随粪便排出(86%)，很少经肾脏排出(<0.2%)	2.7~5.5	NA	成人：10mg q.d.。 1~2岁儿童：4mg(颗粒)q.d.。 2~5岁儿童：4mg(咀嚼片或颗粒)q.d.。 6~14岁儿童：5mg(咀嚼片)q.d.	100%	100%	100%	NA	NA
齐留通	p.o.	NA	NA	1.7	4.98	NA	NA	齐留通和N-脱羟基代谢产物可被CYP1A2、2C9和3A4代谢；排泄：尿液(约95%，主要作为代谢产物)；粪便(约2%)	2.5	NA	(1)哮喘：①速释片，成人，600mg q.i.d.；②缓释片，成人，1 200mg b.i.d.。 (2)特应性皮炎：600mg q.i.d.，连续6w。 (3)溃疡性结肠炎：800mg b.i.d.	100%	100%	100%	NA	CRRT：无须调整 血液透析、CAPD：NA
马来酸氯苯那敏	p.o.	降低吸收速度，不影响F	基本完全吸收	2	12.1ng/ml	NA	3.2L/kg	经肝药酶CYP450(包括CYP2D6和其他未鉴定的酶)代谢；50%经肾脏排出	20	延长	(1)用于荨麻疹、湿疹、皮炎、药疹、皮肤瘙痒症、神经性皮炎、虫咬症、日光性皮炎、血管舒缩性鼻炎：成人4mg t.i.d.。最大不超过24mg/d。 (2)预防过敏性鼻炎：先给予4mg，耐受的情况下，每3d增加至3次，直到8mg t.i.d.。 (3)咳嗽：8mg b.i.d.	100%	100%	100%	透析不可清除	无须调整
异丙托溴铵	气雾吸入 雾化吸入	—	2	0.5~1	NA	<20	4.6L/kg	吸收剂量的60%经肝脏代谢，大部分经肾脏排出，小部分随粪便排出	1.6	NA	(1)气雾吸入：40μg q.i.d.，或40~80μg b.i.d.~t.i.d.。 (2)雾化吸入：维持治疗，500μg t.i.d.~q.i.d.。急性发作一次500μg，病情稳定前可重复给药。12岁以下儿童，一次250μg，病情稳定前可重复给药	100%	100%	100%	NA	无须调整
氨茶碱	p.o. 静脉给药	食物可降低吸收速度	吸收基本完全	p.o.:2 i.v.:0.5	10	60(茶碱)	0.5L/kg(茶碱)	大部分以代谢产物经肾脏排出，尿液[约50%为原型药(新生儿)；约10%为原型药(婴儿>3个月、青少年和成人)]	3.0~9.0	NA	氨茶碱片： (1)成人：0.1~0.2g t.i.d.；极量，一次0.5g(5片)，一日1g(10片)。 (2)小儿常用量：口服，每次按体重3~5mg/kg t.i.d.。 氨茶碱缓释片： (1)成人常用量：0.1g~0.2g t.i.d.；极量，一次0.5g，一日1g。 (2)小儿常用量：口服，每次按体重3~5mg/kg t.i.d.	100%	100%	100%	氨茶碱进入体内代谢为茶碱。血液透析清除率平均为59.7ml/(kg·h)，$t_{1/2}$从7.3h减少到	血液透析：透析后补充50% CRRT：无须调整 CAPD：NA

续表

药物	给药途径	食物影响	F/%	t_{max}/h	C_{max}/(μg/ml)	蛋白结合率/%	V_d/L	代谢和排出途径及比例	$^1t_{1/2}$/h	$^2t_{1/2}$/h	正常剂量	Ccr 50~90ml/min	Ccr 10~50ml/min	Ccr< 10ml/min	透析清除情况	血液透析/CAPD/CRRT 剂量
氨茶碱											氨茶碱注射液： (1)成人常用量：① i.v.，一次 0.125~0.25g，0.5~1g/d，每次 0.125~ 0.25g 用 50% 葡萄糖注射液稀释至 20~40ml，注射时间不得短于 10min。② i.v.gtt.，一次 0.25~0.5g，以 5%~10% 葡萄糖注射液稀释后缓慢滴注，0.5~1g/d。静脉给药，极量一次 0.5g，一日 1g。 (2)小儿常用量：一次 2~4mg/kg i.v.，以 5%~25% 葡萄糖注射液稀释后缓慢注射				2.7h，每次透析可清除 36% 茶碱；血液滤过对茶碱的清除率高于血液透析	
茶碱	p.o. i.v.gtt.	低碳水化合物和高蛋白质饮食增加 32% 的茶碱清除率，$t_{1/2}$ 减少 26%，不影响体积分布；食物增加茶碱的 C_{max}，延长吸收时间；高脂肪饮食会增加茶碱的吸收和血药浓度，增加毒性	吸收基本完全	4~7	NA	60	0.5L/kg	在肝脏通过去甲基化(CYP1A2)和羟基化(CYP2E1 和 3A4)代谢，成年人肾脏原型药排出占 10%~13%，0~3 个月新生儿肾脏原型药排出占 50%	平均：8.7 ± 2.2 成年人 6~12.8； 儿童 1.2~7； 新生儿 54~76	NA	(1)p.o.：①缓释片，100~200mg b.i.d.。最大日剂量为 900mg，分 2 次服用。②缓释、控释胶囊，成人 200~300mg q.12h.；1~9 岁儿童，100mg q.12h.；9~16 岁儿童，200mg q.12h.。 (2)静脉滴注：近期未接受过茶碱治疗者首剂(负荷剂量)4.7mg/kg，缓慢滴注。不吸烟者 12h 的维持参考剂量为 0.55mg/(kg·h)	100%	100%	100%	血液透析清除率平均为 59.7ml/(kg·h)，$t_{1/2}$ 从 7.3h 减少到 2.7h，每次透析可清除 36% 茶碱；血液滤过对茶碱的清除率高于血液透析	血液透析：透析后补充 50% CRRT：无须调整 CAPD：NA

续表

药物	给药途径	食物影响	F/%	t_{max}/h	C_{max}/(μg/ml)	蛋白结合率/%	V_d/L	代谢和排出途径及比例	$^1t_{1/2}$/h	$^2t_{1/2}$/h	正常剂量	Ccr 50~90ml/min	Ccr 10~50ml/min	Ccr<10ml/min	透析清除情况	血液透析/CAPD/CRRT 剂量
甲泼尼龙	p.o. i.v. i.v.gtt. i.m.	NA	基本完全吸收	i.v.：31min	NA	NA	1.5L/kg	主要经肝脏代谢，大部分以代谢产物经肾脏排出	2~3	NA	(1) p.o.：根据不同疾病的治疗需要，甲泼尼龙片的初始剂量可在每日 4~48mg 之间调整。症状较轻者，通常给予较低剂量即可；某些患者则可能需要较高的初始剂量。临床上需要用较高剂量治疗的疾病包括多发性硬化症（200mg/d）、脑水肿（200~1 000mg/d）和器官移植[可达 7mg/(kg·d)]。 (2) 静脉给药 1) 类风湿关节炎：一日 1g，静脉注射，用 1d、2d、3d 或 4d；或一个月 1g，静脉注射，用 6 个月。 2) 化疗引起的轻至中度呕吐：在化疗前 1h，以至少 5min 静脉注射 250mg 甲泼尼龙。在给予首剂甲泼尼龙时，可同时给予氯化酚噻嗪以增强效果。 3) 化疗引起的重度呕吐：化疗前 1h、化疗开始时及化疗结束后，以至少 5min 静脉注射甲泼尼龙，同时给予适量的灭吐灵或丁酰苯类药物，随后在化疗开始时及结束时分别静脉注射 250mg 甲泼尼龙。 4) 急性脊髓损伤：治疗应在损伤后 8h 内开始。初始剂量为 30mg/kg，在持续的医疗监护下，以 15min 静脉注射	100%	100%	100%	透析可清除	NA

续表

药物	给药途径	食物影响	F/%	t_{max}/h	C_{max}/(μg/ml)	蛋白结合率/%	V_d/L	代谢和排出途径及比例	$^1t_{1/2}$/h	$^2t_{1/2}$/h	正常剂量	Ccr 50~90ml/min	Ccr 10~50ml/min	Ccr< 10ml/min	透析清除情况	血液透析/CAPD/CRRT 剂量
泼尼松	p.o.	显著增加 C_{max} 和 F	92	2(泼尼松)、1(泼尼松龙)	单次 5mg p.o.:21ng/ml(泼尼松)、135ng/ml(泼尼松龙)	70	0.4~1L/kg	经肝脏代谢为具有药理活性的泼尼松龙,游离及结合型的代谢产物经肾脏排出,部分以原型药排出,小部分经乳汁排出	1	NA	一般一次 5~10mg(1~2 片)p.o.,一日 10~60mg(2~12 片)。 (1)对于系统性红斑狼疮、肾病综合征、溃疡性结肠炎、自身免疫性溶血性贫血等自身免疫性疾病,可给予每日 40~60mg。病情稳定后逐渐减量。 (2)对药物性皮炎、荨麻疹、支气管哮喘等过敏性疾病,可给予泼尼松每日 20~40mg,症状减轻后减量,每隔 1~2d 减少 5mg。 (3)防止器官移植排异反应,一般在术前 1~2d 开始 100mg/d p.o.,术后一周改为每日 60mg,以后逐渐减量。 (4)治疗急性白血病、恶性肿瘤,60~80mg q.d. p.o.,症状缓解后减量	100%	100%	100%	血液透析几乎不能清除	无须调整
2. 呼吸内科需要调整剂量的药物																
氯化铵	p.o. 静脉给药	NA	口服几乎可被完全吸收	NA	NA	NA	NA	体内几乎全部转化降解,仅极少量随粪便排出	NA	NA	氯化铵片剂: (1)祛痰:成人 0.3~0.6g t.i.d.。小儿常用量,每日按体重 40~60mg/kg 给药,或按体表面积 1.5g/m^2 给药,分 4 次服。 (2)酸化尿液:0.6~2g t.i.d.。 (3)为酸化尿液并增加尿液量以加速碱性药物的排出,每 2h 给予氯化铵 4g。 氯化铵(糖浆剂):祛痰,成人 10ml t.i.d.。 氯化铵注射剂: (1)低氯血症(FDA 适应证):根据患者具体的身体状况和对药物的耐受程度进行个体化给药,监测血清碳酸氢盐水平调整给药剂量,静脉给药速度不要超过 5ml/min。 (2)代谢性碱中毒(FDA 适应证):根据患者具体的身体状况和对药物的耐受程度进行个体化给药,监测血清碳酸氢盐水平调整给药剂量,静脉给药速度不要超过 5ml/min	NA	<15ml/min:禁用,15~50ml/min:NA	禁用	NA	NA

续表

药物	给药途径	食物影响	F/%	t_{max}/h	C_{max}/(μg/ml)	蛋白结合率/%	V_d/L	代谢和排出途径及比例	$^1t_{1/2}$/h	$^2t_{1/2}$/h	正常剂量	Ccr 50~90ml/min	Ccr 10~50ml/min	Ccr<10ml/min	透析清除情况	血液透析/CAPD/CRRT 剂量
溴己新	p.o. i.m. i.v. i.v.gtt.	餐后服药	基本完全吸收	1	NA	有较高的蛋白结合率，具体数据不详	NA	经肝脏广泛代谢，70%~88% 随尿液排出，其中大部分为代谢产物，仅少量为原型药；少量随粪便排出	6.5	NA	p.o.：适用于 24~48mg/d(分 3 次)。肌内注射和静脉给药：适用于在口服给药困难的情况下，慢性支气管炎及其他呼吸道疾病如哮喘、支气管扩张、硅沉着病等有黏痰不易咳出的患者。8~12mg(分 2~3 次),i.v.gtt. 时用葡萄糖注射液稀释后使用	NA	NA	NA	NA	NA
乙酰半胱氨酸	p.o. 雾化 喷雾 i.v.gtt.	NA	10~30	雾化、喷雾器：1~2h；p.o.：2h(泡腾片)	150mg/kg i.v. 单次给药：554mg/L；单次给药 11g(泡腾片)：26.5μg/ml	66~87	0.47L/kg	经肠壁及肝脏代谢，10%~30% 经肾脏排出	i.v.：5.6 p.o.：18.1(泡腾片) 新生儿：11	NA	(1) 乙酰半胱氨酸泡腾片：用于治疗分泌大量浓稠痰液的慢性阻塞性肺病(COPD)、慢性支气管炎(CB)、肺气肿(PE)等慢性呼吸系统感染。温水泡服，0.6g，1~2 次 /d。 (2) 吸入用乙酰半胱氨酸溶液：治疗浓稠黏液分泌物过多的呼吸道疾病，如急性支气管炎、慢性支气管炎及其病情恶化、肺气肿、黏稠物阻塞症以及支气管扩张症。 (3) 雾化：0.3g，1~2 次 /d。 (4) 乙酰半胱氨酸注射剂：在综合治疗基础上用于肝衰竭早期治疗，以降低胆红素、提高凝血酶原活动度。静脉滴注，本药 8g(40ml) 用 10% 葡萄糖注射液 250ml 稀释滴注，q.d.，疗程 45d	100%	100%	75%	约 51% 可以经血液透析滤过；约 14.06% 经血液滤过	CRRT：100% 血液透析、CAPD：NA
厄多司坦	p.o.	基本无影响	NA	0.9~1.6(原型药)、1.1~2.2(*N*-硫代二甘醇高半胱氨酸)、2.5~4.6(*N*-乙酰高半胱氨酸)、2.3~4.8(高半胱氨酸)	NA	64.5	NA	经肝脏代谢，肾脏排出的原型药和代谢产物分别为 30% 和 50%。粪便排出均为 4%	0.82~1.76(原型药)、0.92~2.33(*N*-硫代二甘醇高半胱氨酸)、0.58~4.99(*N*-乙酰高半胱氨酸)	NA	600mg(分 2 次)	NA	NA	禁用	NA	NA

续表

药物	给药途径	食物影响	F/%	t_{max}/h	C_{max}/(μg/ml)	蛋白结合率/%	V_d/L	代谢和排出途径及比例	$^1t_{1/2}$/h	$^2t_{1/2}$/h	正常剂量	Ccr 50~90ml/min	Ccr 10~50ml/min	Ccr< 10ml/min	透析清除情况	血液透析/CAPD/CRRT 剂量
羧甲司坦	p.o.	基本无影响	98.05 ± 8.51	1.5 ± 0.34	1.0g p.o. 后，(11.91 ± 2.63) μg/ml	NA	60	经肝脏代谢，肾脏排出占 20%~30%	3	NA	成人：250~500mg q.d.~t.i.d.。 儿童：100~200mg t.i.d.	NA	NA	NA	NA	NA
舍雷肽酶	p.o.	NA	NA	1	NA	NA	NA	经肝脏代谢，主要代谢产物及部分原型药随尿液或粪便排出	NA	NA	成人 5~10mg t.i.d.，可根据年龄和症状适当增减	NA	NA	NA	NA	NA
脱氧核糖核酸酶	吸入给药 腔内注射 i.m.	—	—	NA	NA	NA	NA	NA	NA	NA	吸入给药：5 万 ~10 万 U t.i.d.~q.i.d.。 腔内注射：一次 5 万 U。 i.m.：100 万 U q.o.d.	NA	NA	NA	NA	NA
标准桃金娘油	p.o.	NA	基本完全吸收	NA	NA	NA	NA	NA	NA	NA	急性患者：成人 300mg t.i.d.~q.i.d.，儿童 100mg t.i.d.~q.i.d.。 慢性患者：成人 300mg b.i.d.，儿童 120mg，b.i.d.	NA	NA	NA	NA	NA
桉柠蒎肠溶软胶囊	p.o.	NA	基本完全吸收	1~3	NA	NA	NA	口服给药后，柠檬烯主要随尿液排出，约 60% 在 24h 内随尿液排出，5% 随粪便排出，2% 经呼出的 CO_2 排出	NA	NA	成人：急性患者 0.3g t.i.d.~q.i.d.；慢性患者 0.3g b.i.d.。 4~10 岁儿童：急性患者 0.12g t.i.d.~q.i.d.；慢性患者 0.12g b.i.d.	NA	NA	NA	NA	NA
盐酸氨溴索	p.o. 静脉给药	NA	70~80	2	单次 30mg p.o. 后，88.8ng/ml	90	NA	主要经肝药酶 CYP3A4 等代谢，90% 代谢产物和少于 10% 原型药经肾脏排出	消除是双相的，α 相 $t_{1/2}$ 为 1.3h，β 相 $t_{1/2}$ 为 8.8h	NA	(1) 祛痰 口服：①片剂、分散片、泡腾片、咀嚼片，30~60mg t.i.d.；②口腔崩解片，30mg t.i.d.；③颗粒，在治疗的最初 2~3 日，30mg t.i.d.，随后 30mg b.i.d.；④胶囊，30mg t.i.d.，长期服用可减为 b.i.d.；⑤缓释片、缓释胶囊，75mg q.d.；⑥口服溶液，0.3% 浓度溶液剂量同颗粒，0.6% 浓度溶液为 60mg b.i.d.；⑦糖浆，60mg b.i.d.。 (2) 术后肺部并发症的预防性治疗 静脉给药：15mg b.i.d.~t.i.d.。严重者可增至一次 30mg	NA	NA	NA	不能经透析或强迫性利尿液清除	NA

续表

药物	给药途径	食物影响	F/%	t_{max}/h	C_{max}/(μg/ml)	蛋白结合率/%	V_d/L	代谢和排出途径及比例	$^1t_{1/2}$/h	$^2t_{1/2}$/h	正常剂量	Ccr 50~90ml/min	Ccr 10~50ml/min	Ccr<10ml/min	透析清除情况	血液透析/CAPD/CRRT 剂量
愈创甘油醚	p.o.	NA	81.8	NA	NA	NA	1L/kg	代谢产物经肾脏排出	1	NA	片剂：一次 200mg t.i.d.~q.i.d. 颗粒：一次 200mg q.i.d. 糖浆：一次 100~200mg t.i.d.	NA	NA	NA	NA	NA
磷酸可待因	p.o. i.h.	无影响	>90	45~60min	NA	7~25	3.6L/kg	经肝脏通过 UGT2B7 和 UGT2B4 生成可待因-6-葡糖苷酸，通过 CYP2D6 生成吗啡(活性)，并通过 CYP3A4 生成去甲可待因代谢；90% 的给药剂量经肾脏排出，其中原型药占 10%	2.5~4	NA	p.o.：一日 30~90mg，分 2~3 次；极量为一次 100mg 皮下注射：一日 30~90mg，分 2~3 次 儿童 p.o.：一次 0.5~1mg/kg t.i.d.	100%	75%	50%	NA	NA
双氢可待因	p.o.	NA	绝对 F:21	0.45~1.7	NA	NA	1.1~1.3	经肝脏代谢，35% 原型药随尿液排出，大部分以葡糖醛酸结合物形式随尿液排出	3.4~4.5	NA	普通片：30~60mg t.i.d. 控释片：60~120mg b.i.d.	减量，具体未确定	减量，具体未确定	减量，具体未确定	NA	血液透析、CAPD：延长给药间隔时间 CRRT：NA
右美沙芬	p.o. i.m. i.h. 经鼻	NA	基本完全吸收	2~2.5	给予 60mg：5.2ng/ml；给予大剂量 2.5mg/kg：2 238ng/ml	NA	NA	经肝药酶 CYP2D6、CYP3A4 和 CYP3A5 代谢，原型药及代谢产物主要经肾脏排出	2~3	NA	(1) p.o.：①片剂、胶囊、颗粒、咀嚼片、分散片，15~30mg t.i.d.~q.i.d.；②缓释片，30mg b.i.d.；③口服溶液，10~20ml t.i.d.~q.i.d.；④糖浆，15ml t.i.d.；⑤缓释混悬液，10ml b.i.d.；⑥滴丸，15mg t.i.d.~q.i.d.。 (2) i.m.、i.h.：①注射液，1~2ml q.d.~b.i.d.；②粉针剂，一次 5~10mg，q.d.~b.i.d.。 (3) 经鼻：一次 3~5 揿(轻症 3 揿，重症 5 揿)，t.i.d.~q.i.d.	NA	NA	NA	NA	NA
磷酸苯丙哌林	p.o.	NA	NA	NA	NA	NA	NA	NA	NA	NA	(1) 缓释片、缓释胶囊：40mg b.i.d.。 (2) 双层缓释片：60mg b.i.d.(均以苯丙哌林计)	NA	NA	NA	NA	NA
枸橼酸喷托维林	p.o.	NA	NA	NA	NA	NA	NA	NA	NA	NA	成人：25mg t.i.d.~q.i.d. 5 岁以上儿童：12.5mg b.i.d.~t.i.d.	NA	NA	NA	NA	NA

续表

药物	给药途径	食物影响	F/%	t_{max}/h	C_{max}/(μg/ml)	蛋白结合率/%	V_d/L	代谢和排出途径及比例	$^1t_{1/2}$/h	$^2t_{1/2}$/h	正常剂量	Ccr 50~90ml/min	Ccr 10~50ml/min	Ccr<10ml/min	透析清除情况	血液透析/CAPD/CRRT 剂量
依普拉酮	p.o.	NA	NA	2	NA	NA	NA	14% 随尿液排出、36% 随粪便排出、23% 随胆汁排出	NA	NA	成人：40~80mg t.i.d.~q.i.d. 儿童：20~40mg t.i.d.~q.i.d.	NA	NA	NA	NA	NA
氯哌斯汀	p.o.	NA	NA	NA	NA	NA	NA	NA	NA	NA	10~20mg t.i.d.	NA	NA	NA	NA	NA
多索茶碱	p.o. 静脉给药	进食可使 C_{max} 降低，t_{max} 延长	NA	p.o.：1.22 i.v.：0.1	p.o.：1.9 i.v.：2.5	48	NA	经肝脏代谢；以原型药和代谢产物随尿液排出	1.83	NA	p.o.：0.2~0.4g b.i.d. i.v.：200mg q.12h.	NA	NA	NA	NA	NA
二羟丙茶碱	p.o. i.m. 静脉给药 直肠给药	NA	NA	1	19.3~36.4	84	0.8	大部分以原型药随尿液排出	2~2.5	NA	i.v.：100~200mg t.i.d. i.v.gtt.：一次 250~750mg，一日总量<2g i.v.：一次 250~500mg t.i.d.~q.i.d. i.m.、直肠给药：一次 250~500mg	75%	50%	25%	血液透析可清除	血液透析：透析后补充 1/3 剂量 CRRT：50% CAPD：NA
布地奈德福莫特罗	吸入	—	49	30min	多次给 160μg/45μg 的布地奈德福莫特罗：布地奈德 1.2nmol/L 福莫特罗 28pmol/L	90	3	经肝脏代谢，90% 为低糖皮质激素活性代谢产物，代谢产物约 60% 经肾脏随尿液排出	4	NA	维持治疗哮喘：1~2 吸 b.i.d.，部分患者可能需要 4 吸 b.i.d.。如一日 2 次剂量可有效控制症状，应逐渐减少剂量至最低有效剂量，甚至 q.d.。 缓解治疗哮喘：1~2 吸 b.i.d.（早晚各 1 次），出现症状时，额外加 1 吸，如使用后几分钟内症状未缓解，需再加 1 吸。每次使用本药缓解治疗不能超过 6 吸，每日总剂量不超过 8 吸，但可暂时使用到 12 吸。6 岁和 6 岁以上儿童，一次 2 吸（以布地奈德计 80g）	NA	NA	NA	NA	NA
		—	61	10min		50	4	大部分剂量经肝代谢、肾脏清除，8%~13% 以原型药随尿液排出，32%~34% 随粪便排出	7.9	17		NA	NA	NA	NA	NA

续表

药物	给药途径	食物影响	F/%	t_{max}/h	C_{max}/(μg/ml)	蛋白结合率/%	V_d/L	代谢和排出途径及比例	$^1t_{1/2}$/h	$^2t_{1/2}$/h	正常剂量	Ccr 50~90ml/min	Ccr 10~50ml/min	Ccr<10ml/min	透析清除情况	血液透析/CAPD/CRRT 剂量
异丙肾上腺素	气雾吸入 心腔内注射 i.v.gtt.	NA	变异度较大	NA	NA	NA	NA	气雾吸入：代谢产物随尿液排出，5%~15% 以原型药排出。 静脉给药：随尿液排出，40%~50% 以原型药排出	静脉注射后，排出呈双相，快速期 2~5min，较慢期 3~7h	NA	支气管哮喘：气雾吸入，1~2 揿 b.i.d.~q.i.d.，最大单次剂量为 0.4mg，最大日剂量为 2.4mg，重复使用的间隔时间不应少于 2h。 心搏骤停：心腔内注射 0.5~1mg。 三度房室传导阻滞：静脉滴注，当心率低于 40 次 /min，以 0.5~1mg 溶于 5% 葡萄糖注射液 200~300ml 中缓慢静脉滴注。 儿童：支气管哮喘气雾吸入 1~2 揿 t.i.d.~q.i.d.	NA	NA	NA	NA	NA
硫酸沙丁胺醇	p.o. 吸入 i.m. 静脉给药	食物降低药物吸收速率，不改变总的 F	50~80	p.o.：2~6；含抛射剂的吸入器：0.17；干粉吸入器 / 喷雾器：约 0.5	给予喷雾型沙丁胺醇 1 080μg：3nmol/ml	10	156 ± 38	经胃肠道代谢。 吸入：80~100% 随尿液排出。 口服：76% 随尿液排出	i.n.：3.8 缓释片：9.3 普通片或者糖浆：5~7.2	NA	p.o.：常释剂，2~4mg t.i.d.；缓释、控释制剂，8mg b.i.d.。 气雾吸入：一次 100μg（1 揿），可根据需要增至 200μg（2 揿）。 粉雾吸入：0.2~0.4mg q.i.d.。 雾化吸入：①间歇疗法，2.5~5mg q.i.d.；②连续疗法，以注射用氯化钠溶液将本药稀释成 50~100μg/ml 的溶液，给药速度通常为 1~2mg/h。 肌内注射：一次 0.4mg，必要时 4h 可重复注射。 静脉注射：一次 0.4mg，用 5% 葡萄糖注射液或生理盐水 20ml 稀释后缓慢注射。 静脉滴注：一次 0.4mg，用 5% 葡萄糖注射液 100ml 稀释后滴注	100%	75%	50%	NA	CRRT：75% 血液透析、CAPD：NA
盐酸班布特罗	p.o.	不受进食影响	20	1.4~1.8	单次给予 20mg 盐酸班布特罗片：8.6nmol/L	NA	NA	本药约 1/3 在肠壁和肝脏中代谢。本药及代谢产物主要经肾脏排出	13	NA	10mg q.n.。根据临床疗效，1~2w 后可增至 20mg。对口服 β_2 肾上腺素受体激动剂耐受性良好者，推荐起始剂量为 20mg q.n.	100%	初始剂量为 5mg，1~2w 后增至 10mg	初始剂量为 5mg，1~2w 后增至 10mg	NA	NA

续表

药物	给药途径	食物影响	F/%	t_{max}/h	C_{max}/(μg/ml)	蛋白结合率/%	V_d/L	代谢和排出途径及比例	$^1t_{1/2}$/h	$^2t_{1/2}$/h	正常剂量	Ccr 50~90ml/min	Ccr 10~50ml/min	Ccr<10ml/min	透析清除情况	血液透析/CAPD/CRRT 剂量
硫酸特布他林	p.o. 静脉给药 吸入	NA	15±6	p.o.:2~3 i.n.:1~2 i.v.:0.5~1 i.h.:0.5~1	单次给予 20mg 硫酸特布他林片，血药峰浓度为 12.2nmol/L	25	1.01~1.61L/kg	在肝脏灭活，经肾脏排出(60% 为原型药)，30%~56% 随粪便排出	平均半衰期 11~26；孕妇半衰期 3.7；儿童半衰期 12.1	NA	(1) 口服：①片剂、胶囊、颗粒，1.25mg b.i.d~t.i.d.，1~2w 后可加至一次 2.5mg t.i.d.。②溶液：1.5~3mg t.i.d.。 (2) 静脉注射：必要时每 15~30min 注射 0.25mg，4h 内总剂量不可超过 0.5mg。 (3) 静脉滴注：一日 0.5~0.75mg，分 2~3 次给药，缓慢(25μg/min)滴注。 (4) 气雾吸入：1~2 喷 t.i.d.~q.i.d.，严重者可增至一次 6 喷，24h 最大剂量为 24 喷。 (5) 粉雾吸入：0.25~0.5mg q.4h.~q.6h.，严重者可增至一次 1.5mg，一日最大量不超过 6mg，需要多次吸入时，每吸间隔时间 2~3min。 (6) 雾化吸入雾化液：一次 5mg，加入雾化器中，t.i.d.	100%	50%	避免使用	NA	NA
盐酸丙卡特罗	p.o. 气雾吸入	NA	NA	1.5	NA	NA	NA	尿液中排出量为 10.3%±2.4%	8.4	NA	口服： 成人：50μg q.n.；或 50μg b.i.d.。 6 岁以上儿童：25μg q.n.；或 25μg b.i.d.，早、晚(睡前)服用。 气雾吸入： 成人：10~20μg b.i.d.，儿童：10μg q.n.	NA	NA	NA	NA	NA
氢溴酸非诺特罗	p.o. 气雾吸入	NA	60	i.n.:2~3h i.v.:2min p.o.:2h	50μg i.v.:1.3ng/ml	NA	NA	90% 经肝脏代谢，12%~60% 经肾脏排出，14%~40% 随粪便排出	7	NA	口服：2.5~7.5mg t.i.d. 气雾吸入：1~2 揿 t.i.d.	NA	NA	NA	NA	NA
富马酸福莫特罗	p.o. 吸入	NA	61	p.o.:0.5~1h i.n.:15min	NA	50	4	肝脏代谢，CYP2D6、CYP2C8/9、CYP2C19、CYP2A6 参与；部分随尿液排出，部分随胆汁排出。吸入给药后 6%~10% 以原型药随尿液排出	8	17	吸入：一次 4.5~9μg，q.d.~b.i.d.，早晨和/或晚间给药。严重患者，一次 9~18μg，q.d.~b.i.d.，哮喘夜间发作可于晚间给药 1 次，一日最大剂量为 36μg。 口服：一次 40~80μg，b.i.d.。儿童一日 4μg/kg，分 2~3 次	NA	NA	NA	NA	NA

续表

药物	给药途径	食物影响	F/%	t_{max}/h	C_{max}/(μg/ml)	蛋白结合率/%	V_d/L	代谢和排出途径及比例	$^1t_{1/2}$/h	$^2t_{1/2}$/h	正常剂量	Ccr 50~90ml/min	Ccr 10~50ml/min	Ccr<10ml/min	透析清除情况	血液透析/CAPD/CRRT 剂量
妥洛特罗	外用	—	—	13.3 ± 2.2(胸部); 11.3 ± 0.7(背、臀部)	2.43 ± 0.28(胸部); 2.3 ± 0.18(背部); 2.13 ± 0.2(臀部)	28.1	NA	5.39% 随尿液排出	NA	NA	2mg,q.d.。贴于胸、背、臀部均可	NA	NA	NA	NA	NA
克伦特罗	p.o. 舌下含服 吸入 直肠给药	NA	70~80	p.o.:2~3 i.n.:1	NA	89~98	NA	少量经肝脏代谢,主要经肾脏排出	25~39	NA	口服:40μg t.i.d. 舌下含服:一次 60~120μg 吸入给药:①粉雾剂,20μg t.i.d.,每次给药间隔不得少于 4h;②气雾剂,10~20μg t.i.d.~q.i.d. 直肠给药:60μg b.i.d.,塞入肛门,也可于睡前给药 1 次	NA	NA	NA	NA	NA
环索奈德	喷入 吸入	NA	<1	NA	NA	高度结合	2.9	主要被肺部的酯酶氢化成生物活性代谢产物,在肝脏中被 CYP3A4 催化生成无活性代谢产物。66% 随粪便排出,≤ 20% 经肾脏排出	0.71	NA	(1)过敏性鼻炎:经鼻给药,200μg/d,即每侧鼻孔 2 喷 q.d.。 (2)哮喘:经口吸入气雾剂,①使用过支气管扩张药:80μg b.i.d.,最大剂量为 160μg b.i.d.;②使用过吸入皮质激素:80μg b.i.d.,最大剂量为 320μg b.i.d.;③使用过口服激素药:初始剂量为 320μg b.i.d.,最大剂量为 320μg b.i.d.	NA	NA	NA	NA	NA
色甘酸钠	吸入 经鼻给药 经眼给药	NA	<1	15~20min	14~91ng/ml	60~75	0.13	以原型药排出,50% 经肾脏排出,50% 随胆汁排出	1~1.5	NA	(1)预防支气管哮喘 吸入给药:①干粉(胶囊),20mg q.i.d.,症状减轻后,一日 40~60mg;维持量,一日 20mg;②气雾剂,3.5~7mg t.i.d.~q.i.d.,一日最大剂量 32mg。 (2)预防过敏性鼻炎:①吸入干粉(胶囊),每侧一次 10mg,一日 4~6 次。②经鼻给药,滴鼻液,一次 5~6 滴,一日 5~6 次。 (3)预防春季过敏性结膜炎:经眼给药,2% 滴眼液,一次 1~2 滴,q.i.d.,重症可适当增加到一日 6 次	NA	NA	NA	NA	NA

续表

药物	给药途径	食物影响	F/%	t_{max}/h	C_{max}/(μg/ml)	蛋白结合率/%	V_d/L	代谢和排出途径及比例	$^1t_{1/2}$/h	$^2t_{1/2}$/h	正常剂量	Ccr 50~90ml/min	Ccr 10~50ml/min	Ccr<10ml/min	透析清除情况	血液透析/CAPD/CRRT 剂量
普仑司特	p.o.	有影响	NA	3	NA	NA	NA	经肝脏代谢，98.9%随粪便排出，0.24%随尿液排出	1.7~9	NA	225mg b.i.d.	NA	NA	NA	NA	NA
曲尼司特	p.o.	NA	NA	2~3	NA	NA	NA	主要随尿液排出	8.6	NA	100mg t.i.d.	NA	NA	NA	NA	NA
盐酸伪麻黄碱	p.o.	无影响		1.5~2.4	212ng/ml	NA	2.6~3.5L/kg	经肝脏代谢，43%~96%以原型药经肾脏排出，1%~6%为活性去甲伪麻黄碱	4~6h，尿液的pH会影响$t_{1/2}$，pH低于6减少，pH大于8增加	较正常肾功能人群延长	(1)鼻塞 普通片剂：通常建议口服伪麻黄碱片的剂量60mg q.4h.~q.6h.，每24h不超过240mg。 伪麻黄碱缓释胶囊：120mg q.12h.。 (2)长期变应性鼻炎：患者口服西替利嗪5mg与伪麻黄碱缓释胶囊120mg联合用药b.i.d.，可有效控制鼻塞等相关症状。 (3)季节性变应性鼻炎：口服60mg伪麻黄碱，每日最多4次	NA	NA	NA	血液透析不可清除	NA
尼达尼布	p.o.	延长药物吸收并增加20%的暴露量	4.7	p.o.：2~4	单次150~300mg p.o.：0.2~0.3ng/ml	97.8	1 050	经肝脏代谢，尼达尼布最常见的代谢反应是酯酶水解，小部分由CYP3A4代谢。93.4%随粪便排出，0.05%~0.1%以原型药经肾脏排出	9.2~15.3	NA	150mg q.12h.	100%	100%	NA	NA	NA
吡非尼酮	p.o.	降低吸收速率和程度	NA	0.5	空腹给药400mg：9.24±1.74	58	59~71	经肝脏代谢，主要通过CYP1A2，代谢产物80%经肾脏排出	3	NA	本药的初始用量为200mg t.i.d.，希望能在两周的时间内，通过每次增加200mg剂量，最后将本药用量维持在每次600mg(每日1 800mg)；应密切观察患者用药耐受情况	NA	NA	不建议使用	血液透析可清除	血液透析：100% CAPD、CRRT：NA

五、消化系统疾病用药

药物	给药途径	食物影响	F/%	t_{max}/h	C_{max}/(μg/ml)	蛋白结合率/%	V_d/L	代谢和排出途径及比例	$^{1}t_{1/2}$/h	$^{2}t_{1/2}$/h	正常剂量	Ccr 50~90ml/min	Ccr 10~50ml/min	Ccr<10ml/min	透析清除情况	血液透析/CAPD/CRRT剂量
1. 抗酸药																
铝碳酸镁片	p.o.	餐后1~2h、睡前或胃不适时服用	100	NA	NA	NA	NA	吸收的镁、铝通过肾脏清除	NA	NA	0.5~1g t.i.d.	NA	30ml/min：不可长期、大剂量用药	不可长期、大剂量用药	NA	NA
碳酸氢钠片	p.o.	应在饭后1~3h服用	口服吸收良好	NA	NA	NA	NA	排泄：尿液（<1%）	NA	NA	(1)消化不良：178~712mg q.4h. p.o.，一日最大4 272mg；或770~1 540mg泡腾片在半杯冷水中起泡时口服，每小时一次，最多6杯/24h。 (2)慢性代谢性酸中毒：最初一次600mg t.i.d.；之后增加剂量以保持血清碳酸氢盐水平在23mmol/L或更高	无须调整	无须调整	无须调整	无须调整	血液透析：无须调整剂量 CAPD，CRRT：无须调整剂量
铝镁加混悬液	p.o.	NA	NA	NA	NA	NA	NA	不被胃肠道吸收，随粪便排出体外	NA	NA	1.5g t.i.d.~q.i.d. p.o.，餐后1~2h或q.n.	NA	NA	NA	NA	NA
2. H_2受体拮抗剂																
西咪替丁	p.o. i.m. i.v. i.v.gtt.	p.o.：一般于进餐时与睡前服药效果最好	本药口服后60%~70%由肠道迅速吸收，年轻人对本药的吸收较老年人好	p.o.：45~90min i.m.：15min	p.o.：0.36~1.5μg/ml(150~200mg)；2μg/ml(400mg)；3.5μg/ml(800mg)	15~20	1L/kg	本药主要经肝脏代谢，经肾脏排出。肌内注射或静脉注射后，大多数以原型药排出。 单次口服和非口服途径给药24h后，口服量的48%，注射量的75%以原型药经肾脏排出	2	慢性肾功能不全者可延长至4.9	(1)缓解胃酸过多引起的胃痛、胃灼热、反酸：200mg b.i.d. p.o.，24h内不超过800mg。使用缓释片时，300mg q.d.。 (2)胃及十二指肠溃疡、十二指肠溃疡短期治疗后复发、胃食管反流性疾病、预防危急患者发生应激性溃疡及出血、胃泌素瘤：① 200~400mg p.o. b.i.d.~q.i.d.，餐后或q.n.(或单次800mg q.n.)。② 200mg i.m.，4~6h后可重复给药。③ 200mg i.v.，可间隔3~6h重复给药。注射时间不应少于5min。④ 200mg i.v.gtt.，滴注15~20min，每4~6h重复1次。对有必要增加剂量的患者，需增加给药次数，但最大日剂量为2g；静脉连续滴注，24h内滴注速度不应超过75mg/h。 (3)预防溃疡复发：400mg q.n. p.o.	无须调整剂量	30~50ml/min时，200mg q.i.d.；15~30ml/min时，200mg t.i.d.；0~15ml/min时，200mg b.i.d.	0~15ml/min时，200mg b.i.d.	每剂药量清除不到20%	建议进行血液透析的患者根据透析时间调整给药时间

续表

药物	给药途径	食物影响	F/%	t_{max}/h	C_{max}/(μg/ml)	蛋白结合率 /%	V_d/L	代谢和排出途径及比例	$^1t_{1/2}$/h	$^2t_{1/2}$/h	正常剂量	Ccr 50~90ml/min	Ccr 10~50ml/min	Ccr<10ml/min	透析清除情况	血液透析 / CAPD/ CRRT 剂量
尼扎替丁	p.o.	AUC 和 C_{max} 增加约 10%	70~94	0.5~3	0.716~1.159	27~43	0.8~1.6L/kg	少于 10% 的尼扎替丁给药剂量经历肝脏首关代谢。不到 7% 的口服剂量被代谢成 N_2- 单去甲基尼扎替丁，这是通过尿液排出的主要代谢产物。超过 90% 的尼扎替丁给药剂量在 12h 内从尿液中消除；大约 60% 以原型药经肾脏排出	1~2.8	3.5~14	(1) 胃溃疡：300mg q.n. p.o.，或 150mg b.i.d.。 (2) 胃食管反流病、糜烂、溃疡和相关的胃灼热：150mg b.i.d.，持续 12w。 (3) 胃灼热：75~150mg/d，餐前 0.5~1h 服用。 (4) 十二指肠溃疡：300mg q.n. p.o.，或 150mg，b.i.d.。维持剂量为 150mg q.n.	无须调整剂量	活动性十二指肠溃疡、胃食管反流病和良性胃溃疡的患者：20~50ml/min 时 150mg q.d.；<20ml/min 时，150mg q.48h.。 维持剂量：20~50ml/min 时，150mg q.48h.；<20ml/min 时，150mg q.72h.	<10ml/min：150mg q.48h.~q.72h.	血液透析几乎不可清除	血液透析：血液透析后补充剂量似乎没有必要，针对肾功能受损患者调整的药物剂量应每隔一个晚上或透析治疗后的晚上给药。 CAPD：150mg q.48h.~q.72h. CRRT：NA
拉呋替丁	p.o.	进食状态下 t_{max} 明显延长，但进食对 C_{max}、AUC 和 F 没有影响	NA	健康男性志愿者空腹单次口服拉呋替丁 10mg 时：0.8 ± 0.1	健康男性志愿者空腹单次口服拉呋替丁 10mg 时：0.174 ± 0.020	88.0 ± 1.2	NA	空腹时口服拉呋替丁 10mg，给药 24h 内原型药、代谢产物 M-4、M-7 及 M-9 的尿液中排出率分别为 10.9% ± 1.5%、1.7% ± 0.2%、7.5% ± 0.8% 及 0.3 ± 0.1%，人尿液中总排出率为给药量的 20%	3.30 ± 0.39	NA	10mg b.i.d.，餐后或 q.n.	NA	NA	NA	经血液透析，拉呋替丁被清除 7%~18%	慎用
罗沙替丁	p.o. i.v.	不受进食和抗酸药影响	几乎完全吸收 (95%)	3	0.773	5~7	NA	健康成人口服 75mg 药物时，尿液中的主要代谢产物为脱乙酰基产物，其他较多的是羟酸衍生物。 健康成人静脉给予 75mg 本药，24h 内约有 67.5% 的本药以脱乙酰基产物的形式随尿液排出	6	NA	p.o.：75mg b.i.d.，或 150mg q.n.。 i.v.：成人 75mg q.12h.，用 20ml 的生理盐水或葡萄糖注射液溶解，缓慢静脉推注，或用注射液混合后静脉滴注。一般可在 1 周内显示疗效，能够口服后应改用口服药物进行治疗	NA	NA	NA	NA	NA

续表

药物	给药途径	食物影响	F/%	t_{max}/h	C_{max}/(μg/ml)	蛋白结合率/%	V_d/L	代谢和排出途径及比例	$^1t_{1/2}$/h	$^2t_{1/2}$/h	正常剂量	Ccr 50~90ml/min	Ccr 10~50ml/min	Ccr<10ml/min	透析清除情况	血液透析/CAPD/CRRT 剂量
法莫替丁	p.o. i.v. i.v.gtt. i.m.	不受食物影响	约 50%，口服吸收迅速但不完全	p.o.：2~3h i.m.：30min	平均 C_{max} 在口服 40mg 后为 76~104μg/ml，口服 20mg 后为 50~60μg/ml，口服 10mg 后为 29~33μg/ml，口服 5mg 后为 17~22μg/ml。多次给药后的血浆浓度与单次给药后的相似	15~20	0.94~2L/kg	仅少量在肝脏代谢成 S- 氧化物，大部分以原型药自肾脏排出，胆汁排出量少，也可经乳汁排出，其药物浓度与血浆浓度相似。 口服后 24h 内原型药经尿液排出率为 35%~44%。 肌内注射后尿液中代谢产物只有 S- 氧化物，占尿液总排出量的比例为 2.2%~11.0%，给药后 24h 内尿液中原型药排出率为 71%~89.6%。 静脉给药后尿液中代谢产物只有 S- 氧化物，占尿液总排出量的比例为 5.2%~11.3%，给药后 24h 内尿液中原型药排出率为 57.8%~96.4%	3	肾功能不全者 $t_{1/2}$ 延长	(1) 胃酸过多、消化性溃疡（胃、十二指肠溃疡）、应激性溃疡、应激胃黏膜病变、胃泌素瘤、反流性食管炎：20mg b.i.d. p.o.，24h 内不超过 40mg，于早、晚餐后或睡前服用。 (2) 上消化道出血、预防上消化道出血：① i.v.，20mg q.12h.，以 0.9% 氯化钠注射液或葡萄糖注射液 20ml 稀释后缓慢静脉注射（不少于 3min）；② i.v.gtt.，20mg q.12h.，以 5% 葡萄糖注射液 250ml 稀释后静脉滴注（不少于 30min）；③ i.m.，20mg b.i.d.，以注射用水 1~1.5ml 溶解后肌内注射。 (3) 预防吸入性肺炎：① i.v.，一次 20mg，以 0.9% 氯化钠注射液或葡萄糖注射液 20ml 溶解后，麻醉前 1h 缓慢静脉注射；② i.m.，一次 20mg，以注射用水 1~1.5ml 溶解后，麻醉前 1h 注射	>60ml/min：无须调整剂量 30~60ml/min：10mg q.d. 或 20mg q.o.d.	30~60ml/min：10mg q.d. 或 20mg q.o.d.	<30ml/min：10mg q.o.d.	血液透析不易清除	20mg/ 次，透析后使用
雷尼替丁	p.o. i.v. i.v.gtt. i.m. 直肠给药	NA	39~88	i.m.：15min p.o.：2~3h	i.m.：0.576 p.o.：0.044~0.977	15	1.04~4.09L/kg	雷尼替丁被肝脏代谢成至少 3 种代谢产物，主要通过尿液排出；大约 30% 的口服剂量和 70% 的静脉注射剂量在 24h 内以原型药排出体外，也通过粪便排出	1.9~3	4.8~9.8	(1) i.m. 1) 胃酸分泌过多：50mg q.6h.~q.8h.。 2) 顽固性十二指肠溃疡：50mg q.6h.~q.8h.。 3) 佐林格 - 埃里森综合征：50mg q.6h.~q.8h.。 (2) 静脉给药 1) 胃酸分泌过多、顽固性十二指肠溃疡：①间歇静脉推注，50mg q.6h.~q.8h.，以最高 4ml/min 的速度，通过静脉推注给药（浓度不超过 2.5mg/ml），最大剂量 400mg/d。②间歇静脉输液，50mg q.6h.~q.8h.，输注给药（浓度不超过 0.5mg/ml），速率不超过 5~7ml/min，最大剂量 400mg/d。③持续静脉输液，6.25mg/h，连续静脉输注。	无须调整剂量	p.o.：<50ml/min，150mg q.d.；如果患者的病情需要，可将给药间隔增加至每 12h 一次或更长时间。 Ccr<30ml/min 或血清肌酐浓度超过 300μmol/L，75mg b.i.d.。	p.o.：75mg b.i.d.。 肾移植：血清肌酐 <1.7mg/dl，150mg q.d.，连续服用 7d。 静脉注射：Ccr<20ml/min，每日给予给药剂量的一半	NA	血液透析：在透析结束时服用雷尼替丁 CAPD：150mg q.d. CRRT：无须调整

续表

药物	给药途径	食物影响	F/%	t_{max}/h	C_{max}/(μg/ml)	蛋白结合率/%	V_d/L	代谢和排出途径及比例	$^1t_{1/2}$/h	$^2t_{1/2}$/h	正常剂量	Ccr 50~90ml/min	Ccr 10~50ml/min	Ccr< 10ml/min	透析清除情况	血液透析/CAPD/CRRT 剂量
雷尼替丁											2）预防应激性溃疡：建议雷尼替丁作为初始治疗以单次 50mg 静脉推注给药，以快速达到治疗的血清水平，然后以 125μg/(kg·h)静脉输注。 3）佐林格 - 埃里森综合征：①间歇静脉推注，50mg q.6h.~q.8h.，以最高 4ml/min 的速度，通过静脉推注给药（浓度不超过 2.5mg/ml），最大剂量 400mg/d。②间歇静脉输液，50mg q.6h.~q.8h.，输注给药（浓度不超过 0.5mg/ml），速率不超过 5~7ml/min，最大剂量 400mg/d。③持续静脉输液，1mg/(kg·h)；如果 4h 后，患者出现症状，剂量可增加 0.5mg/(kg·h)；剂量最高达 2.5mg/(kg·h)，速率最高达 220mg/h。 (3) p.o. 1）糜烂性食管炎：①胶囊和片剂，初始治疗，150mg q.i.d.；维持治疗，150mg b.i.d.。②口服溶液剂，初始治疗，150mg/10ml q.i.d.；维持治疗，150mg/10ml b.i.d.。 2）胃酸分泌过多、胃溃疡、胃食管反流病、佐林格 - 埃利森综合征：150mg b.i.d.；可根据个别患者的需要更频繁地给药；严重疾病患者每天使用高达 6g。 3）胃溃疡：维持剂量 150mg q.n.。 4）非溃疡性消化不良：①治疗，150mg，最大剂量 300mg/d；②预防，150mg 餐前 30~60min 服用，最大剂量 300mg/d。 5）十二指肠溃疡：常用剂量，150mg b.i.d.，口服；交替疗法，每日晚餐后或就寝时口服 300mg；合并用药，抗酸药可以根据疼痛缓解的需要进行给药。 6）十二指肠溃疡：常用剂量 150mg q.n.		肾移植：血清肌酐 150.28μmol/L，150mg q.d.，连续服用 7d。 静脉注射：Ccr<50ml/min，50mg q.18h~q.24h.；如果患者病情需要，可将给药间隔增加至每 12h 一次或更长时间。Ccr 为 20ml/min 或更少，每日给予给药剂量的一半			

续表

药物	给药途径	食物影响	F/%	t_{max}/h	C_{max}/(μg/ml)	蛋白结合率/%	V_d/L	代谢和排出途径及比例	$^1t_{1/2}$/h	$^2t_{1/2}$/h	正常剂量	Ccr 50~90ml/min	Ccr 10~50ml/min	Ccr<10ml/min	透析清除情况	血液透析/CAPD/CRRT 剂量
3. 质子泵抑制剂																
奥美拉唑	p.o. i.v. i.v.gtt.	食物可延迟其吸收，但不影响吸收总量	单次给药的 F 约为35%，多次给药的 F 可达 60%	p.o.：0.5~7	0.22~1.16	95~96	0.34~0.37L/kg	本药在体内完全被肝微粒体 CYP450 酶系统催化而迅速氧化代谢，72%~80% 的代谢产物经肾脏排出，另有18%~23% 的代谢产物随粪便排出	0.5~1	0.6	(1)胃、十二指肠溃疡 1)p.o.：20mg q.d.~b.i.d.(晨起顿服或早晚各 1 次)，对难治性溃疡患者，可用 40mg q.d.。 2)i.v.：40mg q.d.~b.i.d.。 3)i.v.gtt.：40mg q.d.。 (2)反流性食管炎 1)p.o.：20~60mg q.d.~b.i.d.(晨起顿服或早晚各 1 次)。 2)i.v.gtt.：40mg q.d.。 (3)胃泌素瘤 1)p.o.：初始剂量为 60mg q.d.，以后酌情调整为 20~120mg/d，日剂量高于 80mg 时，分 2 次给药。 2)i.v.：初始剂量为 60mg q.d.，一日剂量可更高，剂量应个体化。当一日剂量超过 60mg 时，分 2 次给药。 3)i.v.gtt.：初始剂量为 60mg q.d.，剂量应个体化，可酌情增量。日剂量高于 60mg 时，分 2 次给药。 (4)幽门螺杆菌的根除 口服，①三联疗法：本药 20mg，阿莫西林 1 000mg，克拉霉素 500mg，均为 b.i.d.。或本药 20mg，克拉霉素 250mg，甲硝唑 400mg，均为 b.i.d.。②二联疗法：本药 40mg，q.d.，克拉霉素 500mg，t.i.d.。或本药 20mg，阿莫西林 750~1 000mg，均为 b.i.d.。 (5)预防非甾体抗炎药相关的胃十二指肠溃疡、胃黏膜十二指肠糜烂或消化不良症状： 20mg q.d. p.o.。 (6)慢性复发性反流性食管炎的长期治疗：20mg q.d. p.o.。部分患者可 10mg/d，若该剂量无效，可增至 40mg q.d.。 (7)胃食管反流病的对症治疗、溃疡样症状的治疗和酸相关性消化不良：20mg q.d. p.o.。部分患者可 10mg/d，若 2~4w 后仍未能控制症状，应进一步检查	NA	NA	NA	血液透析不能清除	NA

续表

药物	给药途径	食物影响	F/%	t_{max}/h	C_{max}/(μg/ml)	蛋白结合率/%	V_d/L	代谢和排出途径及比例	$^1t_{1/2}$/h	$^2t_{1/2}$/h	正常剂量	Ccr 50~90ml/min	Ccr 10~50ml/min	Ccr< 10ml/min	透析清除情况	血液透析/CAPD/CRRT 剂量
雷贝拉唑	p.o.	本药应于早晨、餐前服用。餐后给药 C_{max} 虽无改变，但 t_{max} 被明显延迟	缓释片：约 52%	单次口服 20mg：3.1 每日口服 40mg 连续 7d：3.8	单次口服 20mg：0.406 每日口服 40mg 连续 7d：0.418	94.8~97.5	NA	本药主要经肝脏代谢，主要的代谢产物为硫醚和羧酸，次要的代谢产物还有砜、乙基硫醚和硫醚氨酸，只有乙基代谢产物具有少量抑制分泌的活性，但不存在于血浆中。本药 90% 随尿液排出，其他代谢产物随粪便排出。48h 内尿液中排出给药量的 34%，本药在体内无累积现象	单次口服 20mg：1.02 每日口服 40mg 连续 7d：1.49	血液透析的患者和健康人体内的药代动力学无显著差异	(1)活动性胃溃疡：20mg q.d. p.o.，早晨服用，连服 6w。 (2)活动性十二指肠溃疡：20mg(部分患者一次 10mg 即有反应)q.d. p.o.，早晨服用，连服 4w。 (3)侵蚀性或溃疡性胃食管反流病：20mg q.d. p.o.，早晨服用，连服 4~8w。其维持治疗方案为 10mg 或 20mg q.d.，疗程为 12 个月	NA	NA	NA	透析不能清除	NA
泮托拉唑	p.o. i.v.gtt.	食物可使本药吸收延缓 2h 或更长，但 C_{max} 和 AUC 却并没有无明显变化	本药 F 高并相对稳定，单次或多次给药后的 F 均保持在 77% 左右，且不受食物或其他抗酸药的影响	2.5	2~3	98	11~23.6	药物在肝内经 CYP450 酶系代谢，并另有Ⅱ期代谢途径，主要代谢产物为去甲基泮托拉唑硫酸酯，后者大部分经肾脏排出，少部分(小于 20%)经胆汁分泌、随粪便排出	1	NA	(1)消化性溃疡 1)p.o.：40mg q.d.，个别对其他药物无反应的患者可一日 2 次，最好于早餐前服用。 2)i.v.：40~80mg q.d.~b.i.d.，使用前将 0.9% 氯化钠注射液 10ml 注入冻干粉小瓶内，将上述溶解后的药液加入 0.9% 氯化钠注射液 100~250ml 中稀释后供静脉滴注，静脉滴注时间为 15~60min。 (2)反流性食管炎、佐林格 - 埃利森综合征：40mg q.d. p.o.，个别对其他药物无反应的患者可一日 2 次，最好于早餐前服用。 (3)伴幽门螺杆菌感染的消化性溃疡：p.o. ①泮托拉唑(40mg b.i.d.)+ 阿莫西林(1g b.i.d.)+ 克拉霉素(500mg b.i.d.)；②泮托拉唑(40mg b.i.d.)+ 甲硝唑(500mg b.i.d.)+ 克拉霉素(500mg b.i.d.)；③泮托拉唑(40mg b.i.d.)+ 阿莫西林(1g b.i.d.)+ 甲硝唑(500mg b.i.d.)	NA	NA	NA	血液透析不可清除	NA

续表

药物	给药途径	食物影响	F/%	t_{max}/h	C_{max}/(μg/ml)	蛋白结合率/%	V_d/L	代谢和排出途径及比例	$^1t_{1/2}$/h	$^2t_{1/2}$/h	正常剂量	Ccr 50~90ml/min	Ccr 10~50ml/min	Ccr<10ml/min	透析清除情况	血液透析/CAPD/CRRT 剂量
艾普拉唑肠溶片	p.o.	与空腹比较，进食可延迟 t_{max}，但对其他药代动力学参数影响不大	NA	NA	NA	NA	NA	NA	NA	NA	本药用于成人十二指肠溃疡，每日晨起空腹吞服(不可咀嚼)，10mg q.d.。疗程为 4w，或遵医嘱	NA	NA	NA	NA	NA
兰索拉唑	p.o. i.v.gtt.	餐后服用可延缓吸收，并使 C_{max} 降低，但 AUC 与空腹服用无明显差异	口服易吸收，绝对 F 为 85%	健康成人空腹时单次口服 30mg：1.5~2.2	健康成人空腹时单次口服 30mg：0.75~1.15 健康人静脉给予本药 30mg：1 705 ± 292	健康成人空腹时单次口服 30mg：97.7~99.4 健康人静脉给予本药 30mg：97	健康人静脉给予本药 30mg：15.7 ± 1.9	药物通过肝药酶 CYP2C19 和 3A4 生成无活性代谢产物，并在壁细胞中生成两种不存在于体循环中的活性代谢产物；排泄：粪便(67%)；尿液(33%；14%~25% 为代谢产物，<1% 为原型药)	1.3~1.7	NA	(1)胃溃疡、十二指肠溃疡、反流性食管炎、胃泌素瘤、吻合口溃疡：30mg q.d. p.o.。用于反复发作和复发性反流性食管炎的维持治疗时，15mg q.d.，仅在此剂量治疗效果不佳或治疗期间复发时才改为一次 30mg。 (2)合并幽门螺杆菌感染的胃或十二指肠溃疡：30mg q.d.~b.i.d. p.o.，与 1~2 种抗生素联合应用。 (3)口服疗法不适用的伴有出血的十二指肠溃疡：30mg b.i.d. i.v.gtt.，静脉滴注至少 30min	无须调整剂量	无须调整剂量	无须调整剂量	血液透析不能清除	NA
艾司奥美拉唑	p.o. i.v. i.v.gtt.	食物会延缓和降低其吸收	89	1~2	NA	97	16	本药主要通过肝药酶 CYP2C19 和(在较小程度上)通过 3A4 生成羟基、去甲基和砜代谢产物(均无活性)。一次口服剂量的 80% 以代谢产物随尿液排出(尿液中原型药不足 1%)，其余随粪便排出	1.3	NA	(1)糜烂性反流性食管炎的治疗 1)p.o.：40mg q.d.，连服 4w。对于食管炎未治愈或症状持续的患者建议再治疗 4w。 2)i.v.：40mg q.d.。 3)i.v.gtt.：40mg q.d.。 (2)已治愈的食管炎患者防止复发的长期维持治疗：20mg q.d. p.o.。 (3)胃食管反流病的症状控制 1)p.o.：无食管炎的患者，20mg q.d.。如用药 4w 后症状未得到控制，应对患者作进一步检查。症状消除后可采用即时疗法(即需要时 20mg q.d. p.o.)。 2)i.v.：20mg q.d.。 3)i.v.gtt.：20mg q.d.。 (4)联合抗菌疗法根除幽门螺旋杆菌：口服，采用联合用药方案，本药 20mg，阿莫西林 1g，克拉霉素 500mg，b.i.d.，共用 7d	NA	NA	NA	透析难以清除	NA

续表

药物	给药途径	食物影响	F/%	t_{max}/h	C_{max}/(μg/ml)	蛋白结合率/%	V_d/L	代谢和排出途径及比例	$^1t_{1/2}$/h	$^2t_{1/2}$/h	正常剂量	Ccr 50~90ml/min	Ccr 10~50ml/min	Ccr<10ml/min	透析清除情况	血液透析/CAPD/CRRT 剂量
4. 胃黏膜保护药																
胶体酒石酸铋	p.o.	不宜与牛奶同时服用，否则会降低药效	NA	NA	NA	NA	NA	口服后在肠道内吸收甚微，血药浓度和尿药浓度极低，绝大部分本药随粪便排出体外。痕量的铋吸收后主要分布于肝脏、肾脏等组织中，以肾脏居多，主要通过肾脏排出	NA	NA	165mg q.i.d.，分别于三餐前 1h 及临睡时服用	NA	NA	NA	NA	NA
胶体果胶铋	p.o.	不宜与牛奶同时服用，否则会降低药效	NA	NA	NA	NA	NA	本药口服后在肠道吸收甚微，血药浓度与尿药浓度极低，绝大部分本药随粪便排出体外。痕量的铋吸收后主要分布于肝脏、肾脏等组织中，以肾脏居多，主要通过肾脏排出	NA	NA	100~150mg(2~3 粒)q.i.d.，分别于三餐前 1h 及临睡时服用，4w 为一个疗程	NA	NA	NA	NA	NA
枸橼酸铋钾	p.o.	高蛋白饮食可干扰本药作用，应间隔半小时以上服用	本药在胃中形成不溶性的胶体沉淀，很难被消化道吸收，仅有少量铋可被吸收	4 周	0.005~0.014	NA	NA	痕量的铋吸收后主要分布在肝脏、肾脏及其他组织中，以肾脏分布居多，且主要经肾脏排出，清除率约为 50ml/min。本药未吸收部分随粪便排出	5~11d	NA	440mg(以铋计)q.i.d.。前 3 次于三餐前半小时服用，第 4 次于晚餐后 2h 服用，或一日 2 次，早晚各 220mg(以铋计)。用于缓解胃酸过多引起的胃痛、胃灼热或反酸时，连续使用不得超过 7d，用于胃、十二指肠溃疡及慢性胃炎时，疗程为 2w 或 4w	NA	NA	NA	NA	NA
磷酸铝凝胶	p.o.	NA	本药在体内几乎不吸收	NA	NA	NA	NA	NA	NA	NA	通常每次为 1~2 袋(2.5~5.0g)b.i.d.~t.i.d.。使用前充分振摇均匀。亦可伴开水或牛奶服用。 根据不同适应证推荐本药在不同的时间使用：胃炎、胃溃疡患者在饭前半小时前服用；十二指肠溃疡患者在饭后 3h 及疼痛时服用；反流性食管炎患者在饭后和晚上睡前服用	NA	NA	NA	NA	NA

续表

药物	给药途径	食物影响	F/%	t_{max}/h	C_{max}/(μg/ml)	蛋白结合率/%	V_d/L	代谢和排出途径及比例	$^1t_{1/2}$/h	$^2t_{1/2}$/h	正常剂量	Ccr 50~90ml/min	Ccr 10~50ml/min	Ccr< 10ml/min	透析清除情况	血液透析/CAPD/CRRT 剂量
米索前列醇	p.o. 阴道给药 直肠给药	进食时服用本药，可使本药吸收延迟，表现为 t_{max} 延长，C_{max} 降低，从而使其不良反应的发生率降低	口服吸收迅速，1.5h 后即可完全吸收	p.o.：15min	单次口服 0.2mg：0.309μg/L	80~90	NA	经肝脏代谢，快速脱酯成米索前列醇酸(活性)；口服后约 75% 随尿液排出，约 15% 随粪便排出，8h 内尿液中排出量为 56%	20~40min	NA	(1)终止停经 49d 内的早期妊娠：口服，单次剂量为 0.6mg，餐前服用，且应于服用米非司酮(25mg b.i.d.，连服 3d，或一次 200mg)40~48h 后给予。 (2)预防非甾体抗炎药所致的消化性溃疡：0.2mg b.i.d.~q.i.d. p.o.，剂量应根据个体差异、临床情况不同而定。 (3)胃溃疡、十二指肠溃疡：0.2mg q.i.d. p.o.，于餐前和睡前服用，疗程为 4~8w				NA	NA
伊索拉定	p.o.	NA	NA	3.5	154mg/ml	NA	NA	健康成人口服 4mg 后，在 80h 自尿液中排出 7% 左右(其中原型药约占 2%)；大部分随粪便排出	150	NA	一日 4mg，分 1~2 次服。随年龄、症状适当增减计剂量	NA	NA	NA	NA	NA
尿囊素铝	p.o.	NA	NA	NA	NA	NA	NA	NA	NA	NA	饭前口服。成人，0.2g(2 片)t.i.d.	NA	NA	NA	禁用	禁用
曲昔派特	p.o.	NA	相对其原型药水溶液的 F 为 99.6%±7.3%	2.33±0.52	1.07±0.36	NA	NA	健康成人口服曲昔派特 0.1g，24h 尿液中排出量为给药量的 61%。48h 尿液中排出量为给药量的 87%。尿液中排出量的 98% 以上为原型药	12.52±3.69	NA	饭后口服，成人，0.1g(1 粒)t.i.d.	NA	NA	NA	NA	NA
瑞巴派特	p.o.	餐后吸收较缓慢	口服吸收较好	0.5~4	NA	98% 以上	NA	大部分以原型药随尿液排出，体内无蓄积	2	NA	(1)胃溃疡：0.1g t.i.d. p.o.，早晚餐前半小时及睡前服用。 (2)急性胃炎及慢性胃炎急性加重期胃黏膜病变：0.1g t.i.d. p.o.	NA	NA	NA	NA	NA

续表

药物	给药途径	食物影响	F/%	t_{max}/h	C_{max}/(μg/ml)	蛋白结合率/%	V_d/L	代谢和排出途径及比例	$^1t_{1/2}$/h	$^2t_{1/2}$/h	正常剂量	Ccr 50~90ml/min	Ccr 10~50ml/min	Ccr< 10ml/min	透析清除情况	血液透析/CAPD/CRRT 剂量
替普瑞酮	p.o.	如果餐后30min的AUC定为100%，饭后1h的服用没有变化，而饭后3h的服用约降低23%	NA	饭后30min：5.4±0.5 饭后1h：5.1±0.6 饭后3h：4.3±0.9	饭后30min：2.087±1.041 饭后1h：2.274±0.930 饭后3h：1.562±0.852	NA	NA	少量在肝脏代谢。84.8%的药物以原型药排出。其中27.7%经呼吸道清除，22.7%经肾脏排出，29.3%经粪便排出	NA	NA	(1)急性胃炎、慢性胃炎的急性加重期：50~100mg t.i.d.，饭后30min内口服。另外，可根据年龄酌情减少。2个月为一疗程。 (2)胃溃疡：多为辅助抑酸剂应用，50~100mg t.i.d.，应用4~8w。与H2RA合用可提高疗效。预防NSAID引起的胃黏膜溃疡或胃炎，相伴用药，可减轻药物引起的胃黏膜损伤，50mg t.i.d.	NA	NA	NA	NA	NA
吉法酯	p.o.	餐后服用	60~70	6	NA	NA	NA	24h后尿液中排出12.4%，呼气中排出19.5%，粪便中排出30%~40%	NA	NA	成人100mg t.i.d. p.o.；一般疗程为1个月，病情严重者需2~3个月。维持性用药，50~100mg t.i.d. p.o.。预防性用药，50mg t.i.d. p.o.	NA	NA	NA	NA	NA
5. 胃肠促动药																
多潘立酮	p.o. 直肠给药 i.m.	饭后服用，F提高，t_{max}略有延迟，AUC略有增加	约15	p.o.：0.5~1 i.m.：0.25~0.5 直肠给药：1	i.m.10mg：0.04； 口服10mg：0.023； 直肠给药60mg：0.02	91~93	440	多潘立酮主要经肝药酶CYP3A4代谢。经肾脏排出，口服后，31%随尿液排出，其中约1%的药物以原型药排出，66%随粪便排出，其中约10%以原型药排出	7~9	20.8	(1)与糖尿病性胃轻瘫或慢性和亚急性胃炎相关的胃动力异常：10mg t.i.d.，饭前15~30min服用，最大剂量30mg/d。 (2)预防与使用多巴胺激动剂相关的胃肠道症状：10mg t.i.d.，饭前15~30min服用，最大剂量30mg/d	NA	NA	NA	NA	NA
莫沙必利	p.o.	空腹服用；餐前服用	口服吸收迅速	0.8±0.1	0.0307±0.0027	99	3.5L/kg	本药经肝药酶CYP3A4代谢，代谢产物主要为脱4-氟苄基莫沙必利，主要以代谢产物形式随尿液和粪便排出，原型药在尿液中仅占0.1%	2±0.2	NA	5mg t.i.d. p.o.，餐前或餐后服用	NA	NA	NA	NA	NA
伊托必利片	p.o.	空腹服用；餐前服用	96	0.5	NA	96	NA	在肝脏中广泛代谢；主要经肾脏排泄，原型药4%~5%，代谢产物75%随尿液排出	6	NA	50mg t.i.d.，餐前15~30min服用。根据年龄、症状酌减	NA	NA	NA	NA	NA

续表

药物	给药途径	食物影响	F/%	t_{max}/h	C_{max}/(μg/ml)	蛋白结合率/%	V_d/L	代谢和排出途径及比例	$^1t_{1/2}$/h	$^2t_{1/2}$/h	正常剂量	Ccr 50~90ml/min	Ccr 10~50ml/min	Ccr<10ml/min	透析清除情况	血液透析/CAPD/CRRT 剂量
氯波必利	p.o.	空腹服用；餐前30min 服用	NA	1.6	0.88ng/ml	NA	NA	由尿液中排出氯波必利、脱苄胺氯波必利以及它们各自的葡糖醛酸的结合体，连续口服(0.68mg，t.i.d.，5 天)没有蓄积性	NA	NA	首次服用半片(0.34mg)，之后 0.68mg b.i.d.~t.i.d.。早晚或餐前 30min 服用	NA	NA	NA	NA	NA
普芦卡必利	p.o.	无显著影响	>90	2~3	每日一次剂量为 2mg 时，C_{max} 为 0.007	30	567	60%~65% 的药物以原型药经肾脏排出，包括被动过滤和主动分泌，大约 5% 的剂量以原型药排出到粪便中	24	NA	慢性特发性便秘：2mg q.d.	无须调整剂量	30ml/min 时：无须调整剂量。 <30ml/min 时：1mg q.d.	1mg q.d.	NA	需要透析的终末期肾脏病患者禁用
6. 止吐药																
甲氧氯普胺	p.o. i.m. i.v. 直肠给药 鼻腔给药	尚不清楚	80	p.o.：1~2 i.v.：0.25 直肠给药：1~3	p.o.：1~2 i.v. 单剂量 10mg： 0.039~0.063 直肠给药 单剂量 10mg： 0.017~0.037 单剂量 20mg： 0.043~0.082	约 30	3.5L/kg	肝脏通过氧化和葡萄糖苷酸和硫酸盐结合；通过 CYP2D6 形成氧化代谢产物单去乙基甲氧氯普胺。排泄：尿液(约 85%)；主要以游离型、结合型或代谢产物经肾脏排泄	5~6	在一项针对不同程度肾脏损害患者的研究中，肌酐清除率降低与血浆清除半衰期延长相关	(1)预防化疗引起的恶心和呕吐 1)高催吐剂化疗方案(如顺铂、达卡巴嗪)：在不少于 15min 内输注 2mg/kg，在化疗前 30min 给药，每 2h 重复 2 次，然后每 3h 给药 3 次。 2)较少催吐剂的化疗方案：1mg/kg 静脉输注即可能有效，在化疗前 30min 输注不少于 15min，每 2h 重复 2 次，然后每 3h 输注 3 次。 (2)胃食管反流病，常规治疗失败后 1)口腔崩解片：连续给药，根据症状和临床反应，每天最多 4 次，每次 10~15mg，饭前和睡前至少 30min 服用。 2)口服片剂：连续给药，q.i.d.，每次 10~15mg，饭前 30min 给药，最大剂量 60mg/d；避免使用超过 12 周。 3)口腔崩解片、口服片剂：间歇给药，在引发症状之前，单次给药剂量最高可达 20mg。 (3)糖尿病胃轻瘫 1)口服片剂：糖尿病胃淤滞的最早症状，10mg q.i.d.，每次饭前 30min 服用，根据症状反应在就寝时间服用 2~8w；最大剂量 40mg/d；避免使用超过 12w。 2)口腔崩解片：糖尿病胃淤滞的最早症状，10mg q.i.d.，在每餐前至少 30min 给药，在就寝时间给药 2~8w；最长持续时间 12w。	(1)鼻喷剂：①轻度(≥ 60ml/min)，无须调整；②中度或重度(≤ 60ml/min)，不推荐使用，因为鼻内剂量无法调整。 (2)口服片剂：①糖尿病性胃轻瘫，≤ 60ml/min，每顿饭前 30min 和就寝时口服 5mg；最大值 20mg/d。	(1)注射液或口腔崩解片：<40ml/min，以通常剂量的一半开始治疗。 (2)鼻喷剂：不推荐使用，因为鼻内剂量无法调整。 (3)口服片剂 1)糖尿病性胃轻瘫：①≤ 60ml/min，每顿饭前 30min 和就寝时口服 5mg；最大值 20mg/d。 ②终末期肾病，5mg，每日 2 次；最大值 10mg/d。	(1)注射液或口腔崩解片：以通常剂量的一半开始治疗。 (2)鼻喷剂：不推荐使用，因为鼻内剂量无法调整。 (3)口服片剂 1)糖尿病性胃轻瘫：终末期肾病，5mg，每日 2 次；最大值 10mg/d。	(1)血液透析清除的甲氧氯普胺相对较少，在用药过量的情况下不太可能是有效的药物清除方法。 (2)持续不卧床腹膜透析不能清除大量甲氧氯普胺	间歇性血液透析(每周 3 次)：未显著透析：使用约 33%(或更少)的通常每日总剂量 CAPD：未显著透析：给予通常每日总剂量的约 33%(或更少) CRRT：由于分布容积大，不太可能被大量去除：给药约 50% 的常用每日总剂量

续表

药物	给药途径	食物影响	F/%	t_{max}/h	C_{max}/(μg/ml)	蛋白结合率/%	V_d/L	代谢和排出途径及比例	$^1t_{1/2}$/h	$^2t_{1/2}$/h	正常剂量	Ccr 50~90ml/min	Ccr 10~50ml/min	Ccr<10ml/min	透析清除情况	血液透析/CAPD/CRRT 剂量
甲氧氯普胺											3)注射液:严重症状,10mg 注射液或 10mg 静脉注射液在 1~2min 内缓慢注射,持续 10d,直至症状消退,然后可转为口服。 4)鼻喷剂(65 岁以下):在一个鼻孔内喷 1 次(15mg),每次饭前 30min 和就寝时间(最大频率,每日 4 次),持续 2~8w,视反应而定。不要治疗超过 12w。 5)鼻喷剂(65 岁或以上):从替代甲氧氯普胺产品的稳定剂量(每日 4 次,每次 10mg)转变为在一个鼻孔内喷 1 次(15mg),每次饭前 30min 和就寝时间(最大频率每日 4 次),持续 2~8w,具体取决于反应。不要治疗超过 12w。 (4)肠道插管:10mg i.v.,1~2min 内缓慢进行。 (5)预防术后恶心和呕吐:手术结束时注射 10mg。 (6)胃肠道造影:10mg,静脉注射,1~2min 内缓慢进行,作为单一未稀释剂量	②胃食管反流病,≤ 60ml/min,每顿饭前 30min 和就寝时口服 5mg,或每日 3 次,每次 10mg;最大值 30mg/d	2)胃食管反流病:①≤ 50ml/min,每顿饭前 30min 和就寝时口服 5mg,或每日 3 次,每次 10mg;最大值 30mg/d。②终末期肾病,每餐前 30min 和就寝时口服 5mg,或每日 2 次,每次 10mg;最高 20mg/d	2)胃食管反流病:终末期肾病,每餐前 30min 和就寝时口服 5mg,或每日 2 次,每次 10mg;最高 20mg/d		
阿扎司琼注射液	i.v.	NA	—	NA	NA	31.2	NA	尿液中排出的原型药、N-氧化产物及脱甲基产物分别为给药量的 64.9%~66.8%、0.2%~0.3% 及 4.1%~6.4%。主要随尿液排出	本药呈双向消除,α 相和 β 相的消除半衰期分别是 0.06~0.13h 和 4.1~4.3h	NA	10mg(1 支)q.d.。用适量生理盐水稀释后,于化疗前 30min 缓慢静脉注射。若上述剂量未达到满意疗效,可继续静脉注射 10mg。每日最大使用剂量为 20mg	NA	NA	NA	NA	NA

续表

药物	给药途径	食物影响	F/%	t_{max}/h	C_{max}/(μg/ml)	蛋白结合率/%	V_d/L	代谢和排出途径及比例	$^1t_{1/2}$/h	$^2t_{1/2}$/h	正常剂量	Ccr 50~90ml/min	Ccr 10~50ml/min	Ccr<10ml/min	透析清除情况	血液透析/CAPD/CRRT 剂量
昂丹司琼	p.o. 直肠给药	与高脂膳食一起服用时，t_{max} 延迟 1~1.5h	口服可溶薄膜衣片：吸收良好，约 60%	口服可溶薄膜衣片：1.3；口腔崩解片：1.17	口服可溶薄膜衣片：0.037 28；口腔崩解片：0.041 11	70~76	NA	在肝脏内通过多种酶途径代谢，包括 CYP3A4、CYP1A2 和 CYP2D6。 通过尿液(44%~60% 代谢产物，5%~10% 原型药)和粪便(约 25%)排出	口服可溶薄膜：4.6 口腔崩解片：4.79	NA	(1)预防化疗引起的恶心和呕吐，高度催吐化疗：化疗开始前 30min，24mg 口服溶解在舌头上。 (2)预防化疗引起的恶心和呕吐，中度催吐化疗：8mg 在化疗前 30min 口服溶解在舌头上，并在 8h 内重复，然后在化疗后 1~2d 内每 12h 服用 8mg。 (3)预防术后恶心和呕吐：麻醉诱导前 1h，16mg 口服溶解在舌头上。 (4)预防辐射引起的恶心和呕吐：①腹部每日分割放射治疗，在放射治疗前 1~2h，口服 8mg 溶解在舌头上，每日第一次放射治疗后每 8h 给药 1 次。 ②腹部单次高剂量分割放疗，放疗前 1~2h 口服 8mg，放疗结束后 1~2d，第一次给药后每 8h 口服 1 次。③全身放射治疗：8mg t.i.d. p.o.，在每日放射治疗前 1~2h 给药	无须调整剂量	无须调整剂量	无须调整剂量	NA	NA
帕洛诺司琼	i.v. p.o.	无影响	97	p.o.：5.1	p.o.：0.000 81	62	8.3L/kg	体外研究表明帕洛诺司琼通过肝药酶 CYP2D6、CYP3A4 和 CYP1A2 代谢。用单剂量 0.75mg 口服帕洛诺司琼后，85%~93% 随尿液排出。大约 40% 的剂量以原型药排出体外，5%~8% 随粪便排出	37~48	NA	(1)预防化疗引起的恶心和呕吐，急性，与高度催吐化疗相关：开始化疗前约 30min，30s 内静脉注射 0.25mg。 (2)预防化疗引起的恶心和呕吐，急性，与中度呕吐化疗相关：开始化疗前约 30min，30s 内静脉注射 0.25mg。 (3)预防化疗引起的恶心和呕吐，延迟，与中度呕吐化疗相关：化疗开始前约 30min，单剂量静脉注射 0.25mg。 (4)术后恶心和呕吐：单剂量静脉注射 0.075mg(标签外剂量)。 (5)预防术后恶心和呕吐：麻醉诱导前单剂量静脉注射 0.075mg(FDA 剂量)，术前 5min 2.5μg/kg 帕洛诺司琼和 15μg/kg 氟哌利多静脉注射(非标签剂量)	无须调整剂量	无须调整剂量	无须调整剂量	NA	NA

续表

药物	给药途径	食物影响	F/%	t_{max}/h	C_{max}/(μg/ml)	蛋白结合率/%	V_d/L	代谢和排出途径及比例	$^1t_{1/2}$/h	$^2t_{1/2}$/h	正常剂量	Ccr 50~90ml/min	Ccr 10~50ml/min	Ccr< 10ml/min	透析清除情况	血液透析/CAPD/CRRT 剂量
多拉司琼	i.v. p.o.	不受影响	59~80	i.v.:0.6 p.o.:1~1.5	NA	69~77	5.8~10L/kg	肝脏代谢,通过羰基还原酶快速还原为氢化多拉司琼(活性代谢产物);进一步被CYP2D6、CYP3A和黄素单加氧酶代谢。排泄:尿液约67%(多拉司琼:<1%以原型药从尿液中排泄;氢化多拉司琼:占总剂量的53%~61%);粪便约33%	母体化合物:<10min 代谢产物:氢化多拉司琼7.3h	NA	(1)预防化疗引起的恶心和呕吐:化疗前1h内口服100mg;出现恶心或呕吐时,不应超过该剂量。 (2)术后恶心和呕吐:12.5mg i.v.,不应超过推荐剂量。 (3)预防术后恶心和呕吐:12.5mg i.v.。在麻醉停止前15min,不应超过推荐剂量;如果预防失败,不推荐重复剂量的抢救治疗	无须调整剂量	无须调整剂量	无须调整剂量	NA	NA
7. 泻药																
酚酞片	p.o.	空腹或餐后服用均可	约15	NA	NA	NA	NA	吸收的药物主要以葡糖醛酸化物形式随尿液或粪便排出,部分还通过胆汁排出至肠腔,在肠中被再吸收,形成肝肠循环,延长作用时间。用药后4~8h排出软便,一次给药排出需3~4日	NA	NA	成人50~200mg q.n.,用量根据患者情况而增减	NA	NA	NA	NA	NA
比沙可啶	p.o. 直肠给药	服用比沙可啶片1h内摄入牛奶可能导致肠溶衣快速溶解,从而导致胃或十二指肠刺激	<5	NA	NA	NA	289(多次服用后)	比沙可啶在结肠中代谢为活性代谢产物(BHPM);然后BHPM在肝脏中转化为葡萄糖苷酸;胃内吸收的少量比沙可啶在尿液中作为葡糖醛酸苷被消除,主要随粪便排出	8	NA	(1)便秘:①片剂,5~15mg(通常10mg)q.d. p.o.。②灌肠,10mg(一瓶30ml)q.d. 直肠给药。③栓剂,10mg(1个栓剂),每日单次直肠给药,在直肠中停留15~20min。 (2)为手术准备:灌肠,10mg(一瓶30ml)q.d. 直肠给药	NA	NA	NA	NA	NA
聚乙二醇电解质散	p.o.	空腹或餐后服用均可	口服后几乎不吸收,不分解	NA	NA	NA	NA	药代动力学资料证实口服聚乙二醇4000后既不被消化道吸收也不会进行生物代谢,药物随粪便一起排出体外	NA	NA	(1)功能性便秘治疗:成人每次服用125ml溶液b.i.d.;老人开始时q.d.,必要时同成人剂量,或遵医嘱。 (2)肠道准备:每次250ml,每隔10~15min服用1次,直至排出水样清便。最多口服3 000ml	NA	NA	NA	NA	NA

续表

药物	给药途径	食物影响	F/%	t_{max}/h	C_{max}/(μg/ml)	蛋白结合率/%	V_d/L	代谢和排出途径及比例	$^1t_{1/2}$/h	$^2t_{1/2}$/h	正常剂量	Ccr 50~90ml/min	Ccr 10~50ml/min	Ccr<10ml/min	透析清除情况	血液透析/CAPD/CRRT 剂量
硫酸镁	i.v. p.o. i.m.	空腹或餐后服用均可。用于利胆时，餐前或两餐间服用	33	NA	NA	33	NA	镁完全由肾脏排出，排出速率与血浆浓度、肾小球滤过率成正比。随尿液（吸收部分）和粪便（未吸收部分）排出	NA	NA	(1)测量 24h 尿镁输出：测试前 4h 内，50ml 5% 葡萄糖水溶液中加入 2.4mg/kg 元素镁，或测试前 8h 内注入 30mmol(7.5g) 硫酸镁。 (2)钡中毒：1~2g 硫酸镁(100~200mg 元素镁)。 (3)脑水肿：2.5g 硫酸镁(25ml 10% 溶液；250mg 元素镁)。 (4)预防脑性瘫痪，早产风险妇女胎儿神经保护的产前管理：负荷剂量，30min 内静脉输注 4g，1g/h 维持静脉输注，持续 24h 或直至分娩。对于计划中的早产，在分娩前 4h 内开始负荷剂量(指导剂量)。 (5)伴随用药：一旦产前硫酸镁开始用于胎儿神经保护，就应停止分娩。如果尚未给药，使用皮质类固醇促进胎儿肺成熟(指导剂量)。 (6)便秘：每日口服 10~30g 硫酸镁(1~3g 元素镁)，单剂量或分剂量；将每剂溶于 250ml 液体中，每日不超过 2 次。 (7)治疗和预防子痫 1)i.v.：首剂 2.5~4g，用 25% 葡萄糖注射液 20ml 稀释，缓慢注入(不低于 5min)，极量为 4g。以后用静脉滴注维持，滴速约为 2g/h 或 0.03g/(kg.h)，一日总量不超过 30g。维持，1~2g/h 静脉注射，直至发作停止；24h 内最大剂量 30~40g。 2)i.m.：不超过 10g 未经稀释的 50% 溶液，在每个臀部给予 5g；与静脉注射同时给药(初始总剂量，10~14g)。维持，根据需要每 4h 向交替的臀部注入 4~5g 未经稀释的 50% 溶液，直到发作停止；24h 内最大剂量 30~40g。 3)持续时间：临产前的剖宫产，手术前开始输液，手术期间和手术后持续 24h；阴道分娩，分娩后继续输注 24h。 (8)低镁血症 1)轻度低镁血症：每 6h 注射 1g 50% 硫酸镁溶液(100mg 元素镁)，共 4 剂。 2)严重低镁血症：在 4h 内注射高达 250mg/kg 硫酸镁 50% 溶液(高达 25mg/kg 元素镁)，或在 3h 内缓慢静脉输注 5g 硫酸镁 50% 溶液(500mg 元素镁)1L。	镁是通过肾脏排泄的，谨慎使用。肾功能损害中的蓄积可能导致镁中毒	<20ml/min 者禁用	禁用	血液透析可清除	NA

续表

药物	给药途径	食物影响	F/%	t_{max}/h	C_{max}/(μg/ml)	蛋白结合率/%	V_d/L	代谢和排出途径及比例	$^1t_{1/2}$/h	$^2t_{1/2}$/h	正常剂量	Ccr 50~90ml/min	Ccr 10~50ml/min	Ccr<10ml/min	透析清除情况	血液透析/CAPD/CRRT 剂量
硫酸镁											(9)全胃肠外营养：①维持，每日 1~3g 硫酸镁(100~300mg 元素镁)，胃肠外给药。②预防低镁血症，每日 1~3g 硫酸镁(100~300mg 元素镁)，胃肠外给药。 (10)心脏手术：①使用追加剂量，并在手术后持续超过 24h。使用硫酸镁的常用剂量范围为 10~16.6mmol/ 单位剂量；治疗持续时间通常为术后 3~4d(非标签剂量)。②阵发性室上性心动过速，对更简单的治疗无效，且无心肌损伤的证据时，3~4g 硫酸镁(30~40ml 10% 溶液；300~400mg 元素镁)i.v.，持续 30s。③尖端扭转型：1~2g 硫酸镁(100~200mg 元素镁)，在 10ml 5% 葡萄糖溶液静脉注射 / 骨内注射中稀释 15min。 (11)术后疼痛辅助治疗：10min 内 10ml 静脉注射 50mg/kg，然后 12h 内 10mg/(kg·h)静脉注射，或在 100ml 静脉注射中 15min 内注射 50mg/kg，然后 15mg/(kg·h)，直至手术结束(研究剂量)。 (12)与癫痫、肾小球肾炎或甲状腺功能减退有关的癫痫发作：1g 硫酸镁(100mg 元素镁)					
磷酸钠盐口服溶液	口服	NA	1 ~ 20	NA	NA	NA	NA	主要经尿液排出，余下剂量经粪便排出	NA	NA	本药用于肠道准备时服药一般分 2 次，每次服药 45ml。 第一次服药时间在操作或检查前一天晚上 7 点，用法采用稀释方案，用 750ml 以上温凉开水稀释后服用。第二次服药时间在操作或检查当天早晨 7 点(或在操作或检查前至少 3h)，或遵医嘱，用法同第一次。 为获得良好肠道准备效果，建议患者在可承受范围内多饮用水	NA	由于离子化的无机磷酸盐由肾脏排泄，肾功能受损的患者慎用。特别是在有严重损伤(<30ml/min)的患者中	由于离子化的无机磷酸盐由肾脏排泄，肾功能受损的患者慎用。特别是在有严重损伤(<30ml/min)的患者中	NA	慎用

续表

药物	给药途径	食物影响	F/%	t_{max}/h	C_{max}/(μg/ml)	蛋白结合率/%	V_d/L	代谢和排出途径及比例	$^1t_{1/2}$/h	$^2t_{1/2}$/h	正常剂量	Ccr 50~90ml/min	Ccr 10~50ml/min	Ccr< 10ml/min	透析清除情况	血液透析/CAPD/CRRT 剂量
多库酯钠	p.o. 直肠给药	空腹或餐后服用均可	NA	NA	NA	NA	NA	经胆汁排出	NA	NA	(1)胶囊:100~300mg q.d. 或分剂量服用,在服用其他药物之前或之后至少 2h;除非医生指导,否则不要使用超过 1w。 (2)灌肠:283mg(1 次迷你灌肠)q.d.~t.i.d.;除非医生指导,否则不要使用超过 1w。 (3)口服液:50~200mg 口服或 5~20ml 10mg/ml 液体 q.d.;使用较高剂量进行初始治疗,并根据个体反应调整剂量;除非医生指导,否则不要使用超过 1w。 (4)片剂:根据需要 100mg p.o.,最高 300mg/d;除非医生指导,否则不要使用超过 1w	NA	NA	NA	NA	NA
8. 止泻药																
洛哌丁胺	p.o.	空腹或餐后服用均可。餐前半小时服药可提高疗效	0.3	2.5~5	口服单剂量 2mg:0.002	97	NA	通过氧化 *N*- 去甲基化作用于肝脏;CYP2C8、CYP3A4(主要)和 CYP2B6、CYP2D6(次要)在 *N*- 去甲基化中的作用。尿液排出量约为给药剂量的 2%,胆汁和粪便排出是洛哌丁胺及其代谢产物的主要消除途径,大约 33% 以原型药排出	9~10.8	NA	(1)急性腹泻:4mg p.o.,每次大便后服用 2mg 最多 16mg/d。 (2)腹泻、慢性肠易激综合征:①初始 4mg p.o.,每次大便后服用 2mg,最多 16mg/d。②维护,根据个人需要滴定,每日平均剂量为 4~8mg p.o.,最大剂量为 16mg/d,可以单剂量或分剂量服用。 (3)旅行者腹泻:4mg p.o.,每次大便后服用 2mg,最大剂量为 8mg/d	无须调整剂量	无须调整剂量	无须调整剂量	NA	血液透析、CAPD、CRRT:无须调整剂量
蒙脱石散	p.o.	食管炎患者餐后服。其他患者餐前服	NA	NA	NA	NA	NA	不进入血液循环系统,并连同所固定的攻击因子随消化道自身蠕动排出体外	NA	NA	成人:每次 1 袋(3g)t.i.d.。 儿童 1 岁以下:每日 1 袋,分 3 次服。 儿童 1~2 岁:每日 1~2 袋,分 3 次服。 儿童 2 岁以上:每日 2~3 袋,分 3 次服。 服用时将本药倒入半杯温开水(约 50ml)中混匀快速服完。治疗急性腹泻时剂量应加倍	NA	NA	NA	NA	NA

续表

药物	给药途径	食物影响	F/%	t_{max}/h	C_{max}/(μg/ml)	蛋白结合率/%	V_d/L	代谢和排出途径及比例	$^{1}t_{1/2}$/h	$^{2}t_{1/2}$/h	正常剂量	Ccr 50~90ml/min	Ccr 10~50ml/min	Ccr<10ml/min	透析清除情况	血液透析/CAPD/CRRT 剂量
消旋卡多曲	p.o.	空腹服用	NA	1	NA	90	NA	消旋卡多曲在外周组织中完全水解为活性代谢产物，然后转变成无活性代谢产物主要经肾脏排出，少量随粪便排出	3	NA	尚未确定任何适应证的最佳剂量。 在急性腹泻的治疗中，临床试验中通常消旋卡多曲的有效剂量为 100mg t.i.d.，饭前给药，最长 1w。在一项试验中，当最初给药剂量为 200mg 时，消旋卡多曲有效，然后每次未成形的排便后给药 100mg（最多 10d）。 在与 HIV 病毒感染或艾滋病相关的慢性腹泻中，100~300mg t.i.d. p.o.	慎用	慎用	慎用	NA	NA
复方地芬诺酯	p.o.	NA	90	2	NA	NA	324.2	通过酯水解为苯氧基酸（活性）在肝脏中广泛代谢；排泄：主要是粪便（49% 为未改变的药物和代谢产物）；尿液［约 14%，作为原型药（<1%）和代谢产物］	1.9~3.1	NA	2.5~5mg b.i.d.	NA	NA	NA	NA	NA
9. 胃肠解痉药																
东莨菪碱	p.o. i.m. i.v. i.v.gtt.	NA	口服吸收差	NA	NA	NA	NA	经肝脏代谢，随粪便排出；静脉给药 10% 经肾脏排出	9.5	NA	东莨菪碱片（p.o.）：10~20mg t.i.d.。 东莨菪碱注射液（i.m.）：10~20mg/次，具体频次根据症状决定。 东莨菪碱注射液（i.v.）：同“i.m.”。 东莨菪碱注射液（i.v.gtt.）：同“i.m.”	NA	NA	NA	NA	NA
山莨菪碱	p.o. i.m. i.v. i.v.gtt.	NA	口服吸收差	NA	NA	NA	NA	经肝脏代谢；经肾脏排出	0.6	NA	山莨菪碱片（p.o.）：5~10mg t.i.d.。 山莨菪碱注射液（i.m.）：10~20mg q.d.~b.i.d.。 山莨菪碱注射液（i.v.）：抢救感染性休克，一次 10~40mg，需要时每隔 10~30min 重复给药，随病情好转逐渐延长给药间隔时间至停药。 山莨菪碱注射液（i.v.gtt.）：脑血栓，30~40mg/d	NA	NA	NA	NA	NA
匹维溴铵	p.o.	NA	<10	0.5~3	NA	95~98	NA	经肝脏代谢，随粪便排出	1.5	不变	50m t.i.d.，进餐时服用	150mg/d	150mg/d	150mg/d	NA	150mg/d
屈他维林	p.o. i.h. i.m. i.v.	NA	65	0.75~1	0.006 12	95~98	NA	经肝脏代谢，50% 随尿液排出，30% 随粪便排出	2.4	NA	盐酸屈他维林片（p.o.）：40~80mg/次，一日 120~240mg。 盐酸屈他维林注射液（i.h.）：40~80mg/次 q.d.~t.i.d.。 盐酸屈他维林注射液（i.m.）：同“i.h.”。 盐酸屈他维林注射液（i.v.）：40~80mg	NA	NA	禁用	NA	禁用

续表

药物	给药途径	食物影响	F/%	t_{max}/h	C_{max}/(μg/ml)	蛋白结合率/%	V_d/L	代谢和排出途径及比例	$^1t_{1/2}$/h	$^2t_{1/2}$/h	正常剂量	Ccr 50~90ml/min	Ccr 10~50ml/min	Ccr<10ml/min	透析清除情况	血液透析/CAPD/CRRT 剂量
阿尔维林	p.o.	影响大	较好	1~1.5	NA	76	NA	95%~98% 经肾脏排出	0.8~1	NA	60~120mg/ 次 q.d.~t.i.d.	需调整	慎用	慎用	NA	慎用
罗西维林	p.o.	NA	吸收良好	NA	NA	NA	NA	主要经肾脏排出	NA	NA	10mg t.i.d.~q.i.d.	NA	NA	NA	NA	NA
奥替溴铵	p.o.	NA	5	NA	NA	NA	NA	大部分随胆汁排出	NA	NA	40mg b.i.d.~t.i.d.	NA	NA	NA	NA	NA
格隆溴铵	p.o. i.m. i.v.	减少吸收	10~25	i.m.:0.16 p.o.:1.5	NA	38~41	83	经肝脏代谢，尿液（作为原型药，i.m.:>80%，i.v.:85%）；胆汁（作为原型药，<5%）	i.m.:0.55~1.25 i.v.:0.83 p.o.:33~53	NA	格隆溴铵片（p.o.）：1~2mg/ 次，t.i.d.~q.i.d.，维持剂量 1mg，b.i.d.。 格隆溴铵注射液（i.m.）：麻醉前给予 0.2~0.4mg。 格隆溴铵注射液（i.v.）：同 "i.m."	无须调整	无须调整	慎用	NA	慎用
美贝维林	p.o.	影响大	>90	NA	NA	76	NA	经肾脏排出	NA	NA	盐酸美贝维林片：135mg t.i.d.	慎用	慎用	慎用	NA	慎用
10. 肝病辅助药																
多烯磷脂酰胆碱	p.o. i.v.gtt.	影响小	90	p.o.:6	NA	NA	NA	经肝脏代谢；排泄部位及途径：一部分分解为 CO_2，在呼气中被排泄，一部分未变化经胆汁排泄	NA	NA	多烯磷脂酰胆碱胶囊（p.o.）：初始剂量 0.6g t.i.d.；维持剂量：0.3g t.i.d.。 多烯磷脂酰胆碱胶囊注射液（i.v.gtt.）：0.25~0.5g/d，严重病例 0.5~1g/d	无须调整	无须调整	无须调整	NA	无须调整
二氯醋酸二异丙胺	p.o. i.m. i.v. i.v.gtt.	NA	NA	NA	NA	NA	NA	NA	NA	NA	复方二氯醋酸二异丙胺片（p.o.）：20~40mg b.i.d.~t.i.d. 复方二氯醋酸二异丙胺注射液（i.m. 或 i.v.）：一次 20~40mg q.d.~b.i.d.。 复方二氯醋酸二异丙胺注射液（i.v.gtt.）：一次 40~80mg q.d.~b.i.d.	需调整	需调整	禁用	NA	禁用
甘草甜素	p.o. i.v.gtt.	NA	NA	24	NA	NA	NA	经肝脏代谢，经肾脏排出	NA	NA	慢性肝病治疗：40~60ml q.d. 其他疾病：5~20ml q.d.	NA	NA	NA	NA	NA
甘草酸二铵	p.o. i.v.gtt.	无影响	口服吸收不完全	p.o.:8	NA	92.5	NA	经肝脏代谢，主要随胆汁排出，少量经肾脏排出	NA	NA	甘草酸二胺胶囊（p.o.）：150mg t.i.d. 甘草酸二胺注射液（i.v.gtt.）：150mg，q.d.	无须调整	无须调整	禁用	NA	禁用

续表

药物	给药途径	食物影响	F/%	t_{max}/h	C_{max}/(μg/ml)	蛋白结合率/%	V_d/L	代谢和排出途径及比例	$^1t_{1/2}$/h	$^2t_{1/2}$/h	正常剂量	Ccr 50~90ml/min	Ccr 10~50ml/min	Ccr<10ml/min	透析清除情况	血液透析/CAPD/CRRT 剂量
还原型谷胱甘肽	p.o. i.v.gtt.	NA	NA	5	NA	NA	NA	经肝脏代谢，少量随尿液排出	24	NA	(1)用于化疗（顺铂、环磷酰胺、多柔比星、柔红霉素、博来霉素）的辅助用药，可以减轻化疗造成的损伤而不影响疗效，从而增加化疗的剂量。首次给药剂量 1 500mg/m^2，溶于 100ml 生理盐水或 5% 葡萄糖溶液，15min 内 i.v.，在第 2~5d，每日 600mg i.m.。 (2)用于酒精、病毒、药物及其他化学物质导致的肝损伤的辅助治疗。病毒性肝炎：1 200mg q.d.，30d；重症肝炎：1 200~2 400mg q.d.，30d；活动性肝硬化：1 200mg q.d.，30d；脂肪肝：1 800mg q.d.，30d；酒精性肝炎：1 800mg q.d.，14~30d；药物性肝炎：1 200~1 800mg q.d.，14~30d。 (3)用于放疗辅助用药，照射后给药，剂量 1 500mg/m^2，或遵医嘱。 (4)对于低氧血症的治疗，剂量 1 500mg/m^2 i.v.，溶于 100ml 生理盐水，以后每日 300~600mg i.m. 维持	NA	NA	NA	NA	NA
鸟氨酸天门冬氨酸	p.o. i.v.gtt.	NA	82	p.o.：0.5~1	NA	NA	NA	经肝脏代谢，部分以原型药从肾脏排出	0.3~0.4	NA	(1)急性肝炎，每日 1~2 安瓿 i.v.。慢性肝炎或肝硬化，每日 2~4 安瓿 i.v.gtt.。 (2)对于其他情况除非医嘱特殊说明，每日用量为不超过 4 安瓿。 (3)对于肝昏迷早期或肝昏迷出现意识模糊的患者，应该根据病情的严重程度，在 24h 内给予本药不超过 8 安瓿	调整剂量	调整剂量	禁用	NA	禁用
双环醇	p.o.	延缓吸收	NA	1.8	0.05	NA	NA	NA	6.26	NA	成人常用剂量一次 25mg（1 片），必要时可增至 50mg（2 片）t.i.d.	NA	NA	NA	NA	NA
异甘草酸镁	i.v.gtt.	—	—	1.6	42.8	NA	3.2	经肝脏代谢，随胆汁排出	23.1~24.6	NA	(1)慢性病毒性肝炎：0.1~0.2g q.d.，以 10% 或 5% 葡萄糖注射液或 0.9% 氯化钠注射液，250ml 或 100ml 稀释后静脉滴注，4w 为一疗程或遵医嘱。 (2)急性药物性肝损伤：0.2g q.d.，以 10% 或 5% 葡萄糖注射液或 0.9% 氯化钠注射液，250ml 或 100ml 稀释后静脉滴注，2w 为一疗程或遵医嘱	无须调整	无须调整	禁用	禁用	禁用
促肝细胞生长素	p.o. i.m. i.v.gtt.	NA	NA	NA	NA	NA	1.4 ± 0.33	NA	4	NA	促肝细胞生长素肠溶片/胶囊（p.o.）：100~150mg t.i.d. 促肝细胞生长素注射液（i.m.）：40mg b.i.d. 促肝细胞生长素注射液（i.v.）：①重型病毒性肝炎，80~100mg q.d.；②肝硬化，40~80mg q.d.	NA	NA	NA	NA	NA

续表

药物	给药途径	食物影响	F/%	t_{max}/h	C_{max}/(μg/ml)	蛋白结合率/%	V_d/L	代谢和排出途径及比例	$^1t_{1/2}$/h	$^2t_{1/2}$/h	正常剂量	Ccr 50~90ml/min	Ccr 10~50ml/min	Ccr<10ml/min	透析清除情况	血液透析/CAPD/CRRT 剂量
甲硫氨酸维 B_1	i.m. i.v.	—	—	NA	NA	<5%	0.22	NA	1.3	NA	i.m.:40~100mg q.d. i.v.:100~200mg q.d.	NA	NA	NA	NA	NA
水飞蓟素	p.o.	NA	NA	NA	NA	NA	NA	经肝脏代谢,随胆汁排出	6.3	NA	起始剂量:2 片(140mg)t.i.d.;维持剂量:1 片(70mg)b.i.d.	无须调整	无须调整	无须调整	NA	无须调整
水飞蓟宾葡甲胺	p.o.	NA	NA	1.6	NA	NA	NA	经肝脏代谢,随胆汁排出	NA	NA	2~4 片 t.i.d.	NA	NA	NA	NA	NA
美他多辛	p.o. i.v.gtt.	NA	60~80	p.o.:1	NA	NA	NA	经肝脏代谢,经肾脏和粪便排出(各 50%)	0.67~1	NA	美他多辛片(p.o.):0.5g b.i.d. 美他多辛注射液(i.v.gtt.):单次给药,每次 0.9g	NA	NA	NA	NA	NA
谷氨酸钠	i.v.gtt.	—	—	NA	NA	NA	NA	经肾脏排出	NA	NA	一次 11.5g,8~12h 重复给药,一日剂量不超过 23g	慎用	慎用	禁用	NA	禁用
联苯双酯	p.o.	NA	20~30	NA	NA	NA	NA	经肝脏代谢,随粪便排出	NA	NA	25~50mg t.i.d.	无须调整	无须调整	无须调整	NA	无须调整
硫普罗宁	p.o. i.v.gtt.	延缓吸收	85~90	1	3.6	49	NA	经肝脏代谢,经肾脏(为主)和乳汁排出	53	NA	硫普罗宁片(p.o.):100~200mg t.i.d. 注射液硫普罗宁(i.v.gtt.):0.2g q.d.,连续 4w	合并糖尿病时禁用	合并糖尿病时禁用	合并糖尿病时禁用	NA	NA
葡醛内酯	p.o.	NA	NA	NA	NA	NA	NA	NA	NA	NA	葡醛内酯片(p.o.):0.1~0.2g t.i.d.	NA	NA	NA	NA	NA
腺苷蛋氨酸	p.o. i.m. i.v. i.v.gtt.	NA	极低	p.o.:3~5 i.m.:0.75	0.5~1	<5%	NA	经肝脏代谢,部分经肾脏和粪便排出	0.3~1.3	NA	丁二磺酸腺苷蛋氨酸肠溶片(p.o.):1~2g/d。 注射用丁二磺酸腺苷蛋氨酸:① i.m.,0.5~1g/d,分 2 次;② i.v.,同 i.m.;③ i.v.gtt.,0.5~1g/d	NA	NA	NA	NA	NA
甘草酸单铵半胱氨酸	i.v.gtt.	—	—	NA	NA	NA	NA	NA	NA	NA	100~250ml q.d.	NA	NA	NA	NA	禁用
11. 利胆药																
茴三硫	p.o.	NA	利用度高	1	NA	NA	NA	经肝脏代谢,经肾脏排出	NA	NA	25mg t.i.d.	NA	NA	NA	NA	NA
亮菌甲素	p.o. i.m. i.v.gtt.	NA	NA	NA	NA	NA	NA	经肾脏(主要途径)和胆汁排出	NA	NA	(1)亮菌甲素片(p.o.) 1)胆囊炎:10~40mg q.i.d.。 2)慢性浅表性胃炎:10mg t.i.d.。 (2)注射用亮菌甲素(i.m.) 1)急性胆道感染:1~2mg q.6h.~q.8h.;急性症状控制后改为 1~2mg b.i.d.。 2)病毒性肝炎:2mg b.i.d.。 3)其他:1mg b.i.d.~q.i.d.。 (3)注射用亮菌甲素(i.v.gtt.):2.5~5mg q.d.	NA	NA	NA	NA	NA

续表

药物	给药途径	食物影响	F/%	t_{max}/h	C_{max}/(μg/ml)	蛋白结合率/%	V_d/L	代谢和排出途径及比例	$^1t_{1/2}$/h	$^2t_{1/2}$/h	正常剂量	Ccr 50~90ml/min	Ccr 10~50ml/min	Ccr<10ml/min	透析清除情况	血液透析/CAPD/CRRT 剂量
熊去氧胆酸	p.o.	NA	60~80	1h、3h 两次峰值	NA	NA	NA	经肝脏代谢，随粪便排出，少量经肾脏排出	3.5~5.8d	NA	固醇性胆囊结石和胆汁淤积性肝病：一日 10mg/kg，分 2~4 次服用。 胆汁反流性胃炎：250mg q.n.	无须调整	无须调整	无须调整	不能清除	无须调整
12. 其他消化系统药物																
乌司他丁	i.v.gtt.	—	—	NA	NA	NA	NA	给药后 6h 内约 24% 随尿液排出	0.67	NA	胰腺炎：初始剂量一次 10 万 U q.d.~t.i.d.。 急性循环衰竭：初始剂量一次 10 万 U q.d.~t.i.d.	NA	NA	NA	NA	NA
加贝酯	i.v.gtt.	—	—	NA	NA	NA	NA	通过血液中酯酶被分解为胍基乙酸和对羟基苯甲酸，随肾脏排出	66s	NA	每次 100mg，治疗开始 3d 每日用量 300mg，症状减轻后改为 100mg/d，疗程 6~10d	NA	NA	NA	NA	NA
美沙拉嗪	p.o. 直肠给药	影响大	80	3	NA	43	NA	经肝脏和胃肠道生成 *N*-乙酰-5-氨基水杨酸； 排泄： 口服，栓剂：尿液（主要为代谢产物，12% 为原型药）；粪便（主要为未吸收的美沙拉嗪） 灌肠：粪便（主要）；尿液（10%~30%）	5~10	NA	(1) 美沙拉嗪肠溶片/缓释片/颗粒剂（p.o.）：①溃疡性结肠炎急性发作，1g q.i.d.；维持治疗 0.5g t.i.d~q.i.d.；②克罗恩病，1g q.i.d.。 (2) 美沙拉嗪控释片（p.o.）：2.4g q.d.。 (3) 美沙拉嗪栓（直肠给药）：溃疡性直肠炎/结肠炎，1g q.d.~b.i.d.	慎用	慎用	禁用	NA	禁用
曲美布汀	p.o.	NA	NA	0.63 ± 0.24	312.01 ± 119.72	NA	NA	经肝脏代谢，经肾脏排出	1.82 ± 0.43	NA	慢性胃炎：0.1g t.i.d. 肠易激综合征：0.1~0.2g t.i.d.	NA	NA	NA	NA	NA
奥沙拉嗪	p.o.	NA	NA	1~2	2~4	99	6	代谢：主要通过结肠细菌生成活性药物 5-氨基水杨酸（5-ASA）；随尿液及粪便排出，前药 90%~97% 经肾脏排出，活性代谢产物约 20% 经肾脏排出	0.99	NA	初始剂量：一日 1 000mg，分次给药，以后逐渐加量至一日 3 000mg，分 3~4 次给药；维持剂量：500mg，b.i.d.	慎用	慎用	禁用	NA	禁用

续表

药物	给药途径	食物影响	F/%	t_{max}/h	C_{max}/(μg/ml)	蛋白结合率/%	V_d/L	代谢和排出途径及比例	$^1t_{1/2}$/h	$^2t_{1/2}$/h	正常剂量	Ccr 50~90ml/min	Ccr 10~50ml/min	Ccr<10ml/min	透析清除情况	血液透析/CAPD/CRRT 剂量
巴柳氮	p.o.	NA	NA	1~2	NA	99	NA	代谢：在结肠中偶氮还原为 5- 氨基水杨酸（活性）、4- 氨基苯甲酰基 -β- 丙氨酸（惰性）和 *N*- 乙酰化代谢产物；排泄：粪便（65% 为 5- 氨基水杨酸、4- 氨基苯甲酰基 -β- 丙氨酸和 *N*- 乙酰化代谢产物）；尿液（<16% 作为 *N*- 乙酰化代谢产物）；母体药物：尿液或粪便（<1%）	1	NA	2.25g t.i.d.	慎用	慎用	禁用	NA	禁用
柳氮磺吡啶	p.o.	NA	NA	3~12	NA	99.3	7.5 ± 1.6	通过结肠肠道菌群生成磺胺吡啶和 5- 氨基水杨酸（5-ASA），继而乙酰化；排泄：主要是尿液（作为未改变的药物、结合物和乙酰化代谢产物）；粪便（少量）	7.6	NA	初剂量为 2~3g/d（8~12 片），分 3~4 次口服，无明显不适，可渐增至 4~6g/d（16~24 片），待肠病症状缓解后逐渐减量至维持量，1.5~2g/d（6~8 片）	NA	减量	减量	NA	NA
奥曲肽	i.v.gtt. i.m.	—	—	0.7	NA	65	13.6	主要通过肝脏代谢；32% 以原型药经肾脏排出	1.7	3.1	(1) 肢端肥大症：开始 0.05~0.1mg q.8h. i.h.，然后每月依循环生长激素（GH）、胰岛素样生长因子 -1（IGF-1）的水平、临床反应及耐受性作相应调整（目标为 GH 小于 2.5ng/ml；IGF-1 正常范围）。多数患者每日最适剂量为 0.2~0.3mg。对长期接受同一剂量治疗的患者每 6 个月测定一次 GH 浓度。每日不得超过 1.5mg 的最大剂量，通过监测血浆 GH 水平，治疗数月后可酌情减量。 (2) 胃肠胰内分泌肿瘤：最初 0.05mg q.d.~b.i.d. i.h.，根据临床反应和肿瘤分泌的激素浓度（在类癌的情况下，根据 5- 羟吲哚乙酸的尿液排出量）以及耐受性，渐增至 0.2mg t.i.d.。 (3) 预防胰腺手术后并发症：0.1mg t.i.d. i.h.，连续 7d，第一次用药至少在术前 1h 进行。 (4) 食管 - 胃静脉曲张出血：0.025mg/h i.v.gtt.，最多治疗 5d	无须调整	无须调整	无须调整	NA	每间隔 4 周开始使用 10mg 起始剂量，逐渐增加

续表

药物	给药途径	食物影响	F/%	t_{max}/h	C_{max}/(μg/ml)	蛋白结合率/%	V_d/L	代谢和排出途径及比例	$^1t_{1/2}$/h	$^2t_{1/2}$/h	正常剂量	Ccr 50~90ml/min	Ccr 10~50ml/min	Ccr< 10ml/min	透析清除情况	血液透析/CAPD/CRRT 剂量
生长抑素	i.v.gtt.	—	—	0.1	NA	NA	NA	经肝脏代谢	1.1~3	2.6~4.9	(1)对胰瘘、胆瘘、肠瘘的辅助治疗：应采用250μg/h的速度i.v.gtt.，直到瘘管闭合(2~20d)，这种治疗可作为全胃肠外营养的辅助措施。当瘘管闭合后，本药应持续进行1~3d，而后逐渐停药，以防止停药反应。 (2)对胰腺外科手术后并发症的预防和治疗：手术开始时，作为辅助治疗，250μg/h速度i.v.gtt.；手术后，持续给药5d。 (3)对糖尿病酮症酸中毒的辅助治疗：对酮症酸中毒的患者，以100~500μg/h的速度i.v.gtt.，同时配合胰岛素治疗，3h内可缓解酮症酸中毒，4h内可使血糖恢复正常	NA	NA	NA	NA	NA
特利加压素	静脉给药	—	—	1~2	NA	NA	0.6~0.9L/kg	经肝脏和肾脏代谢，小于2%经肾脏排出	1	NA	(1)治疗食管-胃底静脉曲张出血：首剂2.0mg(用生理盐水稀释)，缓慢静脉注射(超过1min)，维持剂量为每4h缓慢静脉注射1.0~2.0mg延续24~48h，直至出血控制。 (2)治疗泌尿生殖道出血：可每4~6h静脉滴注0.2~1.0mg；用于治疗少女子宫出血时，建议给药剂量为5~20μg/kg。 (3)用于儿童内脏出血：每4~8h静脉给药1次，每次剂量为8~20μg/kg，连续用药，直至出血控制，治疗方式同成人。用硬化法治疗后的食管静脉曲张，建议采用20μg/kg一次性推注。 (4)妇科手术后的局部应用：将0.4mg稀释于生理盐水至10ml，在子宫颈管内或子宫颈管旁注射给药，在给药后5~10min内观察疗效。若有必要，可重复给药。 (5)治疗肝肾综合征 1)慢性肝炎、重型肝炎、肝硬化等合并肝肾综合征：每8~12h静脉缓慢注射1.0mg(也可将1.0mg溶于500ml葡萄糖溶液中静脉滴注)，连续使用直至肾脏功能改善。 2)对肝移植术前合并肝肾综合征的患者在等待接受肝移植术期间，每8~12h缓慢静脉滴注1.0~2.0mg(每次滴注时间约4h)，连续使用直至肾脏功能恢复或直至接受肝移植术。也有术前每日使用10mg较大剂量的报道。	无须调整	无须调整	无须调整	NA	无须调整

续表

药物	给药途径	食物影响	F/%	t_{max}/h	C_{max}/(μg/ml)	蛋白结合率/%	V_d/L	代谢和排出途径及比例	$^1t_{1/2}$/h	$^2t_{1/2}$/h	正常剂量	Ccr 50~90ml/min	Ccr 10~50ml/min	Ccr< 10ml/min	透析清除情况	血液透析/CAPD/CRRT 剂量
特利加压素											3）对肝移植术后没有合并肝肾综合征的患者，可术后每 8h 予 1.0mg 缓慢静脉滴注，2~3d，作为肝肾综合征的预防治疗；对肝移植术后合并肝肾综合征的患者，术后根据肾脏功能受损程度予 1.0~2.0mg 缓慢静脉滴注，每日 3~4 次，连续 4~8d，直到肾脏功能改善（具体用法用量可根据临床情况进行调整）。 (6) 治疗顽固性休克，1mg 缓慢静脉注射，每日 1~2 次；儿童用药，每 4h 静脉缓慢注射 20μg/kg。用药时间视血流动力学改善情况而定。使用中注意观察血压及心率					
聚桂醇	i.v.	—	—	15min	NA	NA	35-82	NA	1.5	NA	曲张静脉活动出血时：采用环绕出血点 + 出血点处直接注射技术止血；一个出血点局部用 10ml 左右，最大剂量不超过 15ml。 曲张静脉硬化治疗：采用单纯静脉内注射硬化技术时，每次注射 2~4 个点，每点注射剂量 3~15ml	慎用	慎用	慎用	NA	NA
二甲硅油	p.o.	NA	NA	NA	NA	NA	NA	几乎没有吸收	NA	NA	(1) 用于改善腹胀症状时，通常成人 40~80mg (2~4ml) t.i.d.，饭后或两餐间口服。 (2) 用于胃镜检查去除泡性黏液时，通常于检查前 15~40min，成人用 40~80mg (2~4ml) 加水 10ml 混合后口服。 (3) 用于腹部 X 线检查清除肠内的气体时，通常于检查前 3~4d 开始服用。成人 40~80mg (2~4ml) t.i.d.，饭后或两餐间口服	无须调整	无须调整	NA	NA	NA

六、血液系统疾病用药

药物	给药途径	食物影响	F/%	t_{max}/h	C_{max}/(μg/ml)	蛋白结合率/%	V_d/L	代谢和排出途径及比例	$^1t_{1/2}$/h	$^2t_{1/2}$/h	正常剂量	Ccr 50~90ml/min	Ccr 10~50ml/min	Ccr<10ml/min	透析清除情况	血液透析 /CAPD/CRRT 剂量
1. 抗贫血药																
富马酸亚铁	p.o.	不应与浓茶同服	NA	4.5	口服液：1.55~1.77mg/L；胶丸：1.53~2.17mg/L	NA	NA	可随尿液、胆汁、汗液、肠黏膜脱落和酶内排出。口服不能自肠道吸收者随粪便排泄	口服液：1.15~1.39 胶丸：1.09~1.27	NA	成人缺铁性贫血（口服） (1)预防：片剂，200mg q.d.。 (2)治疗：①片剂、咀嚼片、胶囊、胶丸，200~400mg t.i.d；②混悬液，280mg b.i.d.~q.i.d.；③颗粒，200mg t.i.d.~q.i.d.。疗程与病情有关，轻症 2~3w，重症 3~4w。 儿童缺铁性贫血（口服）：①咀嚼片，100mg t.i.d.；②颗粒，100mg q.d.~t.i.d.	NA	NA	NA	NA	NA
琥珀酸亚铁	p.o.	不应与浓茶同服	NA	2.7~5.9	2.37~3.61	NA	NA	NA	NA	NA	(1)预防 1)片剂：成人 0.1g q.d.；妊娠期妇女 0.2g q.d.；儿童 0.05g q.d.。 2)缓释片：成人 0.2g q.o.d.；妊娠期妇女 0.2g q.o.d.~q.d.。 3)颗粒：成人 0.1g q.d.；妊娠期妇女 0.1g q.d.~b.i.d.。 (2)治疗 1)片剂：成人一日 0.2~0.4g；儿童一日 0.1~0.3g，分次。 2)缓释片：成人 0.2~0.4g q.d.；儿童 9~18mg/kg q.d.。 3)颗粒：成人 0.1~0.2g b.i.d.；儿童用量需个体化				NA	血液透析、CAPD、CRRT：无须调整剂量
乳酸亚铁	p.o.	不应与浓茶同服	NA	NA	NA	NA	NA	NA	NA	NA	(1)片剂：0.1~0.2g t.i.d. p.o.。 (2)口服液：0.1~0.2g t.i.d. p.o.。 (3)胶囊：0.3g t.i.d. p.o.。 (4)糖浆：0.3g t.i.d. p.o.				透析不能有效清除	血液透析、CAPD、CRRT：无须调整剂量
腺苷钴胺	p.o. i.m.	无影响	NA	1	NA	NA	NA	原型药主要经肾脏排出	NA	NA	p.o.：0.5~1.5mg t.i.d i.m.：1.5~4.5mg q.d.	NA	NA	NA	NA	NA
叶酸	p.o. i.m.	无影响	76~93	1~1.5	NA	NA	NA	在血浆和肝脏中被代谢，转化为活性形式 5- 甲基甲氢叶酸盐。治疗量的叶酸约 90% 随尿液排出	分布半衰期：0.7	无数据	成人： (1)叶酸缺乏及其所致的巨幼细胞贫血：① 15~30mg t.i.d. p.o.，14d 一个疗程；② 5~10mg q.d. i.m.，疗程 3~4w。 (2)哺乳期、妊娠期妇女预防性给药及预防胎儿先天性神经管畸形：0.4mg q.d. p.o.。 儿童：巨幼细胞贫血，5~15mg t.i.d. p.o.				血液透析可清除	血液透析、CAPD：有充分营养保证的常规透析患者，无须补充本药

续表

药物	给药途径	食物影响	F/%	t_{max}/h	C_{max}/(μg/ml)	蛋白结合率/%	V_d/L	代谢和排出途径及比例	$^1t_{1/2}$/h	$^2t_{1/2}$/h	正常剂量	Ccr 50~90ml/min	Ccr 10~50ml/min	Ccr< 10ml/min	透析清除情况	血液透析/CAPD/CRRT 剂量
阿法依泊汀	i.h. i.v.	无影响	NA	i.h.:5~24 i.v.:0.25	NA	NA	9	经肝脏代谢，主要随粪便排出，约 10% 以原型药随尿液排出	4~13	4~13	(1)肾功能不全所致的肾性贫血：血液透析者 100~150U/kg q.w.，非血液透析者 75~100U/kg q.w.。 (2)肿瘤化疗所致的贫血：起始剂量 159U/kg t.i.w.。 (3)外科围手术期的红细胞动员：i.h.，适用于需择期外科手术(心脏血管手术除外)且术前血红蛋白在 100~130g/L 的患者，150U/kg t.i.w.，于术前 10d 至术后 1d 使用				血液透析可清除	血液透析、CAPD、CRRT：无须调整剂量
达依泊汀 α	i.h. i.v.	无影响	NA	i.v.:0 i.h.:24~72(成人透析患者)，71~123(癌症患者)，36(儿童)	NA	NA	0.052L/kg	大部分药物经肝脏代谢，经肾脏排出	25	25	成人(国外剂量) (1)非髓系恶性肿瘤化疗所致贫血(皮下注射) 1)单周疗法：2.25μg/kg q.w.。 2)3 周疗法：500μg q.3w.。 3)其他方法：接受每 1、2 或 4w 1 次的化疗时，300μg q.2w.；不考虑化疗方法，150μg q.w.。 (2)慢性肾衰竭所致贫血(皮下注射) 1)接受透析治疗的未使用过阿法依泊汀的患者：0.45μg/kg q.w. 或 0.75μg/kg q.2w.。 2)未接受透析治疗且未使用过阿法依泊汀的患者：0.45μg/kg q.4w.。 3)从阿法依泊汀改用本药时，根据阿法依泊汀的剂量选用本药的剂量				透析不能有效清除	血液透析、CAPD、CRRT：无须调整剂量
培英尔肽	i.h. i.v.	无影响	NA	i.h.:48	NA	NA	NA	经肝脏代谢，代谢产物主要随尿液排出	i.h.:35.3~70.7 i.v.:17.4~32.6	透析后：31.4~64.4	接受透析的患者由慢性肾脏病引起的贫血：静脉给药，0.04mg/kg q.m.	NA	NA	NA	血液透析可清除	血液透析：0.03~0.1mg/kg q.m. CAPD、CRRT：NA
右旋糖酐铁	i.h. i.v.	无影响	NA	NA	NA	NA	NA	网状内皮系统的细胞代谢，少量的铁随尿液和粪便排出	9.4~87.9	不变	成人，一次 50~100mg(Fe)，每日 1~3 次；儿童，一次 25~50mg(Fe)，每日 1~2 次				血液透析不可清除	血液透析、CAPD、CRRT：25mg q.d.
蔗糖铁	i.v.	无影响	—	NA	NA	NA	7.9	通过网状内皮系统分解为铁和蔗糖，24h 内 5% 随尿液排出	6	不变	慢性肾脏疾病 - 缺铁性贫血 (1)血液透析依赖性 1)通常剂量：每次连续血液透析治疗时，通过静脉注射未稀释的 100mg 蔗糖铁(2~5min)或通过静脉输注，最多 100ml 生理盐水(至少 15min)完成；常规总累积剂量为 1 000mg；一旦再次发生铁缺乏，可重复给药。 2)累积剂量：每个治疗疗程 1 000mg 元素铁；如果铁缺乏症复发，可重复治疗过程。 (2)非透析依赖性 1)常规剂量：在 14d 的 5 次不同时间中使用 200mg 元素铁；在 2~5min 内以未稀释的浓度缓慢静脉注射方式给药，或通过静脉输注，最多 100ml 生理盐水(至少 15 min)完成。 2)替代方案(有限的临床经验)：在第 1 和 14d 的 3.5~4h 内，以 500ml 的生理盐水静注 500mg 元素铁静脉稀释。 (3)依赖于腹膜透析 常规剂量：每 14d 在 1.5h 内输注 300mg 元素铁，共 2 剂，然后在 14d 后 2.5h 内进行一次 400mg 元素铁的输注；每次最多稀释 250ml 生理盐水				血液透析不可清除	血液透析、CAPD、CRRT：无须调整剂量

续表

药物	给药途径	食物影响	F/%	t_{max}/h	C_{max}/(μg/ml)	蛋白结合率/%	V_d/L	代谢和排出途径及比例	$^1t_{1/2}$/h	$^2t_{1/2}$/h	正常剂量	Ccr 50~90ml/min	Ccr 10~50ml/min	Ccr<10ml/min	透析清除情况	血液透析 /CAPD/CRRT 剂量
葡萄糖酸亚铁复合物	p.o. 静脉给药	不应与浓茶同服	NA	NA	19mg/L	80	NA	铁主要随尿液、粪便、汗液、肠黏膜细胞脱落，月经期排出	1	NA	预防铁缺乏：324mg t.i.d.~q.i.d. 缺铁性贫血：单质铁 60 ~ 120mg/d	NA	NA	NA	血液透析可清除少于 1% 的药物	NA
多糖铁复合物	p.o.	不应与浓茶同服	NA	NA	NA	NA	NA	铁随尿液、汗液、肠黏膜脱落和经血排出	NA	不变	治疗单纯性缺铁性贫血：成人 0.15~0.3g q.d.；儿童需在医生指导下用药	禁用	禁用	禁用	NA	血液透析、CAPD、CRRT：禁用
蛋白琥珀酸铁	p.o.	不应与浓茶同服	NA	NA	NA	NA	NA	NA	NA	NA	成人(三价铁)：40~80mg b.i.d 儿童：4mg/kg b.i.d.	NA	NA	NA	NA	NA
山梨醇铁	深部 i.m.	无影响	NA	2	NA	NA	NA	24h 内随尿液排出铁为给药量的 20%~30%	NA	NA	1ml 含铁量 50mg。 成人：1~2ml q.d.~q.3d. 儿童：体重≥ 6kg，1ml q.d.；体重 <6kg，0.5ml q.d.	NA	NA	NA	NA	NA
枸橼酸铁胺	p.o. 静脉给药	无影响	NA	4	NA	NA	0.765~2.08	铁经粪便清除	1.48	NA	糖浆： 成人，10~20ml t.i.d.，预防量为治疗量的 1/5。 儿童，每日 1~2ml/kg t.i.d.；泡腾颗粒，3~6g	NA	NA	NA	NA	NA
羧基麦芽糖铁	i.v.	无影响	—	0.25~1.21	37~333mg/ml	NA	NA	铁经血浆清除	16	16	对于体重≥ 50kg 的患者：分 2 次给予羟基麦芽糖铁(1ml 含有 50mg 元素铁)，间隔至少 7d。每次给药剂量为 750mg，每疗程总累积剂量不超过 1 500mg 铁。 对于体重 <50kg 的患者：分 2 次给予羟基麦芽糖铁(1ml 含有 50mg 元素铁)，间隔至少 7d。每次给药剂量为 15mg/kg，每疗程总累积剂量不超过 1 500mg 铁。 每毫升注射液含 50mg 元素铁。如果再次发生缺铁性贫血，可重复注射治疗				NA	血液透析、CAPD、CRRT：无须调整剂量
(低分子量)右旋糖酐铁	i.v.gtt.	无影响	—	NA	NA	NA	NA	NA	20	20	用于慢性失血、营养不良、妊娠、儿童发育期等引起的缺铁性贫血：50~100mg 铁 t.i.d.				血液透析不可清除	血液透析、CAPD、CRRT：无须调整剂量
异麦芽糖酐铁	i.v.gtt.	无影响	—	NA	NA	NA	NA	NA	20	NA	20mg/kg i.v.gtt.，单次	NA	NA	NA	NA	NA
2. 增白细胞药																
辅酶 A	i.v.gtt. i.m.	无影响	NA	NA	NA	NA	NA	NA	NA	NA	i.v./i.m.：50~200U q.d.~b.i.d.	NA	NA	NA	NA	NA
非格司亭	i.v.gtt. i.h.	无影响	NA	i.h.：2~8 i.v.gtt.：0.5	i.h.：给药 3.45 及 11.5μg/kg，在 2~8h 内的 C_{max} 分别为 4 及 49ng/ml	NA	0.15L/kg	以氨基酸代谢途径降解，代谢产物主要由尿液排出	2~7	不变	i.v.：成人 1~5μg/kg q.d.；儿童：2~5μg/kg q.d.。 i.h.：成人 1~5μg/kg q.d.；儿童：2~5μg/kg q.d.。				血液透析不可清除	血液透析、CAPD、CRRT：无须调整剂量

续表

药物	给药途径	食物影响	F/%	t_{max}/h	C_{max}/(μg/ml)	蛋白结合率/%	V_d/L	代谢和排出途径及比例	$^1t_{1/2}$/h	$^2t_{1/2}$/h	正常剂量	Ccr 50~90ml/min	Ccr 10~50ml/min	Ccr<10ml/min	透析清除情况	血液透析/CAPD/CRRT 剂量
莫拉司亭	i.h. i.v.	无影响	NA	i.h.:3~4	NA	NA	NA	在 24h 内有 45% 药物随尿液排出，其中 20% 以原型药排出，48h 内 66%~86% 的药物随尿液排出	i.v.:1~2 i.h.:2~3	NA	(1) 肿瘤化疗或放疗引起的白细胞减少：化疗或放疗停止 24h 后方可使用。3~10μg/kg q.d. i.h.，持续 5~7d。根据白细胞回升速度和水平，确定维持量。进行下一疗程的化、放疗，应停药至少 48h 后，方可继续治疗。 (2) 再生障碍性贫血、骨髓增生异常综合征：3μg/kg q.d. i.h.，一般 2~4d 白细胞开始升高，随后调整剂量，使白细胞升至所需水平，通常小于 10×10^9/L。 (3) 白血病、造血干细胞或祖细胞移植 1) i.h.：推荐剂量为一日 5μg/kg，待白细胞升至 2×10^9/L 以上时即可停药。 2) i.v.：同 "i.h." 项。 (4) 与重组人粒细胞集落刺激因子注射液联用于外周血造血干细胞或祖细胞移植前的干细胞或祖细胞动员：宜于化疗后白细胞降至最低点（一般为停化疗后 2w 左右）时开始用药，一日 5μg/kg i.h.，至白细胞升至 5×10^9/L 及以上时开始采集，采集期间继续用药至采集完毕	NA	NA	NA	NA	NA
沙格司亭	i.v.gtt. i.h.	无影响	NA	i.h.: 2.5~4	16.7ng/ml	NA	96.8	NA	成人：i.v.gtt.，3.84；i.h.，1.4。6 个月~15 岁的儿童：i.v.gtt.，0.9~2.5；i.h.，0.3~3.8	不变	(1) 急性非淋巴细胞白血病患者诱导化疗后缩短中性粒细胞恢复时间：250μg/m² q.d. i.v.gtt.，滴注时间 4h。 (2) 外周血祖细胞动员、外周血祖细胞移植术后：250μg/m² q.d. i.v.gtt.，滴注时间 24h；或 250μg/m² q.d. i.h.。 (3) 自体或同种异体基因骨髓移植术后骨髓的恢复：250μg/m² q.d. i.v.gtt.，滴注时间 2h。 (4) 骨髓移植失败或移入延迟：250μg/m² i.v.gtt.，滴注时间 2h，连用 14d				血液透析不可清除	血液透析、CAPD、CRRT：无须调整剂量
培非格司亭	i.h.	无影响	NA	24~72	NA	NA	NA	以氨基酸代谢途径降解，代谢产物主要由尿液排出	15~80	不变	皮下注射。 成人： (1) 预防接受抗肿瘤治疗的非髓样癌患者的发热性中性粒细胞减少，每化疗周期内单次给 6mg。化疗前 14d 至结束 24h 期间不给药。 (2) 自体干细胞移植前收集外周血干细胞，皮下注射髓系肿瘤化疗后单次给予 6mg 或 12mg，有试验证实可于化疗后 24h 给药。 儿童：预防接受抗肿瘤治疗的非髓样癌患者的发热性中性粒细胞减少，对于 0~21 岁患者，给药 0.1mg/kg。单次给予 0.1mg/kg 与一日给予 5μg/kg 对肉瘤患儿中性粒细胞绝对计数的效果类似	成人：6mg 或 12mg q.d.。 儿童：0.1mg/kg q.d.	成人：6mg 或 12mg q.d.。 儿童：0.1mg/kg q.d.	成人：6mg 或 12mg q.d.。 儿童：0.1mg/kg q.d.	血液透析不可清除	血液透析、CAPD、CRRT： 成人：6mg 或 12mg q.d.。 儿童：0.1mg/kg q.d.

续表

药物	给药途径	食物影响	F/%	t_{max}/h	C_{max}/(μg/ml)	蛋白结合率/%	V_d/L	代谢和排出途径及比例	$^1t_{1/2}$/h	$^2t_{1/2}$/h	正常剂量	Ccr 50~90ml/min	Ccr 10~50ml/min	Ccr<10ml/min	透析清除情况	血液透析/CAPD/CRRT 剂量
腺嘌呤	p.o.	NA	NA	NA	NA	NA	NA	NA	NA	NA	成人:10~20mg t.i.d. 儿童:5~10mg b.i.d.	NA	NA	NA	NA	NA
3. 促凝血药																
维生素 K_1	p.o. i.m. i.h. i.v.	无影响	100	i.v.: 12~14 p.o.: 24~48	85μg/L	NA	NA	在肝脏内代谢,代谢产物经肾脏和胆道排出,体内几乎无蓄积	26~193	不变	成人: 低凝血酶原血症:① 10mg t.i.d. p.o.。② 10mg q.d.~b.i.d. i.m.,24h 总量不超过 40mg。③深部皮下注射用法用量同“肌内注射”。 儿童:预防新生儿出血,肌内注射,出生后一次 0.5~1mg,8h 后可重复给药 1 次。 注:静脉给药速度不应超过 1mg/min				血液透析不可清除	血液透析、CAPD、CRRT:无须调整剂量
醋酸甲萘氢醌	p.o.	NA	NA	NA	NA	NA	NA	经肝脏代谢,先转成氢醌形式,再与葡糖醛酸或硫酸结合而经肾脏及胆道排出	NA	NA	2~4mg t.i.d.	NA	NA	NA	NA	NA
亚硫酸氢钠甲萘醌	p.o. i.m.	无影响	NA	NA	NA	NA	NA	经肝脏代谢,以葡糖醛酸和硫酸结合物形式经肾脏及胆道排出	NA	NA	p.o.:2~4mg t.i.d. i.m.:2~4mg/d b.i.d. 预防新生儿出血:2~4mg/d	NA	NA	NA	NA	NA
氨甲环酸	p.o. i.v. i.v.gtt.	无影响	45	p.o.:1~5(SD);2~3.5(SS)	p.o.:16.41μg/ml(1 300mg t.i.d.)、13.83μg/ml(单次剂量 1 300mg);i.v.:81~86μg/ml;i.v.gtt.:18μg/ml	3	9~12	代谢极少,以原型药随尿液排出	i.v.:2 p.o.:11	NA	p.o.:1~1.5g b.i.d.~q.i.d. 静脉给药(i.v. 或 i.v.gtt.):0.25~0.5g t.i.d.~q.i.d.	41~60ml/min: 50mg/kg b.i.d. p.o.; 20mg/kg b.i.d. i.v.	21~40ml/min: 25mg/kg q.d. p.o.; 10mg/kg q.d. i.v.	10ml/min: 12.5mg/kg q.d. p.o.; 5mg/kg q.d. i.v.	血液透析可清除	NA
氨甲苯酸	p.o. i.v. i.v.gtt.	无影响	NA	p.o.:3	p.o.:4~5	NA	NA	口服给药 24h,31%~41% 以原型药随尿液排出,静脉注射则排出 46%~80%,其余为代谢产物	1	NA	p.o.:0.25~0.5g b.i.d.~t.i.d. i.v.:100~300mg/ 次,一日不超过 600mg i.v.gtt.:100~300mg/ 次,一日不超过 600mg	NA	NA	NA	NA	NA
氨基己酸	p.o. i.v.gtt.	无影响	100	1.2	NA	0	NA	体内不代谢,给药后 12h,40%~60% 以原型药从尿液排出	1~5	NA	p.o.:成人 2g t.i.d.~q.i.d.,依病情服用 7~10d 甚至更久;儿童 0.1g/kg t.i.d.~q.i.d. i.v.gtt.:初始剂量 4~6g,15~30min 内滴完,维持剂量 1g/h	较常规剂量减少 15%~25%	较常规剂量减少 15%~25%	较常规剂量减少 15%~25%	透析可清除	NA

续表

药物	给药途径	食物影响	F/%	t_{max}/h	C_{max}/(μg/ml)	蛋白结合率/%	V_d/L	代谢和排出途径及比例	$^1t_{1/2}$/h	$^2t_{1/2}$/h	正常剂量	Ccr 50~90ml/min	Ccr 10~50ml/min	Ccr< 10ml/min	透析清除情况	血液透析/CAPD/CRRT 剂量
凝血酶	p.o. 局部灌注	NA	NA	20~30min	NA	NA	NA	NA	NA	NA	(1)创伤：用灭菌生理盐水溶解凝血酶至 10~100U/ml，喷洒或灌注于创面，或以明胶海绵、纱布沾后敷于创面，也可直接将粉状凝血酶撒至创面。 (2)消化道止血：口服或局部灌注，用缓冲液或生理盐水溶解凝血酶，使之成 50~500U/ml。2 000~20 000U，严重出血者加至 q.h.~q.6h.				血液透析不可清除	血液透析、CAPD、CRRT：无须调整剂量
人凝血酶原复合物	i.v.gtt.	无影响	—	10~30min	NA	NA	0.071L/kg	NA	18~32	NA	一般 10~20U/kg，稀释后静滴 30~60min，以后凝血因子Ⅶ缺乏者 q.6h.~q.8h.，凝血因子Ⅸ缺乏者 q.24h.，凝血因子Ⅱ和凝血因子Ⅹ缺乏者 q.24h.~q.48h.，一般历时 2~3d				血液透析不可清除	血液透析、CAPD、CRRT：无须调整剂量
蛇毒血凝酶	i.v. i.m. i.h. 局部外用	无影响	NA	i.m. 或 i.h.：40~45min	NA	NA	NA	经肝脏代谢为无活性的复合物，代谢产物经肾脏排出，3~4 日可全部清除	NA	NA	成人：①一般出血，1~2U；②紧急出血，0.25~0.5U i.v.，同时 1U i.m.；③异常出血，1U q.6h. i.m. 直至止血；④咯血，1U q.12h. i.h.，必要时在开始治疗时 1U i.v.；⑤各类外科手术，手术前晚 1U i.m.，术前 1h 1U i.m.，术前 15min 1U i.v.，术后 3 日 1U q.d. i.m.。 儿童：一般出血，静脉、肌内或皮下注射 0.3~0.5U	NA	NA	NA	NA	NA
硫酸鱼精蛋白	i.v. i.v.gtt.	无影响	—	NA	NA	NA	12.3	据推测，硫酸鱼精蛋白和肝素 - 鱼精蛋白复合物部分被代谢或被纤蛋白溶酶攻击，释放出游离的肝素	7min	7min	(1)肝素过量：用量与最后 1 次肝素使用量相当，成人单次最大剂量为 50mg，缓慢 i.v.，10min 内注射量 <50mg，2h 内 <100mg；儿童用其 1% 注射液。 (2)自发性出血：儿童 5~8mg/kg b.i.d.，稀释后静滴，疗程小于 3d，一次用量 <25mg				血液透析不可清除	血液透析、CAPD、CRRT：无须调整剂量
人凝血因子Ⅷ	i.v.gtt.	无影响	—	NA	NA	NA	NA	NA	8~12	NA	公式：所需人凝血因子Ⅷ量(IU)/次 = 0.5 × 患者体重(kg) × 需提升的因子Ⅷ活性水平(占正常参考值得百分比)。 (1)轻度至中度出血：单一剂量 10~15IU/kg，将因子Ⅷ水平提高到正常人水平的 20%~30%。 (2)较严重出血或小手术：需将因子Ⅷ水平提高到正常人水平的 30%~50%，通常首次剂量 15~25IU/kg。如需要，给予维持剂量 10~15IU/kg q.8h.~q.12h.。 (3)大出血：危及生命的出血，如口腔、泌尿液系统及中枢神经系统、重要器官如颈、喉、腹膜后以及髂腰肌附近的出血，首次剂量 40IU/kg 后给予维持剂量 20~25IU/kg q.8h.~q.12h.。疗程需由医生决定。 (4)手术：只有当凝血因子Ⅷ抑制物水平无异常增高时，方可考虑择期手术。手术开始时血液中因子Ⅷ浓度需达到正常人水平的 60%~120%。通常在术前按 30~40IU/kg 给药。术后 4d 内因子Ⅷ最低，保持正常人水平的 60%，后 4d 减至 40%。 (5)获得性因子Ⅷ抑制物增多症：应给予大剂量的凝血因子Ⅷ，一般超过治疗血友病患者所需剂量一倍以上	NA	NA	NA	NA	NA

续表

药物	给药途径	食物影响	F/%	t_{max}/h	C_{max}/(μg/ml)	蛋白结合率/%	V_d/L	代谢和排出途径及比例	$^1t_{1/2}$/h	$^2t_{1/2}$/h	正常剂量	Ccr 50~90ml/min	Ccr 10~50ml/min	Ccr< 10ml/min	透析清除情况	血液透析 /CAPD/CRRT 剂量
酚磺乙胺	p.o. i.v. i.v.gtt. i.m.	无影响	NA	i.v.:1	NA	NA	NA	几乎无代谢，大部分以原型药经肾脏排出，小部分随胆汁、粪便排出	NA	NA	成人： (1)治疗出血：0.5~1g t.i.d. p.o.；0.25~0.5g b.i.d.~q.i.d. i.m.、i.v. 或 i.v.gtt.。 (2)预防手术出血：0.25~0.5g i.v. 或 i.m.，术前 15~30min，必要时 2h 后再注射 0.25g，0.5~1.5g/d。 儿童：10mg/kg b.i.d.~q.i.d.	NA	NA	NA	NA	NA
卡巴克络	p.o. i.m.	无影响	NA	NA	NA	NA	NA	NA	NA	NA	成人：① 2.5~5mg t.i.d. p.o.；② 5~10mg b.i.d~t.i.d. i.m.；严重出血时 10~20mg q.2h.~q.4h.。 儿童：≤ 5 岁，1.25~2.5mg q.d.，5 岁以上同成人	NA	NA	NA	NA	NA
4. 抗凝血药																
肝素钠	i.v. i.v.gtt. i.h. 外用	无影响	NA	i.v.:0	NA	NA	0.07L/kg	肝内代谢，50% 以原型药经肾脏排出	i.v.:1~6	i.v.:1~6	成人： (1)i.h.：首剂 5 000~10 000U，以后 8 000~10 000U q.8h.，或 15 000~20 000U q.12h.。 (2)i.v.gtt.：首剂 5 000~10 000U，然后 50~100U/kg q.4h.；或 20 000~40 000U/d，稀释后静滴 24h。 (3)预防：5 000U i.h.，术前 2h，之后 q.8h.~q.12h.，共 7d。 儿童： (1)i.v.gtt.：首剂 50U/kg，然后 50~100U q.4h.；或 10 000~20 000U/m^2，稀释后静脉滴注 24h。 (2)弥散性血管内凝血：25~50U/kg，持续静脉滴注 4h。若 4~8h 后病情无好转，应即刻停用				血液透析不可清除	血液透析、CAPD、CRRT：无须调整剂量
肝素钙	i.v. i.v.gtt. i.h.	无影响	NA	NA	NA	NA	NA	肝内代谢，50% 以原型药经肾脏排出	NA	NA	成人： (1)i.h.：首次 5 000~10 000U，以后 5 000~10 000U q.8h. 或 10 000~20 000U q.12h.，或根据凝血试验监测结果调整。 (2)i.v.：首次 5 000~10 000U，以后 50~100U/kg q.4h.，或根据凝血试验监测结果确定。用前先以氯化钠注射液 50~100ml 稀释。 (3)i.v.gtt.：每日 20 000~40 000U，加至氯化钠注射液 1 000ml 中 24h 持续滴注，之前常先以 5 000U i.v. 作为初始剂量。 (4)预防性应用：术前 2h 5 000U q.8h.~q.12h. i.h.，持续 7d。 儿童： (1)i.v.：首次剂量 50U/kg，之后 50~100U/kg q.4h.，或根据凝血试验调整。	NA	NA	NA	NA	NA

续表

药物	给药途径	食物影响	F/%	t_{max}/h	C_{max}/(μg/ml)	蛋白结合率/%	V_d/L	代谢和排出途径及比例	$^{1}t_{1/2}$/h	$^{2}t_{1/2}$/h	正常剂量	Ccr 50~90ml/min	Ccr 10~50ml/min	Ccr<10ml/min	透析清除情况	血液透析/CAPD/CRRT剂量
肝素钙											(2) i.v.gtt.：首次 50U/kg，之后 50~100U/kg q.4h.，或按体表面积 10 000~20 000U/m²，24h 持续点滴，亦可根据部分凝血活酶时间（APTT 或 KPTT）试验结果确定。对于心血管外科手术，其首次剂量及持续 60min 以内的手术用量同成人常用量。对于弥散性血管内凝血，25~50U/kg q.4h. 持续静脉滴注。若 4~8h 后病情无好转即应停用					
依诺肝素	i.h.	无影响	NA	1~5	NA	0	4.3	经肝脏代谢，10% 以原型药经肾脏清除，肾脏总清除率为 40%	4.5~7	NA	(1) 预防静脉血栓栓塞：外科中危患者，术前 2h 开始 2 000~4 000AxaIU q.d. i.h.，持续 7~10d；外科高危患者术前 12h 开始 4 000AxaIU q.d. i.h.，可连续用至 3w；内科患者 4 000AxaIU q.d. i.h.，持续 6~14d。 (2) 治疗静脉血栓栓塞：150AxaIU/kg q.d. i.h.；或 100AxaIU/kg b.i.d. i.h. 不超过 10d。 (3) 治疗心肌梗死：3 000AxaIU i.v.，之后在 15min 内 100AxaIU/kg i.h.，随后 100AxaIU/kg q.12h. i.h.，疗程 8d 或用至出院。 (4) 血液透析、体外循环时防止血栓形成：100AxaIU/kg，透析开始时于动脉管路给药；出现纤维蛋白环时再给予 50~100AxaIU/kg				透析不可清除	NA
那屈肝素钙	i.h. i.v.	无影响	NA	3~5	NA	NA	3.59	通过肾脏以少量代谢产物或原型药清除	3.5	NA	(1) 手术中预防血栓栓塞性疾病 1) 中度血栓栓塞形成危险的手术；患者未显示有严重的血栓栓塞危险时，3 075U/d。大约在术前 2h 进行第一次注射。 2) 高度血栓栓塞形成危险的手术（如髋关节和膝关节手术）：应根据患者的体重调整剂量，一日 41U/kg，于术前 12h 和术后 12h 给予，以后每日使用至手术后第 3d，于术后第 4d 起剂量调整为一日 61.5U/kg。 3) 其他情况：对某些具有高度血栓栓塞形成危险的手术（尤其是肿瘤）和/或有血栓栓塞性疾病病史的患者，使用本药 3 075U/d。 (2) 治疗深静脉栓塞：一次 0.1ml/10kg q.12h.，用药不超过 10d。 (3) 治疗不稳定型心绞痛和无 Q 波心肌梗死：一次 86U/kg q.12h.，联合阿司匹林（推荐在 160~325mg 的负荷剂量后，改为口服剂量 75~325mg）。 (4) 血液透析时预防血凝块形成：注射给药，无出血危险或血液透析持续 4h 的患者，应在透析开始通过动脉端单次注射 70U/kg。有出血危险者标准剂量减半		>30ml/min：应减少本药剂量 25%~33%	用于预防血栓栓塞性疾病时应减少本药剂量 25%~33%	血液透析不可清除	NA

续表

药物	给药途径	食物影响	F/%	t_{max}/h	C_{max}/(μg/ml)	蛋白结合率/%	V_d/L	代谢和排出途径及比例	${}^1t_{1/2}$/h	${}^2t_{1/2}$/h	正常剂量	Ccr 50~90ml/min	Ccr 10~50ml/min	Ccr<10ml/min	透析清除情况	血液透析/CAPD/CRRT剂量
达肝素钠	i.h. i.v.gtt. i.v.	无影响	NA	4	NA	NA	3~11	通过肾脏以少量代谢产物形式或原型药清除	i.v.:2.1~2.3 i.h.:3~5	5.7	(1)治疗急性深静脉血栓:①每日1次用法,200U/kg q.d. i.h.,最大量18 000U/d。②每日2次用法,对于出血风险较高的患者,可采用100U/kg q.12 h. i.h.。③ i.v.gtt.,初始剂量100U/kg,12h后可重复给药。同时可立即口服维生素K拮抗剂抗凝治疗。 (2)预防血液透析和血液过滤期间凝血,慢性肾衰竭患者无已知出血风险:①血液透析和血液过滤不超过4h,静脉快速注射5 000U。②血液透析和血液过滤超过4h,静脉快速注射30~40U/kg,继以每小时10~15U/kg i.v.gtt.。 (3)急性肾衰竭患者有高度出血风险:静脉快速注射5~10U/kg,继以每小时4~5U/kg i.v.gtt.。 (4)不稳定型冠状动脉疾病,如不稳定型心绞痛和无Q波心肌梗死:120U/kg b.i.d. i.h.。最大剂量为10 000U/12h。 (5)预防与手术有关的中度血栓风险的患者:术前1~2h,2 500U i.h.,术后每日早晨2 500U i.h.,直到患者可以活动。持续性活动受限的患者5 000U i.h.。高度血栓风险的患者(患有某些肿瘤的特定患者和某些矫形手术患者):术前晚间5 000U i.h.,术后每晚5 000U i.h.。另外也可术前1~2h 2 500IU i.h.,术后8~12h 2 500U i.h.,然后每日早晨5 000U i.h.			给药后4~6h监测抗Xa因子水平以确定能达到0.5~1.5U/ml	血液透析可清除	血液透析:透析前给予50~70U/kg i.v.或2 500U i.v. CAPD、CRRT:NA
华法林钠	p.o.	无影响	100	4	NA	99.4	0.11~0.2L/kg	主要经肝脏代谢,代谢产物有醇类(活性最小)、羟基类(无活性)。无活性代谢产物通过乳汁排出,也可经胆汁排出后被重吸收,随尿液排出	148	不变	口服,成人常用量:避免冲击治疗,第1~3d 3~4mg(年老体弱及糖尿病患者减半),3d后可给维持量一日2.5~5mg(参考凝血时间调整剂量使INR值达2~3)				血液透析不可清除	血液透析、CAPD、CRRT:无须调整剂量
双香豆乙酯	p.o.	影响较大	NA	72~120	NA	90~99	NA	肝内代谢缓慢,其代谢产物经肾脏排出	24~100	NA	第一日600~900mg,第2d 300~600mg,随后一日300~600mg,分2~3次服用	NA	NA	NA	NA	NA
重组水蛭素	i.v.gtt. i.h.	食用芹菜、大蒜增加出血风险	NA	i.h.:3~4	NA	NA	NA	该药45%~48%经肾脏排出	0.8~2	48	预防肝素诱导的血小板减少: (1)指南剂量:起始剂量0.1mg/(kg·h) i.v.gtt.;或0.2mg/kg,弹丸式注射。 (2)说明书剂量:起始剂量为0.4mg/kg(最大剂量44mg),弹丸式注射,缓慢给药(15s以上)。注射液浓度为5mg/ml。维持剂量为0.15mg(kg·h)(最大剂量为16.5mg/h) i.v.gtt.,连续2~10d	45~60ml/min:0.075mg/(kg·h) 30~44ml/min:0.045mg/(kg·h) 15~29ml/min:0.022 5mg/(kg·h)	<15ml/min:停止使用	停止使用	血液透析可清除	血液透析:在下一次血液透析前,应根据本药的血药浓度选择后续剂量 CAPD、CRRT:NA

续表

药物	给药途径	食物影响	F/%	t_{max}/h	C_{max}/(μg/ml)	蛋白结合率/%	V_d/L	代谢和排出途径及比例	$^1t_{1/2}$/h	$^2t_{1/2}$/h	正常剂量	Ccr 50~90ml/min	Ccr 10~50ml/min	Ccr< 10ml/min	透析清除情况	血液透析/CAPD/CRRT 剂量
阿加曲班	i.v.gtt. i.v.	无影响	—	i.v.gtt.:1~3 i.v.:2~4	538.6ng/ml	54	0.174~0.18L/kg	经肝脏代谢,随粪便排出,22%~24.5%的原型药经肾脏排出	30~51min	30~51min	(1)缺血性脑梗死急性期:初始2d,一日60mg i.v.gtt.,以适当注射液稀释,24h持续滴注。其后5d,10mg b.i.d.,每次3h。 (2)慢性动脉闭塞症:10mg b.i.d.i.v.gtt.,每次2~3h。用药疗程在4w以内				透析可清除20%	血液透析:应考虑调整剂量,但尚无具体调整方案 CAPD、CRRT:NA
比伐芦定	i.v.gtt. i.v. i.h.	无影响	NA	i.v.:2min i.v.gtt.:4min i.h.:1~2	NA	0	NA	蛋白水解裂解代谢,20%的原型药20%经肾脏随尿液排出	25min	57min	静脉给药:一次0.75mg/kg,静脉弹丸式注射,随后以每小时1.75mg/kg的速度持续i.v.gtt.,可持续滴注4h。使用本药的同时应合用阿司匹林,300~325mg/d				血液透析可清除25%	血液透析、CAPD、CRRT:无须调整剂量
磺达肝葵钠	i.h.	无影响	NA	i.h.:1~3	NA	>94	7~11	体内代谢尚未研究,64%~77%以原型药随尿液排出	17~21	NA	2.5mg q.d. i.h.	2.5mg q.d. i.h.	30~50ml/min:慎用	禁用	透析可清除20%	血液透析:禁用 CAPD、CRRT:NA
吲哚布芬	p.o.	无影响	NA	2	NA	99	NA	经肝脏代谢,75%的吲哚布芬以代谢产物形式,少部分以原型药随尿液排出	6~8	NA	100~200mg b.i.d.	100~200mg b.i.d.	100~200mg b.i.d.	100~200mg b.i.d.	血液透析可清除	NA
达比加群酯	p.o.	无影响	3~7	1~6	184ng/ml(SS);75.8~111ng/ml(SD)	35	50~70	酯酶催化水解裂解,主要代谢为4种不同的酰基葡糖醛酸,主要随尿液排出	12~17	15~34.1	降低非瓣膜性心房颤动患者脑卒中和全身性栓塞的风险:150mg b.i.d. p.o.	>30ml/min:降低非瓣膜性心房颤动患者脑卒中和全身性栓塞的风险:150mg b.i.d. p.o.	15~30ml/min:降低非瓣膜性心房颤动患者脑卒中和全身性栓塞的风险:75mg b.i.d. p.o.	NA	血液透析可清除	NA
利伐沙班	p.o.	无影响	80~100	2~4	172.3~245μg/L	92~95	50	尚未发现主要的或具有活性的循环代谢产物,约2/3药物通过代谢降解(其中1/2经肾脏排出,另外1/2随粪便排出),其余1/3以原型药直接经肾脏排出,主要经肾脏主动分泌的方式	7~11	NA	预防静脉血栓栓塞症: 10mg q.d. p.o.	预防静脉血栓栓塞症:10mg q.d. p.o.	预防静脉血栓栓塞症:10mg q.d. p.o.	<15ml/min:不推荐使用本药	血液透析不可清除	血液透析:避免使用 CAPD:避免使用 CRRT:NA

续表

药物	给药途径	食物影响	F/%	t_{max}/h	C_{max}/(μg/ml)	蛋白结合率/%	V_d/L	代谢和排出途径及比例	$^1t_{1/2}$/h	$^2t_{1/2}$/h	正常剂量	Ccr 50~90ml/min	Ccr 10~50ml/min	Ccr<10ml/min	透析清除情况	血液透析/CAPD/CRRT 剂量
醋硝香豆素	p.o.	无影响	60	1~3	0.3mg/ml	98.7	0.16~0.34L/kg	经肝脏代谢，大部分以代谢产物形式随尿液排出	8~11	8~11	p.o.：第 1d 为 4~8mg，随后第 2d 为 2~4mg。维持剂量通常为 2.5~5mg/d，分次服用				NA	血液透析、CAPD、CRRT：无须调整剂量
阿哌沙班	p.o. i.v.	影响较大	50	3~4	给药 2.5mg：52.5ng/ml；给药 5mg：104.7ng/ml；给药 10mg：176.3~207ng/ml	87	21~61	经肝脏代谢(CYP3A4/5)，多数直接排出，37% 经肾脏以原型药排出	6.8~11.1	NA	预防静脉血栓栓塞症：2.5~5mg b.i.d. p.o.	年龄≥80 岁，体重≤60kg 或血清肌酐≥1.5mg/dl(133mmol/L)，至少有以上两项特征的患者采用 2.5mg b.i.d.			透析可消除 4%	血液透析、CAPD、CRRT：预防静脉血栓栓塞症 2.5~5mg b.i.d. p.o.
艾多沙班	p.o.	影响较大	63.1~72.3	1~2	256ng/ml	55	107	经水解、偶联或 CYP3A4/5 介导的氧化作用进行代谢，50% 原型药经肾脏排出	10~14	NA	60mg q.d.	60mg q.d.	15~30ml/min：30mg q.d.	建议不使用	血液透析不可清除	NA
来匹卢定	i.v. i.h.	无影响	NA	3~4	NA	NA	NA	经肾脏代谢，约 45% 的剂量随尿液排出，约 35% 为原型药	0.8~2	1.3(肾脏损害)	(1)预防肝素诱导的血小板减少 - 血栓栓塞性疾病：0.2mg/kg。 (2)预防心肌梗死 - 血栓形成：先给药 0.1~0.2mg/kg，然后注射 0.1~0.15mg/(kg·h)或 0.5mg/kg b.i.d.，持续 5~7d。 (3)预防深静脉血栓形成：在腹壁皮下注射重组水蛭素 1.25mg/kg b.i.d.		减少剂量，建议静脉推注剂量为 0.2mg/kg		血液透析可清除	NA
肝素	i.h. i.v.gtt.	无影响	NA	2~4	NA	80	0.07L/kg	部分经肝脏代谢。随尿液(以代谢产物，大量给药后高达 50% 为原型药)排出	1~2	1~2	(1)急性 ST 段抬高心肌梗死：初次经皮冠状动脉介入治疗(PCI)，GP Ⅱb/Ⅲa 受体拮抗剂的再灌注，50~70 U/kg i.v.；不使用 GP Ⅱb/Ⅲa 受体拮抗剂的主要 PCI 再灌注，70~100U/kg i.v.。 (2)纤维蛋白溶解疗法的再灌注：静脉内负荷剂量为 60U/kg(最大 4 000U)，随后初始输注剂量为 12U/(kg·h)(最大 1 000U)。抗凝治疗实验室血液标本采集，每 10~20ml 全血样品使用 70~150U。抗凝疗法输血，每 100ml 全血使用 400~600U。 (3)心房颤动 - 血栓栓塞性疾病、弥散性血管内凝血：①间断性静脉注射，10 000U i.v.，然后 5 000~10 000U q.4h.~q.6h. i.v.；②连续静脉输注，先 5 000U i.v.，然后 20 000~40 000U q.24h.。③ i.h.，初始 333U/kg q.12h.，然后 250U/kg q.12h.。				血液透析不可清除	血液透析、CAPD、CRRT：无须调整剂量

续表

药物	给药途径	食物影响	F/%	t_{max}/h	C_{max}/(μg/ml)	蛋白结合率/%	V_d/L	代谢和排出途径及比例	$^1t_{1/2}$/h	$^2t_{1/2}$/h	正常剂量	Ccr 50~90ml/min	Ccr 10~50ml/min	Ccr< 10ml/min	透析清除情况	血液透析/CAPD/CRRT 剂量
肝素											(4)心脏复律:80U/kg i.v.,然后 18U/(kg·h) i.v.gtt.,或固定剂量 5 000U i.v.,然后 1 000U/h(指导剂量) i.v.gtt.。 (5)癌症 - 静脉血栓栓塞;预防住院医疗患者,在住院期间或直至完全就诊之前,5 000U q.8h. i.h.。每 12h 5 000U(指导剂量)也已用于中度风险癌症。手术患者,术前 2~4h 5 000U,然后 5 000U q.8h.,至少 7~10d;高危患者可考虑使用长达 4w					
5. 纤维蛋白溶解药																
尿激酶	i.v.gtt. 动脉给药(禁止肌内注射)	无影响	—	NA	NA	NA	NA	静脉给药可经肝脏快速清除,少量药物随胆汁和尿液排出	20min	20min	(1)肺栓塞 1) i.v.gtt.:初次剂量 4 400U/kg,以生理盐水或 5% 葡萄糖溶液配制,以 90ml/h 速度在 10min 内滴完;其后以 4 400U/h 的给药速度,连续静脉滴注 2h 或 12h。 2)动脉给药:15 000U/kg。 (2)心肌梗死:建议以生理盐水配制后,按 6 000U/min 的速度在冠状动脉内连续滴注 2h,滴注前应先静脉给予肝素 2 500~10 000U。200~300 万 U i.v.gtt.。 (3)外周动脉血栓:以生理盐水配制本品(浓度 2 500U/ml),4 000U/min 的速度经导管注入血凝块中。 (4)防治心脏瓣膜替换术后的血栓形成:血栓形成是心脏瓣膜术后最常见的并发症之一,用本品 4 400U/kg,然后以 4 400U/(kg·h) i.v.gtt. 维持。 (5)脓胸或心包积脓:常用抗生素和脓液引流术治疗,此时可胸腔或心包腔内注入灭菌注射用水配制本品(5 000U/ml) 10 000~250 000U。 (6)眼科应用:常用量为 5 000U 用 2ml 生理盐水配制冲洗前房				血液透析不可清除	血液透析、CAPD、CRRT:无须调整剂量
链激酶	i.v.gtt.	无影响	—	NA	NA	NA	5.68	主要从肝脏经胆道排出,仍保留生物活性	18~83min	18~83min	急性心肌梗死:1.5×10^7U 溶解于 5% 葡萄糖溶液 100ml,静脉滴注 1h				血液透析不可清除	血液透析、CAPD、CRRT:无须调整剂量
降纤酶	i.v.gtt.	无影响	—	NA	NA	NA	NA	NA	NA	NA	1. 四肢血管病、肺栓塞、突发性。 2. 短暂脑缺血发作、脑血栓形成、脑栓塞及脑梗死再复发的预防。 3. 心肌梗死、不稳定型心绞痛及心肌梗死再复发的预防。 4. 血液高黏状态、高凝状态、直栓前状态。 静脉滴注: (1)急性发作期:10U q.d.,连用 3~4d。 (2)非急性发作期:首次 10U,维持量 5~10U q.d. 或 q.o.d.,2w 为一疗程	NA	NA	NA		NA

续表

药物	给药途径	食物影响	F/%	t_{max}/h	C_{max}/(μg/ml)	蛋白结合率/%	V_d/L	代谢和排出途径及比例	$^1t_{1/2}$/h	$^2t_{1/2}$/h	正常剂量	Ccr 50~90ml/min	Ccr 10~50ml/min	Ccr< 10ml/min	透析清除情况	血液透析/CAPD/CRRT 剂量
阿替普酶	静脉给药	无影响	—	20~40min	NA	NA	8.1	主要在肝脏代谢降解为氨基酸	26.5~46min	26.5~46min	静脉给药： (1)梗死症状发生后6h以内的患者：采用90min加速给药法，①体重大于65kg者，先15mg i.v.，随后30min 50mg i.v.gtt.，随后60min 35mg i.v.gtt.。用药总剂量为100mg。②体重小于65kg者，先15mg i.v.，随后30min 0.75mg/kg(最大剂量50mg)i.v.gtt.，随后60min 0.5mg/kg(最大剂量35mg)i.v.gtt.。 (2)梗死症状发生后6~12h内的患者：采用3h给药法，先10mg i.v.，随后1h 50mg i.v.gtt.，剩余剂量每30min 10mg i.v.gtt.，至3h末滴完，最大剂量为100mg。体重小于65kg者给药总剂量不得超过1.5mg/kg。若无禁忌，症状发生后尽快给予阿司匹林并维持终生使用。 (3)肺栓塞：先在1~2min内10mg i.v.，随后2h 90mg i.v.gtt.。体重小于65kg者给药总剂量不得超过1.5mg/kg。静脉滴注本药后，当部分凝血活酶时间(APPT)低于正常上限2倍时，应给予(或再次给予)肝素。肝素剂量应根据APTT调整，需维持APTT在50~70s(参考值的1.5~2.5倍)。 (4)急性缺血性脑卒中：静脉给药推荐剂量为0.9mg/kg(最大剂量为90mg)，先静脉注射总剂量的10%，随后60min静脉滴注剩余剂量。在本药治疗后的24h以内应避免使用阿司匹林或静脉给予肝素。若给予肝素是为了防止其他症状(如防止深静脉血栓发生则剂量不得超过10 000U，并由皮下注射给药)				血液透析不可清除	血液透析、CAPD、CRRT：无须调整剂量
瑞替普酶	i.v.	无影响	—	0.5~1.5	NA	NA	NA	经肝肾代谢，代谢产物主要随粪便和尿液排出	13~16min	13~16min	急性心肌梗死：1×10^7U缓慢静注>2~3min，间隔30min后可重复给药1次				血液透析不可清除	血液透析、CAPD、CRRT：无须调整剂量
巴曲酶	i.v.gtt.	无影响	—	NA	NA	NA	NA	大部分代谢产物由尿液排出	2.8~3.9	NA	急性脑梗死、血管末梢及微循环障碍、各种闭塞性血管病：首剂10BU，维持剂量5BU q.o.d.，稀释后静滴1~1.5h。给药前纤溶酶原>400mg/dl或重度突发性耳聋患者的剂量应加倍	NA	NA	NA	NA	NA
蚓激酶	p.o.	影响较大	NA	NA	NA	NA	NA	NA	NA	NA	纤维蛋白原增高或血小板凝集率增高的缺血性脑血管病：60万U t.i.d. p.o.，3~4周为一疗程，连续2~3疗程	NA	NA	NA	NA	NA
葡激酶	i.v.gtt. i.v.	无影响	—	0.5	NA	NA	NA	NA	46.55~89.33min	NA	急性ST段抬高心肌梗死：总剂量15mg，3mg于1min内静脉注射，余下12mg在30min内静脉滴注完	NA	NA	NA	NA	NA
重组人尿液激酶原	i.v.	无影响	—	NA	NA	NA	NA	NA	1.9	NA	急性ST段抬高心肌梗死：50mg/d。20mg在3min内静脉推注，余下30mg于30min内静脉滴注完	NA	NA	NA	NA	NA

续表

药物	给药途径	食物影响	F/%	t_{max}/h	C_{max}/(μg/ml)	蛋白结合率/%	V_d/L	代谢和排出途径及比例	$^1t_{1/2}$/h	$^2t_{1/2}$/h	正常剂量	Ccr 50~90ml/min	Ccr 10~50ml/min	Ccr<10ml/min	透析清除情况	血液透析/CAPD/CRRT剂量
替奈普酶	i.v.	无影响	—	NA	NA	NA	NA	主要经肝脏代谢清除	20~24 min	20~24 min	用于ST段抬高急性心肌梗死的溶栓治疗，单次给药16mg。将16mg溶于3ml注射用水中，5~10s内静脉推注				血液透析不可清除	血液透析、CAPD、CRRT：无须调整剂量
6. 抗血小板药																
贝前列素	p.o.	无影响	NA	1.42	440	NA	NA	经肝脏代谢，14%的原型药和70%的β-氧化物随尿液排出	1.11	NA	120μg t.i.d.	NA	NA	NA	NA	NA
伊洛前列素	i.v.gtt. 吸入给药 p.o.	NA	9~22	i.n.：30min p.o.：7.5~10min i.v.：15min	NA	60	0.7~0.8L/kg	本药主要通过羧基氧化酶进行大量代谢，代谢产物68%随尿液排出，12%随粪便排出	前相：3~5min；后相：15~30min	不变	(1)一般用法：1~2ng/(kg·min) i.v.gtt.。 (2)中度肺动脉高压：2.5~5μg/次 i.n.，从小剂量开始用药，每日6~9次。 (3)严重周围血管疾病：静脉滴注以小于或等于2ng/(kg·min)的速度间歇滴注，一次持续滴注5~12h，连续3~6d或持续滴注14~48h。如雷诺综合征患者出现严重缺血时，可连续用药14~28d				NA	NA
依前列醇	i.v.gtt.	—	—	NA	NA	NA	NA	经肝脏代谢，代谢产物经肾脏随尿液(84%)、粪便(4%)排出	6min	6min	心肺转流术、血液透析、严重周围血管性疾病(如雷诺综合征、缺血性心脏病、原发性肺动脉高压、血小板消耗性疾病)：5ng/(kg·min) i.v.gtt.，连续静脉滴注，滴注时间视病情而定				血液透析不可清除	血液透析、CAPD、CRRT：无须调整剂量
双嘧达莫	p.o. i.v.gtt.	影响较大	37~66	0.5~2.5	NA	97~99	2~3L/kg	在肝内代谢，与葡萄糖苷酸结合，从胆汁排出	10~12	10~12	(1)抗血小板聚集、预防血栓形成：25~50mg t.i.d. p.o.。30mg q.d. i.v.gtt.。 (2)心肌缺血的诊断性试验：静脉滴注，以0.142mg/(kg·min)的速度静脉给药4min。 (3)心脏人工瓣膜患者的长期抗凝治疗：400mg(与华法林合用) t.i.d. p.o.。 (4)血栓栓塞性疾病：①片剂，25~100mg t.i.d.~q.i.d. p.o.；②缓释胶囊，200mg b.i.d. p.o.，单用或与阿司匹林合用				血液透析不可清除	血液透析：无需调整剂量 CAPD、CRRT：NA
西洛他唑	p.o.	影响较大	87~100	2~4	775ng/ml	95~98	NA	经肝药酶CYP3A4广泛代谢。代谢产物主要随尿液排出，部分经粪便清除	11~13	11~13	(1)慢性动脉闭塞性疾病引起的溃疡、间歇性跛行疼痛和冷感：口服，100mg b.i.d.。 (2)预防脑梗死复发：口服，100mg b.i.d.				透析不可清除	血液透析、CAPD、CRRT：无须调整剂量
奥扎格雷钠	i.v.gtt.	无影响	—	NA	NA	NA	NA	经肝脏代谢，原型药及代谢产物大部分在24h内随尿液排出，代谢产物几乎无药理活性	1.93	NA	80mg b.i.d. i.v.gtt.，2w为一疗程。可根据年龄及症状酌情调整剂量	NA	NA	NA	NA	NA

续表

药物	给药途径	食物影响	F/%	t_{max}/h	C_{max}/(μg/ml)	蛋白结合率/%	V_d/L	代谢和排出途径及比例	$^1t_{1/2}$/h	$^2t_{1/2}$/h	正常剂量	Ccr 50~90ml/min	Ccr 10~50ml/min	Ccr<10ml/min	透析清除情况	血液透析/CAPD/CRRT 剂量
盐酸噻氯匹定	p.o.	进食可提高生物利用度	80~90	1~3	2.13	98	NA	本药经肝脏代谢，其代谢产物随尿液和粪便的排出率分别为 60% 和 25%	12.6	NA	p.o.: (1)用于预防和治疗因血小板高聚集状态引起的心、脑及其他动脉的循环障碍疾病，如短暂性脑缺血发作、缺血性脑卒中、冠心病、间歇性跛行、单眼视觉缺失等：250~500mg/d，一日 1~2 次。 (2)用于体外循环心外科手术，预防血小板丢失：250~500mg/d，一日 1~2 次。 (3)用于慢性肾脏透析，可增强透析器的功能：250~500mg/d，一日 1~2 次			严重时需减量	血液透析不可清除	血液透析：无须调整剂量 CAPD、CRRT：NA
盐酸沙格雷酯	p.o.	影响较大	NA	0.33~1.51	0.44~0.54	NA	NA	经肝脏代谢，代谢产物 44.5% 随尿液排出；4.2% 随粪便排出	0.39~0.77	NA	慢性动脉闭塞性疾病引起的溃疡、间歇性跛行疼痛和冷感：口服，100mg t.i.d.	NA	NA	NA	NA	NA
硫酸氢氯吡格雷	p.o.	无影响	50	1	7.5ng/ml	可逆性结合：98、94	NA	本药由肝脏代谢（主要由 CYP2C19 介导），原型药及代谢产物在 5 日内，约 50% 随尿液排出，约 46% 随粪便排出	6	NA	(1)预防动脉粥样硬化血栓形成：75mg q.d. p.o.。 (2)ST 段抬高急性冠脉综合征：以单次负荷量 300mg 开始，随后 75mg q.d. p.o.，合用阿司匹林，可合用或不合用溶栓剂，至少 4w。 (3)非 ST 段抬高急性冠脉综合征（不稳定型心绞痛或无 Q 波心肌梗死）：应以单次负荷量 300mg 开始，随后 75mg q.d. p.o.，合用阿司匹林（75~325mg/d），连续 12 个月	NA	NA	NA	NA	NA
依替巴肽	i.v.gtt. i.v.	无影响	—	5min	879ng/ml	25	9.15	经肝脏代谢，代谢产物 71.4% 经肾脏排出	1.13~2.5	NA	(1)急性冠脉综合征：首剂 180μg/kg i.v.gtt.，继以 2μg/(kg·min) 的速度持续，直至出院或手术，最多持续 72h。 (2)急性心梗：180μg/kg i.v.gtt.，继以 0.75μg/(kg·min) 的速度持续不超过 6h，同时使用常规剂量纤溶酶原激活物。 (3)PCI：术前 180μg/kg i.v.gtt.，继以 2μg/(kg·min) 的速度持续。第一次推注 10min 后给予同样剂量第 2 剂静脉推注。滴注时间通常为 18~24h		急性冠状动脉综合征的患者应在尽可能短的时间内 180μg/kg i.v.，然后以 1μg/(kg·min) i.v.gtt.	急性冠状动脉综合征的患者应在尽可能短的时间内 180μg/kg i.v.，然后以 1μg/(kg·min) i.v.gtt.	血液透析可清除	血液透析：避免使用 CAPD、CRRT：NA

续表

药物	给药途径	食物影响	F/%	t_{max}/h	C_{max}/(μg/ml)	蛋白结合率/%	V_d/L	代谢和排出途径及比例	$^1t_{1/2}$/h	$^2t_{1/2}$/h	正常剂量	Ccr 50~90ml/min	Ccr 10~50ml/min	Ccr<10ml/min	透析清除情况	血液透析/CAPD/CRRT 剂量
替罗非班	i.v. i.v.gtt.	无影响	—	<0.5	NA	65	22~42	原型药主要经肾脏和胆汁排出，66% 随尿液排出，23% 随粪便排出	1.5~3	NA	(1) 冠脉血管成形术或冠脉内斑块切除术：宜与肝素联用，本药起始剂量为 10μg/kg，于 3min 内静脉注射，后以 0.15μg/(kg·min) 维持静脉滴注 36h，然后停用肝素。 (2) 不稳定型心绞痛或无 Q 波心肌梗死：与肝素联用，最初 30min 以 0.4μg/(kg·min) 的速度静脉滴注，以后按 0.1μg/(kg·min) 维持静脉滴注		负荷剂量 25mg/kg i.v.，5min 内注射完毕；维持 0.075mg/(kg·min) i.v.gtt.，持续 18h	负荷剂量 25mg/kg i.v.，5min 内注射完毕；维持 0.075mg/(kg·min) i.v.gtt.，持续 18h	血液透析可清除	血液透析：剂量减少 50% CAPD、CRRT：NA
阿那格雷	p.o.	影响较大	70	1~1.5	5.08ng/ml	NA	12L/kg	主要在肝脏经 CYP1A2 代谢成两种主要代谢产物，3-羟基阿那格雷（活性）和 RL603（无活性），3% 的 3-羟基阿那格雷和 16%~20% 的 RL603 随尿液排出	1.3~1.7	不变	成人：初始剂量为 0.5mg q.i.d. 或 1mg b.i.d.。 6 岁以上儿童：初始剂量为 0.5mg/d，一周后可进行剂量调整，但一周中日剂量最多增加 0.5mg，最大剂量不超过一日 10mg，单剂量不超过一次 2.5mg				血液透析不可清除	血液透析、CAPD、CRRT：无须调整剂量
阿昔单抗	i.v. i.v.gtt.	无影响	—	0.5	NA	NA	NA	未结合的阿昔单抗通过蛋白水解裂解代谢	0.5	0.5	预防心肌缺血并发症： (1) 经皮冠状动脉介入治疗前以 250μg/kg 静脉弹丸式注射，然后以 0.125~10μg/(kg·min) 的速度静脉滴注。 (2) 不稳定型心绞痛常规治疗无效且准备 PCI：可以 250μg/kg 静脉弹丸式注射，继以 10μg/(kg·min) 的速度静脉滴注 18~24h，至 PCI 治疗后 1h 停止				血液透析可清除	血液透析、CAPD、CRRT：无须调整剂量
普拉格雷	p.o.	无影响	>79	0.5~1	465~511ng/ml (SD)；87.4~89.7ng/ml (SS)	98	44~68	本药经肝药酶 CYP3A4 和 CYP2B6 代谢，然后通过 CYP2C9 和 CYP2C19 在较小程度上转化为活性代谢产物，68%~70% 随尿液排出，25%~27% 随粪便排出	2~15	2~15	国外标准： 预防急性冠脉综合征经皮冠状动脉介入治疗后血栓形成：负荷剂量 60mg p.o.，联合阿司匹林 162~325mg。维持剂量，10mg q.d.；若患者体重 <60kg，可考虑 5mg q.d.。联合用药：阿司匹林 75~325mg/d 或 81mg/d（范围：75~100mg/d）p.o.				血液透析不可清除	血液透析、CAPD、CRRT：无须调整剂量

续表

药物	给药途径	食物影响	F/%	t_{max}/h	C_{max}/(μg/ml)	蛋白结合率/%	V_d/L	代谢和排出途径及比例	$^1t_{1/2}$/h	$^2t_{1/2}$/h	正常剂量	Ccr 50~90ml/min	Ccr 10~50ml/min	Ccr<10ml/min	透析清除情况	血液透析/CAPD/CRRT 剂量
替格瑞洛	p.o.	高脂食物使 AUC 升高 21%，C_{max} 不变	30~42	1.5~2.1	NA	>99	88	本药经肝药酶 CYP3A4 代谢，原型药及代谢产物 58% 随粪便排出，26% 随尿液排出	7	7	国外标准： 起始剂量，180mg/ 次；维持剂量，90mg b.i.d.				血液透析不可清除	血液透析、CAPD、CRRT：无须调整剂量
曲前列尼尔	吸入给药 p.o. i.v. i.h.	无影响	NA	i.n.:0.12 和 0.25 i.v.:36.39 i.h.:50.27	单剂量吸入(54mg)：0.91ng/ml 和 1.32ng/ml；静脉多剂量[10mg/(kg·min)]：1.47mg/ml；皮下多剂量[10mg/(kg·min)]：1.39mg/ml	91	0.2L/kg	经肝药酶 CYP2C8 代谢，代谢产物 79% 随尿液排出；13% 随粪便排出	4	4	肺动脉高压(PAH)： (1) 胃肠外给药：①首次治疗者，初始 1.25ng/(kg·min) 连续皮下滴注 / 静脉滴注，如不能耐受可减至 0.625ng/(kg·min)。②调整剂量，前 4w 每周滴定不超过 1.25ng/(kg·min) 的滴定度，之后不超过 2.5ng/(kg·min) 的滴定度。 (2) p.o.：初始 0.125mg t.i.d. 或 0.25mg b.i.d.。维持剂量 0.5mg b.i.d.				血液透析不可清除	血液透析、CAPD、CRRT：无须调整剂量
7. 血浆成分及血浆代用品																
羟乙基淀粉 200/0.5	i.v.gtt.	无影响	—	NA	NA	NA	NA	给药 24h 后，约给药量的 47% 随尿液排出	48	NA	初始剂量，10~20ml i.v.gtt.。每日用量和滴注速度取决于失血量、血液浓缩程度及其血液稀释效应	NA	NA	NA	NA	NA
羟乙基淀粉 130/0.4	i.v.gtt.	无影响	—	NA	3.7~6.5mg/ml	NA	5.9	> 50 000Da 的分子被血浆 α- 淀粉酶代谢，代谢产物随尿液排出	12	16.1	(1) 治疗和预防血容量不足：最大日剂量 33ml/kg。 (2) 急性等容血液稀释：最大日剂量 33ml/kg	调整剂量，避免容量超负荷	调整剂量，避免容量超负荷	避免使用	NA	禁用
低分子羟乙基淀粉	i.v.gtt.	无影响	—	NA	NA	NA	NA	通过网状内皮系统或被血液中的淀粉酶降解，代谢产物通过尿液、粪便、胆汁排出	17d	NA	(1) 低血容量性休克：高渗氯化钠羟乙基淀粉 40 注射液，一次 100~500ml i.v.gtt.，最大用量不超过 750ml。羟乙基淀粉 40 氯化钠注射液或羟乙基淀粉 20 氯化钠注射液，一日 250~500ml i.v.gtt.。 (2) 血栓闭塞性疾病：一日 250~500ml i.v.gtt.			剂量按照体积减少 20%~50%	NA	NA

续表

药物	给药途径	食物影响	F/%	t_{max}/h	C_{max}/(μg/ml)	蛋白结合率/%	V_d/L	代谢和排出途径及比例	$^1t_{1/2}$/h	$^2t_{1/2}$/h	正常剂量	Ccr 50~90ml/min	Ccr 10~50ml/min	Ccr<10ml/min	透析清除情况	血液透析/CAPD/CRRT 剂量
人血白蛋白	i.v.gtt.	无影响	—	NA	NA	NA	NA	本药分子量较低，与体内白蛋白结合，主要经肝脏代谢。代谢产物在肾脏病患者体内可随尿液排出	360~480	NA	静脉给药 (1)创伤、烧伤引起的失血性休克：5~10g/次，一日4~6次。 (2)肝硬化及肾脏病引起的水肿和腹水：5~10g/d，直至水肿消失，血清白蛋白含量恢复正常	禁用	禁用	禁用	NA	禁用
右旋糖酐40	i.v.gtt.	无影响	—	NA	NA	NA	6.5	本药在体内停留时间较短，静脉滴注后立即从血液中清除。用药后1h经肾脏排出50%，24h排出70%。少部分随粪便排出，体内存留部分经缓慢氧化代谢	41min	NA	成人：250~500ml q.d.，24h内用量小于1 000~1 500ml。 儿童：婴儿5ml/kg q.d.，儿童10ml/kg q.d.	慎用	慎用	慎用	血液透析不可清除	慎用
右旋糖酐70	i.v.gtt. 经眼给药	无影响	—	NA	NA	NA	NA	在24h内50%以原型药经尿液排出	NA	NA	(1)防止低血容量休克：500ml q.d. i.v.gtt.，通常快速扩容的剂量为500~1 000ml，滴注速度为每分钟20~40ml，推荐的最大日剂量为20ml/kg或1 500ml q.d.。 (2)预防术后发生静脉栓塞：可在术中或术后给予500ml i.v.gtt.，第2d继续给予500ml i.v.gtt.，高危患者疗程可达10d。 (3)眼部不适：经眼给药，根据病情需要使用滴眼液，一次1~2滴	NA	NA	NA	NA	NA
琥珀酰明胶	i.v.gtt.	无影响	—	NA	NA	NA	NA	90%原型药随肾脏排出，5%随粪便排出，未排出部分通过蛋白水解作用破坏	4	NA	(1)一般1~3h输注500~1 000ml。 (2)休克时容量补充和维持时，可在24h内输注10~15L（红细胞压积不应低于25%，年龄大者不低于30%，同时避免血液稀释引起的凝血异常）	NA	NA	NA	NA	NA
聚明胶肽	i.v.gtt.	无影响	—	NA	NA	NA	NA	本药在体内无蓄积作用，80%代谢产物经肾脏排出	5~8	16	成人：一次500~1 000ml，最大日剂量2 500ml。 儿童：一次10~20ml/kg	严重肾功能不全者禁用	严重肾功能不全者禁用	严重肾功能不全者禁用	NA	严重肾功能不全者禁用

续表

药物	给药途径	食物影响	F/%	t_{max}/h	C_{max}/(μg/ml)	蛋白结合率/%	V_d/L	代谢和排出途径及比例	$^1t_{1/2}$/h	$^2t_{1/2}$/h	正常剂量	Ccr 50~90ml/min	Ccr 10~50ml/min	Ccr< 10ml/min	透析清除情况	血液透析 /CAPD/CRRT 剂量
8. 促血小板生成药																
重组人白细胞介素 -11	i.h.	无影响	—	0.96~2.56	0.02~0.03	NA	0.112~0.152L/kg	经肝脏代谢，代谢产物经肾脏排出	1.8~8.1	NA	25~50μg/kg q.d. i.h.	25~50μg/kg q.d. i.h.	<30ml/min：25μg/kg q.d. i.h.	25μg/kg q.d. i.h.	血液透析可清除	NA
艾曲泊帕	p.o.	高脂餐使 AUC 减低 59%，C_{max} 降低 65%	52	2~6	7.3	99	8.76~11.3	广泛的肝代谢，CYP1A2 和 CYP2C8 介导艾曲泊帕的氧化代谢。UGT1A1 和 UGT1A3 介导艾曲泊帕的葡糖醛酸化作用。本药给药量的 31% 以代谢产物随尿液排出，59% 随粪便排出	21~35	21~35	慢性特发性减少性紫癜：成人，起始剂量 25mg/d。治疗开始后，必要时调整剂量达到并维持血小板计数≥ 50×10^9/L，以减少出血风险。本品无论是加量还是减量，每次增减 25mg q.d.。最大剂量为 75mg/d				血液透析不可清除	血液透析、CAPD、CRRT：无须调整剂量
罗米司亭	i.h.	无影响	—	7~50	3~15mg/kg	NA	NA	依赖于血小板上的血小板生成素受体排出	1~34d	1~34d	初始剂量：1μg/kg q.w.，每周以 1μg/kg 递增，最大剂量 10μg/kg q.w.				血液透析不可清除	血液透析、CAPD、CRRT：无须调整剂量
重组人血小板生成素	i.h.	无影响	—	8.4~13.2	NA	NA	NA	NA	30.4~49.6	NA	300U/kg q.d.	NA	NA	NA	NA	NA
重组人粒细胞集落刺激因子	i.h. i.v.gtt.	无影响	—	3.97~7.33	70.2~544.1pg/ml	NA	NA	通过氨基酸代谢途径被降解，代谢产物主要随尿液排出	i.v.gtt.：1.4 i.h.：2.15	NA	(1) 促进骨髓移植后中性粒细胞数增加：成人和儿童的推荐剂量为 300μg/m² q.d.。 (2) 癌症化疗后引起的中性粒细胞减少症 1) 恶性淋巴瘤、肺癌、卵巢癌、睾丸癌和神经母细胞瘤：50μg/m² q.d.，由于出血倾向等原因难以皮下给药时，100μg/m² q.d. i.v. 或 i.v.gtt.。 2) 急性白血病：成人及儿童的推荐剂量为 200μg/m² i.v. 或 i.v.gtt.，每日 1 次。无出血倾向等情况时，推荐 100μg/m² q.d. i.h.。 (3) 骨髓增生异常综合征伴发的中性粒细胞减少症：100μg/m² q.d. i.v.gtt.。 (4) 再生障碍性贫血伴发的中性粒细胞减少症：成人和儿童患者 400μg/m² q.d. i.v.gtt.。 (5) 先天性、特发性中性粒细胞减少症：成人及儿童患者 50μg/m² q.d. i.h.	NA	NA	NA	NA	NA

续表

药物	给药途径	食物影响	F/%	t_{max}/h	C_{max}/(μg/ml)	蛋白结合率/%	V_d/L	代谢和排出途径及比例	$^1t_{1/2}$/h	$^2t_{1/2}$/h	正常剂量	Ccr 50~90ml/min	Ccr 10~50ml/min	Ccr< 10ml/min	透析清除情况	血液透析/CAPD/CRRT 剂量
9. 其他血液系统用药																
普乐沙福	i.h.	无影响	NA	0.5~1	NA	58	0.3L/kg	使用人肝微粒体或人原代肝细胞未见普乐沙福的体外代谢。70% 剂量以原型药随尿液排出	3~5	NA	0.24mg/kg q.d. i.h.，最大日剂量 40mg				NA	NA
罗欧利替尼	p.o.	无影响	95	1~2	205~7 100ng/L	97	72	给药量 74% 随尿液排出，22% 随粪便排出	3	NA	(1) 中危或高危骨髓纤维化：①血小板计数基线值大于 200×10^9/L，初始剂量 20mg b.i.d. p.o.，最大剂量 25mg b.i.d.；②血小板计数基线值(100~200) $\times 10^9$/L，初始剂量，15mg b.i.d.，最大剂量 25mg b.i.d.；③血小板计数基线值(50~100) $\times 10^9$/L：初始剂量 5mg b.i.d.，最大剂量 10mg b.i.d.。 (2) 羟基脲治疗应答不充分或耐受的真性红细胞增多症：初始剂量 20mg/d b.i.d.		血小板计数(100~150) $\times 10^9$/L，初始剂量 10mg b.i.d. p.o.	血小板计数 <100 $\times 10^9$/L，避免使用	血液透析不可清除	血液透析、CAPD：血小板计数(100~200) $\times 10^9$/L，推荐剂量一次 15mg；血小板计数 >200 $\times 10^9$/L，推荐剂量一次 20mg。 CRRT：NA

七、内分泌系统疾病用药

药物	给药途径	食物影响	F/%	t_{max}/h	C_{max}/(μg/ml)	蛋白结合率/%	V_d/L	代谢和排出途径及比例	$^1t_{1/2}$/h	$^2t_{1/2}$/h	正常剂量	Ccr 50~90ml/min	Ccr 10~50ml/min	Ccr<10ml/min	透析清除情况	血液透析/CAPD/CRRT 剂量
1. 双胍类药物																
二甲双胍速释片	p.o.	影响较小	50~60	2.5	2	0	63~276	不经肝脏代谢，主要以原型药经肾脏排出	1.7~4.5	NA	1 000~2 000mg/d(分 2~3 次)	≥ 45ml/min：1~2g/d(分 2~3 次)	30~44ml/min：1g/d(分 2~3 次) <30ml/min：禁用	禁用	血液透析可清除	NA
二甲双胍缓释片	p.o.	影响较小	50~60	7	2	0	63~276	不经肝脏代谢，主要以原型药经肾脏排出	17.6	NA	1 000~2 000mg/d(分 2~3 次)	≥ 45ml/min：1~2g/d(分 2~3 次)	30~44ml/min：1g/d(分 2~3 次)；<30ml/min：禁用	禁用	血液透析可清除	NA
2. 胰岛素促泌剂																
格列喹酮	p.o.	NA	NA	2~3	500~700ng/ml	NA	NA	全分解为无活性代谢产物，大部分经胆道系统随粪便排出	1.5	NA	15~120mg/d(分 1~3 次)	15~120mg/d(分 1~3 次)	15~120mg/d(分 1~3 次)	15~120mg/d(分 1~3 次)	血液透析不可清除	NA
格列齐特速释片	p.o.	NA	NA	3~4	NA	92	NA	肝内代谢，55%~65% 代谢产物及 5% 的原型药经肾脏排出，10%~20% 随粪便排出	10~12	NA	80~320mg/d(分 2~3 次)	≥ 60ml/min：无须调整剂量	45~59ml/min：减量；30~44ml/min：慎用；<30ml/min：禁用	禁用	NA	NA
格列齐特缓释片	p.o.	NA	NA	2~6	NA	95	30	肝内代谢，55%~65% 代谢产物及 5% 的原型药经肾脏排出，10%~20% 随粪便排出	12~20	NA	30~120mg q.d.	≥ 60ml/min：30~120mg/d；50~60ml/min：30~120mg/d，使用时需谨慎监测	30~50ml/min：30~120mg/d，使用时需谨慎监测；<30ml/min：禁用	禁用	NA	NA
格列吡嗪	p.o.	影响较小	90~ 100	1~3	NA	NA	NA	经肝脏代谢，10% 以原型药经肾脏和粪便排出，90% 代谢产物(85% 无活性)经肾脏(90%)和粪便(10%)排出	2~ 4	不变	5mg~20mg/d(≥ 15mg，分次给药)	≥ 50ml/min：5~20mg/d(≥ 15mg，分次给药)	30~50ml/min：需减量使用；<30ml/min：禁用	禁用	谨慎使用	谨慎使用
格列吡嗪控释片	p.o.	影响较小	90	6~12	NA	98~99	10	经肝脏代谢，10% 以原型药经肾脏和粪便排出，90% 代谢产物(85% 无活性)经肾脏(90%)和粪便(10%)排出	2~ 5	不变	5~20mg/d	≥ 50ml/min：5~20mg/d	30~50ml/min：2.5~20mg/d；<30ml/min：禁用	禁用	NA	NA

续表

药物	给药途径	食物影响	F/%	t_{max}/h	C_{max}/(μg/ml)	蛋白结合率/%	V_d/L	代谢和排出途径及比例	$^1t_{1/2}$/h	$^2t_{1/2}$/h	正常剂量	Ccr 50~90ml/min	Ccr 10~50ml/min	Ccr< 10ml/min	透析清除情况	血液透析/CAPD/CRRT 剂量
格列本脲	p.o.	NA	NA	2~5	NA	95	NA	肝内代谢。非活性代谢产物及原型药约 50% 经肾脏排出，50% 随粪便排出	10	NA	3.75~15mg/d(分 3 次)	≥ 60ml/min：3.75~15mg/d(分 3 次)；50~60ml/min：禁用	禁用	禁用	NA	NA
格列美脲	p.o.	影响较小	100	2~3	309	>99	8.8	经肝药酶 CYP2C9 代谢，约 60% 非活性代谢产物经肾脏排出，约 40% 非活性代谢产物随粪便排出	5~8	不变	1~8mg/d	≥ 60ml/min：1~8mg/d；50~60ml/min：1mg/d	30~50ml/min：1mg/d；<30ml/min：禁用	禁用	NA	NA
瑞格列奈	p.o.	NA	63	1	NA	>98	0.03	经肝药酶 CYP2C8、CYP3A4 代谢，代谢产物大部分随粪便排出，小部分随尿液排出(<8%)	1	NA	0.5~16mg/d(分 2~4 次，单次最大剂量 4mg)	0.5~16mg/d(分 2~4 次，单次最大剂量 4mg)	0.5~16mg/d(分 2~4 次，单次最大剂量 4mg)	0.5~16mg/d(分 2~4 次，单次最大剂量 4mg)	NA	NA
那格列奈	p.o.	食物影响	72~75	1	NA	97~99	NA	经肝脏代谢(CYP2C9)。83% 经肾脏(其中 13%~14% 以原型药)排出，10% 随粪便排出	1.25~2.9	NA	40~120mg t.i.d.	40~120mg t.i.d.	40~120mg t.i.d.	40~120mg t.i.d.	NA	NA
米格列奈	p.o.	食物影响	NA	0.23~0.28	NA	NA	NA	经肝脏和肾脏代谢。54%~74% 以代谢产物经肾脏排出	1.2	11.7	10mg t.i.d.	慎用	慎用	慎用	NA	NA
3. α- 葡萄糖苷酶抑制剂																
阿卡波糖	p.o.	无影响	<2	1	NA	NA	NA	胃肠道内代谢。阿卡波糖及降解产物完全经肾脏排出，服药剂量的 51% 在 96h 内经粪便排出	2	NA	33~100mg t.i.d.	无须调整剂量	25~50ml/min：无须调整剂量；10~25ml/min：禁用	禁用	NA	NA
伏格列波糖	p.o.	无影响	NA	NA	NA	NA	NA	NA	NA	NA	0.2~0.3mg t.i.d.	无须调整剂量	≥ 30ml/min：无须调整剂量；<30ml/min：慎用	慎用	NA	NA
米格列醇	p.o.	NA	50~70	2~3	NA	<4	0.18L/kg	体内不进行代谢，主要以原型药经肾脏排出(>95%)	2	NA	25~100mg t.i.d.	无须调整剂量	25~50ml/min：无须调整剂量；10~25ml/min：禁用	禁用	NA	NA

续表

药物	给药途径	食物影响	F/%	t_{max}/h	C_{max}/(μg/ml)	蛋白结合率/%	V_d/L	代谢和排出途径及比例	$^1t_{1/2}$/h	$^2t_{1/2}$/h	正常剂量	Ccr 50~90ml/min	Ccr 10~50ml/min	Ccr<10ml/min	透析清除情况	血液透析/CAPD/CRRT 剂量
4. 噻唑烷二酮类																
吡格列酮	p.o.	t_{max} 延迟	NA	2	NA	>99	(0.63 ± 0.41)<1kg	经肝药酶 CYP2C8 和 CYP3A4)代谢。大部分以原型药及代谢产物随粪便排出	16~24	16~24	15~45mg q.d.	15~45mg q.d.	15~45mg q.d.	15~45mg q.d.	NA	NA
罗格列酮	p.o.	NA	0.99	1	NA	99.8	17.6	主要被 CYP2C8 代谢，代谢产物 64% 经肾脏排出，23% 随粪便排出	3~4	3~4	4~8mg/d(分 1~2 次)	4~8mg/d(分 1~2 次)	4~8mg/d(分 1~2 次)	4~8mg/d(分 1~2 次)	NA	NA
5. 二肽基肽酶 -4(DPP-4)抑制剂																
西格列汀	p.o.	无影响	0.87	1~4	NA	38	198	经肝药酶 CYP3A4 及 CYP2C8 代谢。87% 经肾脏排出，其中 79% 为原型药	12.4	NA	100mg q.d.	50mg q.d.	30~50ml/min：50mg q.d.；10~30ml/min：25mg q.d.	25mg q.d.	血液透析可清除	血液透析、CAPD：25mg q.d. CRPD：NA
利格列汀	p.o.	影响较小	30	1.5	8.9	75~99	15.9L/kg	主要以原型药经肠肝系统(80%)排出，少量经肾脏(5%)排出	12	12	5mg q.d.	无须调整	无须调整	无须调整	血液透析不可清除	NA
阿格列汀	p.o.	影响较小	100	1~2	NA	20	417	不经过广泛代谢，60%~71% 以原型药经肾脏排出	21	NA	25mg q.d.	25mg q.d.	12.5mg q.d.	6.25mg q.d.	血液透析 3h 清除本药 7%	血液透析、CAPD：6.25mg/d CRPD：NA
维格列汀	p.o.	影响较小	85	1.7	NA	9.3	71	在肾中水解，约 85% 经肾脏排出，约 15% 随粪便排出	3	NA	50mg b.i.d.	50mg b.i.d.	25mg，b.i.d.	25mg b.i.d.	血液透析 3h 清除本药 7%	NA
沙格列汀	p.o.	无影响	NA	2	24	极低	NA	经肝药酶 CYP3A4/5 代谢。60% 经肾脏排出，其中 24% 为原型药，36% 为代谢产物；22% 随粪便排出	2.5~3.1	NA	2.5~5mg q.d.	2.5mg q.d.	2.5mg q.d.	2.5mg q.d.	血液透析可清除	血液透析：2.5mg q.d. CAPD、CRPD：NA
奥格列汀	p.o.	影响较小	NA	1.5	701nmol/L	NA	NA	74.4% 以原型药经肾脏排出，3.4% 随粪便排出	132	NA	12.5 ~ 25mg q.w.	12.5 ~ 25mg q.w.	30~50ml/min：12.5 ~ 25mg q.w.；10~30ml/min：12.5mg q.w.	12.5mg q.w.	血液透析可清除	血液透析：12.5mg q.w. CAPD、CRPD：NA
曲格列汀	p.o.	NA	NA	1.3	619.4ng/ml	22~28	NA	主要经肾脏排出	54.3	NA	100mg q.w.	>50ml/min：100mg q.w.	30~50ml/min：50mg q.w.	禁用	NA	NA

续表

药物	给药途径	食物影响	F/%	t_{max}/h	C_{max}/(μg/ml)	蛋白结合率/%	V_d/L	代谢和排出途径及比例	$^1t_{1/2}$/h	$^2t_{1/2}$/h	正常剂量	Ccr 50~90ml/min	Ccr 10~50ml/min	Ccr< 10ml/min	透析清除情况	血液透析/CAPD/CRRT 剂量
特力利汀	p.o.	NA	NA	1	125.0~274.5ng/ml	18.9~2.8	NA	NA	18.9~2.8	NA	10~20mg q.d.	NA	NA	NA	NA	NA
6. 胰高血糖素样肽-1(GLP-1)类似物																
艾塞那肽周制剂	i.h.	无影响	—	6~7 周	NA	NA	28.3	主要经肾小球滤过清除	NA	NA	2mg q.w.	>50ml/min:2mg q.w.	30~50ml/min:慎用; 10~30ml/min:不推荐使用	禁用	NA	血液透析:不推荐 CAPD、CRRT:NA
艾塞那肽	i.h.	无影响	—	2.1	211pg/ml	NA	28.3	经蛋白水解酶降解后,主要经肾小球滤过清除	2.4	NA	2.5~5μg b.i.d.	2.5~5μg b.i.d.	30~50ml/min:2.5~5μg b.i.d.; 10~30ml/min:禁用	禁用	NA	血液透析:不推荐 CAPD、CRRT:NA
利拉鲁肽	i.h.	无影响	—	8~12	35	>98	13	尚无特定器官被确定为主要的消除途径。代谢产物 6% 经肾脏排出,5% 随粪便排出	13	NA	0.6~1.8mg q.d.	0.6~1.8mg q.d.	≥ 15ml/min:0.6~1.8mg q.d.	禁用	血液透析不可清除	血液透析:慎用 CAPD、CRRT:NA
索马鲁肽	p.o.	有影响	0.4~1	1	NA	>99	8	主要随尿液(原型药 3%)和粪便排出	168	168~240	3~14mg q.d.	3~14mg q.d.	3~14mg q.d.	3~14mg q.d.	NA	NA
索马鲁肽注射剂	i.h.	无影响	—	24~72	10.3nmol/L	>99	12.5	NA	155~184	168~240	0.25~1mg q.w.	0.25~1mg q.w.	0.25~1mg q.w.	0.25~1mg q.w.	NA	NA
贝那鲁肽	i.h.	无影响	—	0.32	642ng/L	NA	379	主要经肾脏排出	0.18	NA	0.1~0.2mg t.i.d.	NA	NA	NA	NA	NA
利司那肽	i.h.	无影响	—	1~3.5	NA	55	100	NA	3	NA	15~20μg q.d.	15~20μg q.d.	30~50ml/min:15~20μg q.d.; 10~30ml/min:禁用	禁用	NA	NA
度拉糖肽	i.h.	无影响	47~65	48	114	NA	17.4~19.2	NA	108	NA	0.75~1.5mg q.w.	0.75~1.5mg q.w.	≥ 15ml/min:0.75~1.5mg q.w.	禁用	NA	NA
洛塞那肽	i.h.	无影响	70	118	NA	NA	2.91~3.13	生物转化研究尚未进行,主要以原型药经肾脏代谢	104~121	NA	0.1~0.2mg q.w.	0.1~0.2mg q.w.	0.1mg q.w.	不推荐	NA	NA
阿必鲁肽	i.h.	无影响	—	72~120	1.74	NA	11	NA	120	NA	30~50mg q.w.	30~50mg q.w.	30~50mg q.w.	禁用	NA	NA

续表

药物	给药途径	食物影响	F/%	t_{max}/h	C_{max}/(μg/ml)	蛋白结合率/%	V_d/L	代谢和排出途径及比例	$^1t_{1/2}$/h	$^2t_{1/2}$/h	正常剂量	Ccr 50~90ml/min	Ccr 10~50ml/min	Ccr<10ml/min	透析清除情况	血液透析/CAPD/CRRT 剂量
7. 钠-葡萄糖耦联转运体 2(SGLT2)抑制剂																
达格列净	p.o.	影响较小	78	2	NA	91	NA	经肝脏代谢(UGT1A9)。75%和 21% 分别随尿液和粪便排出。<2% 以原型药随尿液排出,约 15% 以原型药随粪便排出	12.9	NA	1. 2 型糖尿病:5~10mg q.d.。 2. 心力衰竭 10mg q.d.	1. 2 型糖尿病:≥ 45ml/min,无须调整剂量。 2. 心力衰竭:≥ 30ml/min,无须调整剂量	1. 2 型糖尿病:30~44ml/min:慎用。 2. 心力衰竭。<30ml/min,尚无推荐剂量	1. 2 型糖尿病:禁用。 2. 心力衰竭:尚无推荐剂量	NA	NA
恩格列净	p.o.	影响较小	NA	1.5	259nmol/L	86.2	73.8	以原型药和代谢产物的形式,54.4% 随尿液排出、41.2% 随粪便排出	12.4	NA	10~25mg q.d.	≥ 45ml/min:10~25mg q.d.	<45ml/min:慎用	禁用	血液透析不可清除	NA
坎格列净	p.o.	无影响	65	1~2	NA	99	83.5	主要经肾脏代谢,以原型药及代谢产物经肾脏排出	10.6~13.1	NA	100~300mg q.d.	≥ 60ml/min:100~300mg q.d.	45~59ml/min:100mg q.d.; 30~44ml/min:不建议使用; <30ml/min:禁用	禁用	血液透析不可清除	NA
艾托格列净	p.o.	NA	100	NA	NA	NA	NA	NA	NA	NA	5mg q.d.	≥ 60ml/min:无须调整剂量	30~60ml/min:不推荐使用; <30ml/min:禁用	禁用	NA	NA
8. 胰岛素																
普通胰岛素	i.h. i.v.gtt. i.v. i.m.	无影响	—	2.5~4	NA	NA	NA	NA	i.h.:2h i.v.:5~10min		T1DM:一日总量 0.5~1U/kg i.h.。 T2DM:一日总量 5~10U i.h.。 酮症酸中毒、糖尿病高渗昏迷:① 4~6U/h i.v.gtt.;②首次 10U i.v.,同时 4~6U i.m.,以后 4~6U/h i.m..	NA	NA	NA	NA	NA

续表

药物	给药途径	食物影响	F/%	t_{max}/h	C_{max}/(μg/ml)	蛋白结合率/%	V_d/L	代谢和排出途径及比例	$^1t_{1/2}$/h	$^2t_{1/2}$/h	正常剂量	Ccr 50~90ml/min	Ccr 10~50ml/min	Ccr< 10ml/min	透析清除情况	血液透析/CAPD/CRRT 剂量
生物合成人胰岛素	i.h. i.v.	无影响	—	i.h.:1.5~2.5	NA	没有很强亲和力	NA	胰岛素蛋白酶或胰岛素降解酶会降解人胰岛素，蛋白二硫异构酶也可能降解人胰岛素	2~5	NA	0.5~1.0IU/kg	NA	NA	NA	NA	NA
门冬胰岛素	i.h.	无影响	—	40~63min	NA	小于10%	NA	NA	66~81min	NA	0.5~1.0IU/kg	NA	NA	NA	NA	NA
赖脯胰岛素	i.h. 持续皮下泵 i.m.	无影响	—	i.h.:30~70min	NA	NA	NA	NA	2~5	NA	剂量应当由医生根据患者的需要决定	NA	NA	NA	NA	NA
谷赖胰岛素	i.h. 皮下泵输入	无影响	—	NA	NA	NA	13	NA	i.v.:13min; i.h.:10~20min	NA	剂量应个体化调整	需减量	需减量	需减量	NA	NA
甘精胰岛素	i.h.	无影响	—	NA	NA	NA	NA	NA	NA	NA	对预期的血糖水平、本品的剂量及给药时间进行个体化的确定及调整	NA	NA	NA	NA	NA
地特胰岛素	i.h.	无影响	—	6~8	NA	NA	0.1U/kg	NA	NA	NA	初始治疗方案为10U或0.1~0.2U/kg q.d.	NA	NA	NA	NA	NA
德谷胰岛素	i.h.	无影响	—	NA	NA	>99	NA	NA	25	NA	起始剂量10IU q.d.，随后剂量应个体化调整	NA	NA	NA	NA	NA
精蛋白锌重组人胰岛素	i.h. i.m.	无影响	—	NA	NA	NA	NA	NA	NA	NA	剂量应个体化调整	NA	NA	NA	NA	NA
低精蛋白重组人胰岛素注射液	i.h.	无影响	—	6~9	NA	NA	NA	NA	24	NA	剂量应个体化调整	NA	NA	NA	NA	NA

续表

药物	给药途径	食物影响	F/%	t_{max}/h	C_{max}/(μg/ml)	蛋白结合率/%	V_d/L	代谢和排出途径及比例	$^1t_{1/2}$/h	$^2t_{1/2}$/h	正常剂量	Ccr 50~90ml/min	Ccr 10~50ml/min	Ccr<10ml/min	透析清除情况	血液透析/CAPD/CRRT 剂量
精蛋白重组人胰岛素注射液	i.h.	无影响	—	6~9	NA	NA	NA	NA	24	NA	剂量应个体化调整	NA	NA	NA	NA	NA
30/70 混合重组人胰岛素注射液	i.h.	无影响	—	2~8	NA	NA	NA	NA	NA	NA	剂量应个体化调整	NA	NA	NA	NA	NA
门冬胰岛素 30	i.h.	无影响	—	95min	平均为(140 ± 32)pmol/L	NA	NA	NA	8~9	NA	0.5~1.0IU/kg q.d.	NA	NA	NA	NA	NA
精蛋白锌重组赖脯胰岛素混合注射液(25R)	i.h.	无影响	—	30~70min	NA	NA	NA	NA	NA	NA	使用剂量须由医生根据患者病情而定	NA	NA	NA	NA	NA
精蛋白锌重组赖脯胰岛素混合注射液(50R)	i.h.	NA	—	NA	NA	NA	NA	NA	NA	NA	使用剂量须由医生根据患者病情而定	NA	NA	NA	NA	NA
50/50 混合重组人胰岛素注射液	i.h.	NA	—	2~8	NA	血浆蛋白亲和力较弱	NA	NA	5~10	NA	使用剂量须由医生根据患者病情而定	NA	NA	NA	NA	NA
精蛋白重组人胰岛素混合注射液(30/70)	i.h.	NA	—	30	NA	NA	NA	NA	NA	NA	使用剂量须由医生根据患者病情而定	NA	NA	NA	NA	NA
精蛋白锌重组人胰岛素混合注射液	i.h.	NA	—	NA	NA	NA	NA	NA	NA	NA	使用剂量须由医生根据患者病情而定	NA	NA	NA	NA	NA

续表

药物	给药途径	食物影响	F/%	t_{max}/h	C_{max}/(μg/ml)	蛋白结合率/%	V_d/L	代谢和排出途径及比例	$^1t_{1/2}$/h	$^2t_{1/2}$/h	正常剂量	Ccr 50~90ml/min	Ccr 10~50ml/min	Ccr< 10ml/min	透析清除情况	血液透析/CAPD/CRRT 剂量
德谷门冬双胰岛素注射液	i.h.	NA	—	NA	NA	NA	NA	NA	NA	NA	可随主餐 q.d. 或 b.i.d. 给药；推荐每日总起始剂量为 10IU，餐时给药，随后进行个体化剂量调整	NA	NA	NA	NA	NA
9. 其他糖尿病辅助用药																
美卡舍明(基因重组胰岛素样生长因子-1)	i.h.	NA	—	2	234ng/ml	NA	(0.257 ± 0.073)L/kg	肝脏和肾脏都可以代谢胰岛素样生长因子-1	5.8	NA	≥ 2 岁儿童和青少年：初始 0.02~0.04mg/kg b.i.d.；如果耐受，7d 后可增加 0.04mg/kg；最大剂量 0.12mg/kg b.i.d.；由于更高剂量低血糖风险增加，NA。注意：必须在进食后 20min 内使用；如果不能进食，无须注射。如果摄入足够的食物仍发生低血糖，则需减量；不应增加剂量以弥补≥ 1 次遗漏的剂量	NA	NA	NA	NA	NA
普兰林肽	i.h.	无影响	30~40	0.5	NA	NA	56	主要经肾脏排出	NA	NA	15~120μg q.d.	NA	NA	NA	NA	NA
依帕司他	p.o.	有影响	NA	NA	3.9	NA	NA	8% 随尿液排出、约 80% 随粪便排出	NA	NA	NA	NA	NA	NA	NA	NA

续表

药物	给药途径	食物影响	F/%	t_{max}/h	C_{max}/(μg/ml)	蛋白结合率/%	V_d/L	代谢和排出途径及比例	$^1t_{1/2}$/h	$^2t_{1/2}$/h	正常剂量	Ccr 50~90ml/min	Ccr 10~50ml/min	Ccr<10ml/min	透析清除情况	血液透析/CAPD/CRRT 剂量
硫辛酸	p.o. i.m. i.v.gtt.	有影响	0.5	NA	4	NA	NA	肝脏首过代谢，80%~90% 代谢产物经肾脏清除	0.4	NA	p.o.：200mg t.i.d. 或 600mg q.d.。 i.m.：每个注射部位不超过 50mg。 i.v.gtt.：250~600mg q.d.	NA	NA	NA	NA	NA
考来维仑	p.o.	无影响	NA	NA	NA	NA	NA	不经全身代谢	NA	NA	3.75g/d，分 1~2 次服用	无须调整剂量	无须调整剂量	NA	NA	NA
10. 多巴胺受体激动剂																
溴隐亭	p.o.	影响较小	NA	1~3	0.465ng/ml	96	NA	主要经肝脏代谢（CYP3A），原型药及代谢产物大部分经肝脏排出，6% 经肾脏排出	8~20	NA	2.5~40mg/d（分 2~3 次）	NA	NA	NA	NA	NA
11. 肾上腺皮质激素																
氢化可的松	p.o. i.m. i.v.gtt. 关节腔内注射 鞘内注射 局部外用	无影响	87	1	NA	90%	34	主要经肝药酶 CYP3A 代谢，极少数以原型药随尿液排出	p.o.：1.7 i.v.：1.3~1.9	p.o.：1.7 i.v.：1.3~1.9	p.o.：20~30mg/d；i.v.gtt.：100~300mg q.d.；i.m.：20~40mg q.i.d.；腔内注射：25~50mg/次；鞘内注射：25mg/次				NA	NA
醋酸可的松	p.o. i.m. 经眼给药	无影响	20~95	2	NA	NA	NA	在肝中转化为具有活性的氢化可的松（CYP3A），也可经肾脏组织等代谢为非活性产物	0.5	0.5	p.o.：25~37.5mg/d i.m.：50~300mg/d	p.o.：12.5~18.75mg b.i.d. i.m.：50~300mg/d	p.o.：25~37.5mg/d i.m.：50~300mg/d	p.o.：25~37.5mg/d i.m.：50~300mg/d	血液透析不可清除	无须调整

续表

药物	给药途径	食物影响	F/%	t_{max}/h	C_{max}/(μg/ml)	蛋白结合率/%	V_d/L	代谢和排出途径及比例	[1]$t_{1/2}$/h	[2]$t_{1/2}$/h	正常剂量	Ccr 50~90ml/min	Ccr 10~50ml/min	Ccr<10ml/min	透析清除情况	血液透析/CAPD/CRRT 剂量
地塞米松	p.o. i.m. i.h. i.v. 鞘内注射 腔内注射 局部外用	无影响	NA	地塞米松磷酸钠:1；地塞米松醋酸酯:8	NA	NA	NA	主要经肝药酶 CYP3A4 代谢，60% 随尿液排出，40% 随粪便排出	3.2	NA	p.o.:0.75~9mg/d，一日 2~4 次 i.v.:0.5~9mg/d	p.o.:0.75~9mg/d i.v.:0.5~9 q.d.	p.o.:0.75~9mg/d，一日 2~4 次 i.v.:0.5~9mg q.d.	p.o.:0.75~9mg/d i.v.:0.5~9 q.d.	血液透析不可清除	无须调整
泼尼松	p.o. 局部外用	食物可减少胃肠道刺激	100	1~2	NA	NA	NA	经肝脏代谢。游离和结合型的代谢产物随尿液排出，部分以原型药排出	1	NA	5~100mg/d	5~100mg/d	5~100mg/d	5~100mg/d	血液透析不可清除	无须调整
甲泼尼龙	i.m. i.v.	需与食物同服	82~89	p.o.:1.5~2.3	i.v.:20	77	1.4	经肝脏代谢，代谢产物随尿液排出	p.o.:1.8~5.2 i.v.:2.3~4	NA	p.o.:4~48mg q.d. i.v.:10~1 000mg 根据不同疾病类型选择不同给药频次	NA	NA	NA	NA	NA
倍他米松	p.o. i.m. i.v. 局部外用	NA	100	1	NA	NA	NA	经肝脏代谢，原型药及代谢产物经肾脏、胆汁排出	3.2	NA	p.o.:起始 1~4mg，分次，维持 0.5~1mg/d； i.v.:2~20mg/d，分次	NA	NA	NA	NA	NA
泼尼松龙	p.o. i.m. i.v. 腔内注射 经眼给药	NA	—	1~2	NA	NA	NA	部分原型药及代谢产物随尿液排出	2~3	NA	p.o.:15~60mg/d i.m./腔内注射:10~40mg/d i.v.:10~20mg/次	p.o.:15~60mg/d i.m./腔内注射:10~40mg/d i.v.:10~20mg/次	p.o.:15~60mg/d i.m./腔内注射:10~40mg/d i.v.:10~20mg/次	NA	无明显改变	无须调整
曲安西龙	p.o.	NA	—	10~36min	NA	NA	NA	NA	NA	NA	4~48mg/d，分 1~4 次	4~48mg/d，分 1~4 次	4~48mg/d，分 1~4 次	4~48mg/d，分 1~4 次	NA	NA

续表

药物	给药途径	食物影响	F/%	t_{max}/h	C_{max}/(μg/ml)	蛋白结合率/%	V_d/L	代谢和排出途径及比例	$^1t_{1/2}$/h	$^2t_{1/2}$/h	正常剂量	Ccr 50~90ml/min	Ccr 10~50ml/min	Ccr<10ml/min	透析清除情况	血液透析/CAPD/CRRT 剂量
去氧皮质酮	i.m. 舌下含服 皮下植入	NA	—	NA	NA	NA	NA	随尿液排出	70min	NA	i.m.：油性制剂起始 2.5~5mg/d，维持 1~2mg/d；混悬剂 25~100mg/次，每 3~4w 1 次；舌下，2~10mg/d；植人，100~400mg/次，数月 1 次	NA	NA	NA	NA	NA
12. 垂体激素及相关药																
促皮质素	i.m. i.v.gtt.	无影响	—	4	NA	NA	NA	NA	0.25	NA	i.m.：25U b.i.d.；i.v.gtt.：12.5~25U b.i.d.	NA	NA	NA	NA	NA
重组人生长激素	i.h.	无影响	—	3~5	NA	NA	1.3 ± 0.8	经肝脏和肾脏中的蛋白质分解代谢及清除	2~3	NA	生长激素缺乏：0.5U/d，最大剂量 0.04U/kg；重度烧伤 0.2~0.4U/kg q.d.	NA	NA	NA	NA	NA
戈舍瑞林	i.h.	无影响	—	3.6mg：12~15d（男），8~22d（女）；10.8mg：(1.8 ± 0.34)h	3.6mg：0.002 84 ± 0.001 81（男），0.001 46 ± 0.000 82（女）；10.8mg：0.008 85 ± 0.002 83	27.3	3.6mg：44.1（男），20.3（女）	经肝脏代谢，90% 随尿液排出，20% 为原型药	2~4	NA	前列腺癌：3.6mg q.4w.，或 10.8mg q.12w.。乳腺癌或子宫内膜异位症：3.6mg q.4w.	前列腺癌：3.6mg q.4w.，或 10.8mg q.12w.。乳腺癌或子宫内膜异位症：3.6mg q.4w.	前列腺癌：3.6mg q.4w.，或 10.8mg q.12w.。乳腺癌或子宫内膜异位症：3.6mg q.4w.	前列腺癌：3.6mg q.4w.，或 10.8mg q.12w.。乳腺癌或子宫内膜异位症：3.6mg q.4w.	NA	NA
亮丙瑞林	i.h.	无影响	—	4	0.004 6~0.010 2	43~49	27	5% 以原型药和代谢产物随尿液排出	3	NA	子宫内膜异位症：3.75mg q.4w.；子宫肌瘤：1.88mg 或 3.75mg q.4w.；乳腺癌或前列腺癌：3.75mg q.4w.，或 11.25mg q.12w.	NA	NA	NA	NA	NA

续表

药物	给药途径	食物影响	F/%	t_{max}/h	C_{max}/(μg/ml)	蛋白结合率/%	V_d/L	代谢和排出途径及比例	$^1t_{1/2}$/h	$^2t_{1/2}$/h	正常剂量	Ccr 50~90ml/min	Ccr 10~50ml/min	Ccr<10ml/min	透析清除情况	血液透析/CAPD/CRRT 剂量
戈那瑞林	i.v.	无影响	—	正常反应:25~45min;延迟反应:120~180min	NA	NA	NA	血浆中很快代谢为无活性的片段,随尿液排出	初始 $t_{1/2}$:2~10min;终末 $t_{1/2}$:10~40min	NA	25μg/次或100μg/次	NA	NA	NA	NA	NA
组氨瑞林	皮下植入	无影响	—	12	NA	NA	58.4	NA	3.92	NA	50mg q.12h.	NA	NA	NA	NA	NA
布舍瑞林	皮下植入 i.h. 经鼻给药	NA	—	i.h.:42min;经鼻给药:35~58min	NA	15	NA	通过肽酶转化为非活性代谢产物。约50%为原型药,经尿液排出	72~80min	NA	(1)晚期前列腺癌:0.5mg t.i.d. i.h.,随后经鼻给药0.4mg t.i.d.,或0.2mg q.d. i.h.。 (2)子宫内膜异位症:0.2mg/d i.h.,皮下植入6.6mg/次、q.6w.,经鼻给药0.3mg或0.4mg t.i.d.。 (3)子宫肌瘤:0.2~0.6mg q.d. i.h.、经鼻0.9~1.2mg q.d.。 (4)多囊卵巢综合征:0.2mg或0.3mg q.d. i.h.、经鼻0.5~1.2mg q.d.。 (5)体外受精:0.5mg q.d. i.h.、经鼻0.9~1.5mg q.d.或0.4~0.6mg q.d.。 (6)不孕症:经鼻给药0.9~1.8mg/d或0.6mg/d。 (7)避孕:经鼻给药,0.2mg b.i.d.,或0.3mg q.d.	NA	NA	NA	NA	NA

续表

药物	给药途径	食物影响	F/%	t_{max}/h	C_{max}/(μg/ml)	蛋白结合率/%	V_d/L	代谢和排出途径及比例	$^1t_{1/2}$/h	$^2t_{1/2}$/h	正常剂量	Ccr 50~90ml/min	Ccr 10~50ml/min	Ccr< 10ml/min	透析清除情况	血液透析/CAPD/CRRT 剂量
奥曲肽	i.v. i.h. i.m.	无影响	—	0.5		65	0.27L/kg	大部分经粪便排出，32% 以原型药随尿液排出	i.h.：100min；i.v.：消除呈双相，$t_{1/2}$ 分别为 10min 和 90min	皮下注射：100min；i.v.：10min 和 90min	(1) 食管 - 胃底静脉曲张出血：0.025mg/h。 (2) 预防胰腺手术后并发症：0.1mg t.i.d.。 (3) 胃肠胰内分泌肿瘤：0.05~ 0.2mg/ 次。 (4) 肢端肥大症：0.05~1.5mg/d				血液透析不可清除	血液透析：混悬液初始剂量 10mg，q.4w. CAPD、CRRT：NA
奥曲肽微球	i.m.	NA	—	1	NA	65	0.27L/kg	NA	NA	NA	20mg 或 30mg q.4w.	20mg 或 30mg q.4w.	20mg 或 30mg q.4w.	20mg 或 30mg q.4w.	血液透析不可清除	NA
兰瑞肽缓释制剂	i.m.	NA	—	1~2	0.008 5 ± 0.004 7	NA	16.1	少于 5% 随尿液排泄，少于 0.5% 以原型药随粪便排出	1.14	NA	1 支 / 次，10d 或 14d 1 次	<60ml/min 时，起始 60mg q.4w. 或 120mg q.6w.~q.8w.	起始 60mg q.4w. 或 120mg q.6w.~q.8w.	起始 60mg q.4w. 或 120mg q.6w.~q.8w.	NA	NA
帕瑞肽	i.h.	NA	—	0.25~0.5	NA	88	>100	原型药主要经肝脏清除（胆汁排出），少量经肾脏清除	12	NA	0.6~0.9mg b.i.d.	0.6~0.9mg b.i.d.	0.6~0.9mg b.i.d.	0.6~0.9mg b.i.d.	NA	NA
培维索孟	i.h.	NA	57	33~77	NA	NA	7	NA	144	NA	负荷剂量：40mg q.d.；维持剂量：10mg q.d.	NA	NA	NA	NA	NA
生长抑素	静脉给药	NA	—	15min	1.25	NA	NA	经肝脏代谢，主要随尿液排出	1.1~3min	2.6~4.9min	250μg/h	NA	NA	NA	NA	NA
替莫瑞林	i.h.	无影响	<4	8min	2.956 1	NA	(4.8 ± 1.9) L/kg	NA	8min	NA	1.4mg q.d.	NA	NA	NA	NA	NA
13. 甲状腺激素类药																
左甲状腺素	p.o.	有影响	50~80	5~6	NA	99.97	10~12	在肝脏、肾脏、脑和肌肉中代谢，部分原型药随尿液和粪便排出	168	NA	12.5~200μg q.d.	NA	NA	NA	NA	NA
促甲状腺素	i.m.	NA	—	NA	NA	NA	NA	主要随尿液排出，部分随唾液、泪液、乳汁及胆汁排出	NA	NA	10μg q.d. 或 10μg b.i.d.	NA	NA	NA	NA	NA
14. 抗甲状腺药																
碘化钾	p.o.	NA	NA	NA	NA	NA	NA	由肠道吸收的碘约 30% 被甲状腺摄取，其余主要由肾脏排出，少量由乳汁和粪便排出，极少量由皮肤与呼吸排出	NA	NA	成人：100μg q.d.（预防剂量），10~130mg q.d.（治疗剂量）； 儿童：16.5~130mg q.d.	NA	NA	NA	NA	NA

续表

药物	给药途径	食物影响	F/%	t_{max}/h	C_{max}/(μg/ml)	蛋白结合率/%	V_d/L	代谢和排出途径及比例	$^1t_{1/2}$/h	$^2t_{1/2}$/h	正常剂量	Ccr 50~90ml/min	Ccr 10~50ml/min	Ccr< 10ml/min	透析清除情况	血液透析/CAPD/CRRT 剂量
碘酸钾	p.o.	NA	NA	1	NA	NA	NA	经肾脏排出，少量随乳汁和粪便排出	NA	NA	(1)片剂：成人，0.3~0.4mg q.d.；4岁以下儿童，0.15~0.2mg q.d.。(2)颗粒剂：成人，0.15~0.3mg q.d.；妊娠期及哺乳期，0.3~0.45mg q.d.；4岁以下儿童，0.15mg q.d.。(3)口服溶液：成人，0.3mg q.d.；妊娠期及哺乳期，0.3~0.45mg q.d.；4岁以下儿童，0.15mg q.d.	NA	NA	NA	NA	NA
甲巯咪唑	p.o. 局部给药	有影响	70~80	1	NA	0	NA	通过 CYP450 和 FMO 酶系统被肝脏快速广泛代谢。原型药的尿排泄率在 7%~12%	3	NA	(1)p.o.：成人，初始 20~40mg/d，分 1~2 次逐步减量；儿童，初始 0.3~0.5mg/kg，维持 0.2~0.3mg/kg。(2)局部给药：定量泵 0.1~0.2g t.i.d.	NA	NA	NA	NA	NA
丙硫氧嘧啶	p.o.	NA	50~95	1	NA	NA	0.87L/kg	60% 经肝脏代谢，35% 的药物以原型药和结合的形式从尿液中排出	1~2	NA	成人：33~200mg/d t.i.d. 儿童：初始剂量 1.3mg/kg t.i.d.				少量清除	血液透析：成人，33~200mg/d t.i.d.；儿童，初始剂量 1.3mg/kg t.i.d. CAPD、CRRT：NA

续表

药物	给药途径	食物影响	F/%	t_{max}/h	C_{max}/(μg/ml)	蛋白结合率/%	V_d/L	代谢和排出途径及比例	$^1t_{1/2}$/h	$^2t_{1/2}$/h	正常剂量	Ccr 50~90ml/min	Ccr 10~50ml/min	Ccr< 10ml/min	透析清除情况	血液透析/CAPD/CRRT 剂量
卡比马唑	p.o.	NA	NA	0.5~1	0.4~1.4	NA	NA	85% 随尿液排出	9	NA	成人：10~20mg t.i.d. 儿童：初始 0.4mg/kg，分次，按病情维持剂量	NA	NA	NA	NA	CAPD：无须调整 血液透析、CRRT：NA
15. 抗痛风药																
秋水仙碱	p.o.	NA	45	1~2	0.002 5	39 ± 5	5~8L/kg	NA	26.6	延长	痛风急性期：首次发作时给药 1.2mg，1h 后再给药 0.6mg，1h 内推荐最大剂量为 1.8mg。 预防：0.6mg q.d.~b.i.d.，推荐最大日剂量为 1.2mg。预防用药期间痛风发作的治疗：首次发作时给药不超过 1.2mg，1h 后再给药 0.6mg，停药 12h 后重新开始按预防剂量用药	无须调整	<30ml/min：每 2 周重复给药不能超过 1 次或减量，起始剂量 0.3mg/d；30~50ml/min：无须调整	每 2 周重复给药不能超过 1 次或减量，起始剂量 0.3mg/d	血液透析不能有效清除	血液透析：0.3mg b.i.w.；0.6mg/次，每 2 周重复给药不超过 1 次 CAPD、CRRT：NA
别嘌醇	p.o.	有影响	80~90	2~6	NA	0	1.6L/kg	70% 经肝脏代谢，原型药及代谢产物经肾脏排出	14~28	NA	片剂：成人，初始 50mg q.d.~b.i.d.，每周递增，最大日剂量为 600mg；6 岁以下儿童，50mg q.d.~t.i.d.；6~10 岁儿童，100mg q.d.~t.i.d.。 缓释制剂：250mg q.d.	无须调整剂量	10~20ml/min：200mg/d； 20~50ml/min：200~300mg/d	3~10ml/min：不超过 100mg/d； <3ml/min：100mg，延长给药间隔	NA	NA

续表

药物	给药途径	食物影响	F/%	t_{max}/h	C_{max}/（μg/ml）	蛋白结合率/%	V_d/L	代谢和排出途径及比例	$^1t_{1/2}$/h	$^2t_{1/2}$/h	正常剂量	Ccr 50~90ml/min	Ccr 10~50ml/min	Ccr< 10ml/min	透析清除情况	血液透析/CAPD/CRRT 剂量
丙磺舒	p.o.	NA	NA	2~4	口服 1g：30；口服 2g：150~200	65~90	NA	经肝脏代谢，代谢产物主要经肾脏排出，在 24~48h 中约有 5%~10% 的给药量以原型药排出	口服 0.5g：3~8；口服 2g：6~12	NA	伴痛风的高尿酸血症：0.25g b.i.d.。增强青霉素类药的作用：成人，0.5g q.i.d.；儿童（2~14 岁或体重低于 50kg），首剂 0.025g/kg，以后 0.01g/kg q.i.d.	每日剂量不超过 2g	NA	禁用	NA	NA
苯溴马隆	p.o.	有影响	50	6	NA	NA	NA	经肝药酶 CYP2C9 代谢，原型药及代谢产物随尿液、粪便、胆汁排出	12~13	NA	50mg 或 100mg q.d.	NA	禁用	禁用	NA	NA
奥昔嘌醇	p.o.	NA	80~ 90	NA	NA	NA	NA	NA	NA	NA	初始剂量 100mg/d	NA	NA	NA	NA	NA
非布司他	p.o.	无影响	49	p.o.：1~1.5	1.6 ± 0.6	99.2	50	主要经肝脏（UGT1A1、UGT1A3、UGT1A9 和 UGT2B7 结合，CYP1A2、2C8 和 2C9 氧化代谢）和肾脏排出，代谢产物 49% 随尿液排出，45% 随粪便排出	5~8	NA	40mg 或 80mg q.d.	40mg 或 80mg q.d.	40mg 或 80mg q.d.	<30ml/min：需谨慎使用	NA	NA
阿那白滞素	i.h.	NA	—	NA	NA	NA	NA	NA	i.h.（1～2mg/kg）：最终半衰期为 4～6h	在严重肾功能不全和终末期肾脏病的患者中，平均血浆清除率分别下降 70% 和 75%	类风湿关节炎患者的推荐剂量为皮下注射 100mg q.24h.。Cryopylin 相关周期性综合征（CAPS）推荐使用阿那白滞素的起始剂量为 1~2mg/kg。剂量可单独调整至每日最多 8mg/kg，以控制活动性炎症。调整剂量为 0.5~1.0mg/kg 增量	对患有严重肾功能不全或终末期肾脏病（Ccr<30ml/min）的新生儿期发病的多系统炎性疾病（NOMID）患者可考虑正常剂量 q.o.d.	NA	NA	NA	血液透析、CAPD：少于 2.5% 的给予剂量的阿那白滞素被血液透析或连续的腹膜透析移除 CRRT：NA

续表

药物	给药途径	食物影响	F/%	t_{max}/h	C_{max}/(μg/ml)	蛋白结合率/%	V_d/L	代谢和排出途径及比例	$^1t_{1/2}$/h	$^2t_{1/2}$/h	正常剂量	Ccr 50~90ml/min	Ccr 10~50ml/min	Ccr<10ml/min	透析清除情况	血液透析/CAPD/CRRT 剂量
16. 血管加压素受体拮抗剂																
考尼伐坦	i.v. i.v.gtt.	NA	—	NA	619ng/ml	99	NA	经 CYP3A 介导代谢。在给药后的 24h 内,大约 1% 的静脉注射剂量以原型药随尿液排出	5.0	NA	开始时静脉注射 20mg 盐酸考尼伐坦,超过 30min。随负荷剂量使用 20mg 盐酸考尼伐坦,持续静脉滴注超过 24h。在最初的一日治疗后,再给予盐酸考尼伐坦 1~3d,持续滴注 20mg/d。如果血清钠没有以所需的速度升高,可将盐酸考尼伐坦向上滴定至最大剂量,每日 40mg,持续静脉滴注超过 24h。盐酸考尼伐坦的输注时间(加载剂量后)不应超过 4d	在轻度和中度肾脏病患者中没有观察到临床相关的暴露增加损伤(Ccr 30~80ml/min)。无须调整盐酸考尼伐坦的剂量	由于输液部位静脉炎发生率高(可减少血管进入部位),不太可能获益,不推荐用于严重肾功能损害(Ccr<30 ml/min)的患者	由于输液部位静脉炎发生率高,不太可能获益,不推荐用于严重肾功能损害(Ccr<30 ml/min)的患者	NA	NA
托伐普坦	p.o.	无影响	40	p.o.:2~4	NA	99	3L/kg	NA	12	NA	15mg q.d.,24h 以后可增加到 30mg q.d.,根据血清钠浓度,最大可增至 60mg	无须调整	无须调整	NA	NA	NA

续表

药物	给药途径	食物影响	F/%	t_{max}/h	C_{max}/(μg/ml)	蛋白结合率/%	V_d/L	代谢和排出途径及比例	$^1t_{1/2}$/h	$^2t_{1/2}$/h	正常剂量	Ccr 50~90ml/min	Ccr 10~50ml/min	Ccr< 10ml/min	透析清除情况	血液透析/CAPD/CRRT 剂量
17. 抗甲状旁腺药																
帕立骨化醇	血液透析通路给药	NA	—	5min	(1 850±664) pg/ml	>99.9	NA	主要经肝胆系统排出途径消除，在粪便中测得74%的放射活性剂量，而尿液中仅有16%。在尿液和粪便中检测到几种未知代谢产物，尿液中未检测到帕立骨化醇。代谢产物约占尿液放射活性的51%和粪便放射活性的59%	15	NA	(1)起始剂量基于体重：本品推荐的起始剂量为0.04~0.1μg/kg (2.8~7μg)，单次注射，给药频率不超过q.o.d.，在透析过程中的任何时间可给药。(2)剂量调整：目前在接受透析治疗的终末期肾衰竭患者中，甲状旁腺激素目标范围不超过非尿毒症正常参考值上限的1.5~3倍，即全段甲状旁腺激素为15.9~31.8pmol (150~300pg/ml)	NA	NA	NA	NA	NA
18. 其他内分泌系统药物																
米托坦	p.o.	NA	p.o.：40%的剂量被吸收	NA	NA	6	NA	米托坦被转化为水溶性代谢产物。尿液或胆汁中未发现米托坦	18~159d	NA	(1)肾上腺癌的辅助治疗：初始剂量，1.5g/d，在4~6d内增加至6g/d；3w后，根据患者的耐受性和血药水平调整剂量；最大剂量为12g/d；大多数人不能耐受超过8g/d的剂量；至少给药2年。	NA	NA	NA	NA	NA

续表

药物	给药途径	食物影响	F/%	t_{max}/h	C_{max}/(μg/ml)	蛋白结合率/%	V_d/L	代谢和排出途径及比例	$^1t_{1/2}$/h	$^2t_{1/2}$/h	正常剂量	Ccr 50~90ml/min	Ccr 10~50ml/min	Ccr<10ml/min	透析清除情况	血液透析/CAPD/CRRT 剂量
米托坦											(2)无法手术的肾上腺癌：初始剂量，每日 2~6g(分 3~4 次)p.o.；逐步增加剂量直至血药浓度达到 14~20mg/L，或患者最大耐受剂量(FDA 推荐剂量)。初始剂量，1.5g/d，在 4~6d 内增加至 6g/d；3w 后，根据患者的耐受性和血药水平调整剂量；最大剂量为 12g/d；大多数人不能耐受超过 8g/d 的剂量(指南推荐剂量)					
卡麦角林	p.o.	无影响	NA	2~3	健康成人志愿者单次口服 0.5~1.5mg 后，在 2~3h 内观察到卡麦角林平均血浆峰浓度为 30~70pg/ml	40~42	NA	通过酰基脲键或尿素部分的水解。大约 22% 和 60% 的剂量在 20d 内分别通过尿液和粪便排出。少于 4% 的剂量以原型药从尿液中排出	63 ~ 69	NA	起始剂量为 0.25mg q.2w.。根据患者血清催乳素水平，剂量可增加 0.25mg b.i.w.，最多为 1mg b.i.w.	NA	NA	NA	NA	NA

续表

药物	给药途径	食物影响	F/%	t_{max}/h	C_{max}/(μg/ml)	蛋白结合率/%	V_d/L	代谢和排出途径及比例	$^1t_{1/2}$/h	$^2t_{1/2}$/h	正常剂量	Ccr 50~90ml/min	Ccr 10~50ml/min	Ccr<10ml/min	透析清除情况	血液透析/CAPD/CRRT 剂量
鲑降钙素	i.h. i.m. i.v.	NA	—	1	NA	30~40	0.15~0.3L/kg	主要在肾脏中进行降解，形成无药理活性的代谢产物，也可在血液和外周组织中代谢。鲑降钙素及其代谢产物 95% 经肾脏排出，其中 2% 为原型药	70~90min		(1)骨质疏松症：每日 1 次，根据疾病的严重程度，每次 50~100IU 或隔日 100IU。 (2)高钙血症：每日 5~10IU/kg，一次或分 2 次皮下注射或 i.m.。 (3)佩吉特病：100IU q.d. 或 q.o.d.	NA	NA	NA	NA	NA
依降钙素	i.m.	NA	—	10 单位：23.3±5.2；20 单位：21.7±4.1；40 单位：23.3±5.2	10 单位：7.6±2.2；20 单位：24.8±7.8；40 单位：57.8±11.7	NA	NA	NA	10 单位：41.7±8.7；20 单位：35.4±9.8；40 单位：36.6±4.1		10 单位 b.i.w. i.h.	NA	NA	NA	NA	NA
贝前列素钠片	p.o.	无影响	NA	p.o. 100μg：1.42	0.44ng/ml	NA	NA	经肝脏代谢。原型药和 β- 氧化物也可以葡糖醛酸结合物的形式排出，总排出量中游离形式的原型药和 β- 氧化物的比率分别是 14% 和 70%	1.11	NA	40μg t.i.d. p.o.	NA	NA	NA	NA	NA
西洛他唑	p.o.	进食后吸收增加，C_{max} 增加约 90%，AUC 增加约 25%	NA	NA	NA	95~98	NA	经肝 CYP450 酶代谢(主要为 CYP3A4)，代谢产物 74% 随尿液排出，20% 随粪便排出	NA	NA	胶囊：100mg b.i.d.； 片剂：成人，50~100mg b.i.d.	NA	NA	NA	NA	NA

续表

药物	给药途径	食物影响	F/%	t_{max}/h	C_{max}/(μg/ml)	蛋白结合率/%	V_d/L	代谢和排出途径及比例	$^1t_{1/2}$/h	$^2t_{1/2}$/h	正常剂量	Ccr 50~90ml/min	Ccr 10~50ml/min	Ccr< 10ml/min	透析清除情况	血液透析/CAPD/CRRT 剂量
沙格雷酯	p.o.	NA	NA	50mg：0.689 ± 0.321；100mg：0.889 ± 0.651	p.o. 50mg：0.363 6 ± 0.248 8；p.o. 100mg：0.721 8 ± 0.404 1	NA	NA	代谢产物随尿液排出 44.5%，随粪便排出 4.2%	p.o. 50mg：0.753 ± 0.149；p.o. 100mg：0.753 ± 0.169	NA	100mg t.i.d.	NA	NA	NA	NA	NA
己酮可可碱	p.o. i.v.	NA	97.5	2.22 ± 0.88	血浆峰浓度：158.65 ± 58.58	不与蛋白结合	NA	经肝脏代谢，代谢产物经肾脏排出	原型药及代谢产物的 $t_{1/2}$ 约为 0.5h 和 1.5h	NA	(1) p.o.：缓释片 0.4g q.d.~b.i.d.。(2) i.v.gtt.：初次剂量为己酮可可碱 0.1g，于 2~3h 内滴注，最大滴速不可超过 0.1g/h。根据患者耐受性可每次增加 0.05g，但不超过 0.2g q.d.~b.i.d.。每日最大剂量不应超过 0.4g	无须调整剂量	30~50ml/min：无须调整剂量；10~30ml/min：结合个人耐受性减少 30%~50% 剂量 (400mg q.d.~b.i.d.)	结合个人耐受性减少 30%~50% 剂量 (400mg q.d.~b.i.d.)	NA	血液透析：初始剂量为 400mg，睡前服用，剂量增加时间间隔不少于 4d；透析后给药。CAPD：无须调整剂量。不良事件（消化道）：降低剂量至 400mg b.i.d.；若采用最低剂量治疗不良反应仍存在，应停药。CRRT：NA

八、免疫系统疾病用药

药物	给药途径	食物影响	F/%	t_{max}/h	C_{max}/(μg/ml)	蛋白结合率/%	V_d/L	代谢和排出途径及比例	$^1t_{1/2}$/h	$^2t_{1/2}$/h	正常剂量	Ccr 50~90ml/min	Ccr 10~50ml/min	Ccr<10ml/min	透析清除情况	血液透析/CAPD/CRRT 剂量
1. 抗组胺药																
氯苯那敏	p.o. 非肠道内给药	延迟吸收，F不受影响	25~50	p.o.：3~6 非肠道内给药：NA	NA	72	3.2L/kg	主要经肝脏代谢为无活性的中间产物，约50%的代谢产物、3%~18%的原型药经肾脏排出，还有少部分可随粪便及汗液排出	20	延长	p.o.：普通片剂，3~8mg t.i.d.；控释胶囊，8mg b.i.d. i.m.：5~20mg q.d.~b.i.d. i.v.：5~20mg q.d.~b.i.d. i.h.：5~20mg q.d.	无须调整	无须调整	无须调整	透析不可清除	血液透析后患者无须补充剂量
苯海拉明	p.o. 非肠道内给药	NA	65~100	p.o.：2~4 非肠道内给药：NA	口服 100mg：66~159ng/ml 非肠道内给药：NA	76~85	3~4L/kg	主要经肝脏代谢为无活性的中间产物，可随尿液、粪便、汗液排出，24h 内大部分药物随尿液排出	4~7	延长	p.o.：25mg b.i.d.~t.i.d.。 i.m.：20mg q.d.~b.i.d.	给药间隔延长至 q.6h.	给药间隔延长至 q.6h.~q.12h.	给药间隔延长至 q.12h.~q.18h.	NA	NA
氯雷他定	p.o.	食物可延长t_{max}，增加 AUC 及C_{max}	NA	口服 10mg：12	口服 10mg：5 口服 20mg：11 口服 40mg：26	98	119L/kg	主要经肝药酶 CYP2D6 和 CYP3A4 代谢为活性代谢产物，代谢产物可随尿液(40%)、粪便(40%)、汗液、乳汁排出	8.4	NA	p.o.：10mg q.d.	无须调整	给药间隔延长至 q.24h.~q.48h.	给药间隔延长至 q.48h.	血液透析不可清除	血液透析、CAPD：给药间隔延长至 q.48h. CRRT：当清除率为 2 000ml/min 时，无须调整剂量
地氯雷他定	p.o.	无影响	NA	3	4ng/ml	82~87	NA	主要通过肝脏代谢为活性代谢产物，代谢产物可随尿液(40.6%)、粪便(46.5%)排出	27	NA	p.o.：5mg q.d.	无须调整	无须调整	无须调整	血液透析不可清除	无须调整
异丙嗪	i.m. p.o. 直肠给药	NA	i.m.：0~24h AUC 为 627.1ng/(ml·h)； p.o.：约为肌内注射的 28.72%； 直肠给药：约为肌内注射的 21.7%~23.4%	i.m.：3 p.o.：2.6 直肠给药：6.85~8	i.m.50mg：48.26ng/ml 口服 50mg：17.3ng/ml 直肠给药 50mg：10.24~12.1ng/ml	93	13.4L/kg	主要通过肝药酶 CYP2D6 及 CYP2B6 代谢，代谢产物可随尿液(65%)、粪便及汗液排出	i.m.：10 p.o.：16~19 直肠给药：9~16	NA	(1)抗过敏 1)p.o.、直肠给药：6.25~12.5mg q.i.d.，餐前和睡前给药。必要时睡前可增至 25mg。 2)i.m.、i.v.：一次 25mg，必要时可在 2h 后重复给药，严重者可用 25~50mg，最大量不得超过 100mg。 (2)抗眩晕：p.o.、直肠给药，25mg q.d.~b.i.d.。 (3)恶心、呕吐：p.o.、直肠给药、i.m.、i.v.，12.5~25mg q.6h.~q.12h.。 (4)镇静催眠 1)p.o.、直肠给药：25~50mg q.d.，必要时剂量加倍。 2)i.m.、i.v.：一次 25~50mg。 (5)镇痛：p.o.、直肠、i.m.、i.v.，一次 25~50mg	无须调整	无须调整	无须调整	NA	血液透析：无须调整 CAPD、CRRT：NA

续表

药物	给药途径	食物影响	F/%	t_{max}/h	C_{max}/(μg/ml)	蛋白结合率/%	V_d/L	代谢和排出途径及比例	$^{1}t_{1/2}$/h	$^{2}t_{1/2}$/h	正常剂量	Ccr 50~90ml/min	Ccr 10~50ml/min	Ccr<10ml/min	透析清除情况	血液透析/CAPD/CRRT 剂量
盐酸西替利嗪	p.o.	影响小	溶液剂:70 片剂:吸收迅速且完全	0.5~1	257μg/L	93	30~40	经肝脏代谢,70% 以原型药随尿液排出,10% 随粪便排出	7~10	延长	10mg q.d. 或 5mg b.i.d.	无须调整	30~49ml/min:5mg q.d.;<30ml/min:5mg q.o.d.	禁用	血液透析清除本药量的<10%	血液透析:5mg/次,t.i.w. CAPD:无须调整 CRRT:NA
左西替利嗪	p.o.	无影响	吸收迅速且广泛,F 为 85%	0.5~1.5	0.2~0.3	95	0.4 L/kg	少于 14% 经肝脏代谢,80% 以原型药随尿液排出,12.9% 随粪便排出	8~9	延长	5mg q.n.	>80ml/min:无须调整 50~80ml/min:2.5mg q.d.	30~49ml/min:2.5mg q.o.d.; 10~30ml/min:2.5mg b.i.w.	禁用	血液透析不可清除	血液透析、CAPD:禁用 CRRT:NA
去氯羟嗪	p.o.	NA	NA	2	NA	NA	NA	经肝脏首关代谢降解,随尿液、粪便及汗液排出,用药时乳汁及唾液中亦含此药	NA	NA	25~50mg t.i.d.	NA	NA	NA	NA	NA
曲普利啶	p.o.	NA	吸收较好	1.7	15.6ng/ml	NA	NA	主要经肝脏代谢,代谢产物随尿液排出	2.1	NA	2.5mg q.4h.~q.6h.,最大日剂量为 10mg	NA	NA	NA	NA	NA
富马酸氯马斯汀	p.o. i.m.	无影响	吸收迅速且较完全,F 约 40%	2~4	0.92~1.39ng/ml	NA	799	经肝脏代谢,代谢产物约 45% 随尿液排出,19% 随粪便排出,少量可随乳汁排出	21	NA	p.o.:1mg b.i.d. 或 2mg b.i.d.;最大日剂量为 6mg。 i.m.:一次 1~2mg	NA	NA	NA	NA	NA
阿伐斯汀	p.o.	无影响	吸收迅速	1.1	150	50	0.5~0.8 L/kg	少部分经肝脏代谢,80% 以原型药随尿液排出	2~4	延长	8mg t.i.d.	无具体的剂量建议	≤ 48ml/min:避免使用	避免使用	血液透析清除本药的量约为 20%	血液透析:透析后无须补充剂量 CAPD、CRRT:NA
依巴斯汀	p.o.	影响小	首过效应大,转化为作用更强的卡瑞斯汀,卡瑞斯汀 F 高	3~6	3.71~5.98ng/ml	卡瑞斯汀:98	90~140	主要经肝药酶 CYP3A4 代谢为卡瑞斯汀,40% 以卡瑞斯汀的形式随尿液排出	依巴斯汀:24.8 卡瑞斯汀:10~16	延长	10mg 或 20mg q.d.	无须调整	严重肾损伤:避免使用	减量或避免使用	NA	NA

续表

药物	给药途径	食物影响	F/%	t_{max}/h	C_{max}/(μg/ml)	蛋白结合率/%	V_d/L	代谢和排出途径及比例	$^1t_{1/2}$/h	$^2t_{1/2}$/h	正常剂量	Ccr 50~90ml/min	Ccr 10~50ml/min	Ccr<10ml/min	透析清除情况	血液透析/CAPD/CRRT 剂量
咪唑斯汀	p.o.	无影响	65~90	1	口服 5mg：226ng/ml 口服 10mg：408ng/ml 口服 20mg：595ng/ml	98.4	1.01~1.19 L/kg	主要经肝脏代谢，84%~95% 随粪便排出，0.5% 随尿液排出	8~16.7	延长	8mg q.d.	NA	NA	NA	血液透析不可清除	NA
氮卓斯汀	p.o. 经鼻给药 经眼给药	p.o.：无影响	p.o.：>80 经鼻给药：40	p.o.：4	口服 4mg：2~3μg/L 口服 8mg：5μg/L 口服 12mg：6μg/L 口服 16mg：11μg/L	88	14.5L/kg	主要经肝药酶 CYP450 代谢，代谢产物 50%~75% 随粪便排出，25% 随尿液排出	单次口服给药：22~25 多次口服给药：36	NA	p.o.：2mg b.i.d.。 经鼻给药：每侧一次 1 喷，早晚各 1 次。 经眼给药：每侧一次 1 滴，早晚各 1 次，症状严重者可 q.i.d.	NA	NA	NA	NA	NA
依匹斯汀	p.o. 经眼给药	NA	p.o.：39 经眼给药：NA	1.9	NA	64	NA	经肝脏代谢的药物<10%，主要以原型药排出，口服给药尿液中及粪便中排出率分别为 25.4%、70.4%	9.2	NA	p.o.：10~20mg q.d.。 经鼻给药：每侧一次 1 喷，早晚各 1 次。 经眼给药：每侧一次 1 滴，早晚各 1 次	NA	NA	NA	NA	NA
盐酸左卡巴斯汀	经鼻给药 经眼给药	NA	经鼻给药：60~80 经眼给药：30~60	经鼻给药：1~2 经眼给药：1.2	NA	55	1.1L/kg	少量经肝脏代谢，75%~80% 以原型药经肾脏排出，20% 以原型药随粪便排出	33~40	NA	经鼻给药：每侧一次 1 喷，早晚各 1 次，症状严重者可 t.i.d.~q.i.d.。 经眼给药：每侧一次 1 滴，t.i.d.~q.i.d	经鼻给药：NA 经眼给药：NA	经鼻给药：NA 经眼给药：NA	经鼻给药：NA 经眼给药：NA	血液透析可清除	NA
阿司咪唑	p.o.	NA	吸收迅速	1~2	3~5ng/ml	NA	NA	经肝脏代谢，代谢产物主要随胆汁、粪便排出体外	24~48	NA	10mg q.d.	NA	NA	NA	NA	NA
赛庚啶	p.o. 外用	NA	NA	6~9	NA	NA	NA	主要经肝脏代谢，40% 以代谢产物的形式随尿液排出，2%~20% 随粪便排出	16	延长	p.o.：2~4mg b.i.d.~t.i.d.。 外用：涂搽于患处，b.i.d.~t.i.d.	NA	NA	NA	NA	NA

续表

药物	给药途径	食物影响	F/%	t_{max}/h	C_{max}/(μg/ml)	蛋白结合率/%	V_d/L	代谢和排出途径及比例	$^1t_{1/2}$/h	$^2t_{1/2}$/h	正常剂量	Ccr 50~90ml/min	Ccr 10~50ml/min	Ccr<10ml/min	透析清除情况	血液透析/CAPD/CRRT 剂量
奥洛他定	p.o. 经眼给药 经鼻给药	NA	p.o.:NA 非口服给药:57	p.o.:1.02 非口服给药:NA	p.o.:69.98ng/ml 非口服给药:NA	55	p.o.:V_d/F为133.83L	经肝脏代谢,60%~70%以原型药的形式随尿液排出,17%随粪便排出	p.o.:5.87 非口服给药:8~12	NA	p.o.:5mg b.i.d.。 经鼻给药:每侧一次1喷,b.i.d.。 经眼给药:患侧一次1~2滴,b.i.d. q.6h.~q.8h.	p.o.:NA 经鼻给药:无须调整 经眼给药:无须调整	p.o.:NA 经鼻给药:无须调整 经眼给药:无须调整	p.o.:NA 经鼻给药:无须调整 经眼给药:无须调整	p.o.:NA 经鼻给药:NA 经眼给药:NA	经鼻给药、经眼给药:无须调整 p.o.:NA
非索非那定	p.o.	高脂饮食减慢吸收及降低血药浓度,葡萄柚汁可使吸收率及F降低30%	吸收迅速	2.6	口服60mg:141ng/ml 口服180mg:494ng/ml	60~70	5.4~5.8L/kg	代谢极少,仅摄入剂量的5%会发生肝代谢。12%以原型药的形式随尿液排出,80%随粪便排出	14~18	延长	60mg b.i.d.或180mg q.d.	无须调整	给药间隔延长至q.12h.~q.24h.	给药间隔延长至q.24h	血液透析不可清除	血液透析、CAPD:给药间隔延长至q.24h CRRT:60mg q.d.
阿卡他定	经眼给药	NA	NA	15min	60pg/ml	40	NA	由非CYP450酶介导代谢为活性羧酸代谢产物,代谢产物主要随尿液排出	2	NA	每侧一次1滴,q.d.	NA	NA	NA	NA	NA
贝他斯汀	p.o. 经眼给药	无影响	p.o.:NA 经眼给药:系统吸收很少	p.o.:1.2 经眼给药:1~2	p.o.:随剂量增加而增大,10mg时为101.3ng/ml	p.o.:55.9 经眼给药:55	p.o.:NA 经眼给药:NA	p.o.:75%~90%以原型药从尿液中排出 经眼给药:NA	p.o.:2.3~3.3 经眼给药:NA	p.o.:延长 经眼给药:NA	p.o.:10mg b.i.d.。 经眼给药:患侧一次1滴,b.i.d.	p.o.:慎重 经眼给药:NA	p.o.:慎重 经眼给药:NA	p.o.:NA 经眼给药:NA	NA	NA
2. 其他抗变态反应药																
酮替芬	p.o. 经鼻给药 经眼给药	NA	p.o.:50 经鼻给药:NA 经眼给药:NA	p.o.:2~4 经鼻给药:NA 经眼给药:NA	p.o.:0.7 经鼻给药:NA 经眼给药:NA	75	56L/kg	主要经肝脏代谢,60%~70%以代谢产物的形式随尿液排出,30%~40%随粪便排出	p.o.:21 经鼻给药:NA 经眼给药:NA	NA	(1)p.o. 1)片剂和胶囊剂:1mg b.i.d.,早晚各一次,一日极量为4mg。 2)分散片:1mg b.i.d.。 (2)经眼给药:患侧一次1~2滴,q.i.d.,早、中、晚、睡前各一次。 (3)经鼻给药 1)滴鼻液:1~2滴,q.d.~t.i.d.。 2)喷雾剂:一次1~2喷,q.d.~t.i.d.。 3)气雾剂:一次1~2喷,q.d.~t.i.d.	NA	NA	NA	NA	NA

续表

药物	给药途径	食物影响	F/%	t_{max}/h	C_{max}/(μg/ml)	蛋白结合率/%	V_d/L	代谢和排出途径及比例	$^1t_{1/2}$/h	$^2t_{1/2}$/h	正常剂量	Ccr 50~90ml/min	Ccr 10~50ml/min	Ccr<10ml/min	透析清除情况	血液透析/CAPD/CRRT 剂量
吡嘧司特钾	p.o. 经眼给药	NA	吸收良好	1~1.7	NA	NA	NA	主要经肝脏代谢，84%~90% 以代谢产物的形式随尿液排出	4~5	NA	(1)过敏性鼻炎：5mg b.i.d. p.o.，早晚各一次。 (2)支气管哮喘：10mg b.i.d. p.o.，早晚各一次。经眼给药，两侧一次 1 滴，b.i.d.，早晚各一次	NA	NA	NA	NA	NA
3. 免疫抑制药																
青霉胺	p.o.	食物、抗酸药及铁剂会减少吸收	吸收迅速但不完全，F 为 40%~70%	1~3	NA	>80	57~93	主要经肝脏代谢，代谢产物随尿液排出，另有 1.2%~24.5% 以原型药随尿液排出	1~7.5	NA	(1)重金属中毒：1~1.5g t.i.d.~q.i.d.，5~7d 为一疗程；停药 3d 后，可开始下一疗程，一般需 1~4 疗程。 (2)肝豆状核变性、类风湿关节炎：开始时一日 125~250mg，以后每 1~2 个月增加 125~250mg。常用维持量为 250mg q.i.d.。一日最大量一般不超过 1.5g。症状改善，血铜及铜蓝蛋白正常时，可减半量，一日 500~750mg 或间歇用药	慎用	避免使用	避免使用	血液透析可清除	血液透析：给予正常剂量的 33% CAPD、CRRT：NA
环孢素	p.o. 静脉给药 经眼给药	口服溶液及胶囊：高脂饮食可降低 AUC 和 C_{max}。微乳剂：饮食可降低 AUC 和 C_{max}	个体差异大	口服溶液及胶囊：3.5 微乳剂：1.5~2	口服溶液及胶囊：1ng/(ml·mg)(血浆)、1.4~2.7ng/(ml·mg)(血液) 微乳剂：655~1 802ng/ml	90	口服溶液及胶囊：3.9~4.5L/kg 微乳剂：3~5L/kg、3.49L/kg(肾损伤)	主要经肝脏代谢，少部分经肠道及肾脏代谢，代谢产物大部分随粪便排出，另大约有 6% 随尿液排出	口服溶液及胶囊：19 微乳剂：8.4	NA	(1)银屑病：微乳剂，初始剂量 1.25mg/kg b.i.d.，据疗效可滴定至 4mg/(kg·d)。 (2)类风湿关节炎：微乳剂，初始剂量为 1.25mg/kg b.i.d，根据疗效可滴定至 4mg/(kg·d)。 (3)实体器官移植 1)肾脏移植：初始剂量 3~6mg/kg b.i.d，后续根据谷浓度及峰浓度调整剂量。 2)肝脏移植：初始剂量 2~6mg/kg b.i.d，后续根据谷浓度及峰浓度调整剂量。 3)心脏移植：初始剂量 2~5mg/kg b.i.d，后续根据谷浓度及峰浓度调整剂量。 (4)预防急性移植物抗宿主病：在移植前一日初始予以 3mg/(kg·d)，直至口服能耐受，转为口服后，根据谷浓度调整剂量。 (5)局灶节段性肾小球硬化(超说明书)：初始剂量 1.25~2.5mg/kg b.i.d p.o.。 (6)难治性免疫性血小板减少症(超说明书)：初始 6d 的口服剂量为 2.5mg/kg，随后予以 2.5~3mg/kg b.i.d.，根据目标谷浓度调整剂量。 (7)间质性膀胱炎(超说明书)：初始剂量 1~1.5mg/kg b.i.d. p.o.，症状缓解后减至 1mg/kg q.d.。	慎用	慎用	慎用	透析不可清除	无须调整

续表

药物	给药途径	食物影响	F/%	t_{max}/h	C_{max}/(μg/ml)	蛋白结合率/%	V_d/L	代谢和排出途径及比例	$^1t_{1/2}$/h	$^2t_{1/2}$/h	正常剂量	Ccr 50~90ml/min	Ccr 10~50ml/min	Ccr<10ml/min	透析清除情况	血液透析/CAPD/CRRT剂量
环孢素											(8)预防肺移植的急性排斥反应(超说明书):开始移植时立即静脉予以1mg/(kg·d),拔管后立即转为口服,并根据环孢素的目标谷浓度调整剂量。 (9)重症肌无力(超说明书):初始剂量为100mg b.i.d. p.o.,根据需要慢慢加量至1.5~3mg/kg b.i.d.。 (10)肾病综合征(超说明书):初始剂量为3.5mg/(kg·d)p.o.,缓解后用低剂量维持。 (11)狼疮性肾炎(超说明书):初始剂量为2mg/kg b.i.d. p.o.,治疗1个月后每2w减量0.5mg/kg,减至维持量为1.25~1.5mg/kg b.i.d.。 (12)严重溃疡性结肠炎:静脉给予2~4mg/(kg·d),持续输注;2.3~3mg/kg b.i.d. (13)葡萄膜炎:1.25~2.5mg/kg b.i.d. p.o.,症状缓解后用低剂量维持					
西罗莫司	p.o.	高脂饮食可增加AUC	口服溶液:14~15 片剂:27	口服溶液(肾脏移植):2.1 片剂(肾脏移植):3.5	口服溶液(肾脏移植):多次给药2mg/d,14.4ng/ml 片剂(肾脏移植):多次给药2mg/d,15ng/ml	92	12L/kg	主要经肠壁和肝脏代谢,91%的代谢产物随粪便排出,只有2.2%随尿液排出	46~78(肾脏移植)	NA	(1)淋巴管平滑肌瘤:初始剂量为2mg q.d.,10~20d内调整剂量至目标谷浓度。 (2)肾脏移植 1)低中度排斥风险:体重<40kg,第一日的负荷剂量为3mg/m²,维持剂量为1mg/(m²·d);体重≥40kg,第一日负荷剂量为6mg,维持剂量为2mg/d。 2)高排斥风险:第一日负荷剂量为15mg,维持剂量为5mg/d。 (3)抗移植物宿主病(超说明书) 1)预防移植物抗宿主病:前3d的负荷剂量为12mg/d,维持剂量为4mg/d。 2)治疗难治性急性移植物抗宿主病:每日4~5mg/m²,给药14d。 3)治疗慢性移植物抗宿主病:第一日负荷剂量为6mg,维持剂量为2mg/d。 (4)心脏移植(超说明书) 1)转换钙调磷酸酶抑制剂方案:环孢素剂量减少至25mg b.i.d.或他克莫司剂量减至1mg b.i.d.,随后开始西罗莫司1mg q.d.,并调整西罗莫司剂量至目标谷水平8~14ng/ml,随后撤除	无须调整	无须调整	无须调整	NA	无须调整

续表

药物	给药途径	食物影响	F/%	t_{max}/h	C_{max}/(μg/ml)	蛋白结合率/%	V_d/L	代谢和排出途径及比例	$^1t_{1/2}$/h	$^2t_{1/2}$/h	正常剂量	Ccr 50~90ml/min	Ccr 10~50ml/min	Ccr<10ml/min	透析清除情况	血液透析/CAPD/CRRT 剂量
西罗莫司											环孢素或他克莫司；或维持钙调磷酸酶抑制剂剂量，加用西罗莫司 1mg q.d.，持续 1w，在 2w 内将西罗莫司剂量调整到 10~15ng/ml 的目标谷浓度，2w 后减少钙调磷酸酶抑制剂剂量至 50%，治疗 1 个月，再减少钙调磷酸酶抑制剂剂量至 25%，如无排斥反应，可在 2w 后停止钙调磷酸酶抑制剂。 2）转换抗增殖类免疫抑制剂方案：停止抗增殖类免疫抑制剂，加用西罗莫司，负荷剂量为 6mg，维持剂量为 2mg/d，使维持剂量的目标谷浓度在 4~15ng/ml。 （5）肺移植（超说明书）：初始负荷剂量为 5mg，维持剂量为 3mg/d，滴定到 5~13ng/ml 的目标谷浓度。 （6）肾错构瘤（超说明书）：初始剂量为 0.5mg/(m^2·d)，滴定至 3~6ng/ml 的目标谷浓度					
他克莫司	p.o. 静脉给药 外用给药	高脂饮食可降低血药浓度	缓释片：约 50 缓释胶囊：NA 速释胶囊：17~31 混悬液：NA 外用：0.5	缓释片：4~8 缓释胶囊：2~3 速释胶囊：1.5~3 混悬液：1.3 外用：6.15~6.91（单次）；8.14~8.89（多次）	（1）肾脏移植口服缓释片：单次 0.14mg/(kg·d)，11.8ng/ml；单次 0.17mg/(kg·d)，33.6ng/ml；多次（7d）0.14mg/(kg·d)，25.1；多次（14d）0.14mg/(kg·d)，27.1ng/ml；多次（14d）0.17mg/(kg·d)，31.1ng/ml；多次（28d）0.17mg/(kg·d)，35.9ng/ml；多次（大于 6 个月）5.3mg/d，13.5ng/ml。	99	0.85~1.41L/kg 肝损伤：3.1~3.9L/kg 肾损伤：1.07L/kg	98%~99% 经肝脏代谢，还可经肠道代谢，约 93% 的代谢产物随粪便排出，只有 <1% 的原型药随尿液排出	缓释片：31 缓释胶囊：37.9 速释胶囊：8.7~11.3 混悬液：32.1 外用：71~112 静脉给药：11.7~18.8（12h 给药 1 次）；23.6（连续输注）	无影响	（1）肝移植 1）速释片：初始剂量为 0.05~0.075mg/kg b.i.d.，滴定至目标谷浓度。 2）缓释胶囊：初始剂量为 0.1~0.2mg/kg q.d.，滴定至目标谷浓度。 3）缓释片：初始剂量为 0.11~0.13mg/kg q.d.，滴定至目标谷浓度。 4）静脉给药：0.03~0.05mg/(kg·d)，连续输注。 （2）心脏移植 1）速释片：初始剂量为 0.0325mg/kg b.i.d.，滴定至目标谷浓度。 2）静脉给药：0.01mg/(kg·d) i.v.gtt.。 （3）肾脏移植 1）速释：初始剂量为 0.1mg/kg b.i.d.，滴定至目标谷浓度。 2）缓释胶囊：巴利昔单抗诱导，初始剂量为 0.15~0.2mg/kg q.d.，滴定至目标谷浓度；无巴利昔单抗诱导，再灌注前 12h 前给药剂量为 0.1mg/kg，术后剂量为 0.2mg/kg q.d.，滴定至目标谷浓度。	根据血药浓度调整	根据血药浓度调整	根据血药浓度调整	血液透析不可清除	根据血药浓度调整

续表

药物	给药途径	食物影响	F/%	t_{max}/h	C_{max}/(μg/ml)	蛋白结合率/%	V_d/L	代谢和排出途径及比例	$^1t_{1/2}$/h	$^2t_{1/2}$/h	正常剂量	Ccr 50~90ml/min	Ccr 10~50ml/min	Ccr<10ml/min	透析清除情况	血液透析/CAPD/CRRT 剂量
他克莫司					(2)肾脏移植口服缓释胶囊：单次 0.2mg/(kg·d),26ng/ml；多次(3d)0.19mg/(kg·d),31ng/ml；多次(7d)0.18mg/(kg·d),32.2；多次(14d)0.18mg/(kg·d),32.7ng/ml；多次(大于 6 个月)5.3mg/d,16.1ng/ml。 (3)速释胶囊：肾脏移植 0.2mg/(kg·d),19.2ng/ml；肾脏移植 0.3mg/(kg·d),24.2ng/ml；肝移植 0.3mg/(kg·d),68.5ng/ml；心脏移植 0.075mg/(kg·d),14.7ng/ml；心脏移植 0.15mg/(kg·d),24.5ng/ml。 混悬剂：健康成年人 5mg,35.6ng/ml。 (4)外用：0.49~0.94ng/ml						3)缓释片：初始剂量为 0.14mg/kg q.d.,滴定至目标谷浓度。 4)静脉给药：0.03~0.05mg/(kg·d)i.v.gtt.。 (4)克罗恩病(超说明书)：速释片,初始剂量 0.05~0.075mg/kg b.i.d.,滴定至目标谷浓度。 (5)移植物抗宿主病(超说明书) 1)预防：口服缓释片,每日使用的剂量为静脉给药量的 4 倍 b.i.d.；静脉给药,0.03mg/(kg·d)i.v.gtt.。 2)治疗：口服速释片,一次 0.03mg/kg b.i.d.；静脉给药,0.03mg/(kg·d)i.v.gtt.。 (6)肺移植(超说明书) 1)速释片：初始剂量为 0.025~0.15mg/kg b.i.d.,滴定至目标谷浓度。 2)静脉给药：初始剂量 0.01~0.05mg/(kg·d)i.v.gtt.。滴定至目标谷浓度。 (7)重症肌无力(超说明书)：速释片,初始剂量,3~5mg/d,或 0.1mg/(kg·d),q.d. 或 b.i.d.,滴定至目标谷浓度。 (8)难治性类风湿关节炎(超说明书)：速释片,2~3mg/d。 (9)特发性膜性肾脏病(超说明书)：速释片,初始剂量为 0.025~0.05mg/kg b.i.d.,滴定至目标谷浓度。 (10)银屑病(超说明书)：速释片,初始剂量为 0.05~0.15mg/(kg·d)					

续表

药物	给药途径	食物影响	F/%	t_{max}/h	C_{max}/(μg/ml)	蛋白结合率/%	V_d/L	代谢和排出途径及比例	$^1t_{1/2}$/h	$^2t_{1/2}$/h	正常剂量	Ccr 50~90ml/min	Ccr 10~50ml/min	Ccr<10ml/min	透析清除情况	血液透析/CAPD/CRRT 剂量
硫唑嘌呤	p.o. 静脉给药(p.o. 不耐受者)	NA	吸收良好	p.o.:1~2	口服 50mg:16.9ng/ml(6-巯嘌呤)	30	0.808L/kg	在红细胞和肝脏内通过氧化作用和甲基化作用降解,降解产物有50%~60% 随尿液排出,12% 随粪便排出	2	延长	器官移植:2~5mg/(kg·d) q.d. 或分次。 白血病:1.5~3mg/(kg·d) q.d. 或分次。 其他疾病:起始剂量为一日 1~3mg/kg,当治疗效果明显时,可将用量减至保持疗效的最低剂量,3 个月内病情无改善,则应考虑停药	无须调整	给予正常剂量的 75%	给予正常剂量的 50%	血液透析在 8h 内可清除本药 45%	血液透析、CAPD:给予正常剂量的 50% CRRT:给予正常剂量的 75%
咪唑立宾	p.o.	NA	12~81	2~3	3~12mg/(kg·d):2.7~9.6μg/ml	NA	NA	不经过肝脏、肾脏代谢,65%~100% 随尿液排出	3	NA	初始量 2~3mg/(kg·d) q.d.~t.i.d.。 维持量 1~3mg/(kg·d) q.d.~t.i.d.	NA	NA	NA	NA	NA
抗人 T 淋巴细胞免疫球蛋白	静脉给药	—	—	马源:5d 兔源:1~12d	马源 10mg/(kg·d):727 兔源 2.5mg/(kg·d):58	NA	马源:NA 兔源:0.12L/kg	马源:只有 1% 随尿液排出 兔源:NA	马源:5.7d 兔源:2~3d	NA	(1)马源 1)不适合骨髓移植的中重度再生障碍性贫血:10~20mg/(kg·d),治疗 8~14d。 2)肾脏移植急性排斥反应:10~15mg/(kg·d),治疗 14d。 (2)兔源 1)肾脏移植急性排斥反应:1.5mg/(kg·d),治疗 7~14d。 2)肾脏移植诱导治疗(超说明书):供体再灌注前每日予以 1.5mg/(kg·d),治疗 4~7d。 3)预防移植物抗宿主病(超说明书):移植前 2d 0.5mg/(kg·d),移植前 1d 2mg(kg·d),移植后当日予以 2mg/(kg·d);或移植前 3d 开始 2.5mg/kg q.d.。 4)心脏移植高风险患者的诱导治疗(超说明书):1~1.5mg/kg,治疗 7~14d。 5)心脏移植急性排斥反应(超说明书):0.75~1.5mg/(kg·d),治疗 5~14d。 6)肠和多脏器移植诱导治疗(超说明书):术后第 0、2、4、6、8d 2mg/kg q.d.。 7)肺移植诱导治疗(超说明书):1.5mg/kg q.d.,从肺移植开始治疗 3d	NA	NA	NA	NA	NA
抗人淋巴细胞免疫球蛋白	静脉给药	—	—	—	NA	NA	NA	NA	NA	NA	一次 20~30mg/kg,每隔 2~3d 使用 1 次,共使用 5 次	NA	NA	NA	NA	NA

续表

药物	给药途径	食物影响	F/%	t_{max}/h	C_{max}/(μg/ml)	蛋白结合率/%	V_d/L	代谢和排出途径及比例	$^1t_{1/2}$/h	$^2t_{1/2}$/h	正常剂量	Ccr 50~90ml/min	Ccr 10~50ml/min	Ccr<10ml/min	透析清除情况	血液透析/CAPD/CRRT 剂量
来氟米特	p.o.	无影响	NA	6~12(活性代谢产物)	NA	>99	11	主要经肝脏代谢成活性代谢产物，有 22.6% 的活性代谢产物随尿液排出，另有 37.5% 的活性代谢产物随粪便排出，另有部分随胆汁排出	18~19d	NA	(1)类风湿关节炎：初始 3d 给予负荷剂量 50mg q.d.，随后予以维持剂量 10mg 或 20mg q.d.。 (2)狼疮性肾炎：20~40mg q.d.，病情缓解后适当减量。 (3)银屑病关节炎(超说明书)：初始 3d 给予负荷剂量 100mg q.d.，随后予以维持剂量 20mg q.d.。 (4)BK 病毒血症或 BK 病毒相关性肾病的肾脏移植：初始 5d 给予负荷剂量 100mg q.d.，随后予以维持剂量 40mg q.d.；或初始 2d 给予负荷剂量 60mg q.d.，随后予以维持剂量 20mg q.d.。 (5)BK 病毒血症或 BK 病毒相关性肾病的肾脏移植(超说明书)：初始 5d 给予负荷剂量 100mg q.d.，随后予以维持剂量 40mg q.d.；或初始 2d 给予负荷剂量 60mg q.d.，随后予以维持剂量 20mg q.d.。 (6)移植患者巨细胞病毒病且对标准抗病毒药物耐药的辅助治疗(超说明书)：初始 5d 给予负荷剂量 100mg q.d.，随后予以维持剂量 10~20mg q.d.	慎用，NA	慎用，NA	慎用，NA	NA	NA
咪喹莫特	局部给药	无影响	皮肤吸收少	9~12	0.1~3.5ng/ml	NA	NA	经肝代谢，代谢产物 0.08%~2.41% 随尿排出	20~24.1	NA	q.d.，临睡前涂于患处	NA	NA	NA	NA	NA
吗替麦考酚酯	p.o. 静脉给药	吗替麦考酚酯：食物可将 C_{max} 减少 40%。 麦考酚钠：食物可将 C_{max} 减少 33%	吗替麦考酚酯：94 麦考酚钠：72	吗替麦考酚酯：0.63~1.8 吗替麦考酚酯盐酸盐 1g b.i.d.、多次给药：1.5~1.58 麦考酚钠 720mg	吗替麦考酚酯 1g(SD)：24.3~25.3 吗替麦考酚酯盐酸盐 1g b.i.d.(SS)：12~17 麦考酚钠 720mg b.i.d.(SS)：15~37	吗替麦考酚酯：97 吗替麦考酚酯盐酸盐：97 麦考酚钠：>98	吗替麦考酚酯：4L/kg 吗替麦考酚酯盐酸盐：3.6L/kg 麦考酚钠：54L	吗替麦考酚酯：主要经肝脏代谢，约 88% 的代谢产物随尿液排出，6% 的代谢产物随粪便排出。 吗替麦考酚酯盐酸盐：主要经肝脏代谢，约 87% 的代谢产物随尿液排出。 麦考酚钠：主要经肝脏代谢，大于 60% 的代谢产物随尿液排出	吗替麦考酚酯：17.9 吗替麦考酚酯盐酸盐：16.6 麦考酚钠：8~16	NA	(1)吗替麦考酚酯(口服) 1)自身免疫性肝炎(超说明书)：①一线治疗，初始剂量为 1g/d，3w 后可逐渐增量至 1.5~2g/d，维持治疗至少在 2 年以上。②二线治疗，最大量 1.5~2g/d。 2)大疱性类日疱疮(超说明书)：1g b.i.d.。 3)预防心脏移植排斥反应：1.5g b.i.d.，空腹服用。 4)预防肝移植排斥反应：1.5g b.i.d.，空腹服用。 5)系统性硬化症的肺部疾病(超说明书)：初始剂量 0.5g b.i.d.，可滴定至 1.5g b.i.d.。	NA	GFR<25ml/(min·1.73m²)： (1)吗替麦考酚酯(口服)：非立即肾脏移植者最大剂量 1g b.i.d.；移植肾脏功能延迟恢复者无须调整剂量。	—	透析不可清除	血液透析、CAPD：吗替麦考酚酯(口服)，250~500mg b.i.d.；吗替麦考酚酯盐酸盐(静脉给药)，250~500mg b.i.d.；麦考酚钠(口服)，NA。 CRRT：NA

续表

药物	给药途径	食物影响	F/%	t_{max}/h	C_{max}/(μg/ml)	蛋白结合率/%	V_d/L	代谢和排出途径及比例	$^1t_{1/2}$/h	$^2t_{1/2}$/h	正常剂量	Ccr 50~90ml/min	Ccr 10~50ml/min	Ccr<10ml/min	透析清除情况	血液透析/CAPD/CRRT剂量
吗替麦考酚酯				b.i.d.、多次给药:2~2.5							6)狼疮性肾炎:Ⅲ或Ⅳ型狼疮性肾炎、Ⅳ或Ⅳ/Ⅴ型狼疮性肾炎伴新月体形成诱导剂量为2~3g/d,服用6个月;维持剂量为1~2g/d。 7)广泛性重症肌无力乙酰胆碱受体抗体阳性(超说明书):1~1.25g b.i.d.,早晚空腹服用。 8)视神经脊髓炎谱系疾病(超说明书):初始剂量1~2g/d,可滴定至3g/d。 9)肾脏移植排斥反应:2~3.5g b.i.d.,早晚空腹服用。 10)预防肾脏移植排斥反应:1g b.i.d.,早晚空腹服用。 11)扩散性系统性硬化症(超说明书):初始剂量为0.5g b.i.d.,两周后可逐渐增量至1g b.i.d.,最大量为1.5g b.i.d.。 12)多发性大动脉炎(超说明书):1.5~2g/d。 (2)吗替麦考酚酯盐酸盐(静脉给药) 1)预防心脏移植排斥反应:1.5g b.i.d.,静脉输注2h以上,一般静脉给药14d后改口服。 2)预防肝移植或肾脏移植排斥反应:1g b.i.d.,静脉输注2h以上,一般静脉给药14d后改口服。 (3)麦考酚钠(口服) 1)预防肾脏移植排斥反应:720mg b.i.d.,早晚空腹服用。 2)预防肝脏移植排斥反应(超说明书):360~720mg b.i.d.,早晚空腹服用。 3)银屑病:3.0~5.0g b.i.d.~t.i.d.		(2)吗替麦考酚酯盐酸盐(静脉给药):非立即肾脏移植者最大量1g b.i.d.;移植肾脏功能延迟恢复者无须调整剂量。 (3)麦考酚钠(口服):移植肾脏功能延迟恢复者无须调整剂量			

续表

药物	给药途径	食物影响	F/%	t_{max}/h	C_{max}/(μg/ml)	蛋白结合率/%	V_d/L	代谢和排出途径及比例	$^1t_{1/2}$/h	$^2t_{1/2}$/h	正常剂量	Ccr 50~90ml/min	Ccr 10~50ml/min	Ccr<10ml/min	透析清除情况	血液透析/CAPD/CRRT 剂量
巴利昔单抗	静脉给药	—	—	30min	9~12	NA	8.6	NA	7.2d	NA	(1)预防肾脏移植急性排斥反应:在肾脏移植手术 2h 之前静脉输注 20mg,随后在肾脏移植后的第 4d 静脉输注 20mg。 (2)治疗难治性急性移植物抗宿主病(超说明书用药):在第 1、4d 分别静脉输注 20mg。 (3)预防心脏移植急性排斥反应(超说明书用药):在心脏移植手术当日静脉输注 20mg,随后在心脏移植后第 4d 静脉输注 20mg。 (4)预防肝移植急性排斥反应(超说明书用药):在肝移植手术当日静脉输注 20mg,随后在肝移植后第 4d 静脉输注 20mg。 (5)预防肺移植急性排斥反应(超说明书用药):在肺移植手术前静脉输注 20mg,随后在肺移植后第 4d 静脉输注 20mg	NA	NA	NA	NA	NA
奥马珠单抗	i.h. 静脉给药	—	62	7~8	NA	62	78ml/kg	主要通过肝脏代谢,完整的 IgG 经胆汁分泌	24~26d	NA	(1)过敏性鼻炎:i.h.。①常年性:一次 16μg/kg(按血清 IgE 的 U/ml 计),每 4w 皮下注射 1~2 次。②季节性:一次 150~300mg,每 3~4w 1 次,给药次数根据血清总 IgE 而定(IgE 水平在 150U/ml 以上时,每 3w 用药 1 次;IgE 水平在 30~150U/ml 以上时,每 4w 1 次。 (2)支气管哮喘:10mg b.i.d. p.o.,早晚各一次。经眼给药:两侧一次 1 滴 b.i.d.,早晚各一次。 (3)中度或重度常年性过敏性哮喘(静脉给药):2.5μg/kg 或 5.8μg/kg(按血清 IgE 的 U/ml 计),其中,第 1、4d 分别给予半量,第 7d 给予全量,以后每 2w 给予一次全量,共 20w。对于皮肤试验阳性或常年气源性致敏源体外反应阳性、吸入糖皮质激素不可完全控制症状的中度至重度常年性哮喘,推荐用量为一次 150~375mg,每 2~4w 1 次,具体剂量需根据体重及血清 IgE 水平调整	NA	NA	NA	NA	NA

续表

药物	给药途径	食物影响	F/%	t_{max}/h	C_{max}/(μg/ml)	蛋白结合率/%	V_d/L	代谢和排出途径及比例	$^1t_{1/2}$/h	$^2t_{1/2}$/h	正常剂量	Ccr 50~90ml/min	Ccr 10~50ml/min	Ccr<10ml/min	透析清除情况	血液透析/CAPD/CRRT 剂量
那他珠单抗	静脉给药	—	i.h.:66 i.m.:48.7	i.v.(单次300mg):7.8h i.h.(单次300mg):140h i.m.(单次300mg):141.5h	多发性硬化症静脉给药(多次300mg):110 i.h.(单次300mg):38.9 i.m.(单次300mg):32	NA	克罗恩病(i.v.):5.2 多发性硬化症:i.v.,5.7;i.h.,3.5;i.m.:4.5	NA	克罗恩病:10d(i.v.) 多发性硬化症:i.v.,11d;i.h,7.1d;i.m.,5.2d	NA	300mg i.v.gtt. q.4w.,输注时间在 1h 以上	NA	NA	NA	NA	NA
依库珠单抗	静脉给药	—	—	NA	静脉给药 1 200mg q.2w.(SS):783~877	NA	6.14~7.7	NA	291	NA	(1)水通道蛋白 4(AQP4)抗体阳性的视神经脊髓炎谱系障碍、抗乙酰胆碱受体抗体阳性的重症肌无力和非典型溶血性尿毒症:前 4w 1 次 900mg q.w.,第 5w 1 次 1 200mg,之后每 2w 1 次。 (2)阵发性睡眠性血红蛋白尿:前 4w 1 次 600mg q.w.,第 5w 1 次 900mg,之后每 2w 1 次。 (3)其他疾病:接受血浆去除术或血浆置换的患者若近期静脉给药 300mg,则每次血浆去除术或血浆置换后 60min 内补充剂量为 300mg,若给予的是 600mg,则补充剂量为 600mg;接受新鲜冷冻血浆输注的患者若近期使用本药剂量为 300mg 或以上,则在每次接受 1U 血浆前 60min 静脉滴注本药 300mg	NA	NA	NA	NA	NA
阿那白滞素	i.h.	—	i.h.:95	3~7	3 628ng/ml	NA	NA	80% 以上以原型药经肾脏排出	4~6	延长	(1)新生儿发病的多系统炎症性疾病:皮下注射,初始剂量为 1~2mg/(kg·d) q.d.~b.i.d.,维持剂量逐渐增加至 3~4mg/(kg·d),每日最大剂量为 8mg/(kg·d)。 (2)家族性地中海热(超说明书):100mg/d i.h.。 (3)常规治疗无效、禁忌证或不能耐受的痛风急性发作(超说明书):100mg/d i.h.,治疗 3d。 (4)复发性心包炎(超说明书):100mg q.d. i.h.,连续用药 6 个月以上的证据有限。 (5)类风湿关节炎:100mg q.d. i.h.	无须调整	≥ 30ml/min:无须调整 <30ml/min:剂量不变 q.o.d.	≥ 30ml/min:无须调整 <30ml/min:剂量不变 q.o.d.	血液透析和腹膜透析对本药的清除不到 2.5%	血液透析、CAPD:剂量不变,q.o.d. CRRT:NA

续表

药物	给药途径	食物影响	F/%	t_{max}/h	C_{max}/(μg/ml)	蛋白结合率/%	V_d/L	代谢和排出途径及比例	$^1t_{1/2}$/h	$^2t_{1/2}$/h	正常剂量	Ccr 50~90ml/min	Ccr 10~50ml/min	Ccr<10ml/min	透析清除情况	血液透析/CAPD/CRRT 剂量
阿巴西普	i.h. 静脉给药	—	i.h.:78.6	NA	皮下每次 125mg(SS):48.1μg/ml 静脉每次 10mg/kg(SS):217μg/ml	NA	i.h.:0.11L/kg i.v.:0.07L/kg	NA	i.h.:14.3d i.v.:13d	NA	(1)i.h.:中度或重度类风湿关节炎、银屑病关节炎,125mg,一周 1 次。 (2)静脉给药 1)中度或重度类风湿关节炎、银屑病关节炎:体重低于 60kg 者,一次 500mg;体重为 60~100kg 者,一次 750mg;体重超过 100kg 者,一次 1 000mg,首次给药后的第 2、4w 各给药一次,此后每 4w 给药一次。 2)单用甲氨蝶呤预后不良的早期类风湿关节炎(超说明书):在第 1d、15d、29d 分别予以 10mg/kg,随后每 4w 给药一次	NA	NA	NA	NA	NA
格拉替雷	i.h.	NA	NA	NA	NA	NA	NA	大部分药物在局部水解	NA	NA	i.h.:20mg q.d. 或 40mg q.3w.	NA	NA	NA	NA	NA
羟氯喹	p.o.	NA	70	2.4~3.74	200mg:129.6~244ng/ml 400mg:1.22nmol/ml	40	437	主要经肝脏代谢,16%~30% 以原型药随尿液排出,系统性红斑狼疮患者尿液中排出可达 62%	40d	NA	(1)系统性红斑狼疮及类风湿关节炎:200~400mg,分 1~2 次,不应超过 5mg/(kg·d)。 (2)疟疾 1)预防:去往疟疾高发地前的 1~2w 给药,400mg q.w.,离开疟疾高发地要继续给药 4w。 2)治疗:首剂 800mg,随后在给药后第 6h、24h 和 48h 分别给予 400mg。 (3)迟发性皮肤卟啉症(超说明书):100mg b.i.w.,持续治疗数月直到血浆或尿卟啉水平正常。 (4)原发性干燥综合征(超说明书):200~400mg,分 1~2 次,不应超过 5mg/(kg·d)。 (5)Q 热病:600mg,分 1~3 次,治疗时间应持续 12 个月以上。 (6)结节病(超说明书):200~400mg,分 1~2 次,不应超过 5mg/(kg·d)	慎用,短期使用无须调整,长期使用需减量	慎用,短期使用无须调整,长期使用需减量	慎用,短期使用无须调整,长期使用需减量	血液透析不可清除	慎用,短期使用无须调整,长期使用需减量

续表

药物	给药途径	食物影响	F/%	t_{max}/h	C_{max}/(μg/ml)	蛋白结合率/%	V_d/L	代谢和排出途径及比例	$^1t_{1/2}$/h	$^2t_{1/2}$/h	正常剂量	Ccr 50~90ml/min	Ccr 10~50ml/min	Ccr<10ml/min	透析清除情况	血液透析/CAPD/CRRT 剂量
贝拉西普	静脉给药	—	—	—	5mg/kg(SS):139 10mg/kg(SS):247	NA	0.11L/kg	NA	10d	无影响	(1)肾脏移植:第1d(移植当日、术前)、第5d(第1d给药后约96h)、移植后第2w和第4w末、移植后第8w和第12w末,一次10mg/kg;移植后第16w末和此后的每4w,一次5mg/kg。 (2)肺移植(超说明书):第1d(移植当日、术前)和第5d(第1d给药后约96h)、移植后第2w和第4w末,一次10mg/kg;此后10mg/kg q.4w.	NA	NA	NA	NA	NA
芬戈莫德	p.o.	无影响	93	12~16	NA	>99.7	1 200	主要经肝脏的CYP4F2酶代谢,约81%以无活性代谢产物的形式随尿液排出,<2.5%随粪便排出	6~9d	NA	0.5mg q.d.	无须调整	无须调整,但严重肾功能损害者慎用	无须调整,但严重肾功能损害者慎用	NA	NA
特立氟胺	p.o.	无影响	NA	1~4	NA	>99	11	通过水解、氧化、*N*-乙酰化、硫酸结合等方式代谢,原型药主要通过胆汁排出,代谢产物可随粪便(37.5%)及尿液(22.6%)排出	18~19d	NA	7mg或14mg q.d.	无须调整	无须调整	无须调整	NA	NA
托法替布	p.o.	速释片:高脂饮食可降低C_{max} 缓释片:高脂饮食可增加C_{max}	74	速释片:0.5~1 缓释片:4	速释片,5mg b.i.d.(SS):42.7~44.1ng/ml 缓释片,11mg(SS):38.2~38.7ng/ml 缓释片,22mg(SS):83.8ng/ml	40	87	约70%经肝药酶CYP3A4及CYP2C19代谢,30%以原型药随尿液排出	速释片:3 缓释片:6~8	延长	(1)银屑病关节炎及类风湿关节炎 1)速释片:5mg b.i.d.。 2)缓释片:11mg q.d.。 (2)溃疡性结肠炎 1)速释片:诱导期,10mg b.i.d.,基于治疗效果该剂量可用8~16w;维持期,5mg b.i.d.。 2)缓释片:诱导期,22mg q.d.,基于治疗效果该剂量可用8~16w;维持期,11mg q.d.	无须调整	(1)银屑病关节炎及类风湿关节炎:5mg q.d.。 (2)溃疡性结肠炎 1)速释片:诱导期,5mg b.i.d.,基于治疗效果该剂量可用8~16w;维持期,5mg q.d。 2)缓释片:诱导期,11mg q.d,基于治疗效果该剂量可用8~16w;维持期,速释片5mg q.d	(1)银屑病关节炎及类风湿关节炎:5mg q.d.。 (2)溃疡性结肠炎 1)速释片:诱导期,5mg b.i.d.,基于治疗效果该可用8~16w;维持期,5mg q.d.。 2)缓释片:诱导期,11mg q.d.,基于治疗效果该剂量可用8~16w;维持期,速释片5mg q.d.	NA	血液透析: (1)银屑病关节炎及类风湿关节炎:5mg q.d.。 (2)溃疡性结肠炎 1)速释片:诱导期,5mg b.i.d.,基于治疗效果该剂量可用8~16w;维持期,5mg q.d.。 2)缓释片:诱导期,11mg q.d.,基于治疗效果该剂量可用8~16w;维持期,速释片5mg q.d.。 CAPD、CRRT:NA

续表

药物	给药途径	食物影响	F/%	t_{max}/h	C_{max}/(μg/ml)	蛋白结合率/%	V_d/L	代谢和排出途径及比例	$^1t_{1/2}$/h	$^2t_{1/2}$/h	正常剂量	Ccr 50~90ml/min	Ccr 10~50ml/min	Ccr<10ml/min	透析清除情况	血液透析/CAPD/CRRT 剂量
托珠单抗	静脉给药 i.h.	—	i.h.: 类风湿关节炎或巨细胞动脉炎:80 全身型幼年特发性关节炎:95 多关节性幼年特发性关节炎:96	i.h.: 162mg q.w.:2.8~3d 162mg q.2w.:4.5~4.7d	(1)巨细胞动脉炎 1)162mg q.w.i.h.:72.1μg/ml; 2)162mg q.2w. i.h.:17.2μg/ml。 (2)多关节性幼年特发性关节炎 1)i.h. ① 162mg q.2w.:29.7μg/ml; ② 162mg q.3w.:62.4μg/ml。 2)i.v. ① 8mg/kg q.4w.:181μg/ml; ② 10mg q.4w.:161μg/ml。 (3)类风湿关节炎 1)i.v. ① 8mg/kg (SS):129.8~201.8μg/ml; ② 4mg(SS):86.1~88.3μg/ml。 2)i.h. ① 162mg q.w.:26.9~69.7μg/ml; ② 162mg q.2w.:5.2~19μg/ml。 (4)全身型幼年特发性关节炎 1)i.h. 162mg:89.8~127μg/ml。 2)i.v. ①8mg/kg (SS):253μg/ml; ②12mg/kg(SS):274μg/ml	NA	巨细胞动脉炎(i.h.):7.46 全身型幼年特发性关节炎(i.v.):4.01 多关节性幼年特发性关节炎(i.v.):4.08 类风湿关节炎(i.v.):6.4	NA	(1)巨细胞动脉炎:i.h.。 ① 162mg q.w.:18.3~18.9d; ② 162mg q.2w.:4.2~7.9d。 (2)全身型幼年特发性关节炎 1)i.h. ① 162mg q.w.:14d以上; ② 162mg q.2w.:14d以上。 2)i.v. ① 8mg/kg q.4w.:16d以上; ② 12mg q.4w.:16d以上。 (3)多关节性幼年特发性关节炎 1)i.h. ① 162mg q.2w.:10d以上; ② 162mg q.3w.:10d以上。	NA	(1)对改变病情的抗风湿药应答不充分的中重度活动性类风湿关节炎 1)静脉给药:4~8mg/kg i.v.gtt. q.4w.,每次的最大剂量不超过800mg。 2)i.h.:体重<100kg时,初始剂量为162mg q.2w.,根据疗效可增加至162mg q.w.;体重≥100kg时,初始剂量为162mg q.w.。 (2)未经治疗失败的中重度类风湿关节炎(超说明书):8mg/kg i.v.gtt. q.4w.,每次的最大剂量不超过800mg。 (3)巨细胞动脉炎:162mg i.h.q.w.。 (4)全身型幼年特发性关节炎:8mg/kg i.v.gtt. q.2w.,每次的最大剂量不超过800mg。 (5)颞动脉炎:162mg i.h. q.w.。 (6)嵌合抗原受体T细胞诱导的严重或危及生命的细胞因子释放综合征、双特异性T细胞诱导的严重或危及生命的细胞因子释放综合征(超说明书):静脉给药,体重在30kg以下时,12mg/kg,静脉输注1h以上,病情无改善可重复给药(q.8h.以上);体重在30kg以上时,8mg/kg,静脉输注1h以上,病情无改善可重复给药(q.8h.以上),每次的最大剂量不超过800mg。 (7)新冠肺炎引起的细胞因子释放综合征(超说明书) 1)静脉给药:8mg/kg q.12h.,或根据体重给药,即体重在40~65kg时,400mg,q.12h.~q.24h.;体重在65~90kg时,600mg q.12h.~q.24h.;体重在90kg以上时,800mg q.12h.~q.24h.。 2)i.h.:324mg给药1次,或在两条大腿上分别注射162mg	无须调整	≥ 30ml/min:无须调整 <30ml/min:NA,需慎用	NA,需慎用	NA	NA

续表

药物	给药途径	食物影响	F/%	t_{max}/h	C_{max}/(μg/ml)	蛋白结合率/%	V_d/L	代谢和排出途径及比例	$^1t_{1/2}$/h	$^2t_{1/2}$/h	正常剂量	Ccr 50~90ml/min	Ccr 10~50ml/min	Ccr<10ml/min	透析清除情况	血液透析/CAPD/CRRT 剂量
托珠单抗									2)i.v. ① 8mg/kg q.4w.:17d 以上; ② 10mg q.4w.:17d 以上。 (4)类风湿关节炎 1)i.h. ① 162mg q.w.:13d; ② 162mg q.2w.:5d。 2)i.v. ① 4mg/kg q.4w.:11d; ② 8mg q.4w.:13d							
4. 免疫增强药																
胸腺肽	p.o. i.h. i.m. i.v.gtt.	口服:NA	p.o.:NA i.h.:NA i.m.:NA	皮下注射胸腺肽 α 11.6mg:1.67	皮下注射胸腺肽 α 11.6mg:37.51ng/ml	NA	NA	NA	皮下注射胸腺肽 α 11.6mg:1.65	NA	p.o.:①肠溶片,5~30mg q.d.~t.i.d.。②肠溶胶囊,5~15mg t.i.d.,严重者可增至 30mg t.i.d.。 i.h.:10~20mg q.d.。 i.m.:10~20mg q.d.。 i.v.gtt.:20~100mg q.d.	NA	NA	NA	NA	NA
重组人干扰素 α2a	i.h. i.m. 局部给药 阴道给药	—	i.h.:NA i.m.:>80 局部给药:NA 阴道给药:可通过阴道黏膜上皮吸收	i.h.:7.3 i.m.:3.8 局部给药:NA 阴道给药:NA	i.h.:1 250~2 320pg/ml i.m.:1 500~2 800pg/ml 局部给药:NA 阴道给药:NA	NA	NA	主要经肾脏分解代谢,次要途径为经胆汁分泌及肝脏代谢清除	i.v.gtt.:3.7~8.5	i.h.:NA i.m.:NA 局部给药:NA 阴道给药:NA	(1)慢性活动性乙型肝炎:500 万 U i.h. t.i.w.,共用 6 个月。 (2)急慢性丙型肝炎(非甲非乙型肝炎):300~500 万 U i.h. 或 i.m. t.i.w.,共诱导治疗 3 个月。 (3)毛状细胞白血病:初始剂量 300 万 U q.d. i.h. 或 i.m.,连续 16~24w 用药,如耐受性差,则应将每日剂量减少至 150 万国际单位,或将用药次数改为每周 3 次,也可以同时减少	NA	NA	NA	NA	血液透析、CAPD:无须调整 CRRT:NA

续表

药物	给药途径	食物影响	F/%	t_{max}/h	C_{max}/(μg/ml)	蛋白结合率/%	V_d/L	代谢和排出途径及比例	$^1t_{1/2}$/h	$^2t_{1/2}$/h	正常剂量	Ccr 50~90ml/min	Ccr 10~50ml/min	Ccr<10ml/min	透析清除情况	血液透析/CAPD/CRRT 剂量
重组人干扰素 α2a											剂量和用药次数;维持剂量为 300 万 U t.i.w.,如耐受性差,则将每次剂量减少至 150 万国际单位,每周 3 次。 (4)多发性骨髓瘤:300 万 U i.h. 或 i.m. t.i.w.,根据患者的耐受性,可将剂量逐周增加至最大耐收量 900 万 U,每周 3 次。 (5)低度恶性非霍奇金淋巴瘤:300 万 U i.h. 或 i.m. t.i.w.,至少维持治疗 12w;重组人干扰素 α2a 治疗也可伴随常规的化疗方案一起进行,以 28d 为一周期。在第 22~26d 予以重组人干扰素 α2a 600 万 U/m² i.h. 或 i.m.。 (6)慢性髓性白血病:推荐逐渐增加剂量的方案,第 1~3d,300 万 U q.d. i.h. 或 i.m.;第 4~6d,600 万 U q.d. i.h. 或 i.m.;第 7~84d,900 万 U q.d. i.h. 或 i.m.,要取得更好的疗效至少治疗 12w。 (7)尖锐湿疣 1)皮下或 i.m.:100~300 万 U,一周 3 次,共用 1~2 个月;或于患处基底部注射 100 万 U q.o.d.,连续 3w。 2)局部给药:将本药凝胶涂抹患处,b.i.d.~q.i.d.,连续使用 4~6w,疣体清除后可继续用 2~8w 预防复发。 (8)慢性宫颈炎、阴道炎、宫颈糜烂及预防宫颈癌:阴道给药,将栓剂置于阴道后窿部位,一次 1 枚,隔日一次,睡前使用,6~8 次为一疗程。 (9)颜面部疱疹、生殖器疱疹:将软膏剂涂于患处,一日 5 次,至痊愈。 (10)单纯疱疹:将凝胶剂涂于患处 b.i.d.~q.i.d.,连用 7d					

续表

药物	给药途径	食物影响	F/%	t_{max}/h	C_{max}/(μg/ml)	蛋白结合率/%	V_d/L	代谢和排出途径及比例	$^1t_{1/2}$/h	$^2t_{1/2}$/h	正常剂量	Ccr 50~90ml/min	Ccr 10~50ml/min	Ccr<10ml/min	透析清除情况	血液透析/CAPD/CRRT 剂量
重组人干扰素 α1b	i.h. i.m. 局部给药 经眼给药	—	NA	3.99	NA	NA	NA	在体内降解,少量随尿液、粪便及胆汁排出	i.h.:4.53 i.m.:NA 局部给药:NA 经眼给药:NA	i.h.:NA 肌内给药:NA 局部给药:NA 经眼给药:NA	(1)慢性乙型肝炎:30~50μg i.h. 或 i.m. q.o.d.,疗程为 4~6 个月,根据病情可延长至 1 年;或初始治疗 30~50μg i.h. 或 i.m. q.d.,0.5~1 个月后 q.o.d.,直至疗程结束。 (2)慢性丙型肝炎:30~50μg i.h. 或 i.m. q.d.,连用 4w 后 q.o.d.,治疗 4~6 个月,无效者停用。有效者可继续治疗至 12 个月。根据病情需要,可延长至 18 个月。 (3)慢性粒细胞性白血病:10~30μg i.h. 或 i.m. q.d.,第 2w 后改为 30~50μg i.h. 或 i.m. q.d.,连续用药 6 个月。可根据病情适当调整,缓解后可改为隔日注射。 (4)毛细胞白血病:30~50μg i.h. 或 i.m. q.d.,连续用药 6 个月以上。可根据病情适当调整,缓解后可改为 q.o.d.。 (5)尖锐湿疣:局部注射,10~50μg,均匀注射于各患处基底部 q.o.d.,连续 3~6w。不能采用此法时可行肌内或皮下注射。可根据病情延长或重复疗程。 (6)肿瘤:视病情可延长疗程。开始时可 30~50μg i.h. 或 i.m. q.d. 或 q.o.d.。视患者未出现病情迅速恶化或严重不良反应,应在适当剂量下继续用药。 (7)眼部病毒性疾病 经眼给药:一次 1 滴,滴于结膜囊内,滴后闭眼 1~2min。急性炎症期,每日滴用 4~6 次,随病情好转逐渐减为 b.i.d.~t.i.d.,基本痊愈后改为 q.d.,继续用药一周后停药。有多次复发史的单纯疱疹性角膜炎患者,每遇感冒、发烧或其他诱因,如疲劳,生活不规律可滴用本药,b.i.d.,连续 3d,以预防复发	NA	NA	NA	NA	NA

续表

药物	给药途径	食物影响	F/%	t_{max}/h	C_{max}/(μg/ml)	蛋白结合率/%	V_d/L	代谢和排出途径及比例	$^1t_{1/2}$/h	$^2t_{1/2}$/h	正常剂量	Ccr 50~90ml/min	Ccr 10~50ml/min	Ccr<10ml/min	透析清除情况	血液透析/CAPD/CRRT 剂量
重组人干扰素α2b	i.h. i.m. 局部给药 静脉给药 外用给药 经眼给药 阴道给药	—	i.h.:90 i.m.:83	i.h.:3~12 i.m.:3~12	i.h.:18~116U/ml i.m.:18~116U/ml	NA	NA	主要在肾脏被代谢，在任何肠胃外给药途径后都无法检测到尿中药物浓度	i.h.:2~3 i.m.:2~3 i.v.:2~3	NA	(1)慢性乙型肝炎、慢性丙型肝炎：500 万 U i.h. 或 i.m. q.d.，或 1 000 万 U i.h. 或 i.m. t.i.w.，共 16~24w。 (2)慢性丁型肝炎：初始剂量 400 万~500 万 U i.h. 或 i.m. q.d.，连用 4w 后改为每周 3 次，至少治疗 3~4 个月，亦可使用更长时间。 (3)喉乳头状瘤：于外科(激光)切除肿瘤组织后开始给药，300 万 U/m² i.h. 或 i.m. t.i.w.，可根据患者对本药的耐受程度调整剂量。治疗应答需要 6 个月以上治疗。 (4)毛细胞白血病：20~800 万 U/m² i.h. 或 i.m. q.o.d.，至少使用 3 个月。 (5)慢性髓细胞性白血病(i.h.) 1)单独治疗：400 万~500 万 U/m² q.d.，为持续控制白细胞计数，每日的剂量范围可能需要 50 万~1 000 万 U/m²。当白细胞计数得以控制时，为维持血液学指标改善，应给予最大耐受量(每日 400 万~1 000 万 U/m²)。 2)与阿糖胞苷合用：先用本药 500 万 U/m² q.d.，2w 后加用阿糖胞苷。 3)新近诊断为 Ph 染色体阳性的慢性髓细胞性白血病：起始剂量范围为 600 万~1 000 万 U q.d.。 (6)多发性骨髓瘤 1)维持治疗：对于经诱导化疗后处于稳定期的患者，可单用本药 300 万~500 万 U/m² i.h. q.o.d.。 2)复发治疗或顽固性疾病治疗：对于化疗后复发或对化疗无效的患者，可单用本药治疗，剂量为 300 万~500 万 U/m² q.o.d.。 (7)非霍奇金淋巴瘤：作为诱导或维持治疗，500 万 U i.h. q.o.d.。 (8)卡波西肉瘤：静脉给药，5 000 万 U q.d.，连用 5d，间隔 9d 以上进行下一疗程。 (9)肾细胞癌：600 万 U/m² i.m. q.o.d.。 (10)转移性类癌瘤(胰腺内分泌肿瘤)：300~400 万 U/m² i.h. q.d. 或 q.o.d.。	NA	NA	NA	血液透析不可清除	NA

续表

药物	给药途径	食物影响	F/%	t_{max}/h	C_{max}/(μg/ml)	蛋白结合率/%	V_d/L	代谢和排出途径及比例	$^1t_{1/2}$/h	$^2t_{1/2}$/h	正常剂量	Ccr 50~90ml/min	Ccr 10~50ml/min	Ccr<10ml/min	透析清除情况	血液透析/CAPD/CRRT 剂量
重组人干扰素 α2b											(11)恶性黑色素瘤 1)皮下注射和静脉给药:作为诱导治疗,可先采用静脉给药,剂量为 2 000 万 U/m^2,每周 5 次,共 4w,然后维持治疗。皮下注射剂量为 1 000 万 U/m^2 t.i.w.,共用药 48w。 2)i.m.:600 万 U t.i.w.。 (12)基底细胞癌:瘤灶内注射液,500 万 U q.o.d.,使用 3w。 (13)卵巢癌:500~800 万 U i.m. q.o.d.,使用 3w。 (14)尖锐湿疣 1)i.m.:100 万 ~300 万 U,连用 4w;或疣体基底部注射,100 万 U。 2)外用:凝胶、软膏、乳膏剂涂于患处,一日 4 次,连用 6~8w;喷雾剂喷于患处,一日 3 次,连用 6w。 (15)带状疱疹:外用,凝胶涂于患处,一日 4 次,连用 10d。 (16)口唇疱疹或生殖器疱疹 1)外用:凝胶涂于患处,一日 4 次,连用 10d。 2)凝胶、软膏、乳膏剂:涂于患处 q.i.d.,连用 1w;喷雾剂喷于患处 t.i.d.,连用 1w。 (17)病毒感染引起的宫颈糜烂 1)栓剂:直接将本药放置于阴道后穹窿接近宫颈口处,睡前使用。每次 1 粒,隔日一次,9 粒为一疗程。 2)泡腾片:将本药置于阴道后穹窿处,睡前使用。10 万 U q.o.d.,9 次为一疗程。 3)泡腾胶囊:将胶囊置于阴道的穹窿处,睡前 80 万 U q.d.,10d 为一个疗程。 4)凝胶:月经干净后第 3 日开始 1g q.o.d.,6~10 次为一疗程。 (18)单纯疱疹性角膜炎 经眼给药:将本药滴于患眼的结膜囊内,每日 6 次,每次 1~2 滴,滴后闭眼 1~2min,一般 2w 为一疗程					

续表

药物	给药途径	食物影响	F/%	t_{max}/h	C_{max}/(μg/ml)	蛋白结合率/%	V_d/L	代谢和排出途径及比例	$^1t_{1/2}$/h	$^2t_{1/2}$/h	正常剂量	Ccr 50~90ml/min	Ccr 10~50ml/min	Ccr<10ml/min	透析清除情况	血液透析 /CAPD/CRRT 剂量
重组人干扰素 γ	i.h. i.m.	—	i.h.:89% 以上 i.m.:89% 以上	i.h.:7 i.m.:4	i.h.:0.6ng/ml i.m.:1.5ng/ml	NA	NA	尿液中检测不到本药	i.h.:5.9 i.m.:2.9	NA	(1) 慢性肉芽肿病及恶性骨硬化病:50μg/m²(100 万 U/m²)　i.h. q.o.d.。 (2) 常用药物疗效不佳的类风湿关节炎:初始剂量为 25μg(50 万 U)q.d. i.h. 或 i.m.,连用 3~4d 后可增加至 50μg(100 万 U)q.d.,第 2 个月可改为 75μg(150 万 U)~100μg(200 万 U)q.o.d.,总疗程为 3 个月	NA	NA	NA	NA	NA
重组人干扰素 β1a	i.h. i.m.	—	NA	皮下给药 60μg:16 肌内给药 30~75μg:15	皮下给药 60μg:44U/ml 肌内给药 60μg:5.1U/ml	NA	NA	主要在肝脏代谢,经肾脏排出	皮下给药 60μg:69 肌内给药 30~75μg:19	NA	(1) 复发型多发性硬化症 1) i.m.:30μg q.w.,为减少不良反应,可给予初始剂量 7.5μg q.w.,随后在 2~4w 内每周每次增加 7.5μg,直至增加到 30μg q.w.,或每 2w 增加 7.5μg,直至增加到 30μg q.w.。 2) i.h.:推荐剂量为 44μg(1 200 万 U)q.o.d.,对于不能耐受高剂量的患者推荐剂量为 22μg(600 万 U)q.o.d.。首次使用本药时,为了产生快速脱敏作用以减少不良反应,推荐剂量为 44μg(1 200 万 U)q.o.d.;在最初 2w 内建议给药剂量为 8.8μg(240 万 U)q.o.d.;第 3~4w,给予 22μg(600 万 U)q.o.d.;从第 5w 起给予全量 44μg(1200 万 U)q.w.。 (2) 单个脱髓鞘事件:推荐剂量为 44μg(1 200 万 U),每周 3 次时,为了产生快速脱敏作用以减少不良反应,在最初 2w 内建议给药剂量为 8.8μg(240 万 U)q.o.d.,第 3~4w,给予 22μg(600 万 U)q.o.d.,从第 5w 起给予全量 44μg(1 200 万 U)q.w.	NA	NA	NA	NA	NA
干扰素 β1b	i.h.	—	50	8~24	NA	NA	NA	NA	8min~4.3h	NA	250μg(800 万 U)q.o.d.	NA	NA	NA	NA	NA
聚乙二醇干扰素 α2a	i.h.	—	NA	72~96	NA	NA	NA	NA	50~160	延长	180μg q.w.,治疗 48w	无须调整	≥ 30ml/min:无须调整 <30ml/min:剂量减至 135μg,并监测毒性	剂量减至 135μg,一周 1 次,并监测毒性	NA	血液透析:剂量减至 135μg,一周 1 次,并监测毒性,若出现不良反应或实验室指标异常可减至 90μg,一周 1 次 CAPD、CRRT:NA

续表

药物	给药途径	食物影响	F/%	t_{max}/h	C_{max}/(μg/ml)	蛋白结合率/%	V_d/L	代谢和排出途径及比例	$^1t_{1/2}$/h	$^2t_{1/2}$/h	正常剂量	Ccr 50~90ml/min	Ccr 10~50ml/min	Ccr<10ml/min	透析清除情况	血液透析/CAPD/CRRT 剂量
胸腺五肽	i.m. i.v.gtt.	—	—	NA	NA	NA	NA	在血浆中被蛋白酶和氨肽酶降解	NA	NA	1mg q.d.~b.i.d.,15~30d 为一疗程	NA	NA	NA	NA	NA
胸腺法新	i.h.	—	NA	NA	NA	NA	NA	NA	NA	NA	(1)慢性乙型肝炎:1.6mg i.h. b.i.w.,两剂大约相隔 3~4d,治疗应连续 6 个月(52 针),期间不可中断。 (2)作为免疫缺陷病者的疫苗增强剂:1.6mg i.h. b.i.w.,每次相隔 3~4d,疗程应持续 4w(共 8 针),第一针应在接种疫苗后马上给予	NA	NA	NA	NA	NA
阿地白介素	i.h. 静脉给药 动脉灌注 肿瘤局部给药	—	—	i.h.:2.5~6 i.v.:NA 动脉灌注:NA 肿瘤局部给药:NA	NA	NA	NA	80% 以上的药物经肾近曲小管周围的细胞代谢成氨基酸并清除	85min	NA	(1)i.v.gtt. 1)肿瘤:10 万~20 万 U/m² q.d.,用 500ml 生理盐水稀释后给药,静脉滴注 2~3h,4~6w 为一疗程。 2)乙型、丙型肝炎:2.5 万~5 万 U q.d.,用 100~250ml 生理盐水溶解后给药,一周注射 5 日,3w 为一疗程。 3)肿瘤局部给药:20 万 U/m²,用 5~10ml 生理盐水稀释,分多点注射到瘤内或瘤体周围,一周连用 4 次,2~4w 为一疗程。 4)转移性肾癌、转移性黑色素瘤:60 万 U/kg q.8h.,连用 14 次,停药 9d 后再给予 14 次,一疗程最多给予 28 次,两疗程间隔至少 7w。 (2)i.h. 1)肺结核:20 万 U q.d.,第 1、3 个月分别连续使用 30d。在结核治疗的强化期,与抗结核药联合使用。 2)肿瘤:一次 50 万~100 万 U/m²,2ml 灭菌生理盐水溶解,一周 2~3 次,6w 为一疗程。 (3)胸膜腔或腹膜腔内给药:抽尽胸腔积液或腹腔积液后注射,一次 20~50 万 U,q.w.~b.i.d.,2~4w 为一个疗程;或 20 万 U q.d.,4~6w 为一疗程。 (4)动脉灌注给药:一次 40 万~100 万 U,用 100~250ml 生理盐水稀释后给药,q.2w.,6w 为一疗程	NA	慎用	禁用	NA	NA

续表

药物	给药途径	食物影响	F/%	t_{max}/h	C_{max}/(μg/ml)	蛋白结合率/%	V_d/L	代谢和排出途径及比例	${}^1t_{1/2}$/h	${}^2t_{1/2}$/h	正常剂量	Ccr 50~90ml/min	Ccr 10~50ml/min	Ccr<10ml/min	透析清除情况	血液透析/CAPD/CRRT 剂量
人免疫球蛋白	i.h. i.m. i.v.gtt.	—	NA	i.h.: 2.7~4.4d i.m.:2d i.v.gtt.: 3.3~ 4.08h	i.h.: 1 616~1 809mg/dl i.v.gtt.: 864~2 550mg/dl	—	0.05~ 0.13 L/kg	—	i.h.:59d i.m.:23d i.v.gtt.: 14~24d	NA	(1)B 细胞性慢性淋巴细胞白血病伴低免疫球蛋白血症，预防细菌感染：400mg/kg i.v.gtt. q.3w.~q.4w.。 (2)慢性炎性脱髓鞘多发性神经病变 1)静脉给药：负荷剂量为 2 000mg/kg i.v.gtt.，分 2~4d 连续给药，维持剂量为 1 000mg/kg i.v.gtt. q.3w.。 2)i.h.：静脉给药后一周予以 200~400mg/kg，一周 1 次，分 1~2d 连续给药。 (3)预暴露预防甲型肝炎：暴露时间 <1 个月，予以 0.1ml/kg i.m.；暴露时间 1~2 个月，予以 0.2ml/kg i.m.；暴露时间 >2 个月，予以 0.2ml/kg i.m.，并在每 2 个月给药一次。 (4)暴露后预防甲型肝炎：0.1ml/kg i.m.。 (5)免疫性血小板减少性紫癜：400~1 000mg/kg q.d. i.v.gtt.，连用 2~5d。 (6)麻疹 1)i.h.(预暴露预防)：245mg/kg，一周 1 次。 2)i.m.(预暴露预防)：0.25ml/kg。 3)静脉给药：400mg/kg i.v.gtt.。 (7)多灶性运动神经病：500~2 400mg/kg q.m.。 (8)原发性体液免疫缺陷障碍 1)静脉给药：300~800mg/kg q.3w.~q.4w.。 2)i.h.：剂量为 1.37× 静脉给药量 / 静脉给药间隔时间(周)，每周 1 次。 (9)预防风疹：0.55ml/kg i.m.。 (10)预防水痘：0.6~1.2ml/kg i.m.	NA	NA	NA	NA	NA
甘露聚糖肽	p.o. i.m. i.v.gtt. 瘤体注射	NA	NA	NA	NA	NA	NA	NA	NA	NA	p.o.：5~10mg t.i.d.，1 个月为一疗程。 i.v.gtt.、i.m. 或瘤体注射：10~20mg q.d. 或 q.o.d.，1 个月为一疗程，视患者状态可酌量增减	NA	NA	NA	NA	NA
匹多莫德	p.o.	食物可影响本药吸收	45%	2	5.84	蛋白结合率低	NA	不被代谢，几乎全部以原型药随尿液排出	1.65	延长	感染急性期：初始剂量 800mg b.i.d.，2w 后减为 q.d.。 感染急性期：800mg q.d.，连续服用 60d	NA	NA	NA	NA	NA

续表

药物	给药途径	食物影响	F/%	t_{max}/h	C_{max}/(μg/ml)	蛋白结合率/%	V_d/L	代谢和排出途径及比例	$^1t_{1/2}$/h	$^2t_{1/2}$/h	正常剂量	Ccr 50~90ml/min	Ccr 10~50ml/min	Ccr<10ml/min	透析清除情况	血液透析/CAPD/CRRT 剂量
转移因子	p.o. i.h.	NA	NA	NA	NA	NA	NA	NA	NA	NA	p.o.:3~6mg,b.i.d.~t.i.d.。 i.h.:3~6mg(多肽)q.w. 或 q.2w.	NA	NA	NA	NA	NA
细菌溶解产物	p.o.	NA	NA	NA	NA	NA	NA	NA	NA	NA	(1)预防和/或巩固治疗:每日空腹口服 7mg,每月连用 10d,连续使用 3 个月为一疗程。即连服 10d,停 20d;再服 10d,停 20d;再服 10d。 (2)急性期的治疗:每日空腹口服 7mg,直至症状消失(至少用 10d)。如需使用抗生素,则最好从治疗开始就同时服用本药	NA	NA	NA	NA	NA
抗乙肝免疫核糖核酸	i.h. i.m.	—	NA	NA	NA	NA	NA	NA	NA	NA	i.m. 或 i.h.:2~4mg b.i.w.~t.i.w.	NA	NA	NA	NA	NA
乌苯美司	p.o.	NA	NA	胶囊:0.68~0.77	2 432.79~2 675.91ng/ml	NA	胶囊:25.65~26.08	NA	NA	NA	成人,30mg q.d.(早晨空腹口服)或 t.i.d.	NA	NA	NA	NA	NA
卡介菌多糖核酸	i.m.	—	NA	NA	NA	NA	NA	NA	NA	NA	i.m.:1ml b.i.w.~t.i.w.,3 个月为一疗程	NA	NA	NA	NA	NA
5. 其他免疫系统药																
利妥昔单抗	静脉给药	—	—	—	单次给药 500mg:157 单次给药 1 000mg:318 多次给药 500mg:183 多次给药 1 000mg:381	—	3.1~3.49	—	18~32d	NA	(1)滤泡性淋巴瘤 1)初始治疗:作为单一治疗药,推荐剂量为 375mg/m² i.v.gtt. q.w.,22d 的疗程内共给药 4 次;联合化疗用于初治滤泡性淋巴瘤患者的推荐剂量为每疗程 375mg/m²,在每疗程的第 1d 给药,共使用 8 个疗程。 2)复发后的再治疗:首次治疗后复发的患者,再治疗的剂量是 375mg/m² i.v.gtt. q.w.,连用 4w。 (2)弥漫大 B 细胞淋巴瘤:利妥昔单抗应与 CHOP 化疗方案联合使用。推荐剂量为 375mg/m²,每个化疗周期的第 1d 使用。				血液透析不可清除	NA

续表

药物	给药途径	食物影响	F/%	t_{max}/h	C_{max}/(μg/ml)	蛋白结合率/%	V_d/L	代谢和排出途径及比例	$^1t_{1/2}$/h	$^2t_{1/2}$/h	正常剂量	Ccr 50~90ml/min	Ccr 10~50ml/min	Ccr<10ml/min	透析清除情况	血液透析/CAPD/CRRT 剂量
利妥昔单抗											(3)慢性移植物抗宿主病(超说明书):推荐剂量为375mg/m^2。 (4)血栓性血小板减少性紫癜(超说明书):375mg/m^{2}q.w.,共治疗4w。 (5)慢性淋巴细胞性白血病,联合氟达拉滨和环磷酰胺(超说明书):在开始FC方案化疗的前1日给予静脉输注375mg/m^2,在第2~6个化疗疗程(每28d为一疗程)的第1日予静脉输注500mg/m^2。 (6)难治性重症系统性红斑狼疮(超说明书):375mg/m^2 q.w.,共4w;或1 000mg,2w后重复1次。 (7)类风湿关节炎(超说明书):第1疗程给予静脉输注500~1 000mg/次,0w和2w各1次;根据病情可在6~12个月后接受第2疗程。 (8)韦格纳肉芽肿病(超说明书):375mg/m^2 q.w.,共治疗4w。 (9)显微镜下多血管炎(超说明书):375mg/m^2 q.w.,共治疗4w					
奥法木单抗	静脉给药 i.h.	—	—	NA	i.h.:1.43	—	i.v.:6.1 i.h.:5.42	绝大部分被蛋白水解酶水解,通过靶标独立途径和B细胞介导途径消除	i.v.:17.6d i.h.:16d	Ccr≥30ml/min:不变 Ccr<30ml/min:NA	(1)静脉给药 1)复发性慢性淋巴细胞白血病:第1疗程起始剂量为300mg(第1剂),第8d时予以1 000mg,第2~6疗程的第1d每次予以1 000mg。 2)难治性慢性淋巴细胞白血病:起始剂量为300mg(第1剂),1w之后每周给予2 000mg,连续给予7剂(第2~8剂),4~5w之后每4w给予2 000mg,连续给予4剂(第9~12剂)。 3)未治疗的慢性淋巴细胞瘤:第1疗程起始剂量为300mg(第1剂),第8d时予以1 000mg,第2~12疗程的第1d每次予以1 000mg(最少治疗3w)。 4)慢性淋巴细胞白血病的延长治疗:起始剂量为300mg(第1剂),第8d时予以1 000mg,7w后予以1 000mg,然后每8w给药一次,为期治疗2年。 (2)i.h.:复发性多发性硬化症:第0、1、2w分别予以20mg,在第4w开始每个月予以20mg	静脉给药:无须调整 i.h.:NA	(1)静脉给药:≥30ml/min:无须调整;<30ml/min:NA。 (2)i.h.:NA	NA	NA	NA

续表

药物	给药途径	食物影响	F/%	t_{max}/h	C_{max}/(μg/ml)	蛋白结合率/%	V_d/L	代谢和排出途径及比例	$^1t_{1/2}$/h	$^2t_{1/2}$/h	正常剂量	Ccr 50~90ml/min	Ccr 10~50ml/min	Ccr<10ml/min	透析清除情况	血液透析/CAPD/CRRT 剂量
奥滨尤妥珠单抗	静脉给药	—	—	—	466.3~676.4	—	4.1~4.3	—	25.5~35.3d	不变	(1)慢性淋巴细胞白血病：在第1疗程的第1、2、8和15d分别予以100、900、1 000、1 000mg；在第2~6疗程的第1d予以1 000mg (2)滤泡性淋巴瘤 1)在第1疗程的第1、8、15d分别予以1 000mg；在第2~6疗程的第1d予以1 000mg(联用苯达莫司汀)或在第2~8疗程的第1d予以1 000mg(联用CHOP或CVP方案) 2)单用本药：2个月诱导期后开始使用本药，1 000mg，2个月1次，为期2年。 (3)难治性复发性滤泡性淋巴瘤 1)在第1疗程第1、8、15d分别予以1 000mg；在第2~6疗程的第1d予以1 000mg(联用苯达莫司汀)。 2)单用本药：2个月诱导期后开始使用本药，1 000mg，2个月1次，为期2年	无须调整	无须调整	无须调整	NA	NA
奥瑞珠单抗	静脉给药	—	—	—	141~212	—	2.78	主要通过分解的方式清除	26d	不变	初始剂量：300mg静脉输注，接着2w以后给予第2次300mg i.v.gtt.；随后剂量：每6个月单次600mg i.v.gtt.	无须调整	无须调整	NA	NA	NA
奥英妥珠单抗	静脉给药	—	—	—	308ng/ml	97	12	非酶途径是其主要的代谢途径	12.3	不变	复发性难治性急性淋巴细胞白血病：根据药物治疗反应，将剂量分为第一周期及后续周期。①第一周期，第1d 0.8mg/m^2，第8、15d 0.5mg/m^2，21d为一个周期；②后续周期，患者达到缓解时，第1、8、15d 0.5mg/m^2，28d为一个周期；患者未达到缓解时，第1d 0.8mg/m^2，第8、15d 0.5mg/m^2，28d为一个周期	无须调整	15~50ml/min：无须调整 10~15ml/min：NA	NA	NA	NA

续表

药物	给药途径	食物影响	F/%	t_{max}/h	C_{max}/(μg/ml)	蛋白结合率/%	V_d/L	代谢和排出途径及比例	$^1t_{1/2}$/h	$^2t_{1/2}$/h	正常剂量	Ccr 50~90ml/min	Ccr 10~50ml/min	Ccr<10ml/min	透析清除情况	血液透析/CAPD/CRRT 剂量
阿仑单抗	静脉给药 i.h.	—	—	—	2 276~3 014ng/ml	NA	0.18~14.1L/kg	—	淋巴细胞性白血病：第一剂给药30mg：11h；第二剂给药30mg：6d 多发性硬化症：14d	NA	(1)B 细胞性慢性淋巴细胞性白血病 1)静脉给药：初次剂量为 3mg，若耐受则逐步增加到维持剂量 30mg q.o.d.，共治疗 12w。 2)i.h.(超说明书)：初次剂量为 3mg，第 3d 予以 10mg，第 5d 予以 30mg，随后维持剂量 30mg q.o.d.，共治疗 18w；或初次剂量为 3mg，第 2d 予以 10mg，第 3d 予以 30mg，随后维持剂量 30mg q.o.d.，为期 4~12w。 (2)复发性多发性硬化症：静脉给药，12mg q.d.，连用 5d，用药 12 个月后再予以 12mg q.d.，连用 3d。 (3)难治性再生障碍性贫血(超说明书) 1)静脉给药：10mg q.d.，治疗 10d。 2)i.h.(超说明书)：初次剂量为 3mg，第 2d 予以 10mg，第 3、4、5d 分别予以 30mg。 (4)难治性自身免疫血细胞减少(超说明书)：10~30mg i.h. 或 i.v. q.o.d.，为期 4~12w。 (5)治疗激素耐药的急性移植物抗宿主病(超说明书)：10mg q.o.d.，连续用药 5d，然后在第 8、15、22d 分别予以 10mg，若为缓解则继续 10mg，一周 1 次。 (6)蕈样肉芽肿病(超说明书)：初次剂量为 3mg，若耐受则逐步增加到维持剂量 30mg q.o.d.，共 12w。 (7)诱导预防肾脏移植排斥反应：再灌注后立即静脉予以 30mg，24h 后再予以 30mg。 (8)预防心脏、肺移植排斥反应(超说明书)：在移植手术时立即予以 30mg。 (9)激素耐药的肾脏移植细胞性排斥反应(超说明书)：30mg i.h. 或 i.v. q.d.，连用 2d，或静脉予以 30mg 一次，q.2h.~q.4h.。 (10)异基因造血干细胞移植(超说明书)：在移植前 7~8d，静脉予以 20mg q.d.，连用 5d。 (11)T 细胞性大颗粒淋巴细胞白血病(超说明书)：10mg q.d.，连续用药 10d	NA	NA	NA	NA	NA

续表

药物	给药途径	食物影响	F/%	t_{max}/h	C_{max}/(μg/ml)	蛋白结合率/%	V_d/L	代谢和排出途径及比例	$^1t_{1/2}$/h	$^2t_{1/2}$/h	正常剂量	Ccr 50~90ml/min	Ccr 10~50ml/min	Ccr<10ml/min	透析清除情况	血液透析/CAPD/CRRT 剂量
贝利尤单抗	i.h. 静脉给药	—	74	皮下单次给药：5.9d；多次给药：2.6d	i.h.：108 i.v.：313	NA	5	—	i.h.：18.3 i.v.：19.4	NA	i.h.：200mg q.w. i.v.gtt.：诱导期为 10mg，每 2w 3 次；维持期为 10mg，q.4w.	无须调整	无须调整	无须调整	NA	血液透析、CAPD：无须调整 CRRT：NA
美泊利单抗	i.h.	—	80	NA	NA	NA	3.6	NA	16~22d	NA	哮喘：100mg q.4w.。 嗜酸性肉芽肿合并多血管炎（治疗）、嗜酸细胞增多综合征：300mg q.4w.。 复发性或难治性伴多血管炎的嗜酸性肉芽肿（超说明书）：300mg q.4w.	无须调整	无须调整	无须调整	NA	血液透析、CAPD：无须调整 CRRT：NA
司库奇尤单抗	i.h.	—	55~77	6d	多次给药 150mg：27.6 多次给药 300mg：55.2	NA	3.61	—	22~31d	NA	强直性脊柱炎、银屑病关节炎：第 0、1、2、3、4w 时予以 150mg，然后每 4w 予以 150mg，可增加至每 4w 予以 300mg；或每 4w 予以 150mg，也可增加至每 4w 300mg。 中轴型脊柱关节炎：第 0、1、2、3、4w 时予以 150mg，然后每 4w 予以 150mg；或每 4w 予以 150mg。 斑块型银屑病：第 0、1、2、3、4w 时予以 300mg，然后每 4w 予以 300mg，可减至每 4w 予以 150mg	NA	NA	NA	NA	NA
英夫利昔单抗	静脉给药	—	—	输注完毕时	124.43	NA	5.7	—	7~12d	NA	(1)类风湿关节炎：初始剂量为 3mg/kg，然后在首次给药后的第 2、6w 及以后每隔 8w 各予一次相同剂量，对于疗效不佳的患者，可考虑将剂量调整至 10mg/kg 和/或将用药间隔调整为 4w。 (2)成人中重度活动性克罗恩病、瘘管性克罗恩病：初始剂量为 5mg/kg，然后在首次给药后的第 2、6w 及以后每隔 8w 各给予一次相同剂量，对于疗效不佳的患者，可考虑将剂量调整至 10mg/kg。 (3)强直性脊柱炎：初始剂量为 5mg/kg，然后在首次给药后的第 2、6w 及以后每隔 6w 各予一次相同剂量。 (4)斑块型银屑病、银屑病关节炎、成人溃疡性结肠炎：初始剂量为 5mg/kg，然后在首次给药后的第 2、6w 及以后每隔 8w 各给予一次相同剂量。 (5)脓疱性银屑病（超说明书）：初始剂量为 5mg/kg，然后在首次给药后的第 2、6w 及以后每隔 8w 各予一次相同剂量，连续 46w	NA	NA	NA	NA	NA

续表

药物	给药途径	食物影响	F/%	t_{max}/h	C_{max}/(μg/ml)	蛋白结合率/%	V_d/L	代谢和排出途径及比例	$^{1}t_{1/2}$/h	$^{2}t_{1/2}$/h	正常剂量	Ccr 50~90ml/min	Ccr 10~50ml/min	Ccr<10ml/min	透析清除情况	血液透析/CAPD/CRRT 剂量
依那西普	i.h.	—	58	37~69	1.1~1.46	NA	6~18	—	72~132	NA	(1)类风湿关节炎、银屑病关节炎、强直性脊柱炎:25mg b.i.w.(q.3d.~q.4d.)或 50mg q.w.。 (2)治疗急性移植物抗宿主病(超说明书) ①初始治疗:剂量为 0.4mg/kg(最大剂量为 25mg)b.i.w.,治疗 8w;或 25mg b.i.w.,治疗 4w。②激素耐药:剂量为 0.4mg/kg(最大剂量为 25mg)b.i.w.,治疗 4w,随后 0.4mg/kg(最大剂量为 25mg)q.w.,治疗 4w;或剂量为 25mg b.i.w.,治疗 4w,随后 25mg q.w.,治疗 4w。 (3)慢性移植物抗宿主病(超说明书):25mg b.i.w.,治疗 4w,随后 25mg q.w.,治疗 4w。 (4)斑块状银屑病:①初始治疗,50mg b.i.w.,治疗 3 个月。②维持治疗,50mg q.w.	NA	NA	NA	NA	NA
阿达木单抗	i.h.	—	64	131	4.7	NA	4.7~6	—	14d	NA	(1)强直性脊柱炎:40mg q.2w.。 (2)白塞病(超说明书):40mg q.2w.。 (3)对常规治疗反应不充分的中度或重度克罗恩病:初始治疗的首次给药为 160mg,隔 2w 后再予以 80mg;维持治疗为在第 4 周时予以 40mg 一次,以后每隔 14d 给药一次。 (4)中度或重度化脓性汗腺炎:初始治疗的首次给药为 160mg,隔 2w 后再予以 80mg;维持治疗为在第 4w 时予以 40mg 一次,以后每隔 14d 给药一次。 (5)非放射线轴性脊柱关节炎(超说明书):40mg q.2w.。 (6)中度或重度斑块性银屑病:初始治疗首次给药为 80mg,隔一周后再予 40mg,随后每隔一周给药一次。 (7)银屑病关节炎:40mg q.2w.。 (8)中度或重度类风湿关节炎:40mg q.2w.,或增至每周给药一次。 (9)活动性难治性中度或重度溃疡性结肠炎:初始治疗的首次给药为 160mg,隔 2w 后再予以 80mg;维持治疗为在第 4w 时予 40mg 一次,以后每隔 14d 给药一次。 (10)葡萄膜炎:初始治疗的首次给药为 80mg,隔 1w 后再予以 40mg,随后每隔 1w 给药一次	NA	NA	NA	NA	NA

续表

药物	给药途径	食物影响	F/%	t_{max}/h	C_{max}/(μg/ml)	蛋白结合率/%	V_d/L	代谢和排出途径及比例	$^{1}t_{1/2}$/h	$^{2}t_{1/2}$/h	正常剂量	Ccr 50~90ml/min	Ccr 10~50ml/min	Ccr<10ml/min	透析清除情况	血液透析/CAPD/CRRT 剂量
赛妥珠单抗	i.h.	—	76~88	54~171	43~49	NA	4.7~8	—	14d	NA	强直性脊柱炎、中轴型脊柱关节炎、银屑病关节炎、类风湿关节炎、克罗恩病：分别在第 0、2、4w 给予 400mg，随后每 2w 予以 200mg 或每 4w 予以 400mg。 斑块状银屑病：400mg q.2w.	NA	NA	NA	NA	NA
戈利木单抗	i.h. i.v.gtt.	—	i.h.：53	i.h.： 2~6d	皮下给药单次 50mg：3.2 静脉滴注单次 2mg/kg：44.4	NA	151ml/kg	—	14d	NA	(1) i.h. 1) 强直性脊柱炎、银屑病关节炎、类风湿关节炎：50mg q.m.。 2) 中轴型脊柱炎（超说明书）：50mg q.4w.，连用 16w。 (2) i.v.gtt. 1) 强直性脊柱炎、银屑病关节炎、类风湿关节炎：2mg/kg，在第 0、4w 给药，随后每隔 8w 给药一次。 2) 溃疡性结肠炎：诱导期首次给药剂量为 200mg，隔 2w 后再予以 100mg，随后每隔 4w 给药一次	NA	NA	NA	NA	NA
依库珠单抗	静脉给药	—	—	NA	783~877	NA	5~8	—	270~414	NA	非典型溶血性尿毒症综合征、视神经脊髓炎谱系疾病、难治性全身性重症肌无力：诱导期 900mg q.w.，治疗 4w；维持期在第 5w 开始予以 1 200mg q.2w.。 阵发性睡眠性血红蛋白尿：诱导期 600mg q.w.，治疗 4w；维持期在第 5w 予以 900mg q.2w.	NA	NA	NA	血液透析可清除	NA
芦可替尼	p.o.	影响小	95	1~2	205~7 100nmol/L	97	72	主要经肝药酶 CYP3A4 代谢，小部分被 CYP2C9 酶代谢，74% 的代谢产物经尿液排出，22% 经粪便排出	3	NA	(1) 治疗激素耐药的急性移植物抗宿主病：初始剂量为 5mg b.i.d.，3d 后可将剂量增加至 10mg b.i.d.。 (2) 治疗激素耐药的慢性移植物抗宿主病（超说明书）：剂量为 5~10mg b.i.d.。 (3) 骨髓纤维化症：血小板 >200 × 10^9/L，剂量为 20mg b.i.d.；血小板 (100~200) × 10^9/L，剂量为 15mg b.i.d.；血小板 (50~100) × 10^9/L，剂量为 5mg b.i.d.。 (4) 红细胞增多症：初始剂量为 10mg b.i.d.，可根据有效性和安全性调整剂量	初始剂量无须调整，严密监测	15~59ml/min：(1) 治疗激素耐药的急性移植物抗宿主病：初始剂量无须调整，严密监测，并根据监测结果调整剂量。	避免使用	血液透析不可清除	血液透析：治疗激素耐药的急性移植物抗宿主病，透析后予以 5mg；红细胞增多症，透析后予以 10mg。 CAPD、CRRT：NA

续表

药物	给药途径	食物影响	F/%	t_{max}/h	C_{max}/(μg/ml)	蛋白结合率/%	V_d/L	代谢和排出途径及比例	$^1t_{1/2}$/h	$^2t_{1/2}$/h	正常剂量	Ccr 50~90ml/min	Ccr 10~50ml/min	Ccr<10ml/min	透析清除情况	血液透析/CAPD/CRRT 剂量
芦可替尼													(2)骨髓纤维化症：血小板 >150×10^9/L，无须调整；血小板(100~150)×10^9/L，剂量为10mg b.i.d.；血小板(50~100)×10^9/L，剂量为5mg b.i.d.；血小板 <50×10^9/L，避免使用。在治疗期间严密监测，并根据监测结果调整剂量。(3)红细胞增多症：初始剂量为5mg b.i.d.，可根据有效性和安全性调整剂量			
伊布替尼	p.o.	食物可增加生物利用度	2.9	1~2	NA	97.3	10 000	主要经肝药酶CYP3A4代谢，小部分被CYP2D6代谢，代谢产物80%随粪便排出，不到10%随尿液排出	4~6	NA	慢性淋巴细胞白血病、有17p染色体缺失的慢性淋巴细胞白血病、小淋巴细胞性淋巴瘤、有17p染色体缺失的小淋巴细胞性淋巴瘤、慢性移植物抗宿主病：420mg q.d.。 套细胞淋巴瘤、边缘区淋巴瘤：560mg q.d.	无须调整	≥25ml/min：无须调整 <25ml/min：NA	NA	NA	NA

九、泌尿系统疾病用药

药物	给药途径	食物影响	F/%	t_{max}/h	C_{max}/(μg/ml)	蛋白结合率/%	V_d/L	代谢和排出途径及比例	$^1t_{1/2}$/h	$^2t_{1/2}$/h	正常剂量	Ccr 50~90ml/min	Ccr 10~50ml/min	Ccr<10ml/min	透析清除情况	血液透析/CAPD/CRRT 剂量
1. 袢利尿药																
呋塞米	p.o. i.v.	进食减慢吸收,但不影响吸收率	60~70	p.o:1~2 i.v.:0.33~1	NA	91~97	0.2L/kg	经肝、肾代谢,88% 以原型经肾脏排出,12% 经肝脏代谢由胆汁排出	0.5~1	1.25~2.58	(1)治疗水肿性疾病:20~40mg q.d.。 (2)治疗高血压:40~80mg b.i.d.。 (3)治疗高钙血症:80~120mg 分 1~3 次	急性肾衰竭:200~400mg,每日总剂量不超过 1g。慢性肾功能不全:40~120mg q.d.	急性肾衰竭:200~400mg,每日总剂量不超过 1g。慢性肾功能不全:40~120m q.d.	急性肾衰竭:200~400mg,每日总剂量不超过 1g。慢性肾功能不全:40~120mg q.d.	透析不可清除	无须调整
阿佐塞米	p.o.	NA	10	3~4	NA	NA	NA	主要经肝脏代谢,仅 2% 以原型药随尿液排出	2.3~2.7	NA	60mg q.d.	NA	NA	NA	NA	NA
托拉塞米	p.o. i.v. i.v.gtt.	进食延迟达峰时间,但不影响 AUC	80	p.o.:<1 i.v.gtt.:1~2	i.v.gtt.:3.18	>99	12~15	肝代谢率 80%,代谢产物尿液排出率 20%	3.5	不变	口服:10mg q.d. 缓慢静脉推注或静脉输注:5~10mg q.d.	20mg q.d.	20mg q.d.	20mg q.d.	透析不可清除	血液透析:无须调整 CAPD、CRRT:NA
布美他尼	p.o. i.m. i.v.	无影响	80	p.o.:1~2 i.v.:15~30min	口服 2mg:80ng/ml 肌内注射 1mg:38.2ng/ml	94~96	9~25	经肝脏代谢较少,15%~23% 随胆汁和粪便排出,77%~85% 经肾脏排出,其中 45% 以原型排出	1~1.5	延长	口服:0.5~2mg q.4h.~q.5h.,最大剂量每日可达 10~20mg 肌内或静脉注射:0.5~1mg q.2h.~q.3h.	无须调整剂量	无须调整剂量	无须调整剂量	透析不可清除	无须调整
依他尼酸	p.o. i.v.	NA	59~95	p.o.:2 i.v.:30min	NA	90	9	经肝、肾代谢。77%~85% 随尿液排出,其中 45% 为原型药,15%~23% 随胆汁和粪便排出	p.o.:1~4	延长	口服:起始剂量 50mg q.d.,根据耐受情况增加 25~50mg q.d.,剂量可达 200mg b.i.d.。静脉:起始剂量 50mg q.d. 或者 0.5~1mg/kg q.d.,必要时 q.4h.~q.6h.,日最大剂量 <100mg	NA	NA	NA	血液透析不可清除	血液透析:无须调整 CAPD、CRRT:NA

续表

药物	给药途径	食物影响	F/%	t_{max}/h	C_{max}/(μg/ml)	蛋白结合率/%	V_d/L	代谢和排出途径及比例	$^1t_{1/2}$/h	$^2t_{1/2}$/h	正常剂量	Ccr 50~90ml/min	Ccr 10~50ml/min	Ccr<10ml/min	透析清除情况	血液透析/CAPD/CRRT 剂量
2. 噻嗪类利尿药																
氢氯噻嗪	p.o.	进食增加吸收量	65~75	4	口服 100mg：498~898ng/ml	40~68	NA	95% 经肾脏排出，>61% 以原型药随尿液排出	15	延长	(1) 水肿性疾病：每次 25~50mg，每日 1~2 次，或隔日治疗，或每周连服 3~5d。 (2) 高血压：每日 25~100mg，分 1~2 次服用	轻中度肾功能不全无须调整	轻中度肾功能不全无须调整	NA	NA	NA
苄噻嗪	p.o.	NA	25	4~6	NA	NA	NA	1%~4% 经肾脏排出，且多数以原型药形式排出	NA	NA	(1) 水肿性疾病或尿崩症：开始 2.5~10mg q.d.~b.i.d.，水肿时口服 25~100mg b.i.d.。 (2) 高血压：口服 50~100mg b.i.d.，日最大剂量不超过 200mg	25~100mg b.i.d.	慎用或从小剂量开始	不建议使用	不被透析清除	血液透析、CRRT：透析后仍需补充一剂 CAPD：NA
苄氟噻嗪	p.o.	NA	90	6~12	NA	94	NA	经肝脏代谢，绝大部分由肾脏排泄(30% 为原型药)，少量由胆汁排泄	8.5	NA	(1) 水肿性疾病或尿崩症：起始剂量 2.5~10mg q.d.~b.i.d.，维持期剂量 2.5~5mg q.d.。 (2) 每日 2.5~5mg q.d.					
泊利噻嗪	p.o. i.v.	NA	NA	p.o.：5	3ng/ml	NA	240	25% 原型药经肾脏排出	25.4	NA	(1) 利尿：1~4mg q.d.。 (2) 降压：2~4mg q.d.	1~4mg q.d.	慎用或小剂量开始	不建议使用	不被透析清除	血液透析、CRRT：透析后仍需补充一剂 CAPD：NA
贝美噻嗪	p.o.	NA	NA	3	NA	NA	NA	4.4%~9.4% 原型药由肾脏排出	3~6	NA	口服：25~50mg q.d. 或 q.o.d.	NA	NA	NA	NA	NA
3. 保钾利尿药																
螺内酯	p.o.	油性食物增加吸收	90	p.o.：2.6~3.4	146~250ng/ml	90	NA	80% 由肝脏迅速代谢为有活性的坎利酮，代谢产物主要经肾脏和胆汁排泄	10~24	延长	(1) 高血压：50~100mg/d，分次服用，最大一次 400mg。 (2) 肝硬化、心力衰竭、肾病综合征引起的水肿：起始剂量 100mg/d，单次或分次服用，最大剂量一次 400mg。 (3) 低钾血症：25~100mg/d。 (4) 痤疮：50~200mg/d	无须调整	25mg，隔日一次；当血钾水平低于 5mmol/L 时，12.5~25mg/d	NA	NA	NA

续表

药物	给药途径	食物影响	F/%	t_{max}/h	C_{max}/(μg/ml)	蛋白结合率/%	V_d/L	代谢和排出途径及比例	$^{1}t_{1/2}$/h	$^{2}t_{1/2}$/h	正常剂量	Ccr 50~90ml/min	Ccr 10~50ml/min	Ccr<10ml/min	透析清除情况	血液透析/CAPD/CRRT 剂量
氨苯蝶啶	p.o.	NA	30~70	6	NA	40~70	NA	经肝药酶 CYP1A2 代谢，<50% 以原型药随尿液排出	1.5~2	无尿液者 q.d.~b.i.d. 时延长至 10h，q.i.d. 时延长至 9~16h（平均 12.5h）	12.5~50mg b.i.d.	慎用，监测电解质	不建议使用	无尿液或严重肾功能不全：禁用	NA	NA
阿米洛利	p.o.	进食降低吸收 30%，不影响吸收速率	15~25	3~4	NA	NA	NA	不被肝脏代谢，50% 以原型药随尿液排出，40% 随粪便排出	6~9	NA	2.5~5mg q.d.	无须调整	常规剂量的 50%	尽量不用	NA	NA
4. 其他利尿药																
美托拉宗	p.o.	无影响	40~65	8	NA	95	113	无明显代谢，70%~95% 以原型药经肾脏排出	8~14	NA	水肿：5~20mg q.d. 高血压：2.5~5mg q.d.	NA	NA	NA	NA	NA
5. 脱水药																
甘露醇	p.o. 静脉给药	NA	口服吸收很少	p.o.：1.5 i.v.：0.25~2	NA	NA	17	极少量被代谢，80% 以原型药经肾脏排出	1.67	6h	(1) 利尿液：1~2g/kg。 (2) 脑水肿、颅内高压和青光眼：0.25~2g/kg。 (3) 鉴别肾前性少尿和肾性少尿：0.2g/kg。 (4) 预防急性肾小管坏死：先予 12.5~25g，10min 内静脉滴注，再给 50g，1h 内静脉滴注。 (5) 治疗药物、毒物中毒：50g 溶解为 20% 的溶液静脉滴注。 (6) 肠道准备：术前 4~8h，10% 的溶液 1 000ml 于 30min 内口服完毕	对明显少尿或肾功能不全的患者，在甘露醇治疗前，应先给予甘露醇试验剂量：0.2g/kg（约 75ml 20% 溶液或 100ml 15% 溶液），在 3~5min 内注入，至少产生尿量 0~50ml/h。如果尿量不增加，可予第二次试验剂量；如果有不充分的反应，患者应该重新评估	NA	NA	透析可清除	无须调整

续表

药物	给药途径	食物影响	F/%	t_{max}/h	C_{max}/(μg/ml)	蛋白结合率/%	V_d/L	代谢和排出途径及比例	$^1t_{1/2}$/h	$^2t_{1/2}$/h	正常剂量	Ccr 50~90ml/min	Ccr 10~50ml/min	Ccr<10ml/min	透析清除情况	血液透析/CAPD/CRRT 剂量
甘油果糖	静脉给药	NA	NA	2.23	NA	NA	NA	进入脑脊液和脑组织中大部分代谢为 CO_2 和水，小部分在肝脏转化，随肾脏排出	NA	NA	250~500ml q.d.~b.i.d.	NA	NA	NA	NA	NA
6. 其他泌尿系统药																
鞣酸加压素	i.m. i.v.gtt. i.h.	NA	NA	NA	NA	NA	NA	NA	NA	NA	(1)预防手术后腹胀：5U 肌内注射。 (2)尿崩症：5~10U b.i.d.~t.i.d. i.h. 或 i.m.。 (3)腹部放射诊断：10U 分别于造影前 2h 和 1.5h 给药，i.h. 或 i.m.。 (4)感染性休克：0.01~0.04U/min i.v.gtt.	NA	NA	NA	NA	NA
醋酸去氨加压素	i.m. i.v. i.h. p.o. 鼻内	脂溶性食物会降低其吸收率	鼻内：3.3~4.1 口腔：0.16 i.v.:NA	p.o.:1.5 鼻内：15~45min i.v.:1	6.2pg/ml	NA	26.5	主要经肾脏分泌，不经肝脏代谢，其中 52% 以原型药排出	2~4	延长	p.o.：初始剂量 0.1mg t.i.d.，每日的总量在 0.2~1.2mg。 i.v.、i.h. 或 i.m.：1~2mg b.i.d.。 鼻内：10~40mg/d，分 2~3 次	无须调整剂量	不建议使用	不建议使用	NA	NA
非那吡啶	p.o.	NA	NA	NA	NA	NA	NA	经肝脏代谢，80% 以原型药经肾脏排出	NA	NA	100 ~200mg t.i.d.	增加给药间隔至 q.8h.~q.16h.	禁用	禁用	NA	NA
盐酸黄酮哌酯	p.o.	NA	NA	2	NA	NA	NA	经肝脏代谢，57% 代谢产物经尿液排出，少量经胆汁排出	50min	NA	100~200mg t.i.d.~q.i.d.	NA	NA	NA	NA	NA
奥昔布宁	p.o.	口服溶液：轻微延缓吸收，可提高 F 25%；口服缓释片：进食无影响	6	速释制剂：0.89 缓释制剂：12.7	NA	>99	193	主要经肝药酶 CYP3A4 代谢，<0.1% 以原型药经肾脏排出	速释制剂：2~3 缓释制剂：13.2	NA	普通制剂：5mg b.i.d.~t.i.d. 缓释制剂：5mg q.d.	NA	NA	NA	NA	NA

续表

药物	给药途径	食物影响	F/%	t_{max}/h	C_{max}/(μg/ml)	蛋白结合率/%	V_d/L	代谢和排出途径及比例	$^1t_{1/2}$/h	$^2t_{1/2}$/h	正常剂量	Ccr 50~90ml/min	Ccr 10~50ml/min	Ccr<10ml/min	透析清除情况	血液透析/CAPD/CRRT 剂量
托特罗定	p.o.	无影响	77	2~6	2.5μg/L	96.4	113	经肝药酶 CYP2D6 代谢，代谢产物 77% 随尿液排出，17% 随粪便排出	2~3	NA	2mg b.i.d.	无须调整	无须调整	速释剂 1mg q.d.~b.i.d.；缓释剂 2mg q.d.	NA	NA
达非那新	p.o.	无影响	15~19	7	NA	98	163	经肝药酶 CYP2D6、CYP3A4 代谢，代谢产物 60% 随尿液排出，40% 随粪便排出	13~19	NA	7.5~15mg q.d.	无须调整剂量	无须调整剂量	无须调整剂量	NA	NA
索利那新	p.o.	葡萄柚汁可能增加其血药浓度	90	3~8	NA	98	600	经肝药酶 CYP3A4 代谢，69% 经肾脏排出，<15% 以原型药排出；23% 随粪便排出	45~68	延长 1.6 倍	5~10mg q.d.	无须调整	<30ml/min：每日剂量不超过 5mg	不超过 5mg/d	NA	NA
曲司氯铵	p.o.	与高脂肪含量早餐同服时，F 降低	9.6	3~4	NA	>50	395	代谢途径尚未完全明确。原型药及代谢产物 5.8% 随尿液排出，85.2% 随粪便排出	18	33	20mg b.i.d.	NA	10~30ml/min：20mg q.d. 或 q.o.d.	NA	NA	NA
弗斯特罗定	p.o. 静脉给药	NA	52	NA	NA	50	160	经肝药酶 CYP2D6 和 CYP3A4，代谢产物 70% 经肾脏排出，7% 随粪便排出	i.v.：4 p.o.：7	NA	4mg q.d.；可增至 8mg q.d.	无须调整	<30ml/min 时，日剂量不得超过 4mg	日剂量不得超过 4mg	NA	NA
米拉贝隆	p.o.	C_{max} 下降 45%~75%，AUC 下降 17%~51%	35~45	3.5	24~6ng/mL	71	1 670	经肝药酶 CYP2D6 和 CYP3A4 代谢，以原型药经尿液(55.0%)和粪便(34.2%)排出体外	50	NA	50mg q.d. 餐后服用	无须调整	不宜超过 25mg q.d.	不推荐使用	NA	NA

十、生殖系统疾病用药

药物	给药途径	食物影响	F/%	t_{max}/h	C_{max}/(μg/ml)	蛋白结合率/%	V_d/L	代谢和排出途径及比例	$^1t_{1/2}$/h	$^2t_{1/2}$/h	正常剂量	Ccr 50~90ml/min	Ccr 10~50ml/min	Ccr<10ml/min	透析清除情况	血液透析/CAPD/CRRT剂量
1. 雄激素类及抗雄激素类药物																
甲睾酮	舌下含服	无影响	100	1~2	24~39ng/ml	98	NA	经肝脏代谢；90%原型药及代谢产物随尿液排出，6%随粪便排出	2.2~3.5	NA	(1)男性性腺功能减退症：5mg b.i.d.。 (2)绝经期后女性晚期乳腺癌的姑息性治疗：25mg q.d.~q.i.d.。如对治疗有反应，2~4w后，用量可减至25mg b.i.d.。 (3)月经过多或子宫肌瘤：5~10mg b.i.d.，每月剂量不可超过300mg。 (4)再生障碍性贫血：1~2mg/kg q.d.~b.i.d.	慎用	慎用	慎用	NA	慎用
达那唑	p.o.	增加 C_{max}，延迟 t_{max} 30min	口服后易吸收	2	0.2~0.8	NA	NA	经肝脏代谢，代谢产物经肾脏排出	4.5	4.5	(1)子宫内膜异位症：①胶囊，400~800mg/d，分次服用，连服3~6个月，如停药后症状再出现，可再给药一疗程。②胶囊：80~160mg/d，分次服用，连服3~6个月，如停药后症状再出现，可再给药一疗程。 (2)纤维囊性乳腺病：于月经开始后第1日服药，50~200mg b.i.d.，如停药后1年内复发，可再给药。 (3)遗传性血管神经性水肿：起始200mg b.i.d.~t.i.d.，直到疗效出现，维持量一般是开始量的50%或更少，在1~3个月或更长一段的间隔时间内递减，根据治疗前发病的频率而定。 (4)男性乳房发育：200~600mg/d。 (5)性早熟：200~400mg/d。 (6)血小板减少性紫癜：200mg b.i.d.~t.i.d.。 (7)血友病：600mg/d，连用14d。 (8)系统性红斑狼疮：400~600mg/d	慎用	慎用	禁用	NA	禁用
司坦唑醇	p.o.	NA	NA	NA	NA	NA	NA	NA	NA	NA	(1)遗传性血管神经性水肿：起始2mg t.i.d.。女性可2mg b.i.d.。儿童仅在发作时应用，6岁以下，1mg/d；6~12岁，2mg/d。 (2)消耗性疾病：2~4mg t.i.d.，女性酌情减量	慎用	禁用	禁用	NA	禁用

续表

药物	给药途径	食物影响	F/%	t_{max}/h	C_{max}/(μg/ml)	蛋白结合率/%	V_d/L	代谢和排出途径及比例	$^1t_{1/2}$/h	$^2t_{1/2}$/h	正常剂量	Ccr 50~90ml/min	Ccr 10~50ml/min	Ccr< 10ml/min	透析清除情况	血液透析/CAPD/CRRT剂量
醋酸环丙孕酮	p.o.	餐后服用	88	3	0.14	96%	NA	经过羟基化和结合反应进行代谢，部分以原型药从胆汁排出，大部分以代谢产物形式排出，随尿液和胆汁排出的比值为 3：7	43.9±12.8	NA	(1)前列腺癌：100mg b.i.d.~t.i.d.。 (2)睾丸切除术后面部热潮红：100mg t.i.d.，或 25mg b.i.d.。 (3)性欲倒错：100~600mg/d。 (4)女性多毛症：100mg/d，合用炔雌醇 0.03mg。 (5)女性中、重度痤疮：2mg，合用炔雌醇 0.05mg q.d.。 (6)女性性欲亢进：25~50mg/d，合用炔雌醇 0.05mg/d。 (7)男性性欲亢进：50mg b.i.d.。 (8)子宫内膜异位症：27mg/d，合用炔雌醇 0.035mg/d，连用 6 个月。 (9)预防女性系统性红斑狼疮患者的病情恶化：50mg/d，连续给药	慎用	慎用	慎用	NA	慎用
比卡鲁胺	p.o.	无影响	NA	31	0.77	96	NA	肝内经氧化及葡糖醛酸化代谢，代谢产物以相同比例经肾脏及胆汁清除	7d	7d	D2 期转移性前列腺癌：50mg q.d. 多毛症：25mg/d	无须调整	慎用	慎用	NA	慎用
氟他胺	p.o.	无影响	NA	3	(25.2 ± 34.2) ng/ml	94~96	NA	经肝脏代谢，原型药及代谢产物大部分经肾脏排出，4.2% 随粪便、胆汁排出	12	12	前列腺癌：250mg t.i.d. 女性多毛症：250mg q.d.	无须调整	无须调整	无须调整	血液透析不可清除	无须调整
2. 前列腺疾病用药																
非那雄胺	p.o.	无影响	63	1~2	37ng/ml	90	76	肝脏和肠黏膜经 CYPP3A4 催化代谢。39% 随尿液以代谢产物的形式排出，57% 随粪便排出	6	6	良性前列腺增生：5mg q.d. 男性雄激素性秃发：1mg q.d.	无须调整	无须调整	无须调整	NA	无须调整

续表

药物	给药途径	食物影响	F/%	t_{max}/h	C_{max}/(μg/ml)	蛋白结合率/%	V_d/L	代谢和排出途径及比例	$^1t_{1/2}$/h	$^2t_{1/2}$/h	正常剂量	Ccr 50~90ml/min	Ccr 10~50ml/min	Ccr<10ml/min	透析清除情况	血液透析/CAPD/CRRT剂量
坦洛新	p.o.	食物可减少本药的吸收	30	5.5 ± 1.1	(5.99 ± 1.61) ng/ml	99	16	经肝药酶CYP3A4和CYP2D6代谢。少于10%的剂量以原型药从尿液中排出	8.12 ± 3.84	NA	0.4mg q.d.	0.4mg q.d.	0.4mg q.d.	NA	NA	NA
盐酸特拉唑嗪	p.o.	轻微影响吸收，延迟 t_{max} 约40min	90	1	NA	90~94	25~30	经肝脏代谢。20%以原型药随粪便排出，40%随胆汁排出，40%随尿液排出	12	12	10mg q.d.	无须调整	无须调整	无须调整	NA	无须调整
阿夫唑嗪	p.o.	进食时服用	64	1.5	(13.6 ± 5.6) ng/ml	90	3.2L/kg	经肝脏代谢。11%以原型药随尿液排出，代谢产物的75%~90%随粪便排出	3~10	3~10	良性前列腺增生：①片剂，2.5mg t.i.d.；②缓释片，10mg q.d.。 高血压：2.5mg t.i.d.~q.i.d.	同正常剂量	同正常剂量	起始剂量2.5mg b.i.d.。根据临床反应调整剂量	NA	起始剂量2.5mg b.i.d.。根据临床反应调整剂量
赛洛多辛	p.o.	无影响	32	2.6 ± 0.9	(61.6 ± 27.54) ng/ml	97	49.5	经肝药酶CYP3A4代谢。代谢产物33.5%随尿液排出，54.9%随粪排出	13.3 ± 8.07	NA	8mg q.d.	8mg q.d.	4mg q.d.	禁用	NA	禁用
3. 治疗性功能障碍药																
枸橼酸西地那非	p.o. i.v.	高脂肪饮食可降低本药的吸收速率	40	空腹口服：30~120min 餐后口服：90~180min	440ng/ml	96	105	经肝脏代谢。80%随粪便排出，13%经肾脏排出	4	NA	阴茎勃起功能障碍：25~100mg于性行为前1h口服，每日最多服用1次。 肺动脉高压：20mg t.i.d.	25~100mg/d	25mg/d	慎用	NA	慎用

续表

药物	给药途径	食物影响	F/%	t_{max}/h	C_{max}/(μg/ml)	蛋白结合率/%	V_d/L	代谢和排出途径及比例	$^1t_{1/2}$/h	$^2t_{1/2}$/h	正常剂量	Ccr 50~90ml/min	Ccr 10~50ml/min	Ccr<10ml/min	透析清除情况	血液透析/CAPD/CRRT剂量
阿伐那非	p.o.	高脂肪饮食可降低本药的吸收速率	NA	空腹口服:30~45min 高脂肪餐后:1.12~1.25h	2.6	99	NA	经肝脏代谢。62%随粪便排出,21%随尿液排出	5	NA	100~200mg/d	100~200mg/d	100~200mg/d	NA	NA	NA
4. 雌激素类及抗雌激素类药物																
雌二醇	p.o. 经皮给药 阴道给药	NA	口服易被破坏	经皮给药:22	经皮给药:43.8pg/ml	NA	NA	主要经肝脏代谢,经肾脏排出	i.m.:1.5~5 经皮给药:4	NA	(1)补充雌激素不足 1)雌二醇片:起始剂量为1~2mg p.o.,如未能缓解血管舒缩症状,改为4mg/d。 2)戊酸雌二醇片:1mg/d p.o.,可酌情增减,连用21d,停药至少1w后开始下一疗程。 3)雌二醇贴片(经皮给药):4mg b.i.w.,每隔3~4d更换1次。 4)半水合雌二醇贴片(经皮给药):起始剂量为1.5mg q.w.。 5)雌二醇缓释贴片(经皮给药):2.5mg一周,连续使用3w,停药1w。用药周期的最后5d加用醋酸甲羟孕酮4mg,连用5d。 6)雌二醇凝胶(经皮给药):平均剂量为1.5mg/d,每月使用24~28d。如与孕激素合用,至少最后12d合用。 7)苯甲酸雌二醇软膏(经皮给药):1.35mg q.d.,每月使用24d,第15~24d每日口服醋酸甲羟孕酮片4mg。 8)雌二醇阴道片、雌二醇阴道胶囊(阴道给药):0.025mg q.d.,持续给药2w,随后0.025mg b.i.w.。 9)苯甲酸雌二醇注射液:1~2mg b.i.w. i.m.。 戊酸雌二醇注射液5~10mg i.m.,每1~4w 1次。 (2)功能性子宫出血:苯甲酸雌二醇注射液1~2mg/d i.m.,待止血后酌情减量。 (3)子宫发育不良:苯甲酸雌二醇注射液1~2mg i.m.,每2~3d 1次。 (4)退乳:苯甲酸雌二醇注射液2mg/d i.m.,不超过3d,随后减量至生效停药。 (5)抑制骨矿物质丢失:雌二醇片1~2mg/d p.o.,可充分抑制骨矿物质的丢失。 (6)前列腺癌:戊酸雌二醇注射液30mg q.w.~q.2w. i.m.。 (7)人工月经:于出血第5d起1mg/d i.m.,共20d,注射第11d起,每日加用黄体酮10mg肌内注射,两药同时用完,下次出血第5d再重复疗程,一般需2~3个周期	慎用	慎用	禁用	NA	禁用

续表

药物	给药途径	食物影响	F/%	t_{max}/h	C_{max}/(μg/ml)	蛋白结合率/%	V_d/L	代谢和排出途径及比例	$^1t_{1/2}$/h	$^2t_{1/2}$/h	正常剂量	Ccr 50~90ml/min	Ccr 10~50ml/min	Ccr<10ml/min	透析清除情况	血液透析/CAPD/CRRT剂量
雌三醇	阴道给药	无影响	—	1~2	NA	90	NA	98%随尿液排出，2%随粪便排出	NA	NA	(1)雌激素水平低下或缺乏而引起的相关症状、预防复发性阴道和尿道下部的感染：阴道给药，2mg/d，连续治疗1w，以后每周放置2mg维持。根据个体差异，可酌情增加或减少用药剂量及间隔时间。 (2)绝经后妇女阴道术前和术后：阴道给药，手术前2w开始用药，0.5mg q.d.，手术后2w内0.5mg b.i.w.	慎用	慎用	慎用	NA	慎用
炔雌醇	p.o.	NA	40	1~1.5	115pg/ml	90	NA	经肝脏代谢，随尿液排出	6~20	NA	(1)性腺发育不全：20~50μg q.n.，连服3w，第3w配用孕激素进行人工周期治疗，可用1~3个周期。 (2)更年期综合征：20~50μg/d，连服21d，间隔7d后再用。有子宫的妇女，于周期后期服用孕激素10~14d。 (3)乳腺癌：1mg t.i.d.。 (4)前列腺癌：50~500μg，一日3~6次。 (5)作为短效口服避孕药前半周期发生突破性出血时的辅助药：5~10μg q.d.，直至服完一个周期的短效避孕药	慎用	慎用	慎用	NA	慎用
炔雌醚	p.o.	NA	NA	NA	NA	NA	NA	经肝脏代谢，经肾脏排出	120	NA	围绝经期综合征：0.025mg/d或0.1~0.2mg q.w.	慎用	慎用	慎用	NA	慎用
己烯雌酚	p.o. i.m.	NA	NA	NA	NA	NA	NA	主要在肝脏缓慢代谢灭活，经肝肠循环可再吸收。代谢产物随尿液和粪便排出	NA	NA	(1)补充体内雌激素不足：自月经第5d开始服药，0.25~0.5mg/d p.o.，21d后停药1w，周期性服用。一般可用3个周期。i.m.：一次0.5~1mg，0.5~6mg/d。 (2)乳腺癌：15mg/d p.o.，6w内无改善则停药。i.m.：一次0.5~1mg，0.5~6mg/d。 (3)前列腺癌：口服给药，开始时1~3mg/d，依据病情递增而后递减，维持量每2d 1mg，连用2~3个月。治疗过程中，如发现病变恶化，须立即停药。i.m.：一次0.5~1mg，0.5~6mg/d。 (4)产后回乳：5mg p.o. t.i.d.，连服3d。i.m.：一次0.5~1mg，0.5~6mg/d。 (5)闭经：小剂量可刺激腺垂体分泌促性腺激素，一日不超过0.25mg p.o.。 (6)月经周期延长及子宫发育不全：0.1~0.2mg/d p.o.，持续半年，经期停服。 (7)因子宫发育不良及子宫颈分泌物黏稠所致不育症：于经期后开始服用，0.1mg/d p.o.，共15d，疗程3~6个月。 (8)因体内激素平衡失调引起的功能性出血：可先用较大剂量使出血停止，然后逐渐减至维持量0.5mg/d p.o.，按上述方法周期性给药。 (9)引产：可先用较大剂量5mg t.i.d.，共5d，以提高子宫肌层对缩宫素的敏感性，然后引产	慎用	慎用	慎用	NA	慎用

续表

药物	给药途径	食物影响	F/%	t_{max}/h	C_{max}/(μg/ml)	蛋白结合率/%	V_d/L	代谢和排出途径及比例	$^1t_{1/2}$/h	$^2t_{1/2}$/h	正常剂量	Ccr 50~90ml/min	Ccr 10~50ml/min	Ccr< 10ml/min	透析清除情况	血液透析/CAPD/CRRT 剂量
结合雌激素	p.o. 阴道给药 i.m.	葡萄柚汁可升高本药的血药浓度	NA	4~10	2.6ng/ml	98~99	14.7L/kg	经肝脏代谢和灭活，部分进入胆汁，但又在小肠中被重吸收，通过门脉系统回至肝脏。水溶性的结合雌激素呈强酸性，在体液中电离，容易经肾脏排出，肾小管重吸收较少	10~24	尚无数据	(1)中、重度与绝经相关的血管舒缩症：一日 0.3mg、0.45mg 或 0.625mg p.o.。通常从 0.3mg/d 开始，再根据患者个体反应调整剂量。可采用连续用药或周期性用药方案(如服药 25d，随后停药 5d 的疗法)。 (2)骨质疏松症：通常宜从 0.3mg/d p.o. 开始，随后的剂量要基于患者个体临床反应和骨矿物质密度的反应进行调整。根据患者个体情况及医疗需要，可采用不间断的连续疗法或周期性用药方案(如服药 25d，随后停药 5d 的疗法)。 (3)雌激素低下症：女性性腺功能减退：一日 0.3mg 或 0.625mg p.o.，周期性服用(如服用 3w 停药 1w)。根据症状的轻重程度和子宫内膜的反应进行剂量调整。去势或原发性卵巢功能早衰患者，1.25mg/d，周期性服用。根据症状严重程度和患者的反应，上下调整剂量。 (4)适当选择的女性和男性转移性乳腺癌：10mg p.o. t.i.d.，持续至少 3 个月。 (5)晚期雌激素依赖性前列腺癌：1.25~2.5mg p.o. t.i.d.。疗效可根据磷酸酶检测结果和患者症状的改善情况来判断。 (6)萎缩性阴道炎和外阴干皱：阴道给药，0.5~2g/d。 (7)功能性子宫出血：肌内注射，通常一次 20mg，起效后改为口服，2.5~7.5mg/d，连服 20d(最后 5d 加用孕激素)	正常剂量	正常剂量	慎用	NA	慎用
枸橼酸氯米芬	p.o.	NA	口服吸收好	4~10	NA	NA	NA	肝内代谢，随胆汁进入肠道，部分可经肝肠循环再吸收，自粪便排出	5~7d	NA	(1)诱导排卵：①第 1 个疗程的推荐剂量为 50mg/d p.o.，共 5d。近期无月经的患者，可从任何时候开始服用。如计划采用孕酮诱导月经或在治疗前出现自然月经，则应从月经周期的第 5d 开始服用。诱导月经时先用黄体酮(20mg i.m. q.d.，共 5d)或人工周期催经(即结合雌激素 0.625mg q.d.，连服 20d，后 10d 加用黄体酮 10mg i.m. q.d.)。②第 1 个疗程后如未排卵，可将第 2 个疗程的剂量增为 100mg/d，共 5d。如已排卵，则增加剂量无意义。第 2 个疗程应在第 1 个疗程结束 30d 后尽早开始。③一次治疗不宜超过 3 个疗程，未出现排卵者不建议再用药。 (2)精子缺乏的男性不育症：25mg p.o. q.d.，连服 25d 为一疗程。停药 5d 后，重复服用，直至精子数达正常标准，一般用药 3~12 个月疗效较好	禁用	禁用	禁用	NA	禁用

续表

药物	给药途径	食物影响	F/%	t_{max}/h	C_{max}/(μg/ml)	蛋白结合率/%	V_d/L	代谢和排出途径及比例	$^1t_{1/2}$/h	$^2t_{1/2}$/h	正常剂量	Ccr 50~90ml/min	Ccr 10~50ml/min	Ccr<10ml/min	透析清除情况	血液透析 / CAPD/CRRT 剂量
5. 孕激素类及抗孕激素类药物																
黄体酮	p.o. i.m. 阴道给药	NA	低	p.o.:2~3 i.m.:6~8 阴道给药:2~6	28ng/ml	50~54	NA	经肝脏代谢，代谢产物与葡糖醛酸结合随尿液排出	2.5	NA	(1)闭经:200~300mg/d p.o. q.d.~b.i.d.,一次剂量不得超过200mg,且服药与进餐应间隔较长时间。肌内注射,闭经患者应先作黄体酮试验,10mg/d,共5d,观察停药后有无月经来潮。若有效,则可在预计月经来潮前8~10d开始给药,10mg/d,共5d,或20mg/d,共3~4d。 (2)功能失调性子宫出血:200~300mg/d p.o. q.d.~b.i.d.,一次剂量不得超过200mg,且服药与进餐应间隔较长时间。肌内注射,撤退性出血患者血红蛋白<7mg时,10mg/d,连用5d,或20mg/d,连用3~4d。 (3)痛经:在月经之前6~8d开始用药,5~10mg/d i.m.,共4~6d,疗程可重复若干次。对子宫发育不全所致的痛经,可与雌激素配合使用。 (4)辅助生育技术中黄体酮的补充治疗:阴道给药,阴道缓释凝胶,90mg q.d.。如妊娠,持续治疗至胎盘有自主功能为止,直至10~12w。 (5)先兆流产:200~300mg/d p.o. q.d.~b.i.d.,一次剂量不得超过200mg,且服药与进餐应间隔较长时间。肌内注射,通常10~20mg,用至疼痛及出血停止。 (6)习惯性流产:200~300mg/d p.o. q.d.~b.i.d.,一次剂量不得超过200mg,且服药与进餐应间隔较长时间。自妊娠开始,10~20mg i.m. b.i.w.~t.i.w.,直至妊娠第4个月。 (7)经前期紧张综合征:200~300mg/d p.o. q.d.~b.i.d.,一次剂量不得超过200mg,且服药与进餐应间隔较长时间。于预计月经前12d开始注射,10~20mg/次 i.m.,连续10d。 (8)更年期综合征:与雌激素(如结合雌激素)联用,结合雌激素1.25mg p.o. q.d.,共22d;服用结合雌激素第13d起服用本药,200mg b.i.d.,共10d。 阴道给药:45~90mg q.o.d.。 肌内注射:5~10mg/d	慎用	慎用	慎用	NA	慎用

续表

药物	给药途径	食物影响	F/%	t_{max}/h	C_{max}/(μg/ml)	蛋白结合率/%	V_d/L	代谢和排出途径及比例	$^1t_{1/2}$/h	$^2t_{1/2}$/h	正常剂量	Ccr 50~90ml/min	Ccr 10~50ml/min	Ccr<10ml/min	透析清除情况	血液透析/CAPD/CRRT剂量
炔诺酮	p.o.	高脂饮食使 C_{max} 下降50%	64	0.5~4	6.1ng/ml	80	4L/kg	经肝脏代谢，随尿液排出	5~14	NA	(1)功能性子宫出血：5mg p.o. q.8h.，连用3d，止血后改为每12h一次，7d后改为2.5~3.75mg/次维持，连续用药2w左右。也有以下用法：5mg q.8h.，连用2~3d，止血后改为每12h一次，根据出血量，每3d减量1/3，逐渐递减至维持量2.5~3.75mg/d，再连续用药2w左右。 (2)痛经或子宫内膜超常增生：从月经周期第5d开始，2.5mg/d p.o.，连服20d，3~6个周期为一疗程。 (3)子宫内膜异位症：10~30mg/d p.o.。开始时10mg/d，每2w后增加5mg，最高为30mg/d，分次服，连续服用6~9个月。 (4)探亲避孕：于探亲前一日或当日中午起服用0.625mg p.o.，此后每晚服0.625mg p.o.，至少连服10~14d，必要时随后可改服短效口服避孕药。滴丸，于同房当晚开始服用，每晚1丸，同房10d之内，必须连服10丸；同房半个月，连服14丸；超过半个月者，服完14丸后改短效口服避孕药，直至探亲期结束	慎用	慎用	禁用	NA	禁用
左炔诺孕酮	p.o. 皮下植入 子宫内给药	无影响	100	50~60min	4.4ng/ml	93~95	NA	经肝脏代谢，代谢产物大多以葡糖醛酸或硫酸结合物形式从尿液和粪便中排出	p.o.：50~60min	NA	(1)紧急避孕：在同房后72h内服用1.5mg p.o.，或首次服用0.75mg，间隔12h再服0.75mg。 (2)长期避孕：①皮下植入硅胶棒，于月经周期的第1~5d，局麻后，在上臂或股内侧皮肤做一0.2~0.3cm的切口，用埋植针将药棒呈扇形植入皮下，然后外敷创可贴，用纱布包扎即可。36mg硅胶棒一次216mg，75mg硅胶棒一次150mg，有效避孕期4年。②子宫内给药，宫内节育系统，月经开始7d内或妊娠早期流产后立即放入宫腔，可维持5年有效。产后放置应推迟至子宫完全恢复，不应早于分娩后6w，如子宫复旧时间严重推后，考虑产后12w再放置。更换新的宫内节育系统可在月经周期的任何时间进行	禁用	禁用	禁用	NA	禁用
醋酸甲羟孕酮	p.o. i.m.	增加 F 和 C_{max}	口服吸收良好	p.o.：2h i.m.：4~20d	2.65ng/ml	90~95	20±3	经肝脏代谢，以硫酸盐和葡糖醛酸盐形式随尿液排出	i.m.：6w p.o.：12.1h	NA	(1)功能性闭经：4~8mg q.d.，连服5~10d。 (2)痛经：于月经周期第6d开始，2~4mg q.d. p.o.，连服20d。 (3)功能性子宫出血和继发性闭经：自月经周期第16~21d开始，2.5~10mg q.d. p.o.，连服5~10d。 (4)子宫内膜异位症：可从6~8mg/d p.o.开始，逐渐增加至20~30mg/d，连用6~8w。50mg i.m. q.w.，或100mg q.2w.，疗程至少6个月。	慎用	慎用	慎用	NA	慎用

续表

药物	给药途径	食物影响	F/%	t_{max}/h	C_{max}/(μg/ml)	蛋白结合率/%	V_d/L	代谢和排出途径及比例	$^1t_{1/2}$/h	$^2t_{1/2}$/h	正常剂量	Ccr 50~90ml/min	Ccr 10~50ml/min	Ccr< 10ml/min	透析清除情况	血液透析/CAPD/CRRT剂量
醋酸甲羟孕酮											(5)子宫内膜癌、肾脏癌:100mg t.i.d. 或 500mg q.d. p.o.。初始剂量为 0.4~1g q.w. i.m.,维持剂量 0.4g q.m.。 (6)乳腺癌:0.5~1g/d,可高达 2g/d,日剂量较大时可分为 2~3 次使用。初始剂量为 0.5~1g/d i.m.,持续 28d。然后采用维持剂量,0.5g q.2w.,直至缓解。 (7)前列腺癌:100mg t.i.d. 或 500mg q.d.。 (8)各种癌症化疗时保护骨髓作用:0.5~1g/d p.o.,由化疗前 1w 用至一个疗程后 1w。 (9)绝经期血管舒缩症状:一次 150mg i.m.,每 3 个月深部肌内注射 1 次。 (10)避孕:一次 150mg i.m.,每 3 个月深部肌肉注射 1 次。育龄妇女推荐于正常月经周期的前 5d 注射。未进行母乳喂养的产妇于产后 5d 内注射。母乳喂养的产妇于产后 6w 注射。 (11)女性多毛症:一次 100mg i.m.,一个月 2 次					
醋酸甲地孕酮	p.o.	NA	口服吸收好	2.58 ± 0.9	(753 ± 539)ng/ml	NA	NA	经肝脏代谢,大部分药物以葡糖醛酸结合物形式经肾脏排出,小部分随粪便排出	32.5	NA	(1)闭经:4mg p.o. b.i.d.~t.i.d.,停药 2~7d。如发生撤退性出血,表示体内已有雌激素影响。如无出血,则需按人工周期给药。 (2)功能失调性子宫出血:4~8mg/d,自月经第 5d 开始服用,共 20d。 (3)子宫内膜异位症:4~8mg/d p.o. q.d.~b.i.d.,自月经第 5d 开始服用,连服 3~6 个月。 (4)乳腺癌:160mg/d p.o.,一次或分次服用,至少连用 2 个月。 (5)子宫内膜癌:40~320mg/d p.o.,一次或分次服用,至少连用 2 个月。 (6)艾滋病患者的厌食、恶病质、原因不明的体重减轻:800mg/d p.o.。 (7)短期避孕:2mg/ 次 p.o.,探亲当日中午服 2mg,当晚 2mg,以后每晚 2mg,直至探亲结束,次日再服 2mg	正常剂量给药	正常剂量给药	禁用	NA	禁用

续表

药物	给药途径	食物影响	F/%	t_{max}/h	C_{max}/(μg/ml)	蛋白结合率/%	V_d/L	代谢和排出途径及比例	$^1t_{1/2}$/h	$^2t_{1/2}$/h	正常剂量	Ccr 50~90ml/min	Ccr 10~50ml/min	Ccr<10ml/min	透析清除情况	血液透析/CAPD/CRRT 剂量
米非司酮	p.o.	和葡萄柚汁合用,可升高血药浓度	70	半合成药:1.5 合成药:0.81	半合成药:0.8 合成药:2.34	98	1.5L/kg	90% 经肝脏代谢,代谢产物经胆汁进入消化道排出,其余经肾脏排出	20~34	NA	(1)终止早孕:首次 50mg p.o.,每 12h 加服 25mg,第 3d 清晨服用最后一次。1h 后一次空腹口服米索前列醇片 0.6mg,或于阴道后穹窿放置卡前列甲酯栓(1 枚),或使用其他同类前列腺素药物。其后卧床休息 2h,门诊观察 6h。注意观察用药后出血情况,有无胎囊排出和不良反应。 (2)紧急避孕:口服给药,在无防护性性生活或避孕失败后 72h 内服 25mg	<600mg/d	禁用	禁用	NA	禁用
6. 避孕药																
依托孕烯	皮下植入	无影响	—	14d	0.781~0.894	66	201~245	经肝脏代谢,大部分药物及代谢产物经肾脏排出,少数随粪便排出	23.5~28.4	NA	皮下植入给药,一次 68mg,可持续 3 年有效	NA	NA	NA	NA	NA
乌利司他	p.o.	无影响	NA	0.9	0.176	94	NA	经肝药酶 CYP3A4 代谢,代谢产物经肾脏排出	32.4 ± 6.3	NA	预防妊娠:无保护性交后或已知(或怀疑)避孕失败后 120h 内尽早服用 30mg p.o.。可与或不与食物同服。如服用后 3h 内发生呕吐,应考虑重复给予 30mg	NA	NA	NA	NA	NA
7. 作用于子宫药																
垂体后叶素	i.m. i.v. 经鼻给药	—	—	NA	NA	不与血浆蛋白结合	NA	大部分经肝脏和肾脏代谢,少量以结合形式随尿液排出	20min	NA	(1)产后出血:须在胎儿和胎盘均已娩出后肌内注射 10U。做预防性应用,可在胎儿前肩娩出后立即静脉注射 10U。 (2)临产阵缩弛缓不正常:一次 5~10U i.m.。将本药 5~10U 用 5% 葡萄糖注射液 500ml 稀释后缓慢滴注,严密观察宫缩情况并适时调整滴速。 (3)肺出血:i.m.,一次 5~10U。i.v.,将本药 5~10U 用 5% 葡萄糖注射液 20ml 稀释后缓慢注射,极量为一次 20U。大量咯血时,静脉注射 10U。静脉滴注,将本药 5~10U 用生理盐水或 5% 葡萄糖注射液 500ml 稀释后缓慢滴注,极量为一次 20U。 (4)消化道出血:i.m.,一次 5~10U。i.v.gtt.,本药对食管静脉曲张出血及结肠憩室出血有效,对胃或小肠黏膜损伤出血效果较差。可用本药静滴,每分钟 0.1~0.5U。 (5)尿崩症:肌内注射 5U b.i.d.	正常给药	正常给药	正常给药	NA	无须调整

续表

药物	给药途径	食物影响	F/%	t_{max}/h	C_{max}/(μg/ml)	蛋白结合率/%	V_d/L	代谢和排出途径及比例	$^1t_{1/2}$/h	$^2t_{1/2}$/h	正常剂量	Ccr 50~90ml/min	Ccr 10~50ml/min	Ccr<10ml/min	透析清除情况	血液透析/CAPD/CRRT剂量
缩宫素	i.m. i.v. 经鼻给药	—	—	NA	NA	NA	15	经肝脏、肾脏代谢及清除，仅少量原型药经尿液排泄	1~6min	NA	(1)引产或催产：一次2.5~5U i.v.gtt.，用氯化钠注射液稀释至每1ml中含有0.01U。静脉滴注开始时每分钟不超过0.001~0.002U，每15~30min增加0.001~0.002U，直至宫缩与正常分娩时相似，最快每分钟不超过0.02U，通常为每分钟0.002~0.005U。 (2)不全流产或难免流产：立即肌内注射10U，必要时30min后重复。 (3)产后出血：0.02~0.04U/min i.m.或i.v.，胎盘娩出后，可5~10U i.m.。 (4)缩宫素激惹试验：试验剂量同引产，稀释后的缩宫素静脉滴注，直到10min内出现3次有效的宫缩。此时注意胎心变化，若为阴性说明胎儿耐受力好，阳性者则应分析原因，尽早结束分娩。 (5)催乳：经鼻给药，在哺乳前2~3min，采用坐姿，向两侧鼻孔各喷入本药1次	NA	NA	NA	NA	NA
依沙吖啶	宫腔内羊膜腔外给药 羊膜腔内给药 外用	—	—	羊膜腔内注射本药后，经12h羊水中药物浓度达高峰	NA	NA	NA	经肝脏代谢，代谢产物经肾脏排出	NA	NA	(1)中期妊娠引产：①宫腔内羊膜腔外给药，妊娠13~15w，羊水过少或羊膜腔穿刺失败者可采用羊膜腔外引产法。孕妇排空膀胱后取膀胱截石位，常规外阴、阴道、宫颈消毒后，用宫颈钳夹住宫颈前唇，将橡皮导管沿宫颈向宫腔送入，将已配制的本药溶液100ml注入导管。导管下端双折用线扎紧，卷折在阴道内，塞纱布一块以固定，术后24h取出纱布和导管。②羊膜腔内给药，用于妊娠16w以后，经腹壁能注入羊膜腔内者，孕妇排空膀胱后，取仰卧位，选择宫体最突出部位，羊水波动明显处为穿刺点，用纱布持7号腰穿针垂直刺入腹壁，进入羊膜腔时有落空感，再继续进针0.5~1cm后拔出针芯，有羊水涌出后，将装有本药100mg溶液的注射器接在穿刺针上，再回抽羊水证实无误后将药液缓缓注入，拔针前须回抽羊水。拔针前将针芯插入针内快速拔针后，覆盖消毒纱布，轻压针眼。 (2)创面消毒：外用，用本药溶液冲洗或涂抹患处	禁用	禁用	禁用	NA	禁用

续表

药物	给药途径	食物影响	F/%	t_{max}/h	C_{max}/(μg/ml)	蛋白结合率/%	V_d/L	代谢和排出途径及比例	$^1t_{1/2}$/h	$^2t_{1/2}$/h	正常剂量	Ccr 50~90ml/min	Ccr 10~50ml/min	Ccr< 10ml/min	透析清除情况	血液透析/CAPD/CRRT剂量
卡前列素	阴道给药 i.m.	—	—	阴道给药:2~3h i.m.:20~30min	1~1.6ng/ml	NA	NA	少量药物以原型药随尿液排出	羊水中的消除半衰期:27~31	禁用	(1)抗早孕:①空腹或进食后2h,口服米非司酮片25mg b.i.d.,连服3d(或一次口服米非司酮片200mg,服药后禁食2h),第4d清晨于阴道后穹窿放置本药栓剂1粒(1mg),卧床休息2h,门诊观察6h。②先口服孕三烯酮一日3mg t.i.d.,共4d,停药48h后于阴道后穹窿放置本药膜剂,2mg q.2.5h.,共4次,8h后如无流产,再肌内注射本药2mg。③先肌内注射丙酸睾酮100mg q.d.,共3d,第4d于阴道后穹窿放置本药海绵1块(6mg),8h后如无流产,再肌内注射本药2mg。若无效,2日后重复一疗程。放置本药后需卧床休息2~3h,收集所有阴道排出物。 (2)中期妊娠引产 1)i.m.:开始时可使用选择性的测试剂量0.1mg。起始剂量一次0.25mg,用结核菌注射器深部肌内注射。随后根据子宫反应,q.1.5h.~q.3.5h.。必要时可增至0.5mg,但总量不得超过12mg,且不建议连续使用超过2d。 2)羊膜腔内给药:羊膜腔内给予卡前列素氨丁三醇3.25mg,注射时间不少于5min。如未能终止妊娠,24h重复1次。 (3)产后出血:起始剂量一次0.25mg i.m.。必要时可间隔15~90min多次注射,总量不超过2mg。 (4)扩宫颈:阴道给药,术前扩张宫颈,可在手术前晚将本药栓剂1mg置阴道后穹窿处,12h后宫颈扩张,以便于负压吸引终止早期妊娠	禁用	禁用	禁用	NA	禁用
卡前列甲酯	阴道给药	无影响	—	0.5	1~1.6ng/ml	NA	NA	经血液中酯酶水解为卡前列素,随尿液排出	30min	NA	(1)抗早孕:阴道给药,与米非司酮联合用药,在空腹或进食2h后服米非司酮片,服药后禁食2h,适用于停经49d内的健康早孕妇女。具体用法如下:①第1d服米非司酮片200mg,第3d服1mg。②第1d服米非司酮片25~50mg q.12h.,连服2~3d,总量150mg,第3~4d放置本药1mg。③首剂服米非司酮片50mg,当晚再服25mg,以后25mg q.12h.,第3d清晨服25mg米非司酮片1h后服本药1mg。 与丙酸睾酮联合用药:第1d肌内注射丙酸睾酮100mg,连用3d,总量为300mg,第4d放置本药1mg,2~3h后重复1mg,直至流产(平均用量约为4mg)。最多使用本药5mg。	慎用	慎用	慎用	NA	慎用

续表

药物	给药途径	食物影响	F/%	t_{max}/h	C_{max}/(μg/ml)	蛋白结合率/%	V_d/L	代谢和排出途径及比例	$^1t_{1/2}$/h	$^2t_{1/2}$/h	正常剂量	Ccr 50~90ml/min	Ccr 10~50ml/min	Ccr<10ml/min	透析清除情况	血液透析/CAPD/CRRT剂量
卡前列甲酯											(2)中期引产：阴道给药，①单用本药，1mg，2~3h 重复 1mg，直至流产(平均用量约为 6mg)。②与米非司酮联用，先口服米非司酮 100mg q.d.，连用 2d，第 3d 本药 1mg q.3h.。当宫口已开大并建立规律宫缩，可停止给药。 (3)产后出血：阴道给药与胎儿娩出后，将本药 0.5~1mg 贴附于阴道前壁上 1/3 处，约 2min					
地诺前列酮	阴道给药 宫颈给药 i.v.gtt. 宫腔内羊膜腔外给药	无影响	—	0.5~0.75	(433 ± 51) pg/ml	—	—	本药在肺、肾脏、脾及其他组织中经酶降解而失活，代谢产物经肾脏排出	1~3min	NA	(1)促宫颈成熟 1)阴道给药：将本药阴道片 10mg 放于后穹窿，放置后患者应卧床 20~30min。如 24h 内仍未达到充分的宫颈成熟，应取出本药。 2)宫颈给药：产妇取仰卧位，将本药凝胶(含 0.5mg 地诺前列酮)注入宫颈管，低于宫颈内口。注药后患者应至少仰卧 15~30min。如宫颈或子宫对初始量无反应，可在 6h 后重复给药一次。最大剂量为每 24h 1.5mg。 (2)引产 1)静脉滴注：将本药注射液 2mg 和碳酸钠溶液 1mg 加入氯化钠注射液 10ml 中，摇匀后再加入 5% 葡萄糖注射液 500ml 中滴注。中期妊娠引产的滴速为 4~8μg/min (每分钟 15~30 滴)；足月妊娠引产的滴速为 1μg/min。 2)宫腔内羊膜腔外给药：将本药注射液 2mg 和碳酸钠溶液 1mg 加入氯化钠注射液 10ml 中，摇匀备用。给药时 0.2mg q.2h.，给药 3h 后，亦可酌情加用适量缩宫素，以加速产程进展	不推荐使用	不推荐使用	不推荐使用	NA	NA
利托君	i.v.gtt. p.o.	无影响	30	0.5~1	5~15ng/ml	32~38	0.26 L/kg	经肝脏代谢，71%~93% 原型药及代谢产物经肾脏排出	1.3	NA	预防妊娠 20w 以后的早产： (1)i.v.gtt.：①取本药 100mg，用 5% 葡萄糖溶液(糖尿病患者可用生理盐水)500ml 稀释为 100mg/500ml 的溶液。起始剂量为 0.05mg/min(5 滴 /min，20 滴 /ml)，每 10min 增加 0.05mg/min，直至达到预期效果。通常滴速保持在 0.15~0.35mg/min(15~35 滴 /min)。宫缩停止后，应继续输注至少 12~18h。最佳剂量取决于子宫反应与不良反应之间的平衡。②有复发宫缩时可再静脉滴注。 (2)p.o.：在静脉滴注结束前 30min 开始，最初 24h 内为 10mg q.2h.，此后每 4~6h 10~20mg，具体视子宫收缩反应而定。一日常用维持剂量为 80~120mg，分次给药。一日总量不超过 120mg。治疗应维持到可以终止妊娠为止。最佳剂量取决于子宫反应与不良反应之间的平衡	尚无研究资料	尚无研究资料	尚无研究资料	NA	NA

续表

药物	给药途径	食物影响	F/%	t_{max}/h	C_{max}/(μg/ml)	蛋白结合率/%	V_d/L	代谢和排出途径及比例	$^1t_{1/2}$/h	$^2t_{1/2}$/h	正常剂量	Ccr 50~90ml/min	Ccr 10~50ml/min	Ccr< 10ml/min	透析清除情况	血液透析/CAPD/CRRT剂量
阿托西班	静脉给药 i.h.	无影响	—	1	(442 ± 73) ng/ml	46~48	18.3 ± 6.8	经肝脏代谢，代谢产物随尿液排出	1.7 ± 0.3	慎用	早产：首剂单剂量静脉注射 6.75mg，随后连续 3h 静脉滴注高剂量已稀释的本药浓溶液（滴速为 300μg/min），最后再低剂量静脉滴注已稀释的本药浓溶液（100μg/min），持续 45h。治疗时间不应超过 48h，一疗程的总给药剂量最好不超过 330mg	慎用	慎用	慎用	NA	慎用
8. 退乳药																
溴隐亭	p.o.	无影响	28	2~3	4~20ng/ml	90~96	61	经肝脏代谢，代谢产物约 95% 经胆道排出，其余经肾脏排出	40~50	不变	(1) 月经周期紊乱及女性不育症：1.25mg b.i.d.~t.i.d. p.o.。必要时可增至 2.5mg b.i.d.~t.i.d.。应持续治疗直至月经周期恢复正常和/或恢复排卵。必要时可连续治疗数个月经周期以避免复发。 (2) 高催乳素血症及催乳素瘤：起始剂量 1.25mg b.i.d.~t.i.d. p.o.。数周后，剂量可逐渐调整至一日 10~15mg，分次服用。维持剂量为 2.5~5mg b.i.d.~t.i.d.。一日不宜超过 20mg。 (3) 抑制泌乳：1.25mg b.i.d. p.o.，连服 14d。为预防泌乳，应尽早开始治疗，但不应早于分娩或流产后 4h。治疗停止后 2~3d，偶有少量泌乳，此时采用原剂量重复治疗 1w 即可停止泌乳。 (4) 产后乳房过度肿胀：单剂量 2.5mg p.o.，必要时可于 6~12h 后再服 2.5mg，此剂量不会抑制泌乳。 (5) 产后初期乳腺炎：口服给药，同“抑制泌乳”用法用量，应与抗生素联用。 (6) 良性乳腺疾病：初始剂量 1.25mg b.i.d.~t.i.d. p.o.，随后逐渐增加至一日 5~7.5mg。 (7) 帕金森病：起始剂量 1.25mg b.i.d.p.o.，每 14~28d 增加日剂量 2.5mg，通常维持剂量为 2.5~40mg/d，不超过 100mg/d。 (8) 肢端肥大症：起始剂量 1.25~2.5mg p.o.，维持剂量为 20~30mg/d，必要时，每 3~7d 增加 1.25~2.5mg。通常维持剂量为 20~30mg/d，最大剂量 100mg/d。 (9) 2 型糖尿病：起始剂量 0.8mg q.d.p.o.，于早上起床后 2h 内进食时服用。每周增加日剂量 0.8mg，直至达到最大耐受日剂量 1.6~4.8mg，一日最大剂量 4.8mg	同正常剂量	同正常剂量	同正常剂量	NA	无须调整

续表

药物	给药途径	食物影响	F/%	t_{max}/h	C_{max}/(μg/ml)	蛋白结合率/%	V_d/L	代谢和排出途径及比例	$^1t_{1/2}$/h	$^2t_{1/2}$/h	正常剂量	Ccr 50~90ml/min	Ccr 10~50ml/min	Ccr<10ml/min	透析清除情况	血液透析/CAPD/CRRT剂量
9. 其他女性生殖系统药																
绒促性素	i.m. i.h.	无影响	—	12	(121±44)U/L	NA	5.9±1	80%经肾脏代谢，24h内10%~12%的本药以原型药随尿液排出	23	慎用	(1)女性无排卵性不孕症：体外受精。 1)肌内注射：注射用绒促性素，于尿促性素末次给药后1d或氯米芬末次给药后5~7d开始用药，一次5 000~10 000U，连续用药3~6周期，如无效应停药。 2)皮下注射：注射用重组人绒促性素，在最后一次注射卵泡刺激素(FSH)或尿促性素24~48h后，即取得卵泡生长的最佳刺激时，注射本药一次6 500U。 (2)功能性子宫出血：肌内注射注射用绒促性素，一次1 000~3 000U。 (3)习惯性流产、妊娠先兆流产：肌内注射注射用绒促性素，一次1 000~5 000U。 (4)黄体功能不全：肌内注射注射用绒促性素，于月经周期15~17d排卵之日起，一次1 500U，隔日1次，连用5次，剂量可根据患者的反应做调整。妊娠后，须维持原剂量至7~10孕周。 (5)卵泡穿刺制剂：肌内注射注射用绒促性素，一次5 000~100 000U。 (6)黄体阶段支持：肌内注射注射用绒促性素，一次1 000~3 000U，重复注射2~3次。每次可能在排卵或胚胎移植后9d内(如在排卵诱导后第3d、6d、9d)用药。 (7)男性促性腺激素功能不足所致性腺功能低下：肌内注射注射用绒促性素，一次1 000~4 000U，一周2~3次，持续用药数周至数月。为促进精子生成，需持续用药6个月或更长。若精子数少于5 000 000/ml，应与尿促性素合用约12个月	慎用	慎用	慎用	NA	慎用

续表

药物	给药途径	食物影响	F/%	t_{max}/h	C_{max}/(μg/ml)	蛋白结合率/%	V_d/L	代谢和排出途径及比例	$^1t_{1/2}$/h	$^2t_{1/2}$/h	正常剂量	Ccr 50~90ml/min	Ccr 10~50ml/min	Ccr<10ml/min	透析清除情况	血液透析 / CAPD/CRRT 剂量
尿促性素	i.m.	无影响	—	4~6	8.5mIU/ml	NA	NA	代谢 NA，主要经肾脏排出	11~13	NA	(1)无排卵性不孕症、超排卵：起始剂量 75U/d i.m.，连用 7~12d，直至雌激素活性与正常女性相似或高于正常女性，最后一次注射本药后 1d 注射绒促性素 5 000~10 000U。如未出血排卵但未妊娠，可用此剂量重复 2 个疗程，然后再增加剂量。使用 75U/d 的剂量 3 个疗程后仍无效，可增加至 150U/d，连用 7~12d，如仍未妊娠，可用此剂量重复 2 个疗程。 (2)男性性腺功能减退症：使用本药前预先注射绒促性素 5 000U/ 次 i.m. t.i.w.，直至血清睾酮水平正常并达到男性化指标。随后开始注射本药 75U t.i.w.，同时注射绒促性素 2 000U b.i.w.，疗程至少 4 个月。如 4 个月后患者无反应，可继续注射本药 75U i.m. t.i.w.，或增至 150U i.m. t.i.w.，绒促性素剂量不变	NA	NA	NA	NA	NA
重组人促黄体激素α	i.h.	无影响	—	4~16	1.1 IU/L	NA	10	肾脏排出率低于 5%	11~18	NA	黄体生成素严重不足的女性不孕症：本药用量应根据超声检测卵泡的大小及患者对雌激素的反应而定。推荐的起始剂量为 75U/d i.h.，同时联用 75~150U 的促卵泡素。按需可增加促卵泡素 37.5~75U，剂量调整通常应间隔 7~14d，刺激时间可从任一治疗周期延长至最多 5w。当达到满意反应后，应在末次注射本药及促卵泡素 24~48h 后一次性注射绒毛促性腺素(hCG) 5 000~10 000U	慎用	慎用	慎用	NA	慎用

十一、神经系统疾病用药

药物	给药途径	食物影响	F/%	t_{max}/h	C_{max}/(μg/ml)	蛋白结合率/%	V_d/L	代谢和排出途径及比例	$^1t_{1/2}$/h	$^2t_{1/2}$/h	正常剂量	Ccr 50~90ml/min	Ccr 10~50ml/min	Ccr<10ml/min	透析清除情况	血液透析/CAPD/CRRT剂量
1. 调脂药																
阿托伐他汀	p.o.	葡萄柚汁可增加本药血药浓度	14	1~2	NA	≥ 98	381	本药及其代谢产物主要经肝脏和/或肝外代谢后经胆汁清除，但无明显的肝肠循环，98%的药物随粪便排出，不足2%随尿液排出	14	NA	10mg q.d.，最高80mg/d	10mg q.d.，最高80mg/d	10mg q.d.，最高80mg/d	10mg q.d.，最高80mg/d	透析不可清除	血液透析：无须调整 CAPD、CRRT：NA
瑞舒伐他汀	p.o.	无影响	20	5	NA	90	134	少量（约10%）经肝脏代谢（主要通过CYP2C9和CYP2C19），部分产物尚有活性。本药主要以原型药排出，约90%随粪便排出，约10%经肾脏排出	13~20	NA	5mg q.d.。最大日剂量20mg/d	无须调整	<30ml/min，禁用	禁用	NA	NA
2. 抗凝血药																
肝素钠	i.h. i.v. i.v.gtt.	NA	口服不吸收，皮下、肌内或静脉注射吸收良好	i.h.：2~4	NA	80	0.07	由单核吞噬细胞系统摄取到肝内代谢，经尿液排出，少量以原型药随尿液排出	i.v.：1~6 平均：1.5	NA	一般首次给药5 000~10 000U i.h.，以后8 000~10 000U q.8h.，或15 000~20 000U q.12h.，一日总量30 000~40 000U	无须调整剂量	无须调整剂量	无须调整剂量	透析不可清除	NA
肝素钙	i.h. i.v. i.v.gtt.	NA	口服不吸收，皮下、肌内或静脉注射吸收良好	皮下：0.33~1（有个体差异）	NA	NA	NA	经肝脏代谢，随尿液排出	静脉注射：1~6 平均：1.5	NA	一般初次5 000~10 000U i.h.，随后5 000~10 000U q.8h.，或10 000~20 000U q.12.	无须调整剂量	无须调整剂量	无须调整剂量	透析不可清除	NA
低分子肝素钙	i.h. i.v.	NA	皮下接近100%	3	NA	NA	3~7L/kg	经肝脏代谢，主要由肾脏以少量代谢产物的形式或原型药消除	i.h.：3.5 i.v.：2.2	NA	0.3ml/d	NA	NA	NA	NA	NA
低分子肝素钠	i.h. i.v.	NA	皮下接近95%	3	NA	NA	NA	经肝脏、肾脏代谢，经泌尿道排出体外	6	NA	0.4~0.6ml i.h. b.i.d.	NA	NA	NA	NA	NA

续表

药物	给药途径	食物影响	F/%	t_{max}/h	C_{max}/(μg/ml)	蛋白结合率/%	V_d/L	代谢和排出途径及比例	$^1t_{1/2}$/h	$^2t_{1/2}$/h	正常剂量	Ccr 50~90ml/min	Ccr 10~50ml/min	Ccr<10ml/min	透析清除情况	血液透析/CAPD/CRRT 剂量
华法林钠	p.o.	无影响	吸收完全	4	NA	99.00	0.14	主要经 CYP450 酶代谢，92% 的本药口服剂量在尿液中检出，但极少为原型药，主要为代谢产物	母体：20~60（主要为 40） *R*- 华法林：20~89 *S*- 华法林：18~43	NA	避免冲击治疗，第 1~3 日 3~4mg p.o.（年老体弱及糖尿病患者半量即可），3d 后可给予维持量一日 2.5~5mg（可参考凝血时间调整剂量使 INR 达 2~3）				NA	CAPD：无须调整 血液透析：NA CRRT：无须调整剂量
阿加曲班	静脉给药	—	—	0.5	0.08	54	174~180ml/kg	经肝脏代谢，主要代谢产物为喹啉环的氧化物。主要随粪便排出	0.5~0.85	NA	初始 2d，一日 60mg，以适当溶液稀释，24h 持续滴注。其后 5d，10mg b.i.d.，每次滴注 3h				NA	NA
3. 纤维蛋白溶解药																
尿激酶	静脉给药	—	—	NA	NA	NA	NA	经肝脏快速清除，少量药物随胆汁和尿液排出	≤ 0.33	NA	尿激酶 100 万 ~150 万 IU，溶于生理盐水 100~200ml，持续静脉滴注 30min				NA	NA
尤瑞克林	静脉给药	NA	NA	NA	NA	NA	NA	主要经肝脏代谢，随尿液排出	2.6~3.28	NA	应在起病 48h 内开始用药。0.15PNA 单位 q.d.，3w 为一疗程	NA	NA	NA	NA	NA
降纤酶	静脉给药	NA	NA	NA	NA	NA	NA	NA	NA	NA	10U q.d.，连用 3~4d。非急性发作期时，首剂量 10U，维持剂量 5~10U，q.o.d.~q.d.，2w 为一疗程	NA	NA	NA	NA	NA
阿替普酶	静脉给药	NA	NA	0.33~0.66	NA	NA	8.1	经肝脏代谢，经血浆清除	α 相：0.067~0.083 β 相：0.67	NA	0.9mg/kg（最大剂量为 90mg）i.v.gtt.，其中 10% 在最初 1min 内静脉推注，其余持续滴注 1h	NA	NA	NA	NA	NA
重组人 TNK 组织型纤溶酶原激活剂	静脉给药	NA	NA	NA	NA	NA	3~4	主要经肝脏代谢	初始半衰期：0.33~0.4 终末半衰期：1.5~2.17	NA	单次 16mg	NA	NA	NA	NA	NA

续表

药物	给药途径	食物影响	F/%	t_{max}/h	C_{max}/(μg/ml)	蛋白结合率/%	V_d/L	代谢和排出途径及比例	$^1t_{1/2}$/h	$^2t_{1/2}$/h	正常剂量	Ccr 50~90ml/min	Ccr 10~50ml/min	Ccr<10ml/min	透析清除情况	血液透析/CAPD/CRRT剂量
巴曲酶	静脉给药	NA	NA	NA	NA	NA	肝脏、肾脏分布较高	大部分代谢产物随尿液排出	首次剂量:5.9 第二次剂量:3.0 第三次剂量:2.8	NA	首次剂量为10BU,随后剂量为5BU q.o.d.,共3次	NA	NA	NA	NA	NA
蚓激酶	p.o.	餐前半小时服用	NA	0.67~1.33	NA	NA	NA	NA	1.5~2.5	NA	60万U t.i.d.,3~4w为一疗程,连服2~3个疗程,也可连续服用至症状好转	NA	NA	NA	NA	NA
蕲蛇酶	静脉给药	NA	NA	NA	NA	NA	NA	主要经肾脏随尿液排出	(15.95±2.41)~(19.73±4.28)	NA	0.75U q.d.	NA	NA	NA	NA	NA
4. 抗血小板药																
阿司匹林	p.o.	食物可降低本药吸收速率,但不影响吸收量	吸收完全	肠溶片:0.17~0.33 泡腾片:1~2 片剂和缓释片:2 肠溶缓释片:7.3 肠溶胶囊:3~7 分散片:1	解热镇痛:25~50 抗炎、抗风湿:150~300	本药蛋白结合率低,但水解后的水杨酸盐蛋白结合率为65%~90%	150~170ml/kg	本药大部分在胃肠道、肝及血液内较快水解为水杨酸盐,然后在肝脏中代谢。本药以结合的代谢产物和游离的水杨酸形式经肾脏排出	0.25~0.33	NA	用于缺血性脑卒中时:急性期,阿司匹林150~300mg q.d.。急性期后可改为预防剂量,50~300mg q.d.	NA	NA	避免使用	透析可清除	血液透析:给予本药维持剂量 CAPD、CRRT:NA
氯吡格雷	p.o.	无影响	至少50	0.9	2.2~2.5	原型药:98 代谢产物:94	很广	主要经肝脏代谢,服药5d约50%随尿液排出,46%随粪便排出	单剂量:6	NA	负荷剂量单次300mg q.d.,随后50~75mg q.d.	NA	NA	NA	NA	NA
替罗非班	静脉给药	NA	NA	NA	NA	65	22~42	体内代谢有限,主要以原型药经肾脏和胆汁排出	1.4~1.8	NA	最初30min,以0.4μg/(kg·min)的速度静脉滴注,随后以0.1μg/(kg·min)维持	无须调整剂量	<30ml/min:本药剂量减少50%	本药剂量减少50%	血液透析可清除	NA

续表

药物	给药途径	食物影响	F/%	t_{max}/h	C_{max}/(μg/ml)	蛋白结合率/%	V_d/L	代谢和排出途径及比例	$^1t_{1/2}$/h	$^2t_{1/2}$/h	正常剂量	Ccr 50~90ml/min	Ccr 10~50ml/min	Ccr<10ml/min	透析清除情况	血液透析/CAPD/CRRT剂量
替格瑞洛	p.o.	摄取高脂食物对本药C_{max}无影响，但可使AUC升高21%	36	1.5	给药60mg：391 给药90mg：627	>99	88	主要经CYP3A4代谢，本药主要经粪便排出，活性代谢产物及原型药经尿液排出不足1%，活性代谢产物主要随胆汁排出	原型药：7 活性代谢产物：9	NA	负荷剂量为180mg，以后90mg b.i.d.	无须调整剂量	无须调整剂量	无须调整剂量	NA	血液透析：不推荐使用 CAPD、CRRT：NA
5. 利尿药																
呋塞米	p.o. 静脉给药	可减慢本药吸收	60~70	p.o.：1~2 静脉：0.33~1	NA	91~97	0.2	本药88%以原型药经肾脏排出，12%经肝脏代谢后随胆汁排出（肾功能受损者经肝脏代谢增多），也可随乳汁排出	0.5~1	1.25~2.58	(1) p.o.：起始剂量为20~40mg q.d.，必要时6~8h后追加20~40mg。最大剂量600mg/d，一般在100mg以内，分2~3次服用。部分可减少至20~40mg q.o.d.（或一日20~40mg，每周连续服药2~4d）。 (2) i.v.：起始量20~40mg，必要时每2h追加剂量。维持用药阶段可分次给药。 (3) i.v.gtt.：AKI时将本药200~400mg加至100ml氯化钠注射液中，滴注速度不超过4mg/min，有效者可按原剂量重复应用或酌情调量，总量不超过1g/d	NA	NA	NA	血液透析不可清除	血液透析：无须调整 CAPD、CRRT：NA
6. 脱水药																
甘露醇	静脉给药	NA	口服吸收少	0.5~1	NA	NA	17	本药可由肝脏生成糖原，但由于静脉注射后迅速经肾脏排出，故一般情况下经肝脏代谢的量较少。肾功能正常时，静脉注射本药100g，80%于3h内经肾脏排出	1.67	6	一次0.25~2g/kg，于30~60min内滴完	NA	NA	严重肾衰竭慎用	透析可清除	血液透析：透析时给予维持剂量 CAPD、CRRT：NA

续表

药物	给药途径	食物影响	F/%	t_{max}/h	C_{max}/(μg/ml)	蛋白结合率/%	V_d/L	代谢和排出途径及比例	$^1t_{1/2}$/h	$^2t_{1/2}$/h	正常剂量	Ccr 50~90ml/min	Ccr 10~50ml/min	Ccr<10ml/min	透析清除情况	血液透析/CAPD/CRRT剂量
甘油果糖	静脉给药	NA	NA	1	310	NA	NA	大部分代谢为二氧化碳及水排出；小部分在肝内转化为葡萄糖，提供一定热量；经肾脏排出少	NA	NA	250~500ml q.d.~b.i.d.，250ml 需滴注 1~1.5h，500ml 需滴注 2~3h	NA	NA	NA	NA	NA
7. 改善脑循环与促进智力发育药																
吡拉西坦	p.o. 静脉给药	NA	口服吸收迅速	0.5~0.75	NA	30	0.6 L/kg	不被肝脏分解，以原型药随尿液和粪便排出	5~6	NA	p.o.：0.8~1.6g t.i.d.，4~8w 为一疗程。 i.m.：1g b.i.d.~t.i.d.。 i.v.：4~6g b.i.d.。 i.v.gtt.：4~8g q.d.	NA	NA	NA	NA	NA
丁基苯酞	p.o. 静脉给药	食物可减少本药吸收，降低血药浓度	NA	单次口服100mg：0.88 单次口服200mg：1.25 单次口服400mg：1.25	口服100mg：(78.7 ± 115.8) × 1 000 输注含20mg的100ml注射液：(199.5 ± 76.7) × 1 000	NA	NA	大多数药物在体内被转化为代谢产物，尿液中原型药排出比例小	口服给药 100mg：12.46 ± 2.50 200mg：11.84 ± 4.09 400mg：7.52 ± 1.32 静脉滴注 20mg：6.10 ± 3.13 40mg：8.84 ± 2.98 80mg：9.63 ± 2.59	NA	p.o.：200mg t.i.d.，10d 为一疗程。 i.v.gtt.：25mg b.i.d.，14d 为一疗程	NA	<30ml/min：慎用	慎用	NA	NA
依达拉奉	静脉给药	NA	NA	NA	健康成年男性：(888 ± 171) × 1 000 健康老年受试者：(1 041 ± 106) × 1 000	血清蛋白：92 血清白蛋白：89~91	NA	血浆中主要代谢产物为硫酸络合物、葡糖醛酸络合物。71.0%~79.9% 以代谢产物形式随尿液排出	4.5~6	NA	30mg b.i.d.，14d 为一疗程	轻度肾损伤慎用	中度肾损伤慎用	重度肾衰竭禁用	NA	NA

续表

药物	给药途径	食物影响	F/%	t_{max}/h	C_{max}/(μg/ml)	蛋白结合率/%	V_d/L	代谢和排出途径及比例	$^{1}t_{1/2}$/h	$^{2}t_{1/2}$/h	正常剂量	Ccr 50~90ml/min	Ccr 10~50ml/min	Ccr<10ml/min	透析清除情况	血液透析/CAPD/CRRT剂量
胞二磷胆碱	p.o. i.m. 静脉给药	NA	NA	i.m.：3	NA	NA	肝内分布多，占10%	大部分在2h内随尿液排出	NA	NA	p.o.：0.1~0.2g t.i.d.； i.m.：0.1~0.3g/d，分1~2次注射； i.v.：0.1~0.2g/次； i.v.gtt.：0.25~0.5g q.d.	NA	NA	NA	NA	NA
银杏达莫	静脉给药	NA	NA	2~3	NA	高	NA	经肝脏代谢，与葡糖醛酸结合后随胆汁排出	NA	NA	10~25ml b.i.d.	NA	NA	NA	NA	NA
倍他司汀	p.o. i.m. 静脉滴注	NA	NA	NA	NA	NA	NA	经肝脏代谢，经肾脏排出	3.4~5.6	NA	(1) p.o.：盐酸倍他司汀片4~10mg b.i.d.；盐酸倍他司汀口服液10~20mg t.i.d.；甲磺酸倍他司汀片6~12mg t.i.d.。 (2) i.m.：10~20mg q.d.	NA	NA	NA	NA	NA
尼莫地平	p.o. 静脉给药	饮用葡萄柚汁可使本药的血药浓度升高	5~15	<1	80 200	97~99	NA	经肝脏代谢，经肾脏排出	1.1~1.7	22.23	(1) 缺血性脑血管病、偏头痛：普通制剂10~40mg t.i.d.；缓释制剂30~60mg b.i.d.。 (2) 突发性耳聋、轻中度高血压、蛛网膜下腔出血所致脑血管痉挛：普通制剂40~60mg t.i.d.~q.i.d.；缓释制剂30~60mg b.i.d.。 (3) 动脉瘤性蛛网膜下腔出血：60mg q.4h. p.o.；静脉给药起始2h为15μg/(kg·h)，后增至30μg/(kg·h)	无需调整剂量	无需调整剂量	无需调整剂量	NA	NA
多奈哌齐	p.o.	无明显影响	100	3~4	30 000~75 000	96	12L/kg	经肝脏代谢，经肾脏排出	70	NA	5mg q.d.	NA	NA	NA	血液透析可清除	NA
曲克芦丁	p.o. 静脉给药 i.m.	NA	NA	1~6	NA	35	NA	70%随粪便排出	10~25	NA	p.o.：120~180mg t.i.d.； i.v.gtt.：240mg~360mg q.d.；i.m.：60~150mg b.i.d.	NA	NA	NA	NA	NA

续表

药物	给药途径	食物影响	F/%	t_{max}/h	C_{max}/(μg/ml)	蛋白结合率/%	V_d/L	代谢和排出途径及比例	$^1t_{1/2}$/h	$^2t_{1/2}$/h	正常剂量	Ccr 50~90ml/min	Ccr 10~50ml/min	Ccr< 10ml/min	透析清除情况	血液透析/CAPD/CRRT剂量
丁苯酞	p.o. 静脉给药	食物可减少本药吸收，降低血药浓度	NA	单次口服100mg：0.88 单次口服200mg：1.25 单次口服400mg：1.25	口服100mg：(78.7±115.8)×1 000 输注含20mg的100ml注射液：(199.5±76.7)×1 000	NA	NA	大多数药物在体内被转化为代谢产物，尿液中原型药排出比例小	口服给药100mg：12.46±2.50 200mg：11.84±4.09 400mg：7.52±1.32 静脉滴注20mg：6.10±3.13 40mg：8.84±2.98 80mg：9.63±2.59	NA	p.o.：200mg t.i.d.，10d为一疗程。 i.v.gtt.：25mg b.i.d.，14d为一疗程	NA	<30ml/min：慎用	慎用	NA	NA
尼麦角林	p.o. i.v.gtt. i.m.	NA	几乎完全吸收，绝对F小于5%	服用10mg/片×6片：2.7±1.2 服用30mg/片×2片：2.6±1.1	服用10mg/片×6片：(101.8±23)×1 000 服用30mg/片×2片：(102.8±30.5)×1 000	>90	NA	80%经肾脏排出，10%~20%随粪便排出	服用10mg/片×6片：8.1±1.6 服用30mg/片×2片：8.5±2	NA	p.o.：10~20mg b.i.d.~t.i.d.。 i.m.：2~4mg b.i.d.。 i.v.gtt.：每次4~8mg，溶于100ml 0.9%氯化钠注射液	NA	NA	NA	NA	NA
美金刚	p.o.	速释制剂：无影响 缓释制剂：t_{max}降低7h，AUC及C_{max}无影响	100	3~8	NA	45	9~11L/kg	部分经肝脏代谢，90%以上经肾脏排出	60~80	126 ± 56.5	5~20mg q.d.。为了减少不良反应的发生，治疗前3w每周递增5mg，以达维持剂量	无须调整剂量	10~29ml/min：10mg q.d.； 30~49ml/min：10mg q.d.	5~10ml/min：10mg q.d.	NA	NA

续表

药物	给药途径	食物影响	F/%	t_{max}/h	C_{max}/(μg/ml)	蛋白结合率/%	V_d/L	代谢和排出途径及比例	$^1t_{1/2}$/h	$^2t_{1/2}$/h	正常剂量	Ccr 50~90ml/min	Ccr 10~50ml/min	Ccr<10ml/min	透析清除情况	血液透析/CAPD/CRRT剂量
8. 抗癫痫药																
苯妥英钠	p.o.	食物增加苯妥英钠的吸收	79	4~12	NA	88~92	0.6L/kg	主要经肝脏代谢，经肾脏排出	7~42	NA	250~300mg/d，分3次	无须调整剂量	无须调整剂量	无须调整剂量	血液透析可清除	CAPD、血液透析：无须调整 CRRT：NA
丙戊酸钠	p.o. 静脉给药	食物延缓吸收	100	普通剂型：1~4 口服溶液：无 肠溶剂型：3~4 注射剂型：数分钟	NA	80~94	11L/1.73m^2	经肝脏代谢，经肾脏排出	普通剂型：7~10 口服溶液：8~20 肠溶剂型：无 注射剂型：15~17	NA	5~10mg/(kg·d)，分2~3次	NA	NA	NA	血液透析、腹膜透析可清除	CAPD、血液透析：无须调整 CRRT：NA
卡马西平	p.o.	不影响	58~85	4~8	4.5	70~80	0.8~1.9L/kg	经肝脏代谢，72% 经肾脏排出，28% 随粪便排出	25~65	25~65	400~800mg q.d.	400~800mg q.d.	400~800mg q.d.	400~800mg q.d.	血液透析不可清除	血液透析：无须调整 CAPD、CRRT：NA
奥卡西平	p.o.	不影响	90	4.5	34μmol/L	40	49	经肝脏代谢，>95% 经肾脏排出，<4% 随粪便排出	母体半衰期：1.3~2.3 活性代谢产物MHD 半衰期：9.3 ± 1.8	肾脏功能受损者(肌酐清除率<30ml/min)：19	300mg b.i.d.	无须调整	<30ml/min：150mg b.i.d.	150mg b.i.d.	血液透析可清除	CAPD：无须调整 血液透析、CRRT：NA
扑米酮	p.o.	NA	90~100	3~4	NA	20~30	0.6L/kg	经肝脏代谢，经肾脏排出	10~15	NA	250mg t.i.d.	增加给药间隔至 8h	增加给药间隔至 8~12h	增加给药间隔至 12~24h	血液透析可清除	血液透析：透析后给予正常剂量的 1/3 CAPD、CRRT：NA
乙琥胺	p.o.	可与食物同服减少胃部刺激	>90	成人：2~4 儿童：3~7	NA	21.8	0.619~0.72L/kg	经肝脏代谢，经肾脏排出	成人：50~60 儿童：30~36	NA	0.25g b.i.d.	NA	NA	NA	血液透析可清除	血液透析：无须调整 CAPD、CRRT：NA

续表

药物	给药途径	食物影响	F/%	t_{max}/h	C_{max}/(μg/ml)	蛋白结合率/%	V_d/L	代谢和排出途径及比例	$^1t_{1/2}$/h	$^2t_{1/2}$/h	正常剂量	Ccr 50~90ml/min	Ccr 10~50ml/min	Ccr<10ml/min	透析清除情况	血液透析/CAPD/CRRT剂量
氨己烯酸	p.o.	不影响	60~80	1~2	NA	17.1	0.8L/kg	不代谢，经肾脏排出	5~7	Ccr 50~80ml/min：延长55% Ccr 30~50ml/min：延长2倍 Ccr 10~30ml/min：延长3.5倍	500~750mg b.i.d.	50~80ml/min：剂量应减少25%	30~50ml/min：剂量应减少50% 10~30ml/min：剂量应减少75%	NA	血液透析可清除	NA
氯硝西泮	p.o. 静脉给药	NA	90	1~2	NA	80	1.5~4.4L/kg	经肝脏代谢，经肾脏排出	26~49	NA	p.o.：起始剂量0.5mg t.i.d. 每3d增加0.5~1mg，最大量20mg/d。 i.v.：1~4mg/次，每20min可重复1~2次，最大量20mg/d	NA	NA	NA	NA	NA
托吡酯	p.o.	无显著影响	75~80	2~3	1.5	13~17	0.55~0.8L/kg	经肝脏代谢，经肾脏排出	常释剂型：18~23 缓释剂型：31	延长	(1)单药治疗：起始剂量25mg q.n.，总量100mg/d，最高500mg/d。 (2)辅助治疗：起始剂量50mg q.n.，总量400mg/d，分2次服用	<70ml/min：起始剂量和维持剂量为常用剂量的一半	起始剂量和维持剂量为常用剂量的一半	起始剂量和维持剂量为常用剂量的一半	血液透析可清除	血液透析：给予常用剂量一半的补充剂量 CAPD、CRRT：NA
拉莫三嗪	p.o.	无影响	98	2.5	NA	55	0.92~1.22L/kg	经肝脏代谢，经肾脏排出（原型药少于10%），2%随粪便排出	24~35	肾功能损害：13~57.4	初始剂量25mg q.d.，维持剂量50~100mg b.i.d.~t.i.d.	NA	NA	NA	血液透析可清除	血液透析：增加剂量 CAPD、CRRT：NA
加巴喷丁	p.o.	轻微影响	900mg，每日3次：60 1 200mg，每日3次：47 2 400mg，每日3次：34 3 600mg，每日3次：33 4 800mg，每日3次：27	2~3	2	<3	58 ± 6	少量在体内代谢，主要以原型药经肾脏排出	5~7	肾功能损害：6.5~52	300~1 200mg t.i.d.	≥ 60ml/min：300~1 200mg t.i.d.	30~50ml/min：200~700mg b.i.d. 15~29ml/min：200~700mg q.d. 15ml/min：100~300mg q.d. 10~15ml/min：50~150mg q.d.	50~150mg q.d.	血液透析可清除	血液透析：维持剂量：100mg q.d.，血液透析后4h给予补充剂量125mg。维持剂量：125mg q.d.，血液透析后4h给予补充剂量150mg

续表

药物	给药途径	食物影响	F/%	t_{max}/h	C_{max}/(μg/ml)	蛋白结合率/%	V_d/L	代谢和排出途径及比例	$^1t_{1/2}$/h	$^2t_{1/2}$/h	正常剂量	Ccr 50~90ml/min	Ccr 10~50ml/min	Ccr< 10ml/min	透析清除情况	血液透析/CAPD/CRRT剂量
加巴喷丁																维持剂量：150mg q.d.，血液透析后 4h 给予补充剂量 200mg。维持剂量：200mg q.d.，血液透析后 4h 给予补充剂量 250mg。维持剂量：300mg q.d.，血液透析后 4h 给予补充剂量 350mg。CAPD、CRRT：NA
左乙拉西坦	p.o. 静脉给药	无影响	100	1.3	NA	<10	0.5~0.7L/kg	在人体内并不广泛分解，主要代谢途径是通过水解酶乙酰胺化。95% 随尿液排出，0.3% 随粪便排出	7±1	NA	500~1 500mg b.i.d.	≥ 80ml/min：500~1 500mg b.i.d. 50~79ml/min：500~1 000mg b.i.d.	30~49ml/min：250~750mg b.i.d.	250~500mg b.i.d.	血液透析可清除	血液透析：对于正在进行透析的晚期肾病患者，500~1 000mg q.d.。透析后，推荐给予 250~500mg 补充剂量 CAPD、CRRT：NA
硫酸镁	静脉给药	NA	NA	NA	NA	25~30	NA	经肾脏排出	NA	NA	首次剂量 2.5~4g，通常 24h 总量不超过 30g	NA	NA	NA	血液透析可清除	NA
吡仑帕奈	p.o.	减缓吸收速度	快速而完整	0.5~2.5	NA	95~96	NA	经肝脏代谢，22% 经肾脏排出，48% 随粪便排出	105	NA	8~12mg q.d.	NA	NA	NA	NA	血液透析：不推荐使用 CAPD、CRRT：NA
丙戊酰胺	p.o.	NA	80~100	5~12	NA	94	NA	经肝脏代谢，经肾脏排出	15	NA	0.2~0.4g t.i.d.	NA	NA	NA	NA	NA

续表

药物	给药途径	食物影响	F/%	t_{max}/h	C_{max}/(μg/ml)	蛋白结合率/%	V_d/L	代谢和排出途径及比例	$^1t_{1/2}$/h	$^2t_{1/2}$/h	正常剂量	Ccr 50~90ml/min	Ccr 10~50ml/min	Ccr<10ml/min	透析清除情况	血液透析/CAPD/CRRT剂量
唑尼沙胺	p.o.	无显著影响	NA	NA	NA	43.7	0.8~1.6L/kg	经肝脏代谢，经肾脏排出	63	NA	100~200mg/d，分1~3次，最大剂量为600mg/d	NA	NA	NA	血液透析可清除	血液透析：增加剂量 CAPD、CRRT：NA
9. 影响核酸生物合成的药物																
甲氨蝶呤	p.o. 静脉给药	C_{max}降低50%，延迟吸收	用量小于30mg/m²时，本药口服吸收良好	p.o.：0.5~1 i.v.：1~5	NA	50	0.4~0.8	本药部分可经肝细胞代谢转化为谷氨酸盐，口服后部分药物还可通过胃肠道细菌代谢。主要经肾脏(40%~90%)排出，大部分为原型药，约10%随胆汁排出	α相：1h β相：初期为2~3h，终末期为8~10h	NA	起始剂量10mg q.w.，每2w增加5mg至持续2w，最大剂量15~25mg q.w.	无须调整	常规剂量的50%	避免使用	NA	CAPD：无须调整 血液透析：增加剂量 CRRT：NA
10. 烷化剂类药物																
环磷酰胺	p.o.或静脉给药	有影响(葡萄柚可减弱本药作用)	75	1	NA	大多数不结合，代谢产物50%与蛋白结合	0.34~1.2kg/L	环磷酰胺是一种前药，可由肝微粒体酶(CYP450酶)转化为活性形式。经肾脏排出(32%为原型药)	7	NA	初始剂量：50mg q.d. p.o.，逐渐增加至2~3mg/(kg·d)；或每月静脉滴注500mg/m²。总量不超过10~15g	给药间隔应增加到12h	正常间隔，常规剂量的75%，或给药间隔增加到12h	正常间隔，常规剂量的50%，或给药间隔应增加到18~24h	透析可清除	NA
复方环磷酰胺片	p.o.	有影响(葡萄柚可减弱本药作用)	NA	1	NA	大多数不结合，代谢产物50%与蛋白结合	NA	经肝脏代谢，经肾脏排出	NA	NA	1片 t.i.d.	给药间隔应增加到12h	正常间隔，常规剂量的75%，或给药间隔增加到12h	正常间隔，常规剂量的50%，或给药间隔应增加到18~24h	透析可清除	NA
11. 抗肿瘤抗体类药物																
利妥昔单抗	静脉给药	NA	NA	NA	静脉滴注：375mg/m² 首次滴注：243μg/ml 第8周：550μg/ml	NA	2.7	NA	528	NA	375mg/m² i.v.gtt.，每周1次，连用4次为一疗程；或1 000mg q.2w.，连用2次为一疗程	NA	NA	NA	NA	NA
阿仑单抗	静脉给药	NA	NA	NA	2.276~3.014	NA	14.1	全身清除	336	NA	12mg q.d.	NA	NA	NA	NA	NA

续表

药物	给药途径	食物影响	F/%	t_{max}/h	C_{max}/(μg/ml)	蛋白结合率/%	V_d/L	代谢和排出途径及比例	$^1t_{1/2}$/h	$^2t_{1/2}$/h	正常剂量	Ccr 50~90ml/min	Ccr 10~50ml/min	Ccr<10ml/min	透析清除情况	血液透析/CAPD/CRRT剂量
12. 肾上腺皮质激素																
地塞米松	p.o. i.m. 静脉给药	NA	86.1	1	NA	77	2	经肝脏 CYP3A4 代谢，由肾脏和胆汁排出	血浆：3.17 组织：72	NA	0.075~0.15mg/kg q.d. 清晨顿服；或 3mg q.d. 清晨顿服，每 3d 增加 0.75mg，直至 9~12mg q.d.。 重症：地塞米松 10~20mg q.d.，静脉滴注 1w	无须调整剂量	无须调整剂量	无须调整剂量	血液透析不可清除	CAPD、血液透析：无须调整剂量 CRRT：NA
泼尼松	p.o.	显著提高 C_{max} 和 F	92	2	NA	70	0.4~1	随尿液排出，部分以原型药排出，小部分经乳汁排出	1	NA	0.5~1.0mg/kg q.d. 清晨顿服；或 20mg q.d. 清晨顿服，每 3d 增加 5.0mg，直至 60 ~80mg q.d.	无须调整剂量	无须调整剂量	无须调整剂量	血液透析不可清除	血液透析：无须调整 CAPD、CRRT：NA
泼尼松龙	p.o.	提高 F	77.6~84.5	1	0.42~0.46	70~90	1.5L/kg	经肝脏代谢，经肾脏排出	2~4	NA	5~60mg q.d.	无须调整剂量	无须调整剂量	无须调整剂量	血液透析不可清除	血液透析：5~60mg q.d. CAPD、CRRT：NA
甲泼尼龙	p.o. 静脉给药	NA	82~89	p.o.：1.5~2.3	NA	77	1.4	本药经肝脏代谢，也可经肾脏等组织代谢，随尿液排出	p.o.：1.8~5.2 i.v.gtt.：2.3~4	NA	0.4~0.8mg/kg q.d. 清晨顿服；或 16mg q.d. 清晨顿服，每 3d 增加 4.0mg，直至 48~64mg q.d.。 重症：甲泼尼龙 1 000mg q.d.，连续静脉滴注 3d，然后改为 500mg q.d.，静脉滴注 2d	无须调整剂量	无须调整剂量	无须调整剂量	血液透析可清除	NA
13. 免疫抑制药																
环孢素	p.o. 静脉给药 经眼给药	葡萄柚、葡萄汁（抑制 CYP3A4）可提高本药浓度，含钾食物可导致高血钾	30	非微乳化型口服：3.5 微乳化型口服：1.5~2	血浆：1ng/ml 血液：1.4~2.7ng/ml	90	3.5	主要经 CYP3A4 代谢；主要随胆汁清除，仅 6%（原型药 0.1%）的口服剂量随尿液排出	6.3	7~16（肾脏移植患者）	100mg q.12h.。每 1~2w 增加 50mg，直至达 2.5~3mg/kg	100mg q.12h.。每 1~2w 增加 50mg，直至达 2.5~ 3mg/kg	100mg q.12h.。每 1~2w 增加 50mg，直至达 2.5~3mg/kg （成人血清肌酐 >200μmol/L，禁用）	100mg q.12h.。每 1~2w 增加 50mg，直至达 2.5~3mg/kg （成人血清肌酐 >200μmol/L，禁用）	NA	NA

续表

药物	给药途径	食物影响	F/%	t_{max}/h	C_{max}/(μg/ml)	蛋白结合率/%	V_d/L	代谢和排出途径及比例	$^1t_{1/2}$/h	$^2t_{1/2}$/h	正常剂量	Ccr 50~90ml/min	Ccr 10~50ml/min	Ccr<10ml/min	透析清除情况	血液透析/CAPD/CRRT剂量
他克莫司	p.o. 静脉给药	进食可降低本药吸收速率和程度	20~25	普通制剂:1~3 缓释制剂:2 注射制剂:1~3	<2ng/ml	>98.8	血浆浓度:1 300 全血浓度:47.6	在肝脏和肠壁经 CYP3A 代谢,绝大部分随粪便排出,2% 随尿液排出(不足 1% 以原型药随尿液和粪便排出)	43	15.6(肾脏移植患者)	3~5mg/d 或 0.1mg/kg p.o.,分两次间隔 12h	3~5mg/d 或 0.1mg/kg p.o.,分两次间隔 12h	3~5mg/d 或 0.1mg/kg p.o.,分两次间隔 12h	3~5mg/d 或 0.1mg/kg p.o.,分两次间隔 12h	NA	NA
硫唑嘌呤	p.o.	NA	吸收良好	1	单剂量给药 50mg:16.9ng/ml	30	0.808kg/L	本药在红细胞和肝脏内通过氧化作用和甲基化作用降解。本药肾清除率为 57ml/(kg·min),24h 内 50%~60% 随尿液排出,48h 内 12% 随粪便排出	3~4	NA	起始 50mg q.d.,增加到最大 2.5mg/(kg·d)	可能延迟清除,给予低剂量 50mg q.d.	可能延迟清除,给予低剂量 50mg q.d.	可能延迟清除,给予低剂量 50mg q.d.	血液透析可部分清除(8h 内清除率为 45%)	NA
吗替麦考酚酯	p.o. 静脉给药	可使 C_{max} 降低 40%,对 AUC 无影响	94	p.o.:0.63~1.8	口服单剂量 1 000mg:24.3~25.3	97	口服:4.0 ± 1.2 静脉给药:3.6 ± 1.5	本药可完全代谢为活性产物 MPA,MPA 主要通过葡糖醛酸转化酶形成无药理学活性 MPAG。在体内,MPAG 通过肝肠循环被转化成 MPA,本药 93% 经肾脏排出,其中少量以 MPA 形式随尿液排出,大部分(约 87%)以 MPAG 形式随尿液排出,6% 随粪便排出	p.o.:17.9 ± 6.5 i.v.gtt.:16.6 ± 5.8	NA	初始:500mg b.i.d.。 维持:1 000~1 500mg b.i.d.	NA	<25ml/min:剂量应避免超过 1g b.i.d.,同时应进行密切观察	NA	NA	NA
那他珠单抗	静脉给药	NA	NA	0.7~2	30	NA	90ml/kg	全身清除	264	NA	300mg q.4w.	NA	NA	NA	NA	NA
芬戈莫德	p.o.	无影响	93	12~16	儿童:0.001 1 成人:0.001 35	99.7	1 200	约 81% 以无活性代谢产物随尿液排出,小于 2.5% 随粪便排出	144~216	不变	0.5mg q.d.	0.5mg q.d.	0.5mg q.d.	0.5mg q.d.	血液透析不可清除	NA
14. 免疫增强药																
人免疫球蛋白	静脉给药	NA	NA	0.25	NA	NA	NA	NA	504~672	NA	400mg/(kg·d)	400mg/(kg·d)	400mg/(kg·d)	400mg/(kg·d)	NA	NA
干扰素β1b	i.h.	NA	50	8~24	NA	NA	NA	经肾脏排出	NA	NA	0.062 5~0.25mg q.o.d.	NA	NA	NA	NA	NA

续表

药物	给药途径	食物影响	F/%	t_{max}/h	C_{max}/(μg/ml)	蛋白结合率/%	V_d/L	代谢和排出途径及比例	$^1t_{1/2}$/h	$^2t_{1/2}$/h	正常剂量	Ccr 50~90ml/min	Ccr 10~50ml/min	Ccr<10ml/min	透析清除情况	血液透析/CAPD/CRRT剂量
15. 胆碱酯酶抑制药																
溴新斯的明	p.o.	NA	1~2	1~3	NA	15~25	NA	被胆碱酯酶水解，并被肝脏中微粒体酶代谢。80% 的药物于 24h 内随尿液排出，其中原型药占给药量的 50%，15% 以代谢产物（3-羟基苯-3-甲基铵）的形式排出	0.87	明显延长	15mg t.i.d.。极量 100mg/d	NA	NA	NA	NA	NA
甲硫酸新斯的明	i.h. i.m. i.v.	NA	NA	i.m.:0.5 i.v.:0.1	NA	15~25	0.12~1.4kg/L	被胆碱酯酶水解，并被肝脏中微粒体酶代谢。80% 的药物于 24h 内随尿液排出，其中原型药占给药量的 50%，15% 以代谢产物（3-羟基苯-3-甲基铵）的形式排出	i.m.:0.89~1.2	NA	常用量：0.25~1mg t.i.d. 极量：5mg/d	常用量：0.25~1mg t.i.d. 极量：5mg/d	常用量：0.25~1mg t.i.d. 极量：5mg/d	常用量：0.25~1mg t.i.d. 极量：5mg/d	NA	NA
溴吡斯的明	p.o.	NA	11.5~18.9	1~5	NA	不结合	0.53~1.67kg/L	被胆碱酯酶水解，并被肝脏中微粒体酶代谢。主要以原型药及代谢产物随尿液排出	3.33	NA	60~120mg q.3h.~q.4h.	NA	NA	NA	NA	NA
16. 干扰转录过程和阻止 RNA 合成的药物																
米托蒽醌	静脉给药	NA	NA	NA	0.026~0.455	78	522L/m²	主要经肝脏代谢，通过胆汁随粪便排出，6%~11% 经肾脏排出，还可随乳汁排出。排出物主要为原型药	40~120	40~120	10~12mg/m² q.m. i.v.gtt.，共 3 个月，后每 3 个月 1 次，再用 3 次，总量不超过 100mg/m²				血液透析不可清除	血液透析或 CAPD 无须补充剂量
17. 抗抑郁药																
阿米替林	p.o.	无影响	31~61	NA	NA	82~96	5~10L/kg	主要经肝脏代谢，自肾脏排出，可分泌入乳汁	31~46	不变	25~100mg t.i.d.	25~100mg t.i.d.	25~100mg t.i.d.	25~100mg t.i.d.	血液透析不可清除	血液透析：25~100mg t.i.d. CAPD、CRRT：NA

续表

药物	给药途径	食物影响	F/%	t_{max}/h	C_{max}/(μg/ml)	蛋白结合率/%	V_d/L	代谢和排出途径及比例	$^1t_{1/2}$/h	$^2t_{1/2}$/h	正常剂量	Ccr 50~90ml/min	Ccr 10~50ml/min	Ccr<10ml/min	透析清除情况	血液透析/CAPD/CRRT剂量
18. 其他镇痛药																
普瑞巴林	p.o.	无影响	90	0.7~1.5	2~3.2	0	0.5L/kg	主要以原型药经肾脏排出	6.3	NA	75~150mg b.i.d.	≥ 60ml/min：75~150mg b.i.d.	30~60ml/min：25~100mg/d b.i.d.~t.i.d. 15~30ml/min：12.5~75mg q.d.~b.i.d.	12.5~75mg q.d.~b.i.d.	血液透析可清除	血液透析： 维持剂量：25mg q.d.，血液透析后4h给予补充剂量25mg或50mg。 维持剂量：25~50mg q.d.，血液透析后4h给予补充剂量50mg或75mg。 维持剂量：50~75mg q.d.，血液透析后4h给予补充剂量75mg或100mg。 维持剂量：75mg q.d.，血液透析后4h给予补充剂量100mg或150mg。 CAPD、CRRT：NA
19. 未分类																
特立氟胺	p.o.	无影响	NA	1~4h	NA	99	11	主要通过胆汁排出原型药和肾脏排出代谢产物	432~456	不变	7mg或14mg q.d.	无须调整剂量	无须调整剂量	无须调整剂量	NA	NA
20. 抗帕金森病药																
左旋多巴片	p.o.	减少药物吸收	NA	0.5	NA	NA	168	经肝、肠、肾脏等代谢，代谢广泛，经肾脏排出	2.3	NA	0.5~6g/d，分2~6次	无须调整剂量	无须调整剂量	无须调整剂量	血液透析不可清除	NA

续表

药物	给药途径	食物影响	F/%	t_{max}/h	C_{max}/(μg/ml)	蛋白结合率/%	V_d/L	代谢和排出途径及比例	$^1t_{1/2}$/h	$^2t_{1/2}$/h	正常剂量	Ccr 50~90ml/min	Ccr 10~50ml/min	Ccr<10ml/min	透析清除情况	血液透析/CAPD/CRRT剂量
左旋多巴胶囊	p.o.	减少药物吸收	NA	1~2	NA	NA	168	经肝、肠、肾脏等代谢，代谢广泛，经肾脏排出，原型药排出体外约5%，可通过乳汁分泌	2.3	NA	0.5~6g/d，分2~6次	无须调整剂量	无须调整剂量	无须调整剂量	血液透析不可清除	NA
卡左双多巴缓释胶囊	p.o.	减少左旋多巴吸收	左旋多巴：70 卡比多巴：50	左旋多巴：1 卡比多巴：3	NA	左旋多巴：10~30 卡比多巴：36	0.6L/kg	卡比多巴代谢后50%~60%以原型药和代谢产物两种形式随尿液排出，左旋多巴主要经肾脏排出	左旋多巴：1.5 卡比多巴：2	NA	卡比多巴71.25~612.5mg，左旋多巴285~2 450mg/d，分3~5次	无须调整剂量	无须调整剂量	无须调整剂量	血液透析不可清除	NA
卡左双多巴片	p.o.	减少左旋多巴吸收	80~99	0.5~2	1.7~1.9	左旋多巴：10~30 卡比多巴：36	0.6L/kg	卡比多巴代谢后50%~60%以原型药和代谢产物两种形式随尿液排出，左旋多巴主要经肾脏排出	左旋多巴：1.5 卡比多巴：2	NA	卡比多巴75~200mg，左旋多巴300~800mg/d，分3次	无须调整剂量	无须调整剂量	无须调整剂量	血液透析不可清除	NA
卡左双多巴缓释片	p.o.	减少左旋多巴吸收	64~75	2~3	1.03	左旋多巴：10~30 卡比多巴：36	0.6L/kg	卡比多巴代谢后50%~60%以原型药和代谢产物两种形式随尿液排出，左旋多巴主要经肾脏排出	左旋多巴：1.5 卡比多巴：2	NA	卡比多巴100~400mg，左旋多巴400~1 600mg/d，给药间隔4~8h	无须调整剂量	无须调整剂量	无须调整剂量	血液透析不可清除	NA
多巴丝肼片	p.o.	减少药物吸收	98	0.5~1	NA	0	57	90%经肾脏排出，10%经粪便排出	1.5~2	NA	左旋多巴200~800mg，苄丝肼50~200mg/d，分2~4次	NA	NA	NA	NA	NA
苯海索	p.o.	NA	低	1~2	NA	NA	NA	56%随尿液排出，肾功能不全时排出减慢，有蓄积作用，可从乳汁分泌	NA	NA	1~10mg/d（分1~4次）	NA	NA	NA	NA	NA
罗替高汀缓释透皮贴	局部给药	无影响	37（贴剂）	16	NA	89.50%	84L/kg	经肝脏代谢，71%经肾脏排出，23%随粪便排出	5~7	NA	2~16mg/d	2~16mg/d	2~16mg/d	2~16mg/d	血液透析不可清除	血液透析：2~16mg/d CAPD、CRRT：NA
金刚烷胺片	p.o.	无影响	86~94	2~4	0.3	67	3~8L/kg	体内代谢量极少，主要经肾脏排出	11~15	肾衰竭：24 长期透析：168~240	100~400mg/d（分1~2次）	100~400mg/d	30~50ml/min：首次200mg，之后100mg/d 15~29ml/min：首次200mg，之后每2d 100mg	200mg q.w.	血液透析可清除	血液透析：200mg q.w. CAPD、CRRT：NA

续表

药物	给药途径	食物影响	F/%	t_{max}/h	C_{max}/(μg/ml)	蛋白结合率/%	V_d/L	代谢和排出途径及比例	$^1t_{1/2}$/h	$^2t_{1/2}$/h	正常剂量	Ccr 50~90ml/min	Ccr 10~50ml/min	Ccr<10ml/min	透析清除情况	血液透析/CAPD/CRRT剂量
金刚烷胺缓释片	p.o.	无影响	86~94	7.5	0.3	67	3~8L/kg	体内代谢量极少，主要经肾脏排出	11~15	肾衰竭：24 长期透析：168~240	129~322mg q.d.	60~89ml/min：129~322mg q.d.	30~50ml/min：129~322mg q.48h.，至少每3w增加一次剂量。15~29ml/min：129~322mg q.96h.，至少每4w增加一次剂量	禁用	血液透析可清除	NA
金刚烷胺缓释胶囊	p.o.	无影响	86~94	12	0.3	67	3~8L/kg	体内代谢量极少，主要经肾脏排出	11~15	肾衰竭：24 长期透析：168~240	137~274mg q.d.	60~89：137~274mg q.d.	30~50ml/min：68.5~137mg q.d. 15~29ml/min：68.5mg q.d.	禁用	血液透析可清除	NA
司来吉兰	p.o.	食物可促进吸收，提高F	10	0.67~1.5	1.12	94	500	主要经肝脏代谢，主要随尿液排出，15% 随粪便排出	1.5~3.5	NA	5mg b.i.d.	5mg b.i.d.	<30：禁用	禁用	NA	NA
雷沙吉兰	p.o.	无影响	36	0.5	NA	88~94	87	经肝脏代谢，62% 经肾脏排出，7% 随粪便排出	0.6~2	不变	1mg q.d.	1mg q.d.	1mg q.d.	NA	NA	NA
吡贝地尔	p.o.	无影响	NA	1	NA	NA	NA	大部分经肝脏代谢，68% 以代谢产物的形式经肾脏排出，25% 随胆汁排出	第一时相：1.7 第二时相：6.9	NA	150~250mg/d（分3~5次）	NA	NA	NA	NA	NA
罗匹尼罗	p.o.	不会降低吸收，但会降低吸收速度	45~55	1~2	一日8mg给药量：1.05×10^{-3}	10~40	7.5L/kg	主要经肝脏代谢，88% 经肾脏排出	6	NA	0.75~24mg/d（分3次）	0.75~24mg/d（分3次）	0.75~24mg/d（分3次）	0.75~24mg/d（分3次）	NA	CAPD：0.75~24mg/d，t.i.d. 血液透析：0.75~18mg/d，t.i.d. CRRT：NA
恩他卡朋	p.o.	无影响	35	1	1.12~7.28	98	20	经肝脏代谢，10% 经肾脏排出，90% 经胆汁排出	1.6~3.4	NA	0.2~1.6g/d	0.2~1.6g/d	0.2~1.6g/d	0.2~1.6g/d	NA	CAPD、血液透析：延长用药间隔 CRRT：NA

续表

药物	给药途径	食物影响	F/%	t_{max}/h	C_{max}/(μg/ml)	蛋白结合率/%	V_d/L	代谢和排出途径及比例	$^1t_{1/2}$/h	$^2t_{1/2}$/h	正常剂量	Ccr 50~90ml/min	Ccr 10~50ml/min	Ccr<10ml/min	透析清除情况	血液透析/CAPD/CRRT剂量
托卡朋	p.o.	可降低相对 F	65	2	0.32~210	99.9	9	60% 随尿液排出，40% 随粪便排出	2~3	2~3	100mg t.i.d.	100mg t.i.d.	100mg t.i.d. <25ml/min：尚不明确	尚不明确	血液透析不可清除	NA
普拉克索片	p.o.	不会降低吸收，但会降低吸收速度	90	1~3	NA	15	500	主要以原型药经肾脏排出	8~12	NA	0.125~1.5mg t.i.d.	>50ml/min：0.125~1.5mg t.i.d.	20~50ml/min：0.125~1.15mg b.i.d. <20ml/min：0.125~1.5mg q.d.	NA	血液透析不可清除	NA
普拉克索缓释片	p.o.	不会降低吸收，但会降低吸收速度	90	6	NA	15	500	主要以原型药经肾脏排出	8~12	NA	0.375~4.5mg q.d.	0.375~4.5mg q.d.	30~50ml/min：0.375~2.25mg q.d. <30ml/min：禁用	禁用	血液透析不可清除	NA
溴隐亭	p.o.	无影响	65~95	2~3	(4~20) × 10^{-3}	90~96	61	经肝脏代谢，95% 经胆道排出，其余经肾脏排出	4.85~6	NA	1.25~30mg/d（分 2~3 次）	1.25~30mg/d（分 2~3 次）	1.25~30mg/d（分 2~3 次）	1.25~30mg/d（分 2~3 次）	NA	NA
21. 兴奋延髓呼吸中枢药																
尼可刹米	i.h. i.m. i.v.	NA	NA	NA	NA	NA	NA	经肝脏代谢，经肾脏排出	NA	NA	一次 0.25~0.5g，必要时 1~2h 重复用药。极量为一次 1.25g	NA	NA	NA	NA	NA
洛贝林	i.m. i.h. i.v.	NA	NA	NA	NA	NA	NA	NA	NA	NA	i.m.、i.h.：一次 10mg，极量为一次 20mg，一日 50mg；i.v.：一次 3mg，极量为一次 6mg，一日 20mg	NA	NA	NA	NA	NA
22. 其他中枢神经兴奋药																
哌甲酯	p.o. 静脉给药	无明显影响	5~22	缓释剂型：6.8 ± 1.8 速释剂型：6.5 ± 1.8	缓释剂型：3 700 ± 1.0 速释剂型：4 200 ± 1.0	10~33	1.8~2.65L/kg	经肝脏代谢，经肾脏排出	缓释剂型：4 速释剂型：2.7~3.5	NA	10mg b.i.d.~t.i.d.	NA	NA	NA	NA	NA
23. 拟肾上腺素药																
盐酸麻黄碱	p.o. i.h. i.m.	NA	85	NA	NA	NA	NA	经肝脏代谢，经肾脏排出	6	NA	25~50mg b.i.d.~t.i.d.。极量为一次 60mg，一日 150mg	NA	NA	NA	NA	NA

续表

药物	给药途径	食物影响	F/%	t_{max}/h	C_{max}/(μg/ml)	蛋白结合率/%	V_d/L	代谢和排出途径及比例	$^1t_{1/2}$/h	$^2t_{1/2}$/h	正常剂量	Ccr 50~90ml/min	Ccr 10~50ml/min	Ccr<10ml/min	透析清除情况	血液透析/CAPD/CRRT剂量
24. 其他神经系统药																
替扎尼定	p.o.	无影响	40	1.5	NA	30	2.4L/kg	90% 经肝脏代谢，60% 以上的药物经肾脏排出，其中原型药仅 3%	2.5	13.6	2mg q.d.~t.i.d.	2mg q.d.~t.i.d.	<25ml/min：降低单次给药剂量	<25ml/min：降低单次给药剂量	NA	NA
甲钴胺	p.o. i.m. i.v.gtt.	NA	NA	p.o.：3 i.m.：0.9 ± 0.1 i.v.gtt.：0.05	口服 120μg：(743 ± 47) × 10^{-6} 肌内注射 500μg：0.022 4 静脉滴注 500μg：0.085	NA	NA	主要随尿液排出	口服 120μg：2.8 ± 0.2 肌内注射 500μg：29 静脉滴注 500μg：27.1	NA	p.o.：0.5mg t.i.d.。 i.m. 或 i.v.gtt.：0.5mg q.d.	NA	NA	NA	NA	NA
单唾液酸四己糖神经节苷脂钠	i.m. i.v.gtt.	NA	NA	NA	给药后 2h 在脑和脊髓测得放射活性高峰，4~8h 后减半	NA	NA	主要经肾脏排出	NA	NA	每日 20~40mg，一次或分次 i.m. 或缓慢 i.v.gtt.。 病变急性期：每日 100mg i.v.gtt.；2~3w 后改为维持量，每日 20~40mg。 帕金森病：首剂量 500~1 000mg i.v.gtt.；第 2d 起每日 200mg i.h.、i.m. 或 i.v.gtt.	NA	NA	NA	NA	NA
地芬尼多	i.v.gtt.	NA	NA	NA	NA	NA	NA	NA	NA	NA	25~50mg t.i.d.	肾功能不全者禁用	肾功能不全者禁用	肾功能不全者禁用	NA	NA
乙哌立松	p.o.	无影响	NA	1.6~1.9	0.007 5~0.007 9	NA	NA	NA	1.6~1.8	NA	50mg t.i.d.	NA	NA	NA	NA	NA
A 型肉毒毒素	i.m.	NA	NA	NA	NA	NA	NA	NA	NA	NA	每点起始量 25U/ml	NA	NA	NA	NA	NA
硫辛酸	p.o. i.m. i.v.	硫辛酸是金属螯合剂，需和食物分开服用	NA	p.o.：25min	p.o.：4	NA	NA	80%~90% 经肾脏清除	肌肉中放射性标记物的半衰期约为 10h	NA	p.o.：0.2g t.i.d.；或 0.6g q.d.。 i.v.：每日 300~600mg。用于肌内注射，每个注射部位不超过 50mg	NA	NA	NA	NA	NA

十二、精神疾病用药

药物	给药途径	食物影响	F/%	t_{max}/h	C_{max}/(μg/ml)	蛋白结合率/%	V_d/L	代谢和排出途径及比例	$^1t_{1/2}$/h	$^2t_{1/2}$/h	正常剂量	Ccr 50~90ml/min	Ccr 10~50ml/min	Ccr<10ml/min	透析清除情况	血液透析/CAPD/CRRT 剂量
1. 抗精神病药																
氯丙嗪	p.o. i.m. i.v.gtt.	吸收降低	32	p.o.:2.8 i.m.:1~4 i.v.:2~4	NA	90~99	8~160	大部分经肝脏代谢，23% 的药物经肾脏排出	30	NA	p.o.:50~150mg b.i.d.~q.i.d. i.v.:100~200mg/d i.m.:25~50mg b.i.d.	NA	NA	NA	NA	NA
奋乃静	p.o. i.m. i.v.gtt.	影响较小	20	i.m.:1~2 p.o.:4~8	NA	90 以上	20	经肝脏代谢，70% 以代谢产物的形式随尿液排出，而大约 5% 随粪便排出	9~12	NA	常用治疗剂量:10~20mg b.i.d. 维持剂量:10~20mg/d，一日 2~3 次	NA	NA	NA	NA	NA
氟奋乃静	p.o. i.m.	避免饮酒	2.7	盐酸盐:2.8 癸酸酯:8~10	i.m. 25mg(SS):1.5~1.9ng/ml; 口服 10mg，(SD):0.475ng/ml	NA	NA	经肝药酶 CYP2D6 代谢	盐酸盐:13~24 癸酸酯:72~168	NA	10~20mg/d，一日 2~3 次	NA	NA	NA	NA	NA
棕榈哌泊塞嗪	i.m.	NA	吸收迅速	48~72	NA	90~99	NA	大鼠:粪便排出量约是尿液排出量的 10 倍	336	NA	50~200mg/次(2~4w 一次)	NA	NA	NA	NA	NA
三氟拉嗪	p.o.	避免饮酒	吸收迅速	1.5~6	NA	90~99	NA	经肝脏代谢	13	NA	5~10mg b.i.d.~t.i.d.	NA	NA	NA	NA	NA
硫利达嗪	p.o.	避免饮酒	40	1~4	NA	99	17.8L/kg	主要经肝脏代谢，给药量的 10.4% 在 24h 内以原型药随尿液排出。代谢产物以葡糖醛酸结合物的形式随尿液和粪便排出	21	NA	50~100mg t.i.d.，最大剂量 800mg/d	NA	NA	NA	NA	NA
氟哌噻吨	p.o. i.m.	避免饮酒	40~50	p.o.:4 i.m.:72~240	NA	95	12~14L/kg	经肝脏代谢，主要随粪便排出	p.o.:35 i.m.:408	不变	5~20mg q.d.，必要时增至 40mg b.i.d.	5~20mg q.d.，必要时增至 40mg b.i.d.	5~20mg q.d.，必要时增至 40mg b.i.d.	5~20mg q.d.，必要时增至 40mg b.i.d.	NA	NA

续表

药物	给药途径	食物影响	F/%	t_{max}/h	C_{max}/(μg/ml)	蛋白结合率/%	V_d/L	代谢和排出途径及比例	${}^1t_{1/2}$/h	${}^2t_{1/2}$/h	正常剂量	Ccr 50~90ml/min	Ccr 10~50ml/min	Ccr<10ml/min	透析清除情况	血液透析/CAPD/CRRT 剂量
氯哌噻吨	p.o. i.m.	避免饮酒	44	p.o.:4 i.m.: 24~48	NA	NA	10~25L/kg	经肝脏代谢。代谢产物无药理活性,且主要随粪便排出	p.o.:20 i.m.:456	NA	p.o.:80mg/d 分 2~3 次服用 i.m.: 速效:50~150mg q.72h. 长效:200mg/次,2~4w 一次	NA	NA	NA	NA	NA
氟哌噻吨美利曲辛	p.o.	NA	40/未知	氟哌噻吨:4~5 美利曲辛:4	NA	氟哌噻吨:99 美利曲辛:89	氟哌噻吨:14.1L/kg 美利曲辛:未知	氟哌噻吨和美利曲辛:主要经粪便排出,部分随尿液排出	氟哌噻吨:35 美利曲辛:19	NA	2片/d,早晨中午各1片	NA	NA	NA	NA	NA
氯普噻吨	p.o. i.m.	NA	混悬液:56.4 片剂:67.7	1~3	NA	NA	10~25L/kg	主要经肝脏代谢,起代谢产物主要经肾脏排出	30	NA	(1) p.o.:首次剂量 25~50mg b.i.d.~t.i.d.,以后逐渐增加至 200~300mg b.i.d.~t.i.d.。维持量 25~50mg t.i.d.~q.i.d.。 (2) i.m.:初始时 90~150mg/d,分次给予。好转后应改为口服	NA	NA	NA	NA	NA
替沃噻吨	p.o. i.m.	槟榔加重锥体外系反应	—	1~3	NA	NA	NA	经肝脏代谢,其代谢产物随胆汁排出	34	NA	(1) p.o.:精神分裂症,初始剂量 2mg t.i.d.,或 5mg b.i.d.。必要时可逐渐增量至 10mg b.i.d.~t.i.d.。重症或耐药患者可增量至 20mg b.i.d.~t.i.d.。 (2) i.m. 1) 精神分裂症:4mg b.i.d.~q.i.d.。必要时剂量可增至 30mg/d。 2) 焦虑症:2~12mg/d	NA	NA	NA	NA	NA
珠氯噻醇	p.o. i.m.	提高口服 F	25	p.o.: 3~6h 醋酸盐 i.m.: 24~48h 癸酸酯 i.m.: 1w	醋酸盐: 102nmol/L	98	20L/kg	经肝脏代谢,主要随粪便排出,少量随尿液排出,也可分泌入乳汁	20	NA	p.o.:20~75mg/d,分次服用。 i.m.:醋酸珠氯噻醇 50~150mg b.i.d.~t.i.d.;癸酸珠氯噻醇,一次 200~400mg,每 2~4w 一次	NA	NA	NA	NA	NA

续表

药物	给药途径	食物影响	F/%	t_{max}/h	C_{max}/(μg/ml)	蛋白结合率/%	V_d/L	代谢和排出途径及比例	$^1t_{1/2}$/h	$^2t_{1/2}$/h	正常剂量	Ccr 50~90ml/min	Ccr 10~50ml/min	Ccr<10ml/min	透析清除情况	血液透析/CAPD/CRRT 剂量
氟哌啶醇	p.o. i.m. i.v.	茶、咖啡影响本药吸收，槟榔加重锥体外系反应	p.o.:40~70	p.o.:3~6h i.m.:10~20min	NA	92	1 260	经肝脏代谢，15% 随胆汁排出，其余经肾脏排出	21	NA	p.o.:10~20mg q.d.~b.i.d. i.m.:5~10mg b.i.d.~t.i.d. 静脉滴注:10~30mg 加入 250~500ml 葡萄糖注射液内静脉滴注	NA	NA	NA	NA	NA
氟哌利多	i.m. i.v.	—	NA	NA	NA	85~90	成人:1.5L/kg 儿童:0.58L/kg	主要经肝脏代谢，代谢产物 75% 经肾脏排出，22% 随粪便排出	2.2	NA	(1)用于控制急性精神病的兴奋躁动:① i.m.,5~10mg b.i.d.~t.i.d.。② i.v.gtt.,10~20mg 加入 250~500ml 葡萄糖注射液内静脉滴注。 (2)用于神经安定镇痛:5mg 加入 0.1mg 枸橼酸芬太尼，在 2~3min 内缓慢静脉注射。 (3)麻醉前给药:术前 30min i.m. 2.5~5mg	NA	NA	NA	NA	NA
五氟利多	p.o.	NA	—	p.o.:24~72	NA	NA	NA	大部分以原型药随粪便排出，少量随尿液排出	NA	NA	20~60mg q.w.	NA	NA	NA	NA	NA
舒必利	p.o. i.m. i.v.gtt.	NA	—	p.o.:3~6	NA	40	NA	主要经肾脏排出。口服本药 48h，口服量的 30% 随尿液排出，少量随粪便排出	8~9	NA	p.o.:200~400mg b.i.d.~t.i.d.。 i.m.:100~300mg b.i.d.。 i.v.gtt.:300mg~600mg q.d.，最大量 800mg q.d.	30~60ml/min:2/3 标准剂量，给药间隔时间延长 1.5 倍	10~30ml/min:1/2 标准剂量，给药间隔时间延长 2 倍	1/3 标准剂量，给药间隔时间延长 3 倍	NA	NA
左舒必利	p.o. i.m. i.v.	NA	NA	NA	NA	NA	NA	NA	NA	NA	p.o. 或 i.m.:用于精神分裂症，100mg b.i.d.。 i.v.:用于化疗所致的呕吐，1mg/kg t.i.d.~q.i.d.	NA	NA	NA	NA	NA
硫必利	p.o. i.m. i.v.gtt. i.v.	NA	75~80	p.o.:1~2 i.m.:1	1.47	蛋白结合率很低	NA	50%~75% 以原型药随尿液排出	p.o.:4 i.m.:3	NA	(1)行为障碍:50~100mg t.i.d.。 (2)运动障碍:100~200 b.i.d.	NA	NA	NA	NA	NA
舒托必利	p.o.	NA	80~90	p.o.:1~1.5	NA	NA	NA	极少部分经肝脏代谢，90% 以原型药随尿液排出	3~6	NA	200~1 400mg/d，分早、午 2 次	NA	NA	NA	NA	NA
奈莫必利	p.o.	NA	吸收良好	p.o.:2~3	NA	NA	NA	经肝脏代谢，随尿液排出	2.5~4.5	NA	3~12mg t.i.d.	NA	NA	NA	NA	NA

续表

药物	给药途径	食物影响	F/%	t_{max}/h	C_{max}/(μg/ml)	蛋白结合率/%	V_d/L	代谢和排出途径及比例	$^1t_{1/2}$/h	$^2t_{1/2}$/h	正常剂量	Ccr 50~90ml/min	Ccr 10~50ml/min	Ccr<10ml/min	透析清除情况	血液透析/CAPD/CRRT 剂量
氨磺必利	p.o. 静脉给药	高碳水化合物饮食可降低AUC，高脂饮食不影响	48~51	双峰：第一个峰 1h，第二个峰 3~4h	双峰：第一个峰 39ng/ml 和第二个峰 54ng/ml	11~17	5.8L/kg	p.o.：23%~44% 原型药经肾脏排出，51%~77% 原型药随粪便排出。 静脉给药：50%~70% 原型药经肾脏排出，15% 原型药随粪便排出	p.o.：12~17 静脉给药：18	NA	400~800mg/d，可增至 1 200mg/d，剂量大于 300mg/d 分 2 次服用	剂量减半	剂量减至 1/3	不推荐使用	NA	NA
氯氮平	p.o.	影响较小	40~60	p.o.：3.2	NA	95	4.04~13.78L/kg	80% 药物以代谢产物形式随尿液及粪便排出	9	NA	起始剂量 25mg q.d.~b.i.d.，然后每日增加 25~50mg，至常用量 300~450mg/d，最大量为 900mg/d	NA	NA	NA	NA	NA
奥氮平	p.o.	无影响	吸收良好	5~8	NA	93	1 000	经肝脏代谢，约 75% 以代谢产物的形式随尿液排出，30% 以代谢产物的形式随粪便排出	30~38	NA	10~20mg q.d.，维持剂量 10mg q.d.	NA	NA	NA	血液透析不可清除	NA
富马酸喹硫平	p.o.	食物影响	9	2	NA	83	10	在肝脏广泛代谢，70%~73% 代谢产物经肾脏排出，20%~21% 代谢产物随粪便排出	4~12	NA	(1) 精神分裂：第 1d 25mg b.i.d.，第 2d 50mg b.i.d.，第 3d 100mg b.i.d.，第 4d 200mg b.i.d.，逐渐增加至有效剂量。常用日剂量 150~750mg，分 2 次给药。 (2) 双向情感障碍：200~400mg b.i.d.	NA	NA	NA	NA	NA
利培酮	p.o. i.m.	无影响	吸收迅速	成人：1 儿童：2	NA	88	1~2	在肝脏代谢，代谢产物包含有药理作用活性的 9- 羟基利培酮。70% 经肾脏排出，14% 随粪便排出	3	NA	(1) 精神分裂：4~8mg q.d. p.o.。 (2) i.m.：25mg q.2w.。 (3) 双向情感障碍：2~6mg q.d.	NA	NA	NA	NA	NA
齐拉西酮	p.o. i.m.	进餐时服用	p.o.：60 i.m.：100	p.o.：6~8 i.m.：1	p.o.：627.2ng/ml	99	1.5	经肝脏代谢，绝大部分以代谢产物形式随粪便和尿液排出	p.o.：7 i.m.：2~5	NA	p.o.：20~80mg b.i.d.。 i.m.：10~20mg/d，q.2h. 或 q.4h.	NA	NA	NA	血液透析不可清除	NA

续表

药物	给药途径	食物影响	F/%	t_{max}/h	C_{max}/(μg/ml)	蛋白结合率/%	V_d/L	代谢和排出途径及比例	$^1t_{1/2}$/h	$^2t_{1/2}$/h	正常剂量	Ccr 50~90ml/min	Ccr 10~50ml/min	Ccr<10ml/min	透析清除情况	血液透析/CAPD/CRRT 剂量
帕利哌酮	p.o. i.m.	影响较小	28	p.o.:24 i.m.:13d	无	74	487	80% 以原型药经肾脏排出	p.o.:23 i.m.:25~49	NA	p.o.:6mg q.d. i.v.:75mg q.m.	6mg q.d.	3mg q.d.	不推荐使用	NA	NA
阿立哌唑	p.o.	无影响	87	3~5	NA	99	404	经肝药酶 CYP3A4 和 CYP2D6 代谢。1% 的原型药经肾脏排出，18% 以原型随粪便排出	75	NA	10mg~15mg q.d.	无须调整剂量	无须调整剂量	NA	NA	NA
佐替平	p.o.	NA	7~13	1~4	NA	97	NA	在体内广泛代谢，其代谢产物经尿液、粪便、胆汁排出	NA	NA	25~100mg t.i.d.，极量为 450mg/d	NA	NA	NA	NA	NA
洛沙平	p.o.	NA	33	1~2	41.29ng/ml	NA	NA	在肝脏广泛代谢，30%~40% 代谢产物随尿液排出	NA	NA	初始剂量：27.2mg/d 维持剂量：81.6~136.2mg/d 分两次服用	NA	NA	NA	NA	NA
舍吲哚	p.o.	无影响	—	10	NA	99	20~40L/kg	经肝脏代谢	55~90	NA	初始剂量：12mg q.d.，一般日剂量不超过 24mg	无须调整剂量	无须调整剂量	NA	NA	NA
阿塞那平	舌下给药 经皮给药	降低药物暴露量	舌下给药：35	舌下含服：0.5~1.5 透皮给药：12~24	NA	95	20~25L/kg	粪便排出 40%，肾脏排出 50%	24	NA	经皮给药：3.8mg q.d.；舌下给药：5mg b.i.d.	无须调整剂量	无须调整剂量	NA	NA	NA
鲁拉西酮	p.o.	影响大	9~19	1~3	NA	99	88.2	主要通过肝药酶 CYP3A4 代谢，约 89% 随尿液和粪便排出	18	NA	(1) 精神分裂：40~160mg q.d.，与食物同服。 (2) 双相情感障碍：20~120mg q.d.	(1) 精神分裂：40~160mg q.d.，与食物同服。 (2) 双相情感障碍：20~120mg q.d.	20~80mg q.d.	20~80mg q.d.	NA	NA
伊潘立酮	p.o.	无影响	96	2~4	NA	95	1 340~2 800	经肝药酶 CYP3A4 和 CYP2D6 广泛代谢，给药量的 45.1%~58.2% 随尿液排出，19.9%~22.1% 随粪便排出	18~33	NA	初始剂量：第 1d，1mg b.i.d.。维持剂量：在第 2d、3d、4d、5d、6d 和 7d 时分别给予 2mg、4mg、6mg、8mg、10mg 和 12mg b.i.d.，以达到目标维持剂量 6~12mg b.i.d.	维持剂量：6~12mg b.i.d.	维持剂量：6~12mg b.i.d.	维持剂量：6~12mg b.i.d.	NA	6~12mg b.i.d.

续表

药物	给药途径	食物影响	F/%	t_{max}/h	C_{max}/(μg/ml)	蛋白结合率/%	V_d/L	代谢和排出途径及比例	$^1t_{1/2}$/h	$^2t_{1/2}$/h	正常剂量	Ccr 50~90ml/min	Ccr 10~50ml/min	Ccr<10ml/min	透析清除情况	血液透析/CAPD/CRRT 剂量
2. 抗抑郁药																
帕罗西汀	p.o.	无影响	100	5.2	61.7	95	3~28	经肝脏代谢，62% 以代谢产物随尿液排出，35% 以代谢产物随粪便排出	24	NA	20~60mg q.d.	10mg q.d. 口服，于清晨服用，可每隔至少 1w 加量一次，每次加量 10mg q.d.，至最大剂量 40mg q.d.	10mg q.d. 口服，于清晨服用，可每隔至少 1w 加量一次，每次加量 10mg q.d.，至最大剂量 40mg q.d.	10mg q.d. 口服，于清晨服用，可每隔至少 1w 加量一次，每次加量 10mg q.d.，至最大剂量 40mg q.d.	NA	10mg q.d.，可每隔至少 1w 加量一次，每次加量 10mg q.d.，至最大剂量 40mg q.d.
丙咪嗪	p.o.	NA	吸收良好	2~8	NA	NA	NA	经肝药酶代谢，经肾脏排出	10~20	NA	初始剂量：25~50mg b.i.d.，早上与中午服。以后逐渐增至一日 50~150mg b.i.d.。维持剂量：25~75mg b.i.d.	维持剂量为 25~75mg b.i.d.	维持剂量为 25~75mg b.i.d.	维持剂量为 25~75mg b.i.d.	NA	25~75mg b.i.d.
阿米替林	p.o.	无影响	31~61	2~4	NA	82~96	5~10	经肝脏代谢，经肾脏、乳汁排出	31~46	NA	初始剂量：25mg b.i.d.~t.i.d.，逐渐增至 50~100mg t.i.d.。维持剂量：25~50mg b.i.d.~t.i.d.	维持剂量：25~50mg b.i.d.~t.i.d.	维持剂量：25~50mg b.i.d.~t.i.d.	维持剂量：25~50mg b.i.d.~t.i.d.	NA	维持剂量：25~50mg b.i.d.~t.i.d.
多塞平	p.o. 局部外用	无影响	p.o.：13~45	p.o.：3.5	NA	NA	9~33	经肝脏代谢，代谢产物经肾脏排出	8~12	NA	初始剂量为 25mg q.n.，最大剂量 300mg q.n.	3mg q.n.	3mg q.n.	3mg q.n.	NA	3mg q.n.
氯米帕明	p.o. 静脉给药	无明显影响	50	2~6	NA	97.6	12~17	主要经肝脏代谢，70% 经肾脏排出，30% 随粪便排出	21	NA	普通制剂：25~150mg t.i.d.。缓释片：75mg q.n.	NA	NA	NA	血液透析不可清除	NA
氟西汀	p.o.	无影响	100	6~8	NA	95	20~40	主要经肝药酶 CYP2D6 代谢，主要代谢产物为有活性的去甲氟西汀，(约 60%) 经肾脏排泄，少量随粪便和乳汁排泄	96~144	NA	20~60mg/d，可单次或分次	20~60mg/d，可单次或分次	20~60mg/d，可单次或分次	20~60mg/d，可单次或分次	NA	NA

续表

药物	给药途径	食物影响	F/%	t_{max}/h	C_{max}/(μg/ml)	蛋白结合率/%	V_d/L	代谢和排出途径及比例	$^1t_{1/2}$/h	$^2t_{1/2}$/h	正常剂量	Ccr 50~90ml/min	Ccr 10~50ml/min	Ccr<10ml/min	透析清除情况	血液透析/CAPD/CRRT 剂量
氟伏沙明	p.o.	无影响	53	3~8	NA	80	25	经肝脏代谢,94% 以代谢产物经肾脏排出	13~15	NA	50~100mg q.n.,最大剂量为 300mg/d,剂量超过 150mg 应分次服用	50~100mg q.n.,最大剂量为 300mg/d,剂量超过 150mg 应分次服用	50~100mg q.n.,最大剂量为 300mg/d,剂量超过 150mg 应分次服用	50~100mg q.n.,最大剂量为 300mg/d,剂量超过 150mg 应分次服用	NA	NA
舍曲林	p.o.	无明显影响	44	4.5~8.4	NA	98	20	主要经肝脏代谢,代谢产物随尿液和粪便等量排泄	22~36	NA	50~200mg q.d.	50~200mg q.d.	50~200mg q.d.	50~200mg q.d.	NA	NA
艾司西酞普兰	p.o.	无影响	80	4	NA	80	12~26	经肝脏代谢,本药 12% 以原型药经肾脏排出,20% 以代谢产物经肾脏排出	30	NA	10~20mg q.d.	10~20mg q.d.	NA	NA	NA	NA
米氮平	p.o.	无影响	50	2	NA	85	107	主要经肝脏代谢,75%~85%(包含代谢产物和原型药)经肾脏排出	20~40	NA	15~45mg q.n.	NA	NA	NA	NA	NA
米安色林	p.o.	NA	70	1.4 ± 0.2	0.054 ± 0.005	90	16	经肝脏代谢,代谢产物及 4%~7% 的原型药随尿液排出,14%~28% 随粪便排出	33 ± 5	NA	开始时 30mg q.n.,根据临床效果逐步调整剂量。有效剂量为 30~90mg q.n.(一般为 60mg q.n.)	NA	NA	NA	NA	NA
曲唑酮	p.o.	无影响	65	1~2	1.188 ± 0.362	85~95	0.9~1.5 L/kg	在肝脏广泛代谢,70%~75% 代谢产物经肾脏排出,21% 代谢产物随粪便排出	4~9	4~9	初始剂量 50~100mg/d,每 3~4 日可增加 50mg;门诊患者以每日 200mg 为宜;较严重住院患者最高剂量不超过每日 400mg;均应分次服用	无须调整剂量	无须调整剂量	无须调整剂量	血液透析不可清除	无须调整剂量
吗氯贝胺	p.o.	NA	吸收迅速、完全	1~2	2~4	50	1.2L/kg	主要经肝脏代谢,服药后 24h,代谢产物及 1% 的原型药通过肾脏排出体外,使用量的 0.06% 从乳汁中以原型药分泌	1~3	NA	150mg b.i.d.~t.i.d. 饭后 p.o.,如有必要,第 2w 可加至最大剂量 600mg/d	NA	NA	NA	NA	NA

续表

药物	给药途径	食物影响	F/%	t_{max}/h	C_{max}/(μg/ml)	蛋白结合率 /%	V_d/L	代谢和排出途径及比例	$^{1}t_{1/2}$/h	$^{2}t_{1/2}$/h	正常剂量	Ccr 50~90ml/min	Ccr 10~50ml/min	Ccr< 10ml/min	透析清除情况	血液透析 / CAPD/ CRRT 剂量
阿莫沙平	p.o.	NA	18~54	2	0.067 4 ± 0.035 8	90	65.7	经肝脏代谢，主要经肾脏排出	8	NA	初始剂量为 50mg b.i.d.~t.i.d.；可在用药第 1w 末增加至 100mg b.i.d.~t.i.d.；或直接初始剂量为 100mg t.i.d.。常用的有效维持剂量为 100mg b.i.d.~t.i.d.。若在 300mg/d 的剂量下，用药 3w 后仍无明显疗效，可增加至 200mg b.i.d.。没有癫痫发作病史的住院患者可谨慎地增加至 200mg t.i.d.	无须调整剂量	NA	NA	NA	NA
马普替林	p.o.	NA	1.0	12	0.05	88~90	23~27	21d 内，单次剂量的 2/3 主要以原型药和代谢产物随尿液排出，1/3 随粪便排出	27~58	NA	25mg q.d.~t.i.d. 或 25~75mg q.d.，根据患者病情程度和反应将剂量逐渐增至 150mg q.d.	NA	NA	NA	NA	NA
瑞波西汀	p.o.	若同时进食，会使 t_{max} 延迟 2~3h，但 F 不受影响	94	2	单剂量给药 2mg：0.058~0.074；单剂量给药 3mg：0.092；单剂量给药 4mg：0.111~0.127；单剂量给药 5mg：0.164；多剂量给药 (2mg，每日 2 次)：0.123	97	0.385~0.92	在肝脏广泛代谢，主要经肝药酶 CYP3A4 代谢。76% 以原型药及代谢产物形式随尿液排出，7%~16% 随粪便排出	13	NA	初始剂量 4mg b.i.d.，用药 3~4w 后视需要可增至 4mg t.i.d.，最大剂量不得超过 12mg/d	NA	NA	NA	NA	NA
文拉法辛	p.o.	无影响	92	5.5	150ng/ml	27	(7.5 ± 3.7) L/kg	经肝脏代谢，O- 去甲基文拉法辛是其主要的活性代谢产物；87%(原型药和代谢产物) 经肾脏排出	5 ± 2	消除半衰期延长约 50%，清除率下降约 24%	50~75mg t.i.d.	NA	总剂量必须减少 25%~50%	NA	NA	血液透析：每日总剂量必须减少 50% CAPD、CRRT：NA

续表

药物	给药途径	食物影响	F/%	t_{max}/h	C_{max}/(μg/ml)	蛋白结合率/%	V_d/L	代谢和排出途径及比例	$^1t_{1/2}$/h	$^2t_{1/2}$/h	正常剂量	Ccr 50~90ml/min	Ccr 10~50ml/min	Ccr< 10ml/min	透析清除情况	血液透析/CAPD/CRRT 剂量
噻奈普汀	p.o.	NA	吸收迅速、完全	0.79~1.8	246ng/ml	94	NA	经肝脏代谢；极少量原型药经肾脏排出(8%)，主要以代谢产物经肾脏排出	2.5	3.5h	12.5mg t.i.d. 餐前 p.o.	NA	NA	NA	NA	NA
米那普仑	p.o.	无影响	85	2~3	74.7ng/ml	13	5L/kg	与葡糖醛酸结合而代谢，90%(其中50%~60% 为原型药)经肾脏排出	8	NA	50mg b.i.d.	≥ 60ml/min：50mg b.i.d.	25mg b.i.d.	NA	NA	NA
盐酸托莫西汀	p.o.	影响小	在CY-P2D6快代谢和CY-P2D6弱代谢人群中分别为 63 或 94	NA	NA	98	i.v.：0.85L/kg	经肝药酶 CYP2D6 代谢，80% 以代谢产物经肾脏排出。17% 以代谢产物经粪便排出	CYP2D6 快代谢：5.2 CYP2D6 弱代谢：21.6	NA	成人及 70kg 以上儿童：20mg b.i.d.，3d 后增至 40mg b.i.d.；体重不足 70kg 的儿童和青少年：0.25mg/kg b.i.d.，3d 后增至 0.6mg b.i.d.	NA	NA	NA	NA	NA
度洛西汀	p.o.	无影响	100	6	NA	NA	1 640	经肝药酶 CYP2D6 和 CYP1A2 代谢，70%(主要为代谢产物)随尿液排出，大约 20% 随粪便排出	NA	12	起始剂量为 20mg b.i.d.，至 60mg q.d.，或 30mg b.i.d.	NA	NA	NA	NA	NA
安非他酮	p.o.	NA	—	2	NA	84	1 950	在体内广泛代谢，p.o. 200mg 的 14C- 安非他酮后，尿液和粪便中分别可检测到 87% 和 10% 的放射活性，其中原型药仅占 0.5%	药代动力学曲线呈二室模型。终末相平均半衰期为(21 ± 4.2)h，分布相平均半衰期为 3~4h	NA	起始剂量 75mg b.i.d.(早、晚各 1 次)；3d 后根据病情增至 75mg t.i.d.；可酌情增至 100mg t.i.d.。加量过程中，3d 内增加剂量不超过 100mg/d	NA	NA	NA	NA	NA

续表

药物	给药途径	食物影响	F/%	t_{max}/h	C_{max}/(μg/ml)	蛋白结合率/%	V_d/L	代谢和排出途径及比例	$^1t_{1/2}$/h	$^2t_{1/2}$/h	正常剂量	Ccr 50~90ml/min	Ccr 10~50ml/min	Ccr< 10ml/min	透析清除情况	血液透析/CAPD/CRRT 剂量
圣约翰草提取物	p.o.	NA	—	金丝桃素：4~6；贯叶金丝桃素：3	NA	NA	NA	经肝脏代谢，代谢产物随尿液排出	贯叶金丝桃素：9~22.8 金丝桃素：28.1~41.7	NA	300mg b.i.d.~t.i.d.	NA	NA	NA	NA	NA
去甲替林	p.o.	NA	60	1	NA	86~95	15~27L/kg	经肝脏代谢为10-羟基去甲替林、*E*-10-羟基去甲替林、*Z*-10-羟基去甲替林；2%经肾脏排出，亦可随胆汁排出	15~39	25.2	10mg t.i.d.~q.i.d. 或 30mg q.d.，可增至 25mg t.i.d. 或 75mg q.d.；最大剂量为150mg/d	无须调整剂量	无须调整剂量	无须调整剂量	NA	NA
奥氮平盐酸氟西汀	p.o.	无影响	奥氮平：60 氟西汀：100	奥氮平：4 氟西汀：6	单剂量氟西汀60mg/奥氮平5mg：奥氮平 C_{max} 增加16%	奥氮平：93 氟西汀：94.5	奥氮平：1 000 氟西汀：1 000~7 200	奥氮平：直接葡糖醛酸化和肝药酶CYP450介导的氧化是其主要途径。分别在尿液和粪便中回收约57%和30%的剂量。氟西汀：通过肝药酶CYP2D6代谢，主要经尿液排出	NA	NA	奥氮平 6~12mg/氟西汀 25~50mg q.n.	无须调整剂量	无须调整剂量	无须调整剂量	血液透析不可清除	NA
地昔帕明	p.o.	NA	90	4~6	75~150ng/ml	73~92	33~42L/kg	主要的代谢途径是直接葡糖醛酸化和肝药酶CYP450介导的氧化反应。约70%随尿液排出	7~60	NA	25~100mg t.i.d.	无须调整剂量	无须调整剂量	无须调整剂量	透析后无须追加剂量	血液透析：无须调整 CAPD、CRRT：NA
去甲文拉法辛	p.o.	无显著影响	80	7.5	205.8ng/ml	30	3.4L/kg	主要在肝脏经葡糖醛酸基转移酶代谢，45%以原型药从尿液排出	11~12	NA	50~100mg q.d.	无须调整剂量	30~50ml/min：不得超过50mg q.d.	<30ml/min：50mg q.o.d.	血液透析不可清除	NA
维拉佐酮	p.o.	与食物一起服用时，C_{max} 增加147%~160%，AUC增加64%~85%	72	4~5	156ng/ml	96~99	较宽，无具体数据	经肝药酶CYP3A4、CYP2C19、CYP2D6代谢。只有1%及2%以原型药分别从尿液和粪便排出	25	NA	10~40mg q.d.	NA	NA	NA	NA	NA

续表

药物	给药途径	食物影响	F/%	t_{max}/h	C_{max}/(μg/ml)	蛋白结合率 /%	V_d/L	代谢和排出途径及比例	$^1t_{1/2}$/h	$^2t_{1/2}$/h	正常剂量	Ccr 50~90ml/min	Ccr 10~50ml/min	Ccr< 10ml/min	透析清除情况	血液透析 / CAPD/ CRRT 剂量
3. 抗躁狂症药																
碳酸锂	p.o.	无影响	100	0.5	NA	0	NA	在体内不代谢，绝大部分经尿液排出	12~24	NA	600~2 000mg/d，分 2~3 次服用	NA	NA	NA	NA	NA
4. 镇静催眠、抗焦虑药																
地西泮	p.o. 静脉给药	无影响	76	0.5~2	NA	99	NA	主要经肝脏代谢，主要经肾脏排出	20~70	NA	(1) p.o.：抗焦虑，2.5~10mg b.i.d.~q.i.d.；镇静，2.5~5mg t.i.d.；催眠，5~10mg q.n.；急性酒精戒断，第一日 10mg t.i.d.~q.i.d.；随后按需减少至 5mg t.i.d.~q.i.d.。 (2) i.v.：麻醉，10~30mg；镇静、催眠、急性酒精戒断，5~10mg q.4h.。焦虑性神经症，2~10mg t.i.d.~q.i.d.	NA	NA	NA	NA	NA
氟西泮	p.o.	无影响	吸收完全	0.5~1	NA	97.2	NA	经肝脏代谢，经肾脏排出	30~100	NA	15~30mg q.n.	NA	NA	NA	NA	NA
硝西泮	p.o. 静脉给药	无影响	78	2	NA	85	175	经肝脏代谢，大部分以代谢产物随尿液排出，20% 随粪便排出	8~36	NA	催眠：5~10mg q.n. 抗癫痫：5~10mg t.i.d.	NA	NA	NA	NA	NA
氟硝西泮	p.o. 舌下给药 i.m. i.v.	有影响	p.o.：80~90	1~2	7~8ng/ml	78~80	198	主要经肝脏代谢，大部分通过尿液以代谢产物的形式排出，约 10% 随粪便排出	16~35	NA	催眠：1~2mg q.n. p.o. 术前：1~2mg i.m. 诱导麻醉：1~2mg i.v.	NA	NA	NA	NA	NA
溴西泮	p.o.	NA	84	1~4	NA	很高	67.1	经肝脏代谢，给药量 70% 经肾脏排出，2%~6% 经粪便排出	8~20	NA	1.5~3mg b.i.d.~t.i.d.	NA	NA	NA	NA	NA
夸西泮	p.o.	NA	29~35	2	NA	95	NA	经肝脏代谢，31% 经肾脏排出，23% 经粪便排出	39~73	NA	7.5~30mg q.n.	NA	NA	NA	NA	NA
替马西泮	p.o.	NA	90~100	0.5	NA	96	1.4L/kg	经肝脏代谢，经肾脏排出	15	NA	7.5~30mg q.n.	NA	NA	NA	NA	NA

续表

药物	给药途径	食物影响	F/%	t_{max}/h	C_{max}/(μg/ml)	蛋白结合率/%	V_d/L	代谢和排出途径及比例	$^1t_{1/2}$/h	$^2t_{1/2}$/h	正常剂量	Ccr 50~90ml/min	Ccr 10~50ml/min	Ccr<10ml/min	透析清除情况	血液透析/CAPD/CRRT 剂量
劳拉西泮	p.o.	NA	90	2	20ng/ml	85	1.3	经肝脏代谢，给药 4d 后 66% 以代谢产物随尿液排出	12	NA	1~10mg/d（分 3 次）	1~10mg/d（分 3 次）	1~10mg/d（分 3 次）	不推荐使用	NA	血液透析：无须调整 CAPD、CRRT：NA
奥沙西泮	p.o.	NA	97	2~4	NA	86~89	0.7~1.6	经肝脏代谢后与葡糖醛酸结合灭活，100% 经肾脏排出	5~12	NA	7.5~30mg t.i.d.~q.i.d.	NA	NA	NA	NA	NA
艾司唑仑	p.o. i.v.	NA	—	3	NA	93	NA	经肝脏代谢，代谢产物经肾脏排出，排出较慢	10~24	NA	催眠：1~2mg q.n. 镇静：1~2mg t.i.d. 抗癫痫、抗惊厥：2~4mg t.i.d.	NA	NA	NA	NA	NA
氯普唑仑	p.o.	NA	80	0.5	NA	80	NA	以原型药及代谢产物随尿液、粪便、乳汁排出	原型药：6.3 代谢产物：11.6~16.7	延长	1~2mg q.n.	NA	NA	NA	NA	NA
咪达唑仑	p.o. 静脉给药 i.m.	无影响	50	p.o.：0.5~1.5h i.m.：20min	NA	96~98	0.7~1.2	经肝药酶 CYP3A4 代谢，代谢产物主要以葡糖苷酸结合物的形式随尿液排出	1.5~2.5	NA	(1) p.o.：催眠，7.5~15mg q.n.；麻醉前，7.5~15mg 术前；镇静、抗惊厥，7.5~15mg q.d.。 (2) i.m.：麻醉前，10~15mg 术前 20~30min。 (3) 静脉给药：全麻诱导，0.1~0.25mg/kg；局部麻醉或椎管内麻醉，0.03~0.04mg/kg，分次静脉注射；ICU 患者镇静，先 2~3mg i.v.，后 0.05mg/kg/h i.v.gtt. 维持	NA	NA	NA	NA	NA
溴替唑仑	p.o.	无影响	70	p.o.：0.5~2	NA	89~95	NA	经肝脏代谢，大部分代谢产物经肾脏排出	3.6~7.9	NA	0.125~0.5mg q.n.	NA	NA	NA	NA	NA
阿普唑仑	p.o.	无影响	吸收迅速、完全	1~2	口服 0.5~3mg：8~37ng/ml	80	0.9~1.2	经肝脏代谢，经肾脏排出	12~15	NA	0.2~10mg q.n.	NA	NA	NA	NA	NA
氯氮䓬	p.o.	无影响	86	0.5~2	NA	96	28	经肝脏代谢，经肾脏排出	5~30	NA	(1) 抗焦虑：5~10mg b.i.d.~t.i.d.。 (2) 催眠：10~20mg q.n.。 (3) 抗癫痫：10~20mg t.i.d.	无须调整剂量	无须调整剂量	无须调整剂量	NA	NA
氯䓬酸钾	p.o.	NA	91	0.5~2	NA	97~98	1.05~1.54L/kg	经肝脏代谢，经肾脏排出	2.29	NA	7.5~10mg b.i.d.~t.i.d.	NA	NA	NA	NA	NA

续表

药物	给药途径	食物影响	F/%	t_{max}/h	C_{max}/(μg/ml)	蛋白结合率/%	V_d/L	代谢和排出途径及比例	[1]$t_{1/2}$/h	[2]$t_{1/2}$/h	正常剂量	Ccr 50~90ml/min	Ccr 10~50ml/min	Ccr<10ml/min	透析清除情况	血液透析/CAPD/CRRT 剂量
苯巴比妥	p.o. i.m. i.v.	NA	—	p.o.:2 i.m.:4	—	20~45	0.5~1L/kg	48%~65% 的苯巴比妥在肝脏代谢,转化为羟基苯巴比妥,大部分与葡糖醛酸或硫酸盐结合后经肾脏排出,有 27%~50% 以原型药经肾脏排出	成人: 50~144 小儿:40~70	NA	(1) p.o.:镇静,15~30mg t.i.d.;催眠,30~100mg q.n.;抗癫痫,15~30mg t.i.d.;抗惊厥,30~60mg t.i.d.。 (2) i.m.:镇静,15~30mg b.i.d.~t.i.d.;催眠,100mg q.n.;抗惊厥、癫痫持续状态、妊娠呕吐,100~200mg,必要时 4~6h 可重复 1 次;麻醉前,100~200mg,术前 0.50~1h;术后用药,100~200mg,必要时重复;抗运动障碍,30~120mg,必要时重复。 (3) i.v.:200~250mg,必要时 6h 重复 1 次,极量 500mg/d	无须调整剂量	无须调整剂量	NA	NA	腹膜透析、血液透析:增加剂量 CAPD、CRRT:NA
司可巴比妥	p.o. i.m. i.v.	禁食可增加吸收率	—	2~3	NA	46~70	1.5L/kg	经肝脏代谢,与葡糖醛酸结合后经肾脏排出,仅少量(约 5%)为未结合的原型药	20~28	NA	(1) p.o.:催眠,50~200mg q.n.;镇静,30~50mg t.i.d.~q.i.d.;麻醉前用药,200~300mg,术前 1h 服用。 (2) i.m.:催眠,100~200mg q.n.;镇静,一次 1.1~2.2mg/kg t.i.d.~q.i.d.。 (3) i.v.:催眠,50~250mg q.n.;镇静,一次 1.1~2.2mg/kg t.i.d.~q.i.d.	NA	NA	NA	血液透析:司可巴比妥在 200ml/min 的血液流速下通过血液透析的清除率为 15ml/min; 腹膜透析:司可巴比妥通过腹膜透析的清除率为 10ml/min,交换率为 2L/h。 血液灌流:司可巴比妥通过 200ml/min 的血流灌注清除率为 60ml/min	NA
异戊巴比妥	p.o. i.m. i.v.	空腹服用时吸收率增加	—	NA	NA	61	NA	经肝脏代谢,约有 50% 转化为羟基异戊巴比妥。与葡糖醛酸结合后经肾脏排出,极少量(<1%)以原型药随尿液排出	14~40	NA	(1) p.o.:催眠,100~200mg q.n.;镇静,30~50mg b.i.d.~t.i.d.。极量 600mg/d。 (2) i.m.、i.v.:催眠,100~200mg q.n.;镇静,30~50mg b.i.d.~t.i.d.。极量 500mg/d	NA	NA	NA	NA	NA

续表

药物	给药途径	食物影响	F/%	t_{max}/h	C_{max}/(μg/ml)	蛋白结合率 /%	V_d/L	代谢和排出途径及比例	$^1t_{1/2}$/h	$^2t_{1/2}$/h	正常剂量	Ccr 50~90ml/min	Ccr 10~50ml/min	Ccr<10ml/min	透析清除情况	血液透析 /CAPD/CRRT 剂量
苯丙氨酯	p.o.	NA	—	NA	NA	NA	NA	经肝脏代谢,7% 以原型药、76% 以代谢产物随尿液排出	NA	NA	0.2~0.8g t.i.d.。宜饭后服用	NA	NA	NA	NA	NA
氯美噻唑	p.o. i.v.	NA	10~15	NA	NA	64	0.28L/kg	经肝脏代谢,经肾脏排出	2.6~8.9	NA	(1) p.o.:催眠,500mg q.n.;镇静,250mg t.i.d;治疗酒精或药物成瘾戒断症状,750mg,q.6h.,共 2d;后 500mg q.6h.,共 3d;再后 250mg q.6h.,共 4d。 (2) i.v.gtt.:子痫前期毒血症,起始滴注 0.8% 溶液 30~50ml,滴速为 60 滴 /min,直到患者倦睡,然后滴速减至 10~15 滴 /min;癫痫持续状态,滴注 0.8% 溶液 40~100ml 直到惊厥控制	NA	NA	NA	NA	NA
酒石酸唑吡坦	p.o.	有影响,全身暴露减少(C_{max} 和 AUC 降低;t_{max} 增加)	70	0.5~3	口服 5mg:最高 20~113μg/ml,平均 59μg/ml; 口服 10mg:最高 58~272μg/ml,平均 121μg/mg	92	0.54L/kg	主要在肝脏代谢分解成 3 个主要的和 7 个次要的没有活性的代谢产物;一次口服后,48%~67% 随尿液排出,29%~42% 随粪便排出。尿液及大便中可有微量的原药	延长释放片:2.8h;即时释放片(健康男性受试者):2.5~2.6h; 即时释放片(肝硬化患者):9.9h; SL 片(Edluar®):2.65~2.85h; SL 片(Intermezzo®):2.5h; 口服喷雾剂:2.7~3h	NA	喷剂及普通制剂:5~10mg q.n.;老年人 5mg q.n.;缓释制剂:6.25~ 12.5mg q.n.	无须调整剂量	无须调整剂量	无须调整剂量	血液透析不可透析	血液透析:无须调整剂量 腹膜透析、CRRT:NA

续表

药物	给药途径	食物影响	F/%	t_{max}/h	C_{max}/(μg/ml)	蛋白结合率/%	V_d/L	代谢和排出途径及比例	[1]$t_{1/2}$/h	[2]$t_{1/2}$/h	正常剂量	Ccr 50~90ml/min	Ccr 10~50ml/min	Ccr<10ml/min	透析清除情况	血液透析/CAPD/CRRT 剂量
扎来普隆	p.o.	食物可能会延长吸收	30	1h 左右	口服 5mg、15mg、30mg、60mg，平均 C_{max} 为 10ng/ml、27ng/ml、71ng/ml 及 109ng/ml	45~75	1.4L/kg	经肝脏醛氧化酶及肝药酶 CYP3A4 代谢，17% 随粪便排出；71% 经肾脏排出（原型药不到 1%）	1	NA	5~10mg q.n.，连用不超过 10d，老年人 5mg q.n.	无须调整剂量	NA	NA	NA	NA
氯巴占	p.o.	乙醇可使 F 提高 50%	87	1~3	NA	80~90	NA	经肝脏代谢，82% 随尿液排出，11% 随粪便排出	60	NA	20~30mg q.n. 或 20~30mg/d 分次	NA	NA	NA	NA	NA
丁螺环酮	p.o.	与食物同服，可延缓吸收，增加 F	0.05	40~90min	NA	95	100	经肝脏代谢，主要随尿液排出（29%~63%），也可随粪便排出（18%~38%）	2~4h，随肝或肾损害而增加	NA	5~10mg b.i.d.~t.i.d.，最大剂量 60mg/d	无须调整剂量	小于 30ml/min：避免使用	避免使用	透析不可清除	NA
佐匹克隆	p.o.	酒精可增强本药的中枢抑制作用	80~94	1.5~2，肝损害为 3.5	115ng/ml	45	92~105	经肝脏代谢，代谢产物仍有活性，肝硬化患者血浆清除率明显下降，经肾脏代谢，也可随乳汁排出	5~6h，老年人半衰期 7h，肝损害 12h	NA	7.5mg q.n.	NA	NA	NA	本药可通过透析膜，尚无具体药物清除率数据	NA
坦度螺酮	p.o.	基本不受进食影响	—	0.8~1.4	2.9~3.2ng/ml	NA	NA	经肝脏代谢，随尿液（70% 为代谢产物）、粪便（30% 为代谢产物）排出	1.2~1.4	NA	10~20mg t.i.d.	无须调整剂量	无须调整剂量	NA	NA	NA
雷美替胺	p.o. i.v.	空腹口服吸收率大于 84%	1.8	0.75	11.6ng/ml	82	i.v.：73.6	主要经 CYP1A2 代谢；84% 经肾脏排出，4% 经粪便排出	1~2.6	NA	8mg q.n.	无须调整剂量	无须调整剂量	无须调整剂量	血液透析不可清除	NA

十三、麻醉药与麻醉辅助用药

药物	给药途径	食物影响	F/%	t_{max}/h	C_{max}/(μg/ml)	蛋白结合率/%	V_d/L	代谢和排出途径及比例	$^1t_{1/2}$/h	$^2t_{1/2}$/h	正常剂量	Ccr 50~90ml/min	Ccr 10~50ml/min	Ccr<10ml/min	透析清除情况	血液透析/CAPD/CRRT 剂量
1. 吸入全麻药																
恩氟烷	吸入给药	NA	NA	NA	NA	NA	NA	本药在肺泡吸收迅速；在肝脏中代谢率较低，仅有2.4% 被肝脏转化，80% 以上原型药经呼吸道排出	NA	NA	成人使用本药的初始浓度为 0.5%，在呼吸抑制后逐渐增加 0.5%，直至达到手术所需的麻醉深度。此时本药的浓度应小于 4.0%	NA	NA	NA	NA	NA
异氟烷	吸入给药	NA	NA	4	一般小于 5	NA	NA	在人体内代谢相对较少，仅 0.17% 的吸入量以代谢产物的形式随尿液排出	NA	NA	成人麻醉诱导用 1.5%~3% 本药与氧气或氧 / 氧化亚氮混合吸入，麻醉维持用 1%~2.5% 本药与氧气或氧 / 氧化亚氮混合吸入；若单独与氧气吸入则本药浓度增加 0.5%~1%。 儿童必须个体化给药	NA	NA	NA	NA	NA
七氟烷	吸入给药	NA	NA	NA	NA	NA	NA	只有不到 5% 的本药在肝内经肝药酶 CYP2E1 脱氟生成六氟六丙醇 (HFIP)，HFIP 与葡糖醛酸结合排出体外；大部分在肺以原型药排出；部分代谢产物随胆汁和尿液排出	血浆半衰期呈三相 α 相：2.7min β 相：9.04min γ 相：30.7min	NA	成人麻醉诱导浓度为 5%，麻醉维持浓度为 0.5%~3%；儿童麻醉诱导浓度为 7%	NA	NA	NA	NA	NA
2. 静脉全麻药																
羟丁酸钠	i.v.	NA	NA	45min	NA	NA	NA	分解代谢过程中一般先形成内酯，部分转化为酮体，然后均经三羧酸循环降解，用药量的 97% 转化为水和二氧化碳，后者随呼气排出体外，随尿液排出的原型药不超过 2%	NA	NA	成人全麻诱导 i.v. 60~80mg/kg；全麻维持 12~80mg/kg；基础麻醉 50~60mg/kg。儿童全麻诱导最大用量为 100mg/kg；基础麻醉 60~80mg/kg	NA	NA	NA	NA	NA

续表

药物	给药途径	食物影响	F/%	t_{max}/h	C_{max}/(μg/ml)	蛋白结合率/%	V_d/L	代谢和排出途径及比例	$^1t_{1/2}$/h	$^2t_{1/2}$/h	正常剂量	Ccr 50~90ml/min	Ccr 10~50ml/min	Ccr<10ml/min	透析清除情况	血液透析/CAPD/CRRT 剂量
硫喷妥钠	i.v.	NA	NA	血浆最快，脑组织 30s 内，肌肉 15~30min，脂肪在数小时内	血供丰富的脑、心、肝和肾脏组织内药物浓度峰值为 175μg/ml，颈静脉血药峰浓度为 75μg/ml	85（72~86）	普通成人分布容积为 2.3L/kg，足月妊娠者为 4.1L/kg，肥胖者为 7.9L/kg	本药主要经肝脏代谢，几乎全部经生物转化成氧化物而排出，仅极微量以原型药随尿液排出	半衰期 α 相为（8.5 ± 6.1）min（1 次量，快）或（62.7 ± 30.4）min（蓄积后，慢）。半衰期 β 相一般为（11.4 ± 6）h，可随年龄而增加，足月妊娠者为 26.1h，肥胖者为 27.85h	NA	成人全麻诱导 i.v. 4~8mg/kg；全麻维持每小时最多 500mg。全麻深度不足时可加用其他全麻药。吸入气内氧化亚氮的浓度为 67% 时，本药用量可减少 2/3；抗惊厥 i.v. 50~100mg，静脉滴注可用 0.33% 等渗溶液。老年人应酌情减量至 2~2.5mg/kg。儿童基础麻醉 i.v. 4~8mg/kg；肌内注射 5~10mg/kg	NA	NA	NA	NA	NA
丙泊酚	i.v.	NA	NA	2min	NA	98	NA	本药主要在肝脏迅速代谢，88% 的药物以羟化或螯合物的形式随尿液排出	2.5min	NA	成人全麻诱导剂量一般为 2.0~2.5mg/kg，每 10s 约 4ml（40mg）；全麻维持：①持续输注通常为 4~12mg/（kg·h）；②重复单次注射给药，一次给予 2.5~5.0ml（25~50mg）。监护患者镇静通常为 0.3~0.4mg/（kg·h）；人工流产手术前以 2.0mg/kg 行麻醉诱导。辅助椎管内麻醉 0.5~2mg/（kg·h），连续输注。超过 55 岁的老年人患者所需的剂量较低。超过 8 岁的儿童麻醉诱导约需 2.5mg/kg；儿童麻醉维持通常为 9~15mg/（kg·h）	NA	NA	NA	NA	NA

续表

药物	给药途径	食物影响	F/%	t_{max}/h	C_{max}/(μg/ml)	蛋白结合率/%	V_d/L	代谢和排出途径及比例	$^1t_{1/2}$/h	$^2t_{1/2}$/h	正常剂量	Ccr 50~90ml/min	Ccr 10~50ml/min	Ccr< 10ml/min	透析清除情况	血液透析/CAPD/CRRT 剂量
磷丙泊福钠	静脉给药	NA	NA	2~4min	78.7 ± 15.4	98	(0.33 ± 0.069) L/kg	本药经肝脏代谢，代谢产物包括有活性的丙泊酚	母体化合物和代谢产物丙泊酚的消除半衰期分别为 0.81~0.88h 和 2.06h	NA	成人麻醉性监护常规剂量：年龄 18~65 岁的健康成人起始剂量 6.5mg/kg，静脉弹丸式注射；随后立即静脉滴注补充剂量，补充剂量一次 1.6mg/kg，给药频率不得大于每 4min 1 次。65 岁及以上的老年患者和重度全身性疾病患者（美国麻醉医师协会制定的身体状态分级为 P3 或 P4），起始剂量和补充剂量均应为成人常规剂量的 75%	NA	严重肾功能不全（Ccr < 30ml/min）者慎用	NA	NA	NA
3. 局部麻醉药																
利多卡因	含于咽喉部后咽下局部涂抹 i.m. i.v.	NA	NA	肌内注射后 5~15min 起效，肌内注射一次 200mg 后 15~20min 达治疗浓度；静脉注射后立即起效（45~90s）	1.5~5	NA	NA	本药 90% 经肝脏代谢，其代谢产物单乙基甘氨酰二甲苯胺（MEGX）及甘氨酰二甲苯胺（GX）具有药理活性，持续静脉滴注 24h 以上者，代谢产物可产生治疗及中毒作用。本药经肾脏排出，10% 为原型药，58% 为代谢产物（GX），不能被血液透析清除	静脉注射后半衰期 α 相不超过 30min，半衰期 β 相为 1~2h。GX 半衰期较长，约 10h，MEGX 半衰期近似原型药	NA	1. 成人局部麻醉 (1) 表面麻醉 1) 盐酸利多卡因胶浆：①胃镜检查前 5~10min 将本药含于咽喉部片刻后慢慢咽下，一次 10g；②阴道检查，用棉签蘸 5~7ml 涂于局部；③尿道扩张术或膀胱镜检查，用量 200~400mg。 2) 盐酸利多卡因气雾剂：可用于内镜检查，一次 10~30ml(2%) 或一次 5~15ml(4%)。咽喉、气管用最大剂量为一次 100~200mg。 3) 盐酸利多卡因注射液：一次不超过 100mg（2%~4%）。 (2) 局部浸润麻醉：盐酸利多卡因注射液（0.25%~0.5%），一次 50~300mg。	NA	NA	NA	NA	NA

续表

药物	给药途径	食物影响	F/%	t_{max}/h	C_{max}/(μg/ml)	蛋白结合率/%	V_d/L	代谢和排出途径及比例	$^1t_{1/2}$/h	$^2t_{1/2}$/h	正常剂量	Ccr 50~90ml/min	Ccr 10~50ml/min	Ccr<10ml/min	透析清除情况	血液透析/CAPD/CRRT 剂量
利多卡因											(3)区域阻滞麻醉：盐酸利多卡因注射液(0.25%~0.5%)，静脉滴注，首剂1~2mg/kg，极量4mg/kg，静脉滴注以1mg/min为限。反复多次给药，间隔时间不得短于45~60min。 (4)神经(干、丛)阻滞 1)碳酸利多卡因注射液：一次15ml(259.5mg)，极量20ml(346mg)。 2)盐酸利多卡因注射液：①臂丛(单侧)，250~300mg(1.5%)。②口腔，20~100mg(2%)。③肋间神经(每支)，30mg(1%)，极量为300mg。④宫颈旁浸润，左右侧各100mg(0.5%~1%)。⑤椎旁脊神经阻滞(每支)，30~50mg(1%)，300mg为限。⑥阴部神经，左右侧各100mg(0.5%~1%)。 (5)交感神经节阻滞 1)星状神经节：盐酸利多卡因注射液(1%)，一次50mg。 2)脊椎麻醉：盐酸利多卡因注射液(1%)，一次50~100mg。 (6)硬膜外麻醉 1)盐酸利多卡因注射液(1.5%~2%)：胸腰段250~300mg。 2)碳酸利多卡因注射液：根据需要阻滞的节段数和患者情况调节用量，常用量为10~15ml。					

续表

药物	给药途径	食物影响	F/%	t_{max}/h	C_{max}/(μg/ml)	蛋白结合率/%	V_d/L	代谢和排出途径及比例	$^1t_{1/2}$/h	$^2t_{1/2}$/h	正常剂量	Ccr 50~90ml/min	Ccr 10~50ml/min	Ccr< 10ml/min	透析清除情况	血液透析/CAPD/CRRT 剂量
利多卡因											(7)骶管阻滞：盐酸利多卡因注射液(1%)，用于分娩镇痛，剂量为200mg。 2. 成人心律失常 (1)静脉注射：按1~1.5mg/kg(一般50~100mg)作为首次负荷量，静脉注射2~3min，必要时每5min重复1~2次。1h内最大负荷量为4.5mg/kg(或0.3g)，最大维持剂量为4mg/min。 (2)静脉滴注：用负荷量后以1~4mg/min或0.015~0.03mg/(kg·min)的速度静脉滴注。大于70岁的患者剂量减半。 3. 儿童常规剂量局部麻醉 (1)盐酸利多卡因剂：一次给药最高总量不超过4~4.5mg/kg，常用浓度为0.25%~0.5%，特殊情况才可用1%浓度。 (2)利多卡因软膏(5%)：用药局部不超过5g(含本药250mg)，最大日剂量为17~20g(含本药850~1 000mg)					
盐酸丁卡因	涂敷含化蛛网膜下腔给药	NA	NA	表面麻醉：1~3min起效 蛛网膜下腔阻滞：3~5min起效	NA	NA	NA	主要经血浆假性胆碱酯酶水解代谢，代谢产物有对氨基苯甲酸、二甲氨基乙醇。主要以代谢产物形式由肾脏排出，极少量以原型药随尿液排出	NA	NA	成人静脉穿刺或静脉插管前皮肤局部麻醉，每70mg本药可麻醉30cm²的皮肤。 (1)局部麻醉 1)硬膜外阻滞：常用0.15%~0.3%溶液，与盐酸利多卡因合用时浓度最高为0.3%。一次常用量为40~50mg，极量为80mg。	NA	NA	NA	NA	NA

续表

药物	给药途径	食物影响	F/%	t_{max}/h	C_{max}/(μg/ml)	蛋白结合率/%	V_d/L	代谢和排出途径及比例	$^1t_{1/2}$/h	$^2t_{1/2}$/h	正常剂量	Ccr 50~90ml/min	Ccr 10~50ml/min	Ccr< 10ml/min	透析清除情况	血液透析/CAPD/CRRT 剂量
盐酸丁卡因											2)蛛网膜下腔阻滞:①一般常用其混合液(1% 盐酸丁卡因 1ml 与 10% 葡萄糖注射液 1ml、3% 盐酸麻黄素 1ml 混合使用),一次常用量为 10mg,15mg 为限量,20mg 为极量。②会阴部阻滞,用 5~7.5mg(稀释成 0.5%~0.75% 溶液)。③下肢麻醉,用 10mg(0.3%~0.5% 溶液)。④脊神经阻滞达肋缘时,用 15~20mg(1.5%~2% 溶液 1ml 或 0.3%~0.5% 溶液 3~5ml)。 3)神经传导阻滞:常用 0.1%~0.2% 溶液,一次常用量为 40~50mg,极量为 100mg。 4)黏膜表面麻醉:①本药注射剂,常用浓度为 1%,眼科用 1% 等渗溶液,耳鼻喉科用 1%~2% 溶液,一次限量为 40mg。②本药片剂,上消化道内镜前麻醉咽喉黏膜,本药片剂一次 10mg,于检查前含化。 5)外用:痔疮和皮肤病使用本药软膏或乳膏涂于患处,24h 用量不能超过 38mg。 (2)腔道麻醉:局部给药胶浆,①用于胃镜检查、食管扩张及喉或声带检查时,将本药 2g 滴于患者舌根部。②尿道检查时,将本药(约 5g)挤入尿道。③用于妇科阴道检查时,挤入本药约 3g。④用于直肠镜检可挤入本药约 3g					

续表

药物	给药途径	食物影响	F/%	t_{max}/h	C_{max}/(μg/ml)	蛋白结合率/%	V_d/L	代谢和排出途径及比例	$^1t_{1/2}$/h	$^2t_{1/2}$/h	正常剂量	Ccr 50~90ml/min	Ccr 10~50ml/min	Ccr< 10ml/min	透析清除情况	血液透析/CAPD/CRRT 剂量
盐酸奥布卡因	经眼、口腔、尿道、阴道、肛门涂抹给药	NA	NA	1~15min	NA	NA	NA	本药主要在血液及肝脏中经酯酶(如拟胆碱酯酶)代谢,92.1% 经肾脏排出	不超过 2~3min	NA	成人表面麻醉:眼科一次 1~4 滴,口腔给药 10~20ml 凝胶,尿道给药 10~20ml,肛门给药直接涂 3~6 滴	NA	NA	NA	NA	NA
罗哌卡因	硬膜外注射	NA	NA	NA	与给药剂量成正比	94	NA	本药主要在肝脏代谢,代谢产物有 3- 羟基罗哌卡因、哌可二甲代苯胺(PPX)和 4- 羟基罗哌卡因,其中多数通过尿液排出体外	吸收呈双相性,快相和慢相半衰期分别为 14min 和 4h	NA	(国外参考用法)成人: (1)外科手术硬膜外麻醉,使用本药 0.5% 注射液,一次 15~30ml(75~150mg)。 (2)外科手术时的局部神经阻滞,使用本药 0.5% 注射液,一次 170ml(5~200mg)。主要神经阻滞使用本药 0.5% 注射液,一次 35~50ml(175~250mg),或使用本药 0.75% 注射液 10~40ml(75~300mg)。 (3)剖宫产手术局部麻醉,使用本药 0.5% 注射液,一次 20~30ml(100~150mg),或本药 0.75% 注射液,一次 15~20ml(113~150mg)。 (4)术后疼痛:①腰椎硬膜外给药,使用 0.2% 注射液,以 6~14ml/h(12~28mg/h)的速度持续静脉滴注。②局部浸润,使用本药 0.2% 注射液 1~100ml(2~200mg),或使用本药 0.5% 注射液 170ml(5~200mg)。 (5)分娩镇痛:硬膜外给药初始剂量为使用本药 0.2% 注射液 10~20ml(20~40mg)。维持剂量为持续滴注本药 0.2% 注射液 6~14ml/h(12~28mg/h),随后逐渐增加本药剂量,直至 10~15ml/h(20~30mg/h)	NA	NA	NA	NA	NA

续表

药物	给药途径	食物影响	F/%	t_{max}/h	C_{max}/(μg/ml)	蛋白结合率/%	V_d/L	代谢和排出途径及比例	$^1t_{1/2}$/h	$^2t_{1/2}$/h	正常剂量	Ccr 50~90ml/min	Ccr 10~50ml/min	Ccr<10ml/min	透析清除情况	血液透析/CAPD/CRRT 剂量
复方利多卡因	局部涂药	NA	NA	用于局部无损皮肤和女性生殖黏膜的达峰效应时间分别为 2~3h 和 15min 内	(1)无破损的皮肤：将乳膏涂于成人大腿处血药峰浓度分别为 0.12μg/ml 和 0.07μg/ml。用于脸部(10g/100cm²)血药峰浓度分别为 0.16μg/ml 和 0.06μg/ml)。(2)生殖器黏膜：将乳膏 10g 涂于阴道黏膜处血药峰浓度分别为 0.18μg/ml 和 0.15μg/ml	利多卡因和丙胺卡因的血浆蛋白结合率分别为 70% 和 40%~55%，两者均可通过血-脑脊液屏障	利多卡因和丙胺卡因分布容积分别为 1.5L/kg 和 2.6L/kg	利多卡因在肝脏广泛代谢，代谢产物包括有活性的乙基甘油二甲基苯胺和甘氨酸二甲苯酸，丙胺卡因在肝脏和肾脏通过酰胺酶代谢，全身给药后其邻甲苯胺代谢产物可致高铁血红蛋白血症，98% 的利多卡因经肾脏排出	利多卡因和丙胺卡因的半衰期分别为 1~2.5h 和 10~150min	NA	成人小手术局部给药，每 10cm² 约涂用乳膏 1.5g，大面积皮肤手术每 10cm² 涂用乳膏 1.5~2g，生殖器黏膜涂用乳膏 5~10g，腿部溃疡清创术每 10cm² 涂用乳膏 1~2g，最多 10g。儿童小手术每 10cm² 涂用乳膏 1g，2 个月以下儿童、3~11 个月儿童、1~5 岁儿童及 6~11 岁儿童最大使用剂量及使用面积分别为：1g 和 10cm²、2g 和 10cm²、10g 和 10cm²、20g 和 200cm²	NA	NA	NA	NA	NA
4. 骨骼肌松弛药																
琥珀胆碱	i.v. i.m. i.v.gtt.	NA	NA	NA	NA	NA	NA	本药经血液和肝脏中的丁酰胆碱酯酶(假性胆碱酯酶)水解，先水解为琥珀酰单胆碱，进而再缓慢水解为无肌松作用的代谢产物琥珀酸和胆碱。约 2% 原型药随尿液排出，其余均以代谢产物的形式随尿液排出	2~4min	NA	成人： (1)气管插管 1)i.v.：1~1.5mg/kg，最大剂量 2mg/kg，用 0.9% 氯化钠注射液稀释至浓度为 10mg/ml。 2)i.m.：一次量不可超过 150mg。 (2)维持术中肌肉松弛：静脉滴注一次 150~300mg。 (3)电休克时肌强直：静脉注射 10~30mg。 儿童气管插管： 1)i.v.：一次 1~2mg/kg，用 0.9% 氯化钠注射液稀释至浓度为 10mg/ml。 2)i.m.：一次量不可超过 150mg	NA	NA	NA	NA	NA

续表

药物	给药途径	食物影响	F/%	t_{max}/h	C_{max}/(μg/ml)	蛋白结合率/%	V_d/L	代谢和排出途径及比例	$^1t_{1/2}$/h	$^2t_{1/2}$/h	正常剂量	Ccr 50~90ml/min	Ccr 10~50ml/min	Ccr<10ml/min	透析清除情况	血液透析/CAPD/CRRT 剂量
阿曲库铵	i.v. i.v.gtt.	NA	NA	3~5min	NA	80	NA	本药通过霍夫曼(Hoffman)消除(约占45%)和被血浆中丁酰胆碱酯酶(假性胆碱酯酶)水解,代谢产物无活性,主要代谢产物随尿液和胆汁排出	20min	NA	成人 (1)气管插管:静脉注射0.3~0.6mg/kg,必要时可追加0.1~0.2mg/kg,以延长肌肉松弛的时间。 (2)手术中松弛骨骼肌:静脉滴注维持用量为0.3~0.6mg/(kg·h)。 儿童静脉注射:1岁以上儿童,同成人用量	NA	NA	NA	NA	NA
罗库溴铵	i.v. i.v.gtt.	NA	NA	NA	NA	25	193~214ml/kg;多器官衰竭患者稳态表观分布容积为(1.5±0.8)L/kg	本药主要经肝脏代谢,主要代谢产物为17-羟罗库溴铵。本药随尿液和胆汁排出,12~24h内随尿液排出的本药约占40%。注入放射性核素标记的本药9d后,平均47%的放射性核素随尿液排出,43%随粪便排出	本药平均分布半衰期为73(66~80)min,血浆消除半衰期为1.2~1.4h。对多器官衰竭患者,本药的消除半衰期为(21.5±3.3)h,血浆清除率为(2.1±0.8)ml/(kg·min)	NA	成人: (1)气管内插管:静脉注射,单次0.6mg/kg,作用可持续30~45min。如剂量增至0.9mg/kg,作用可持续约75min。 (2)维持术中肌肉松弛: ①静脉注射,维持剂量为0.15mg/kg。长时间应用吸入麻醉药的患者,用量应降至0.075~0.1mg/kg。 ②静脉滴注,建议先静脉注射负荷剂量0.6mg/kg后,当肌力开始恢复时再行静脉滴注。静脉全麻时剂量为5~10μg/(kg·min),吸入全麻时剂量为5~6μg/(kg·min)	NA	NA	NA	NA	NA
泮库溴铵	i.v.	NA	NA	2~3min	NA	NA	241~280ml/kg	本药在体内经肝脏代谢,活性代谢产物3-羟泮库溴铵的作用强度为泮库溴铵的一半。主要经肾脏排出,40%~50%以原型药随尿液排出,11%本药及其他的代谢产物随胆汁排出	分布半衰期小于5min,消除半衰期为110~120min。老年患者及肝肾功能严重不全者,半衰期可延长为正常者的2倍	NA	成人气管插管:静脉注射0.08~0.10mg/kg。 成人维持肌肉松弛:静脉注射0.01~0.02mg/kg。 儿童与成人所需剂量类似,但4周以内新生儿推荐初始剂量为0.01~0.02mg/kg	NA	NA	避免使用本药	NA	NA

续表

药物	给药途径	食物影响	F/%	t_{max}/h	C_{max}/(μg/ml)	蛋白结合率/%	V_d/L	代谢和排出途径及比例	${}^{1}t_{1/2}$/h	${}^{2}t_{1/2}$/h	正常剂量	Ccr 50~90ml/min	Ccr 10~50ml/min	Ccr<10ml/min	透析清除情况	血液透析/CAPD/CRRT 剂量
维库溴铵	i.v. i.v.gtt.	NA	NA	1~3min	NA	NA	0.27L/kg	本药的代谢程度较低，人体胆汁和尿液中的代谢产物为3-羟基衍生物，其肌松效力约为本药的50%。40%~80%的本药以单季铵形式(其中95%为原型药，5%为3-羟基溴化维库溴铵)经胆汁排出，小部分经肾脏排出。因本药经肾脏排出较少，经膀胱导管收集到的24h尿量中，平均含有30%的溴化维库溴铵	分布半衰期约为(2.2±1.4)min，血浆消除半衰期为(71±20)min	NA	成人： (1)气管插管：静脉注射0.08~0.1mg/kg。 (2)维持肌肉松弛：首次剂量为0.03~0.05mg/kg。维持剂量为0.02~0.03mg/kg。 (3)剖宫产手术时，本药剂量不应超过0.1mg/kg。 儿童： 维持肌肉松弛：静脉注射，①4周以内的新生儿和4个月以内的婴儿，首次剂量为0.01~0.02mg/kg。5个月~1岁的婴幼儿，所需首次剂量与成人相似，维持剂量应酌减。②对于1岁以上儿童患者，与成人类似	NA	NA	NA	NA	NA
5. 其他麻醉用药																
右美托咪定	i.v. i.m.	NA	肌内注射 F 为73%	1	NA	94	102~118		分布半衰期约为5min，$t_{1/2}$ 为2~5h	NA	成人气管插管和机械通气时镇静：1μg/kg，缓慢静注，给药时间应大于10min	NA	NA	NA	NA	NA

十四、镇痛药

药物	给药途径	食物影响	F/%	t_{max}/h	C_{max}/(μg/ml)	蛋白结合率/%	V_d/L	代谢和排出途径及比例	$^1t_{1/2}$/h	$^2t_{1/2}$/h	正常剂量	Ccr 50~90ml/min	Ccr 10~50ml/min	Ccr< 10ml/min	透析清除情况	血液透析/CAPD/CRRT 剂量
1. 解热镇痛抗炎药																
醋氯芬酸	p.o.	无影响	100	1.25~3	NA	99.7	30	本药在肝脏代谢为活性代谢产物双氯芬酸，2/3 的药物以结合形式羟基化代谢产物随尿液排出	4~4.3	NA	100mg b.i.d.	无需调整剂量	无需调整剂量	NA	NA	NA
卡巴匹林钙	p.o.	NA	—	19.6min	NA	与血浆蛋白广泛结合	NA	在血液中分解代谢，以水杨酸形式从尿液排出	NA	NA	0.6~1.2g/次，可在 2~4h 后重复，最大量为 3.6g/d	NA	NA	NA	NA	NA
赖氨匹林	p.o. i.m. i.v.gtt.	NA	—	p.o.：3.7	NA	65~90	NA	代谢产物及小部分游离水杨酸从尿液排出	15~20min	NA	(1) p.o. ①解热镇痛：散剂和颗粒剂，0.45~0.9g b.i.d.~t.i.d.。肠溶片，0.6g t.i.d.。 ②抗风湿：散剂和颗粒剂，0.9~1.8g q.i.d.。肠溶制剂，1.2g t.i.d.。 ③血栓栓塞性疾病，肠溶制剂 0.1~0.3g q.d.。 (2) i.m./i.v.gtt.：0.9~1.8g b.i.d.	NA	NA	NA	NA	NA
对乙酰氨基酚	p.o. i.m. 直肠	食物可减慢本药的吸收	85~98	p.o.：儿童 1h，成人 0.5h 直肠：儿童 107min~5.1h	口服 650mg：C_{max} 为 5~20	10~25	成人：0.7~1 儿童：0.7~1.2	90%~95% 经肝脏代谢，以结合物形式经肾脏排出，2.6% 随胆汁排出	成人：2~3 新生儿：7 儿童：1.5~2	NA	p.o.：成人，650~1 000mg q.4h.~q.6h.；儿童(婴儿和小于 60kg 的儿童)，10~15mg/kg q.4h.~q.6h.。 i.m.：0.15g~0.25g/次，间隔 4~6h 重复一次。 直肠给药：0.3g/次，间隔 4~6h 重复一次	q.6h.	q.8h.	透析可清除	不需要补充剂量	
酚麻美敏	p.o.	—	—	对乙酰氨基酚、盐酸伪麻黄碱：2~3 氢溴酸右美沙芬：NA 马来酸氯苯那敏：3~6	—	对乙酰氨基酚：10~25 盐酸伪麻黄碱：NA 氢溴酸右美沙芬：NA 马来酸氯苯那敏：72	对乙酰氨基酚：成人，0.7~1；儿童，0.7~1.2 盐酸伪麻黄碱：NA 氢溴酸右美沙芬：NA 马来酸氯苯那敏：NA	对乙酰氨基酚：经肝脏代谢，代谢产物主要经肾脏排出 盐酸伪麻黄碱：部分在肝脏代谢，55%~75% 以原型药经尿液排出 氢溴酸右美沙芬：在肝脏代谢，经肾脏排出 马来酸氯苯那敏：经肝脏代谢，经肾脏排出	对乙酰氨基酚：2~4 盐酸伪麻黄碱：随尿液 pH 变化 氢溴酸右美沙芬：NA 马来酸氯苯那敏：12~15	NA	含对乙酰氨基酚 325~650mg q.6h.，24h 内不超过 4 次	NA	NA	NA	NA	NA

续表

药物	给药途径	食物影响	F/%	t_{max}/h	C_{max}/(μg/ml)	蛋白结合率/%	V_d/L	代谢和排出途径及比例	$^1t_{1/2}$/h	$^2t_{1/2}$/h	正常剂量	Ccr 50~90ml/min	Ccr 10~50ml/min	Ccr< 10ml/min	透析清除情况	血液透析/CAPD/CRRT 剂量
氨酚待因	p.o.	NA	对乙酰氨基酚:60~80 磷酸可待因:40~70	对乙酰氨基酚:0.5~2 磷酸可待因:NA	—	对乙酰氨基酚:25~43 磷酸可待因:25%	对乙酰氨基酚:成人0.7~1;儿童0.7~1.2 磷酸可待因:NA	对乙酰氨基酚:90%~95%经肝脏代谢,以结合物形式经肾脏排出,2.6%随胆汁排出 磷酸可待因:主要以葡糖醛酸结合物形式随尿液排出	对乙酰氨基酚:2~3 磷酸可待因:2.5~4	NA	成人:0.3g t.i.d.	NA	NA	NA	NA	NA
贝诺酯	p.o.	NA	—	NA	NA	NA	NA	NA	NA	NA	成人:0.5~1g t.i.d.~q.i.d.	NA	NA	NA	NA	NA
萘普生	p.o.	延长吸收时间	100	普通制剂:1~2	NA	99	0.16	经肝脏代谢,95%经肾脏排出,<3%随粪便排出	12~17	NA	成人:500mg p.o. 后,250mg q.6h.。 儿童:5mg/kg b.i.d.	NA	NA	NA	透析不可清除	NA
奥沙普秦	p.o.	降低吸收速率,不影响吸收程度	95	2.44~3.09	NA	99	11.7~16.7L/70 kg	95%经肝脏代谢,65%经肾脏排出,35%随粪便排出	41.4~54.9	NA	1 200mg/d	NA	NA	NA	血液透析可清除,腹膜透析不可清除	NA
布洛芬	p.o. i.v. 外用	食物可使单次剂量的 t_{max} 由1.34h增加到1.96h	S-(+)构型 F 为71%,R-(−)构型 F 为58%	1~2	NA	99	0.11~0.18	经肝脏代谢,45%~79%经肾脏排出	成人:1.8~2.44 儿童:1.5~1.8	NA	p.o.: (1)成人:200~400mg q.4h.~q.6h. (2)儿童:6个月~12岁,5~10mg/kg q.6h.~q.8h.,最多每日4剂;12岁及以上,200~400mg q.4h.~q.6h.,每日最多1 200mg;给药不超过10日 i.v.:400mg q.4h.~q.6h.,或根据需要100~200mg q.4h.	NA	NA	NA	透析不可清除	NA
非诺洛芬钙	p.o.	减慢吸收	80~85	2	50μg/L	99	NA	95%经肝脏代谢;90%经肾脏排出,约2%自粪便排出	3	NA	200mg q.4h.~q.6h.	NA	NA	NA	NA	NA

续表

药物	给药途径	食物影响	F/%	t_{max}/h	C_{max}/(μg/ml)	蛋白结合率/%	V_d/L	代谢和排出途径及比例	$^1t_{1/2}$/h	$^2t_{1/2}$/h	正常剂量	Ccr 50~90ml/min	Ccr 10~50ml/min	Ccr<10ml/min	透析清除情况	血液透析/CAPD/CRRT 剂量
氟比洛芬	p.o. i.v.gtt.	降低吸收速率,不影响吸收程度	96	1.9	14	99	0.12	经肝脏代谢,70%经肾脏排出	*R*-氟比洛芬:4.7 *S*-氟比洛芬:5.7	3.3	50mg q.4h.~q.6h.	NA	NA	NA	透析不可清除	NA
洛索洛芬	p.o. 外用	NA	—	原型药:0.5 活性代谢产物:0.83	NA	NA	NA	大部分从尿中排泄	约1.25	NA	60mg t.i.d.	NA	NA	NA	NA	NA
酮洛芬	p.o. i.v. 外用	t_{max}从1.89h增加到4.76h;C_{max}减少39%(高脂肪膳食使t_{max}延长约2h)	90	1.89	NA	99	0.1(i.v.)	80%经肾脏排出	2.1 ± 1.2	NA	25~50mg q.6~8h.,每日最多300mg	不超过150mg/d	Ccr<25ml/min:不超过100mg/d	不超过100mg/d	透析不可清除	NA
金洛芬	p.o.	NA	20~25	1~2.5	NA	60	NA	77%经肾脏排出,85%随粪便排出	15~31d	NA	6mg q.d.或3mg b.i.d.	NA	NA	NA	NA	NA
芬布芬	p.o.	NA	—	6~8	NA	98~99	NA	66%由尿液排出,10%由呼吸道排出,10%由粪便排出	7	NA	6mg q.d.或3mg b.i.d.	NA	NA	NA	NA	NA
非普拉宗	p.o. 局部给药	NA	—	4~6	NA	NA	NA	在体内转化后,以代谢产物形式自尿液中排泄	24	NA	p.o.:200mg b.i.d.~t.i.d. 局部给药:制成5%的油膏	NA	NA	NA	NA	NA
氯诺昔康	p.o.	食物使C_{max}降低约30%,t_{max}增加1.5~2.3h,氯诺昔康吸收率(根据AUC计算)可降低至20%	90~100	NA	NA	99	NA	肝药酶CYP2C9参与氯诺昔康的生物转化,氯诺昔康完全代谢,约2/3经肝脏消除,1/3通过肾脏以非活性物质形式消除;约50%经粪便排泄,42%经肾脏排泄	3~4	NA	8~16mg/d,分2~3次服用	NA	NA	NA	NA	NA

续表

药物	给药途径	食物影响	F/%	t_{max}/h	C_{max}/(μg/ml)	蛋白结合率/%	V_d/L	代谢和排出途径及比例	$^1t_{1/2}$/h	$^2t_{1/2}$/h	正常剂量	Ccr 50~90ml/min	Ccr 10~50ml/min	Ccr< 10ml/min	透析清除情况	血液透析/CAPD/CRRT 剂量
吡罗昔康	p.o. i.m. 外用	稍微延迟吸收率	—	p.o.:3~5	NA	0.99	0.14 L/kg	主要经肝药酶CYP2C9代谢，66%自肾脏排泄(其中5%以原型药经肾脏排出)，33%自粪便排泄	50	NA	20mg/d，一日1次或分次	NA	NA	NA	NA	NA
美洛昔康	i.v. p.o. i.m.	无影响	0.89	p.o.:4.9 i.m.:1(注射15mg)	p.o.:1.05 i.m.:1.62	0.994	9.63~16	主要经肝药酶CYP2C9代谢，CYP3A4同工酶也发挥一定作用)，0.2%经肾脏排出，1.6%随粪便排出	20.1~26.4	不变	p.o.:3.75mg b.i.d. i.v.:30mg q.d.	无须调整	>15ml/min：无须调整	不建议使用	几乎不被透析清除	血液透析：胶囊剂，5mg/d；片剂，7.5mg/d CAPD、CRRT：NA
吲哚美辛	p.o.或直肠外用	可能会延迟急性情况下的疼痛缓解	几乎完全直肠：80~90	p.o.:1.3~2	p.o.:1~2.4	99	NA	主要经肝脏代谢，60%经肾脏排出，33%随粪便排出	4.5~7.6	NA	(1)急性疼痛，轻度至中度：20mg t.i.d. p.o.，或40mg b.i.d.~t.i.d. p.o.。 (2)急性肩痛：75~150mg p.o.，分3~4次服用	NA	NA	NA	NA	NA
阿西美辛	p.o.	NA	—	2.72	1.49	NA	NA	经尿液排泄的代谢产物达99%以上	2.62	NA	胶囊：30mg t.i.d. 缓释胶囊：90mg q.d.	NA	NA	NA	NA	NA
氨糖美辛	p.o.	NA	—	NA	NA	90	NA	NA	3	NA	一次1~2片，一日1~2次	NA	NA	NA	NA	NA
萘丁美酮	p.o.	延迟急性状况下的疼痛缓解	35	p.o.:3~6	NA	99	5.3~7.5 L/kg	主要经肝脏代谢，80%经肾脏排出，9%随粪便排出	NA	NA	1 000mg，单剂量p.o.	≥50ml/min：无须调整	必要时减少剂量或停用	NA	NA	NA
舒林酸	p.o.	吸收延迟	90	p.o.:1	NA	93	NA	主要经肝脏代谢，肾脏排出50%，粪便排出25%	7.8	NA	200mg b.i.d.	NA	NA	NA	在血液透析过程中没有明显去除	NA

续表

药物	给药途径	食物影响	F/%	t_{max}/h	C_{max}/(μg/ml)	蛋白结合率/%	V_d/L	代谢和排出途径及比例	$^1t_{1/2}$/h	$^2t_{1/2}$/h	正常剂量	Ccr 50~90ml/min	Ccr 10~50ml/min	Ccr<10ml/min	透析清除情况	血液透析/CAPD/CRRT 剂量
依托度酸	p.o.	t_{max} 缩短	80~100	p.o.:1~2	NA	99	362ml/kg	主要经肝脏代谢,肾脏排出72%,粪便排出16%	6~7	NA	200~400mg q.6h.~q.8h.	NA	NA	NA	在接受血液透析的患者中,由于未结合的依托度酸的剂量增加了50%,依托度酸的清除率增加了50%	NA
依托芬那酯	局部给药	NA	—	NA	NA	98~99	NA	NA	NA	NA	乳膏:1.1~1.3g t.i.d.~q.i.d.。 凝胶:t.i.d.~q.i.d.。 喷雾剂:一次7喷,一日3~5次	NA	NA	NA	NA	NA
双氯芬酸钠	p.o. 外用 i.v.	延迟吸收	0.5	i.v.:0.083 p.o.:1.49~6.5 局部1%凝胶:10~14	37.5mg i.v.(SS):5 617ng/ml 50mg p.o.(SS):851ng/ml 局部1%凝胶:15~53.8ng/ml	99	i.v.:0.12~0.17L/kg p.o.:1.4L/kg	主要经肝脏代谢,65%经肾脏排出,35%随胆汁排出	i.v.:1.44~2.29 口服:2 外用:79	NA	强直性脊柱炎:25mg q.i.d. p.o.。 骨关节炎:50mg/d p.o.,每日2次或3次。凝胶缓释剂:每日涂2次	NA	NA	NA	NA	NA

续表

药物	给药途径	食物影响	F/%	t_{max}/h	C_{max}/(μg/ml)	蛋白结合率/%	V_d/L	代谢和排出途径及比例	$^1t_{1/2}$/h	$^2t_{1/2}$/h	正常剂量	Ccr 50~90ml/min	Ccr 10~50ml/min	Ccr< 10ml/min	透析清除情况	血液透析/CAPD/CRRT 剂量
酮咯酸氨丁三醇	i.v. 鼻腔给药 眼部给药 p.o. i.m.	延迟吸收	1	i.m.:0.55~0.733 鼻内:0.75 i.v.:0.018 3~0.048 3 p.o.:0.733	15mg i.m.(SD):1.14μg/ml 15mg i.m.(SS):1.56μg/ml 鼻内单剂量 31.5mg:1 805.8ng/ml 15mg i.v.(SD):2.47μg/ml 15mg i.v.(SS):3.09μg/ml 口服单剂量 10mg:0.87μg/ml 口服多剂量 10mg:1.05μg/ml	99	i.m.:0.175L/kg 鼻内或 p.o.:13L i.v.:0.21L/kg	主要经肝脏代谢,92% 经肾脏排出,6% 随胆汁排出	p.o.:5.2~5.6	NA	i.m.:单剂 60mg 肌内注射。 i.v.:单剂 30mg i.v.。 鼻腔给药:31.5mg q.6h.~q.8h.。 眼部给药:每日滴药 4 次。 p.o.:一次 20mg,随后每 4~6h 10mg	NA	NA	NA	NA	NA
锌布	p.o.	NA	—	布洛芬:1~2 马来酸氯苯那敏:2	NA	布洛芬:99	布洛芬:0.11~0.18 马来酸氯苯那敏:3.2L/kg	NA	NA	NA	片剂:1 片 t.i.d. 胶囊:一次 1~2 粒 t.i.d. 颗粒:一次 2 包 t.i.d.	NA	NA	NA	NA	NA
托美丁钠	p.o.	F 降低	几乎全吸收	0.5~1	NA	99	0.098L/kg	主要经肝脏代谢,100% 经肾脏排出	5	NA	200~600mg t.i.d.	NA	NA	NA	NA	NA
贝敏伪麻	p.o.	NA	—	贝诺酯:NA 氯苯那敏:2 伪麻黄碱:5.5 ± 0.9	贝诺酯:NA 氯苯那敏:NA 伪麻黄碱:口服 120mg,C_{max} 为(387.4 ± 39.4)ng/ml	NA	贝诺酯:NA 氯苯那敏:3.2L/kg 伪麻黄碱:NA	NA	NA	NA	片剂:1 片 t.i.d. 胶囊:2 粒 t.i.d.	NA	NA	NA	NA	NA

续表

药物	给药途径	食物影响	F/%	t_{max}/h	C_{max}/(μg/ml)	蛋白结合率/%	V_d/L	代谢和排出途径及比例	$^1t_{1/2}$/h	$^2t_{1/2}$/h	正常剂量	Ccr 50~90ml/min	Ccr 10~50ml/min	Ccr<10ml/min	透析清除情况	血液透析/CAPD/CRRT 剂量
保泰松	p.o.	NA	50~100	2.4~8.4	NA	87 ~ 99	0.09 ~0.17 L/kg	主要经肝脏代谢，20% 经肾脏排出	48~36	NA	起始剂量为 400mg p.o.，然后 100mg q.4h.	NA	NA	NA	NA	NA
氨酚拉明	p.o.	NA	—	盐酸苯海拉明：2~4 对乙酰氨基酚：儿童 1h，成人 0.5h	盐酸苯海拉明：口服 100mg，C_{max} 为 66~159 对乙酰氨基酚，口服 650mg，C_{max} 为 5~20	盐酸苯海拉明：76~85 对乙酰氨基酚：10~25	盐酸苯海拉明：480~292L/70kg 对乙酰氨基酚：成人 0.7~1，儿童 0.7~1.2	NA	NA	NA	片剂：2 片 q.n. 口服溶液：15~30ml q.n.	NA	NA	NA	NA	NA
塞来昔布	p.o.	延迟吸收	—	口服溶液：1 口服胶囊：2.8	口服单剂量 200mg：705ng/ml	0.97	NA	主要经肝药酶 CYP2C9 代谢，27% 经肾脏排出，57% 随粪便排出	口服溶液：6 口服胶囊：11	NA	急性疼痛：初始剂量，一次 400mg p.o.，如果第 1d 需要，则再加 200mg。 痛风：高剂量，立即 800mg p.o.，随后 12h 服用 400mg，然后每 12h 服用 400mg，共 7d	NA	NA	NA	NA	NA
依托考昔	p.o.	延迟急性疾病的疼痛缓解	80~100	1.5	NA	92	119	90% 经肝脏代谢，主要经肾脏排出	22	NA	强直性脊柱炎：90mg q.d. 急性痛风：120mg q.d. 骨关节炎：30mg q.d.	NA	NA	NA	NA	NA
齐考诺肽	鞘内	NA	鞘内注射：100	5.3	NA	0.5	0.14	主要经脑脊髓液代谢，静脉输注后小于 1% 经肾脏排出	4.6 ± 0.9	NA	鞘内注射齐考诺肽的起始剂量应不超过 2.4μg/d	NA	NA	NA	NA	NA
鹿瓜多肽	i.v. i.m.	NA	—	NA	NA	NA	NA	NA	NA	NA	i.m.：4~8mg，一日 8~16mg i.v.：16~20mg，10~15d 为一疗程	NA	NA	NA	NA	NA
牛磺酸	p.o. 眼部给药	NA	—	NA	NA	NA	NA	NA	NA	NA	p.o.：1.2~16g t.i.d. 经眼给药：1~2 滴，一日 3~5 次	NA	NA	NA	NA	NA
2. 麻醉性镇痛药																
盐酸二氢埃托啡	舌下	NA	口服无效	NA	NA	NA	NA	NA	NA	NA	舌下含化，每次 20~40μg，经 10~15min 疼痛可获明显减轻，维持 50~200min。每张处方最大量为 20~40μg	NA	NA	NA	NA	NA

续表

药物	给药途径	食物影响	F/%	t_{max}/h	C_{max}/(μg/ml)	蛋白结合率/%	V_d/L	代谢和排出途径及比例	${}^1t_{1/2}$/h	${}^2t_{1/2}$/h	正常剂量	Ccr 50~90ml/min	Ccr 10~50ml/min	Ccr<10ml/min	透析清除情况	血液透析/CAPD/CRRT 剂量
丁丙诺啡	舌下含服 i.m. i.h. 透皮给药	不要用舌头或手指触碰黏膜；在黏膜溶解之前，应避免食用食物和饮用液体	—	舌下含服：2.5~3 i.m.：1 皮下注射：24 透皮给药：60	NA	α 和 β 球蛋白：96% 低白蛋白血症：68%	430	主要经肝脏代谢，随粪便和肾脏排出	舌下含服、透皮给药：24~48 i.h.：43~60d	NA	i.m. 或缓慢 i.v.gtt.：0.15~0.3mg q.6h.~q.8h.；舌下含服 0.2~0.8mg；透皮给药：5μg/h，每贴使用 7d	NA	NA	NA	透析不可清除	NA
酒石酸布托啡诺	i.m. 鼻内给药	NA	—	i.m.：20~40min 鼻内给药：0.62mg 老人鼻内给药：1.03mg	鼻内单剂量 1mg：1.04ng/ml	约 80%	布托啡诺(i.v.)：487±155	主要经肝脏代谢，70%~80% 经肾脏排出，5% 为原型药，15% 随粪便排出	4.56~5.8	NA	i.m.：剂量为 1~2mg，如需要，每 3~4h，可重复给药一次，没有充分的临床资料推荐单剂量超过 4mg。或遵医嘱用药	NA	NA	NA	NA	NA
布桂嗪	p.o. i.h. i.m.	本药口服后，易由胃肠道吸收，口服后 10~30min 起效	—	20min	NA	NA	NA	本药主要以代谢产物随尿液和粪便排出	NA	NA	成人 30~60mg t.i.d. p.o.；小儿每次 1mg/kg p.o.；疼痛剧烈时用量可酌增。对于慢性中重度癌痛患者，剂量可逐渐增加，首次及总量可以不受常规剂量的限制	NA	NA	NA	NA	NA
喷他佐辛	i.m. i.v. i.h.	NA	—	i.m.：15~60min i.v.：15~45min	NA	NA	370~415	主要经肝脏代谢，经肾脏排出，主要随尿液排出	NA	NA	i.h.、i.m.、i.v.：成人每次 30~60mg，必要时每 3~4h 重复一次，每日的总量不超过 360mg	无须调整	减少 25% 的剂量	应减少 50% 的剂量	NA	NA
氢溴酸依他佐辛	i.h.	NA	—	NA	NA	NA	NA	经肝脏代谢，主要经肾脏排出，一般在服用后 24h 内 82.5% 随尿液排出	100min	NA	i.h. 或 i.m.，15mg b.i.d.~t.i.d.，或根据症状调整	NA	NA	NA	NA	NA
阿芬太尼	i.v.	NA	—	NA	NA	0.92	0.4~1L/kg	主要经肝脏代谢，81% 经肾脏排出，1% 为原型药	90~111min	NA	起始 500μg 或 8~20μg/kg i.v.gtt.，以后追加 250μg 或 3~5μg/kg；有辅助呼吸的成人和儿童，给予 30~50μg/kg，可追加 15μg/kg	调整剂量	调整剂量	调整剂量	NA	NA

续表

药物	给药途径	食物影响	F/%	t_{max}/h	C_{max}/(μg/ml)	蛋白结合率/%	V_d/L	代谢和排出途径及比例	$^1t_{1/2}$/h	$^2t_{1/2}$/h	正常剂量	Ccr 50~90ml/min	Ccr 10~50ml/min	Ccr< 10ml/min	透析清除情况	血液透析/CAPD/CRRT 剂量
芬太尼	舌下喷雾 透皮给药 i.v.	无影响	经口腔黏膜:50% 舌下喷雾:76%	硬膜外:30min 离子电渗透经皮给药系统:约 15min 口服透黏膜:20~40min 舌下喷雾:0.67~1.25 透皮给药:20~72	离子电渗透经皮给药系统,多剂量:1.3ng/ml(典型方案);1.94ng/ml(最大治疗方案)。舌下喷雾剂,单剂量:0.202~1.61ng/ml(100μg、200μg、400μg、600μg 和 800μg)。透皮贴剂:0.38~3.36ng/ml	80~86	833	主要经肝脏和肠黏膜代谢,经肾脏排出	i.v.:3~12 舌下喷雾:5.25~11.99 透皮贴剂:20~27	NA	主要采用 i.v.。体外循环手术初剂量,0.02~0.05mg/kg。维持剂量为初剂量的一半。术后患者自控镇痛用量,每日 0.19~2mg	NA	使用正常芬太尼剂量的 75%	服用正常芬太尼剂量的 50%	透析不可清除	NA
瑞芬太尼	i.v.	NA	—	NA	NA	0.92	30~60	通过血液和组织酯酶快速代谢,主要经肾脏排出	3~10min	10~20min	麻醉诱导:成人 0.5~1μg/kg 的输注速率持续静脉滴注,也可在静脉滴注前给予 0.5~1μg/kg 的初始剂量静脉滴注,静脉注射时间应大于 60s。 气管插管患者的麻醉维持:在气管插管后,应根据其他麻醉用药。由于本药起效快,作用时间短,麻醉中的给药速度可以每 2~5min 增加 25%~100% 或减小 25%~50%,患者反应麻醉过浅时,每隔 2~5min 给予 0.5~1μg/kg 静脉推注	无须调整	无须调整	无须调整	NA	NA
舒芬太尼	i.v. 舌下给药	NA	舌下:53%	硬膜外:20min;舌下:1h	舌下单剂量 30μg:63.1pg/ml	α- 酸糖蛋白:79~93	1.7~2.9L/kg	主要经肝脏和小肠代谢,在 24h 内所给药物的 80% 被排泄,仅有 2% 以原型药被排泄	舌下给药:13.4h i.v.:164min	NA	静脉内快速推注给药或静脉内输注给药。用药的时间间隔长短取决于手术的持续时间。根据个体的需要可重复给予额外的(维持)剂量;当作为复合麻醉的一种镇痛成分进行诱导应用时,按 0.1~5.0μg/kg 静脉推注,或者加入输液管中,在 2~10min 内滴完。当临床表现显示镇痛效应减弱时可按 0.15~0.7μg/kg 追加维持剂量(相当于舒芬太尼注射 0.2~1.0ml/70kg);在以	NA	NA	NA	NA	NA

续表

药物	给药途径	食物影响	F/%	t_{max}/h	C_{max}/(μg/ml)	蛋白结合率/%	V_d/L	代谢和排出途径及比例	$^1t_{1/2}$/h	$^2t_{1/2}$/h	正常剂量	Ccr 50~90ml/min	Ccr 10~50ml/min	Ccr<10ml/min	透析清除情况	血液透析/CAPD/CRRT 剂量
舒芬太尼											枸橼酸舒芬太尼为主的全身麻醉中，舒芬太尼用药总量可为 8~30μg/kg。当临床表现显示镇痛效应减弱时可按 0.35~1.4μg/kg 追加维持剂量（相当于舒芬太尼注射液 0.5~2.0ml/70kg）					
他喷他多	p.o.	立即释放：AUC 增加 25%，C_{max} 增加 16%；延长释放：AUC 增加 6%，C_{max} 增加 17%	0.32	口服单剂量，立即释放：1.25；口服延长释放：3~6	在 50~150mg 剂量范围内，C_{max} 与剂量呈比例增加	0.2	540 ± 98	主要经肝脏代谢，经肾脏排出	4~5	NA	最初开始使用他喷他多的剂量范围为 50mg b.i.d. p.o.，也可每天 50mg，每 3d 不超过两次的用法使用；随后以一次不超过 50mg 的增量增加，每 12h 口服 100~250mg，最高 500mg/d	无须调整	无须调整	不建议使用	NA	NA
3. 抗偏头痛药																
双氢麦角胺	i.m. i.h. i.v. 鼻内给药 p.o.	NA	—	i.m.：15min；鼻内给药：0.5~1h i.v.：15min i.h.：0.7h p.o.：30min~3h	鼻内给药单剂量：1ng/ml 或 1.8ng/ml 静脉滴注：15.6ng/ml 口服：0.2ng/ml、0.6ng/ml 和 1ng/ml 皮下注射 0.5mg：1.74ng/ml 皮下注射 1.5mg：3~8ng/ml	0.93	870	经肝脏广泛代谢，主要随胆汁排出到粪便中，少量（0.02%~0.04%）经肾脏排出	鼻内给药：7~9 i.v.：2.4 p.o.、i.h.：血浆浓度水平呈双相下降（分布相 α 和消除相 β），半衰期分别为 2.1 和 32	NA	i.m. 或 i.h.：1ml，每小时重复一次，总计 3mg； i.v.：推荐剂量为 1mg(1ml)；每周最大剂量不应超过 6mg。 鼻内给药：小于 2mg，每喷 0.5mg	无须调整	无须调整	禁用	NA	NA
酒石酸麦角胺	p.o. 吸入 i.m. 直肠给药 舌下给药	咖啡因有助于口服麦角胺的吸收	<5%	直肠给药：1	直肠给药：0.4ng/ml	NA	111	经肝脏广泛代谢，90% 随胆汁和粪便排出，1.96% 经肾脏排出	1.5~2.5	NA	最初为 2mg 舌下含片，然后每 30min 2mg；日剂量不能超过 6mg，周剂量不能超过 10mg	NA	NA	NA	NA	NA

续表

药物	给药途径	食物影响	F/%	t_{max}/h	C_{max}/(μg/ml)	蛋白结合率/%	V_d/L	代谢和排出途径及比例	$^1t_{1/2}$/h	$^2t_{1/2}$/h	正常剂量	Ccr 50~90ml/min	Ccr 10~50ml/min	Ccr<10ml/min	透析清除情况	血液透析/CAPD/CRRT 剂量
麦角胺咖啡因	p.o.	NA	—	0.5~3	NA	NA	NA	经肝脏代谢，90% 以代谢产物的形式随胆汁排出，少量随尿液和粪便排出	约为 2	NA	每片含酒石酸麦角胺 1mg，无水咖啡因 0.1g p.o.，一次 1~2 片，如无效，隔 0.5~1h 再服 1~2 片，每次发作一日总量不超过 6 片	NA	NA	NA	NA	NA
舒马普坦	p.o. 鼻内给药 i.h. 透皮给药	与高脂餐一起服用时，C_{max} 增加 15%，AUC 增加 12%	0.15	单次鼻内粉剂：45min 单次鼻内喷雾：10min p.o.：2~2.5 i.h.：5~20min	单次鼻内粉剂：21ng/ml 单次鼻内喷雾：51.8ng/ml p.o.：18~51ng/ml i.h.：59~89ng/ml	14~21	162	主要经肝脏代谢，约 57% 的剂量经肾脏排出，3% 的剂量以原型药随尿液排出，40% 随粪便排出	单次鼻内粉剂：3 单次鼻内喷雾：2~2.44 p.o.：约 2.5	NA	鼻内：5~20mg（喷雾剂型）；如果头痛复发/持续，可在 2h 后重复一次剂量；最多 40mg/d。 p.o.：常规剂量 25~100mg；可能会在 2h 后根据需要重复	NA	NA	NA	NA	NA
佐米曲普坦	p.o. 鼻内给药	无	p.o.：39%~48% 鼻内给药：相对于 p.o. 制剂为 102%	p.o.：2~4 鼻内给药：3~4	p.o.：8ng/ml 或 13ng/ml 鼻内给药：3.93ng/ml 和 4.48ng/ml	0.25	420	经肝脏广泛代谢，60% 经肾脏排出	2.5~3	NA	2.5mg 注入 1 个鼻孔，2h 后可重复给药；2.5mg p.o.，2h 后可重复给药	无须调整剂量	无须调整剂量	无须调整剂量	NA	NA
那拉曲坦	p.o.	无	约 70%	p.o.：3~4h	成人单次口服 2.5~10mg 后的最高血清浓度为 11~46ng/ml	28~31	170	50% 经肝脏代谢，主要经肾脏排出，50% 为原型药，30% 为代谢产物	6	中度肾脏功能不全（肌酐清除率 18~39ml/min）：11（7~20）	1mg 或 2.5mg p.o.；可在 4h 后重复一次，最多 5mg/d	通常的起始剂量为 1mg，最大剂量为 2.5mg/d	通常的起始剂量为 1mg，最大剂量为 2.5mg/d	禁用	NA	NA
苯甲酸利扎曲普坦	p.o.	无	0.45	口服崩解片：1.6~2.5 口服片剂：约 1~1.5	5~91ng/ml	0.14	男：140 女：110	主要经肝脏代谢，12% 随粪便排出，82% 经肾脏排出，约 14% 以原型药排出，51% 为吲哚乙酸代谢产物	2~3	NA	5mg 或 10mg p.o.；可在 2h 后重复，最多 30mg/d	NA	NA	NA	NA	NA

续表

药物	给药途径	食物影响	F/%	t_{max}/h	C_{max}/(μg/ml)	蛋白结合率/%	V_d/L	代谢和排出途径及比例	$^1t_{1/2}$/h	$^2t_{1/2}$/h	正常剂量	Ccr 50~90ml/min	Ccr 10~50ml/min	Ccr< 10ml/min	透析清除情况	血液透析/CAPD/CRRT 剂量
依来曲普坦	p.o.	高脂餐后，AUC 和 C_{max} 均增加了 20%~30%。依来曲普坦应与液体一起服用	约 50%	2	头痛患者：45ng/ml 无头痛患者：66ng/ml	0.85	138	主要经肝脏代谢，不经肾脏途径排出的药物达 90%	4	即使肌酐清除率低于 30ml/min，C_{max}、AUC 或半衰期也无临床显著改变	起始 20mg 或 40mg p.o.；如果偏头痛复发 / 持续，可在 2h 后重复；最大单剂量，40mg；最大每日剂量，80mg	NA	NA	NA	NA	NA
夫罗曲坦	p.o.	使 t_{max} 延迟 1h	20%~30%	2~4	男：4.2ng/ml 女：7ng/ml	约 15%	180~252	主要经肝脏代谢 62% 经粪便排出，32% 为原型药和代谢产物	大约 26	NA	2.5mg p.o.；如果最初缓解后头痛再次出现，可重复给药，每次给药间隔 2h；最大剂量，7.5mg/d	NA	NA	NA	NA	NA
阿莫曲坦	p.o.	无	约 70%	1~3	口服 12.5mg：49.51~65.3μg/L 口服 25mg：125μg/L	大约 35%	180 ~200	主要经肝脏代谢；约 13% 随粪便排出；约 75% 经肾脏排出，约 40% 为原型药	1~3	NA	6.25~12.5mg p.o.，可在 2h 后重复；最多 25mg/d	NA	NA	NA	NA	NA
苯噻啶	p.o.	无	—	5~7	NA	NA	NA	36% 在 24h 内排出，120h 内，62% 随尿液排出，24% 随粪便排出	26	NA	0.5~1mg q.d.~t.i.d. p.o.，病情基本控制后，每周递减 0.5mg	NA	NA	NA	NA	NA
洛美利嗪	p.o.	NA	—	4.8	106ng/ml	NA	NA	主要经肝脏代谢；给药 5d 后，10% 随尿液排出，85% 随粪便排出	3.4	NA	5mg b.i.d.，每日最大剂量不超过 20mg	NA	NA	NA	NA	NA
4. 其他镇痛药																
氯唑沙宗	p.o.	NA	1	1~2	36.3	NA	13.7	主要经肝脏代谢；74% 经肾脏排出	1.1	NA	500~750mg t.i.d.~q.i.d.	NA	NA	NA	NA	NA

续表

药物	给药途径	食物影响	F/%	t_{max}/h	C_{max}/(μg/ml)	蛋白结合率/%	V_d/L	代谢和排出途径及比例	$^1t_{1/2}$/h	$^2t_{1/2}$/h	正常剂量	Ccr 50~90ml/min	Ccr 10~50ml/min	Ccr< 10ml/min	透析清除情况	血液透析/CAPD/CRRT 剂量
盐酸曲马多	p.o.	口腔崩解片：延迟 t_{max}，吸收速率和吸收程度不受影响。缓释片：C_{max} 增加 54%~67%，但 AUC 不受影响，其余无影响	口服速释片：75% 口服缓释片：相对于速释片，为 85%~95%	口服速释片：1~2.3 口服缓释胶囊/片剂：4~12	383~423ng/ml	约 20%	2.6~2.9L/kg	主要经肝脏代谢；代谢产物则主要经肾脏消除，60% 主要经肾脏排出，约 30% 为原型药	速释片：5.6~6.7 缓释片：6.5~10	Ccr< 30ml/min：10.6~11；Ccr< 5ml/min：16.9	100mg q.d. p.o.，必要时可每 5d 增加 100mg 滴定，每日最多 300mg；初始滴定后，根据需要每 4~6h 50~100mg p.o. 维持剂量；最大剂量为 400mg/d	NA	速释片或口服溶液：Ccr<30ml/min 时，将加药间隔延长至 12h，每日最大剂量为 200mg。缓释片剂或胶囊剂：不建议使用	建议每 12h 服用 50mg	NA	血液透析：在 4h 内去除少于给药量的 7%，患者可以在透析当日接受常规剂量 CAPD、CRRT：NA
氨基葡萄糖	p.o. i.v.gtt. 外用	NA	0.26	NA	NA	不与蛋白质结合，而是掺入血浆蛋白质（主要是球蛋白）	2.5	主要经肝脏代谢；10% 经肾脏排出，11% 随粪便排出，部分经肺排出	70	NA	p.o.：500mg t.i.d.，或 1 500mg q.d.。 局部使用：根据需要重复使用，持续 8w	NA	NA	NA	NA	NA
四氢帕马丁	i.m.	NA	—	NA	NA	NA	NA	NA	NA	NA	一次 60~120mg	NA	NA	NA	NA	NA
阿司待因	p.o.	与食物或牛奶一起服用可减少对胃的刺激	—	阿司匹林：约 40min； 可待因：1	阿司匹林：NA 可待因：160ng/ml	阿司匹林：NA 可待因：不与血浆蛋白结合	NA	阿司匹林：主要经肝脏代谢，几乎全经肾脏排出。 可待因：经肝脏代谢，90% 药物在 24h 内经肾脏排出，其余随粪便排出	阿司匹林：3 可待因：2.9	NA	每片含阿司匹林 0.325g，磷酸可待因 15mg，一次 1~2 片 t.i.d.~q.i.d. p.o.，可偶尔增加剂量，应遵医嘱	NA	NA	NA	NA	NA
普瑞巴林	p.o.	速释制剂：对总吸收没有临床影响，将 t_{max} 增加至 3h 缓释制剂：F 降低，AUC 降低 30%	≥ 90	速释制剂：0.7~1.5 缓释制剂：8	速释制剂：3.2 缓释制剂：2	0	0.5L/kg	极少经肝脏代谢，90% 以原型药经肾脏排出	6.3	NA	推荐剂量为 75mg 或 150mg b.i.d.；或 50mg 或 100mg t.i.d.；起始剂量可为 72mg b.i.d.，可在一周内根据疗效及耐受性增加至每次 150mg，每日 2 次	NA	NA	NA	透析可清除	血液透析：增加剂量 CAPD、CRRT：NA

十五、其他药

药物	给药途径	食物影响	F/%	t_{max}/h	C_{max}/（μg/ml）	蛋白结合率/%	V_d/L	代谢和排出途径及比例	$^1t_{1/2}$/h	$^2t_{1/2}$/h	正常剂量	Ccr 50~90ml/min	Ccr 10~50ml/min	Ccr<10ml/min	透析清除情况	血液透析/CAPD/CRRT剂量
碘解磷定	i.v. i.v.gtt.	无影响	—	5min	NA	0	NA	经肝脏代谢，24h内完全经肾脏排出	40~54min	NA	(1)一般用法：初始剂量0.3g i.v.，0.5~1g/次，依据病情重复给药。 (2)轻度中毒：首剂0.4g，2~4h重复。 (3)中度中毒：首剂0.8~1.2g，2~3h给药0.4~0.8g，共2~3次。 (4)重度中毒：首剂1~1.2g，30min后视病情再给0.8~1.2g，后调整为0.4g/次，共4~6次	NA	NA	NA	NA	NA
氟马西尼	p.o. i.v. i.v.gtt.	无影响	95	i.v.：6~10min	NA	50	0.95~1.1L/kg	主要经肾脏、粪便排出（<1%原型药）	40~80min	NA	(1)苯二氮䓬类药物中毒急救：初始剂量，0.3mg；总剂量2mg。 (2)终止麻醉：静脉注射，初始剂量0.3~0.6mg	NA	NA	NA	NA	NA
纳洛酮	舌下含服 i.v. i.m.	NA	43~54	NA	NA	几乎无蛋白结合	NA	经肝脏代谢，随尿液排出	成人：0.5~1.35 新生儿：3.1	NA	舌下含服：0.4~0.8mg。 i.v.：依患者反应确定剂量	NA	NA	NA	NA	NA
依地酸钙钠	i.v.gtt. i.m.	无影响	—	i.v.gtt.：0.33~1 i.m.：1.5	NA	NA	NA	在体内几乎不被代谢，静脉用药后随尿液排出；口服后90%随粪便排出	i.m.：1.5	NA	铅中毒：成人1 000mg/（m^2·d） 铅性脑病：5 000mg/（m^2·d）	控制<2g/d	NA	NA	NA	NA
巯乙胺	p.o. i.m. i.v. i.v.gtt.	NA	—	p.o.：0.5~1	NA	10~18	NA	少量经肾脏排出	母体化合物：1	NA	(1)防治放射病：0.2~0.3g（预防）p.o.；0.2~0.3g t.i.d.（治疗）p.o.；维持剂量，0.5g q.i.d.。0.1~0.2g/次i.v.，必要时重复1次。 (2)金属中毒：0.2g q.d.~b.i.d. i.v.或i.v.gtt.；0.2g/d i.m.	NA	NA	NA	腹膜透析不可清除	NA
去铁胺	皮下 i.m. i.v. i.v.gtt.	NA	<2%	0.4	NA	<10	NA	主要以原型药随尿液排出，部分随粪便/胆汁排出	14	NA	急性铁中毒：初始0.5~1g i.m.，0.5g/4h，最大6g/d；0.5g/次i.v.gtt.，不超过80mg/（kg·d）。 慢性铁过载：0.5~1g/d i.m.；平均日剂量40~50mg/（kg·d）i.h.；40~50mg/（kg·d）i.v.	无须调整	正常剂量的20%~50%	避免使用	透析进行期间输注，血浆去铁胺浓度下降13%~27%	血液透析：透析前测定血清铝水平，透析最后60min按5mg/kg缓慢静脉输注。 CAPD：最后一次换透析液前给一次5mg/kg，每周1次。 CRRT：避免使用

续表

药物	给药途径	食物影响	F/%	t_{max}/h	C_{max}/(μg/ml)	蛋白结合率/%	V_d/L	代谢和排出途径及比例	$^1t_{1/2}$/h	$^2t_{1/2}$/h	正常剂量	Ccr 50~90ml/min	Ccr 10~50ml/min	Ccr<10ml/min	透析清除情况	血液透析/CAPD/CRRT剂量
亚叶酸钙	p.o. i.m. i.v. i.v.gtt.	NA	NA	口服(还原叶酸):1.72; 肌内注射:0.6~0.8(还原叶酸); 静脉注射:0.6~0.8(还原叶酸)	NA	NA	NA	经肝脏和肠黏膜代谢,80%~90%代谢产物经肾脏排出;5%~8%随粪便排出	3.5(还原叶酸)	NA	(1)甲氨蝶呤解救:5~15mg q.6h.~q.8h. p.o.,连用2d;9~15mg/m² i.m. q.6h.,共12剂。 (2)甲氨蝶呤过量的补救:10mg p.o. q.6h.,若效果不佳增加至q.3h.,静脉注射。 (3)乙胺嘧啶或甲氧苄啶中毒的解救:5~15mg/次p.o.,9~15mg,剂量和持续用药时间视中毒情况而定。 (4)贫血治疗:15mg/d p.o.或1mg/d i.m.。 (5)结直肠癌辅助治疗:先20~30mg/m² p.o.,或先20mg/m²或200mg/m² q.d. i.v.,连用5d;或20~500mg/m² q.d. i.v.gtt.	NA	NA	NA	NA	NA
亚甲蓝	p.o. i.v.	NA	NA	1~2	NA	NA	NA	代谢产物随尿液和胆汁排出	NA	NA	(1)亚硝酸中毒引起高铁血红蛋白血症:1~2mg/kg i.v.,可2h后重复1次全量或半量,或延长给药时间。 (2)先天性还原型二磷酸吡啶核苷高铁血红蛋白还原酶缺陷引起的高铁血红蛋白血症:0.3g/d p.o.。 (3)氰化物中毒:5~10mg/kg i.v.,最大20mg/kg。随后静脉注射液25%硫代硫酸钠20~40ml,两者交替使用	NA	NA	NA	NA	NA
纳曲酮	p.o. i.m.	NA	5~40	p.o.:1	0.019~0.044	20~21	静脉注射:1 350	经肝脏代谢,经肾脏排出,38%口服剂量的原型药和结合型代谢产物经肾脏排出;2%~3%随粪便排出	原型药:3.9 代谢产物:12.9	NA	(1)阿片类药物依赖者脱毒辅助治疗:诱导期,口服,第1d 2.5~5mg,第2d 5~15mg,第3d 15~30mg,第4d 30~40mg,第5d 40~50mg。维持期,40~50mg/d,顿服。肌内注射,380mg/次,每月1次,至少半年。纳洛酮激发试验后,初始剂量为25mg/d,若无戒断症状增至维持剂量50mg/d。也可采用替代方案:周一至周五50mg/d,周六100mg/d,或隔日100mg;或每3d 150mg。 (2)酒精依赖辅助治疗:50mg q.d. p.o.或380mg q.m. i.m.。 (3)药物戒断:阿片类(含可乐定、丁丙诺非)中毒快速解毒,第1d 12.5mg,第2d 25mg,随后根据规定维持50mg/d	尚不明确	尚不明确	尚不明确	NA	NA
地拉罗司	p.o.	有影响,增加总暴露量	73.5±12.8	1.5~4	NA	99	14.37±2.69	84%随粪便排出;8%经肾脏排出	8~16	NA	(1)初始剂量:20mg/kg。 (2)调整剂量:每月监测血清铁蛋白,并根据趋势调整剂量,以5mg/kg或10mg/kg的幅度逐步进行调整	40~60ml/min:初始剂量减半	<40ml/min:禁用	禁用	NA	NA

续表

药物	给药途径	食物影响	F/%	t_{max}/h	C_{max}/(μg/ml)	蛋白结合率/%	V_d/L	代谢和排出途径及比例	$^1t_{1/2}$/h	$^2t_{1/2}$/h	正常剂量	Ccr 50~90ml/min	Ccr 10~50ml/min	Ccr< 10ml/min	透析清除情况	血液透析/CAPD/CRRT剂量
伐尼克兰	p.o.	不影响	生物利用度高，完全吸收	3 ~ 4	NA	≤ 20%	242~247	92% 以原型药随尿液排出	原型药：24	NA	辅助戒烟：第 1~3 日，0.5mg q.d.；第 4~7 日，0.5mg b.i.d.；随后维持剂量 0.5mg b.i.d.，疗程为 12w	NA	<30ml/min：起始剂量 0.5mg q.d.；可调整至 0.5mg b.i.d.	NA	血液透析可清除	血液透析：若耐受，0.5mg/d CAPD、CRRT：NA
艾替班特	i.h.	NA	—	0.75	0.974 ± 0.28（30mg 剂量）	NA	29 ± 8.7	蛋白水解酶代谢；主要随尿液排出，原型药排出小于 10%	1.4 ± 0.4	NA	30mg/ 次，24h 不超过 3 剂	NA	NA	NA	NA	NA
艾瓦卡夫特	p.o.	有影响，避免食用含葡萄柚和酸橙的食物	NA	4	0.768	99	353	经肝脏代谢，87.8% 原型药随粪便排出	12	NA	150mg b.i.d.	NA	NA	NA	NA	NA
胆碱 C11	i.v.	NA	—	5min	NA	NA	NA	随尿液排出小于注射剂量的 2%，尿液中排出率为 0.014ml/min	NA	NA	370 ~740MBq	NA	NA	NA	NA	NA
碘[^{123}I]苄胍	i.v.	NA	—	NA	NA	NA	NA	70%~ 90% 经肾脏排出，<1% 随粪便排出	NA	NA	370MBq（16 岁及以上成人），注射时间 1~2min	NA	NA	NA	NA	NA
碘[^{123}I]氟潘	i.v.	NA	—	NA	NA	NA	NA	经肾脏排出，60% 放射活性随尿液排出；14% 放射活性随粪便排出	NA	NA	111~185MBq，给药时间至少 15~20s	NA	NA	NA	NA	NA
氟[^{18}F]倍他培	i.v.	NA	—	NA	NA	NA	NA	主要经胆汁 / 胃肠道消除；极性代谢产物随尿液排出	NA	NA	370MBq	NA	NA	NA	NA	NA
钆布醇	i.v.	NA	—	NA	NA	0	NA	在体内不被代谢，经肾脏排出，12h 排出 90%	成人：1.81 儿童：1.61~1.75	17.6	0.1ml/kg	NA	NA	NA	血液透析可清除，一次透析可清除给药剂量的 68%	血液透析：慎用 CAPD、CRRT：NA

续表

药物	给药途径	食物影响	F/%	t_{max}/h	C_{max}/(μg/ml)	蛋白结合率/%	V_d/L	代谢和排出途径及比例	$^1t_{1/2}$/h	$^2t_{1/2}$/h	正常剂量	Ccr 50~90ml/min	Ccr 10~50ml/min	Ccr<10ml/min	透析清除情况	血液透析/CAPD/CRRT剂量
钆塞酸二钠	i.v.	NA	—	NA	NA	<10	0.21L/kg	在体内不被代谢，经肾脏和肝脏消除	0.91~0.95	NA	0.1ml/kg	NA	NA	NA	血液透析可清除	NA
谷卡匹酶	i.v.	NA	—	NA	3.3	NA	3.6	NA	5.6	NA	单剂 50U/kg：5min 内单次静脉注射 50U/kg	NA	NA	NA	NA	NA
瑞加德松	i.v.	NA	—	1~4min	NA	NA	NA	平均血浆肾脏清除率为 450ml/min，给药量的 57% 以原型药随尿液排出	初始相：1~4min 中间相：30min 终末相：2h	NA	0.4mg/次：10s 内静脉注射 5ml	NA	NA	NA	透析可清除	NA
他利西酶α	i.v.gtt.	NA	—	NA	NA	NA	7.3~11.7	NA	终末相：18.9~28.7min	NA	60U/kg q.2w.	NA	NA	NA	NA	NA

十六、儿童药物剂量调整

药物	给药途径	正常剂量	Ccr 50~90ml/min	Ccr 10~50ml/min	Ccr<10ml/min	透析清除情况	血液透析 /CAPD/CRRT 剂量
儿科的剂量调整(>28d)							
1. 抗微生物药及抗寄生虫药							
青霉素类							
青霉素钠	i.m. 静脉给药	100 000~300 000U/(kg·d),分 4~6 次,q.4h.~q.6h.,每日最大剂量 1 200 万 ~2 000 万 U	无须调整	全负荷剂量,然后每 4~5h 给予一半剂量	全负荷剂量,然后每 8~10h 给予一半剂量	血液透析可清除	尚无研究数据
苄星青霉素	i.m.	<27kg:30 万 ~60 万 U; ≥ 27kg:120 万 U; 梅毒:5 万 U/kg,最大用量 240 万 U	无数据	无数据	无数据	尚无研究数据	尚无研究数据
青霉素 V	p.o.	25~75mg/(kg·d),分 3~4 次,q.6h.~q.8h.	无须调整	无须调整	每 8h 服用一次正常剂量	尚无研究数据	尚无研究数据
苯唑西林	i.m. 静脉给药	i.v.:25~50mg/kg q.6h. i.m.:12.5~25mg/kg q.6h.	无须调整	无须调整	无须调整	血液透析不可清除	无须调整
氯唑西林	p.o. i.m. 静脉给药	i.v.:12.5~25mg/kg q.6h. i.m./p.o.:6.125~12.5mg/kg q.6h.	无须调整	无须调整	无须调整	血液透析不可清除	无须调整
氟氯西林	p.o. i.m. 静脉给药	i.v./i.m.:12.5~25mg/kg q.6h. p.o.:6.125~12.5mg/kg q.6h.	无数据	无数据	无数据	尚无研究数据	尚无研究数据
阿莫西林	p.o.	25~50mg/(kg·d),分 3 次,q.8h.	无须调整	缓释片:Ccr<30ml/min 时,不建议使用。 速释片:Ccr>30ml/min 时,无须调整;Ccr<30ml/min 时,8~20mg/kg q.12h.	缓释片:Ccr<30ml/min 时,不建议使用。速释片:8~20mg/kg q.d.	血液透析可清除	血液透析:速释片,8~20mg/kg q.d.,透析后给药 CAPD:速释片,8~20mg/kg q.d. CRRT:尚无研究数据
阿莫西林克拉维酸钾	p.o. 静脉给药	p.o.:20~45mg/(kg·d),分 3 次,q.8h. i.v.:30mg/kg,q.6h.~q.8h.	无须调整	<30ml/min: p.o.:8~20mg/kg q.12h. i.v.:首剂正常剂量,然后每 12h 正常半量	p.o.:8~20mg/kg q.d. i.v.:首剂正常剂量,然后每 24h 正常半量	血液透析可清除	血液透析:8~20mg/kg q.d.,透析后给药 CAPD:8~20mg/kg q.d. CRRT:尚无研究数据
氨苄西林	p.o. i.m. 静脉给药	50mg/kg q.6h.,i.v.	无须调整	30~50ml/min:35~50mg/kg q.6h. <30ml/min:35~50mg/kg q.8h.~q.12h.	35~50mg/kg q.12h.	血液透析可清除	血液透析、CAPD:35~50mg/kg q.12h. CRRT:35~50mg/kg q.6h.

续表

药物	给药途径	正常剂量	Ccr 50~90ml/min	Ccr 10~50ml/min	Ccr<10ml/min	透析清除情况	血液透析 /CAPD/CRRT 剂量
氨苄西林舒巴坦	i.m. 静脉给药	25~75mg/kg q.6h.	无须调整	≥ 30ml/min：不需调整；<30ml/min：每 12h 一次正常剂量	每 24h 一次正常剂量	尚无研究数据	尚无研究数据
替卡西林克拉维酸	静脉给药	50~75mg/kg q.6h.	无须调整	≥ 30ml/min：不需调整；<30ml/min：50~75mg/kg q.8h.	50~75mg/kg q.12h.；伴有肝损时，50~75mg/kg q.d.	血液透析可清除	血液透析、CAPD：50~75mg/kg q.12h.；伴有肝损时，50~75mg/kg q.d. CRRT：50~75mg/kg q.8h.
哌拉西林他唑巴坦	静脉给药	240~300mg/(kg·d)，分 3~4 次，q.6h.~q.8h.	无须调整	30~50ml/min：35~50mg/kg q.6h.；<30ml/min：35~50mg/kg q.8h.	35~50mg/kg q.8h.	血液透析可清除	血液透析、CAPD：50~75mg/kg q.12h. CRRT：35~50mg/kg q.8h.
美洛西林	静脉给药	100~300mg/(kg·d)，分 4~6 次，q.4h.~q.6h. i.v.	无须调整	q.6h.~q.8h.，正常剂量	q.8h.~q.12h.，正常剂量	血液透析可清除	尚无研究数据
头孢菌素类							
头孢唑林	i.m. 静脉给药	50~150mg/(kg·d)，分 3~4 次，q.6h.~q.8h.	初始负荷剂量后，维持量：Ccr>70ml/min，不需调整；Ccr 40~70ml/min，每 12h 给予正常每日剂量的 60%	初始负荷剂量后，维持量：Ccr 20~40ml/min，每 12h 给予正常每日剂量的 25%	初始负荷剂量后，维持量：Ccr 5~20ml/min，每 24h 给予正常每日剂量的 10%	血液透析可清除	血液透析、CAPD：25mg/kg q.d. CRRT：25mg/kg q.8h.
头孢羟氨苄	p.o.	15mg/kg q.12h.	无须调整	≥ 30ml/min：不需调整；<30ml/min：15mg/kg q.d.	15mg/kg q.36h.	尚无研究数据	血液透析：15mg/kg q.d. CAPD：15mg/kg q.36h. CRRT：尚无研究数据
头孢氨苄	p.o.	6.125~12.5mg/kg q.6h.	无须调整	30~50ml/min：5~10mg/kg q.8h.；<30ml/min：5~10mg/kg q.12h.	5~10mg/kg q.d.	尚无研究数据	血液透析：5~10mg/kg q.d.，透析后给药 CAPD：5~10mg/kg q.d. CRRT：尚无研究数据
头孢呋辛	i.m. 静脉给药	75~150mg/(kg·d)，分 3~4 次，q.6h.~q.8h.	无须调整	≥ 30ml/min：不需调整；<30ml/min：25~50mg/kg q.12h.	25~50mg/kg q.d.	血液透析可清除	血液透析、CAPD：25~50mg/kg q.d. CRRT：25~50mg/kg q.8h.
头孢呋辛酯	p.o.	10~15mg/kg q.12h.	无须调整	无须调整	15mg/kg q.d.	血液透析可清除	血液透析、CAPD：15mg/kg q.d. CRRT：尚无研究数据
头孢西丁	i.m. 静脉给药	20~40mg/kg q.6h.	无须调整	30~50ml/min：20~40mg/kg q.8h.；<30ml/min：20~40mg/kg q.12h.	20~40mg/kg q.d.	血液透析可清除	血液透析、CAPD：20~40mg/kg q.d. CRRT：20~40mg/kg q.8h.
头孢克洛	p.o.	20~40mg/(kg·d)，分 2~3 次，q.8h.~q.12h.	无须调整	无须调整	正常剂量的 50%	尚无研究数据	血液透析：正常剂量的 50%，透析后给药 CAPD：正常剂量的 50% CRRT：尚无研究数据
头孢丙烯	p.o.	15mg/kg q.12h.	无须调整	≥ 30ml/min：不需调整；<30ml/min：7.5mg/kg q.12h.	7.5mg/kg q.12h.	血液透析可清除	血液透析：7.5mg/kg q.12h.，透后给额外 5mg/kg CAPD：7.5mg/kg q.12h. CRRT：尚无研究数据

续表

药物	给药途径	正常剂量	Ccr 50~90ml/min	Ccr 10~50ml/min	Ccr<10ml/min	透析清除情况	血液透析 /CAPD/CRRT 剂量
头孢噻肟	i.m. 静脉给药	100~200mg/(kg·d),分 3~4 次,q.6h.~q.8h.;脑膜炎 225~300mg/(kg·d),分 3~4 次,q.6h.~q.8h.	无须调整	30~50ml/min:35~70mg/kg q.8h.~q.12h.;<30ml/min:35~70mg/kg q.12h.	35~70mg/kg q.d.	血液透析可清除	血液透析、CAPD:35~70mg/kg q.d. CRRT:35~70mg/kg q.12h.
头孢唑肟	i.m. 静脉给药	150~200mg/(kg·d),分 3~4 次,q.6h.~q.8h.	50mg/kg q.8h.~q.12h.	50mg/kg q.12h.~q.24h.	50mg/kg q.d.	血液透析可清除	尚无研究数据
头孢曲松	i.m. 静脉给药	50~75mg/kg q.d.;脑膜炎:50mg/kg q.12h.	无须调整	无须调整	无须调整	血液透析不可清除	无须调整
头孢吡肟	i.m. 静脉给药	100~150mg/(kg·d),分 2~3 次,q.8h.~q.12h.	50mg/kg q.8h.~q.12h.	30~50ml/min:50mg/kg q.12h.~q.24h.;<30ml/min:25~50mg/kg q.d.	25~50mg/kg q.d.	血液透析可清除	血液透析:首剂 50mg/kg,维持量 25~50mg/kg q.d. CAPD:50mg/kg q.48h. CRRT:25~50mg/kg q.12h.~q.18h.
头孢他啶	i.m. 静脉给药	50mg/kg q.8h.	无须调整	30~50ml/min:50mg/kg q.12h.;<30ml/min:50mg/kg q.d.	50mg/kg q.48h.	血液透析可清除	血液透析:50mg/kg q.48h.,透析后给药 CAPD:50mg/kg q.48h. CRRT:50mg/kg q.12h.
头孢他啶阿维巴坦	静脉给药	50mg/kg q.8h.	无须调整	30~50ml/min:25mg/kg q.8h.;16~30ml/min:19mg/kg q.12h.	6~15ml/min:19mg/kg q.d.;≤ 5ml/min:19mg/kg q.48h.	血液透析可清除	血液透析:19mg/kg q.24h.~q.48h. CAPD、CRRT:尚无研究数据
头孢地尼	p.o.	14mg/(kg·d),分 1~2 次,q.12h.~q.24h.	无须调整	≥ 30ml/min:不需调整;<30ml/min:7mg/kg q.d.	7mg/kg q.d.	血液透析可清除	血液透析:7mg/kg q.o.d.,透后给额外 7mg/kg CAPD、CRRT:尚无研究数据
头孢克肟	p.o.	8mg/(kg·d),分 1~2 次,q.12h.~q.24h.	无须调整	无须调整	正常剂量的 50%	尚无研究数据	尚无研究数据
头孢泊肟酯	p.o.	5mg/kg q.12h.	无须调整	≥ 30ml/min:不需调整;<30ml/min:5mg/kg q.d.	5mg/kg q.d.	血液透析可清除	血液透析:一周 3 次,透析后给药 CAPD、CRRT:尚无研究数据
拉氧头孢	i.m. 静脉给药	25~200mg/(kg·d),分 2~4 次,q.6h.~q.12h.	q.8h. 给药,正常剂量	q.12h.~q.24h. 给药,正常剂量	q.24h.~q.48h. 给药,正常剂量	血液透析可清除	血液透析:每日正常剂量的 15% 作为维持剂量,透析后给额外 50% 的负荷剂量 CAPD、CRRT:尚无研究数据
头孢哌酮舒巴坦	i.m. 静脉给药	15~50mg/kg(头孢哌酮:舒巴坦 =2:1,按头孢哌酮计)q.8h.	无数据	无数据	无数据	尚无研究数据	尚无研究数据
碳青霉烯类							
厄他培南	静脉给药	15mg/kg q.12h.	无数据	无数据	无数据	尚无研究数据	尚无研究数据
亚胺培南	静脉给药	60~100mg/(kg·d),分 3~4 次,q.6h.~q.8h.	无须调整	≥ 30ml/min:7~13mg/kg q.8h.;<30ml/min:7.5~12.5mg/kg q.12h.	7.5~12.5mg/kg q.d.	血液透析可清除	血液透析:7.5~12.5mg/kg q.d.,透析后给药 CAPD:7.5~12.5mg/kg q.d. CRRT:7~13mg/kg q.8h.
美罗培南	静脉给药	20mg/kg q.8h.;脑膜炎:40mg/(kg·d) q.8h.	无须调整	≥ 30ml/min:20~40mg/kg q.12h.;<30ml/min:10~20mg/kg q.12h.	10~20mg/kg q.d.	血液透析可清除	血液透析:10~20mg/kg q.d.,透析后给药 CAPD:10~20mg/kg q.d. CRRT:20~40mg/kg q.12h.

续表

药物	给药途径	正常剂量	Ccr 50~90ml/min	Ccr 10~50ml/min	Ccr<10ml/min	透析清除情况	血液透析 /CAPD/CRRT 剂量
氨基糖苷类							
阿米卡星	i.m. 静脉给药	15~20mg/kg q.d. 或 5~7.5mg/kg q.8h.	无须调整	≥ 30ml/min：5~7.5mg/kg q.12h.~q.18h； <30ml/min：5~7.5mg/kg q.18h.~q.24h.	5~7.5mg/kg q.48h.~q.72h.	血液透析可清除	血液透析、CAPD：5mg/kg，根据血药浓度行剂量调整 CRRT：7.5mg/kg q.12h.，监测血药浓度
庆大霉素	i.m. 静脉给药	5~7mg/kg q.d. 或 2.5mg/kg q.8h.	无须调整	≥ 30ml/min：2.5mg/kg q.12h.~q.18h； <30ml/min：2.5mg/kg q.18h.~q.24h.	2.5mg/kg q.48h.~q.72h.	血液透析可清除	血液透析、CAPD：2mg/kg q.12h.~q.24h.，根据血药浓度行剂量调整 CRRT：2~2.5mg/kg q.12h.~q.24h.，监测血药浓度
单环类							
氨曲南	静脉给药	90~120mg/(kg·d)，分 3~4 次，q.6h.~q.8h.	无数据	无数据	无数据	尚无研究数据	尚无研究数据
大环内酯类							
红霉素	p.o.	30~50mg/(kg·d)，分 3~4 次，q.6h.~q.8h.	无须调整	无须调整	无须调整	血液透析不可清除	无须调整
阿奇霉素	p.o. 静脉给药	p.o.：5~12mg/kg q.d.；i.v.：10mg/kg q.d.	无须调整	无须调整	无须调整	血液透析不可清除	无须调整
克拉霉素	p.o.	7.5mg/kg q.12h.	无须调整	≥ 30ml/min：不需调整；<30ml/min：4mg/kg q.12h.	4mg/kg q.d.	尚无研究数据	血液透析：4mg/kg q.d.，透析后给药 CAPD：4mg/kg q.d. CRRT：尚无研究数据
林可酰胺类							
克林霉素	p.o. 静脉给药	i.v.：20~40mg/(kg·d)，分 3~4 次，q.6h.~q.8h.；p.o.：8~25mg/(kg·d)，分 3~4 次，q.6h.~q.8h.	无须调整	无须调整	无须调整	血液透析不可清除	无须调整
四环素类							
多西环素	p.o. 静脉给药	限≥ 8 岁，4.4mg/(kg·d)，分 2 次，q.12h.	无须调整	无须调整	无须调整	血液透析不可清除	无须调整
米诺环素	p.o. 静脉给药	限≥ 8 岁，首剂 4mg/kg，后续 2mg/kg，q.12h.	无数据	无数据	无数据	血液透析不可清除	尚无研究数据
四环素	p.o.	限≥ 8 岁，6.25~12.5mg/kg q.6h.	6.25~12.5mg/kg q.8h.~q.12h.	6.25~12.5mg/kg q.12h.~q.24h.	6.25~12.5mg/kg q.d.	尚无研究数据	尚无研究数据
替加环素	静脉给药	<8 岁(超说明书)：负荷剂量 1.5~3mg/kg，后续 1~2mg/kg，q.12h.； 8~11 岁：1.2~2mg/kg，q.12h.； >12 岁：50mg q.12h.	无数据	无数据	无数据	血液透析不可清除	尚无研究数据

续表

药物	给药途径	正常剂量	Ccr 50~90ml/min	Ccr 10~50ml/min	Ccr<10ml/min	透析清除情况	血液透析 /CAPD/CRRT 剂量
糖肽类、环脂肽类							
替考拉宁	静脉给药	<2 个月：首剂 16mg/kg q.d.，继以 8mg/kg q.d.； 2 个月 ~12 岁：前 3 剂 10mg/kg q.12h.，继以 10mg/kg q.d.； ≥ 12 岁：前 3 剂 6~12mg/kg q.12h.，继以 6~12mg/kg q.d.，监测血药浓度	30~80ml/min：治疗 4 日后，将给药间隔增至每 2 日给药 1 次，或使用常用剂量的 50%，每日 1 次，监测血药浓度	<30ml/min：治疗 4d 后，将给药间隔增至每 3d 给药 1 次，或使用常用剂量的 1/3，每日 1 次，监测血药浓度	治疗 4d 后，将给药间隔增至每 3d 给药 1 次，或使用常用剂量的 1/3，每日 1 次，监测血药浓度	血液透析不可清除	血液透析：治疗 4d 后，将给药间隔增至每 3d 给药 1 次，或使用常用剂量的 1/3，每日 1 次，监测血药浓度。 CAPD：6mg/kg，静脉给药 1 次，然后第 1 周按照 20mg/L 的剂量将药物加入透析袋中，第 2 周按照 20mg/L 的剂量将药物加入另外的透析袋中，第 3 周按照 20mg/L 的剂量将药物加入隔夜袋中。 CRRT：尚无研究数据
万古霉素	静脉给药	40~60mg/(kg·d)，分 2~4 次，q.6h.~q.12h.。 耐甲氧西林金黄色葡萄球菌严重感染：3 个月 ~12 岁，15~20mg/kg q.6h.；≥ 12 岁，60~70mg/(kg·d)，分 3~4 次，q.6h.~q.8h.	无须调整	≥ 30ml/min：10mg/kg q.12h.； <30ml/min：10mg/kg q.18h.~q.24h.	10mg/kg，根据血药浓度调整剂量	血液透析可清除	血液透析、CAPD：10mg/kg，根据血药浓度调整剂量 CRRT：10mg/kg q.12h.~q.24h.，监测血药浓度
达托霉素	静脉给药	1~6 岁：12mg/kg q.d.； 7~11 岁：9mg/kg q.d.； 12~17 岁：7mg/kg q.d.	无须调整	≥ 30ml/min：不需调整；<30ml/min：4mg/kg q.d.	4mg/kg q.48h.	血液透析可清除	血液透析：4mg/kg q.48h.，透析后给药 CAPD、CRRT：8mg/kg q.48h.
噁唑烷酮类							
利奈唑胺	p.o. 静脉给药	<12 岁：10mg/kg q.8h.； ≥ 12 岁：600mg q.12h.	无须调整	无须调整	无须调整	尚无研究数据	无须调整
其他类							
磷霉素（≥ 5 岁）	静脉给药	<10kg：200~300mg/(kg·d)，分 3 次，q.8h.；10~40kg：200~400mg/(kg·d)，分 3~4 次，q.6h.~q.8h.	无须调整	40~50ml/min：给予常规日剂量的 70%，分 3~4 次；30~40ml/min：日剂量的 60%，分 3~4 次；30~20ml/min：日剂量的 40%，分 2~3 次，q.8h.~q.12h.；10~20ml/min：日剂量的 20%，分 1~2 次，q.12h.~q.24h.；首剂均加倍，但不超过 8g	无数据	尚无研究数据	尚无研究数据
夫西地酸	静脉给药	7mg/kg q.8h.	无须调整	无须调整	无须调整	血液透析不可清除	无须调整
氯霉素	静脉给药	12.5~25mg/kg q.6h.	无须调整	无须调整	无须调整	血液透析不可清除	无须调整

续表

药物	给药途径	正常剂量	Ccr 50~90ml/min	Ccr 10~50ml/min	Ccr<10ml/min	透析清除情况	血液透析 /CAPD/CRRT 剂量
甲硝唑	p.o. 静脉给药	i.v.：22.5~40mg/(kg·d)，分 3~4 次，q.6~8h.；p.o.：15~50mg/(kg·d)，分 3 次，q.8h.	无须调整	无须调整	无须调整	尚无研究数据	无须调整
替硝唑	p.o.	50mg/kg q.d.	无须调整	无须调整	无须调整	血液透析可清除	血液透析：如果在患者接受透析的当日，透析前服用替硝唑，则应在血液透析结束后再给予相当于推荐剂量一半的替硝唑。 CAPD、CRRT：无须调整
呋喃妥因	p.o.	治疗：1.25~1.75mg/kg q.6h.；预防：1~2mg/kg q.d.	无须调整	避免应用	避免应用	尚无研究数据	避免使用
复方磺胺甲噁唑(TMP 与 SMX 的剂量比为 5∶1)	p.o. 静脉给药	按 TMP 计，细菌感染时，4~6mg/kg q.12h.	无须调整	3~5mg/kg q.18h.	不推荐(若用的话 3~5mg/kg q.d.)	血液透析可清除	血液透析：不推荐使用(若用的话，3~5mg/kg q.d.，透析后给药) CRRT：不推荐使用(若用的话，3~5mg/kg q.18h.) CAPD：尚无研究数据
		按 TMP 计，肺孢子虫病预防，5~10mg/(kg·d)，分 1~2 次，q.12h.~q.24h.，一周 3 次；治疗，3.75~205mg/kg q.6h.	无须调整	5mg/kg q.8h.	不推荐(若用推荐 5mg/kg q.12h.)	血液透析可清除	血液透析：不推荐使用(若用的话推荐 5mg/kg q.12h.，透析后补充 2.5mg/kg) CRRT：不推荐使用(若用推荐 5mg/kg q.8h.) CAPD：尚无研究数据
多黏菌素 B	i.m. 静脉给药	1.25 万 ~1.5 万 U/kg q.12h.，i.v.(有报道婴儿最大剂量 2 万 U/kg q.12h.)，根据成人剂量，推荐负荷剂量 2 万 ~2.5 万 U/kg	无数据	无数据	无数据	尚无研究数据	尚无研究数据
氟喹诺酮类							
左氧氟沙星	p.o. 静脉给药	儿童为超说明书用药。6 个月 ~5 岁：8~10mg/kg q.12h.；≥ 5 岁：10mg/kg q.d.	无须调整	≥ 30ml/min：不需调整；<30ml/min：5~10mg/kg q.d.	5~10mg/kg q.48h.	血液透析可清除	血液透析、CAPD：5~10mg/kg q.48h. CRRT：10mg/kg q.d.
环丙沙星	p.o. 静脉给药	儿童为超说明书用药。10~20mg/kg q.12h. p.o.；20~30mg/(kg·d)，分 2~3 次，q.8h.~q.12h.，i.v.	无须调整	≥ 30ml/min：不需调整；<30ml/min：10~15mg/kg q.18h.	10~15mg/kg q.24h.	血液透析可清除	血液透析：10~15mg/kg q.24h.，透析后给药 CAPD：10~15mg/kg q.24h. CRRT：10~15mg/kg q.12h.
莫西沙星	p.o. 静脉给药	儿童为超说明书用药。3 个月 ~2 岁：6mg/kg q.12h.；2~5 岁：5mg/kg q.12h.；≥ 6 岁：4mg/kg q.12h.。耐多药结核：10mg/kg q.d.	无数据	无数据	无数据	血液透析不可清除	尚无研究数据

续表

药物	给药途径	正常剂量	Ccr 50~90ml/min	Ccr 10~50ml/min	Ccr<10ml/min	透析清除情况	血液透析 /CAPD/CRRT 剂量
抗真菌药物							
氟康唑	p.o. 静脉给药	首剂 6~12mg/kg q.d.，后续 3~12mg/kg q.d.	无须调整	给予正常剂量的 50%	给予正常剂量的 50%	血液透析可清除	血液透析：无须调整，透析后给药 CAPD：给予正常剂量的 50%，每 48h 一次 CRRT：无须调整
伊曲康唑	p.o. 静脉给药	2.5~5mg/kg q.12h.	无数据	无数据	无数据	血液透析不可清除	尚无研究数据
伏立康唑	p.o. 静脉给药	i.v.：首 2 剂 9mg/kg q.12h.，维持 8mg/kg q.12h.； p.o.：9mg/kg q.12h.。 监测血药浓度	无数据	无数据	无数据	血液透析不可清除	尚无研究数据
两性霉素 B	静脉给药	脱氧胆酸盐：0.25~1mg/kg q.d.；脂质体：3~5mg/kg q.d.	无数据	无数据	无数据	血液透析不可清除	尚无研究数据
卡泊芬净	静脉给药	首剂 70mg/m² q.d.，后续 50mg/m² q.d.	无须调整	无须调整	无须调整	血液透析不可清除	无须调整
米卡芬净	静脉给药	2~3mg/kg q.d.	无须调整	无须调整	无须调整	血液透析不可清除	无须调整
氟胞嘧啶	p.o.	12.5~37.5mg/kg q.6h.	无须调整	≥ 30ml/min：25~37.5mg/kg q.8h.； <30ml/min：25~37.5mg/kg q.12h.	25~37.5mg/kg q.d.	血液透析不可清除	25~37.5mg/kg q.d.
抗分枝杆菌药物							
异烟肼	p.o. i.m. 静脉给药	10~15mg/kg q.d. 或 20~30mg/kg b.i.w.~t.i.w.	无须调整	无须调整	无须调整	血液透析不可清除	无须调整
乙胺丁醇	p.o.	7.5~12.5mg/kg b.i.d. 或 50mg/kg b.i.w.~t.i.w.	无数据	无数据	无数据	尚无研究数据	尚无研究数据
吡嗪酰胺	p.o.	15~30mg/kg q.d.；50mg/kg b.i.w.~t.i.w.	无数据	无数据	无数据	尚无研究数据	尚无研究数据
利福平	p.o. 静脉给药	10~20mg/kg q.d.	无须调整	无须调整	无须调整	血液透析不可清除	无须调整
利福布汀	p.o.	治疗：10~20mg/kg q.d.；预防鸟 - 胞内分枝杆菌复合体：5mg/kg q.d.	无数据	无数据	无数据	尚无研究数据	尚无研究数据

续表

药物	给药途径	正常剂量	Ccr 50~90ml/min	Ccr 10~50ml/min	Ccr<10ml/min	透析清除情况	血液透析 /CAPD/CRRT 剂量
链霉素	p.o.	20~40mg/kg q.d.	无须调整	≥ 30ml/min：7.5mg/kg q.d.；<30ml/min：7.5mg/kg q.48h.	7.5mg/kg q.72h.~q.96h.	血液透析可清除	血液透析、CAPD：7.5mg/kg q.72h.~q.96h. CRRT：7.5mg/kg q.d.，监测血药浓度后调整
对氨基水杨酸	p.o.	200~300mg/(kg·d)，分 2~3 次，q.8h.~q.12h.	无数据	无数据	无数据	尚无研究数据	尚无研究数据
卡那霉素	p.o.	15~30mg/(kg·d)，分 2~3 次，q.8h.~q.12h.	给予正常剂量的 60%~90% q.8h.~q.12h.	给予正常剂量的 30%~70% q.12h.	给予正常剂量的 20%~30% q.24h.~q.48h.	血液透析可清除	血液透析：透析后给予卡那霉素正常剂量的 2/3 CAPD：通过透析液给予卡那霉素 15~20mg/L CRRT：给予正常剂量的 30%~70% q.12h.，并监测血药浓度
卷曲霉素	i.m. 静脉给药	15~30mg/kg q.d. 或 25~30mg/kg b.i.w. 或 25mg/kg t.i.w.	无数据	无数据	无数据	尚无研究数据	尚无研究数据
抗病毒药物							
阿昔洛韦	p.o. 静脉给药	i.v.：10~15mg/kg q.8h.；p.o.：20mg/kg q.6h.	无须调整	≥ 25ml/min：10mg/kg q.12h.；<25ml/min：10mg/kg q.d.	5mg/kg q.d.	血液透析可清除	血液透析：5mg/kg q.d.，透析后给药 CAPD：5mg/kg q.d. CRRT：10mg/kg q.12h.
更昔洛韦	p.o. 静脉给药	i.v.：有症状的先天性巨细胞病毒(CMV)感染，6mg/kg q.12h.；CMV 治疗或移植后前 2w，5mg/kg q.12h.，抑制或预防用药，5mg/kg q.d.；30mg/kg q.8h. p.o.	无数据	无数据	无数据	尚无研究数据	尚无研究数据
缬更昔洛韦	p.o.	有症状的先天性 CMV 感染：16mg/kg q.12h.；移植后 CMV 预防：7mg × 体表面积 × Ccr	无数据	无数据	无数据	尚无研究数据	尚无研究数据
伐昔洛韦	p.o.	水痘：20mg/kg q.8h.	无数据	无数据	无数据	尚无研究数据	尚无研究数据
奥司他韦	p.o.	治疗： (1) ≤ 8 个月：3mg/kg q.12h. (2) 9~11 个月：3.5mg/kg q.12h. (3) ≥ 1 岁：体重 ≤ 15kg，30mg q.12h.；体重 >15~23kg，45mg q.12h.；体重 23~40kg，60mg q.12h.；体重 >40kg，75mg q.12h. 预防：一日 1 次给药	无数据	无数据	无数据	尚无研究数据	血液透析：①治疗，透析后根据体重给药，体重 ≤ 15kg，7.5mg；体重 15~23kg，10mg；体重 23~40kg，15mg；体重 >40kg，30mg；②预防，尚无研究数据 CAPD、CRRT：尚无研究数据

续表

药物	给药途径	正常剂量	Ccr 50~90ml/min	Ccr 10~50ml/min	Ccr<10ml/min	透析清除情况	血液透析 /CAPD/CRRT 剂量
帕拉米韦	静脉给药	10mg/kg q.d.	无须调整	≥ 2 岁，≥ 30ml/min，4mg/kg q.d.；<30ml/min，2mg/kg q.d.	无数据	尚无研究数据	血液透析：≥ 2 岁，2mg/kg q.d.，透析后给药 腹膜透析、CAPD、CRRT：尚无研究数据
膦甲酸钠	静脉给药	CMV：诱导期 60mg/kg q.8h.，维持期 90~120mg/kg q.d.；阿昔洛韦耐药的单纯疱疹病毒（HSV）：80~120mg/(kg·d)，分 2~3 次，q.8h.~q.12h.	无数据	无数据	无数据	血液透析可清除	尚无研究数据
利巴韦林	p.o. 静脉给药	i.v.：5~7.5mg/kg q.12h.； p.o.：2.5mg/kg q.6h.	无须调整	无数据	无数据	尚无研究数据	尚无研究数据
抗寄生虫药物及抗疟药							
阿苯达唑	p.o.	蛔虫：200~400mg/ 次，顿服	无数据	无数据	无数据	尚无研究数据	尚无研究数据
甲苯咪唑	p.o.	100mg q.d.~b.i.d.	无数据	无数据	无数据	血液透析不可清除	尚无研究数据
氯喹	p.o.	疟疾治疗，首剂 16.6mg/kg（≤ 1 000mg），然后第 6h、24h 和 48h 分别按照 8.3mg/kg 的剂量给药（≤ 500mg）；预防，提前 2w 开始每周同一日 1 次给药，每次 8.4mg/kg（≤ 500mg）	无数据	无数据	无数据	尚无研究数据	尚无研究数据
2. 抗肿瘤用药							
环磷酰胺	静脉给药	10~15mg/kg q.w.，连用 2 次，休息 1~2w 重复	无须调整	无须调整	正常剂量的 75%	尚无研究数据	CAPD：正常剂量的 75% 血液透析：正常剂量的 50%，透析后给药 CRRT：无须调整
异环磷酰胺	静脉给药	1.2~2.0g/(m^2·d)，连续 5d 为一疗程	无须调整	无须调整	正常剂量的 75%	尚无研究数据	血液透析：透析 6~8h 后给予 1 000mg/m^2 CAPD：尚无研究数据 CRRT：无须调整
顺铂	静脉给药	15~20mg/m^2 q.d.，连用 5d；50mg/m^2 q.w.，共两次；80~120mg/m^2 q.3w.~q.4w.	无须调整	正常剂量的 75%	正常剂量的 50%	尚无研究数据	血液透析：正常剂量的 50%，透析后给药 CAPD：正常剂量的 50% CRRT：正常剂量的 75%
多柔比星	静脉给药	单药治疗：60~75mg/m^2 q.3w.；联合疗法：30~40mg/m^2 q.3w.	无须调整	无须调整	无须调整	血液透析不可清除	无须调整
柔红霉素	静脉给药	急性淋巴细胞白血病（ALL）诱导缓解：<2 岁，1mg/kg q.w.；≥ 2 岁，25mg/m^2 q.w.	无须调整	<30：正常剂量的 50%	正常剂量的 50%	尚无研究数据	血液透析、CAPD：正常剂量的 50% CRRT：尚无研究数据
博来霉素	静脉给药	0.3~0.6mg/kg q.w.~b.i.w. 或 q.2w.~q.4w.	无数据	无数据	无数据	尚无研究数据	尚无研究数据

续表

药物	给药途径	正常剂量	Ccr 50~90ml/min	Ccr 10~50ml/min	Ccr<10ml/min	透析清除情况	血液透析 /CAPD/CRRT 剂量
甲氨蝶呤	p.o. i.m. 鞘内注射 静脉给药	ALL：诱导缓解，每日 3.3mg/m^2 i.v.gtt.；维持剂量，30mg/m^2 q.w.，分 2 次 i.m. 或 p.o.；或每 14d 2.5mg/kg i.v.gtt.	无须调整	正常剂量的 50%	正常剂量的 30%	尚无研究数据	血液透析、CAPD：正常剂量的 30% CRRT：正常剂量的 50%
巯嘌呤	p.o.	1.5~2.5mg/kg 或 50~100mg/m^2 q.d.	无须调整	每 48h 给药一次	每 48h 给药一次	尚无研究数据	常规剂量每 48h 给药一次
硫鸟嘌呤	p.o.	一日 2~3mg/kg，或 75~100mg/m^2 q.d.	无数据	无数据	无数据	尚无研究数据	尚无研究数据
阿糖胞苷	鞘内注射 i.h. 静脉给药	i.h. 或 i.v.：一日 75~200mg/m^2 q.d.；大剂量 1~3g/m^2 q.12h.，4~6 剂	无数据	无数据	无数据	血液透析可清除	尚无研究数据
放线菌素 D	静脉给药	15μg/kg 或 400~600μg/m^2 q.d.，连用 5d	无数据	无数据	无数据	尚无研究数据	尚无研究数据
依托泊苷	p.o. 静脉给药	100~150mg/m^2 q.d.，连续 3~5d i.v.gtt.	无须调整	正常剂量的 75%	正常剂量的 50%	尚无研究数据	血液透析、CAPD：正常剂量的 50% CRRT：正常剂量的 75%
长春新碱	静脉给药	一次 1~2mg/m^2 或一次 0.05mg/kg q.w.	无数据	无数据	无数据	尚无研究数据	尚无研究数据
长春地辛	静脉给药	3mg/m^2 q.w.	无数据	无数据	无数据	尚无研究数据	尚无研究数据
门冬酰胺酶	静脉给药	根据病种和治疗方案不同，用量存在较大差异。如急淋诱导缓解方案，500U/m^2、1 000U/m^2 或 2 000U/m^2 q.w.	无数据	无数据	无数据	尚无研究数据	尚无研究数据
培门冬酶	i.m. 静脉给药	体表面积（BSA）>0.6m^2：每次 2 500U/m^2 q.2w.；BSA<0.6m^2：82.5U/kg q.2w. i.m. 或 i.v.gtt.	无数据	无数据	无数据	尚无研究数据	尚无研究数据
利妥昔单抗	静脉给药	375mg/m^2 q.w. i.v.gtt.	无数据	无数据	无数据	尚无研究数据	尚无研究数据
羟基脲	p.o.	20~60mg/（kg·d）	≥ 60ml/min：无须调整	<60ml/min：起始剂量 10mg/（kg·d），根据临床反应调整	<60ml/min：起始剂量 10mg/（kg·d），根据临床反应调整	尚无研究数据	血液透析：透析日透析后给药，起始剂量 10mg/（kg·d），根据临床反应调整 CAPD、CRRT：尚无研究数据
伊马替尼	p.o.	每日 340mg/m^2（总剂量不超过 600mg/d）	无数据	无数据	无数据	尚无研究数据	尚无研究数据
抗肿瘤辅助用药							
右雷佐生	静脉给药	剂量为多柔比星剂量的 10 倍	无数据	无数据	无数据	尚无研究数据	尚无研究数据

续表

药物	给药途径	正常剂量	Ccr 50~90ml/min	Ccr 10~50ml/min	Ccr<10ml/min	透析清除情况	血液透析 /CAPD/CRRT 剂量
美司钠	静脉给药	常用量是环磷酰胺、异环磷酰胺剂量的 60%，儿童用药时可以缩短给药间隔或增加给药次数（每 3h 1 次）	无数据	无数据	无数据	尚无研究数据	尚无研究数据
昂丹司琼	p.o. 静脉给药	化疗前静脉输注 0.15mg/kg 或 5mg/m^2，后续改 p.o.	无须调整	无须调整	无须调整	尚无研究数据	尚无研究数据
格拉司琼	p.o. 静脉给药	一次 10μg/kg、20μg/kg 或 40μg/kg	无须调整	无须调整	无须调整	尚无研究数据	尚无研究数据
亚叶酸钙	p.o. i.m. 静脉给药	甲氨蝶呤的解救药，10mg/m^2 q.6h.，监测甲氨蝶呤的血药浓度	无数据	无数据	无数据	尚无研究数据	尚无研究数据
3. 心血管系统药物							
地高辛	p.o.	饱和量：1 个月 ~2 岁，0.05~0.06mg/kg；2~5 岁，0.03~0.04mg/kg；5~10 岁，0.02~0.035/kg；≥ 10 岁，照成人常用量；总量分 3 次或每 6~8h 给予。维持量为总量的 1/5~1/3，分 2 次，每 12h 1 次或每日 1 次	无须调整	≥ 30ml/min：正常给药间隔给予 75% 正常剂量；<30ml/min：正常给药间隔给予 50% 正常剂量或每 36h 给予正常剂量	正常给药间隔给予 25% 正常剂量或每 48h 给予正常剂量	血液透析不可清除	血液透析、CAPD：正常给药间隔给予 25% 正常剂量或每 48h 给予正常剂量。 CRRT：正常给药间隔给予 75% 正常剂量
去乙酰毛花苷	i.m. 静脉给药	按下列剂量分 2~3 次、间隔 3~4h 给予。早产儿和足月新生儿或肾功能减退、心肌炎患儿，i.m. 或 i.v. 按体重 0.022mg/kg 给药，2 周 ~3 岁，按体重 0.025mg/kg 给药。获满意疗效后，可改用地高辛维持量以保持疗效	无数据	无数据	无数据	血液透析不可清除	尚无研究数据
米力农	静脉给药	i.v.：25~75μg/kg，60min 缓慢静注，然后 0.25~0.75μg/（kg·min）维持	无数据	无数据	无数据	尚无研究数据	尚无研究数据
氢氯噻嗪	p.o.	1~2mg/（kg·d）或按 BSA 30~60mg/（m^2·d），分 1~2 次，q.12h.~q.24h. p.o.	无须调整	≥ 30ml/min：无须调整；<30ml/min：不推荐使用	不推荐使用	尚无研究数据	尚无研究数据
呋塞米	p.o. 静脉给药	p.o.：1~2mg/kg，一日 2~3 次；i.v.：起始按 1mg/kg，必要时每隔 2h 追加 1mg/kg。最大剂量可达每日 6mg/kg	无数据	无数据	无数据	血液透析不可清除	尚无研究数据
螺内酯	p.o.	1~3mg/（kg·d），分 1~2 次，q.12h.~q.24h.，酌情调整剂量	无数据	无数据	无数据	尚无研究数据	尚无研究数据

续表

药物	给药途径	正常剂量	Ccr 50~90ml/min	Ccr 10~50ml/min	Ccr<10ml/min	透析清除情况	血液透析 /CAPD/CRRT 剂量
硝酸甘油	静脉给药	0.25~6μg/(kg·min)	无数据	无数据	无数据	尚无研究数据	尚无研究数据
氨氯地平	p.o.	<6 岁：起始 0.1mg/(kg·d),q.d.,根据临床反应调整剂量,最大剂量 0.6mg/(kg·d); ≥ 6 岁：起始 2.5mg/d,q.d.,根据临床反应调整剂量,最大剂量 10mg/d	≥ 6 岁的青少年无须调整剂量	≥ 6 岁的青少年无须调整剂量	≥ 6 岁的青少年无须调整剂量	血液透析不可清除	≥ 6 岁的青少年无须调整剂量
尼卡地平	静脉给药	起始剂量,0.5~1μg/(kg·min)i.v.,根据临床治疗反应进行调节,最大 4~5μg/(kg·min)	无数据	无数据	无数据	尚无研究数据	尚无研究数据
卡托普利	p.o.	起始剂量 0.1~0.5mg/kg,q.6h.~q.8h.,根据临床治疗反应进行调节,最大剂量 6mg/(kg·d)	无须调整	正常剂量的 75%	正常剂量的 50%	尚无研究数据	血液透析、CAPD：正常剂量的 50% CRRT：正常剂量的 75%
依那普利	p.o.	起始剂量 0.1mg/kg q.d.,根据临床治疗反应进行调节	无须调整	正常剂量的 75%	正常剂量的 50%	血液透析可清除	尚无研究数据
氯沙坦	p.o.	6~16 岁、20~50kg 患儿,起始剂量 25mg q.d.,根据治疗反应调整,最大量 50mg/d	无数据	<30ml/min 不推荐使用	不推荐使用	血液透析不可清除	尚无研究数据
厄贝沙坦	p.o.	6~12 岁：起始剂量 75mg q.d.,根据治疗反应调整,最大剂量 150mg/d。 ≥ 12 岁：起始剂量 150mg q.d.,最大剂量 300mg/d	无数据	无数据	无数据	血液透析不可清除	尚无研究数据
普萘洛尔	p.o.	0.25~1mg/kg q.8h.	无数据	无数据	无数据	血液透析不可清除	尚无研究数据
阿替洛尔	p.o.	从小剂量开始 0.25~0.5mg/kg q.12h.	无须调整	≥ 30ml/min：最大剂量 1mg/kg q.d.; <30ml/min：最大剂量 1mg/kg q.48h.	最大剂量 1mg/kg q.48h.	血液透析可清除	血液透析：最大剂量 1mg/kg q.48h.,透析后给药 CAPD：最大剂量 1mg/kg q.48h. CRRT：最大剂量 1mg/kg q.d.
美托洛尔	p.o.	0.25~0.5mg/kg q.12h.	无须调整	无须调整	无须调整	尚无研究数据	无须调整
拉贝洛尔	p.o. 静脉给药	p.o.：起始剂量 0.5~1.5mg/kg q.12h.,最大剂量 10~12mg/(kg·d);i.v.：每剂 0.2~1mg/kg,每次最大剂量为 40mg。i.v.gtt.：0.25~3mg/(kg·h)	无数据	无数据	无数据	血液透析不可清除	尚无研究数据
卡维地洛	p.o.	起始剂量 0.05mg/kg q.12h.,每隔 2w 增加剂量,直至 0.35mg/kg q.12h.	无须调整	无须调整	无须调整	血液透析不可清除	无须调整

续表

药物	给药途径	正常剂量	Ccr 50~90ml/min	Ccr 10~50ml/min	Ccr<10ml/min	透析清除情况	血液透析 /CAPD/CRRT 剂量
艾司洛尔	静脉用药	起始负荷剂量 0.5mg/kg，静脉注射 1min，然后 0.05mg/(kg·min) i.v.gtt.，4min 若疗效理想继续维持，疗效欠佳则重复，最大滴注速率 2mg/(kg·min)	无须调整	无须调整	无须调整	血液透析不可清除	无须调整
硝普钠	静脉用药	起始剂量 0.5μg/(kg·min)，根据治疗反应如有必要可以 0.2μg/(kg·min) 递增，最大剂量 8μg/(kg·min)	无数据	无数据	无数据	尚无研究数据	尚无研究数据
阿司匹林	p.o.	川崎病：中等剂量 30~50mg/(kg·d)，分 3~4 次，q.6h.~q.8h.，退热 48~72h 后，开始给予小剂量 3~5mg/(kg·d)，q.d.	无须调整	无须调整	不推荐使用	血液透析可清除	血液透析：透析日透析后给药 CAPD：不推荐使用 CRRT：无须调整
氯吡格雷	p.o.	1mg/kg q.d.	无数据	无数据	无数据	血液透析不可清除	尚无研究数据
双嘧达莫	p.o.	2~6mg/(kg·d)，分 3 次，q.8h.	无数据	无数据	无数据	血液透析不可清除	尚无研究数据
肝素	静脉给药	初始负荷剂量 50U/kg，以后 20U/(kg·h) 持续静脉滴注，根据 APTT 调整速度	无须调整	无须调整	无须调整	血液透析不可清除	无须调整
依诺肝素	i.h.	治疗：<2 个月，1.5mg/kg q.12h. i.h.；≥ 2 个月，1mg/kg q.12h. i.h.。 预防：<2 个月，0.75mg/kg q.12h. i.h.；≥ 2 个月，0.5mg/kg q.12h. i.h.	无数据	无数据	无数据	血液透析不可清除	尚无研究数据
达肝素	i.h.	治疗：100U/kg q.12h. i.h.。 预防：100U/kg q.d. i.h.	无数据	无数据	无数据	血液透析不可清除	尚无研究数据
华法林	p.o.	根据 INR 调整剂量	无须调整	无须调整	无须调整	血液透析不可清除	无须调整
辛伐他汀	p.o.	5~10 岁：5mg q.n.，最大剂量 20mg。 10~17 岁：10mg q.n.，最大剂量 40mg	无数据	无数据	无数据	尚无研究数据	尚无研究数据
阿托伐他汀	p.o.	6~10 岁：起始剂量 5mg q.d.。 10~17 岁：起始剂量 10mg q.d.。 根据治疗反应调整	无须调整	无须调整	无须调整	血液透析不可清除	无须调整
普伐他汀	p.o.	8~14 岁：起始剂量 10mg q.n.，必要时用到最大剂量 20mg q.n.	无数据	无数据	无数据	尚无研究数据	尚无研究数据

续表

药物	给药途径	正常剂量	Ccr 50~90ml/min	Ccr 10~50ml/min	Ccr<10ml/min	透析清除情况	血液透析 /CAPD/CRRT 剂量
依折麦布	p.o.	10mg q.d.	无须调整	无须调整	无须调整	尚无研究数据	尚无研究数据
4. 呼吸系统疾病用药							
氨茶碱	p.o. 静脉给药	p.o.:3~5mg/(kg·d),分 2~3 次，q.8h.~q.12h.;i.v.gtt.:2~3mg/kg	无须调整	无须调整	无须调整	尚无研究数据	尚无研究数据
茶碱	p.o.	速释片:3 岁以上儿童可以按 0.1g 开始治疗，一日最大剂量不应超过 10mg/kg	无须调整	无须调整	无须调整	尚无研究数据	尚无研究数据
孟鲁司特	p.o.	2~5 岁:4mg q.d.;6~14 岁:5mg q.d.	无须调整	无须调整	无须调整	尚无研究数据	尚无研究数据
氯雷他定	p.o.	2~5 岁:5mg q.d.;≥ 6 岁:10mg q.12h.~q.24h.	无数据	无数据	无数据	尚无研究数据	尚无研究数据
西替利嗪	p.o.	2~5 岁:2.5~5mg q.d.;≥ 6 岁:5~10mg q.d.	无须调整	≥ 30ml/min: 无须调整;<30ml/min: 正常剂量的 50%	不推荐使用	血液透析不可清除	血液透析、CAPD: 正常剂量的 50% CRRT: 尚无研究数据
5. 消化系统疾病用药							
西咪替丁	p.o. 静脉给药	p.o.:5~10mg q.6h.;i.v.gtt.: 一次 5~10mg/kg	无数据	无数据	无数据	尚无研究数据	尚无研究数据
雷尼替丁	p.o.	2~6mg/(kg·d),分 2~3 次,q.8h.~q.12h. p.o.	无须调整	≥ 30ml/min:2mg/kg q.12h.;<30ml/min:1mg/kg q.12h.	1mg/kg q.d.	尚无研究数据	血液透析、CAPD:1mg/kg q.d. CRRT:2mg/kg q.12h.
	静脉给药	2~4mg/(kg·d),分 2~4 次，q.6h.~q.12h.,静脉给药	无须调整	≥ 30ml/min:1mg/kg q.12h.;<30ml/min:0.5mg/kg q.12h.	0.5mg/kg q.d.	尚无研究数据	血液透析、CAPD:0.5mg/kg q.d. CRRT:1mg/kg q.12h.
法莫替丁	p.o. 静脉给药	p.o.:<3 个月,0.5~1mg/kg q.d.;≥ 3 个月,0.5~21mg/kg q.12h.。 i.v.:<3 个月,0.25mg/kg q.d.;≥ 3 个月,0.5mg/kg q.12h.	无须调整	≥ 30ml/min:0.5mg/kg q.d.;<30ml/min:0.25mg/kg q.d.	0.125mg/kg q.d.	血液透析可清除	血液透析、CAPD:0.125mg/kg q.d. CRRT:0.5mg/kg q.d.
奥美拉唑	p.o. 静脉给药	p.o.:0.7~3mg/kg q.d.; i.v.:0.5~1mg/kg q.d.	无须调整	无须调整	无须调整	血液透析不可清除	无须调整
兰索拉唑	p.o.	≤ 30kg:0.5~1mg/kg q.d.(最大 15mg);>30kg:15~30mg q.d.	无须调整	无须调整	无须调整	尚无研究数据	尚无研究数据

续表

药物	给药途径	正常剂量	Ccr 50~90ml/min	Ccr 10~50ml/min	Ccr<10ml/min	透析清除情况	血液透析 /CAPD/CRRT 剂量
埃索美拉唑	p.o.	≤ 1 岁：2.5~10mg q.d.。 1~11 岁：<20kg，10mg q.d.；≥ 20kg，10 或 20mg q.d.。 ≥ 12 岁：20~40mg q.d.	无须调整	无须调整	无须调整	尚无研究数据	尚无研究数据
多潘立酮	p.o.	1 个月 ~12 岁：0.2~0.4mg/kg，一日 3~4 次；12~17 岁：10~20mg，一日 3~4 次	无数据	无数据	无数据	尚无研究数据	尚无研究数据
甲氧氯普胺	p.o. i.m. 静脉给药	0.1~0.2mg/kg，一日 3~4 次	无须调整	≥ 30ml/min：给予 75% 正常剂量； <30ml/min：给予 50% 正常剂量	给予 25% 正常剂量	尚无研究数据	血液透析、CAPD：给予 25% 正常剂量 CRRT：给予 75% 正常剂量
洛哌丁胺	p.o.	4~8 岁：1mg q.8h.；8~12 岁：2mg q.8h.；12~18 岁：首剂 4mg，后续 2mg/ 次，一日 6~8mg	无须调整	无须调整	无须调整	尚无研究数据	尚无研究数据
熊去氧胆酸	p.o.	5~10mg/kg q.8h.	无数据	无数据	无数据	尚无研究数据	尚无研究数据
联苯双酯	p.o.	0.5mg/kg t.i.d.，最大 25~50mg	无数据	无数据	无数据	尚无研究数据	尚无研究数据
葡醛内酯	p.o.	5 岁以下：50mg q.8h.；5 岁以上：100mg q.8h.	无数据	无数据	无数据	尚无研究数据	尚无研究数据
6. 血液系统用药							
去铁胺	静脉给药	急性铁中毒：起始 15mg/(kg·h)（输液泵），4~6h 后减量应用，24h 总量不超过 80mg/kg，最大剂量 6g/d	无数据	无数据	无数据	尚无研究数据	尚无研究数据
环孢素	p.o.	器官移植：6~11mg/(kg·d)，根据血药浓度调整剂量。 肾病综合征：起始剂量 4~5mg/(kg·d)，分次口服，q.8h.~q.12h.，起疗效后缓慢减量。 再生障碍性贫血：2.5~3mg/kg q.12h.，根据血药浓度调整剂量	无数据	无数据	无数据	尚无研究数据	尚无研究数据
重组人粒细胞刺激因子	i.h. 静脉给药	化疗所致粒细胞缺乏：3~7μg/kg q.d.；再生障碍性贫血所致粒细胞缺乏：5~10μg/kg q.d.	无数据	无数据	无数据	尚无研究数据	尚无研究数据
重组人粒细胞巨噬细胞集落刺激因子	i.h.	放化疗后：3~10μg/kg q.d.；骨髓移植及再生障碍性贫血：5~10μg/kg q.d.	无数据	无数据	无数据	尚无研究数据	尚无研究数据

续表

药物	给药途径	正常剂量	Ccr 50~90ml/min	Ccr 10~50ml/min	Ccr<10ml/min	透析清除情况	血液透析 /CAPD/CRRT 剂量
人免疫球蛋白	静脉给药	400mg/(kg·d),连续 3~5d;或 1g/(kg·d),连续 2d	无数据	无数据	无数据	尚无研究数据	尚无研究数据
酚磺乙胺	静脉给药	i.v.gtt.:一次 10mg/kg t.i.d.	无数据	无数据	无数据	尚无研究数据	尚无研究数据
氨基己酸	p.o. 静脉给药	0.05~0.1g/kg q.6h.	无数据	无数据	无数据	尚无研究数据	尚无研究数据
鱼精蛋白	静脉给药	抗自发性出血:2.5~4mg/kg b.i.d.,间隔 6h;抗肝素过量:与最后一次肝素使用量相当	无数据	无数据	无数据	尚无研究数据	尚无研究数据
7. 内分泌系统用药							
普通胰岛素	静脉给药	糖尿病酮症酸中毒:0.05~0.1U/(kg·h) i.v.gtt.,根据血糖变化调整剂量	无数据	无数据	无数据	尚无研究数据	尚无研究数据
精蛋白锌胰岛素	i.h.	剂量视病情而定,一般以日剂量的 30%~50% 为起始剂量,根据血糖酌情调整	无数据	无数据	无数据	尚无研究数据	尚无研究数据
门冬胰岛素	i.h. 静脉给药	根据血糖调整剂量	无数据	无数据	无数据	尚无研究数据	尚无研究数据
甘精胰岛素	i.h.	剂量视病情而定,一般以日剂量的 30%~50% 为起始剂量,根据血糖酌情调整	无数据	无数据	无数据	尚无研究数据	尚无研究数据
地特胰岛素	i.h.	剂量视病情而定,一般以日剂量的 30%~50% 为起始剂量,根据血糖酌情调整	无数据	无数据	无数据	尚无研究数据	尚无研究数据
二甲双胍	p.o.	10 岁以上:起始剂量 500mg q.d.,1w 后调整剂量,一日最高剂量 2g	无须调整	30~45:不推荐使用,需评估继续使用的利弊 <30:不推荐使用	不推荐使用	尚无研究数据	尚无研究数据
甲巯咪唑	p.o.	0.4~1mg/(kg·d),根据疗效调整剂量	无数据	无数据	无数据	尚无研究数据	尚无研究数据
左甲状腺素	p.o.	起始剂量: 0~3 个月:10~15μg/(kg·d);3~6 个月:8~10μg/(kg·d);6~12 个月:6~8μg/(kg·d);1~5 岁:5~6μg/(kg·d);6~12 岁:4~5μg/(kg·d);>12 岁:2~3μg/(kg·d),q.d.。根据疗效调整剂量	无数据	无数据	无数据	尚无研究数据	尚无研究数据

续表

药物	给药途径	正常剂量	Ccr 50~90ml/min	Ccr 10~50ml/min	Ccr<10ml/min	透析清除情况	血液透析 /CAPD/CRRT 剂量
重组人生长激素	i.h.	促儿童生长：0.1~0.15U/kg q.d.；重度烧伤：0.2~0.4U/kg q.d.	无数据	无数据	无数据	尚无研究数据	尚无研究数据
氢化可的松	p.o. 静脉给药	p.o.：2.5~10mg/(kg·d)，分次，q.6h.~q.8h.；i.v.gtt.：100~200mg/m^2，分3~4 次，q.6h.~q.8h.	无数据	无数据	无数据	尚无研究数据	尚无研究数据
地塞米松	p.o. 静脉给药	不同适应证剂量不同，可根据疗效调整剂量	无数据	无数据	无数据	血液透析不可清除	尚无研究数据
泼尼松	p.o.	1~2mg/(kg·d)，分 2~3 次，q.8h.~q.12h.	无数据	无数据	无数据	尚无研究数据	尚无研究数据
甲泼尼龙	p.o. 静脉给药	不同适应证剂量不同，可根据疗效调整剂量	无数据	无数据	无数据	血液透析可清除	尚无研究数据
依替膦酸二钠	p.o. 静脉给药	7.5mg/(kg·d) i.v.gtt.，共 3~7d，血钙下降后可改为 20mg/(kg·d) p.o.	无数据	无数据	无数据	尚无研究数据	尚无研究数据
骨化三醇	p.o.	0.125~0.25μg q.12h.	无须调整	无须调整	无须调整	尚无研究数据	尚无研究数据
亮丙瑞林	i.h.	首剂 80~100μg/kg，以后每 4w 一次，维持量，60~80μg/kg，剂量宜个体化	无数据	无数据	无数据	尚无研究数据	尚无研究数据
曲普瑞林	i.m.	首剂 80~100μg/kg，以后每 4w 一次，维持量，60~80μg/kg，剂量宜个体化	无数据	无数据	无数据	尚无研究数据	尚无研究数据
8. 风湿免疫性疾病用药							
布洛芬	p.o.	抗风湿治疗：30mg/(kg·d)，分 3~4 次，q.6h.~q.8h.；缓解疼痛及退热治疗：5~10mg/kg，必要时 4~6h 一次	<60ml/min：避免使用	避免使用	避免使用	尚无研究数据	尚无研究数据
吲哚美辛	p.o.	1.5~2.5mg/(kg·d)，分 3~4 次，q.6h.~q.8h.	<60ml/min：急性肾损伤风险增加	<30ml/min：避免使用	无数据	尚无研究数据	尚无研究数据
对乙酰氨基酚	p.o. 静脉给药	p.o.：10~15mg/kg，必要时 4~6h 一次，一日最大 5 剂；静脉给药：15mg/kg，必要时 6h 一次	无须调整	>30ml/min：无须调整；≤ 30ml/min：需考虑调整剂量和频次	调整剂量和频次	血液透析可清除	尚无研究数据

续表

药物	给药途径	正常剂量	Ccr 50~90ml/min	Ccr 10~50ml/min	Ccr<10ml/min	透析清除情况	血液透析 /CAPD/CRRT 剂量
塞来昔布	p.o.	2 岁以上：10~25kg，50mg q.12h.；>25kg，100mg q.12h.	无数据	无数据	避免使用	尚无研究数据	尚无研究数据
9. 神经与精神疾病用药							
丙戊酸钠	p.o. 静脉给药	p.o.：起始剂量 5~7.5mg/kg q.12h.，每隔一周按需递增至疗效满意，一般为 20~30mg/(kg·d)。 i.v.gtt.：用于临时替代时按照之前的治疗剂量；需快速达到有效血药浓度并维持时，15mg/kg 缓慢静脉推注，然后以 1mg/(kg·h)的速度 i.v.gtt.，根据临床情况调整静滴速度	无须调整	无须调整	无须调整	尚无研究数据	血液透析、CAPD：无须调整 CRRT：尚无研究数据
左乙拉西坦	p.o. 静脉给药	≤ 6 个月：起始剂量 3.5mg/kg q.12h.，根据疗效调整剂量，最大剂量 21mg/(kg·d)；>6 个月：起始剂量 5mg/kg q.12h.，根据疗效调整剂量，最大剂量 30mg/(kg·d)	无须调整	给予 50% 正常剂量	给予 50% 正常剂量	血液透析可清除	血液透析：给予 50% 正常剂量，透析后补充剂量 CAPD：给予 50% 正常剂量 CRRT：给予 50% 正常剂量，严密监测临床疗效
拉莫三嗪	p.o.	单药治疗：第 1~2 周 0.3mg/(kg·d)，分 1~2 次，q.12h.~q.24h.，第 3~4 周剂量增至 0.6mg/(kg·d)，第 5 周后每 1~2 周增加剂量[最大增加 0.6mg/(kg·d)]至最佳疗效或最大耐受量	无数据	无数据	无数据	尚无研究数据	尚无研究数据
托吡酯	p.o.	起始剂量 0.5~1mg/(kg·d)，每周按需递增至 3~6mg/(kg·d)，分次，q.12h.	无数据	无数据	无数据	血液透析可清除	尚无研究数据
卡马西平	p.o.	起始剂量 5~10mg/(kg·d)，每隔 5~7d 按需递增至 10~30mg/(kg·d)，分 2~3 次，q.8h.~q.12h.	无须调整	无须调整	无须调整	尚无研究数据	无须调整
奥卡西平	p.o.	起始剂量 4~5mg/kg q.12h.，每隔一周根据临床反应增加剂量，最大剂量 60mg/(kg·d)	无数据	无数据	无数据	尚无研究数据	尚无研究数据

续表

药物	给药途径	正常剂量	Ccr 50~90ml/min	Ccr 10~50ml/min	Ccr<10ml/min	透析清除情况	血液透析 /CAPD/CRRT 剂量
苯巴比妥	p.o. i.m. 静脉给药	p.o.：镇静，2mg/kg 或 60mg/m^2 b.i.d.~t.i.d.；抗惊厥，每次 3~5mg/kg；抗高胆红素血症，每次 5~8mg/kg。 i.m. 或 i.v.：惊厥持续状态首剂 15~20mg/kg，以后 2.5~5mg/kg q.d.~b.i.d.	无须调整	无须调整	每 24h 给予 50% 正常剂量	血液透析可清除	血液透析：增加剂量，具体剂量无数据 CAPD：增加剂量，具体剂量无数据 CRRT：监测血药浓度后调整剂量和频次
地西泮	静脉给药	癫痫持续状态：0.3~0.4mg/kg，必要时 10min 后重复一次	无数据	无数据	无数据	血液透析不可清除	尚无研究数据
咪达唑仑	i.m. 静脉给药	i.m.：术前用药 0.1~0.15mg/kg；i.v.gtt.：癫痫持续状态，首剂 0.15~0.2mg/kg，后持续静脉滴注 60μg/(kg·h)，调整剂量至有效量，最大量 300μg/(kg·h)	无数据	无数据	无数据	血液透析不可清除	血液透析：无须调整 CAPD：无须调整 CRRT：尚无研究数据

参考文献

[1] CROOKE S T, COMIS R L, EINHORN L H, et al. Effects of variations in renal function on the clinical pharmacology of bleomycin administered as an iv bolus. Cancer Treat Rep. 1977, 61 (9): 1631-1636.

[2] FUJITA H. Comparative studies on the blood levels, tissnal fue distribution, excretion and inactivation of anticancer drugs. Jpn J Clin Oncol, 1971, 12: 151.

[3] VERWEIJ J, DEN HARTIGH J, STUURMAN M, et al. Relationship between clinical parameters and pharmacokinetics of mitomycin C. J Cancer Res Clin Oncol, 1987, 113 (1): 91-94.

[4] 广东省药学会．铂类药物临床应用与不良反应管理专家共识．今日药学，2019, 29 (9): 361-369.

[5] PEDRAZZOLI P, SILVESTRIS N, SANTORO A, et al. Management of patients with end-stage renal disease undergoing chemotherapy: recommendations of the Associazione Italiana di Oncologia Medica (AIOM) and the Societa Italiana di Nefrologia (SIN). ESMO Open, 2017, 2 (3): e000167.

[6] MOMPARLER R L, RIVARD G E, GYGER M. Clinical trial on 5-aza-2′-deoxycytidine in patients with acute leukemia. Pharmac Ther, 1985, 30 (3): 277-286.

[7] MOMPARLER R L, BOUFFARD D Y, MOMPARLER L F, et al. Pilot phase Ⅰ - Ⅱ study on 5-aza-2′-deoxycytidine (decitabine) in patients with metastatic lung cancer. Anti-Cancer Drugs, 1997, 8 (4): 358-368.

[8] ROBERTSON J F R, HARRISON M P. Equivalent single-dose pharmacokinetics of two different dosing methods of prolonged-release fulvestrant ('Faslodex') in postmenopausal women with advanced breast cancer. Cancer Chemother Pharmacol, 2003, 52 (4): 346-348.

[9] JAMES C A, MANT T G, ROGERS H J. Pharmacokinetics of intravenous and oral sodium 2-mercaptoethane sulphonate (mesna) in normal subjects. Br J Clin Pharmacol, 1987, 23 (5): 561-568.

[10] REITH M K, SPROLES G D, CHENG L K. Human metabolism of dolasetron mesylate, a 5-HT_3 receptor antagonist. Drug Metab Disp, 1995, 23 (8): 806-812.

[11] HOCHSTER H S. Clinical pharmacology of dexrazoxane. Semin Oncol, 1998, 25 (4 suppl 10): 37-42.

[12] EARHART R H, TUTSCH K D, KOELLER J M, et al. Pharmacokinetics of (+)-1, 2-Di (3, 5-dioxopiperazin-1-yl) propane intravenous infusions in adult cancer patients. Cancer Res, 1982, 42 (12): 5255-5261.

[13] BERGNER R, DILL K, BOERNER D, et al. Elimination of intravenously administered ibandronate in patients on haemodialysis: a monocentre open study. Nephrol Dial Transplant, 2002, 17 (7): 1281-1285.

[14] PORTA C, COSMAI L, GALLIENI M, et al. Renal effects of targeted anticancer therapies. Nat Rev Nephrol, 2015, 11 (6): 354-370.

[15] MCGUIRE B W, SIA L L, HAYNES J D, et al. Absorption kinetics of orally administered leucovorin calcium. NCI Monogr, 1987 (5): 47-56.

[16] STRAW J A, NEWMAN E M, DOROSHOW J H. Pharmacokinetics of leucovorin (D, *L*-5-formyltetrahydrofolate) after intravenous injection and constant intravenous infusion. NCI Monogr, 1987, 5: 41-45.

[17] PORTA C, COSMAI L, GALLIENI M, et al. Renal effects of targeted anticancer therapies. Nat Rev Nephrol, 2015, 11 (6): 354-370.

[18] ESTEVA F J, STEBBING J, WOOD-HORRALL R N, et al. A randomised trial comparing the pharmacokinetics and safety of the biosimilar CT-P6 with reference trastuzumab. Cancer Chemother Pharmacol, 2018, 81 (3): 505-514.

[19] AWADA A, HENDLISZ A, GIL T, et al. Phase I safety and pharmacokinetics of BAY 43-9006 administered for 21 days on/7 days off in patients with advanced, refractory solid tumors. Br J Cancer, 2005, 92 (10): 1855-1861.

[20] 中国临床肿瘤学会指南工作委员会．头颈部肿瘤诊疗指南 2018. V1. 北京：人民卫生出版社，2018.

[21] 赵红光，杜智敏，张一飞，等．富马酸亚铁胶丸相对生物利用度及药代动力学．中国药学杂志，2000

(3): 37-39.

[22] 严晓星，姜莉苑，丁黎，等．富马酸亚铁叶酸片中铁的人体生物等效性研究．药学与临床研究，2013, 21 (2): 143-145.

[23] 岳向阳，金鹏飞，曹国颖，等．ICP-MS 研究琥珀酸亚铁片剂的人体药动学及生物等效性．药物分析杂志，2011, 31 (2): 326-329.

[24] 中华医学会血液学分会红细胞疾病学组（贫血）学组．静脉铁剂应用中国专家共识 (2019 年版)．中华血液学杂志，2019, 40 (5): 358-362.

[25] 中国卒中学会，中国卒中学会神经介入分会，中华预防医学会卒中预防与控制专业委员会介入学组．替罗非班在动脉粥样硬化性脑血管疾病中的临床应用专家共识．中国卒中杂志，2019, 14 (10): 1034-1044.

[26] 姜玲，史天陆．肾功能不全患者治疗临床药师指导手册．北京：人民卫生出版社，2014.

[27] 中国临床肿瘤学会，抗白血病联盟，抗淋巴瘤联盟．急性白血病化疗所致血小板减少症诊疗中国专家共识．白血病·淋巴瘤，2019, 28 (4): 193-197.

[28] 中国临床肿瘤学会，抗淋巴瘤联盟，中国抗癌协会癌症康复与姑息治疗专业委员会，中华医学会血液学分会．重组人白介素 -11 治疗血小板减少症临床应用中国专家共识．临床肿瘤学杂志，2018, 23 (3): 260-266.

[29] 中国内分泌相关专家小组．二甲双胍临床应用专家共识 (2018 年版)．中国糖尿病杂志，2019, 27 (3): 161-173.

[30] 中国医师协会内分泌代谢科医师分会．2 型糖尿病合并慢性肾脏病患者口服降糖药治疗中国专家共识 (2019 年更新版)．中华内分泌代谢杂志，2019, 35 (6): 447-454.

[31] 中国内分泌相关专家小组．GLP-1 受体激动剂临床应用专家意见．中国糖尿病杂志，2018, 26 (5): 353-361.

[32] COOPER DS, STEIGERWALT S, MIGDAL S. Pharmacology of propylthiouracil in thyrotoxicosis and chronic renal failure. Arch Intern Med, 1987, 147 (4): 785-786.

[33] 中国医师协会肾脏内科医师分会．中国肾脏疾病高尿酸血症诊治的实践指南 (2017 版)．中华医学杂志，2017, 97 (25): 1927-1936.

[34] 中国慢性肾脏病患者合并高尿酸血症诊治共识专家组．中国慢性肾脏病患者合并高尿酸血症诊治专家共识．中华肾脏病杂志，2017, 33 (6): 463-469.

[35] CHU N N, CHEN W L, XU H R, et al. Pharmacokinetics of orally administered single-and multiple-dose olopatadine in healthy Chinese subjects: an open-label study. Clin Drug Investig, 2009, 29 (7): 451-457.

[36] STYPINSKI D, OBAIDI M, COMBS M, et al. Safety, tolerability and pharmacokinetics of higher-dose mizoribine in healthy male volunteers. Br J Clin Pharmacol, 2007, 63 (4): 459-468.

[37] ZHENG J, XIANG J, MIAO J, et al. Bioequivalence of ubenimex capsules in healthy volunteers. Sichuan Da Xue Xue Bao Yi Xue Ban, 2016, 47 (1): 9, 85-92.

[38] CUTLER R E, FORLAND S C. Removal of drugs by hemodialysis (HD) and continuous ambulatory peritoneal dialysis (CAPD): suggested dosing modifications. Dialysis Transplantation, 1991, 20: 759-761.

[39] WALLACE D E, WATANABE A S. Drug effects in geriatric patients. Drug Intell Clin Pharm, 1977, 11: 597-603.

[40] MUSA M N, LYONS L L. Absorption and disposition of warfarin: effects of food and liquids. Curr Ther Res, 1976, 20: 630.

[41] 中华医学会神经病学分会，中华医学会神经病学分会脑血管病学组．中国急性缺血性脑卒中诊治指南 2018. 中华神经科杂志，2018, 51 (9): 666-682.

[42] TANSWELL P, SEIFRIED E, SU P, et al. Pharmacokinetics and systemic effects of tissue-type plasminogen activator in normal subjects. Clin Pharmacol Ther, 1989, 46 (2): 155-162.

[43] LEVY G, TSUCHIYA T, AMSEL L P. Limited capacity for salicyl phenolic glucuronide formation and its effect on the kinetics of salicylate elimination in man. Clin Pharmacol Ther, 1972, 13 (2): 258-268.

[44] TACCONI M T, WURTMAN R J. Piracetam: physiological disposition and mechanism of action. Adv Neurol, 1986, 43: 675-685.
[45] GINI E K, SONNET J. Use of piracetam improves sickle cell deformability in vitro and in vivo. J Clin Pathol, 1987, 40: 99-102.
[46] GENGO F M, FAGAN S C, KROL G, et al. Nimodipine disposition and haemodynamic effects in patients with cirrhosis and age-matched controls. Br J Clin Pharmacol, 1987, 23 (1): 47-53.
[47] KIRCH W, RAMSCH K D, DUHRSEN U, et al. Clinical pharmacokinetics of nimodipine in normal and impaired renal function. Int J Clin Pharm Res, 1984, 4 (5): 381-384.
[48] MIHARA M, OHNISHI A, TOMONO Y, et al. Pharmacokinetics of E2020, a new compound for Alzheimer's disease, in healthy male volunteers. Int J Clin Pharmacol Ther Toxicol, 1993, 31 (5): 223-229.
[49] LIU E, RUBENSTEIN M. Phenytoin removal by plasmapheresis in thrombotic thrombocytopenic purpura. Clin Pharmacol Ther, 1982, 31 (6): 762-765.
[50] ORR J M, FARRELL K, ABBOTT F S, et al. The effects of peritoneal dialysis on the single dose and steady state pharmacokinetics of valproic acid in a uremic epileptic child. Eur J Clin Pharmacol, 1983, 24 (3): 387-390.
[51] BRADLEY J M, SAGRAVES R. Effect of exchange-reduction transfusion on carbamazepine. Clin Pharm, 1984, 3 (6): 585.
[52] PATSALOS P N, BERRY D J, BOURGEOIS B F, et al. Antiepileptic drugs——best practice guidelines for therapeutic drug monitoring: a position paper by the subcommission on therapeutic drug monitoring, ILAE Commission on Therapeutic Strategies. Epilepsia, 2008, 49 (7): 1239-1276.
[53] PORTO I, JOHN E G, HEILLICZER J. Removal of phenobarbital during continuous cycling peritoneal dialysis in a child. Pharmacotherapy, 1997, 17 (4): 832-835.
[54] PATSALOS P N, ZUGMAN M, LAKE C, et al. Serum protein binding of 25 antiepileptic drugs in a routine clinical setting: a comparison of free non-protein-bound concentrations. Epilepsia, 2017, 58 (7): 1234-1243.
[55] BUCHANAN R A, KINKEL A W, SMITH T C. The absorption and excretion of ethosuximide. Int J Clin Pharmacol, 1973, 7 (2): 213-218.
[56] GILMAN A G, RALL T W, NIES A S, et al. Goodman and Gilman's the pharmacological basis of therapeutics. 8th ed. New York: Pergamon Press, 1990.
[57] KNOBEN J E, ANDERSON POKNOBEN J E, ANDERSON P O. Handbook of Clinical Drug Data. 6th ed. Hamilton: Drug Intelligence Publications, 1988.
[58] 彭斌，吴波．中国急性缺血性脑卒中诊治指南 2018. 中华神经科杂志，2018, 51 (9): 666-682.
[59] PERICLOU A, VENTURA D, RAO N, et al. Pharmacokinetic study of memantine in healthy and renally impaired subjects. Clin Pharmacol Ther, 2006, 79 (1): 134-143.
[60] 中华医学会神经病学分会神经免疫学组，中国免疫学会神经免疫学分会．中国重症肌无力诊断和治疗指南 2015. 中华神经科杂志，2015, 48 (11): 934-940.
[61] 柳进，阎丹峰，于欣，等．氟伏沙明临床应用专家建议．中国心理卫生杂志，2019, 33 (10): 721-727.
[62] 王维治，刘卫彬．重症肌无力管理国际共识 (2016) 解读．中华神经科杂志，2017, 50 (2): 83-87.
[63] RICHTER O, ERN B, REINHARDY D, et al. Pharmacokinetics of dexamethasone in children. Ped Pharmacol, 1983, 3: 329-337.
[64] CHAN GLC, CANAFAX D M, JOHNSON C A. The therapeutic use of azathioprine in renal transplantation. Pharmacotherapy, 1987, 7 (5): 165-177.
[65] BREYER-PFAFF U, MAIER U, BRINKMANN A M, et al. Pyridostigmine kinetics in healthy subjects and patients with myasthenia gravis. Clin Pharmacol Ther, 1985, 37 (5): 495-501.
[66] CALVEY T N, CHAN K, DEHGHAN A, et al. Kinetics of intravenous pyridostigmine in man. Br J Clin

Pharmacol, 1981, 11 (4): 406-408.
[67] AQUILONIUS S M, ECKERNAS S A, HARTVIG P, et al. Pharmacokinetics and oral bioavailability of pyridostigmine in man. Eur J Clin Pharmacol, 1980, 18 (5): 423-428.
[68] CRONNELLY R, STANSKI D R, MILLER R D, et al. Pyridostigmine kinetics with and without renal function. Clin Pharmacol Ther, 1980, 28 (1): 78-81.
[69] FERRY J J, HORVATH A M, BEKERSKY I, et al. Relative and absolute bioavailability of prednisone and prednisolone after separate oral and intravenous doses. J Clin Pharmacol, 1988, 28 (1): 81-87.
[70] DERENDORF H, MOLLMANN H, KRIEG M, et al. Pharmacodynamics of methylprednisolone phosphate after single intravenous administration to healthy volunteers. Pharm Res, 1991, 8 (2): 263-268.
[71] 中国免疫学会神经免疫学分会，中华医学会神经病学分会神经免疫学组，中国医师协会神经内科分会神经免疫专业委员会．中国视神经脊髓炎谱系疾病诊断与治疗指南．中国神经免疫学和神经病学杂志，2016, 23 (3): 155-166.
[72] CORSINI G U, DEL ZOMPO M, SPISSU A, et al. Parkinsonism by haloperidol and piribedil. Psychopharmacology (Berl), 1978, 59 (2): 139-141.
[73] BECKETT A M. Comparison of oral and percutaneous routes in man for the administration of "ephedrines". J Pharm Pharmacol, 1972, 24: Suppl: 65P-70P.
[74] 希恩．C. 斯威曼．马丁代尔药物大典．李大魁，金有豫，汤光，译．北京：化学工业出版社，2009.
[75] CALVO B, GARCÍA M J, PEDRAZ J L, et al. Pharmacokinetics of amoxapine and its active metabolites. Int J Clin Pharmacol Ther Toxicol, 1985, 23 (4): 180-185.
[76] ALKALAY D, WAGNER W E, CARLSEN S, et al. Bioavailability and kinetics of maprotiline. Clin Pharmacol Ther, 1980, 27 (5): 697-703.
[77] BARRADELL L B, FITTON A. Tandospirone. CNS Drugs, 1996, 5: 147-153.
[78] OLALLA F S. Analgesic efficacy of aceclofenac: double-blind controlled study vs placebo in odontalgia. Curr Ther Res, 1988, 43: 900-902.
[79] BUBANI G. The analgesic activity and tolerability of aceclofenac in the treatment of odontalgia. Clin Trials J, 1988, 25: 244-253.
[80] WALSON P D, MORTENSEN M E. Pharmacokinetics of common analgesics, anti-inflammatories and antipyretics in children. Clin Pharmacokinet, 1989, 17 (suppl 1): 116-137.
[81] ADAMS S S. Ibuprofen: some laboratory characteristics. Minerva Med, 1973, 64 (46): 2395.
[82] BROGDEN R N, PINDER R M, SPEIGHT T M, et al. Fenoprofen: a review of its pharmacological properties and therapeutic efficacy in rheumatic diseases. Drugs, 1977, 13 (4): 241-265.
[83] MOORE R A, DERRY S, WIFFEN P J, et al. Effects of food on pharmacokinetics of immediate release oral formulations of aspirin, dipyrone, paracetamol, and NSAIDs-a systematic review. Br J Clin Pharmacol, 2015, 80 (3): 381-388.
[84] ISHIZAKI T, NOMURA T, ABE T. Pharmacokinetics of piroxicam, a new nonsteroidal anti-inflammatory agent, under fasting and postprandial states in man. J Pharmacokinet Biopharm, 1979, 7 (4): 369-381.
[85] TURCK D, BUSCH U, HEINZEL G, et al. Effect of food on the pharmacokinetics of meloxicam after oral administration. Clin Drug Invest, 1995, 9: 270-276.
[86] TURCK D, SCHWARZ A, HOFFLER D, et al. Pharmacokinetics of meloxicam in patients with end-stage renal failure on haemodialysis: a comparison with healthy volunteers. Eur J Clin Pharmacol, 1996, 51 (3/4): 309-313.
[87] BUSCH U, HEINZEL G, NARJES H. Effect of food on pharmacokinetics of meloxicam, a new non steroidal anti-inflammatory drug (NSAID). Agents Actions, 1991, 32 (1/2): 52-53.
[88] RYTTING E, NANOVSKAYA T N, WANG X, et al. Pharmacokinetics of indomethacin in pregnancy. Clin Pharmacokinet, 2014, 53 (6): 545-551.

[89] VON SCHRADER H W, BUSCHER G, DIERDORF D, et al. Nabumetone-a novel anti-inflammatory drug: the influence of food, milk, antacids, and analgesics on bioavailability of single oral doses. Int J Clin Pharmacol Ther Toxicol, 1983, 21 (6): 311-321.

[90] DAVIES N M. Clinical pharmacokinetics of nabumetone: the dawn of selective cyclo-oxygenase-2 inhibition？ Clin Pharmacokinet, 1997, 33 (6): 403-416.

[91] HADDOCK R E, JEFFERY D J, LLOYD J A, et al. Metabolism of nabumetone (BRL 14777) by various species including man. Xenobiotica, 1984, 14 (4): 327-337.

[92] BROGDEN R N, HEEL R C, SPEIGHT T M, et al. Sulindac: a review of its pharmacological properties and therapeutic efficacy in rheumatic diseases. Drugs, 1978, 16 (2): 97-114.

[93] KWAN K C. Sulindac: chemistry, pharmacology and pharmacokinetics. Eur J Rheum Inflam, 1978, 1: 9.

[94] DUGGAN D E. The disposition of sulindac. Clin Pharm Ther, 1977, 21: 326.

[95] HUCKER H F. Metabolism of a new anti-inflammatory agent, *cis*-5-fluoro-2-methyl-1-(P-/methyl sulfinyl/-benzylidene) idene-3-acetic acid in man and animals. Fed Proc Fed Amer Soc Exp Biol, 1972, 31: 577.

[96] BROCKS D R, JAMALI F. Etodolac clinical pharmacokinetics. Clin Pharmacokinet, 1994, 26 (4): 259-274.

[97] FERDINANDI E S, SEHGAL S N, DEMERSON C A, et al. Disposition and biotransformation of C-etodolac in man. Xenobiotica, 1986, 16 (2): 153-166.

[98] SELLEY M L, GLASS J, TRIGGS E J, et al. Pharmacokinetic studies of tolmetin in man. Clin Pharmacol Ther, 1975, 17: 599-605.

[99] SUMNER D D, DAYTON P G, CUCINELL S A, et al. Metabolism of tolmetin in rat, monkey, and man. Drug Metab Dispos, 1975, 3: 283-286.

[100] VAN PETTEN G R, FENG H, WITHEY R J, et al. The physiologic availability of solid dosage forms of phenylbutazone. Part I. In vivo physiologic availability and pharmacologic considerations. J Clin Pharmacol, 1971, 11 (3): 177-186.

[101] BENNETT W M, ARONOFF G R, GOLPER T A, et al. Drug prescribing in renal failure. Philadelphia: American College of Physicians, 1987.

[102] DIETERLE W, FAIGLE J W, FRUH F, et al. Metabolism of phenylbutazone in man. Arzneimittelforschung, 1976, 26 (4): 572-577.

[103] BURNS J J, ROSE R K, GOODWIN S, et al. The metabolic fate of phenylbutazone in man. J Pharmacol Exp Ther, 1955, 113 (4): 481-489.

[104] SCHUMACHER H R, BERGER M F, LI-YU J, et al. Efficacy and tolerability of celecoxib in the treatment of acute gouty arthritis: a randomized controlled trial. J Rheumatol, 2012, 39 (9): 1859-1866.

[105] DERRY S, MOORE R A. Single dose oral celecoxib for acute postoperative pain in adults. Cochrane Database Syst Rev, 2013, 2013 (10): CD004233.

[106] VAN DER HEIJDE D, BARAF H S, RAMOS-REMUS C, et al. Evaluation of the efficacy of etoricoxib in ankylosing spondylitis: results of a fifty-two-week, randomized, controlled study. Arthritis Rheum, 2005, 52 (4): 1205-1215.

[107] PUOPOLO A, BOICE J A, FIDELHOLTZ J L, et al. A randomized placebo-controlled trial comparing the efficacy of etoricoxib 30mg and ibuprofen 2400mg for the treatment of patients with osteoarthritis. Osteoarthritis Cartilage, 2007, 15 (12): 1348-1356.

[108] KRUEGER K, LINO L, DORE R, et al. Gastrointestinal tolerability of etoricoxib in rheumatoid arthritis patients: results of the etoricoxib vs diclofenac sodium gastrointestinal tolerability and effectiveness trial (EDGE- Ⅱ). Ann Rheum Dis, 2008, 67 (3): 315-322.

[109] RUBIN B R, BURTON R, NAVARRA S, et al. Efficacy and safety profile of treatment with etoricoxib

120mg once daily compared with indomethacin 50mg three times daily in acute gout: a randomized controlled trial. Arthritis Rheum, 2004, 50 (2): 598-606.

[110] WAGNER J A, AGRAWAL N G B, GUILLAUME M, et al. Lack of effect of antacids on single-dose pharmacokinetics of MK-0663 (abstract P Ⅱ-110). Clin Pharmacol Ther, 2001, 69 (2): 60.

[111] AGRAWAL N G B, PORRAS A G, MATTHEWS C Z, et al. Single-and multiple-dose pharmacokinetics of etoricoxib, a selective inhibitor of cyclooxygenase-2, in man. J Clin Pharmacol, 2003, 43 (3): 268-276.

[112] MOORE R A, DERRY S, WIFFEN P J, et al. Effects of food on pharmacokinetics of immediate release oral formulations of aspirin, dipyrone, paracetamol, and NSAIDs-a systematic review. Br J Clin Pharmacol, 2015, 80 (3): 381-388.

[113] WERMELING D, DRASS M, ELLIS D, et al. Pharmacokinetics and pharmacodynamics of intrathecal ziconotide in chronic pain patients. J Clin Pharmacol, 2003, 43 (6): 624-636.

[114] BERKOWITZ B A, ASLING J H, SHNIDER S M, et al. Relationship of pentazocine plasma levels to pharmacological activity in man. Clin Pharmacol Ther, 1969, 10 (3): 320-328.

[115] TIMMER C J, POURBAIX S, DESAGER J P, et al. Absolute bioavailability of mianserin tablets and solution in healthy humans. Eur J Drug Metab Pharmacokinet, 1985, 10 (4): 315-323.

[116] ANDERSON R J, GAMBERTOGLIO J C, SCHRIER R W. Clinical use of drugs in renal failure. Springfield: Charles C Thomas, 1976.

[117] 余传隆，黄正明，修成娟，等. 中国临床药物大辞典：化学药. 北京：中国医药科技出版社，2018.

[118] ARONOFF G R, BENNETT W M, BERNS J S, et al. Drug prescribing in renal failure dosing guidelines for adults. 4th ed. Philadelphia: American College of Physicians-American Society of Internal Medicine, 1999.

[119] BECKETT A H, TAYLOR J F, KOUROUNAKIS P. The absorption, distribution and excretion of pentazocine in man after oral and intravenous administration. Journal of Pharmacy & Pharmacology, 2011, 22 (2): 123-128.

[120] BURT R A P, BECKETT A H, The absorption and excretion of pentazocine after administration by different routes. Br J Anaesth, 1971, 43 (5): 427-435.

[121] EHRNEBO M, BOREUS L O, LOHROTH U. Single-dose kinetics and bioavailability of pentazocine. Acta Anaesth Scand, 1982, 74 (Suppl): 70-71.

[122] VAUGHAN D P, BECKETT A H. An analysis of the intersubject variation in the metabolism of pentazocine. J Pharm Pharmacol, 1974, 26 (10): 789-798.

[123] MINER J R, GRAY R, DELAVARI P, et al. Alfentanil for procedural sedation in the emergency department. Ann Emerg Med, 2011, 57 (2): 117-121.

[124] ARONOFF G R, BENNETT W M, BERNS J S, et al. Drug prescribing in renal failure: dosing guidelines for adults and children. 5th ed. Philadelphia: American College of Physicians, 2007.

[125] LEJUS C, SCHWOERER D, FURIC, et al. Fentanyl versus sufentanil: plasma concentrations during continuous epidural postoperative infusion in children. Br J Anaesth, 2000, 85 (4): 615-617.

[126] MCCLAIN D A, HUG JR C C. Intravenous fentanyl kinetics. Clin Pharmacol Ther, 1980, 28 (1): 106-114.

[127] BOWER S. Plasma protein binding of fentanyl. J Pharm Pharmacol, 1981, 33 (8): 507-514.

[128] WIESNER G, TAEGER K, PETER K. Serum protein binding of fentanyl. The effect of postoperative acute phase reaction with elevated alpha 1-acid glycoprotein and methodologic problems in determination by equilibrium dialysis. Anaesthesist, 1996, 45 (4): 323-329.

[129] JOH I, SILA M, BASTANI B. Nondialyzability of fentanyl with high-efficiency and high-flux membranes (letter). Anesth Analg, 1998, 86 (2): 447.

[130] 2019 American Geriatrics Society Beers Criteria® Update Expert Panel. American Geriatrics Society

2019 updated AGS Beers Criteria® for potentially inappropriate medication use in older adults. J Am Geriatr Soc, 2019, 67 (4): 674-694.

[131] GLASS P S, HARDMAN D, KAMIYAMA Y, et al. Preliminary pharmacokinetics and pharmacodynamics of an ultra-short-acting opioid: remifentanil (GI87084B). Anesth Analg, 1993, 77 (5): 1031-1040.

[132] GLASS P S A. Pharmacology of remifentanil. Eur J Anesthesiol, 1995, 12 (Suppl): 73-74.

[133] LEMMENS H J M. Pharmacokinetic-pharmacodynamic relationships for opioids in balanced anaesthesia. Clin Pharmacokinet, 1995, 29 (4): 231-242.

[134] WESTMORELAND C L, HOKE J F, SEBEL P S, et al. Pharmacokinetics of remifentanil (GI87084B) and its major metabolite (GI90291) in patients undergoing elective inpatient surgery. Anesthesiology, 1993, 79 (5): 893-903.

[135] EGAN T D, LEMMENS H J M, FISET P, et al. The pharmacokinetics of the new short-acting opioid remifentanil (GI7084B) in healthy volunteers. Anesthesiology, 1993, 79 (5): 881-892.

[136] ROSOW C. Remifentanil: a unique opioid analgesic. Anesthesiology, 1993, 79 (5): 875-867.

[137] LEJUS C, SCHWOERER D, FURIC I, et al. Fentanyl versus sufentanil: plasma concentrations during continuous epidural postoperative infusion in children. Br J Anaesth, 2000, 85 (4): 615-617.

[138] OVILL J G, SEBEL P S, BLACKBURN C L, et al. The pharmacokinetics of sufentanil in surgical patients. Anesthesiology, 1984, 61 (5): 502-506.

[139] VAN DER KUY P H, LOHMAN J J, HOOYMANS P M, et al. Bioavailability of intranasal formulations of dihydroergotamine. Eur J Clin Pharmacol, 1999, 55 (9): 677-680.

[140] LITTLE P J, JENNINGS G L, SKEWS H, et al. Bioavailability of dihydroergotamine in man. Br J Clin Pharmacol, 1982, 13 (6): 785-790.

[141] MAURER G, FRICK W. Elucidation of the structure and receptor binding studies of the major primary, metabolite of dihydroergotamine in man. Eur J Clin Pharmacol, 1984, 26 (4): 463-470.

[142] SCHRAN H F, TSE F L. Pharmacokinetics of dihydroergotamine following subcutaneous administration in humans. Int J Clin Pharmacol Ther Toxicol, 1985, 23 (1): 1-4.

[143] ALA-HURULA V, MYLLYLA V V, ARVELA P, et al. Systemic availability of ergotamine tartrate in healthy subjects after single and repeated oral doses. Upsala J Med Sci, 1980, 31 (suppl): 7-9.

[144] ALA-HURULA V. Correlation between clinical responses to and plasma concentrations of ergotamine (abstract). Acta Neurol Scand, 1980, 62 (suppl 78): 232.

[145] PERRIN V L. Clinical pharmacokinetics of ergotamine in migraine and cluster headache. Clin Pharmacokinet, 1985, 10 (4): 334-352.

[146] EKBOM K, KRABBE A A E, PAALZOW G, et al. Optimal routes of administration of ergotamine tartrate in cluster headache patients: a pharmacokinetic study. Cephalgia, 1983, 3 (1): 15-20.

[147] KANTO J. Clinical pharmacokinetics of ergotamine, dihydroergotamine, ergotoxine, bromocriptine, methysergide, and lergotrile. Int J Clin Pharmacol Ther Toxicol, 1983, 21 (3): 135-142.

[148] TFELT-HANSEN P, PAALZOW L. Intramuscular ergotamine: plasma levels and dynamic activity. Clin Pharmacol Ther, 1985, 37 (1): 29-35.

[149] TFELT-HANSEN P, SAXENA P R, DAHLOF C, et al. Ergotamine in the acute treatment of migraine, a review and European consensus. Brain, 2000, 123 (Pt 1): 9-18.

[150] DIETRICH EL, GEORG A P. The experimental oxime K027—a promising protector from organophosphate pesticide poisoning. a review comparing K027, K048, pralidoxime, and obidoxime. Front Neurosci, 2019, 13: 427.

[151] PETER C, HONGWAN D, KÜPFER A, et al. Pharmacokinetics and organ distribution of intravenous and oral methylene blue. Eur J Clin Pharmacol, 2000, 56 (3): 247-250.

[152] LU M Y, WANG N, WU W H, et al. Simultaneous determination of plasma deferasirox and defera-

sirox-iron complex using an HPLC-UV system and pharmacokinetics of deferasirox in patients with β-thalassemia major: once-daily versus twice-daily administration. Clinical Therapeutics, 2015, 37 (8): 1751-1760.

[153] RYAN S A, DUNNE R B. Pharmacokinetic properties of intranasal and injectable formulations of naloxone for community use: a systematic review. Pain Manag, 2018, 8 (3): 231-245.

[154] VIJ A, GOLZAR Y, DOUKKY R. Regadenoson Use in Chronic Kidney Disease and End-Stage Renal Disease: a focused Review. J Nucl Cardiol, 2018, 25 (1): 137-149.

[155] BENNETT W M, ARONOFF G R, MORRISON G, et al. Drug prescribing in renal failure: dosing guidelines for adults. Am J Kidney Dis, 1983, 3 (3): 155-193.

[156] MCCLOSKEY R V, HAYES C P. Plasma levels of dicloxacillin in oliguric patients and the effects of hemodialysis. Antimicrob Agents Chemother, 1967, 7: 770-772.

[157]《中国国家处方集》编委会 . 中国国家处方集 : 儿童版 . 北京 : 人民军医出版社 , 2012.

[158] JUSKO W J, LEWIS G P, SCHMITT G W. Ampicillin and hetacillin pharmacokinetics in normal and anephric subjects. Clin Pharmacol Ther, 1973, 14 (1): 90-99.

[159] FRANCKE E, MEHTA S, NEU H C, et al. Kinetics of intravenous mezlocillin in chronic hemodialysis patients. Clin Pharmacol Ther, 1979, 26 (2): 228-231.

[160] ST PETER W L, REDIC-KILL K A, HALSTENSON C E. Clinical pharmacokinetics of antibiotics in patients with impaired renal function. Clin Pharmacokinet, 1992, 22 (3): 169-210.

[161] SHYU W C, PITTMAN K A, WILBER R B, et al. Pharmacokinetics of cefprozil in healthy subjects and patients with renal impairment. J Clin Pharmacol, 1991, 31 (4): 362-371.

[162] PATEL I H, SUGIHARA J G, WEINFELD R E, et al. Ceftriaxone pharmacokinetics in patients with various degrees of renal impairment. Antimicrob Agents Chemother, 1984, 25 (4): 438-442.

[163] TI T Y, FORTIN L, KREEFT J H, et al. Kinetic disposition of intravenous ceftriaxone in normal subjects and patients with renal failure on hemodialyis or peritoneal dialysis. Antimicrob Agents Chemother, 1984, 25 (1): 83-87.

[164] LAM M, MANION C V, CZERWINSKI A W. Pharmacokinetics of moxalactam in patients with renal insufficiency. Antimicrob Agents Chemother, 1981, 19 (3): 461-464.

[165] HIEBER J P, NELSON J D. Reevaluation of kanamycin dosage in infants and children. Antimicrob Agents Chemother, 1976, 9 (6): 899-902.

[166] KIMBERLIN D W, JESTER P M, SANCHEZ P J, et al. Valganciclovir for symptomatic congenital cytomegalovirus disease. N Engl J Med, 2015, 372 (10): 933-943.

[167] CHOI H S, PARK E S, KANG H J, et al. Dexrazoxane for preventing anthracycline cardiotoxicity in children with solid tumors. J Korean Med Sci, 2010, 25 (9): 1336-1342.

[168] KOMADA Y, MATSUYAMA T, TAKAO A, et al. A randomised dose-comparison trial of granisetron in preventing emesis in children with leukaemia receiving emetogenic chemotherapy. Eur J Cancer, 1999, 35 (7): 1095-1101.

参考说明书

第五章 肾脏病的药物治疗及营养支持疗法

第一节 急性肾损伤的药物治疗

一、治疗概述

肾脏病的治疗一般以对因治疗为主，而急性肾损伤（acute kidney injury，AKI）与慢性肾脏病（chronic kidney disease，CKD）的治疗原则存在差异。AKI 的治疗目标为积极挽救患者生命、恢复患者肾脏功能；而 CKD 的治疗目标以延缓肾脏病的进展、控制并发症为主。同时在不同疾病阶段所需要治疗的侧重点也存在差异。

急性肾损伤是指肾功能在数小时至数日内急剧下降，导致含氮代谢产物在体内聚集（氮质血症）以及体液、电解质和酸碱平衡失调的临床综合征，用于取代曾经的临床诊断“急性肾衰竭（acute renal failure，ARF）”，目前在临床已经广泛采用 AKI 进行命名。临床症状可表现为肾小球滤过率（GFR）快速下降、氮质产物（肌酐、尿素氮等）累积、水电解质和酸碱平衡失调，危重患者出现多系统症状。AKI 发病率高，且呈逐年上升趋势。国外报道近 10 年来 AKI 的发病率从 0.65‰ 增长到 5‰，需要透析的 AKI 发病率为 0.295‰。住院患者 AKI 发生率为 1.9%，重症监护病房则可高达 60%。目前尚无特效药物用于 AKI 的治疗，重症患者需要肾脏替代治疗。另外，关于 AKI 的预后亦不容乐观，急性肾功能衰竭试验网络研究（acute renal failure trial network study，ATN）和常规与增量剂量肾脏替代治疗随机评估临床试验（the randomized evaluation of normal versus augmented level，RENAL）研究报道重症患者发生 AKI 后的病死率分别为 53.0% 和 44.7%，且存活的患者也容易进展至 CKD 乃至 ESRD。迄今关于 AKI 的治疗仍然存在疑问与难题，而临床工作者也在不断积极研究与探索该疾病。本篇主要阐述目前关于 AKI 的治疗药物使用注意事项，虽然部分治疗药物的使用尚存在争议，但在此篇中仍进行了罗列，以便为医师、药师提供相关药物查询信息。

二、治疗原则

AKI 的治疗原则为：尽早判断、识别可能导致肾损伤的可逆病因并予以纠正，积极采取干预措施防止肾脏出现进一步损害，维持机体内环境的水、电解质、酸碱平衡，保障肾脏灌注功能，防止严重的并发症，必要时开展血液净化治疗。补液治疗对于肾前性肾损伤和对比剂肾损伤防治可能有一定作用，但其他药物（如袢利尿剂、低剂量多巴胺、甘露醇、心房钠尿肽等）对于 AKI 的预防作用尚未有充足的循证医学证据，故不推荐常规使用。所有的 AKI 患者推荐卧床休息。由于 AKI 在少尿期并发的急性肺水肿、高钾血症、感染、消化道出血是导致患者死亡的相关因素，故药物治疗重点在于维持水、电解质和酸碱平衡，维持机体营养，治疗原发病和并发症，根据患者肾功能调整使用药物的剂量或频次，有条件者可通过血药浓度监测调整药物剂量，避免使用加重肾脏负担的药物。本篇治疗原则主要涉及常规治疗措施，药源性 AKI 的治疗原则在第七章进行阐述。

（一）积极纠正可逆的原发病

由于外伤、失血、心衰等均可能导致 AKI 的发生，故对原发病的治疗有助于逆转肾功能的降低，相关措施包含扩容、纠正血容量不足、治疗感染性休克等。确保容量充分是治疗的主要策略，尤其肾前性 AKI 早期需要积极恢复有效血容量，例如，通过静脉补充生理盐水、降低后负荷以改善心脏输出量、调节外周血管阻力至正常范围。但是关于 AKI 的最佳补液量较难确定，针对既往存在充血性心衰病史的患者，需及时补液容量复苏。补液时需要结合考虑丢失液体的种类、继发的酸碱失衡及电解质紊乱，可予以等张电解质溶液、乳酸林格液等。另外，应慎用羟乙基淀粉、明胶、右旋糖酐等人工胶体液以避免其潜在的肾毒性。若脓毒血症或肝衰竭患者合并 AKI 时，可予以白蛋白治疗。针对既往服用过可能导致肾损害或者肾脏灌注不足药物的患者，权衡利弊及时停用相关药物。针对前列腺肥大导致肾后性 AKI 患者，及时膀胱留置导尿解除梗阻。

（二）尽早展开干预治疗

在 AKI 起始期给予干预治疗可以最大幅度减少肾脏的损害，促进肾功能恢复。临床治疗中一旦怀疑 AKI 时，需肾内科医师参与救治，给予及时的治疗措施。例如，肾前性 AKI 需尽快纠正肾前性因素，解除灌注不足等原因；而肾后性 AKI 如尿路梗阻时，则应积极采取措施解除梗阻；肾性 AKI 发生的原因相对较复杂，治疗较困难，例如，肾小球肾炎或小血管炎所导致的 AKI，常需要使用糖皮质激素和 / 或免疫抑制剂治疗。如出现急性间质性肾炎（acute interstitial nephritis，AIN）表现的患者需尽早明确病因，若明确为药源性 AIN 时，应立即停用可疑药物同时予以糖皮质激素治疗。对于药物导致 AKI 的治疗措施将在第七章进行详细阐述。

（三）营养支持及血糖控制

对机体营养状况和正常代谢的维持，可利于损伤细胞的修复和再生，改善患者预后和生存率。特别是重症 AKI 患者常伴有明显的胃肠道症状，可先通过胃肠道补充营养再逐渐增加热量，因为肠道给予营养物质有助于维持肠道的完整性、减少肠黏膜萎缩，并降低细菌和内毒素的易位。此外，AKI 是消化道出血的主要危险因素。而肠内营养对于降低应激性溃疡或出血风险具有积极作用。因此，推荐以肠内营养的方式作为 AKI 患者的营养支持。如果不能经口进食，建议在 24 小时内建立肠内营养（管饲），并酌情限制水分、钠、钾摄入。AKI 患者的能量至少保持在 20kcal/（kg·d），但不超过 30kcal/（kg·d），相当于 100%~130% 的基础能量消耗。能量供给应由 35g/kg（最高 7g/kg，按体重计算）的碳水化合物和 0.8~1.0g/kg 的脂肪组成。同时，不应该为了避免或推迟肾脏替代治疗（renal replacement therapy，RRT）而限制蛋白质入量。非高分解代谢、不需透析治疗的 AKI 患者的蛋白质摄入为 0.8~1.0g/（kg·d），RRT 的 AKI 患者的蛋白质摄入量为 1.0~1.5g/（kg·d），连续性肾脏替代治疗（continuous renal replacement therapy，CRRT）患者和高分解代谢患者的蛋白质摄入量可高达 1.7g/（kg·d）。氨基酸的补充应包含必需和非必需氨基酸。静脉补充脂肪乳以中长链混合液为宜。无高分解代谢状态患者，治疗数日后常见血钾、血磷下降，可给予适当的补充。长时间肠外营养支持者需要适时接受谷氨酰胺的肠内营养制剂。总的说来，营养支持总量与成分需要根据患者的情况进行个体化给予，以便达到最佳治疗效果。重症患者应用胰岛素防止严重高血糖的发生，同时考虑到严重低血糖的风险，平均血糖通常控制在 6.11~8.32mmol/L（110~150mg/dl）。

（四）治疗相关并发症

1. 容量

（1）容量不足：除非存在禁忌证，否则只要患者有液体丢失的病史（如呕吐和腹泻）、符合低血容量（低血压和心动过速）的检查指标结果和 / 或少尿，都应采取静脉补液治疗。这种液体冲击可对肾前性损伤辨别提供一定参考，若治疗不及时，肾前性损伤可进展至 AKI。治疗药物包含晶体液或胶体液。在初始治疗时首选晶体溶液（如等张盐水），因肾脏可能不能排钾，故慎用含钾的晶体溶液（如乳酸林格液）以避免高钾血症风险。有研究显示尚不能证实平衡性溶液是否优于富氯溶液（如 0.9% 氯化钠溶液），故静脉给予何种液体仍然存在较多争议。液体治疗的总目标是使前负荷依赖性或容量反应性患者增加心输出量，改善组织氧合。补液治疗应谨慎，开始时给予 1~3L 液体，并反复进行临床评估。部分患者可能需要额外的补液治疗（如重度烧伤、急性胰腺炎）。对于机械通气治疗的危重症患者，可少量液体单次快速给药。

(2)容量超负荷:其会对AKI的预后产生不良影响。所以针对少尿期患者,需要严密观察每日出入液体量和体重变化。通过显性失液量加上非显性失液量减去内生水量来计算每日所需补液量。当非显性失液量与内生水量不易进行估算时,可将前一日尿量加500ml估算每日大致进液量,若无血容量不足时应另外考虑。肾脏替代治疗时补液量予以适当放宽,发热患者如若体重不增加可适当增加液体摄入量。可通过以下指标观察评估补液量是否适宜:①皮下不存在脱水、水肿症状。②每日体重基本不变。当体重增加超过0.5kg或以上,则提示液体过剩。③血清钠浓度正常。当血钠指标偏低,患者又无失盐基础,提示可能存在液体潴留。④中心静脉压维持在6~10cmH_2O之间。当高于12cmH_2O,提示可能存在容量过多。⑤胸部X线片提示心血管影未见异常。当显示肺充血征象,提示可能存在液体潴留。⑥心率、血压、呼吸频率稳定,当心率快、血压升高、呼吸过速,若不伴感染,则提示可能液体过剩。急性肾小管坏死(acute tubular necrosis,ATN)的少尿患者在病程早期且合并容量超负荷时,可以谨慎短期给予连续静脉滴注或缓慢推注髓袢利尿剂,如呋塞米、布美他尼。若利尿后患者症状无明显改善且有透析指征时应尽早透析。且不应将利尿剂作为长期治疗或为推迟透析而使用,因为对任何病因引发AKI的患者来说,透析和超滤都是去除容量的最有效方法,而且这还使临床医生可以将营养支持和静脉给药方案最优化。甘露醇作为渗透性利尿剂可用于挤压伤患者的强迫性利尿,但对确诊为ATN的少尿或无尿患者不应使用甘露醇,因其可能导致血容量过多,诱发心力衰竭和肺水肿。

2. **高钾血症** 属于临床危急情况,若血钾>6.5mmol/L,且心电图表现为QRS波增宽等明显异常时,需要紧急处理,可立即对患者开展血液透析或腹膜透析。其他治疗措施还有:①静脉注射10%葡萄糖酸钙10ml,以阻滞钾离子对心肌毒性作用。②静脉注射50%葡萄糖液50~100ml联合常规胰岛素6~12U,或静脉滴注10%葡萄糖液500ml联合常规胰岛素12U,促进葡萄糖和钾离子转移至细胞内合成糖原。③口服阳离子交换树脂,其能够通过离子交换作用增加钾离子通过消化道排泄,如聚磺苯乙烯、聚苯乙酸磺酸钙。其中1g聚磺苯乙烯可置换110~135mg钾离子,如15g聚磺苯乙烯可降低血钾约0.82mmol/L;1g聚苯乙酸磺酸钙可置换53~71mg钾离子,如5g聚磺苯乙烯磺酸钙可降低血钾约0.67mmol/L;但由于降血钾疗效有限,不推荐用于紧急救治使用,仅推荐用于预防和治疗轻度高钾血症。针对非少尿患者,还可给予排钾利尿剂,促进血钾排出。④所有AKI患者应尽量避免经输液和药物治疗摄入钾。饮食中的钾摄入也应限制为约一日2g。此外,还应避免输注库存血,清除体内坏死组织等。

3. **代谢性酸中毒** 高分解代谢患者往往较早出现代谢性酸中毒且程度较重,同时代谢性酸中毒又会加重高钾血症,故需积极控制。若血浆实际HCO_3^-<15mmol/L,可静脉滴注5%碳酸氢钠100~250ml,根据心功能控制滴速,并行动态血气分析监测。若

HCO_3^-<12mmol/L 或动脉血 pH<7.1 时，表现为严重酸中毒，需立即开始透析。

4. **急性左心衰竭** 容量超负荷可导致急性左心衰竭，症状表现有呼吸困难、高血压、肺水肿和全身性水肿。AKI 患者此时使用利尿药与洋地黄制剂疗效甚微，另外由于肾脏排泄减少和电解质紊乱的发生，容易出现洋地黄中毒。故最好通过透析清除水分，特别是容量超负荷所致心衰，首选透析治疗而非药物。药物方面可选择扩血管药物如多巴胺和减轻心脏后负荷的药物。

5. **尿毒症脑病** 体内毒素的蓄积可导致脑病或者精神异常的发生。临床表现为眩晕、意识错乱等，此时需要立即给予肾脏替代治疗。

6. **感染** 感染是 AKI 的常见并发症及少尿期的主要死因。多发生在肺、尿路、胆道等部位的感染及败血症，应尽早根据细菌学培养和药物敏感试验结果合理选用对肾脏影响较小的抗菌药物，并根据肾功能调整药物剂量。

（五）肾脏替代治疗

因为 AKI 患者的肾功能在较短时间内出现快速减退，导致机体无法产生足够代偿反应，因此 RRT 的指征与 ESRD 指征存在差异。例如，在严重创伤、多器官功能衰竭复苏时，常通过大量补液维持循环稳定，复苏成功后则常需要应用 RRT 来清除过多液体，而此时患者体内尿素氮可能并没有明显升高。又如，在全身性炎症反应综合征、急性呼吸窘迫综合征、多脏器功能衰竭综合征时，机体存在大量炎症物质，一方面引起各脏器损害，另一方面引起病情的恶性循环和不断加重。此时一些新的 RRT 技术可以部分清除炎症介质，对病情控制有一定的帮助。因此，可以认为 RRT 的目的不是传统意义上的“肾脏代替”，而是一种“肾脏支持”。

（六）恢复期治疗

AKI 恢复期早期仍然可能发生威胁生命的并发症。所以仍需维持水、电解质和酸碱平衡，控制氮质血症、治疗原发病和防止各种并发症。恢复期早期即使尿量每日超过 2 500ml，尿素氮仍可能持续上升。故对于接受 RRT 的患者，若 Scr<265μmol/L 建议持续透析；一般情况明显改善的患者可予以暂停 RRT，病情稳定后停止 RRT。部分急性肾小管坏死患者多尿期持续较长，应逐渐减少补液量，以每天低于出量 500~1 000ml 为宜，尽量通过胃肠道补充，以缩短多尿期。对于卧床的患者，需注意防止肺部感染和尿路感染。同时，针对 AKI 存活患者应该参照慢性肾脏病相关诊治指南要求予以长期随访跟踪治疗。

三、治疗药物特点

AKI 治疗药物主要涉及并发症治疗，对于尽管给予了适当的内科治疗仍存在并发症的患者，通常还需要尽早透析治疗。然而，因为往往不能立即血液透析，所以这些患者在血液透析开始之前通常需要内科治疗。

(一) 治疗容量超负荷——利尿剂的使用

由于容量超负荷是 AKI 的主要症状之一,在 AKI 患者中可能需要使用利尿剂协助治疗。利尿剂作为暂时用药以缓解容量超负荷,首选髓袢利尿剂,因为其尿钠排泄作用比噻嗪类利尿剂更强。同时这类药物也可用来控制液体平衡,可能具有潜在的肾脏保护作用,能起到预防 AKI、加速肾脏恢复的作用。然而这类药物也可能是有害的,因其能通过降低循环血量,造成肾前性因素,从而加重 AKI。已有研究表明,使用髓袢利尿剂可增加肾功能恢复失败和死亡的风险,这可能与启动 RRT 的延迟有关。最近一项纳入 9 个随机对照试验的 meta 分析提示呋塞米在预防和治疗成人 AKI 方面没有任何显著的临床益处,且高剂量可增加耳毒性的风险,尤其 ICU 患者发生风险更高。因此,需要从改善 AKI 患者预后的角度评价利尿剂的有效性,而不是仅仅考虑液体管理。依据 2019 年英国国家卫生与临床优化研究所(National Institute for Health and Clinical Excellence,NICE)发布的《急性肾损伤的预防,检测和管理(NG.148)》指南、2019 年英国肾脏病协会(the Renal Association,RA)的《急性肾损伤》指南、2016 年日本肾脏病学会(Japanese Society of Nephrology,JSN)的《急性肾损伤的管理》指南、2012 年改善全球肾脏病预后组织(Kidney Disease:Improving Global Outcomes,KDIGO)的《急性肾损伤临床指南》明确指出,不推荐髓袢利尿剂来预防 AKI,除了纠正容量超负荷外,不应使用髓袢利尿剂治疗 AKI。这类药物主要包括呋塞米、布美他尼和托拉塞米,具体特点见表 5-1。

表 5-1 髓袢利尿剂的药物特点

药物名称	药理作用	用法用量	注意事项	药物相互作用	检测指标
呋塞米	主要通过抑制肾小管髓袢厚壁段对氯化钠的主动重吸收,使管腔液 Na^+、Cl^- 浓度升高,而髓质间液 Na^+、Cl^- 浓度降低,使渗透压梯度差降低,肾小管浓缩功能下降,从而导致水、Na^+、Cl^- 排泄增多	40~200mg	1. 磺胺类药物、噻嗪类利尿药过敏者禁用。 2. 妊娠 3 个月以内的孕妇禁用。 3. 下列情况慎用:运动员、无尿或严重肾功能损害者、糖尿病、高尿酸血症、严重肝损伤、急性心肌梗死、胰腺炎、严重低钾血症、系统性红斑狼疮、前列腺肥大。 4. 由于药物为碱性,建议使用生理盐水作为溶媒	1. 以下药物可能降低呋塞米的作用:肾上腺素、盐皮质激素、促肾上腺皮质激素、雌激素、非甾体抗炎药、拟交感神经药物、抗惊厥药物。 2. 以下药物可能增加呋塞米的作用:氯贝丁酯、多巴胺。 3. 本药可降低以下药物疗效:降血糖药物、抗凝药物、抗纤溶药物。 4. 与两性霉素、头孢菌素、氨基糖苷类等抗生素合用,肾毒性和耳毒性增加,尤其是原有肾损伤时。	随访检查:血电解质、血压、肝肾功能、血糖、血尿酸、听力

续表

药物名称	药理作用	用法用量	注意事项	药物相互作用	检测指标
呋塞米				5. 与抗组胺药物合用时耳毒性增加。 6. 与锂合用肾毒性明显增加，应尽量避免。 7. 使用水合氯醛后，静脉注射呋塞米可致出汗、面色潮红和血压升高。 8. 与碳酸氢钠合用时发生低氯性碱中毒机会增加	
托拉塞米	对水和电解质的排泄作用基本同呋塞米，40mg 呋塞米约等效 10mg 托拉塞米	20mg，1 次 /d，日极量 100mg	1. 以下患者禁用：肾衰竭无尿患者、肝昏迷前期或肝昏迷患者，对本品或磺酰脲类过敏患者，低血压、低血容量、低钾或低钠血症患者，严重排尿困难（如前列腺肥大）者。 2. 必须缓慢静脉注射，不应与其他药物混合后静脉注射，但可根据需要用生理盐水或 5% 葡萄糖溶液稀释。 3. 静脉给药疗程限于一周	1. 以下药物可能降低托拉塞米的作用：去甲肾上腺素、肾上腺素、非甾体抗炎药、丙磺舒。 2. 以下药物可能增加托拉塞米的作用：降压药物、箭毒样肌松药、茶碱类药物。 3. 本药可降低以下药物疗效：降血糖药物。 4. 在高剂量使用时可能会加重氨基糖苷类抗生素（如卡那霉素、庆大霉素、妥布霉素）、顺铂类制剂和头孢类的耳毒性与肾毒性。 5. 与大剂量水杨酸盐类合用可增加水杨酸盐类的毒性	同呋塞米
布美他尼	对水和电解质的排泄作用基本同呋塞米，其利尿作用为呋塞米的 20~60 倍，而排钾作用小于呋塞米	0.1~0.5mg/ml，日极量 10mg	老年人应用本药时发生低血压、电解质紊乱、血栓形成和肾功能损害的机会增多，余同呋塞米	同呋塞米	同呋塞米

注：药品注意事项、相互作用内容来自药品说明书，不同厂家药品可能存在差异，具体以使用药品厂家说明书内容为准。

（二）高钾血症治疗药物

高钾血症（hyperkalemia）通常由尿钾排泄功能受损引起，而尿钾排泄功能受损可由急性或慢性肾脏病和 / 或抑制 RAAS 的疾病或者药物导致。钾潴留所致高钾血症的最终治疗目标是诱导排钾，常用纠正高钾血症药物的具体特点见表 5-2。

表 5-2 高钾血症治疗药物特点

药物名称	药理作用	用法用量	注意事项	药物相互作用	检测指标
10% 葡萄糖酸钙注射剂	通过直接拮抗高钾血症的细胞膜作用，降低血钾浓度，拮抗钾离子对心肌的毒性作用	1 000mg/ml 10ml，静脉推注 2~3 分钟	1. 对其成分过敏、应用强心苷期间、高钙血症患者禁用。 2. 静脉注射时外漏可致注射部位皮肤发红等，甚至导致组织坏死。应立即停止注射，并用氯化钠注射液作局部冲洗注射，局部给予氢化可的松、1% 利多卡因和透明质酸，并抬高局部肢体及热敷。 3. 对诊断的干扰：可使血清淀粉酶增高，血清 *H*- 羟基皮质醇浓度短暂升高。长期或大量应用本品，血清磷酸盐浓度降低。 4. 不宜用于肾功能不全的患者与呼吸性酸中毒的患者。 5. 因其属过饱和溶液，易析出白色结晶，故应用前应仔细检查，如有结晶，可置热水中待结晶完全溶解后再使用	1. 禁与氧化剂、枸橼酸盐、可溶性碳酸盐、磷酸盐及硫酸盐配伍。 2. 与噻嗪类利尿药同用，可增加肾脏对钙的重吸收而致高钙血症	血电解质
10%、50% 葡萄糖注射液	胰岛素可通过增强骨骼肌的钠钾泵活性，促使钾离子进入细胞内而降低血清钾浓度，通常会在给予胰岛素的同时给予葡萄糖以避免发生低血糖。然而，如果血清葡萄糖浓度≥250mg/dl (13.9mmol/L)，则应单用胰岛素	50% 葡萄糖液 50~100ml 联合常规胰岛素 6~12U 或静脉滴注 10% 葡萄糖液 500ml 联合常规胰岛素 12U	1. 糖尿病酮症酸中毒未控制、高血糖非酮症性高渗状态禁用。 2. 周期性瘫痪、低钾血症患者，应激状态或应用糖皮质激素时容易诱发高血糖者，水肿及严重心、肾功能不全患者，肝硬化腹水者，心功能不全患者慎用	尚不明确	血电解质、血糖

续表

药物名称	药理作用	用法用量	注意事项	药物相互作用	检测指标
胰岛素注射液			1. 对胰岛素过敏的患者禁用。 2. 低血糖反应，严重者可有低血糖昏迷，有严重肝、肾病变等的患者，应密切监测血糖。 3. 患者伴有下列情况，胰岛素需要量减少：肝功能异常，甲状腺功能减退，恶心、呕吐，肾功能减退，肾小球滤过率10~50ml/min，胰岛素的剂量减少到75%~95%；肾小球滤过率减少到10ml/min以下，胰岛素剂量减少到50%。 4. 患者伴有下列情况，胰岛素需要量增加：高热、甲状腺功能亢进、肢端肥大症、糖尿病酮症酸中毒、严重感染或外伤、重大手术等。 5. 运动员慎用	1. 口服降血糖药物与胰岛素有协同降血糖作用。 2. 抗凝血药物、水杨酸盐、磺胺类药物及抗肿瘤药物甲氨蝶呤等可与胰岛素竞争和血浆蛋白结合，从而使血液中游离胰岛素水平增高。非甾体抗炎药可增强胰岛素降血糖作用。 3. β受体拮抗剂与胰岛素同用可增加低血糖的危险，而且可掩盖低血糖的症状，延长低血糖时间。 4. 氯喹、奎尼丁、奎宁等可延缓胰岛素的降解，在血中胰岛素浓度升高从而加强其降血糖作用	血电解质、血糖、尿常规、肝肾功能等
聚磺苯乙烯钠散	为药用钠型阳离子交换树脂，其分子上的钠离子被氢离子取代成为氢型树脂。当氢型树脂进入肠内就与肠道中的钾、铵等离子进行交换，使体内过多的钾离子被除去	1. 口服：一次15~30g，1~2次/d，连用2~3d。若有便秘可合并服用30g甘露醇粉或山梨醇粉。 2. 直肠给药：一次30g，用水或20%甘露醇100~200ml混匀，行高位保留灌肠，1~2次/d，连用3~7d	1. 严重高血压、水肿和心力衰竭患者慎用。 2. 血清钾浓度降到4~5mmol/L时，应暂停用药	尚不明确	血电解质

续表

药物名称	药理作用	用法用量	注意事项	药物相互作用	检测指标
聚苯乙酸磺酸钙散	本药的钙离子和肠道内的钾离子交换，聚苯乙烯磺酸树脂本身没有任何变化，以原型从粪便中被排泄，其结果是使肠道内的钾被清除至体外	口服，成人每日 20g，分 1~3 次服用。服时可将粉末混悬于 150ml 水中，搅匀后立即服用	1. 低血钾、高血钙患者禁用。 2. 应在给药同时监测血清钾和血清钙的浓度，当血清钾浓度低于 4~5mEq/L 时应停药。 3. 甲状旁腺功能亢进患者、多发性骨髓瘤患者、使用洋地黄者应慎用。 4. 有高葡萄糖苷水平的患者，血钾浓度降低过快可能发生威胁生命的不良事件，尤其是室性心动过速的患者。 5. 用药期间应使用低钾高热量饮食并控制酸中毒	尚不明确	血电解质

注：药品注意事项、相互作用内容来自药品说明书，不同厂家药品可能存在差异，具体以所使用药品的厂家说明书内容为准。

（三）缩血管药物

包含多巴胺和非诺多泮，其中多巴胺是一种非选择性多巴胺受体激动剂，在低剂量［0.5~3.0g/(kg·min)］时，可促使健康人血流量、利钠和利尿的剂量依赖性增加。已有研究表明，多巴胺可能通过抑制钠离子运输来改善肾血流量和减少耗氧量，从而减少 AKI 患者的缺血细胞损伤。有大量的研究调查了多巴胺在 AKI 的预防和治疗中的作用，最近的一项 meta 分析回顾了这些研究，得出的结论是，没有很好的证据支持多巴胺对 AKI 患者或有 AKI 风险的患者有任何重要的临床益处。非诺多泮为多巴胺 D_1 型受体激动剂，其对肾血流动力学的影响类似于小剂量多巴胺的作用，但没有系统性的 α 或 β 受体肾上腺素刺激作用。由于研究表明非诺多泮对预防 AKI 无效，同时其作为一种有效的降压药物，存在显著的低血压风险，且目前仍没有足够的证据支持推荐其用于 AKI 的预防或治疗。故目前相关指南，如 NICE、RA、JSN、KDIGO，均不推荐多巴胺与非诺多泮用于 AKI 的预防或治疗。

案例 5-1-1 急性肾损伤用药案例分析

（一）案例简介

患者女性，38 岁，体重 60kg。因“全身水肿 4^+ 周”入院。4^+ 周前患者无明显诱因出现双下肢、手指、腰部水肿，颜面部轻度水肿，余无特殊。患者遂于门诊查尿蛋白(+++)；白蛋白

16.8g/L，肌酐 81μmol/L，甘油三酯 12.66mmol/L，胆固醇 13.29mmol/L；门诊予以醋酸泼尼松片 48mg，每日 1 次，及降脂、护胃、补充甲状腺素等治疗，患者水肿消退。10^+ 天受凉后病情加重入院。继续予以醋酸泼尼松片 60mg，每日 1 次口服，辅以莫西沙星抗感染、保肾、降脂、利尿等治疗。复查 24 小时尿蛋白定量 0.05g/24h，予以出院。3 天前患者再次受凉后出现发热，最高温度 38.7℃，伴乏力，手脚发凉，冷汗，恶心，无咳嗽咳痰、胸闷气紧、尿频等不适。为进一步治疗收入肾内科。发病以来，患者精神、食欲及睡眠一般，小便每日 750~1 000ml，诉有尿不尽、不适，大便为稀便，次数正常，体重变化不详。

体格检查　T 38.6℃；P 78 次 /min；R 20 次 /min；BP 142/77mmHg。神志清楚，自主体位，营养良好，全身浅表淋巴结未扪及肿大。头颈部正常。听诊：双肺呼吸音粗，未闻及湿啰音。胸廓未见异常。腹部外形正常，全腹软。脊柱四肢及神经系统：四肢有水肿，关节未见异常，病理征阴性。

实验室检查　红细胞计数 3.69×10^{12}/L，血红蛋白 170g/L，血小板计数 429×10^9/L，白细胞计数 20.88×10^9/L，中性分叶核粒细胞百分率 85.8%；PCT 1.16ng/ml；白蛋白 21.8g/L，肌酐 326μmol/L，eGFR 16.23ml/（min·1.73m^2），钾 3.94mmol/L，甘油三酯 3.35mmol/L，胆固醇 9.21mmol/L；尿蛋白定量 4.90g/L；凝血功能、输血前全套、大便常规及隐血、血清抗核抗体（ANA）、双链 DNA（dsDNA）、血清抗中性粒细胞胞质抗体（ANCA）、免疫球蛋白 G4（IgG4）、血尿轻链、免疫固定电泳均未见异常。

其他辅助检查　胸部 CT 提示右肺下叶后基底段片状软组织影，多系感染。

诊断　肾病综合征；急性肾损伤；重症肺部感染。

诊疗经过　入院后暂予以抗感染、利尿、免疫抑制、补钙、降脂、抗凝等对症支持治疗。

主要治疗处方：

哌拉西林他唑巴坦 4.5g+0.9% 氯化钠注射液 100ml i.v.gtt. q.12h.

托拉塞米 20mg i.v. q.d.

注射用甲泼尼龙琥珀酸钠 40mg+0.9% 氯化钠注射液 100ml i.v.gtt. q.d.

骨化三醇软胶囊 0.25μg p.o. q.n.

阿托伐他汀钙片 20mg p.o. q.d.

依诺肝素钠注射液 0.4ml i.h. q.d.

（二）用药分析

1. **抗感染治疗**　患者病程短，起病急。4 周前发现水肿，考虑为肾病综合征，肌酐在正常范围内，2 周前出现一次受凉。3 天前再次出现高热，并复查肌酐升高至 326μmol/L，考虑感染导致肾功能恶化，是出现 AKI 的主要原因。因为感染是 AKI 常见并发症及少尿期的主要死因，所以积极控制感染十分重要，应尽早根据细菌学培养和药物敏感试验合理选用对肾脏影响较小的抗菌药物治疗，并根据肾功能调整药物剂量。该患者入院前2周曾有一次住院史，当时接受莫西沙星抗感染治疗，此次入院病情重：T 38.6℃，白细胞计数 20.88×10^9/L，中性分叶核粒细胞百分率85.8%，PCT 1.16ng/ml，在病原学结果明确之前，经验性选用哌拉西林他唑巴坦广覆盖治疗合理，结合患者肌酐326μmol/L，eGFR 16.23ml/(min·1.73m²)，对剂量进行减量，用量也合理。

2. **容量负荷治疗**　该患者的容量负荷来自肾病综合征本身和AKI，AKI可能需要使用利尿剂协助处理。利尿剂作为暂时用药以缓解容量超负荷，需首选髓袢利尿剂，肾病综合征水肿明显的患者也考虑强效的髓袢利尿剂，并由于不能排除患者可能合并肠道水肿，导致口服利尿剂吸收较差，所以选用静脉给予托拉塞米，选用合理。

3. **肾病综合征治疗**　患者尿蛋白定量4.90g/L，白蛋白21.8g/L，甘油三酯3.35mmol/L，胆固醇9.21mmol/L，四肢水肿，诊断肾病综合征，目前未做肾穿刺活检，给予甲泼尼龙，行免疫抑制的初始治疗。《中国成人肾病综合征免疫抑制治疗专家共识》(2014)推荐肾病综合征患者使用糖皮质激素与免疫抑制剂进行免疫抑制治疗，推荐糖皮质激素起始剂量为1mg/(kg·d)，最大剂量60mg/d。糖皮质激素具有抗炎和免疫抑制作用，可抑制机体出现的毛细血管扩张，有效抑制白细胞吞噬反应，从而减轻水肿和炎症反应；还能够有效抑制吞噬细胞对于抗原所产生的吞噬及处理，同时抑制淋巴细胞RNA、DNA和蛋白质的合成，阻碍淋巴母细胞的增殖分裂，加速淋巴细胞解体和破坏。同时糖皮质激素也可以对补体发挥作用，干扰其参与机体存在的免疫反应。给予甲泼尼龙40mg q.d. 免疫抑制合理。给予骨化三醇预防长期使用糖皮质激素可能引起的骨质疏松风险，方案合理。针对高血脂给予阿托伐他汀治疗，根据《中国成人血脂异常防治指南》(2016年)、《血脂异常基层诊疗指南》(2019年)、《血脂异常基层健康管理规范》(2021年)推荐，为了降脂达标，临床上应首选他汀类药物。阿托伐他汀钙片是他汀类降脂药物，主要降低血液中总胆固醇和低密度脂蛋白胆固醇，也可以降低甘油三酯和极低密度脂蛋白，轻度升高高密度脂蛋白胆固醇；它主要是通过阻断胆固醇的生成，达到降低胆固醇的目的。说明书推荐起始剂量10mg q.d.，最大剂量40mg q.d.，给予阿托伐他汀20mg q.d. 降血脂合理。

4. **抗凝治疗**　患者年龄40岁，住院期间长时间卧床，目前肺部感染，急性肾损伤，根据《中国血栓性疾病防治指南》(2018版)属于静脉血栓栓塞高危患者，指南推荐对于高危患者可皮下注射低分子肝素钠进行预防，选用依诺肝素钠0.4ml预防静脉血栓合理。

第二节　常见原发性肾小球疾病的药物治疗

一、肾小球疾病的分类和一般管理措施

肾小球疾病是肾小球固有细胞增殖和/或白细胞浸润引起的以肾小球细胞成分增多为特征的一类疾病。临床表现可为血尿、蛋白尿、水肿、高血压和不同程度肾功能损害的肾小球病变性疾病，发病原因包括原发、继发以及遗传因素。其中继发性肾小球疾病指继发于全身性疾病的肾小球损害（如狼疮肾炎），遗传性肾小球疾病指遗传基因突变导致的肾小球疾病（如 Alport 综合征），在排除继发和遗传因素后仍原因不明的肾小球疾病被归为原发性肾小球疾病范畴。大多数国家中，肾小球肾炎占慢性肾脏病的 20%。与其他慢性肾脏病主要致病原因（如糖尿病和高血压）不同的是，肾小球肾炎常见于青年，而且多数患者终生受慢性肾脏病困扰。所以肾小球肾炎是青年患者患有 ESRD 的最常见原因。本章节主要介绍原发性肾小球疾病的相关治疗。

（一）肾小球疾病的分类

基于肾小球疾病的病因学和发病机制可将肾小球肾炎分为 5 类：免疫复合物相关性肾小球肾炎（如 IgA 肾病、过敏性紫癜性肾炎）、寡免疫复合物肾小球肾炎［如抗中性粒细胞胞质抗体（antineutrophil cytoplasmic antibody，ANCA）相关性血管炎肾损害］、抗肾小球基底膜抗体（anti-glomerular basement membrane antibody，anti-GBM antibody）肾炎、单克隆免疫球蛋白相关性肾小球肾炎（如单克隆免疫球蛋白沉积病）和 C_3 肾病。而随着肾活组织病理检查的普及，肾小球疾病的分类也可基于病理改变进行分类，其依据基本病变的性质和累及的范围，即根据病变累及的肾小球比例，将病变累及范围分为局灶性和弥漫性，局灶性为病变肾小球数占总肾小球数的比例 $<50\%$，弥漫性为病变累及肾小球比例 $\geq 50\%$；病变累及的毛细血管袢比例又可分为节段性和球性，节段性指病变的血管袢数占该肾小球血管袢总数的比例 $<50\%$，球性则为 $\geq 50\%$。具体包括：

1. **微小病变性肾小球病**（minimal change glomerulopathy，MCG）

2. **局灶性节段性肾小球病变**（focal segmental glomerular lesions）　包括局灶性节段性肾小球硬化症（foal segmental glomerulosclerosis，FSGS）和局灶性肾小球肾炎（focal glomerulonephritis）。

3. **弥漫性肾小球肾炎**（diffusive glomerulonephritis）

（1）膜性肾小球肾炎（membranous glomerulonephritis）：又称膜性肾病（membranous nephropathy,MN)。

(2)增生性肾小球肾炎(proliferative glomerulonephritis)

1)系膜增生性肾小球肾炎(mesangial proliferative glomerulonephritis):包括 IgA 肾病(IgA nephropathy)。

2)毛细血管内增生性肾小球肾炎(endocapillary proliferative glomerulonephritis)。

3)膜增生性肾小球肾炎(membranoproliferative glomerulonephritis):包括膜增生性肾小球肾炎Ⅰ型和Ⅱ型。

4)致密物沉积性肾小球肾炎(dense deposit glomerulonephritis):又称膜增殖肾炎Ⅱ型。

5)新月体性肾小球肾炎(crescentic glomerulonephritis)

(3)硬化性肾小球肾炎(sclerosing glomerulonephritis)

(4)未分类肾小球肾炎(unclassified glomerulonephritis)

虽然可依据病理类型将肾小球肾炎进行以上分类,但是某种病理分类也可能来自多种原发性或继发性肾脏病。同一病理改变可有不同临床表现,不同病理类型的肾小球疾病患者也可出现相同的临床表现。此外,原发性肾小球疾病临床表现有时与病理类型亦可不一致,如临床表现较重而病理类型相对较轻,或病理类型较重而临床表现并无明显加重。故应综合患者临床表现、病理诊断结果及实验室和辅助检查结果对肾小球疾病做出正确诊断和客观的病情评估。

(二) 肾小球疾病的一般管理措施

主要指大多数不同类型肾小球疾病的一般管理原则,涉及治疗药物具体用法、特殊应用指征或存在例外的情况,在相应章节进行描述。

1. **肾活组织病理检查** 其为评估肾小球疾病的金标准,若因某些情况没有肾穿刺结果,治疗也可以继续进行,强调肾活检需充分符合标准,如果肾活检结果可能改变诊疗计划或有助于预后,应当重复肾穿。

2. **肾功能评估** 24 小时尿蛋白定量是检测肾小球肾炎患者尿蛋白的金标准,而某些疾病中,尿蛋白定性可能也有用。

3. **血尿的评估** 所有肾小球疾病的尿沉渣均可见红细胞铸型和/或棘细胞。

4. **肾小球疾病水肿并发症的处理** 主要针对肾病综合征的患者,首先限制钠盐的摄入,将袢利尿剂作为一线药物治疗水肿,若为难治性水肿可在袢利尿剂基础上联合使用噻嗪类利尿剂或盐皮质激素拮抗剂,并注意监测利尿剂相关药物不良反应。

5. **肾小球肾炎的高血压控制和降蛋白尿** 成人收缩压目标值为<120mmHg(采用办公室标准血压测量),蛋白尿的控制目标因原发病的不同而不同,通常<1g/d,并限制钠盐

的摄入。治疗上在合并高血压和蛋白尿的患者首选血管紧张素转换酶抑制剂（angiotensin converting enzyme inhibitors，ACEI）/ 血管紧张素Ⅱ受体阻滞剂（angiotensin receptor blocker，ARB）至最大耐受剂量或最大允许剂量；在肾小球疾病或蛋白尿患者，滴定加用 ACEI/ARB 至最大耐受量或最大允许剂量。若血压控制不佳者还可联用利尿剂，并密切监测相关实验室指标，防治由 ACEI/ARB 引起的急性肾损伤或高钾血症。同时可根据血钾情况使用排钾利尿剂或钾结合剂（如 Patiromer、环硅酸锆钠）控制血钾在正常范围。

6. **高脂血症的管理**　肾病综合征的高脂血症应予以降脂治疗，尤其是合并高血压、糖尿病等心血管疾病危险因素的患者，首先通过调整生活方式进行干预，如健康饮食、戒烟、锻炼和减重等措施。持续性高脂血症患者首选他汀类降脂药物，并评估动脉粥样硬化性心血管疾病（atherosclerotic cardiovascular disease，ASCVD）风险。若无法耐受他汀类药物或最大剂量他汀类药物也不能使血脂达标的心血管高危患者，可考虑使用非他汀类降脂药物，如胆汁酸螯合剂、贝特类、烟酸、依折麦布、PCSK9 抑制剂。

7. **高凝状态和血栓防治管理**　对于已经发生血栓事件的患者需要立即抗凝，对于血栓风险高于抗凝带来的出血风险的患者建议抗凝，对于血浆白蛋白<2~2.5g/dl 且符合以下任意一条（蛋白尿>10g/d；BMI>35kg/m^2；有血栓发生遗传性；心力衰竭Ⅲ级或Ⅳ级；近期行骨科或腹部手术；长期制动）的患者需考虑足剂量抗凝治疗。同时应注意抗凝治疗的相对禁忌（患者依从性、出血体质、中枢神经系统易出血、遗传性华法林代谢障碍、一般状况差、胃肠道出血史）。抗凝治疗药物可选择低分子肝素制剂、华法林[要监测国际标准化比值（international normalized ratio，INR）]，而Ⅹa 因子抑制剂（如阿哌沙班、艾多沙班、利伐沙班）和直接凝血酶抑制剂（如阿加曲班、达比加群酯）暂无系统研究证明其是否获益。抗凝预防药物应根据患者具体情况选择华法林或阿司匹林。

8. **其他管理**　如感染风险管理、饮食管理等。

二、成人微小病变性肾小球病

（一）疾病概述

微小病变性肾小球病（minimal change glomerulopathy，MCG）是以其肾脏病理形态学特征命名的疾病，光镜下肾小球正常或轻度异常；肾小球内一般无电子致密物沉积，免疫荧光阴性；足细胞足突广泛融合是其超微结构的主要特点。MCG 临床以单纯性肾病综合征为主要表现，占 10 岁以下儿童肾病综合征的 70%~90%，占成人原发性肾病综合征的 10%~15%。MCG 包括原发性、家族性（尚未明确致病基因）及继发性。其中继发性 MCG 诱发病因包括药物相关（非甾体抗炎药、干扰素、锂制剂、金制剂），感染相关[人类免疫缺陷病毒（human immunodeficiency virus，HIV）、梅毒、寄生虫]，肿瘤相关（实体肿瘤、霍奇金病、非霍奇金淋巴瘤），过敏相关（花粉、屋尘、昆虫叮咬）等。

MCG 大部分患者突然起病，也有患者存在感染，尤其是上呼吸道感染后起病。患者通常表现为明显的大量蛋白尿、低蛋白血症和高脂血症，水肿是最常见的症状。一般无肉眼血尿，镜下血尿的发生率约为 13%，起病时血压大多正常。成人患者高血压、镜下血尿和肾功能损害的发生率较儿童高。但最终确诊需要通过肾活检，病理表现为光镜下肾小球正常或轻度异常，肾小管上皮细胞可见细小空泡及透明滴；免疫荧光阴性；电镜下足细胞足突广泛融合。

（二）治疗原则

1. **一般原则** MCG 很少能够自行缓解，故需要积极治疗，否则容易因为脂质紊乱、动脉粥样硬化、感染等导致高死亡率。大量蛋白尿期以卧床休息为主，但应注意适度运动防治深静脉血栓的形成。水肿明显患者应适当低盐低脂饮食。

2. **初始治疗** 参考 2021 版《KDIGO 肾小球疾病管理临床实践指南》和 2012 版《KDIGO 肾小球肾炎临床实践指南》，仍以糖皮质激素为首选药物。对于有糖皮质激素使用禁忌证的患者，应考虑选择二线免疫抑制剂，如环磷酰胺、钙调磷酸酶抑制剂、麦考酚酸酯 / 麦考酚酸钠 + 减量的糖皮质激素等。由于 MCG 最常见的临床表现是肾病综合征，大量蛋白尿、低蛋白血症、高脂血症和严重水肿持续存在使患者易患感染、深静脉血栓等并发症，并加速肾功能恶化，甚至导致死亡。所以，避免感染和过度劳累；水肿明显者限盐、限水，优质蛋白饮食；注意适当抗凝，注意深静脉血栓形成和肺栓塞的风险。

3. **复发治疗** 首先依据治疗效果进行评估如下：

（1）完全缓解：蛋白尿降至<0.3g/d 或尿蛋白 - 肌酐比（protein creatinine ratio，PCR）<300mg/g（或<30mg/mmol），血肌酐稳定，血清白蛋白>3.5g/dl（或 35g/L）。

（2）部分缓解：蛋白尿减少到 0.3~3.5g/d 或 PCR 300~3 500mg/g（或 30~350mg/mmol），较基线减少>50%。

（3）复发：获得完全缓解后，再次出现蛋白尿>3.5g/d 或尿 PCR>3 500mg/g（或 350mg/mmol）。

（4）糖皮质激素抵抗性 MCG：尽管给予泼尼松 1mg/（kg·d）或隔日 2mg/kg，治疗超过 16 周，蛋白尿仍持续性>3.5g/d 或尿 PCR>3 500mg/g（或 350mg/mmol），较基线下降<50%。

（5）频繁复发性 MCG：每 6 个月复发 2 次或以上（或每 12 个月复发 4 次或以上）。

（6）糖皮质激素依赖性 MCG：皮质类固醇治疗期间或结束治疗两周内复发。评估为频繁复发性 / 糖皮质激素依赖性 MCG 患者，若既往未使用过环磷酰胺，且没有环磷酰胺使用禁忌证，可进行环磷酰胺治疗。若既往使用环磷酰胺，患者无继续用药意愿，可选用利妥昔单抗、钙调磷酸酶抑制剂(calcineurin inhibitor,CNI)、麦考酚酸酯/麦考酚酸钠。

(三) 治疗药物特点

一般情况下,初始治疗在应用糖皮质激素治疗1周后,对激素有反应者尿量会迅速增加,水肿可有明显改善。原则上大剂量糖皮质激素使用时间不应超过16周,一般获得缓解后2周开始减少糖皮质激素的剂量。若患者对激素治疗反应差、水肿不能消退,可适当使用利尿剂口服,效果不佳时改为静脉注射。但应注意,若因有效循环血容量减少引起的肾前性急性肾损害,以及在血容量下降的情况下使用大剂量利尿剂可能导致肾小管空泡变性和急性肾小管坏死。这里的糖皮质激素指甲泼尼龙或泼尼松。当初始治疗存在糖皮质激素禁忌或复发治疗时,可考虑选择环磷酰胺(cyclophosphamide,CYC)、他克莫司(tacrolimus,TAC)、环孢素(cyclosporin)、吗替麦考酚酯(mycophenolate mofetil,MMF)、麦考酚钠肠溶片(mycophenolate sodium enteric-coated tablet,EC-MPS)、利妥昔单抗(rituximab,RTX)。但应注意这些药物在MCG的使用中可能涉及超说明书用药,需要做好相关的超说明书规范使用流程管理。常用免疫治疗药物具体特点见表5-3。

表5-3　MCG免疫治疗药物特点

药物名称	药理作用	用法用量	注意事项	药物相互作用	检验指标
糖皮质激素(泼尼松、泼尼松龙、甲泼尼龙等)	防止或抑制细胞介导的免疫反应,延迟性的过敏反应,减少T淋巴细胞、单核细胞、嗜酸性细胞的数目,降低免疫球蛋白与细胞表面受体的结合能力,并抑制白介素的合成与释放,从而降低T淋巴细胞向淋巴母细胞转化,并减轻原发免疫反应的扩张	建议每日顿服泼尼松或泼尼松龙1mg/(kg·d)(最大剂量80mg/d)	1. 5mg泼尼松相当于4mg甲泼尼龙。 2. 结核病、急性细菌性或病毒性感染患者应用时,必须给予适当的抗感染治疗。 3. 起始量足、缓慢减量、维持治疗。 4. 糖尿病、骨质疏松症、肝硬化、肾功能不全、甲状腺功能减退患者慎用	1. 与下列药物合用可能导致某些药物不良反应增加:非甾体抗炎药的消化道出血风险、对乙酰氨基酚的肝毒性、蛋白质同化激素的水肿和痤疮风险、抗胆碱药的眼压增高风险、排钾利尿剂的低钾风险、免疫抑制剂的感染风险。 2. 与下列药物合用可能减少其血药浓度:异烟肼、美西律、水杨酸盐	全血细胞计数、血糖、肝功能、电解质、感染情况

续表

药物名称	药理作用	用法用量	注意事项	药物相互作用	检验指标
环磷酰胺	由于能抑制细胞的增殖,非特异性地杀伤抗原敏感性小淋巴细胞,限制其转化为免疫母细胞。环磷酰胺对B淋巴细胞的作用更显著,对于受抗原刺激进入分裂象的B淋巴细胞和T淋巴细胞有相同的作用,对体液免疫和细胞免疫均有抑制作用	0.5~0.75mg/m^2,每月1次	1. 由于代谢产物对尿路有刺激性,应用时应多饮水,大剂量时应水化、利尿,同时给予尿路保护剂美司钠。 2. 由于本品需在肝内活化,因此腔内给药无直接作用。 3. 环磷酰胺水溶液仅能稳定2~3小时,最好现配现用	1. 下列药物与环磷酰胺合用应增加剂量:别嘌醇、秋水仙碱、丙磺舒等。 2. 因抑制胆碱酯酶活性,可增加可卡因的作用和毒性。 3. 下列药物可增加环磷酰胺的急性毒性:大剂量巴比妥类、皮质激素类药物	全血细胞计数、肝肾功能、膀胱刺激症状、心肌炎、中毒性肝炎、肺纤维化、生殖毒性等
环孢素	通过选择性抑制T淋巴细胞活化而发挥免疫抑制作用。抑制淋巴细胞在抗原或丝裂原刺激下的分化、增殖,阻断淋巴细胞生长周期,使白细胞介素(interleukin,IL)-2、干扰素(interferon,IFN)-γ分泌抑制;选择性作用于B淋巴细胞的某些亚群;不仅阻断巨噬细胞中IL-2的释放,使其与细胞毒T淋巴细胞(cytotoxic T lymphocyte,CTL)的活力完全被抑制,还通过抑制T淋巴细胞和促炎因子进而影响巨噬细胞产生和释放IL-1	3~5mg/(kg·d),分2次服用	1. 对环孢素及其任何赋形剂成分过敏者禁用。 2. 剂型转换前必须做适当的环孢素血药浓度、血肌酐以及血压测定	1. 用药后发生齿龈增生的患者应避免使用。 2. 环孢素可降低地高辛、秋水仙碱、洛伐他汀和泼尼松龙的清除率。导致地高辛中毒以及增加洛伐他汀和秋水仙碱对肌肉的潜在毒性(引起肌肉疼痛和无力)、肌炎和横纹肌溶解。 3. 余同他克莫司	血药浓度、血压、心电图、电解质(特别是血钾)、肝肾功能、血脂、全血细胞计数、凝血值、血浆蛋白测定

续表

药物名称	药理作用	用法用量	注意事项	药物相互作用	检验指标
他克莫司	抑制T淋巴细胞中的钙离子依赖型信号转导通路，阻止淋巴因子基因的转录，影响IL-2和其他细胞因子如IL-3、IFN-γ、肿瘤坏死因子（tumor necrosis factor，TNF）-α等的表达和CD25的表达，抑制CTL的生成	0.05~0.1mg/(kg·d)，分2次服用	1. 禁忌为对他克莫司或其他大环内酯类药物过敏者，对辅料过敏者。 2. 由于免疫抑制，发生淋巴瘤和其他恶性肿瘤，尤其是皮肤癌的风险增加。 3. 患者应维持他克莫司单一剂型及相应的日给药方案。改变剂型或调整剂量方案需在相关专家严密监督下进行。 4. 用药期间发生细菌、病毒、真菌和原虫感染的风险增加，包括机会感染。 5. 用药期间可引起新发糖尿病、高血压、肾脏损害。 6. 对驾驶和操纵机器的能力有影响。 7. 他克莫司可引起视觉和神经系统紊乱，饮酒可能加重该影响	1. 可能导致疫苗效力降低，应避免使用减毒活疫苗。 2. 与CYP3A4的强抑制剂（如特拉匹韦、博赛泼维、利托那韦、伏立康唑、伊曲康唑、克拉霉素）或CYP3A4诱导剂（如利福平、利福布丁）联用时，应密切监测他克莫司的血药浓度，必要时调整他克莫司的剂量以保持相似的暴露量。 3. 与已知有肾毒性或神经毒性的药物同时服用，会增加这些药物的毒性作用（如氨基糖苷类抗生素、解旋酶抑制剂、万古霉素、复方磺胺甲噁唑、NSAID、更昔洛韦或阿昔洛韦）。 4. 与保钾利尿剂（如阿米洛利、氨苯蝶啶或螺内酯）合用注意高血钾的发生	血药浓度、血压、心电图、神经和视力状态、空腹血糖、电解质（特别是血钾）、肝肾功能、全血细胞计数、凝血常规、血浆蛋白测定
吗替麦考酚酯	抑制T、B淋巴细胞在丝裂原和同种异体抗原刺激下所引起的增殖，抑制B淋巴细胞生成抗体。霉酚酸（MPA）抑制与内皮细胞黏附有关的淋巴细胞和单核细胞表面黏附分子的糖基化，从而阻断淋巴细胞和单核细胞向排斥反应和炎症部位的迁移	0.5~1.0g/次，每日2次	1. 禁用于对于吗替麦考酚酯、麦考酚酸或药物中的其他成分有超敏反应的患者，静脉制剂禁用于对聚山梨酯80有超敏反应的患者。 2. 禁用于孕妇、未使用高效避孕方法的育龄期妇女、哺乳期妇女。	1. 不应与活疫苗联用，对其他疫苗的抗体反应也可能会减少。 2. 与以下药物合用浓度可能增加：阿昔洛韦、更昔洛韦、艾沙康唑、丙磺舒。	血药浓度、全血细胞计数

续表

药物名称	药理作用	用法用量	注意事项	药物相互作用	检验指标
吗替麦考酚酯			3. 发生淋巴瘤及其他恶性肿瘤的危险性增加，尤其是皮肤。 4. 免疫系统的过度抑制可增加对感染的易感性，包括机会感染、致死性感染和败血症。 5. MMF 为次黄嘌呤单核苷酸脱氢酶抑制剂，应避免用于罕见的次黄嘌呤 - 鸟嘌呤磷酸核糖基转移酶遗传缺陷的患者	3. 与以下药物合用可能浓度下降：抗酸药、质子泵抑制剂、考来烯胺和其他干扰肝肠循环的药物、替米沙坦、利福平、环丙沙星、阿莫西林克拉维酸	
麦考酚钠	与 MMF 在分子结构上的差异在于以钠盐替代了酯基团。片剂破裂释放出的 MPA 被吸收，与 MMF 体内代谢的结果是相同的	0.36~0.72g/ 次，每日 2 次	同 MMF	同 MMF	同 MMF
利妥昔单抗	利妥昔单抗是一种人鼠嵌合单克隆抗体，能特异性地与跨膜抗原 CD20 结合。CD20 抗原位于前 B 和成熟 B 淋巴细胞表面，利妥昔单抗与 B 淋巴细胞上 CD20 抗原结合后，启动免疫反应介导的 B 淋巴细胞溶解	每次 375mg/m^2，根据病情调整	1. 存在可能与细胞因子和 / 或其他化学介质释放有关的输液反应，故每次滴注利妥昔单抗前应预先使用解热镇痛药（如对乙酰氨基酚）和抗组胺药（如苯海拉明）。还应该预先使用糖皮质激素（如地塞米松），尤其是所使用的治疗方案不包括皮质激素。 2. 已有报道静脉给予患者蛋白质后发生Ⅰ型超敏反应和其他超敏反应。发生利妥昔单抗相关的超敏反应时，应当立即使用肾上腺素、抗组胺药和糖皮质激素。	目前，有关利妥昔单抗与其他药物可能发生的相互作用的资料十分有限。具有人抗鼠抗体或人抗嵌合抗体效价的患者在使用其他诊断或治疗性单克隆抗体治疗时可能发生过敏或超敏反应	输液反应、血压、全血细胞计数、感染、肺部事件等

续表

药物名称	药理作用	用法用量	注意事项	药物相互作用	检验指标
利妥昔单抗			3. 在利妥昔单抗输注过程中可能会发生低血压，所以在进行利妥昔单抗输注之前12小时以及输注过程中，应该考虑停用抗高血压药物。 4. 不得用于治疗同时患有严重活动性感染的患者		

注：药品注意事项、相互作用的内容来自药品说明书，不同厂家药品可能存在差异，具体以使用药品的厂家说明书内容为准。

案例 5-2-1　微小病变性肾小球病用药案例分析

（一）案例简介

患者，男性，31岁，体重62kg。因“体检发现尿蛋白1个月，双下肢水肿1周”入院。患者1个月前于当地医院体检发现尿蛋白，余未见明显异常，未进行特殊处理。1周前患者无明显诱因出现双下肢对称性凹陷性水肿，自踝关节逐步累积到双下肢，伴活动受限，余未见异常。患者遂于当地医院就诊，治疗上给予“阿魏酸哌嗪片，一次100~200mg，每日3次”治疗。2天前患者无明显诱因出现晕倒，1天前出现腹泻，每天8~9次黄褐色稀便，无腹痛。遂为求进一步治疗收入肾内科。

体格检查　T 36.5℃；P 85次/min；R 20次/min；BP 125/71mmHg；HR 85次/min。双肺、腹部未见异常，双下肢轻度凹陷对称性水肿。

实验室检查　尿蛋白定量：微量蛋白1.74g/L，24小时尿蛋白2.96g/24h；肝肾功能：总蛋白59.3g/L，白蛋白33.6g/L，胆固醇8.32mmol/L，低密度脂蛋白6.03mmol/l，肌酐80μmol/L，谷丙转氨酶21IU/L，谷草转氨酶16IU/L，血钙2.04mmol/L，血钾4.41mmol/L。床旁血气分析：阴离子间隙9.9mmol/L，碳酸氢根21.9mmol/L，葡萄糖6.10mmol/L，氧饱和度98.1%，碳氧血红蛋白3.7%，胆红素<51.270μmol/L，钙离子1.100mmol/L；尿蛋白定性：4+；免疫球蛋白IgM 3 320mg/L。大便常规、血常规、凝血功能、输血前全套、抗肾小球基底膜抗体、T细胞亚群（CD3、CD4、CD8）、补体（C3、C4）、IgG4、甲状旁腺素等未见明显异常。

其他辅助检查　泌尿系彩超：双肾囊肿，双肾尿盐结晶。肾脏病理穿刺活检：结果提示为 MCG。

诊断 肾病综合征(微小病变);双肾囊肿;双肾尿盐结晶。

诊疗经过 入院后暂予以降尿蛋白、糖皮质激素、补钙、护胃等内科支持治疗。

主要治疗处方:

阿魏酸哌嗪片 100mg p.o. t.i.d.

泼尼松片 60mg p.o. q.d.

骨化三醇胶丸 0.25μg p.o. q.d.

碳酸钙 D_3 片 600mg p.o. q.d.

兰索拉唑肠溶片 30mg p.o. q.d.

(二) 用药分析

患者在病理结果明确之前,表现为蛋白尿,给予阿魏酸哌嗪对症治疗,其作为活血化瘀中药川芎的活性成分阿魏酸的化学合成药物,具有抗凝、扩张血管、抑制血小板聚集和炎症反应等作用,其能够减轻血管内膜的损伤,松弛血管平滑肌,扩张肾血管、改善肾脏血流动力学和微循环。同时可减少尿蛋白,升高血浆蛋白,降低血尿素氮和肌酐水平,可降低血液黏滞度及血浆黏度,改善血液流变学。患者尿蛋白偏高,因此给予阿魏酸哌嗪片 100mg p.o. t.i.d.(说明书推荐剂量),对患者的肾脏保护与降低尿蛋白均是有积极意义的。该患者入院行肾脏病理穿刺活检,结果提示为 MCG。参考 2021 版《KDIGO 肾小球疾病管理临床实践指南》和 2012 版《KDIGO 肾小球肾炎临床实践指南》,初始治疗糖皮质激素为首选药物。建议每日顿服泼尼松 1mg/(kg·d)。患者体重 62kg,给予泼尼松片 60mg p.o. q.d.,治疗后患者病情便可得到缓解,故暂时无须加用免疫抑制剂,需根据后续治疗结果调整药物治疗方案。糖皮质激素为原发性肾病综合征治疗的最基本药物,肾病综合征使用糖皮质激素应遵循“足量、缓慢减量、长期维持”的原则。起始剂量要足,予以泼尼松 1mg/(kg·d)顿服,连用 6~8 周,部分患者可根据病理类型延长至 12 周。糖皮质激素应用的不良反应与其剂量和疗程相关:①糖皮质激素抑制骨基质蛋白合成,长期使用可造成骨质疏松,严重者可致骨折、骨缺血坏死。该患者目前予以大剂量糖皮质激素治疗(泼尼松 60mg/d),故同时予以骨化三醇与碳酸钙 D_3 片补钙,预防骨质疏松;②糖皮质激素刺激胃酸和胃蛋白酶的分泌,减少胃黏液产生,可诱发或加重胃、十二指肠溃疡,甚至发生出血或穿孔。该患者目前予以大剂量糖皮质激素治疗(泼尼松 60mg/d),故予以了质子泵抑制剂兰索拉唑肠溶片 30mg p.o. q.d. 抑制胃酸分泌,预防糖皮质激素引起的消化道黏膜损伤。兰索拉唑肠溶片的常用给药剂量为 30mg p.o. q.d.,该患者为预防性使用,采用了较低的给药剂量。对于首次治疗的 MCG 患者,血压正常者无须服用 ACEI 和 ARB 减少蛋白尿,该患者入院后监测血压均为正常,故未加用 ACEI 和 ARB。该患者治疗过程中，药物品种选择和用法用量合理，治疗方案符合指南和专家共识的推荐。

三、局灶性节段性肾小球硬化症

（一）疾病概述

局灶性节段性肾小球硬化症（focal segmental glomerulosclerosis，FSGS）是由于多种病因和发病机制导致的临床病理综合征的病理诊断，其关键病理生理基础是足细胞损伤。其发病率具有明显的年龄、人种和地域的差异。我国 FSGS 占总活检病例的 3.3%~16%。FSGS 约占白人儿童肾病综合征的 20%，成人肾病综合征的 40%。FSGS 预后较差，是成人及儿童激素抵抗型肾病综合征（steroid-resistant nephrotic syndrome，SRNS）和终末期肾病（end-stage renal disease，ESRD）最常见的原因之一，50% 持续性蛋白尿不缓解的 FSGS 肾病综合征患者 5~10 年内将进展为 ESRD。目前认为 FSGS 不是一种疾病，而是一种不具备任何预后判断价值的组织学改变，可统称为肾小球足细胞病变。主要发病机制是损伤足细胞从而导致足细胞减少；其次是激活肾小囊壁层上皮细胞，继而迁移至肾小囊，替换或取代足细胞，从而导致血管内皮生长因子减少，诱发肾毛细血管塌陷和纤维化。壁细胞活化标志物的发现有利于鉴别微小病变性肾小球病和 FSGS。主要临床表现有肾性蛋白尿（78%）、高血压（3%~63%），镜下血尿（29%~94%）、肾衰竭（48%~59%）、血肌酐升高（1.3mg/dl）。

FSGS 包括原发性（特发性）FSGS 和继发性 FSGS。原发性（特发性）FSGS 病因不明，研究相继报道了可溶性尿激酶型纤溶酶原激活物受体（soluble urokinase-type plasminogen activator receptor，suPAR）、心肌营养素样因子 -1（cardiotrophin-like cytokine-1，CLC-1）、小分子核糖核酸（microRNA，miRNA）等循环渗透性因子与蛋白尿相关，但其机制仍不明确，可导致大多数儿童和青少年的肾病综合征。继发因素包括病毒（如 HIV、巨细胞病毒、细小病毒 B19、丙型肝炎病毒）感染、药物［如哺乳动物雷帕霉素靶蛋白（mTOR）抑制剂、钙调磷酸酶抑制剂、蒽环类、海洛因、双膦酸盐、干扰素 α］诱导、肾小球肥大（如肥胖相关性肾小球病、糖尿病肾病、高血压性肾小球硬化）、肾单位减少（如单侧肾发育不全、先天性肾单位减少症伴代偿性肥大）。一般来说，原发性 FSGS 发病较急，主要表现为肾病综合征，如低蛋白血症和水肿，且足细胞损伤较重，大量足突脱落。而继发性 FSGS 发病较缓，血白蛋白正常且无水肿，轻度足突脱落。遗传学检查对诊断某些 FSGS 患者可能有益，而原发性 FSGS 的诊断一般必须先排除继发因素才能诊断。

（二）治疗原则

1. **初始治疗** 病因不明的成人 FSGS 或继发性 FSGS 不应进行免疫抑制治疗，以治疗原发病为主。原发性FSGS以免疫抑制治疗为主,肾病范围蛋白尿是免疫抑制剂使用的重要指征,大剂量口服糖皮质激素是原发性FSGS的一线免疫抑制方案。初始大剂量糖皮质激素应持续至获得完全缓解或患者可耐受最大剂量治疗16周,以较早者为准。治疗有效者其糖皮质激素至少应持续6个月,而对糖皮质激素存在相对禁忌证或不能耐受者,可考虑CNI(他克莫司、环孢素)作为初始治疗方案。

2. **特殊情况**　对于糖皮质激素抵抗性成人原发性FSGS,给予环孢素或他克莫司治疗至少6个月,而不是继续单用糖皮质激素治疗或不治疗。对于钙调磷酸酶抑制剂不耐受或有禁忌证的原发性FSGS,目前还暂时缺乏相关替代药物的证据,可考虑使用吗替麦考酚酯和大剂量地塞米松、利妥昔单抗和促肾上腺皮质激素(adrenocorticotrophic hormone,ACTH),应注意在药物使用中需结合患者情况个性化用药,包括药物和资源的便利性,以及进一步治疗的益处和免疫抑制剂不良反应风险的评估。

3. **复发治疗**　既往成人糖皮质激素敏感性原发性FSGS复发后,治疗方案同成人微小病变复发。

4. **对症支持治疗**　可改善患者生活质量,延缓肾脏病进展。积极对症治疗,包括抗凝、抗血栓、降血脂、降血压、降尿蛋白和营养的管理。

(三)治疗药物特点

由于原发性FSGS具有肾病综合征表现,其对症治疗药物特点在肾病综合征章节详细阐述。

1. **免疫抑制治疗**　即糖皮质激素和免疫抑制剂的使用。糖皮质激素是十分重要的初始治疗,其疗效对评估病情、确定长期治疗方案以及预后判断具有重要意义。参考2021版《KDIGO肾小球疾病管理临床实践指南》和2012版《KDIGO肾小球肾炎临床实践指南》,若患者为激素抵抗型原发性FSGS或复发的FSGS,则需使用钙调磷酸酶抑制剂,如他克莫司或环孢素,甚至应使用目前疗效不确切的吗替麦考酚酯、利妥昔单抗等。应注意这些药物在FSGS的使用中可能涉及超说明书用药,需要做好相关的超说明书规范使用流程管理。药物特点见表5-3,在FSGS中的具体使用要点见表5-4。

表5-4　糖皮质激素和免疫抑制剂的使用要点

治疗类型		选用药物	用药剂量	疗程
初始治疗	可耐受糖皮质激素	泼尼松	每日1mg/kg(最大80mg)或隔日剂量为2mg/kg(最大120mg)	使用4~16周(根据病情调整)
	不耐受或存在糖皮质激素使用相对禁忌	他克莫司	0.05~0.1mg/(kg·d),分2次服用,药物谷浓度控制在5~10ng/ml	6个月
		环孢素	3~5mg/(kg·d),分2次服用;药物谷浓度控制在100~175ng/ml	6个月

续表

	治疗类型	选用药物	用药剂量	疗程
完全缓解	可耐受糖皮质激素	泼尼松	大剂量糖皮质激素治疗至少4周或蛋白尿消失2周(以时间较长者为准)后进入维持治疗：每1~2周泼尼松减少5mg	总疗程6个月
	激素抵抗	环孢素/他克莫司	持续使用环孢素/他克莫司达到血药浓度，以尽量减少复发	总疗程12个月
部分缓解	可耐受糖皮质激素	泼尼松	大剂量糖皮质激素使用16周后进入维持治疗：每1~2周泼尼松减少5mg	总疗程6个月
	激素抵抗	环孢素/他克莫司	持续使用环孢素/他克莫司达到血药浓度，以尽量减少复发	总疗程12个月

2. ACEI/ARB　理论与实践中ACEI/ARB可以改善FSGS的预后，机制包括：①减缓肾小球硬化的进展速度；②降低发生肾功能不全的危险性；③降低蛋白尿；④通过降低血压避免高血压带来的进一步肾损害。关于这两类降压药的药物特点见表5-5、表5-6。

表5-5　ACEI的特点

药物名称	达峰时间/h	半衰期/h	用法用量	注意事项	药物相互作用	检验指标
卡托普利	1~1.5	2	12.5~75mg t.i.d.(餐前1小时)	以下情况禁用或慎用(不同厂家说明书可能存在差异)： 1. 对活性成分、任一种赋形剂或其他ACEI过敏。 2. 与使用ACEI相关的血管性水肿史。 3. 遗传或特发性血管性水肿。 4. 妊娠期。 5. 糖尿病或肾功能损伤[GFR<60ml/(min·1.73m²)]患者同时使用ACEI和/或阿利吉仑。 6. 左室流出道梗阻患者慎用	1. 与以下药物合用可增加高血钾风险：保钾利尿剂如螺内酯、氨苯蝶啶、阿米洛利或补钾剂，其他药物(如环孢素、肝素等)。 2. 非甾体抗炎药可能会减弱ACEI(包括卡托普利)的降压作用并增加肾损害风险。 3. ACEI(包括卡托普利)可增强胰岛素及口服降糖药(如磺脲类)在糖尿病患者中的降糖作用。 4. 与锂剂合用可增加锂中毒风险。 5. 患者联合应用ACEI和二肽基肽酶-Ⅳ抑制剂(如维格列汀)或mTOR抑制剂(如替西罗莫司、西罗莫司、依维莫司)时，可能增加血管性水肿的风险。 6. 当与ACEI(包括贝那普利)联合应用时，患者对促红细胞生成素的反应可能降低	白细胞计数、尿蛋白、血压、血电解质、肾功能
依那普利	1	11	5~40mg q.d.			
贝那普利	2~4	11	5~40mg q.d.			
咪达普利	2	8	2.5~10mg q.d.			
赖诺普利	6~8	12	5~40mg q.d.			
培哚普利	2~4	30~120	4~8mg q.d.			
雷米普利	1	13~17	2.5~10mg q.d.			
群多普利	1	16~24	1~4mg q.d.			
福辛普利	3	12	10~40mg q.d.			

注：药品注意事项、相互作用的内容来自药品说明书，不同厂家药品可能存在差异，具体以使用药品厂家说明书内容为准。

表 5-6　ARB 的特点

药物名称	达峰时间 /h	半衰期 /h	用法用量	注意事项	药物相互作用	检验指标
氯沙坦	3~4	6~9	50~100mg q.d.	1. 对任何成分过敏者禁用。 2. 使用前需纠正血容量不足。 3. 对有肝功能损害病史的患者应该考虑使用较低剂量	1. 与保钾利尿剂(如螺内酯、氯苯蝶啶、阿米洛利)、补钾剂或含钾的盐代用品合用时,可导致血钾升高。 2. NSAID,包括选择性 COX-2 抑制剂,可能降低降压药的作用,并增加肾毒性。 3. 与锂剂合用可增加锂中毒风险	血压、血电解质、尿蛋白、肾功能
缬沙坦	2	9	80~160mg q.d.	1. 禁忌:对缬沙坦或者本品中其他任何赋形剂过敏者、孕妇禁用,不能在糖尿病患者中合用本品与阿利吉仑。 2. 非胆管源性、无胆汁淤积的轻中度肝功能损害患者无须调整剂量	同氯沙坦	同氯沙坦
厄贝沙坦	1~1.5	11~15	150~300mg q.d.	禁忌:已知对本品成分过敏、妊娠的第 4~9 个月、哺乳期、糖尿病或中重度肾功能不全[GFR<60ml/(min·1.73m^2)]的患者不能将本品与阿利吉仑联合使用,糖尿病肾病患者不能将本品与 ACEI 联合使用	同氯沙坦	同氯沙坦
坎地沙坦	3~4	9	4~16mg q.d.	1. 禁忌:对本制剂的成分有过敏史的患者、妊娠或可能妊娠的妇女。 2. 慎用:有双侧或单侧肾动脉狭窄的患者、高钾血症、肝功能障碍、严重肾功能不全等患者	同氯沙坦	同氯沙坦

续表

药物名称	达峰时间/h	半衰期/h	用法用量	注意事项	药物相互作用	检验指标
替米沙坦	0.5~1	>20	40~80mg q.d.	1. 禁忌：对本品活性成分及任何辅料成分过敏者、中晚期妊娠（妊娠的中间3个月和最后3个月期间）妇女、胆道阻塞性疾病患者、严重肝功能受损患者，不可在糖尿病或肾功能不全［GFR<60ml/(min·1.73m^2)］患者中同时使用本品和阿利吉仑。 2. 替米沙坦主要通过胆汁排泄，有胆道梗阻性疾病或肝功能不全的患者对本品的清除率可能会降低	1. 替米沙坦与地高辛联合使用时，地高辛血浆峰值浓度中位数增加(49%)，同时谷浓度也有所增加(20%)。 2. 同缬沙坦	同氯沙坦
奥美沙坦	1~2	13	20~40mg q.d.	1. 禁忌：对本品所含成分过敏者。 2. 理论上可能有与其他ARB相同的注意事项	1. 与胆汁酸螯合剂盐酸考来维仑同时服用，会降低奥美沙坦的系统暴露量和血药浓度峰值。奥美沙坦提前于考来维仑至少4小时服用，可降低药物的相互作用。 2. 余同缬沙坦	同氯沙坦
依普沙坦	1~3	5~7	600~1 200mg q.d.	1. 禁忌：对药品活性成分或任何辅料过敏者、妊娠中期和末期的妇女、哺乳期妇女、显著双侧肾血管疾病或唯一的功能肾有严重血管狭窄者。 2. 理论上可能有与其他ARB相同的注意事项	同氯沙坦	同氯沙坦
阿利沙坦	1.5~2.5	10	80~240mg q.d.	1. 禁忌：对本品任何成分过敏者、妊娠中末期及哺乳期妇女。 2. 理论上可能有与其他ARB相同的注意事项	同氯沙坦	同氯沙坦

注：药品注意事项、相互作用的内容来自药品说明书，不同厂家药品可能存在差异，具体以使用药品厂家说明书内容为准。

案例 5-2-2　局灶性节段性肾小球硬化症用药案例分析

(一) 案例简介

患者,女性,37 岁,体重 70kg。因“发现蛋白尿 2^+ 年”入院。入院前 2^+ 年,患者感冒后行尿常规检查发现蛋白尿(+++),并出现双下肢水肿,当时无面部红斑,无光过敏、无关节疼痛,无尿频、尿急、尿痛,无血尿,查 24 小时尿蛋白定量约 8g/24h,诊断为肾病综合征,行肾脏穿刺活检,考虑:符合局灶性节段性肾小球硬化症(FSGS),非特殊型。给予患者醋酸泼尼松片 50mg p.o. q.d. 治疗,门诊定期随诊,患者水肿逐渐消退,但查尿蛋白定性始终维持在(++)~(+++)水平,上述方案持续用药 1^+ 年,其中醋酸泼尼松逐渐减量至 17.5mg,患者尿蛋白定性仍维持在(+++)左右,予以更换治疗方案为甲泼尼龙片 14mg p.o. q.d.+ 他克莫司胶囊 5mg p.o. b.i.d. 维持治疗,持续 3 个月,患者尿蛋白定性检查无明显变化,遂再次更换治疗方案为甲泼尼龙片 40mg p.o. q.d.+ 吗替麦考酚酯分散片 750mg p.o. b.i.d. 治疗至今(约 4 个月)。为进一步治疗入住肾脏内科。

体格检查　T 36.5℃;P 84 次 /min;R 20 次 /min;BP 132/84mmHg。神志清楚,无病容,皮肤巩膜无黄染,全身浅表淋巴结未扪及肿大。颈静脉正常。心、双肺、腹部、肝脏、脾脏未见异常。双下肢轻度水肿。

实验室检查　血常规:红细胞计数 4.76×10^{12}/L,血红蛋白 133g/L,血小板计数 210×10^9/L,白细胞计数 13.85×10^9/L,中性分叶核粒细胞百分率 61.5%;生化:总蛋白 70.1g/L,白蛋白 43.1g/L,尿素 3.50mmol/L,肌酐 59.0μmol/L,尿酸 294.0μmol/L,甘油三酯 2.40mmol/L,胆固醇 4.57mmol/L,低密度脂蛋白胆固醇 2.41mmol/L;尿常规:比重 1.024,隐血 67(++)Cell/μl,尿蛋白定性 3.0(+++)g/L,白细胞 2/HP,红细胞 15/HP。

诊断　FSGS;高血压(Ⅲ级,很高危)。

诊疗经过　入院后根据既往病史、症状及体征,治疗上暂予免疫抑制、降压、降尿蛋白、降脂、补钙、抗过敏以及营养支持等内科治疗。

主要治疗处方

甲泼尼龙片　40mg p.o. q.d.

吗替麦考酚酯分散片　750mg p.o. b.i.d.

苯磺酸左旋氨氯地平片　2.5mg p.o. b.i.d.

缬沙坦胶囊　160mg p.o. q.d.

瑞舒伐他汀钙片　10mg p.o. q.n.

碳酸钙 D_3 片　600mg p.o. q.d.

地塞米松磷酸钠注射液　5mg i.v. s.t.（输注利妥昔单抗前）

盐酸异丙嗪注射液　25mg i.m. s.t.（输注利妥昔单抗前）

利妥昔单抗注射液　100mg+100ml 0.9% 氯化钠注射液 i.v.gtt. s.t.（输注时间 2 小时）

（二）用药分析

1. **免疫抑制治疗**　患者 2 年前行肾穿刺活检确诊为 FSGS，24 小时尿蛋白定量约 8g/24h，参照 2021 版《KDIGO 肾小球疾病管理临床实践指南》和 2012 版《KDIGO 肾小球肾炎临床实践指南》，肾病范围蛋白尿是免疫抑制剂使用的重要指征，原发性 FSGS 的一线免疫抑制治疗为大剂量口服糖皮质激素。初始大剂量糖皮质激素应持续至获得完全缓解或患者可耐受最大剂量治疗 16 周，若治疗有效者其糖皮质激素至少应持续 6 个月。对于糖皮质激素抵抗型成人原发性 FSGS，给予环孢素或他克莫司治疗至少 6 个月，而不是继续单用糖皮质激素治疗或不治疗。对于钙调磷酸酶抑制剂不耐受或有禁忌证或复发性 FSGS，目前暂时还缺乏相关替代药物的证据，可考虑使用吗替麦考酚酯和大剂量地塞米松、利妥昔单抗和促肾上腺皮质激素（ACTH）治疗。该患者免疫抑制治疗情况为：最初采用泼尼松片 50mg 治疗 1 年左右，虽然水肿逐渐消退，但在泼尼松减量至 17.5mg 时，蛋白尿维持在（+++）左右，考虑存在糖皮质激素抵抗，遂改为甲泼尼龙联用他克莫司，仍然效果不佳，将他克莫司换为吗替麦考酚酯，治疗 3 个月仍表现为反复血尿、蛋白尿，此次入院在以上甲泼尼龙和吗替麦考酚酯联用免疫抑制方案上加用利妥昔单抗治疗。该治疗方案符合 KDIGO 对于复发性 FSGS 治疗的方案，选用药物合理。给予患者利妥昔单抗进行免疫诱导，静脉滴注蛋白可导致患者发生过敏样反应或其他超敏反应，为预防滴注利妥昔单抗的过程中发生过敏反应，在滴注前 30 分钟使用抗变态反应的药物，如本例患者使用的抗过敏药（地塞米松磷酸钠和盐酸异丙嗪）进行对症治疗。静脉滴注利妥昔单抗过程顺利，未见皮疹、发热、呼吸困难、心律失常等变化。第一次输注利妥昔单抗后，外周 B 淋巴细胞计数明显下降，低于正常水平，6 个月后开始恢复，治疗完成后通常 12 个月之内恢复正常，应定期监测 B 细胞亚群。整个方案合理，用药过程中，监测糖皮质激素的疗效，如 24 小时尿量、24 小时尿蛋白定量等，并检测其不良反应，如低钾血症、合并感染、药源性糖尿病、血压升高、骨质疏松等，并随时评估患者用药疗效与风险比值，以此作为调整治疗方案的依据。为避免长期使用糖皮质激素导致的骨质疏松，予以碳酸钙 D_3 片，其通过调节骨代谢，能维持神经与肌肉的正常兴奋性、降低毛细血管的通透性，以及促进钙的肠道吸收。预防糖皮质激素使用远期骨质疏松的发生风险，使用合理。

2. **降压治疗**　患者诊断高血压（Ⅲ级，很高危），使用苯磺酸左旋氨氯地平联合缬沙坦降压治疗，入院时监测血压为 132/84mmHg，维持目前降压治疗方案。患者肾穿刺活检病理诊断为 FSGS，肾功能检查提示尿蛋白定性(++)~(+++)。高血压及持续大量的蛋白尿都是加速肾小球硬化、促进肾功能恶化的重要危险因素。结合《中国肾性高血压管理指南 2016》、2018 年《高血压合理用药指南》、2021 版《KDIGO 肾小球疾病管理临床实践指南》和 2012 版《KDIGO 肾小球肾炎临床实践指南》，高血压患者如出现肾功能受损的早期表现，如微量白蛋白尿或血肌酐水平轻度升高，应积极控制血压，在患者能够耐受的情况下，可将血压降至<120~130/80mmHg(年轻人伴大量蛋白尿者)，必要时可联用 2~3 种降压药，其中应包括 1 种 RAAS 抑制剂。RAAS 抑制剂包括 ACEI 和 ARB，指南指出，ACEI 和 ARB 在降低蛋白尿和延缓肾脏病进展方面作用相当，ACEI 和 ARB 抑制 RAAS，除可有效降低血压外，还可通过降低肾小球内压和直接影响肾小球基底膜对大分子的通透性，能有效减少尿蛋白的排出，从而达到保护肾脏、阻止肾脏病进展的目的，有不依赖于降低全身血压的减少尿蛋白作用。但是，ACEI 和 ARB 联用并不优于单药加倍剂量；与 ACEI 相比，ARB 不良反应较少。指南推荐钙通道阻滞剂(CCB)+ARB 优先适用于 CKD 患者。ARB 也可抑制二氢吡啶类 CCB 引起的 RAAS 激活和下肢水肿等不良反应。两者联合，降压效果增强，不良反应减少。因此，治疗上选用苯磺酸左旋氨氯地平和缬沙坦控制血压及降低尿蛋白是合理的，继续观察病情并及时监测血压。

3. **降脂治疗** 肾病综合征的绝大部分患者都会伴有高血脂，一般都会给予降血脂药物对症处理。给予瑞舒伐他汀钙降脂治疗，他汀类药物的主要适应证就是降低总胆固醇和低密度脂蛋白胆固醇。而且瑞舒伐他汀钙片较其他他汀类药物有其优点：可在一天中的任何时候给药，并且不受进食影响。瑞舒伐他汀既非细胞色素 P450 酶的抑制剂，也不是酶诱导剂，因此该药不存在细胞色素 P450 酶介导的代谢所致的药物相互作用。用药过程中要监测肝功能、观察有无肌痛等他汀类药物的常见不良反应。

四、膜性肾病

(一) 疾病概述

膜性肾病(membranous nephropathy，MN)又称膜性肾小球肾炎(membranous glomerulonephritis)，是一个病理形态学诊断名词，以肾小球基底膜(glomerular basement membrane，GBM)上皮细胞侧可见较多的免疫复合物沉积为主要表现的一种肾小球疾病。原发性 MN(primary MN，PMN)约占 80%，继发性 MN(secondary MN，SMN)占 20%。在美国，每年 MN 的发生率约为 12/100 万，好发年龄为 50~60 岁，男女比例约为 2∶1。由 MN 导致的 ESRD 的每年发病率约为 1.9/100 万。亚洲人、黑人和西班牙裔人 PMN 最为常见。MN 中 PMN 为器官特异性的自身免疫性疾病，抗 M 型磷脂酶 2 受体(anti-M type phospholipase 2 receptor，PLA2R）是 PMN 的主要靶抗原，占 75%~80%，仅小部分 PMN 由其他抗原所致，所以通过肾活检 PLA2R 抗原和血清抗 PLA2R 抗体检测可对 PMN 进行诊断，结合 2021 版《KDIGO 肾小球疾病管理临床实践指南》和 2012 版《KDIGO 肾小球肾炎临床实践指南》内容：临床表现和血清学指标，即 PLA2R 抗体（PLA2Rab）和 / 或 1 型血小板反应蛋白 7A 域（thrombospondin type 1 domain-containing 7A，THSD7A）抗体（TSHD7Aab）阳性符合 MN 患者的特点，可能不需要肾穿刺活检来确诊。而 SMN 可通过病因诊断，病因可包括：感染［乙型肝炎病毒（hepatitis B virus，HBV）、丙型肝炎病毒（hepatitis C virus，HCV）、HIV、寄生虫、梅毒等］、恶性肿瘤（实体瘤、间皮瘤、黑色素瘤等）、自身免疫性疾病（系统性红斑狼疮、甲状腺炎、糖尿病、类风湿关节炎、干燥综合征等）、同种免疫性疾病（移植物抗宿主病、自体干细胞移植等）、药物（非甾体抗炎药、青霉胺、卡托普利、丙磺舒、硫普罗宁等）、空气污染。

MN 是非糖尿病患者特发性肾病综合征的常见原因，该病具有病程反复、慢性迁延的特点，一般无前驱上呼吸道感染史，潜伏期一般为几周至几个月，其间肾小球上皮下沉积物逐步形成，但尿蛋白排泄量增多尚未达到足以形成临床症状、引起患者注意的程度。患者中 80% 表现为肾病综合征，其余为无症状蛋白尿；20%~55% 的患者有镜下血尿（变形红细胞），肉眼血尿罕见（多见于肾静脉血栓形成或伴新月体肾炎时）；20%~40% 伴有高血压。大多数患者起病时肾功能正常，但有 4%~8% 的患者存在肾功能不全。本病比较突出的是血栓、栓塞并发症，常见于下肢静脉血栓、肾静脉血栓和肺栓塞，发生率为 10%~60%，报道差别较大。30%~40% 的患者最终发展至 ESRD、尿毒症或死亡。

（二）治疗原则

SMN 的治疗以基础疾病治疗为主，本章节主要讨论 PMN 的治疗原则。PMN 的临床自然病程差异较悬殊，参考 2021 版《KDIGO 肾小球疾病管理临床实践指南》和 2012 版《KDIGO 肾小球肾炎临床实践指南》，基于风险分级来给予 MN 不同的免疫治疗方案，保守治疗主要使用 ACEI/ARB 控制血压或降蛋白尿，并基于血栓栓塞事件和出血并发症的风险来制订抗凝治疗方案。

1. 初始治疗　指南通过应用临床和实验室标准将肾功能丢失进展风险分为四级，并给出不同治疗措施。

（1）低风险

1）临床标准：eGFR 正常［eGFR>60ml/（min·1.73m^2）］，蛋白尿<3.5g/d 和 / 或血清白蛋白>30g/L。

2）治疗措施：这些患者发生血栓栓塞并发症风险较低，症状负担也低（如水肿）。可通过保守治疗来控制，如使用ACEI/ARB控制血压。

(2) 中风险

1) 临床标准：eGFR正常，蛋白尿>4g/d或经ACEI/ARB保守治疗6个月后蛋白尿下降≤50%；PLA2Rab<50RU/ml（临界值尚未明确。PLA2Rab应该每隔3~6个月测量一次，PLA2Rab基线水平高的患者测量间隔应更短。随访期间PLA2Rab水平的变化可能也要纳入风险评估）；轻度小分子量蛋白；筛选系数<0.15；尿IgG<250mg/d。

2) 治疗措施：观察等待（有肾病综合征表现但eGFR正常的MN不需要免疫抑制治疗，除非存在至少一项疾病进展危险因素或出现肾病综合征的严重并发症，如急性肾损伤、感染、血栓栓塞事件），使用利妥昔单抗或CNI。虽然单一疗法被认为疗效欠佳，并且CNI治疗6~12个月并快速减药与高复发率相关。但对于eGFR正常的中等进展风险的患者仍可考虑此方案，因为这些患者中许多可自发缓解，且CNI会缩短蛋白尿病程。

(3) 高风险

1) 临床标准：eGFR<60ml/(min·1.73m^2)；蛋白尿>8g/d持续超过6个月；PLA2Rab>150RU/ml；大量小分子蛋白尿；筛选系数>0.20；尿IgG>250mg/d。

2) 治疗措施：对于存在至少一项疾病进展危险因素的膜性肾病患者，推荐使用利妥昔单抗或环磷酰胺联合糖皮质激素治疗6个月，或以他克莫司为基础治疗至少6个月。

(4) 极高风险

1) 临床标准：威胁生命的肾病综合征；无法用其他原因解释的肾功能快速恶化；间隔6~12个月，两次尿均为大量小分子蛋白尿。

2) 治疗措施：环磷酰胺。

2. **复发性MN的治疗** 目前复发的定义不统一。部分学者将缓解后复发定义为部分或完全缓解的患者蛋白尿增加>3.5g/d。我们建议通过血清白蛋白和PCR的变化来进行评估。如果PCR降低至2~3.5g/d，而血清白蛋白没有增加至正常水平，则随后PCR的升高应被认为是抵抗，而不是缓解后复发。部分缓解（以血清白蛋白正常为特征）的患者，复发蛋白尿增加，同时伴血清白蛋白水平降低。若初始方案为利妥昔单抗，则继续使用观察；若初始方案为CNI，则改用利妥昔单抗基础上联用或不联用CNI，若初始方案为环磷酰胺，则重复使用（环磷酰胺治疗应考虑最大耐受剂量：如果患者有生育需求，则累积剂量不应超过10g。为减少诱发恶性肿瘤风险，累积剂量不应超过25g）或改用利妥昔单抗基础上联用或不联用CNI。

3. **抵抗性MN治疗** 根据初始治疗方案结合患者eGFR下降情况，换用利妥昔单抗或环磷酰胺或利妥昔单抗基础上联用CNI，若治疗3个月后仍然无反应，判断为利妥昔单抗和环磷酰胺抵抗，可咨询相应专家中心机构，使用实验室疗法（硼替佐米、达雷妥尤单抗、CD38

抗体、贝利尤单抗)。

4. MN 的抗凝治疗　关于抗凝治疗,需要权衡利弊开展。血栓事件风险与血清白蛋白有关。①若血清白蛋白在 20~30g/L(采用溴甲酚紫色法测定)[或 25~32g/L(采用溴甲酚绿色法测定)],且不伴动脉血栓栓塞事件风险(取决于年龄、既往病史、糖尿病、eGFR、吸烟和肾病综合征的严重程度,可以使用 Framingham 风险评分评估),则无抗血小板药物使用指征;②若血清白蛋白在 20~30g/L(采用溴甲酚紫色法测定)[或 25~32g/L(采用溴甲酚绿色法测定)],伴动脉血栓栓塞事件风险,低风险患者无抗血小板药物使用指征,高风险患者可使用阿司匹林;③若血清白蛋白<20g/L(采用溴甲酚紫色法测定)[或<25g/L(采用溴甲酚绿色法测定)],属于静脉血栓栓塞事件的高危患者,需要采取抗凝治疗,对于出血风险高的患者使用阿司匹林抗血小板治疗,对于出血风险小的患者予以华法林或低分子肝素联用阿司匹林抗凝治疗。

(三)治疗药物特点

在控制血压治疗中,首选 RAAS 抑制剂,即 ACEI 和 ARB,具体药物特点参见本章第三节表 5-5、表 5-6。免疫抑制剂的特点参见本章第二节表 5-3,其在 MN 患者中的常用剂量方案见表 5-7。应注意这些药物在 MN 的使用中可能涉及超说明书用药,需要做好相关的超说明书规范使用流程管理。

表 5-7　MN 患者常用免疫抑制治疗方案

药物方案	给药剂量	补充说明
环磷酰胺(周期性方案)	1. 甲泼尼龙 1g i.v.,连续使用 3 天,第 1、3、5 个月给药。 2. 泼尼松口服 0.5mg/(kg·d),第 1、3、5 个月给药。 3. 环磷酰胺 2.5mg/(kg·d),第 2、4、6 个月给药	注意环磷酰胺的累积剂量
环磷酰胺(连续性方案)	1. 甲泼尼龙 1g i.v.,连续使用 3 天,第 1、3、5 个月给药。 2. 泼尼松口服 0.5mg/(kg·d),隔日口服,第 1~6 个月给药,后逐渐减量。 3. 环磷酰胺 1.5mg/(kg·d),第 1~6 个月给药	注意环磷酰胺的累积剂量
利妥昔单抗	方案一:1g i.v.,2 周内给药 2 次。 方案二:375mg/m^2 i.v.,每周 1~4 次	方案一中对于持续性肾病综合征患者,eGFR 稳定,特别是 PLA2Rab 保持阳性,考虑 6 个月后重复
他克莫司	0.05~0.1mg/(kg·d),血药浓度控制在 3~8μg/ml,持续 12 个月	常与泼尼松联合使用,泼尼松为 10mg/d
环孢素	3.5mg/(kg·d),血药浓度控制在 125~225μg/ml	常与泼尼松联合使用,泼尼松为 10mg/d

关于抗凝治疗中的药物使用,应注意阿司匹林不足以预防静脉血栓栓塞,使用华法林足以预防动脉血栓栓塞。MN 临床症状表现为肾病综合征、eGFR 下降的患者可能 INR 变化较大,在开始大剂量华法林治疗后血栓形成风险增加,故抗凝治疗方案考虑初始使用小剂量肝素,然后重叠华法林,起效后停用肝素,或者小剂量低分子肝素联用阿司匹林 3 个月后改用华法林。特别是对于免疫抑制治疗方案中包含糖皮质激素的患者,由于糖皮质激素的使用会增加血栓栓塞风险,因此这类患者不应遗漏对抗凝治疗的评估。关于上述治疗药物特点见表 5-8。

表 5-8　MN 患者抗凝治疗药物特点

<table>
<tr><th>药理分类</th><th colspan="2">药物名称</th><th>注意事项</th><th>药物相互作用</th><th>检验指标</th></tr>
<tr><td colspan="6">抗血小板药物</td></tr>
<tr><td>血栓素 A_2（TXA_2）抑制</td><td colspan="2">阿司匹林</td><td>1. 禁忌:对水杨酸类过敏或导致哮喘、急性胃肠道溃疡、严重肝功能不全、严重肾功能不全、合用大剂量甲氨蝶呤(>15mg/w)、妊娠最后 3 个月。
2. 低剂量使用可能诱发痛风。
3. 使手术操作的出血风险增加</td><td>1. 与下列药物合用增加出血风险:香豆素衍生物、肝素。
2. 降低下列药物作用:丙磺舒、ACEI。
3. 增加下列药物作用:地高辛、丙戊酸、胰岛素、磺酰脲类降糖药</td><td>血小板计数,大便隐血</td></tr>
<tr><td colspan="6">抗凝药物</td></tr>
<tr><td>相似的抗Ⅹa 与抗Ⅱa 活性</td><td colspan="2">肝素</td><td>禁忌:对肝素过敏者、有自发出血倾向者、血液凝固迟缓者(如血友病、紫癜、血小板减少)、溃疡病、创伤、产后出血者及严重肝功能不全患者</td><td>1. 与下列药物合用增加出血风险:香豆素类及其衍生物、阿司匹林、双嘧达莫、右旋糖酐、糖皮质激素、尿激酶。
2. 与甲巯咪唑、丙硫氧嘧啶有协同作用。
3. 增加胰岛素降血糖作用</td><td>凝血时间</td></tr>
<tr><td rowspan="4">抗Ⅹa 活性大于抗Ⅱa 活性</td><td rowspan="3">低分子肝素钠</td><td>达肝素钠</td><td rowspan="4">1. 禁忌:对达肝素钠、任一辅料、其他低分子肝素和/或肝素或猪肉制品过敏,确定或怀疑患有肝素诱导的免疫介导型血小板减少(Ⅱ型)病史,急性胃十二指肠溃疡,脑出血或其他活动性出血,严重的凝血系统疾病,脓毒性心内膜炎,中枢神经系统、眼部及耳部的损伤和手术。
2. 禁止肌内注射。
3. 严重肾功能不全患者适当减量</td><td rowspan="4">1. 与下列药物联用抗凝效果增加:抗血小板药物、溶栓药物、阿司匹林、非甾体抗炎药、GP $Ⅱ_b$/$Ⅲ_a$ 受体拮抗剂、维生素 K 拮抗剂和葡聚糖。
2. 联用非甾体抗炎药和乙酰水杨酸类镇痛/抗炎药会减少血管扩张性前列腺素的产生,从而使肾血流量和肾排泄减少</td><td rowspan="4">血小板计数、特殊人群建议检测凝血时间</td></tr>
<tr><td>依诺肝素钠</td></tr>
<tr><td>贝米肝素钠</td></tr>
<tr><td>低分子肝素钙</td><td>那屈肝素钙</td></tr>
</table>

续表

药理分类	药物名称	注意事项	药物相互作用	检验指标
双香豆素类	华法林	1. 禁忌：怀孕、出血倾向、严重肝功能损害及肝硬化、未经治疗或不能控制的高血压、有跌倒倾向、中枢神经系统或眼部手术、传染性心内膜炎、精神病、酗酒、过敏者等。 2. 若需要快速抗凝，先用肝素治疗。之后，开始华法林钠并同时延续肝素治疗最少 5~7 日直至 INR 在目标范围内 2 日以上。 3. 注意华法林抵抗现象	华法林药物相互作用较多，包括但不仅限于以下内容： 1. 以下药物可能增加华法林的作用：保泰松、甲硝唑、磺胺甲嘧啶、环丙沙星、伏立康唑、地尔硫䓬、非诺贝特、普萘洛尔等。 2. 以下药物可能抑制华法林作用：利巴韦林、利福平、考来烯胺、美沙拉秦、卡马西平、巴比妥类等。 3. 合并使用影响血小板及基本止血系统药物（阿司匹林、氯吡格雷、噻氯匹定、双嘧达莫及大部分非甾体抗炎药）可能导致药效动力学相互作用和严重出血并发症。 4. 大量供应维生素 K 会降低华法林钠的作用	国际标准化比值（international normalized ratio，INR）

注：药品注意事项、相互作用的内容来自药品说明书，不同厂家药品可能存在差异，具体以使用药品厂家说明书内容为准。

案例 5-2-3　膜性肾病用药案例分析

（一）案例简介

患者，女性，25 岁，体重 55kg。因“双下肢反复水肿半年”入院。入院前半年无明显诱因出现双下肢脚踝水肿，伴有双眼睑水肿，余无特殊。于当地医院查 24 小时尿蛋白定量 2.39g/24h。考虑“肾病综合征”，给予甲泼尼龙琥珀酸钠 40mg i.v.gtt. q.d. 抗炎，辅以保肾、改善循环、降血脂等治疗，双下肢、眼睑水肿消退后出院。出院后口服醋酸泼尼松片 50mg p.o. q.d.，规律随访。4 个月前于门诊行肾脏穿刺，结果提示“符合Ⅱ期膜性肾病”。予以甲泼尼龙 45mg p.o. q.d. 联合吗替麦考酚酯 750mg p.o. q.d. 抑制免疫，辅以调脂、护胃、保肾等对症治疗，复查 24 小时尿蛋白定量 4.44g/24h。出院后双下肢及眼睑反复水肿，24 小时尿蛋白定量波动于 4~6g/24h。现为进一步治疗入院。近半年以来，精神、饮食、睡眠可，大小便如常，体重增加 5kg。

查体　T 36.6℃；P 87 次 /min；R 20 次 /min；BP 124/76mmHg。神志清楚，慢性病容，双下肢轻度水肿。

实验室检查　24 小时尿蛋白定量 14.10g/24h。凝血常规：凝血酶原时间 9.2 秒，INR 0.83，D- 二聚体 0.80mg/L FEU。补体 C3 0.706 0g/L，补体 C4 0.106 0g/L。生化：总蛋白 33.9g/L，白蛋白 18.1g/L，球蛋白 15.8g/L，肌酐 42.0μmol/L，eGFR 139.18ml/（min·1.73m^2），尿酸 324.0μmol/L，甘油三酯 1.88mmol/L，胆固醇 6.08mmol/L，甲状旁腺素 1.40pmol/L。血常规：白细胞计数 11.48 × 10^9/L，尿白蛋白 - 肌酐比 7 202.3mg/g。尿常规：隐血 50 Cell/μl（++），尿蛋白定性 10g/L（++++），红细胞 58/μl，上皮细胞 45/μl，红细胞 10/HP，尿蛋白定量 20.00g/L，尿蛋白 - 肌酐比 1.277g/mmol，尿肌酐 15.66mmol/L，ENA、ANA、dsDNA、输血前全套未见明显异常。

诊断　肾病综合征（膜性肾病）；低蛋白血症。

诊疗经过　入院后暂予以免疫抑制、补钙、降脂、抗凝、降尿蛋白等内科治疗。

主要治疗处方

注射用环磷酰胺 200mg+0.9% 氯化钠注射液 100ml i.v.gtt. q.o.d.

注射用甲泼尼龙琥珀酸钠 40mg+100ml 0.9% 氯化钠注射液 i.v.gtt. q.d.

骨化三醇胶丸 0.5μg p.o. q.d.

碳酸钙 D_3 片 600mg p.o. q.d.

阿托伐他汀钙片 20mg p.o. q.n.

依诺肝素钠注射液 4 000AxaIU i.h. q.d.

厄贝沙坦片 150mg p.o. q.d.

（二）用药分析

1. **免疫抑制治疗**　患者 4 个月前在当地医院行肾活检穿刺，确诊为“Ⅱ期膜性肾病”，给予泼尼松联合吗替麦考酚酯治疗，复查 24 小时尿蛋白波动于 4~6g/24h，考虑该方案疗效不佳，为调整方案入院。参照 2021 版《KDIGO 肾小球疾病管理临床实践指南》、2012 版《KDIGO 肾小球肾炎临床实践指南》《中国成人肾病综合征免疫抑制治疗专家共识》(2014)，蛋白尿 > 6g/d，以及 24 小时蛋白尿为 3.5~6g/24h 且肾病综合征症状突出或肾功能不全的患者应立即接受免疫抑制治疗。根据我国患者的情况及该患者的病史和用药史，建议采用糖皮质激素 + 静脉注射或口服环磷酰胺（CYC）方案，CYC 200mg，隔日静脉用药，达到累计剂量(6~8g)。至少 6 个月疗程后评估病情。若未缓解，则换用其他免疫抑制剂。烷化剂的主要不良反应包括：骨髓抑制、肝损害、出血性膀胱炎、胃肠道反应、感染脱发及性腺损害等。用 CYC 当天多饮水、适当水化以及尽量上午用药，可减少出血性膀胱炎的发生。常规在用药前及用药后 1 天、3 天、7 天、14 天监测血常规和肝功能，有助于及时发现和预防骨髓抑制及肝损害的发生，性腺损害常与 CYC 累积剂量相关。糖皮质激素长期使用可造成骨质疏松以及诱发胃肠道出血或溃疡，需注意患者是否出现骨痛、骨质疏松及便血、黑便等症状，虽住院期间以活性维生素 D 补钙，但出院时复查血清钙浓度为 1.88mmol/L，低于参考值下限，所以同时以活性维生素 D 骨化三醇胶丸 0.5μg p.o. q.d. 和碳酸钙 D_3 片 600mg p.o. q.d. 预防骨质疏松。

2. **降脂治疗**　参照《中国成人血脂异常防治指南》（2016 年）及日本肾脏病学会（JSN）《日本临床实践指南：肾病综合征（下）》（2016 年），通过生活方式干预及药物治疗高脂血症，有利于降低肾脏病患者心血管事件风险。他汀类药物可有效治疗肾病综合征患者脂质代谢紊乱，因此也推荐使用他汀类药物治疗脂质代谢紊乱。选用阿托伐他汀合理，用药过程中要监测肝功能、观察有无肌痛等他汀类药物常见不良反应。

3. **抗凝治疗**　参考 2021 版《KDIGO 肾小球疾病管理临床实践指南》和 2012 版《KDIGO 肾小球肾炎临床实践指南》，对表现为肾病综合征的 MN 患者，若血清白蛋白在<20g/L，属于静脉血栓栓塞事件的高危患者，需要采取抗凝治疗，对于出血风险高的患者使用阿司匹林抗血小板治疗，对于出血风险小的患者予以华法林或低分子肝素联用阿司匹林抗凝治疗。该患者未见相关出血风险，采用阿司匹林联合低分子肝素方案合理。

4. **RAAS 抑制剂**　控制血压及减少尿蛋白有利于延缓肾脏损害的进展及降低心血管事件风险。肾脏病患者血压控制目标为 130/80mmHg，合并尿蛋白的患者，推荐选用 ACEI 或者 ARB 控制血压及降低尿蛋白。该患者使用 ARB 厄贝沙坦 150mg q.d. 降低蛋白尿、延缓肾脏损害合理，注意监测患者肾功能、尿常规、尿量、24 小时尿蛋白定量、尿蛋白 - 肌酐比、白蛋白、血肌酐、血电解质、血压等指标，评估整体药物治疗效果。

五、IgA 肾病

（一）疾病概述

IgA 肾病（IgA nephropathy，IgAN）又称为 Berger 病，是我国肾小球源性血尿最常见的病因，以反复发作肉眼血尿或镜下血尿，系膜 IgA 沉积或以 IgA 沉积为主要特征。隐匿性强，早期无临床表现，通常难以发现，部分患者可自行缓解，最常见的临床表现为发作性肉眼血尿和无症状性血尿和 / 或蛋白尿。IgA 肾病是一种以肾小球系膜区半乳糖、双体或多聚体 IgA 沉积为主的免疫介导性疾病。IgG 或 IgA 自身抗体和半乳糖也可导致 IgA 肾病，且半乳糖和自身抗体的循环浓度与 IgA 肾病进展相关。全基因组关联分析结果显示，IgA 肾病的发病有明显的地域差别，是亚太地区（中国、日本、新加坡和澳大利亚）最常见的原发性肾小球肾炎，占原发性肾小球疾病的 30%~40%，欧洲占 20%，北美洲占 10%。我国是 IgA 肾病的高发国家，占原发性肾小球疾病的 45%~50%，80% 的 IgA 肾病患者为青壮年，男性多见。可包括原发性肾小球肾炎的各种临床表现，但几乎所有患者均有血尿。该病临床呈现慢性进展，25%~30% 的患者在 20~25 年后出现 ESRD，需要接受替代治疗。因此，IgA 肾病是导致 ESRD 的主要病因。

IgA 肾病需通过肾活检诊断，以往 IgA 肾病的病理分级主要有 Lee 氏五型分级、Hass 病理学分级、世界卫生组织病理分级以及国际 IgA 肾病协作网和肾脏病理学工作组提出的牛津分类，目前推荐使用修订的牛津 MEST-C 分型对肾活检进行评分。其中 M 为系膜增生、E 为毛细血管内皮增殖、S 为节段性肾小球硬化、T 为肾小管萎缩 / 间质纤维化，病理指标独立于临床指标之外，直接与肾脏结局相关，C 为新月体对预后判断的价值。目前原发性 IgA 肾病确切的发病机制尚未阐明，遗传、环境和免疫因素可能共同决定了 IgA 肾病的发病。由于 IgA 肾病免疫荧光以 IgA、C3 在系膜区沉积为主，提示本病可能是由于循环中的免疫复合物在肾脏内沉积、激活补体而至肾损害。继发性 IgA 肾病的常见原发病包括过敏性紫癜、病毒性肝炎、肝硬化、系统性红斑狼疮、强直性脊柱炎、类风湿关节炎、混合性结缔组织疾病、结节性多动脉炎、结节性红斑、银屑病、溃疡性结肠炎、克罗恩病、肿瘤、艾滋病等。因此也缺乏特异性治疗，同时由于 IgA 肾病临床和病理表现的多样性，其治疗及治疗反应也有所不同，预后相差悬殊。本节仅讨论原发性 IgA 肾病。

（二）治疗原则

IgA 肾病临床及病理表现有多样性，其治疗及预后也存在差异，不同患者的尿蛋白、肾脏功能和病理严重程度不一致，治疗方案也存在差异。总的治疗原则分为：生活方式干预治疗（饮食中钠盐限制、戒烟、体重控制和适当锻炼）、优化支持治疗（控制血压、RAAS 抑制剂用至最大耐受剂量、处理心血管风险）、免疫治疗（糖皮质激素）及其他药理疗法。

1. **生活方式干预治疗** 除了饮食中的钠盐限制外，没有任何饮食干预能改变 IgA 肾病的预后，而感染可刺激和诱发 IgA 肾病急性发作，因此应积极治疗和去除可能的皮肤黏膜感染，包括咽炎、扁桃体炎和龋齿等。在高加索人患者中，不应将扁桃体切除术作为 IgA 肾病的治疗方法。日本的多项研究报告显示，单独扁桃体切除术或联合皮质类固醇治疗后，肾脏存活率提高，血尿和蛋白尿部分或完全缓解。

2. **优化支持治疗** 2021 版《KDIGO 肾小球疾病管理临床实践指南》、2012 版《KDIGO 肾小球肾炎临床实践指南》以及《肾脏病预后质量倡议》在各自角度推出了指南，均强调使用 ACEI 和 ARB 来控制血压和减少尿蛋白，需要对所有患者进行血压控制。高血压患者的蛋白尿<0.5g/24h，建议初始治疗应采用 ACEI 或 ARB，但不能同时使用两者，而对蛋白尿>0.5g/24h 的患者，无论是否患有高血压，均应使用 ACEI 或 ARB 治疗。

3. **免疫治疗** 若经过至少 90 天的优化支持治疗，蛋白尿仍>1g/24h 的患者可定义为进展高风险人群，此类患者需要考虑是否接受免疫抑制治疗。应注意的是，目前还没有足够证据表明牛津 MEST-C 评分、肾活检新月体的有无及数量可以用来决定 IgA 肾病患者是否应开始免疫抑制治疗及做出治疗决策。同时需要权衡每种药物的风险和益处，以及 eGFR<50ml/(min·1.73m^2)的患者用药后可能产生不良反应等情况来判断用药指征。对于有用药指征的患者，可给予 6 个月的糖皮质激素治疗。在有适应证而使用大剂量糖皮质激素治疗情况下，可预防肺孢子菌肺炎感染，以及采取护胃和预防骨质疏松的对症保护治疗。但若患者存在以下情况，需要慎用或避免使用糖皮质激素：

(1) eGFR<30ml/(min·1.73m^2)。

(2) 糖尿病。

(3) 肥胖(BMI>30kg/m^2)。

(4) 潜在感染(如病毒性肝炎、结核)。

(5) 继发性疾病(如肝硬化)。

(6) 活动性消化性溃疡。

(7) 未控制的精神病。

4. **其他药理疗法**　关于抗血小板药物、抗凝药物、免疫抑制剂(硫唑嘌呤、钙调磷酸酶抑制剂、利妥昔单抗、鱼油)，由于没有有效证据证明其对 IgA 肾病的疗效，故 2021 版《KDIGO 肾小球疾病管理临床实践指南》不推荐在 IgA 肾病患者中使用，环磷酰胺仅在快速进展的 IgA 肾病中推荐。由于在中国的一项吗替麦考酚酯(MMF)的随机对照试验研究中，发现对于增殖型 IgA 肾病(E 或 C 病变伴或不伴坏死)且尿蛋白>1.0g/24h 的患者，MMF 联合小剂量糖皮质激素的疗效不亚于标准剂量糖皮质激素，且联合治疗组糖皮质激素的相关副作用明显减少。故在中国患者中考虑 MMF 作为糖皮质激素的替代药物。

(三) 治疗药物特点

IgA 肾病治疗药物 RAAS 抑制剂，即 ACEI 和 ARB 的具体药物特点参见本章第三节表 5-5、表 5-6。免疫抑制剂糖皮质激素、环磷酰胺的治疗药物特点参见本章第二节表 5-3。

案例 5-2-4　IgA 肾病用药案例分析

(一) 案例简介

患者，女性，26 岁，体重 65kg。因“发现尿蛋白 1 年余”入院。1 年前患者劳累后感腰痛，随后婚检发现尿蛋白(++)，曾就诊于多家医院。完善检查提示：尿蛋白定性波动在(++)~(++++)，24 小时尿蛋白定量波动在 1.72~2.58g/24h，曾服用中药(具体用药不详)及厄贝沙坦 150mg p.o. q.d. 治疗。此次以“尿蛋白原因待查”收入。自发病以来患者神志清，精神、食欲、睡眠可，大便正常，自诉小便次数增多。体重未见明显变化。

体格检查 T 36.7℃；P 98 次 /min；R 20 次 /min；BP 130/96mmHg。神志清楚，无病容，皮肤巩膜无黄染，全身浅表淋巴结未扪及肿大。颈静脉正常。心、双肺、腹部、肝脏、脾脏未见异常。双下肢无水肿。

实验室检查 血常规：红细胞计数 4.39×10^{12}/L，血红蛋白 136g/L，血小板计数 328×10^{9}/L，白细胞计数 11.25×10^{9}/L，中性分叶核粒细胞百分率 80.5%，淋巴细胞百分率 12.9%。24 小时尿量：1.48L/24h；24 小时尿蛋白定量：3.02g/24h。ANCA、GBM、ENA 抗体谱：均阴性。尿蛋白定量 9.50g/L；尿蛋白 - 尿肌酐比 0.435g/mmol Cr。凝血常规：INR 0.86，纤维蛋白原 5.23g/L。尿沉渣分析：隐血 330Cell/μl（+++），白细胞 75Cell/μl（+），尿蛋白定性 3.0g/L（+++），白细胞 10/HP，红细胞 69/HP。甲状腺功能：促甲状腺刺激激素 5.900mU/L。白蛋白 39.8g/L、尿素 3.70mmol/L、肌酐 76.0μmol/L、eGFR 94.89ml/（min·1.73m^2）、胆固醇 6.43mmol/L、高密度脂蛋白胆固醇 1.27mmol/L、低密度脂蛋白胆固醇 4.57mmol/L。泌尿系超声提示：肾脏、膀胱、输尿管未见明显异常。肾穿刺活检病理报告：病理诊断符合为 IgA 肾病（Lee 分级 3 级，牛津分型 M1E0S1T1C0）。

诊断 IgA 肾病（Lee 分级 3 级，牛津分型 M1E0S1T1C0）；肾性高血压。

诊疗经过 入院后根据既往病史、症状及体征，治疗上暂予糖皮质激素、降尿蛋白、降压以及营养支持等内科治疗。

主要治疗处方

厄贝沙坦片 150mg p.o. q.d.

醋酸泼尼松片 60mg p.o. q.d.

（二）用药分析

2021 版《KDIGO 肾小球疾病管理临床实践指南》和 2012 版《KDIGO 肾小球肾炎临床实践指南》以及肾脏病预后质量倡议工作组在各自角度推出了指南，均强调使用 RAAS 抑制剂来控制血压和减少尿蛋白、严格控制血压，并需要对所有患者进行血压控制。而当蛋白尿>0.5g/24h 的患者，无论是否患有高血压，均应使用 ACEI 或 ARB 治疗。但若经过至少 90 天的优化支持治疗，蛋白尿仍>1g/24h 的患者可定义为进展高风险人群，此类患者需要考虑是否接受免疫抑制治疗。该患者发现尿蛋白病史约 1 年，接受 ARB 类药物厄贝沙坦治疗后仍然存在>1g/24h 的尿蛋白，此次入院后肾活检病理提示为：IgA 肾病（Lee 分级 3 级，牛津分型 M1E0S1T1C0），且 eGFR 为 94.89ml/（min·1.73m^2），可使用糖皮质激素治疗 6 个月。中华医学会肾脏病临床诊疗指南中，建议给予泼尼松 0.6~1.0mg/（kg·d），4~8 周后酌情减量，总疗程 6~12 个月。结合患者体重 65kg，给予泼尼松 60mg 合理。糖皮质激素长期使用可造成骨质疏松，需注意患者是否出现骨痛等骨质疏松症状，如有必要，则需进行骨密度监测；泼尼松可导致高血压、高脂血症，故需注意监测患者的血压、血脂情况，必要时，需对药物进行调整；泼尼松可导致血糖升高，虽然患者目前无糖尿病等基础疾病，但患者泼尼松给药剂量较大，故仍需关注患者血糖情况；由于泼尼松对免疫功能的抑制作用，尤其大剂量使用时，可加重或诱发感染，需提醒患者注意避免受凉，出入人群密集区域时应佩戴口罩。该药物每日清晨餐后顿服，以减少对胃黏膜的刺激，遵医嘱服药，切不可突然停药或药量骤减，注意避免受凉，留意服药后是否出现胃肠道不适、黑便等症状。并在用药过程中关注患者血压情况，密切监测尿常规、尿量、24 小时尿蛋白定量、白蛋白、肝肾功能、电解质等指标，评估药物治疗效果，同时关注患者住院过程中是否出现与所用药物相关的药品不良反应。

六、膜增生性肾小球肾炎

(一) 疾病概述

膜增生性肾小球肾炎（membranoproliferative glomerulonephritis，MPGN），又名系膜毛细血管性肾小球肾炎（mesangiocapillary glomerulonephritis），可由多种致病因素导致，最常见于儿童，但也可发生在其他任何年龄的人群中。临床上患者常常表现为肾病综合征、高血压、肾小球源性血尿以及进行性肾功能损害，血清中补体浓度（C3 和 / 或 C4）常降低。MPGN 的临床表现及病程具有高度的变异性、从良性、缓慢进展到迅速进展表现不一。

严格意义上来说，MPGN 是一种损伤形态而非疾病。随着根据病因进行疾病命名的广泛应用，该疾病名称将逐步被淘汰。以往根据光镜及电镜下电子致密物沉积部位，MPGN 可分为 MPGN Ⅰ型（系膜毛细血管性肾小球肾炎Ⅰ型）、MPGN Ⅱ型（致密物沉积病）和 MPGN Ⅲ型。现在，出现了一个新的用于区别免疫球蛋白介导的 MPGN Ⅰ型和补体介导的 MPGN 的诊断名词。补体介导的 MPGN 主要因补体旁路途径调节异常，尤其是 H 因子或自身抗体补体调节蛋白（即 C3 肾炎因子）异常，导致补体异常活化，包括致密物沉积病（dense deposit disease，DDD）和 C3 肾小球肾炎两种类型，可通过 C3 肾炎因子免疫组化检查、电镜显示肾小球基底膜有电子致密物带状沉积进行鉴别。C3 肾小球肾炎的特点为血清 C3 浓度高，电子致密物带状沉积正常，该病在肾移植术后患者中的复发率为 60% ~ 70%。而致密物沉积病常见于青年、血清 C3 浓度较低、肾损害更为严重、GFR 降低风险大的患者，该病在肾移植术后患者中的复发率超过 90%。

根据发病机制 MPGN 可分为免疫复合物介导性 MPGN、补体介导性 MPGN。根据病因 MPGN 可分为特发性 MPGN 和继发性 MPGN。继发性因素包括感染导致抗原 - 抗体免疫复合物沉积（如乙型病毒肝炎、丙型病毒肝炎、HIV 感染、寄生虫等）；自身免疫性疾病导致免疫复合物沉积(如系统性红斑狼疮、类风湿关节炎、混合型结缔组织病等);由于浆细胞或B细胞异常引起单克隆丙种球蛋白病而导致单克隆Ig沉积;补体调节异常(如C3肾小球肾炎、C3 DDD);慢性及已治愈的血栓性微血管病因素。排除继发性病因的考虑为特发性MPGN。本章节主要讨论免疫复合物介导的特发性MPGN的治疗。

(二)治疗原则

对于继发性MPGN的治疗方面基于现有证据符合实际的建议是由慢性感染引起的MPGN患者要针对感染治疗,由自身免疫性疾病引起的MPGN要针对自身免疫性疾病进行治疗,同样由单克隆丙种球蛋白病引起的MPGN应致力于缓解血液系统恶性疾病。对于特发性MPGN,尚无有效治疗方法,也缺乏大规模的循证医学研究的证据。

2012版《KDIGO肾小球肾炎临床实践指南》基于系统回顾及相关的临床试验证据,建议特发性MPGN成人和儿童,如临床表现为肾病综合征和进行性肾功能减退者,需接受口服CYC或MMF治疗,联合隔日或每日小剂量糖皮质激素,初始治疗疗程不超过6个月。然而由于缺乏高质量的临床试验,其证据水平很低(2D)。2021版《KDIGO肾小球疾病管理临床实践指南》中因为对潜在病因的理解有了进展,也认识到MPGN不是一种疾病,而是一种类型的肾小球损伤,所以该指南将此部分更改为对表现为膜增生性损伤的免疫复合物介导的MPGN进行治疗阐述。参照该指南,对于免疫复合物介导的MPGN给出以下建议:

(1)RAAS抑制剂治疗:蛋白尿<3.5g/d,无肾病综合征,eGFR正常的患者,建议仅采用RAAS抑制剂支持治疗。

(2)糖皮质激素治疗方案:有肾病综合征表现且血肌酐正常或接近正常的患者,可尝试限制性糖皮质激素治疗方案。①起始治疗给予泼尼松可在12~16周内按每天1mg/kg剂量给药(最大剂量为60~80mg/d);②如果患者有反应,可在6~8个月的时间内逐渐减少泼尼松剂量,至隔日治疗;③如果12~16周后蛋白尿减少小于30%,我们建议逐渐减少和停用泼尼松;④若有糖皮质激素禁忌证或不愿服用糖皮质激素的患者可以用CNI治疗。

(3)加用糖皮质激素和免疫抑制剂治疗:肾功能异常(但无新月体病变),活动性尿沉渣,伴或不伴肾病范围蛋白尿的患者,应在支持治疗基础上加用糖皮质激素和免疫抑制剂治疗。①起始泼尼松可按每天1mg/kg剂量给药(最大剂量60~80mg/d),持续12~16周。肾功能稳定或改善或蛋白尿减少30%的患者被认为对初始治疗有满意的反应。对于此类患者,应逐渐减少和停止使用泼尼松。②若患者在12~16周后出现肾功能恶化和/或蛋白尿下降小于30%的情况,则认为患者的反应不理想。减少泼尼松的剂量至每天20mg,并增加吗替麦考酚酯。③若患者经过6~12个月的综合治疗,肾功能、血尿或蛋白尿没有改善,应停止治疗,考虑再次肾活检。如果肾活检继续显示肾小球肾炎活跃，考虑使用环磷酰胺或利妥昔单抗。方案一：起始每日口服环磷酰胺 2mg/(kg·d)、泼尼松 10mg/d，3~6 个月。老年人（>60 岁）应减少 25% 的环磷酰胺剂量，并针对肾功能异常患者进行适当调整。方案二：先用 1g 利妥昔单抗，14 天后再用 1g 利妥昔单抗的第 2 剂，6 个月后再用 2g 利妥昔单抗。④对于 MMF 联合低剂量泼尼松至少 6 个月，或每日口服环磷酰胺联合泼尼松或利妥昔单抗 3~6 个月后疾病仍持续活动的患者，停止糖皮质激素和免疫抑制并继续支持治疗。

(4) 应使用大剂量糖皮质激素和环磷酰胺治疗：快速进展性新月体肾炎的患者，应使用大剂量糖皮质激素和环磷酰胺治疗。

(5) 内科支持治疗：大多数 eGFR<30ml/(min·1.73m^2) 的患者，仅予以内科支持治疗。

（三）治疗药物特点

免疫复合物介导的 MPGN 治疗药物 RAAS 抑制剂，即 ACEI 和 ARB，具体药物特点参见本章第三节表 5-5、表 5-6。免疫抑制剂糖皮质激素、环磷酰胺、吗替麦考酚酯、利妥昔单抗的治疗药物特点参见本章第二节表 5-3。应注意这些药物在免疫复合物介导的 MPGN 的使用中可能涉及超说明书用药，需要做好相关的超说明书规范使用流程管理。

案例 5-2-5　膜增生性肾小球肾炎用药案例分析

（一）案例简介

患者，男性，13 岁，体重 45kg。因“发现血尿、蛋白尿 1 年，水肿 1 个月”入院。患者 1 年前，无明显诱因出现眼睑水肿伴肉眼血尿，无头晕、头痛症状，当地医院复查尿蛋白(+)、尿隐血(+++)，当地医院建议休息，后病情好转，未予特殊治疗。1 个月前患者因感冒后出现双下肢水肿，为进一步治疗入院。

体格检查　T 36.2℃；P 75 次 /min；R 20 次 /min；BP 128/87mmHg。神志清楚，无病容，皮肤巩膜无黄染，全身浅表淋巴结未扪及肿大。颈静脉正常。心、双肺、腹部、肝脏、脾脏等未见异常。双下肢重度水肿。

实验室检查　血常规：红细胞计数 3.59×10^{12}/L，血红蛋白 139g/L，血小板计数 324×10^{9}/L，白细胞计数 9.46×10^{9}/L。尿常规：尿蛋白(++++)，红细胞 148/HP，异常红细胞百分比 76%；24 小时尿蛋白定量：4.75g/24h。生化：谷丙转氨酶 46IU/L，白蛋白 39.0g/L，总胆固醇 5.64mmol/L，血肌酐 49.0μmol/L；补体 C3 0.21g/L，补体 C4 0.16g/L，自身抗体谱均阴性，抗链球菌溶血素“O”、类风湿因子、循环免疫复合物、C 反应蛋白、血沉未见异常。肝炎病毒、EB 病毒、巨细胞病毒、人类细小病毒 B19 及支原体抗体均阴性。

其他辅助检查　肾穿刺活检病理提示：符合膜增生性肾小球肾炎。

诊断 膜增生性肾小球肾炎。

诊疗经过 入院后根据症状、体征及检验检查结果，治疗上暂予糖皮质激素、补钙以及营养支持等内科治疗。

主要治疗处方

泼尼松片 45mg p.o. q.d.

碳酸钙 D_3 片 600mg p.o. q.d.

骨化三醇胶丸 0.25μg q.d.

（二）用药分析

该患者诊断为 MPGN，24 小时尿蛋白定量为 4.75g/24h，血肌酐 49.0μmol/L。2021 版《KDIGO 肾小球疾病管理临床实践指南》和 2012 版《KDIGO 肾小球肾炎临床实践指南》建议：开始治疗，泼尼松可在 12~16 周内按每天 1mg/kg 剂量给药（最大剂量为 60~80mg/d）。结合患者体重 45kg，给予 45mg 泼尼松方案合理。考虑糖皮质激素分泌节律，通过早晨顿服泼尼松可减小对下丘脑 - 垂体 - 肾上腺轴的影响。参考我国《糖皮质激素诱导的骨质疏松诊治的专家共识》和 2017 年《ACR 糖皮质激素性诱发骨质疏松症防治指南》，糖皮质激素诱导的骨质疏松并无最小安全剂量，但总体来说糖皮质激素剂量越大，骨质流失越多，使用时间越长，骨质流失越多。钙剂摄入量推荐 1 000~1 200mg/d，维生素 D 摄入量推荐 600~800U/d。患者为发育期青少年，使用碳酸钙 D_3 片和骨化三醇合理。可嘱患者泼尼松片每天早上顿服，服用后可能会出现兴奋、失眠、食欲增加等情况，减量后会缓解。服用钙剂可能会引起便秘，应多食用蔬菜水果。注意观察身上是否出现瘀斑、瘀点，是否出现胃痛、黑便等情况。

七、肾病综合征

（一）疾病概述

肾病综合征（nephrotic syndrome，NS）为一组较常见的肾小球疾病的临床综合征，以大量蛋白尿（≥3.5g/24h）、低白蛋白血症（血浆白蛋白≤30g/L）、水肿、高脂血症为基本特征的临床综合征。尽管该综合征具有共同的临床表现，其病理生理和代谢变化甚至治疗方面均有共同的规律，但由于这组综合征在病因和病理等方面各不相同，因此，其防治也各有其特点。通常与高脂血症、血栓栓塞和感染风险增加相关。根据病因，NS 分为原发性 NS、继发性 NS 和遗传性 NS。前者诊断之前主要排除继发性和遗传性因素，如 Alport 综合征、芬兰型先天性肾病综合征。继发性 NS 的病因常见有过敏性紫癜、乙肝病毒相关性肾炎、系统性红斑狼疮肾炎、糖尿病肾病、肾淀粉样变性、骨髓瘤性肾病等。原发性 NS 的病因为各种不同类型的肾小球病，常见的有微小病变性肾小球病、系膜增生性肾小球肾炎、局灶性节段性肾小球硬化症、膜增生性肾小球肾炎和膜性肾病。

NS 常见并发症包括感染、血栓及栓塞、急性肾损伤、蛋白质及脂代谢紊乱。其中感染是最常见且严重的并发症，常与尿中免疫球蛋白的大量丢失、免疫功能紊乱、营养不良、激素和细胞毒性药物的使用有关。临床上常见的感染有：原发性腹膜炎、蜂窝织炎、呼吸道感染和泌尿系统感染。血液凝血因子改变、激素和利尿剂的应用及高脂血症增加了血液黏滞度，是 NS 患者出现高凝状态和静脉血栓形成的原因。其中以肾静脉、下肢静脉血栓形成最常见。急性肾损伤是由于有效循环血容量不足致血流量下降，引起肾前性氮质血症，尤其是重度水肿的 NS 患者给予强力利尿治疗时更易发生。临床主要表现为少尿或无尿，扩容和利尿治疗无效。蛋白质及脂肪代谢紊乱是由于长期低蛋白血症可造成患者营养不良、机体抵抗力下降、生长发育迟缓、内分泌紊乱等，还可导致药物与蛋白结合减少，游离药物增多，影响药物的疗效及增加部分药物的毒性作用。高脂血症可加重肾小球硬化，是 NS 患者肾功能损害进展的危险因素。

（二）治疗原则

有继发性病因的患者需积极治疗原发病，如手术或化疗控制肿瘤、停用相关药物、积极抗感染治疗等。本节重点讨论原发性 NS 的药物治疗。

1. 一般治疗原则

（1）生活方式干预：主要是调整饮食。有研究显示，低脂、低蛋白饮食可降低严重蛋白尿患者血清胆固醇和载脂蛋白水平。其他可控制高脂血症的生活方式干预方法，如超重患者减轻体重、增加有氧运动等，主要来源于对健康人群的研究，尚无关于在 NS 患者中疗效的研究。

（2）水肿：限制水、盐摄入量（<80mmol/d；<2g/d），使用袢利尿剂如呋塞米或布美他尼。NS 患者可能对口服利尿剂具有耐药性，还需添加噻嗪类利尿剂增加疗效。但需要注意的是，利尿剂可诱发低钾血症和 AKI，因此使用过程中应密切监测患者体重、电解质水平和肾功能。

（3）降血压及蛋白尿：对于合并高血压和蛋白尿的患者，使用可耐受最大剂量的 RAAS 抑制剂，因 ACEI 或 ARB 在降低血压之外，还可改变肾小球血流动力学，控制血压，减少蛋白尿。成人目标收缩压应<120mmHg。

（4）高脂血症：NS 患者可考虑治疗高脂血症，尤其是存在其他心血管危险因素且治疗无效的患者，包括高血压和糖尿病。他汀类药物是其一线治疗药物。这类药物的作用机制为可竞争性抑制羟甲基戊二酰辅酶 A（hydroxy-methylglutaryl coenzyme A，HMG-CoA），使肝脏产生的胆固醇减少，继而导致血液中低密度脂蛋白胆固醇（low density lipoprotein cholesterol，LDL-C）的吸收增加。虽然有研究显示他汀类药物可改善非透析 CKD 患者心血管预后，但 NS 患者使用他汀类药物的心血管获益尚不明确。对无法耐受他汀或最大剂量他汀也不能使血脂达标的心血管高危患者，可考虑使用非他汀类降脂药，如胆汁酸螯合剂、贝特类、烟酸、依折麦布、前蛋白转化酶枯草杆菌蛋白酶 /kexin9 型（proprotein convertase subtilisin/kexin type 9，PCSK9）抑制剂。

（5）血栓风险防治：对于在肾病综合征中发生血栓栓塞的患者，建议充分抗凝治疗。当血栓栓塞风险超过抗凝引起的严重出血事件风险时，应在肾病综合征患者中预防性使用抗凝药。根据血栓栓塞事件的风险选择肝素、低分子肝素、华法林抗凝治疗，而Ⅹa 因子抑制剂（如阿哌沙班、艾多沙班、利伐沙班）和直接凝血酶抑制剂（如阿加曲班、达比加群酯）暂无系统研究证明其是否获益。而抗凝预防药物应根据患者具体情况选择华法林或阿司匹林（参见本章第二节膜性肾病部分）。

2. **免疫抑制治疗**　免疫抑制剂可靶向治疗肾小球病变，激素可单一使用也可与其他药物联合使用，如环磷酰胺、钙调磷酸酶抑制剂、吗替麦考酚酯和利妥昔单抗。治疗过程包括诱导缓解（无蛋白尿和水肿）和维持治疗两部分。根据不同病理类型采取对应的免疫治疗方案（参见本章第二～五节免疫抑制治疗部分）。应注意这些药物在肾病综合征的使用中可能涉及超说明书用药，需要做好相关的超说明书规范使用流程管理。

（三）治疗药物特点

1. **利尿消肿治疗药物**　利尿药物主要包括：①袢利尿剂，作用于髓袢升支粗段，抑制钠、钾、氯的重吸收而发挥利尿作用。常用制剂有呋塞米（口服或静脉注射）、托拉塞米、布美他尼；②噻嗪类利尿剂，通过抑制钠、氯在髓袢升支粗段及远端小管前段重吸收而发挥利尿作用。常用制剂有氢氯噻嗪、美托拉宗；③保钾利尿剂，作用于远端小管，抑制钠和氯的重吸收，但有保钾作用，适用于低钾血症患者。常用制剂有盐皮质激素受体拮抗剂螺内酯，钠通道阻滞剂氨苯蝶啶、阿米洛利；④渗透性利尿剂，主要为提高血浆胶体渗透压，使组织中水分重吸收回血管，同时在小管腔内形成高渗状态，减少水钠重吸收。常用制剂有甘露醇、低分子右旋糖酐、羟乙基淀粉等；⑤碳酸酐酶抑制剂乙酰唑胺；⑥白蛋白或血浆，提高血浆胶体渗透压，使组织中水分重吸收回血管发挥利尿作用。由于静脉使用白蛋白可增加肾小球高滤过和肾小管上皮细胞损害，现多数学者认为，非必要时一般不宜多用。利尿消肿不宜过快过猛，以免造成血容量不足、加重血液高黏滞度倾向，诱发血栓、栓塞并发症。当患者低蛋白血症及营养不良严重时亦可考虑应用，但由于输入的蛋白均将于 24~48 小时内由尿中排出，故血浆制品不可输注过多、过频，否则因肾小球高滤过及肾小管高代谢可能造成肾小球脏层及肾小管上皮细胞损伤，轻者影响糖皮质激素疗效，延迟疾病缓解，重者可损害肾功能。对伴有心脏病的患者应慎用此法利尿，以免因血容量急性扩张而诱发心力衰竭。对严重顽固性水肿的患者，利尿消肿治疗无效者可试用短期血液超滤脱水，严重腹水患者还可考虑在严格无菌操作条件下放腹水，体外浓缩后自身静脉回输。

2021 版《KDIGO 肾小球疾病管理临床实践指南》和 2012 版《KDIGO 肾小球肾炎临床实践指南》建议，使用袢利尿剂作为治疗 NS 水肿的一线药物，对于 NS 顽固性水肿的患者可使用噻嗪类利尿剂和 / 或盐皮质激素拮抗剂联合袢利尿剂。若上述利尿无效，可根据患者病情考虑阿米洛利、乙酰唑胺、静脉注射袢利尿剂与白蛋白联合应用，或者超滤或血液透析治疗。关于上述治疗药物特点见表 5-9。

表 5-9　肾病综合征患者利尿消肿治疗药物特点

药理分类	药物名称	用法用量	注意事项	药物相互作用	检验指标
袢利尿剂	呋塞米	20~100mg，q.d.~t.i.d.	1. 交叉过敏：对磺胺类药物和噻嗪类利尿药有交叉反应。 2. 对诊断的干扰：可致血糖升高、尿糖阳性，过度脱水可使血尿酸和尿素氮水平暂时性升高。血钠、氯、钾、钙和镁下降。 3. 下列情况慎用：无尿或严重肾功能损害者、糖尿病患者、高尿酸血症或有痛风病史者、严重肝功能损害者、急性心肌梗死患者、胰腺炎或有此病史者、有低钾血症倾向者、系统性红斑狼疮患者、前列腺肥大者。 4. 药物剂量应从最小有效剂量开始，然后根据利尿反应调整剂量。 5. 少尿或无尿患者应用最大剂量后 24 小时仍无效时应停药	1. 以下药物可降低本药利尿作用：肾上腺皮质激素、促肾上腺皮质激素及雌激素、非甾体抗炎药、拟交感神经药物及抗惊厥药物。 2. 以下药物合用可增加利尿作用：氯贝丁酯、多巴胺。 3. 本药可降低以下药物疗效：降糖药、抗凝药物和抗纤溶药物。 4. 与两性霉素、头孢菌素、氨基糖苷类等抗生素合用，肾毒性和耳毒性增加。 5. 与抗组胺药物合用时耳毒性增加。 6. 与碳酸氢钠合用发生低氯性碱中毒机会增加	血压、血电解质、肝肾功能、血糖、血尿酸、听力

续表

药理分类	药物名称	用法用量	注意事项	药物相互作用	检验指标
袢利尿剂	托拉塞米	5~20mg,q.d.	1. 禁忌：对托拉塞米或磺酰脲类药物过敏的患者、无尿的患者。 2. 由于体液和电解质平衡突然改变可能导致肝昏迷，有肝硬化和腹水的肝病患者慎用。 3. 静脉注射时，应缓慢注射，时间在 2 分钟以上，单次用药的剂量不能超过 200mg。 4. 余与呋塞米类似	与呋塞米类似	同呋塞米
	布美他尼	0.5~20mg,q.d.	老年人应用本药时发生低血压、电解质紊乱，血栓形成和肾功能损害的机会增多。余与呋塞米类似	与呋塞米类似	同呋塞米
噻嗪类利尿剂	氢氯噻嗪	25~100mg,q.d.~b.i.d.	1. 交叉过敏：与磺胺类药物、呋塞米、布美他尼、碳酸酐酶抑制剂有交叉反应。 2. 对诊断的干扰：可致糖耐量降低，血糖、尿糖、血胆红素、血钙、血尿酸、血胆固醇、甘油三酯、低密度脂蛋白胆固醇浓度升高，血镁、钾、钠及尿钙降低。 3. 下列情况慎用：运动员、无尿或严重肾功能减退、糖尿病、高尿酸血症或有痛风病史、严重肝功能损害、高钙血症、低钠血症、系统性红斑狼疮、胰腺炎等。 4. 应从最小有效剂量开始用药，以减少副作用的发生，减少反射性肾素和醛固酮分泌	与呋塞米类似	同呋塞米

续表

药理分类		药物名称	用法用量	注意事项	药物相互作用	检验指标
保钾利尿剂	盐皮质激素受体拮抗剂	螺内酯	10~30mg，b.i.d.~q.i.d.	1. 禁忌：高钾血症患者。 2. 慎用：运动员、无尿、肝肾功能不全、低钠血症、酸中毒、乳房增大或月经失调者。 3. 给药应个体化，从最小有效剂量开始使用，以减少电解质紊乱等副作用的发生。 4. 进食时或餐后服药，以减少胃肠道反应，并可能提高本药的生物利用度	1. 与下列药物和血液制品合用发生高钾血症的机会增加：含钾药物、库存血、ACEI、ARB、环孢素等。 2. 与下列药物合用发生高钾血症的机会减少：葡萄糖胰岛素溶液、碱剂、钠型降钾交换树脂。 3. 以下药物可降低本药作用：肾上腺皮质激素、雌激素、非甾体抗炎药、拟交感神经药物、甘珀酸钠、甘草类制剂。 4. 多巴胺增加本药作用。 5. 与肾毒性药物合用，肾毒性增加	血压、血电解质、肝肾功能、心电图
	钠通道阻滞剂	氨苯蝶啶	12.5~150mg，b.i.d.	1. 禁忌：高钾血症患者。 2. 慎用：无尿、肾功能不全、糖尿病、肝功能不全、低钠血症、酸中毒、高尿酸血症或有痛风病史者、肾结石。 3. 对诊断的干扰：干扰荧光法测定血奎尼丁浓度、血糖、血肌酐、血尿素氮、血浆肾素、血钾、血镁、血尿酸、血钠的结果。 4. 给药应个体化，从最小有效剂量开始使用，以减少电解质紊乱等副作用。 5. 进食时或餐后服药，以减少胃肠道反应	与螺内酯类似	血压、血电解质、肝肾功能、血糖、血尿酸
		阿米洛利	2.5mg，q.d.~b.i.d.	1. 禁忌：严重肾功能减退、高钾血症。 2. 余与氨苯蝶啶类似	与螺内酯类似	同氨苯蝶啶

续表

药理分类	药物名称	用法用量	注意事项	药物相互作用	检验指标
碳酸酐酶抑制剂	乙酰唑胺	250~500mg，q.d.~b.i.d.	1. 禁忌：肝肾功能不全致低钠血症、低钾血症、高氯性酸中毒，肾上腺衰竭及原发性慢性肾上腺皮质功能减退症（艾迪生病），肝昏迷。 2. 交叉过敏：与磺胺类药物或其他磺胺衍生物利尿剂有交叉反应。 3. 慎用：糖尿病、酸中毒、肝肾功能不全。 4. 对部分检查可产生干扰	1. 与促肾上腺皮质激素、糖皮质激素，尤其与盐皮质激素联合使用，可以导致严重的低血钾。 2. 与苯丙胺、M胆碱受体阻滞药，尤其是与阿托品、奎尼丁联合应用，不良反应发生风险增加。 3. 与苯巴比妥、卡马西平或苯妥英等联合应用，可引起骨软化发病率上升。 4. 影响降糖药疗效	血压、血电解质、肝肾功能、血糖

注：药品注意事项、相互作用的内容来自药品说明书，不同厂家药品可能存在差异，具体以使用药品厂家说明书内容为准。

2. **RAAS 抑制剂** 使用这类治疗药物时，当血肌酐轻度缓慢上升（小于 20%），不应停用 ACEI 或 ARB，但肾功能持续恶化和 / 或出现难治性高钾血症，需要停止使用 ACEI 或 ARB。另外，用药过程中需注意这类药物的急性肾损伤风险和高血钾风险。具体药物特点参见本章第三节表 5-5、表 5-6。

3. **降脂药物** 首选他汀类药物进行降脂治疗，因为他汀类药物降低动脉粥样硬化性心血管疾病（atherosclerotic cardiovascular disease，ASCVD）事件的临床获益大小与其降低 LDL-C 的幅度呈线性正相关，所以需要根据 ASCVD 风险程度，选择他汀类药物的治疗剂量。如 40~80mg 阿托伐他汀、20mg 瑞舒伐他汀为高强度降脂治疗（每日剂量可降低 LDL-C ≥ 50%），而 10~20mg 阿托伐他汀、5~10mg 瑞舒伐他汀、80mg 氟伐他汀、40mg 洛伐他汀、2~4mg 匹伐他汀、40mg 普伐他汀、20~40mg 辛伐他汀为中等强度降脂治疗（每日剂量可降低 LDL-C 25%~50%）。关于上述治疗药物特点见表 5-10。

表 5-10 肾病综合征患者他汀类药物降脂治疗的特点

药物名称		辛伐他汀	洛伐他汀	阿托伐他汀	瑞舒伐他汀	普伐他汀	氟伐他汀	匹伐他汀
代谢途径		CYP3A4	CYP3A4	CYP3A4	90% 原型，10% CYP2C9	—	CYP2C9	—
联用药物限制	伏立康唑	避免	避免	—	—	—	—	—
	氟康唑	—	—	—	—	—	限 20mg	—
	伊曲康唑	—	—	限 20mg	—	—	—	—

续表

药物名称		辛伐他汀	洛伐他汀	阿托伐他汀	瑞舒伐他汀	普伐他汀	氟伐他汀	匹伐他汀
联用药物限制	泊沙康唑	避免	避免	—	—	—	—	—
	波普瑞韦	避免	避免	—	—	—	—	—
	西美瑞韦	警惕	警惕	警惕	警惕	警惕	—	警惕
	萘法唑酮	避免	避免	—	—	—	—	—
	环孢素	避免	避免	避免	5mg/d	20mg/d	20mg/d	—
	吉非罗齐	避免	避免	避免	10mg/d	避免	警惕	避免
	达那唑	避免	避免	—	—	—	—	—
	替拉那韦	—	—	避免	—	—	—	—
	特拉匹韦	—	—	避免	—	—	—	—
	HIV 蛋白酶抑制剂	避免	避免	20mg	10mg	—	—	—
	维拉帕米	限 10mg	—	—	—	—	—	—
	地尔硫䓬	—	—	—	—	—	—	—
	克拉霉素	—	—	限 20mg	限 40mg	—	—	—
	膦沙那韦 / 利托那韦	—	—	限 20mg	—	—	—	—
	奈非那韦	—	—	限 40mg	—	—	—	—
	胺碘酮	限 20mg	—	—	—	—	—	—
	氨氯地平	—	—	—	—	—	—	—
	雷诺嗪	—	—	—	—	—	—	—
	西柚汁	避免大量	—	—	—	—	—	—
	烟酸	上限 1g/d	上限 1g/d	上限 1g/d	上限 1g/d	上限 1g/d	—	—
	红霉素	—	—	—	—	—	—	1mg/d
	利福平	—	—	—	—	—	—	2mg/d
检测指标		肝肾功能、肌酶						

4. **免疫抑制剂**　根据病理类型选用糖皮质激素、钙调磷酸酶抑制剂、吗替麦考酚酯、环磷酰胺、利妥昔单抗等药物，具体治疗药物特点参见本章第二节表 5-3。

案例 5-2-6　肾病综合征用药案例分析

（一）案例简介

患者，女性，32 岁，体重 65kg。因“腹胀 20^+ 天，双下肢水肿 10^+ 天”入院。20^+ 天前，患者自觉腹胀，未予重视。10^+ 天前，患者出现双下肢水肿，逐渐加重，伴活动后心悸，余无特殊,当地医院就诊考虑“肾病综合征”,予以呋塞米、螺内酯、人血白蛋白、稳心颗粒等药物治疗(具体不详),患者症状改善不明显,为进一步诊治,于我院急诊就诊。急诊予以输注人血白蛋白、利尿、抗凝等治疗,现患者为行肾穿刺活检明确病因,以“肾病综合征”收住入院。自发病以来,神志清、精神可,食欲下降,小便量减少,700~900ml/d,大便如常,体重增加约10kg。

体格检查 T 36.5℃;P 67次/min;R 20次/min;BP 92/60mmHg。全身皮肤未见皮疹,无皮下出血,全身浅表淋巴结未扪及肿大。颈静脉正常。心、双肺、腹部、肝脏、脾脏未见异常。双下肢重度水肿。

实验室检查 血常规:红细胞计数 5.48×10^{12}/L,血红蛋白176g/L,血小板计数 393×10^{9}/L;尿常规:尿蛋白定性10g/L(++++),红细胞3/HP;生化:谷丙转氨酶55IU/L,谷草转氨酶60IU/L,白蛋白13.6g/L,肌酐83μmol/L,eGFR 81.31ml/(min·1.73m^2),甘油三酯3.78mmol/L,胆固醇12.39mmol/L,低密度脂蛋白胆固醇9.4mmol/L,钾3.74mmol/L,钙1.83mmol/L;免疫相关:抗核抗体阴性;抗肾小球基底膜抗体测定<2.00AU/ml;抗中性粒细胞胞质抗体阴性;凝血常规:活化部分凝血活酶时间37.8s,纤维蛋白原4.56g/L,D-二聚体1.01mg/L FEU;抗凝血酶Ⅲ 39.1%。输血前全套:阴性;24小时尿量:900ml;24小时尿蛋白定量:10.71g/24h。

其他辅助检查 下肢静脉彩超:双下肢静脉未见血栓。女性泌尿系彩超:双肾形态未见异常,右肾大小约9.3cm×3.7cm×4.3cm,左肾大小约9.9cm×4.3cm×4.9cm,实质回声均匀,双肾集合系统未见分离及强回声。膀胱及输尿管未见明显异常。腹腔积液。肾穿刺活检病理诊断:肾小球病变轻微,结合免疫荧光,早期膜性肾病待排,待电镜辅助诊断。

出院诊断 肾病综合征(轻微病变,早期膜性肾病?)、低蛋白血症。

诊疗经过 入院后根据既往病史、症状、体征及检验检查结果,治疗上暂予利尿消肿、降脂、抗凝治疗,病理活检后增加了免疫抑制、补钙等内科治疗。

主要治疗处方

初始治疗方案:人血白蛋白(10g/50ml) 10g i.v.gtt. q.d.
呋塞米注射液 20mg i.v. q.d.
螺内酯片 20mg p.o. q.d.
阿托伐他汀钙片 20mg p.o. q.d.
依诺肝素钠注射液 4 000IU i.h. q.d.

病理活检后增加治疗:醋酸泼尼松片 50mg p.o. q.d.
骨化三醇软胶囊 0.25μg p.o. q.n.
注射用环磷酰胺 800mg + 0.9% 氯化钠注射液 500ml i.v.gtt. s.t.

（二）用药分析

NS 的治疗可分为一般治疗、对症治疗和免疫治疗。一般治疗主要为避免肾毒性药物并预防感染，并进行优质蛋白饮食；对症治疗主要为利尿消肿、降脂、抗凝、减少蛋白尿、提高血浆胶体渗透压，控制血压；免疫治疗为使用糖皮质激素或联合免疫抑制剂来缓解病情。询问病史，未发现患者使用存在肾毒性的药物，该患者此次入院拟行肾穿刺活检明确病因，故暂不行免疫治疗，积极完善肾穿刺活检，待肾穿刺活检结果回报后，根据病理类型指定免疫治疗方案。故该患者治疗分为初始治疗和后续治疗两部分方案。入院时双下肢重度水肿，辅助检查血小板升高，凝血常规提示血液处于高凝状态，生化提示甘油三酯、胆固醇、低密度脂蛋白胆固醇均明显升高，故需对患者进行对症治疗。

1. **水肿治疗**　水肿是 NS 最常见的临床表现，NS 的水肿主要基于两个原因：①大量蛋白尿导致严重低蛋白血症，使血浆胶体渗透压降低，体液流向组织间液导致水肿，此时常伴有循环血容量不足，多见于微小病变，尤其是血清白蛋白水平 $<10g/L$、血压正常、肾功能正常者，临床常表现为心动过速、手足冰冷、少尿；②肾单位远端功能障碍导致原发性的水钠潴留，血容量增加伴周身水肿，见于血清白蛋白大于 20g/L，尤其是伴高血压、肾功能损害者。目前患者血浆白蛋白 13.6g/L 属于严重的低蛋白血症状态，故给予人血白蛋白静脉滴注纠正低蛋白血症，提高血浆胶体渗透压，促进组织间液回流入血，同时给予静脉推注呋塞米及口服螺内酯利尿、消肿。对于 NS 的患者，呋塞米的药代动力学会发生改变，即存在利尿剂抵抗的作用主要原因是呋塞米与血浆白蛋白的结合率高达 91%~97%，几乎均与白蛋白结合，且结合型的呋塞米是其到达肾脏近端小管并分泌到管腔内发挥利尿作用的决定因素，NS 患者低蛋白血症会导致呋塞米与白蛋白的结合率下降，造成部分呋塞米流失至细胞间隙，最终达到作用靶点的利尿剂剂量减少，同时游离型的呋塞米更易被肾小球滤过。因此，对 NS 低蛋白血症的患者来说，在使用呋塞米利尿的同时应纠正低蛋白血症，在用药的过程中应注意先输注白蛋白，再推注呋塞米。此外，部分 NS 患者，特别是在接受利尿剂之后，会使血浆肾素的活性明显升高，由此导致的高醛固酮血症会增加远端小管及集合管对 NaCl 的重吸收，从而抵消呋塞米的利尿效果，故给予患者小剂量的螺内酯 20mg p.o. q.d.，纠正患者继发性醛固酮增多的症状。螺内酯为醛固酮受体拮抗剂，同时为一种低效的利尿剂，可在远曲小管和集合管的皮质段上皮细胞内与醛固酮竞争结合醛固酮受体，从而抑制醛固酮促进 K^+-Na^+ 交换的作用，使 Na^+ 和 Cl^- 排出增多，起到利尿作用，而 K^+ 则被保留，进而可以纠正呋塞米的排 K^+ 作用，避免造成低钾血症。

2. **降脂治疗**　患者入院时，甘油三酯 3.78mmol/L，胆固醇 12.39mmol/L，低密度脂蛋白胆固醇 9.4mmol/L，均高于参考值，根据《中国成人血脂异常防治指南》(2016 年）中

Framingham10 年内 ASCVD 发病风险的评估，该患者属于未来 10 年 ASCVD 发病风险的高危人群，发病风险 ≥ 10%，《KDIGO 慢性肾脏病血脂管理临床实践指南（2013）》推荐对于 18~49 岁 CKD 患者（非长期透析治疗）伴有以下情况可使用他汀类药物治疗：①已知冠心病（心肌梗死或冠状动脉血运重建）；②糖尿病；③缺血性卒中既往史；④ Framingham 风险评分预测冠心病 10 年死亡发生率或非致死性心肌梗死发生率 ≥ 10%。故给予患者口服阿托伐他汀钙 20mg q.d. 降低血脂。

3. **抗凝治疗** 对于 NS 的患者伴随大量尿蛋白的丢失，抗凝血酶Ⅲ、蛋白 C 及蛋白 S 等抗凝因子亦随之丧失，同时低蛋白血症刺激肝脏合成脂蛋白、纤维蛋白原及凝血因子Ⅴ、Ⅶ、Ⅷ、Ⅸ、ⅩⅢ等增多；血浆胶体渗透压下降，血液浓缩、黏度增高；血小板黏附、聚集和释放功能增加等共同形成高凝状态，血栓风险增高。血液高凝状态和血栓是 NS 患者常见的并发症，而血栓形成、纤溶异常可加重肾小球损伤和肾小管间质纤维化，从而加重肾功能损害，影响预后，因此抗凝治疗已成为 NS 患者辅助治疗的重要部分。患者于我院急诊检查凝血系列：活化部分凝血活酶时间 37.8s，纤维蛋白原 4.56g/L，D- 二聚体 1.01mg/L FEU；血常规提示红细胞计数 5.48×10^{12}/L，血红蛋白 176g/L，血小板计数 393×10^{9}/L，可判断患者处于血液高凝状态，Caprini 血栓风险评估 2 分（下肢水肿，计划小手术），生化提示血浆白蛋白 13.6g/L，故给予患者依诺肝素钠注射液 4 000IU i.h. q.d. 预防血栓的形成。

4. **免疫抑制治疗** 该患者起病急，病史不长，24 小时尿蛋白定量：10.71g/24h，临床表现为 NS。糖皮质激素是治疗 NS 的基础用药，使用过程中应遵循"起始足量、缓慢减量、长期维持"的原则。起始足量要求予以泼尼松 1mg/（kg·d）顿服（最大剂量 60mg/d），连用 6~8 周，部分患者可根据病理类型延长至 12 周。患者入院时体重 65kg，双下肢水肿，自述患病以来体重增长约 10kg，既往体重约 55kg，故暂予患者口服 50mg 醋酸泼尼松行免疫抑制治疗。并给予骨化三醇预防长期使用糖皮质激素可能的骨质疏松风险，方案合理。入院后肾活检提示，病理诊断：肾小球病变轻微，结合免疫荧光，早期膜性肾病待排，待电镜辅助诊断。MN 单用糖皮质激素疗效不佳，参考 2021 版《KDIGO 肾小球疾病管理临床实践指南》的建议结合患者具体情况，本患者血压偏低，不适宜使用 ACEI/ARB 进行降压、降蛋白尿治疗，患者目前持续蛋白尿，24 小时尿蛋白定量 10.71g/24h，故应进行免疫抑制治疗，可使用糖皮质激素联合烷化剂交替隔月治疗 6 个月，但目前该方案具体给药剂量未有统一标准，结合《中国成人肾病综合征免疫抑制治疗专家共识》（2014）推荐，静脉输注环磷酰胺 0.5~1g/m^2 每月 1 次的治疗方案，患者体表面积 1.71m^2，计算应输注环磷酰胺 0.85g，故今日给予患者输注环磷酰胺 0.8g，该方案合理。

第三节　常见继发性肾脏病的药物治疗

一、狼疮性肾炎

（一）疾病概述

系统性红斑狼疮（systemic lupus erythematosus，SLE）属于系统性自身免疫病，表现为全身多系统多脏器受累、反复的复发与缓解、体内存在大量自身抗体等主要临床特点，若治疗不及时，会造成不可逆的脏器受累，最终导致患者死亡。SLE 的病因复杂，与遗传、性激素、环境（如病毒与细菌感染）等多种因素有关。SLE 患病率地域差异较大，目前全球 SLE 患病率为（0~241）/10 万，中国大陆地区 SLE 患病率为（30~70）/10 万，男女患病比为 1∶(10~12)。随着 SLE 诊治水平的不断提高，SLE 患者的生存率大幅度提高。研究显示，SLE 患者 5 年生存率从 20 世纪 50 年代的 50%~60% 升高至 90 年代的超过 90%，并在 2008—2016 年逐渐趋于稳定——高收入国家 5 年生存率为 95%，中低收入国家 5 年生存率为 92%。狼疮性肾炎（lupus nephritis，LN）是 SLE 最常见和最重要的肾脏并发症，SLE 患者 LN 终身发病率为 20%~60%。大部分是由于免疫复合物在肾小球沉积而导致肾小球的炎症，其临床表现多样，从无症状血尿和 / 或蛋白尿到 NS，到伴有肾功能损害的急进性肾炎不等。若不及时治疗，可进一步损害肾间质。其他机制也可以导致肾脏受累，如血栓性微血管病。LN 患者比无肾脏受累的 SLE 患者预后更差，因为部分 LN 患者最终进展为 CKD 和 ESRD，提示 LN 是 SLE 中较为严重的表现。我国 LN 患者的 10 年肾存活率为 81%~98%，是 ESRD 的常见病因之一，也是导致 SLE 患者死亡的重要原因。

由于 LN 是 SLE 的肾脏损害，因此 LN 首先必须符合 SLE 相关诊断。推荐使用 2012 年国际狼疮研究临床协作组（Systemic Lupus International Collaborating Clinics，SLICC）或 2019 年欧洲抗风湿病联盟和美国风湿病学会（European League Against Rheumatism/American College of Rheumatology，EULAR/ACR）制定的 SLE 分类标准对疑似 SLE 患者进行诊断。该标准包括 1 条入围标准（ANA ≥ 1∶80）、10 个方面（全身症状、血液系统、神经系统、皮肤黏膜、浆膜腔、肌肉骨骼、肾脏、抗凝脂抗体、补体、特异抗体）、相关标准（发热 > 38.3℃、白细胞减少症的白细胞 < 4×10^9/L、血小板减少症的血细胞 < 100×10^9/L、溶血性贫血、谵妄、精神异常、癫痫、非瘢痕性脱发、口腔溃疡、亚急性皮肤狼疮、急性皮肤狼疮、胸腔积液或心包积液、急性心包炎、关节受累、蛋白尿 > 0.5g/24h、肾活检Ⅱ或Ⅴ型 LN、肾活检Ⅲ或Ⅳ型 LN、抗心磷脂抗体或狼疮疑似物阳性、低 C3 或 C4、低 C3 和 C4、抗 dsDNA 或抗 Sm

抗体阳性),每条标准均需排除感染、恶性肿瘤、药物等原因,既往符合某条标准者亦可计分,在每个方面取最高权重得分计入总分,总分≥10 可分类为 SLE。

确诊 SLE 的患者需要通过血肌酐、尿液分析、尿蛋白 - 肌酐比等检查指标判断肾损害是否与 SLE 相关,SLE 患者出现以下一项临床和实验室检查异常时,即可诊断为 LN,包括:①蛋白尿持续>0.5g/24h,或随机尿检查尿蛋白(+++),或尿蛋白 - 肌酐比>500mg/g(50mg/mmol);②细胞管型包括红细胞管型、血红蛋白管型、颗粒管型、管状管型或混合管型;③活动性尿沉渣(除外尿路感染,尿白细胞>5 个 /HPF,尿红细胞>5 个 /HPF),或红细胞管型,或白细胞管型。由于临床表现并不总是与肾脏受累的程度或严重程度相关,故确定为 LN 后,需要进一步肾活检进行病理分型。同时肾活检有助于确诊、评估活动和慢性特征,从而做出治疗决定和评估预后,肾活检病理改变是 LN 免疫抑制治疗方案选择的基础。推荐以国际肾脏病学会和肾脏病理学会(International Society of Nephrology/Renal Pathology Society,ISN/RPS)的 LN 分型方案将 LN 分为Ⅰ~Ⅵ型:Ⅰ型(轻微系膜病变型 LN)、Ⅱ型(系膜增生性 LN)、Ⅲ型(局灶增生性 LN)、Ⅳ型(弥漫增生性 LN)、Ⅴ型(膜性 LN)、Ⅵ型(晚期硬化性 LN),并增加狼疮足细胞病和狼疮血栓性微血管病(lupus associated renal thrombotic microangiopathy,TMA)两个特殊病理类型。而不同病理类型可以互相重叠(如:Ⅲ+Ⅴ,Ⅳ+Ⅴ),随着疾病的活动和治疗缓解,不同病理类型可以互相转换。应注意影响肾脏实质不同成分的活动性和慢性组织病理学特征的详细描述,特别是关于潜在可逆的活动性病变与免疫抑制剂不能逆转的慢性损伤。

(二)治疗原则

结合 2021 版《KDIGO 肾小球疾病管理临床实践指南》、2012 版《KDIGO 肾小球肾炎临床实践指南》、2020《中国狼疮肾炎诊断和治疗指南》和 2019 欧洲抗风湿病联盟 / 欧洲肾脏学会 - 欧洲透析和移植学会(the European League Against Rheumatism/European Renal Association-European Dialysis and Transplant Association,EULAR/ERA-EDTA)《建议:狼疮肾炎的管理》对 LN 的治疗措施作出以下阐述:

1. **一般治疗** 所有患者应考虑通过辅助疗法来治疗 LN 及减轻疾病的复发,具体措施包括:降低心血管事件风险(戒烟、优化体重、管理血脂、怀孕期间接受小剂量阿司匹林治疗)、控制蛋白尿(避免高钠饮食、控制血压、使用 RAAS 抑制剂)、降低感染风险(疫苗接种、预防肺孢子虫病等)、降低骨损伤风险(补充钙剂、维生素 D 制剂、适当时候使用双膦酸盐)、避免紫外线照射、降低卵巢功能早衰、计划怀孕、评估癌症风险。

2. **基础治疗** 除非存在禁忌证,否则糖皮质激素和硫酸羟氯喹(hydroxychloroquine,HCQ)应作为治疗 LN 的基础用药。激素的剂量及用法取决于肾脏损伤的类型、活动性、严重程度及其他器官损伤的范围和程度。活动增生性 LN（Ⅲ型、Ⅳ型、Ⅲ/Ⅳ+Ⅴ型）及伴有 TMA 的 LN，先给予大剂量甲泼尼龙静脉冲击治疗（500mg/d 或 750mg/d，静脉滴注，连续 3 天），后续口服泼尼松（或甲泼尼龙）0.5~0.6mg/（kg·d）。病变特别严重的患者（如新月体比例超过 50%），甲泼尼龙静脉冲击治疗可重复一个疗程。其他类型 LN 可口服泼尼松，剂量为 0.5~1.0mg/（kg·d），4~6 周后逐步减量。长期维持激素最好能减量至 7.5mg/d 以内，如果条件允许则停用。HCQ 具有免疫调节和抑制肾脏损伤进展的作用，能预防 SLE 患者肾损害的发生，预防 LN 复发，延缓肾脏损害的进展并减少 ESRD 的发生。最大治疗剂量不超过 5mg/（kg·d），缓解期可以减量为 0.2g/d。

3. **免疫抑制治疗** 肾脏病理类型及病变活动性是选择 LN 治疗方案的基础，不同病理类型 LN 优先选择的诱导和维持治疗方案不同。治疗方案和药物剂量还应根据患者的年龄、营养状态、肝功能、感染风险、肾脏损伤指标（如尿蛋白定量、尿沉渣和 Scr 水平）、肾外脏器损伤、生育意愿、合并症和既往免疫抑制剂的治疗反应等情况进行个体化选择。LN 的诱导和维持治疗是连续、序贯的治疗过程，两个阶段的治疗方案可以一致，也可以不同。

（1）Ⅰ型 LN：诱导和维持方案均为糖皮质激素或激素联合免疫抑制剂控制肾外狼疮活动。

（2）Ⅱ型 LN：对无蛋白尿的Ⅱ型 LN，糖皮质激素剂量和其他免疫抑制剂的使用根据其他器官损伤和狼疮活动性而定。0.5g/24h<蛋白尿<3.0g/24h 的Ⅱ型 LN，采用口服泼尼松［0.5~0.6mg/（kg·d）］，或糖皮质激素联合免疫抑制剂诱导，缓解后糖皮质激素联合免疫抑制剂［硫唑嘌呤（azathioprine，AZA）、吗替麦考酚酯（MMF）］维持，其中 MMF 的维持剂量通常为 1.0g/d 或更低，AZA 的维持剂量为 1.5~2.0mg/（kg·d）。

（3）狼疮足细胞病：肾小球病理改变轻微或系膜增生性狼疮足细胞病推荐糖皮质激素单药诱导，或糖皮质激素联合免疫抑制剂（MMF 或 CNI）诱导缓解；糖皮质激素单药诱导未获缓解，或肾小球病变为局灶性节段性肾小球硬化症（FSGS）者，应联合其他免疫抑制剂治疗。狼疮足细胞病获得缓解后推荐采用糖皮质激素联合免疫抑制剂维持。反复复发者建议联合 CD20 单克隆抗体治疗。

（4）Ⅲ型和Ⅳ型 LN：MMF 方案、静脉注射环磷酰胺（intravenous cyclophosphamide，IV-CYC）或多靶点方案作为初始诱导治疗。MMF 和Ⅳ-CYC 方案诱导缓解后优先选择 MMF 维持，多靶点诱导缓解后继续多靶点维持治疗。若伴有新月体或有生育需求的 LN 患者，可首选 MMF 诱导，缓解后继续 MMF 维持。MMF 总疗程超过 2 年后可切换为 AZA 维持。或选用多靶点方案诱导治疗；若 Scr>265.2μmol/L（3mg/dl），或肾组织慢性指数高（CI>3 分）

时，可选择Ⅳ-CYC 诱导方案，缓解后优先选择 MMF 维持；若肾功能正常或轻度受损伴有大量蛋白尿可选择他克莫司（TAC）作为诱导治疗。

1）MMF 方案：一般推荐初始诱导剂量为 1.5~2.0g/d，维持剂量通常为 1.0g/d 或更低。对感染高危患者，在 MMF 治疗前 3 个月内，应预防性使用复方磺胺甲噁唑（SMZ/TMP）。

2）多靶点方案：由糖皮质激素、MMF 和 TAC 组成，在抗炎、免疫抑制和足细胞保护等方面发挥协同作用，提高疗效。多靶点诱导方案，MMF 治疗剂量为 1.0g/d，TAC 剂量为 4mg/d，根据肾损伤程度、MMF 和 TAC 血药浓度及患者耐受性调整药物的剂量。Scr 升高，或血清白蛋白水平<20g/L 时，MMF 剂量减为 0.50~0.75g/d。TAC 谷浓度一般为 5~8μg/L，如超过 10μg/L，或出现不良反应，TAC 应减量。多靶点方案维持时，MMF 减为 0.50~0.75g/d，TAC 剂量 2~3mg/d。

3）CYC 方案：临床使用方案有 3 种，第 1 种为美国国立卫生研究院（National Institutes of Health，NIH）推荐的大剂量静脉 CYC 冲击治疗方案，即 NIH/CYC 方案，按体表面积每个月给予 CYC 0.5~1.0g/m^2 静脉滴注，疗程 6 个月。第 2 种方案为小剂量 CYC 静脉冲击方案，即欧洲 CYC 方案，每 2 周给予 CYC 500mg 静脉滴注，共 3 个月。第 3 种为口服 CYC 方案，即给予 CYC 1.0~1.5mg/（kg·d）（最大剂量 150mg/d）口服 2~4 个月。目前国内主要采用的治疗方案为 NIH/CYC 方案。

（5）Ⅲ+Ⅳ型和Ⅳ+Ⅴ型 LN：优先选择多靶点方案诱导和维持。具体用药参见Ⅲ型和Ⅳ型 LN。

（6）Ⅴ型 LN：蛋白尿≥2g/24h 的Ⅴ型 LN 应进行免疫抑制治疗，选择多靶点方案或 CNI（TAC/ 环孢素）方案诱导，或雷公藤多苷（TW）短疗程治疗。维持期可采用激素联合 MMF 或 CNI 方案。尿蛋白<2g/24h 的Ⅴ型 LN 采用糖皮质激素和 RAAS 抑制剂减少蛋白尿。治疗过程中如肾损伤加重（尿蛋白增加，或肾功能减退）应进行免疫抑制治疗。

（7）TMA：如果肾功能进行性减退，或严重肾功能不全需肾脏替代治疗，除传统大剂量甲泼尼龙静脉冲击和免疫抑制治疗外，应联合血浆置换或双重血浆置换（double filtration plasmapheresis，DFPP）治疗。血清抗磷脂抗体（antiphospholipid antibody，aPL）阳性，或伴有抗磷脂综合征（antiphospholipid syndrome，APS）者，应使用抗凝药物和 HCQ。

（三）治疗药物特点

LN 治疗药物主要涉及糖皮质激素、环磷酰胺、他克莫司、吗替麦考酚酯、利妥昔单抗、硫唑嘌呤、雷公藤多苷及羟氯喹，除后 3 种药物，其他治疗药物的特点均在本章第二节中阐述，详见表 5-3。本章此部分仅介绍硫唑嘌呤、雷公藤多苷及羟氯喹的药物特点，见表 5-11。应注意上述部分药物在 LN 的使用中可能涉及超说明书用药，需要做好相关的超说明书规范使用流程管理。

表 5-11　狼疮性肾炎部分药物特点

药物名称	药理作用	用法用量	注意事项	药物相互作用	检验指标
硫唑嘌呤	干扰细胞分裂，抑制核酸生物合成，进而抑制活化的 T、B 淋巴细胞的增殖，以及其他细胞类型如红细胞前体的增殖，并可引起 DNA 损害	1.5~2.0mg/(kg·d)	禁忌：过敏、对 6- 硫唑嘌呤过敏	1. 联用别嘌醇时，硫唑嘌呤的剂量应减至原剂量的四分之一。 2. 可降低华法林的抗凝作用。 3. 尽量避免与细胞生长抑制剂和骨髓抑制剂合用	肝功能、全血细胞计数
雷公藤多苷	抗炎、免疫抑制等	1~1.5mg/(kg·d)，t.i.d.，或遵医嘱	1. 禁忌：儿童、育龄期有孕育要求者、孕妇和哺乳期妇女、心功能不全患者、肝功能不全患者、肾功能不全患者、严重贫血、白细胞和血小板降低者、胃溃疡活动期患者、十二指肠溃疡活动期患者、严重心律失常者。 2. 服用期间可引起月经紊乱，精子活力及数目减少，白细胞和血小板减少，停药后可恢复	不详	全血细胞计数、尿常规、心电图、肝肾功能
羟氯喹	具有免疫调节和抑制肾脏损伤进展的作用，抑制 aPL 对内皮细胞的损伤	最大治疗剂量不超过 5mg/(kg·d)，缓解期可以减量为 0.2g/d	1. 禁忌：对 4- 氨基喹啉类化合物过敏、6 岁以下儿童。 2. 开始使用本品治疗前，所有患者均应进行眼科检查	1. 增加血浆地高辛浓度。 2. 可能有氯喹已知的几种药物相互作用。 3. 增强降糖药作用	高危患者应每年检查眼底

注：药品注意事项、相互作用的内容来自药品说明书，不同厂家药品可能存在差异，具体以使用药品厂家说明书内容为准。

案例 5-3-1　狼疮性肾炎用药案例分析

(一) 案例简介

患者，女性，48 岁，体重 55kg。因“反复双下肢水肿 1^+ 年”入院。1^+ 年前患者无明显诱因出现双下肢凹陷性水肿，当地医院检查24小时尿蛋白(+++)，自诉行激素治疗(具体不详)后症状好转。今为求进一步诊治，于我院检查，尿沉渣分析：尿隐血(++)、尿白细胞(+++)、尿蛋白定性(+++)、尿蛋白 - 尿肌酐比0.587g/mmol Cr。生化：白蛋白28.7g/L、尿酸436.0μmol/L、甘油三酯2.72mmol/L、胆固醇4.04mmol/L。血常规：血红蛋白102g/L，余未见明显异常。门诊遂以“肾病综合征”收入肾脏内科。患者否认高血压、糖尿病病史。患者自患病以来，精神、食欲、睡眠可，二便正常，体重增加。

查体 T 36.1℃；P 106次/min；R 20次/min；BP 121/71mmHg。神志清楚，无病容，皮肤巩膜无黄染，全身浅表淋巴结未扪及肿大。颈静脉正常。心、双肺、腹部、肝脏、脾脏未见异常。双下肢中度水肿。

实验室检查 补体C3 0.401 0g/L、补体C4 0.025 6g/L；蛋白电泳：白蛋白41.50%、α_1-球蛋白6.90%、α_2-球蛋白17.80%、γ-球蛋白22.60%；T细胞亚群：CD8细胞亚群38.70%、CD4/CD8比值0.92。

入院诊断 肾病综合征。

入院后行肾穿刺活检，穿刺活检病理结果：符合狼疮性肾炎，Ⅳ-S(A/C)型 + Ⅴ型。

修正诊断 狼疮性肾炎[Ⅳ-S(A/C)型 + Ⅴ型]。

诊疗经过 入院后根据既往病史、症状、体征及检验检查结果，治疗上暂予降压、降尿蛋白、降脂、补钙、糖皮质激素等治疗，病理活检后增加了免疫抑制等内科治疗。

主要治疗处方

初始治疗方案：厄贝沙坦片 150mg p.o. q.d.

醋酸泼尼松片 55mg p.o. q.d.

阿托伐他汀钙片 20mg p.o. q.d.

骨化三醇软胶囊 0.25μg p.o. q.d.

病理活检后增加治疗：注射用甲泼尼龙琥珀酸钠500mg+5%葡萄糖注射液100ml i.v.gtt. q.d.

硫酸羟氯喹片 0.2g p.o. b.i.d.

注射用环磷酰胺 800mg i.v.gtt. s.t.

甲氧氯普胺注射液 10mg i.m. s.t.

0.9%氯化钠注射液 100ml i.v.gtt. s.t.(环磷酰胺用后使用)

(二) 用药分析

患者入院初步诊断肾病综合征，治疗方式按照肾病综合征初始治疗，肾活检明确肾损害原因为SLE，参考SLE初始诱导方案治疗，故用药分析按照用药先后顺序进行评价。

1. **基础方案** 患者入院有肾病综合征的临床症状，糖皮质激素可通过抑制炎症反应、抑制免疫反应、抑制醛固酮和抗利尿激素分泌，影响肾小球基底膜通透性等综合作用发挥其利尿、消除尿蛋白的作用。《中国成人肾病综合征免疫抑制治疗专家共识》(2014)指出，肾病综合征理想的免疫治疗方案是诱导期尽快获得缓解，并在维持期以最小剂量的糖皮质激素或免疫抑制剂维持完全缓解或部分缓解，减少复发和感染等并发症。糖皮质激素应遵循“足量、缓慢减量、长期维持”的原则。起始量要足，泼尼松 1mg/(kg·d) 顿服，连用 6~8 周，部分患者可根据病理类型延长至 12 周。患者入院诊断肾病综合征，在肾穿刺结果回示前，使用 55mg 的醋酸泼尼松片口服给药，以控制肾病综合征的进展，待肾穿刺结果回示后制订免疫抑制方案，方案合理。

2. **免疫诱导治疗**　明确为 SLE 后，由于不同病理类型的 LN，免疫损伤性质不同，治疗方案需要个体化，根据肾活检病变性质，参考 2021 版《KDIGO 肾小球疾病管理临床实践指南》、2012 版《KDIGO 肾小球肾炎临床实践指南》、2019《中国狼疮肾炎诊断和治疗指南》和 2019 EULAR/ERA-EDTA《建议：狼疮肾炎的管理》，治疗一般包括诱导阶段及维持阶段。诱导阶段主要是针对急性严重的活动性病变，迅速控制免疫性炎症及临床症状。免疫抑制药物作用强大，剂量较大，诱导时间一般 6~9 个月；维持阶段重在稳定病情，防止复发，减轻组织损伤及随后的慢性纤维化病变。免疫抑制剂用量小，副作用少。诱导期糖皮质激素一般为甲基泼尼龙 0.5g/d 静脉滴注，连续 3 天为一个疗程，必要时可重复一个疗程。该患者肾活检为 LN，Ⅳ-S(A/C)型 + Ⅴ型，属重症 LN，所以给予甲泼尼龙琥珀酸钠 500mg，3 天冲击治疗。另外单纯大剂量激素作为诱导治疗不合适，必须与其他免疫抑制剂联合应用。在 LN 的诱导缓解治疗中最为经典的方案为美国风湿病学会(ACR)方案和欧洲抗风湿病联盟(EULAR)方案。ACR 方案为静脉滴注环磷酰胺(500~1 000mg/m^2，每月 1 次，共 6 次，随后每 3 个月重复 1 次，共 2 年)联合甲泼尼龙冲击治疗(500~1 000mg/d，连续 3 天)，之后序贯泼尼松治疗[0.5~1.0mg/(kg·d)]，逐渐减量。患者采用 ACR 方案治疗，所以给予每次 1 000mg 环磷酰胺冲击治疗。由于环磷酰胺可引起胃肠道反应，为防止患者用药后出现呕吐，给予甲氧氯普胺止吐治疗。环磷酰胺可引起出血性膀胱炎，在用药期间可进行适当水化，减少出血性膀胱炎的发生，考虑患者伴有水肿，水化不宜过多，所以在输注环磷酰胺后仅给予 100ml 的 0.9% 氯化钠注射液静脉滴注。

3. **其他治疗**　参照《狼疮性肾炎诊治循证指南》(2016)，羟氯喹是 LN 的全程用药，近年来发表的有关 LN 治疗的指南推荐所有 LN 患者均加用羟氯喹作为基础治疗。由于硫酸羟氯喹有视网膜毒性，在用药前及用药期间要定期进行眼科检查，患者眼科会诊后眼底未见明显异常，所以加用硫酸羟氯喹治疗。肾病综合征患者应严格控制血压，降压的靶目标应低于 130/80mmHg，ACEI 和 ARB 能有效控制血压、降低蛋白尿、延缓肾衰进展、降低心血管并发症的发生率和死亡率等。患者入院血压 121/70mmHg，在控制范围内，但尿蛋白定性(+++)，所以给予厄贝沙坦降低尿蛋白。给药剂量为说明书推荐剂量 150mg/d，用药期间应注意进行血压的监测。《ACR 糖皮质激素性诱发骨质疏松症防治指南》(2017) 中指出，糖皮质激素诱导的骨质疏松并无最小安全剂量，但总体来说糖皮质激素剂量越大，骨质流失越多，使用时间越长骨质流失越多。加用骨化三醇软胶囊 0.25μg 使用合理。最后，肾病综合征患者可考虑治疗高脂血症，他汀类药物是其一线治疗药物，治疗上可加阿托伐他汀控制血脂。

二、系统性血管炎肾损伤

(一) 疾病概述

原发性系统性血管炎是一组系统疾病的统称，病理表现以血管壁的炎症和纤维素样坏死为特征。根据受累血管情况分类：多种血管的血管炎(白塞氏病、科根综合征)、大血管炎(大动脉炎、巨细胞动脉炎)、中血管炎(结节性多动脉炎、川崎病)、免疫复合物血管炎(抗肾小球基底膜病、冷球蛋白血症性血管炎等)和小血管炎。

小血管炎中因部分与抗中性粒细胞胞质抗体(ANCA)相关，即 ANCA 相关性血管炎(ANCA-associated vasculitis，AAV)。ANCA 是针对在中性粒细胞原始颗粒中表达的细胞质抗原和单核细胞的溶酶体的自身抗体，2017 年关于 ANCA 检测的一项国际共识推荐：对疑似 AAV 的病例，用免疫分析法检测丝氨酸蛋白酶 3-ANCA(proteinase 3-ANCA，PR3-ANCA)和髓过氧化物酶 -ANCA(myeloperoxidase-ANCA，MPO-ANCA)进行初筛，这类疾病包括韦格纳肉芽肿病(Wegener granulomatosis，WG)、变应性肉芽肿性血管炎(allergic granulomatous angiitis，AGA，又称 Churg-strauss 综合征，CSS)、显微镜下多血管炎(microscopic polyangitis，MPA)。AAV 多见于年龄>50 岁的中老年患者，在临床表现上可以累及多个脏器，病情因受累器官 / 系统的损害程度不同而轻重不一。全身性血管炎患者可表现为肾外表现，影响一个或多个器官系统，并累及或不累及肾脏。通常涉及的系统有上、下呼吸道，皮肤，眼睛和神经系统。

AAV 累及肾脏很常见，并且是预测死亡率的重要因子，肾小球滤过率(GFR)<50ml/(min·1.73m^2)的患者在 5 年时有 50% 死亡或肾衰竭的风险。典型的肾脏表现是快速进展的肾小球肾炎伴肾功能减退、亚肾病范围的蛋白尿、显微镜下血尿和高血压，持续数天到几个月。肾活检病理表现为寡免疫复合物型局灶坏死性新月体性肾小球肾炎。无论起病时 GFR 水平如何，及时治疗对于阻止肾脏病进展至肾衰竭都很重要。肾脏病缓解被定义为 Scr 水平稳定或改善和血尿缓解。蛋白尿可以出现在缓解期，反映了血管炎的结构损伤。年龄、MPO-ANCA、低 GFR、低正常肾小球比例和高度肾小管萎缩，均与较差的结局相关。肾血

管炎复发是肾衰竭的另一个重要预测因素，在缺乏可靠的肾脏复发生物标志物的情况下，应密切监测 Scr 水平的升高和血尿的复发。肺部损伤可与肾脏损伤在时间上同时受累或先后出现，一般这种情况会进展快速，严重者会危及生命，但早诊断、及时有效治疗可逆转病情。

（二）治疗原则

AAV 的治疗分两个阶段。首先是为期 3~6 个月的诱导缓解阶段，目标是迅速缓解炎症过程，减少组织损伤。其次是维持阶段（24~48 个月），目标是预防疾病复发。参考 2021 版《KDIGO 肾小球疾病管理临床实践指南》和 2012 版《KDIGO 肾小球肾炎临床实践指南》，用药原则如下。

1. **初始治疗**　① MMF 和糖皮质激素可以作为 MPO-ANCA 阳性伴轻中度肾脏受累而无危及生命的肾外血管炎的患者诱导治疗的一线方案。②标准的诱导治疗方案是糖皮质激素联合环磷酰胺或利妥昔单抗作为 AAV 的初始治疗。方案制订需要考虑个体化，一般儿童和青少年、绝经前妇女和有生育需求的男性、虚弱的老年人、复发性疾病患者、PR3-ANCA 阳性患者首选利妥昔单抗。利妥昔单抗难以获得、GFR 显著降低或迅速下降（Scr>354μmol/L）的患者，支持利妥昔单抗和糖皮质激素治疗的数据有限，诱导治疗首选环磷酰胺和糖皮质激素。在可获得利妥昔单抗情况下，也可以考虑联用利妥昔单抗和环磷酰胺。③有严重器官 / 生命威胁且 Scr>500μmol/L 的患者考虑血浆置换治疗，如需要透析或 Scr 快速升高以及存在弥漫性肺泡出血的低氧血症患者、AAV 合并抗 GBM 抗体重叠综合征的患者。

2. **维持治疗**　诱导缓解后使用利妥昔单抗或硫唑嘌呤和小剂量糖皮质激素维持治疗。①环磷酰胺诱导治疗后的患者，使用硫唑嘌呤加小剂量糖皮质激素或不含糖皮质激素的利妥昔单抗预防复发。硫唑嘌呤加小剂量糖皮质激素的最佳疗程尚不清楚，但应在诱导缓解后的 18 个月至 4 年之间。②利妥昔单抗诱导治疗后的大多数患者应予以维持性免疫抑制治疗。利妥昔单抗维持治疗的最佳疗程尚不清楚，但迄今为止的研究仅评估了缓解后 18 个月的治疗时间。③方案制订需要考虑个体化，一般复发性疾病患者、PR3-ANCA 病患者、体弱的老年人、硫唑嘌呤过敏者首选利妥昔单抗治疗；利妥昔单抗难以获得、低基线 IgG<300mg/dl、乙型肝炎病毒暴露（HBsAg 阳性）患者首选硫唑嘌呤治疗。

3. **复发治疗**　复发患者（生命或器官受到威胁）应重新接受治疗，推荐选用利妥昔单抗。

4. **难治性疾病**　即无改善或疾病活动度在 4~6 周内恶化。建议将初始诱导治疗药物转换为替代药物：如环磷酰胺转换为利妥昔单抗，反之亦然。还应考虑血浆置换，特别是弥漫性肺泡出血伴低氧血症的患者。

(三)治疗药物特点

糖皮质激素对 AAV 的治疗作用十分重要,尤其是在存在肾脏受累的患者中,但单用糖皮质激素是不够的。对于活动性 AAV 患者,目前的治疗指南建议起始大剂量糖皮质激素,随后逐渐减量。伴迅速进展性的肾小球肾炎或肺泡出血的 AAV 患者应该接受甲泼尼龙 500~1 000mg/d 冲击治疗 ×3 天。此后,口服泼尼松 1mg/(kg·d)起始,最大剂量 60~80mg/d,持续 2~4 周,之后泼尼松开始逐渐减量。而关于 AAV 最佳的糖皮质激素减量方案或疗程尚未形成共识,一般泼尼松在 6 个月时逐渐减少至 5~10mg,或在此时停止治疗。虽然在控制疾病活动的有效性方面有争议,但是暴露于糖皮质激素与不良反应之间存在显著的相关性。AAV 治疗中使用到的免疫抑制剂主要为环磷酰胺、利妥昔单抗、吗替麦考酚酯及硫唑嘌呤,这些治疗药物特点详见本章第二节表 5-3 及本章第三节表 5-11。应注意上述部分药物在 AAV 的使用中可能涉及超说明书用药,需要做好相关的超说明书规范使用流程管理。关于这些治疗药物在 AAV 诱导治疗和维持治疗的剂量及用药疗程见表 5-12。

表 5-12 免疫抑制剂在 AAV 中的使用剂量参考

药物名称	推荐剂量及疗程	
	诱导治疗	维持治疗
口服 CYC	2mg/(kg·d)持续 3 个月,疾病持续活动,则最多使用 6 个月(应注意:药物剂量随年龄增加而减少)	—
静脉注射 CYC	15mg/kg,第 0、2、4、7、10、13 周给药,如果需要第 16、19、21、24 周也可使用(应注意:药物剂量随年龄增加而减少)	—
RTX	375mg/(m^2·w),共 4 周,或第 0 周和第 2 周 1g	完全缓解后以及之后的第 6、12 和 18 个月输注 500mg
RTX 联合静脉注射 CYC	RTX 375mg/(m^2·w),4 周,第 0 周和第 2 周静脉注射 CYC 15mg/kg;或第 0 周和第 2 周注射 RTX 1g,每 2 周注射 CYC 500mg,共 6 周	—
MMF	2 000mg/d(分次服用),如果疗效不佳,可能需增加到 3 000mg/d	完全缓解后 2 年内服用 2 000mg/d
AZA	—	方案一:完全缓解时维持剂量为 AZA 1.5~2mg/(kg·d),直至满 1 年,然后每 3 个月减少 25mg。 方案二:完全缓解后继续使用 AZA 4 年;从 1.5~2mg/(kg·d)开始持续 18~24 个月,减少至 1mg/(kg·d)持续 4 年,之后每 3 个月减少 25mg

注:CYC,环磷酰胺;RTX,利妥昔单抗;MMF,吗替麦考酚酯;AZA,硫唑嘌呤。

案例 5-3-2　系统性血管炎肾损伤用药案例分析

(一) 案例简介

患者,女性,66 岁,体重 55kg。因“发现双肺结节 2^+ 月”入院。2^+ 月前患者检查时发现“双肺结节”,当时无咳嗽、咳痰、胸痛、发热、痰中带血、盗汗等不适,未进一步检查,于 1 个月前复查胸部 CT 后发现双肺结节有增多,仍无明显咳嗽、咳痰、胸痛等不适,于我院门诊就诊后以“双肺结节原因待诊,慢性肾功能不全”收入住院治疗。肾内科及风湿免疫科会诊后考虑 AAV,建议完善相关检查,先予以甲泼尼龙 40mg 治疗,待进一步完善肾穿刺明确诊断。

体格检查　T 36.6℃;P 78 次 /min;R 18 次 /min;BP 137/78mmHg。神志清楚,无病容,皮肤巩膜无黄染,全身浅表淋巴结未扪及肿大。颈静脉正常。心界正常,心律齐。双肺叩诊呈清音,未闻及明显干湿啰音。腹、肝脏、脾脏未见异常。双下肢无水肿。

实验室检查　抗肾小球基底膜抗体测定:正常。曲霉菌半乳甘露聚糖检测:1.06GMI,ANCA 可疑(±),髓过氧化物酶 3.8,蛋白酶 3,乳铁蛋白、弹性蛋白酶、组织蛋白酶 G、杀菌性膜通透性蛋白均正常。LAM 轻链 6.90g/L,免疫球蛋白 A 3 430.00mg/L,新生 / 格特隐球菌荚膜抗原阴性,补体 C3 0.663 0g/L,抗核抗体可疑(±),补体 C4 0.200 0g/L。生化:尿素氮 11.70mmol/L,肌酐 182.0μmol/L,eGFR 25.46ml/(min·1.73m^2),血清胱抑素 C 1.92mg/L,尿蛋白 - 尿肌酐比 0.211g/mmol Cr,尿蛋白定量 2.0g/L。血常规:RBC 3.24×10^{12}/L,Hb 101g/L,PLT 139×10^9/L,WBC 6.20×10^9/L,中性分叶核粒细胞百分率 56.2%。

其他辅助检查　CT:双肺多发大小不等结节影,较大者长径约 1.3cm,部分结节呈磨玻璃密度和钙化密度,边缘毛糙,多位于胸膜下区,考虑炎性结节可能或其他,双肺少许炎症。双肺少许肺大疱。纵隔淋巴结部分稍大。肝左叶见直径约 0.6cm 的低密度灶,囊肿?

入院诊断　双肺结节原因待查,慢性肾功能不全。

修正诊断　AAV,慢性肾功能不全 CKD 4 期(肾性贫血),肺部感染(肺部结节)。

诊疗经过　入院后根据既往病史、症状、体征及检验检查结果,治疗上暂予免疫抑制、降尿蛋白、补钙、糖皮质激素、排毒等内科治疗。

主要治疗处方

注射用甲泼尼龙琥珀酸钠 500mg+0.9% 氯化钠注射液 250ml i.v.gtt. q.d.(第 1~3 天)

醋酸泼尼松片 50mg p.o. q.d.(第 4 天开始)

注射用环磷酰胺 600mg+0.9% 氯化钠注射液 250ml i.v.gtt. s.t.

0.9% 氯化钠注射液 1 000ml i.v.gtt. s.t.(环磷酰胺用后使用)

骨化三醇软胶囊 0.25μg p.o. q.n.

碳酸钙 D_3 片 600mg p.o. q.d.

药用炭片 1 200mg p.o. t.i.d.

厄贝沙坦片 150mg p.o. q.d.

(二) 用药分析

1. **免疫抑制治疗**　该患者为老年女性，起病急，肺部受累为首发表现，肾活检穿刺明确肾脏受累，病因为 AAV。参照 2021 版《KDIGO 肾小球疾病临床实践指南》和 2012 版《KDIGO 肾小球肾炎临床实践指南》的用药原则，初始治疗标准的诱导治疗方案是糖皮质激素联合环磷酰胺或利妥昔单抗作为 AAV 的初始治疗。患者肌酐 182.0μmol/L，尿蛋白定性 2.0g/L（++），可采用糖皮质激素联合环磷酰胺。在诱导治疗期间，糖皮质激素冲击方案为：甲泼尼龙冲击治疗 7~15mg/kg，最大剂量为 500~1 000mg/d，共 3 天，从第 4 天开始，通常为口服泼尼松 1mg/（kg·d）或其等效药物。患者体重 55kg，使用注射用甲泼尼龙琥珀酸钠 500mg i.v.gtt. q.d.（第 1~3 天）；醋酸泼尼松片 50mg p.o. q.d.（第 4 天开始）方案。环磷酰胺冲击疗法的标准剂量是 15mg/kg。根据年龄和患者肾功能调整剂量。《BSR/BSPR 成人 ANCA 相关性血管炎的管理指南》(2014) 提到，对于 60~70 岁 Scr<300μmol/L 的患者，建议使用 12.5mg/kg 剂量。患者 66 岁，Scr<300μmol/L，体重 55kg，计算环磷酰胺剂量可为 680mg，医生使用 600mg，可能是考虑到人种差异。环磷酰胺最受关注的不良反应是生殖毒性及膀胱毒性。对于 30 岁以上女性，累计剂量达到 9g，可能会发生闭经或不孕。因此对于有生育需求的患者可考虑换用其他药物。患者目前 66 岁，已生育，无再次生育需求，因此可以选用环磷酰胺。对于膀胱毒性，可以通过用药前水化减轻毒性，故患者在给环磷酰胺前用药后开具了 1 000ml 生理盐水，再嘱咐患者多饮水，达到水化标准。

2. **其他治疗**　由于患者需要长期使用糖皮质激素，参照《ACR 糖皮质激素性诱发骨质疏松症防治指南》(2017)，糖皮质激素诱导的骨质疏松并无最小安全剂量，但总体来说糖皮质激素剂量越大，骨质流失越多，使用时间越长骨质流失越多。钙剂摄入量推荐 1 000~1 200mg/d，维生素 D 摄入量推荐 600~800U/d。患者服用了碳酸钙 D_3 片 600mg 和骨化三醇软胶囊 0.25μg，使用合理。ACEI 或 ARB 除可有效控制高血压外，均可降低肾小球内压和直接影响肾小球基底膜对大分子的通透性，有不依赖于降低全身血压的减少尿蛋白作用。而蛋白尿可导致肾小球高滤过、加重肾小管 - 间质损伤、促进肾小球硬化，是影响肾小球病预后的重要因素。已证实减少尿蛋白可以有效延缓肾功能的恶化。故患者使用厄贝沙坦 150mg q.d. 合理。该患者肌酐 182.0μmol/L，eGFR 25.46ml/（min·1.73m^2），使用药用炭片通过其高度的吸附能力，可对分子量较小的肌酐、尿素、尿酸、胍类、酚类等代谢产物进行吸附，使其不再在体内循环，而从肠道排出体外。进而能够清除体内代谢产物，防止其在体内蓄积。

三、过敏性紫癜性肾炎

（一）疾病概述

过敏性紫癜（hypersensitive purpura，HSP）是由于机体发生变态（过敏）反应而引起的一种常见疾病，当机体对某些致敏物质出现变态（过敏）反应，导致毛细血管脆性和通透性增加，血液外渗，进而导致皮肤出现紫癜、黏膜及某些器官出血，也可伴有皮肤水肿、荨麻疹等其他过敏症状。而过敏性紫癜性肾炎（hypersensitive purpura nephritis，HSPN）是 HSP 导致的肾损害，是一种常见的继发性肾小球肾炎，常见于儿童，多为自限性疾病，1/3 会复发。一般情况下，皮肤紫癜出现后的 4~8 周内发生活动性肾脏病变，表现为镜下血尿和蛋白尿（最常见表现为孤立性血尿）。少数表现为肾病综合征或肾功能不全。而 HSPN 因为变应原性质差异、个体反应性差异、血管受累差异、器官病变差异等程度不同，在肾脏的临床表现和病理分型也会有差异，导致治疗与预后也不尽相同。一般情况下肾脏累及在较年长儿童及成人中相对严重，数据显示 HSPN 诱发慢性肾衰竭在儿童病例中发生率可达 1.8%，累计成人慢性肾衰竭比率甚至高达 10.41%。仅仅有孤立性血尿或蛋白尿的病例远期肾脏损害发生率低（1.6%），但是发病初期就表现为肾炎或肾病综合征的病例其远期肾脏损害发生率可达 19.5%。其肾脏组织学表现与 IgA 肾病一致，提示两种疾病致病机制可能相似。

HSPN 的诊断至少需要符合以下三点：第一，有 HSP 的皮肤紫癜等肾外表现；第二，伴有肾脏损害的临床表现，如血尿、蛋白尿、高血压、肾功能不全等；第三，肾脏病理活检表现为系膜增生、IgA 在系膜区沉积。肾脏病理活检是判断肾脏损伤程度的金标准，目前常用的分级标准为 1974 年国际儿童肾病学会（International Study of Kidney Disease in Children，ISKDC）和 2000 年中华医学会儿科学分会肾脏病学组制定，将 HSPN 肾脏病理分为Ⅰ~Ⅵ级：Ⅰ级（肾小球轻微病变）、Ⅱ级（单纯系膜增生）、Ⅲ级（系膜增生，伴有 <50% 肾小球新月体形成和 / 或阶段性病变）、Ⅳ级（病变同Ⅲ级，50%~75% 肾小球伴有上述病变）、Ⅴ级（病变同Ⅲ级，>75% 的肾小球伴有上述病变）、Ⅵ级（膜增生性肾小球肾炎）。Ⅰ级是唯一没有远期并发症的级别类型。但也有研究显示，组织病理损伤级别低的病例也可能发展为 CKD，而组织病理改变级别高的病例也可能完全愈合。总之，关于预测疾病远期预后危险因素的金标准现在还没有统一标准，所以关于可供检测的活性标志物的探索仍然具有十分重要的意义。

（二）治疗原则

HSPN 有一定的自限性，特别是儿童患者。对一过性尿检异常者无须治疗，随访尿常规变化。

1. 一般治疗 急性期以卧床休息为主、注意保暖,立即停用可疑过敏药物及食物,避免接触可疑变应原。采取对症治疗措施,如腹痛明显或便血者给予 H_2 受体拮抗剂、肌内注射维生素 K_1、阿托品等。根据具体情况给予抗过敏、抗感染、控制血压、利尿等治疗。

2. 免疫抑制治疗 由于 HSPN 的临床表现与肾脏病理损伤程度并不完全一致,后者能更准确地反映病变程度及远期预后。参照我国《紫癜性肾炎诊治循证指南》(2016)推荐,结合病理类型给予不同治疗措施。若没有条件获得病理诊断时,可根据其临床分型选择相应的治疗方案。

(1)孤立性血尿或病理Ⅰ级:仅对过敏性紫癜进行对症治疗,因为目前未见有关于镜下血尿确切疗效的文献报道。同时应密切监测病情变化,目前建议延长随访时间。

(2)孤立性微量蛋白尿或合并镜下血尿或病理$Ⅱ_a$级:对于持续蛋白尿>0.5~1g/(d·1.73m^2)的 HSPN 患儿,由于 RAAS 抑制剂有降蛋白尿的作用,应使用 ACEI 或 ARB 治疗。尽管国内有多项关于雷公藤多苷治疗有效的报道,但目前雷公藤多苷药品说明书明确提示儿童禁用,故不再建议儿童使用雷公藤多苷治疗。

(3)非肾脏病水平蛋白尿或病理$Ⅱ_b$、$Ⅲ_a$级:对于持续蛋白尿>1g/(d·1.73m^2)、已应用 ACEI 或 ARB 治疗、GFR>50ml/(min·1.73m^2)的患儿,给予糖皮质激素治疗 6 个月。目前国内外均有少数使用激素或联合免疫抑制剂治疗的病例报道,但对该类患儿积极治疗的远期疗效仍有待大规模多中心随机对照研究及长期随访。

(4)肾脏病水平蛋白尿、肾病综合征、急性肾炎综合征或病理$Ⅲ_b$、Ⅳ级:对于表现为肾病综合征和/或肾功能持续恶化的新月体性 HSPN 的患儿应用激素联合环磷酰胺治疗。若临床症状较重、肾脏病理呈弥漫性病变或伴有>50% 新月体形成者,除口服糖皮质激素外,可加用甲泼尼龙冲击治疗,15~30mg/(kg·d),每日最大量不超过 1g,每日或隔日冲击,3 次为一疗程。此外有研究显示,糖皮质激素有联合其他免疫抑制剂如环孢素、吗替麦考酚酯、硫唑嘌呤等的治疗方案。

(5)急进性肾炎或病理Ⅴ级、Ⅵ级:这类患儿临床症状严重、病情进展较快,治疗方案和前一级类似,现多采用三至四联疗法。常用方案为:甲泼尼龙冲击治疗 1~2 个疗程后,口服泼尼松联合环磷酰胺(或其他免疫抑制剂)、肝素、双嘧达莫治疗;亦有甲泼尼龙联合尿激酶冲击治疗,联合口服泼尼松、环磷酰胺、肝素、双嘧达莫治疗的文献报道。除药物治疗外,有个案报道,扁桃体切除及血浆置换治疗可有效治疗急进性肾炎或病理改变严重者,但其为小样本非随机研究,确切疗效仍有待进一步证实。

(三)治疗药物特点

关于 HSPN 治疗中使用到的免疫抑制剂主要为糖皮质激素、环磷酰胺、环孢素、吗替麦考酚酯及硫唑嘌呤，这些治疗药物特点详见本章第二节表 5-3 及本章第三节表 5-11。应注意上述部分药物在 HSPN 的使用中可能涉及超说明书用药，需要做好相关的超说明书规范使用流程管理。关于这些治疗药物在 HSPN 中的免疫治疗剂量及用药疗程见表 5-13。

表 5-13 免疫抑制剂在 HSPN 中的使用剂量参考

治疗方案名称		用法用量
基础药物	泼尼松	1.5~2mg/(kg·d)，口服 4 周改隔日口服 4 周后逐渐减量
糖皮质激素 +CYC	CYC	方案一：8~12mg/(kg·d)，静脉滴注，连续应用 2 天、间隔 2 周为一疗程；糖皮质激素即见上面基础用药剂量
		方案二：500~750mg/m²，每月 1 次，共 6 次。环磷酰胺累积量 ≤168mg/kg；糖皮质激素即见上面基础用药剂量
糖皮质激素 + 环孢素	环孢素	口服 4~6mg/(kg·d)，每 12 小时 1 次，于服药后 1~2 周查血药浓度，维持谷浓度在 100~200μg/L，诱导期 3~6 个月，诱导有效后逐渐减量；糖皮质激素即见上面基础用药剂量
糖皮质激素 +MMF	MMF	20~30mg/(kg·d)，分 2 次口服，3~6 个月后逐渐减量，总疗程 12~24 个月；糖皮质激素即见上面基础用药剂量
糖皮质激素 +AZA	AZA	2mg/(kg·d)，一般疗程 8 个月 ~1 年；糖皮质激素即见上面基础用药剂量

案例 5-3-3 过敏性紫癜性肾炎用药案例分析

（一）案例简介

患者，女性，16 岁，体重 60kg。因“双下肢散在瘀斑、瘀点 1⁺ 月”入院。1⁺ 月前患者无明显诱因出现双下肢散在瘀斑、瘀点，呈鲜红色，边界较清，无皮温升高，无水疱、血疱，无瘙痒、皮肤破溃，无肿痛，余无特殊，遂于当地医院皮肤科住院。查尿常规：尿蛋白弱阳性，隐血(++)，予以非特异性抗炎、抗血小板聚集、改善血管通透性等药物对症治疗（具体不详），症状好转后出院，20⁺ 天前双下肢瘀斑、瘀点有反复出现趋势，1 天前出现双上肢肌肉酸痛症状，考虑“过敏性紫癜性肾炎”入肾内科。患者患病以来，精神、食欲一般，二便如常，体重下降 10kg。

体格检查　T 36.2℃；P 98 次 /min；R 20 次 /min；BP 100/76mmHg。神志清楚，慢性病容，皮肤巩膜无黄染，双下肢散在皮疹，全身浅表淋巴结未扪及肿大。颈静脉正常。心、双肺、腹部、肝脏、脾脏未见特殊。双肾未触及。双下肢无水肿。

实验室检查　尿蛋白 - 尿肌酐比 0.074g/mmol Cr，尿蛋白定量 1.17g/L。生化：总蛋白 51.1g/L，白蛋白 30.5g/L，甘油三酯 2.15mmol/L，尿酸 252.70μmol/L，肌酐 55.4μmol/L。尿沉渣镜检：白细胞 31 个 /HP，红细胞 946 个 /HP，输血前全套、凝血、肝功能、肾功能未见异常。

入院诊断　过敏性紫癜性肾炎。

入院后行肾穿刺活检病理诊断：符合过敏性紫癜性肾炎（$Ⅲ_a$ 型）。

修正诊断 过敏性紫癜、过敏性紫癜性肾炎（$Ⅲ_a$，伴新月体）。

诊疗经过 入院后根据既往病史、症状、体征及检验检查结果，治疗上暂给予免疫抑制、抗过敏、降尿蛋白、补钙、糖皮质激素、止吐、护胃、护肾等内科治疗。

主要治疗处方

厄贝沙坦片 75mg p.o. q.d.

氯雷他定片 10mg p.o. q.d.

阿魏酸哌嗪片 200mg p.o. t.i.d.

注射用甲泼尼龙琥珀酸钠 500mg+0.9% 氯化钠注射液 250ml i.v.gtt. q.d.（连用 3 天）→甲泼尼龙琥珀酸钠 80mg+0.9% 氯化钠注射液 250ml i.v.gtt. q.d.（住院期间）→醋酸泼尼松 45mg p.o. q.d.（出院维持使用）

环磷酰胺 800mg+0.9% 氯化钠注射液 250ml i.v.gtt. s.t.

盐酸昂丹司琼注射液 4mg i.v.（使用环磷酰胺当天用）

注射用艾司奥美拉唑 40mg +0.9% 氯化钠注射液 100ml i.v.gtt. q.d.

骨化三醇软胶囊 0.25μg p.o. q.n.

碳酸钙 D_3 片 600mg p.o. q.d.

（二）用药分析

1. **免疫抑制治疗** 我国《紫癜性肾炎诊治循证指南》（2016）建议结合病理类型给予不同治疗措施。该患者为 HSPN（$Ⅲ_a$，伴新月体），指南建议对于持续蛋白尿>1g/（d·1.73m^2）、已应用 ACEI 或 ARB 治疗、GFR>50ml/（min·1.73m^2）的患儿，给予糖皮质激素治疗 6 个月。对于不具有新月体的 HSPN 不建议使用免疫抑制剂（环磷酰胺、硫唑嘌呤、吗替麦考酚酯）治疗，因为其认为使用这些药物并不会比单用激素更有效，且有更大的不良反应，而对于新月体性 HSPN，也仅推荐使用环磷酰胺联合激素治疗或利妥昔单抗联合激素治疗，不支持使用吗替麦考酚酯，也未提及环孢素的使用。推荐的糖皮质激素联合环磷酰胺冲击治疗方案为：泼尼松 1.5~2mg/（kg·d），在使用糖皮质激素基础上应用环磷酰胺静脉冲击治疗，环磷酰胺可以 8~12mg/（kg·d）静脉滴注，连续应用 2 天，间隔 2 周为一疗程，或者 500~750mg/m^2，每月 1 次，共 6 次，环磷酰胺累积量 ≤ 168mg/kg。患者病理结果提示有新月体形成，因此其治疗采用甲泼尼龙 500mg/d i.v.gtt. 3 天 + 环磷酰胺 800mg 1 次（序贯用），使用糖皮质激素应遵循“足量、缓慢减量、长期维持”的原则。治疗剂量推荐泼尼松 1.5~2mg/（kg·d），等效于甲泼尼龙 1.2~1.6mg/（kg·d），患者 46kg（入院时 50kg），则甲泼尼龙可维持 55.2~73.6mg/d。患者体表面积 1.55m^2，按照 KDIGO 指南推荐的环磷酰胺冲击治疗 HSPN 的方案，患者可以使用

775~1 165mg 环磷酰胺。所以患者维持甲泼尼龙 80mg 治疗的基础上联合环磷酰胺冲击治疗，选药及剂量均合理。后期推荐醋酸泼尼松起始剂量 0.8~1.0mg/(kg·d) 口服。患者体重 46kg，且肝功能正常，口服 45mg/d，每天 1 次，用法用量合理。且泼尼松价格便宜，经济成本较低。由于糖皮质激素抑制骨基质蛋白合成，长期使用可造成骨质疏松，严重者可致骨折、骨缺血坏死。该患者目前予以大剂量糖皮质激素治疗（甲泼尼龙 500mg/d），故需同时予以碳酸钙 D_3 片 600mg 和骨化三醇软胶囊 0.25μg 补钙预防骨质疏松。前期予以超大剂量糖皮质激素治疗（甲泼尼龙 500mg/d），故予以静脉滴注质子泵抑制剂艾司奥美拉唑 40mg q.d. 抑制胃酸分泌，预防糖皮质激素引起的消化道黏膜损伤。该患者为预防性使用，故采用了较低的给药剂量。环磷酰胺副作用包括骨髓抑制、胃肠道反应、膀胱毒性、脱发、口腔炎、中毒性肝炎、皮肤色素沉积、月经紊乱和肺纤维化等不良反应。加用一剂盐酸昂丹司琼减轻胃肠道不良反应。整体方案合理。

2. **其他治疗**　根据《紫癜性肾炎诊治循证指南》(2016)，建议对于持续蛋白尿 >0.5~1g/d 的紫癜性肾炎患儿，应使用 ACEI 或 ARB 降低尿蛋白，保护肾脏，患者使用厄贝沙坦 75mg p.o. q.d. 选药合理，用法用量也合理。氯雷他定为选择性拮抗外周 H_1 受体的三环类抗组胺药，高效、作用持久且无嗜睡副作用，10mg p.o. q.d. 用于患者抗过敏治疗合理。阿魏酸哌嗪具有抗血小板聚集，扩张微血管，增加冠脉流量，解除血管痉挛的作用，可用于各类伴有镜下血尿和高凝状态的肾小球疾病，如肾炎、慢性肾炎、肾病综合征早期尿毒症等的辅助治疗。

四、肾脏淀粉样变性

（一）疾病概述

淀粉样变性（amyloidosis）是由于淀粉样蛋白沉积在细胞外基质，造成沉积部位组织和器官损伤的一组疾病，可累及肾脏、心脏、肝脏、皮肤软组织、外周神经、肺、腺体、血管等多种器官和组织。目前关于淀粉样变性的分类还没有统一标准，至今发现大约有 31 种不同蛋白质沉积导致不同类型淀粉样变性疾病的发生，根据临床特点，淀粉样变性大致可以分为系统性和局限性、获得性和遗传性。其中，获得性系统性淀粉样变性包括：轻链蛋白型（AL 型）淀粉样变性、淀粉样 A 蛋白型（AA 型）淀粉样变性、β_2-M 微球蛋白型（β_2-microglobulinAβ_2-M 型）淀粉样变性；遗传性淀粉样变性以常染色体显性遗传病最常见，淀粉样蛋白以变异的甲状腺素转运蛋白（transthyretin，TTR）最常见。其中 AL 型淀粉样变性是西方国家最常见的淀粉样变性类型，其每年新增发病率为 10/100 万。其可以导致除脑以外的任何器官受累，心脏和肾脏受累见于 70% 的患者。心脏受累为致死的主要原因。AA

型淀粉样变性主要为长期炎症反应的严重并发症。由于炎症或发生感染时,急性期血清样淀粉蛋白 A(seruma myloid A protein,SAA)作为前躯体的淀粉样 A 蛋白(AA 蛋白)增多,沉积在器官出现器官功能障碍。Aβ_2-M 型淀粉样变性在慢性肾衰竭的患者中,尤其是那些经过长时间血液透析的患者,因为 β_2-M 微球蛋白淀粉样物质在骨关节和内脏沉积导致出现的透析相关性淀粉样变性。TTR 是同源四聚体血清蛋白,其主要负责转运视黄醛结合蛋白 - 维生素 A 复合体和甲状腺素。野生型 TTR 心脏沉积可见于 60 岁以上的老人。TTR 可以解聚为二聚体或者单体,然后错误折叠形成淀粉样物质,沉积于组织器官。目前为止,发现有 110 余种 TTR 突变可以导致其异常折叠,形成的淀粉样物质累及外周和自主神经及心脏。7 种突变可以导致其沉积于肾脏。

肾脏淀粉样变性(renal amyloidosis)是由于淀粉样蛋白在肾脏沉积而致病,蛋白尿是最常见的临床症状,也是最早的肾脏表现,通常可达到肾病综合征程度,晚期出现终末期肾病,最终肾衰竭导致死亡。常见于 50 岁以上患者,男性多于女性。60%~73% AL 型淀粉样变性患者有肾脏受累,约 35% 的 AL 型和 50% 的 AA 型淀粉样变性患者出现肾病综合征,但蛋白尿严重程度与肾小球内淀粉样蛋白沉积范围不一定成正比。同时,小便分析还可见镜下血尿,偶有肉眼血尿,提示可能出现膀胱及输尿管受累。若蛋白尿突然增多或出现 AKI,可合并肾静脉血栓形成。其他并发症还包括因累及自主神经及肾上腺而出现低血压、累及肾脏小管 - 间质出现肾小管酸中毒、肾性尿崩症、范可尼综合征等。而肾外器官受累可出现以下表现:累及心脏导致心脏肥大、心力衰竭等,累及消化系统导致便秘、腹泻、缺血性肠梗阻等,还可出现巨舌、牙龈增厚,累及呼吸系统导致呼吸困难、呼吸道出血等。总的说来,一般淀粉样 A 蛋白容易导致肝脏、脾脏、肾脏受累,较少累及心脏和消化系统,轻链蛋白则一般累及肾脏、心脏、舌、血管及周围神经,而肾脏淀粉样变性诊断主要是依靠肾穿刺活检进行判定的。

(二)治疗原则

目前关于淀粉样变性的治疗原则主要是减少 / 干预前体蛋白合成,稳定前体蛋白自身结构以及破坏淀粉样蛋白的稳定性,这部分治疗主要依靠化疗药物,并需根据不同的淀粉样蛋白类型进行治疗方案选择,另外对于肾脏淀粉样变性患者,还需行针对肾病综合征的对症支持治疗,如低盐饮食,适当利尿,避免血栓形成。这部分详见本章第二节肾病综合征部分。最后,对于肾脏淀粉样变性终末期患者,需要采取血液透析或腹膜透析的肾脏替代治疗以维持生命和提高生活质量。若 ESRD 患者血压低不能都耐受透析,必要时可在透析前予以米多君改善症状。本章重点对不同淀粉样蛋白类型的化疗方案进行阐述。

1. **AL 型淀粉样变性**　治疗药物主要为治疗骨髓瘤的药物。其主要治疗目的是降低患者血中的游离轻链。

(1)大剂量美法仑联合自体干细胞移植(autologous stem cell transplantation，ASCT)：大剂量美法仑联合 ASCT 可以使大约 40% 的患者获得血液缓解。但是此方案仅适用于低危患者(大约占诊断患者的 10%)。ASCT 可以应用于肾脏受累的患者，但是低蛋白血症和 GFR < 40ml/(min·1.73m^2)的患者死亡率较无肾脏受累者明显增加。ASCT 不适用于基于烷化剂和免疫调节剂治疗的患者。

(2)美法仑联合糖皮质激素：美法仑联合泼尼松(MP)方案的血液学缓解率约 30%，中位生存期仅 12~18 个月。美法仑联合地塞米松(MDex)方案耐受性较好，疗效和血液学反应速度均比 MP 方案佳，血液学缓解率达 76%，肾脏缓解率达 24%，中位生存期达 47 个月，严重不良反应的发生率仅 10%~15%。但在有心脏受累的患者中，MDex 方案疗效明显较差，血液学缓解率为 44%，中位生存期仅 18 个月，仅有 11% 的患者达完全缓解。

(3)硼替佐米：硼替佐米可以获得血液系统的快速缓解，其也可以用于 ASCT 之前或者之后。该方案为新确诊患者和复发患者的一线治疗方案，包括 BD 方案(硼替佐米 + 地塞米松)和 CyBorD 方案(环磷酰胺 + 硼替佐米 + 地塞米松)。BD 方案的有效率为 65%，80% 的中危患者可以获得 5 年生存期。心脏严重受累的患者(Ⅲ期)应从小剂量开始使用硼替佐米，再逐渐加量，并给予必要的心电监护。而由于硼替佐米的神经毒性，对于外周神经受累的患者应避免应用包含硼替佐米的方案。

(4)免疫调节类药物：免疫调节类药物(immunomodulatory drug，IMD)如沙利度胺、来那度胺、泊马度胺，一般应用于对烷化剂和硼替佐米治疗无效的患者，作为二线治疗药物使用。对于神经受累或者不能耐受硼替佐米副反应的患者，可选用来那度胺作为一线方案。

(5)新一代的口服蛋白酶体抑制剂及不可逆蛋白酶体抑制剂：新一代的口服蛋白酶体抑制剂(伊沙佐米，ixazomib)以及不可逆蛋白酶体抑制剂(卡非佐米，carfilzomib)的研究正在进行。近来的研究显示抗浆细胞 CD38 单抗(达雷妥尤单抗，daratumumab)、抗 SLAMF7 单抗(埃罗妥珠单抗，elotuzumab)对于骨髓瘤有效，达雷妥尤单抗已经在做治疗 AL 型淀粉样变性的临床研究。

2. **AA 型淀粉样变性**　主要治疗手段是治疗基础的炎症和感染性疾病，通过抑制或减轻炎症及感染，来降低血清淀粉样蛋白 A 的水平。治疗方式体现在积极治疗慢性炎症性疾病，如强直性脊柱炎、类风湿关节炎等；适当应用抗菌药物或外科手术治疗慢性感染性疾病，如骨髓炎、支气管扩张、结核等；控制恶性肿瘤等手段，均可显著降低 AA 型淀粉样变性的发生率。

3. Aβ_2-M 型淀粉样变性　由于透析相关性淀粉样变性(dialysis related amyloidosis, DRA)是维持性透析患者的常见而严重并发症之一,在透析前后均可发生。目前暂无有效的药物治疗措施,通过透析增加 β_2- 微球蛋白(β_2-microglobulin, β_2-MG)的清除是治疗和预防 DRA 的基础,可采用超纯透析液、高通透血液透析(high permeability hemodialysis, HFHD)、血液透析滤过(hemodiafiltration, HDF)和免疫吸附方式减少 β_2-MG 沉积。肾移植是预防 DRA 发生的最佳方式。而药物多用作姑息治疗改善患者疾病症状,如使用非甾体抗炎药控制 DRA 的骨关节痛。

(三) 治疗药物特点

淀粉样变性的治疗药物主要为细胞毒性药物、免疫调节药物及部分生物制剂。应注意部分药物在淀粉样变性的使用中可能涉及超说明书用药,需要做好相关的超说明书规范使用流程管理。本章节针对已在我国上市的治疗药物特点进行阐述,详见表 5-14。

表 5-14　淀粉样变性治疗药物特点

药物名称	药理作用	用法用量	注意事项	药物相互作用	检验指标
美法仑	磺酸类烷化剂,在体内可以分解成活泼不稳定的离子,产生烷化作用而毒害细胞,为细胞周期非特异性药物	MD 方案:美法仑 0.22mg/(kg·d),地塞米松 40mg/d,第 1~4 天口服,28 天为 1 个周期,可使用 1~9 个周期	1. 一般不需要使用药物预防感染,是不能进行 ASCT 和使用硼替佐米患者的首选方案。 2. 禁忌为过敏。 3. 有抑制卵巢功能的作用,可导致相当数量的绝经期前妇女闭经	有接受高剂量静脉注射美法仑与萘啶酸合并治疗的儿童患者,因出血性小肠结肠炎而死亡的报告	血细胞计数
地塞米松	调节免疫系统,抑制 IL-6 分泌及核因子 -κB(NF-κB)增强信号通路的活性,抑制浆细胞增殖及促进凋亡	见联合方案	1. 禁忌:有肾上腺皮质激素类药物过敏史的患者。 2. 高血压、血栓、胃和十二指肠溃疡、精神病、电解质代谢异常、心肌梗死、内脏手术、青光眼等患者一般不宜使用。 3. 结核病、急性细菌性或病毒性感染患者慎用,必要应用时,必须给予适当的抗感染治疗	1. 与巴比妥类、苯妥因、利福平同服,本品代谢促进作用减弱。 2. 与水杨酸类药合用,增加其毒性。 3. 可减弱抗凝血药、口服降糖药的作用,应调整剂量。 4. 与利尿剂(保钾利尿剂除外)合用可引起低血钾症,应注意用量	血细胞计数、肝肾功能、电解质

续表

药物名称	药理作用	用法用量	注意事项	药物相互作用	检验指标
硼替佐米	具有可逆性细胞内蛋白酶体抑制剂作用	BD方案：硼替佐米 $1.3mg/m^2$ 联合地塞米松40mg静脉注射，第1天、4天、8天、11天给药，21天为1个周期，可根据病情使用1~6个周期。 CyBorD方案：在BD方案基础上，每周期的第1~5天联合使用环磷酰胺200mg/d。 ASCT前的诱导治疗：$200mg/m^2$，对于eGFR $30\sim60ml/(min\cdot1.73m^2)$ 的患者，减量为 $140mg/m^2$	1. 禁忌：对硼替佐米、硼或者甘露醇过敏的患者。 2. 硼替佐米的主要副反应是周围神经病变，不适用于合并Ⅲ~Ⅳ级神经病变患者。 3. 在治疗过程中可以使用阿昔洛韦、复方磺胺甲噁唑预防病毒感染及卡氏肺孢子虫病。 4. 有晕厥的病史、正在服用能导致低血压的药物或者脱水的患者慎用	1. 硼替佐米是CYP450酶系1A2、2C9、2C19、2D6和3A4的弱抑制剂。与CYP3A4抑制剂(如克拉霉素、利托那韦)、CYP3A4诱导剂(如利福平、卡马西平、苯妥英、苯巴比妥和圣约翰草)可能存在潜在作用。 2. 慎合用可能会引起周围神经病变的药物(如胺碘酮、抗病毒药、异烟肼、呋喃妥因或他汀类药物)及引起血压降低的药物	血细胞计数、肝肾功能、血糖、周围神经病变症状
伊沙佐米	可逆性蛋白酶体抑制剂，可优先结合20S蛋白酶体的 β_5 亚基并抑制其糜蛋白酶样活性，诱导多发性骨髓瘤细胞系凋亡	IRD方案：伊沙佐米在28天治疗周期的第1天、8天和15天使用，每周1次，每次口服给药4mg。 来那度胺：在28天治疗周期的第1~21天，每日1次，每次给药25mg。 地塞米松：在28天治疗周期的第1天、8天、15天和22天给药，每次40mg	1. 禁忌：过敏。 2. 有发生血小板减少的可能，一般表现为每个治疗周期(28天)的第14~21天期间血小板减少至最低值，并在下一疗程开始时恢复至基线水平	与硼替佐米相似	血细胞计数、肝肾功能、周围神经病变症状
沙利度胺	第一代免疫调节剂：调节由TNF-α诱导的其他细胞因子的分泌，从而调节机体免疫的状态	TD方案：200mg/d，睡前或晚餐后1小时，与地塞米松联合治疗，28天为一疗程。地塞米松剂量为40mg/d，分别在第1~4天、9~12天、17~20天服用	1. 禁忌：孕妇及哺乳期妇女、儿童、过敏患者、从事危险工作者。 2. 男性患者在沙利度胺治疗期间和停药后4周内应避孕。 3. 可能会引起外周神经病变，其早期有手足麻木、麻刺感或灼烧样痛感。	能增强其他中枢抑制剂，尤其是巴比妥类药物的作用	血细胞计数、肝肾功能

续表

药物名称	药理作用	用法用量	注意事项	药物相互作用	检验指标
沙利度胺			4. 服用本品期间以及停药后4周内不可以献血、哺乳，男性不可以捐精。 5. 具有生育能力的女性应避免与沙利度胺片表面接触，一旦不小心接触到，接触区域应用香皂和清水洗净		
来那度胺	第2代免疫调节剂	RD方案：来那度胺5~15mg/d，第1~21天口服；地塞米松10~40mg/次，第1天、8天、15天、22天口服，28天为1个疗程，可用12个疗程	1. 禁忌：孕妇、未达到所有避孕要求的可能怀孕的女性、过敏者。 2. 来那度胺的主要副反应是血栓形成，因此，治疗期间需要常规应用阿司匹林100mg/d。 3. 余与沙利度胺类似	1. 既不经CYP450酶途径代谢，也不会抑制或诱导CYP450同工酶。 2. 对正接受RD方案治疗的多发性骨髓瘤患者，促红细胞生成类药物或其他药物（如激素替代治疗）可能会使血栓风险升高，故应谨慎使用	血细胞计数、肝肾功能

注：药品注意事项、相互作用的内容来自药品说明书，不同厂家药品可能存在差异，具体以使用药品厂家说明书内容为准。

案例 5-3-4 肾脏淀粉样变性用药案例分析

（一）案例简介

患者，男性，71岁，体重50kg。因“双下肢水肿1^+年，加重1^+月”入院。1年前患者无明显诱因出现双下肢水肿，余无特殊，未行进一步诊治。5^+月前患者诊断为肾病综合征，给予口服醋酸泼尼松片50mg q.d.，2^+月前复查，蛋白尿（++++），甘油三酯2.94mmol/L，胆固醇7.13mmol/L，予以加用雷公藤多苷片免疫治疗、阿托伐他汀钙片降血脂、阿魏酸哌嗪片保肾等治疗。1^+月前患者无明显诱因自觉双下肢水肿较前加重，无发热、咳嗽、咳痰等不适，夜间可平卧休息，门诊查：血红蛋白136g/L，血小板计数218×10^9/L，白细胞计数6.60×10^9/L，尿蛋白定性（++），白蛋白24.7g/L，肌酐48.0μmol/L，eGFR 106.88ml/（min·1.73m^2），甘油三酯3.31mmol/L，胆固醇7.65mmol/L，低密度脂蛋白胆固醇4.38mmol/L，门诊予以醋酸泼尼松片、环孢素、阿托伐他汀钙片等药物治疗，并嘱患者醋酸泼尼松片每2周减量5mg。5天前门诊复查：环孢霉素谷浓度99.2μg/L。现患者为行肾穿刺活检入院。

体格检查 T 36.6℃;P 86 次 /min;R 19 次 /min;BP 92/57mmHg。神志清楚,慢性病容,皮肤巩膜无黄染,全身浅表淋巴结未扪及肿大。颈静脉正常。心、双肺、腹部、肝、脾未见异常。双下肢重度水肿。

实验室检查 血红蛋白 125g/L,血小板计数 144×10^9/L,白细胞计数 6.39×10^9/L,尿蛋白定性(++++),尿红细胞 5 个 /HP,尿蛋白 - 尿肌酐比 1.380g/mmol,白蛋白 28.5g/L,肌酐 62.0μmol/L,eGFR 96.21ml/(min·$1.73m^2$),甘油三酯 2.15mmol/L,胆固醇 5.86mmol/L。

入院诊断 肾病综合征。

入院后行肾穿刺活检,提示:肾脏淀粉样病变,并完善其他相关检查。

修正诊断 肾病综合征;肾脏淀粉样变性;慢性心力衰竭;心包积液(轻 - 中度量);心肌淀粉样变性?

诊疗经过 入院后根据既往病史、症状、体征及检验检查结果,治疗上暂予免疫调节类药物、糖皮质激素、补钙、降脂等内科治疗。

主要治疗处方

阿托伐他汀钙片 10mg p.o. q.d.

骨化三醇软胶囊 0.25μg p.o. q.d.

碳酸钙 D_3 片 600mg p.o. q.d.

沙利度胺片 200mg p.o. q.d.

地塞米松片 40mg p.o. q.d.(第 1~4 天、9~12 天、17~20 天服用)

(二) 用药分析

患者以肾病综合征临床表现发病,由于之前未做肾穿刺活检,无法确定原发还是继发。首先治疗采取 NS 基础治疗措施(糖皮质激素),效果不佳后考虑为激素耐药型肾病综合征,换用糖皮质激素联用钙调磷酸酶抑制剂,效果仍然不佳。此次入院结合肾穿刺活检病理诊断肾病综合征为继发性肾病综合征,原发病为淀粉样变性。遂停用之前使用的泼尼松联用环孢素方案,改为沙利度胺联合地塞米松治疗。既往用药方案的合理性在此不做详细分析,主要分析此次治疗药物。依据《中国多发性骨髓瘤诊治指南》(2020 年修订)提供的化疗方案,治疗药物包括硼替佐米 / 来那度胺 / 美法仑 / 沙利度胺 + 地塞米松 / 泼尼松进行治疗,结合医院具体药品供应情况和患者经济情况,该患者选择沙利度胺联合地塞米松方案合理。沙利度胺常见的不良反应有口鼻黏膜干燥、倦怠、嗜睡、眩晕、皮疹、便秘、恶心、腹痛、面部水肿,可能会引起多发性神经炎、过敏反应等。该患者首次应用,应注意监护是否存在过敏反应。由于糖皮质激素抑制骨基质蛋白合成,长期使用可造成骨质疏松,严重者可致骨折、骨缺血坏死。该患者目前予以大剂量糖皮质激素治疗(甲泼尼龙 500mg/d),故同时予以碳酸钙

D_3 片 600mg 和骨化三醇软胶囊 0.25μg 补钙预防骨质疏松。另外，由于患者临床症状表现为肾病综合征，故对症使用他汀类降脂药物阿托伐他汀合理（降脂治疗合理性分析，详见第二节肾病综合征治疗案例部分）。

五、乙肝相关性肾病

（一）疾病概述

乙型病毒性肝炎（hepatitis B）是一种呈世界流行性的病毒感染性疾病，据 WHO 报道，全球约有 2.57 亿慢性乙型肝炎病毒（hepatitis B virus，HBV）感染者，非洲地区和西太平洋地区占 68%。全球每年约有 88.7 万人死于 HBV 感染相关疾病，其中肝硬化占 30%、原发性肝细胞癌（hepatocellular carcinoma，HCC）占 45%。我国肝硬化和 HCC 患者中，由 HBV 所致者分别为 77% 和 84%。据估计，目前我国一般人群中乙型肝炎病毒表面抗原（hepatitis B surface antigen，HBsAg）流行率为 5%~6%，慢性 HBV 感染者约 7 000 万例，其中由 HBV 持续感染引起的肝脏慢性炎症性疾病即慢性乙型肝炎（chronic hepatitis B，CHB）患者 2 000 万 ~3 000 万。HBV 感染的自然史主要取决于病毒和宿主相互作用，其中 HBV 感染时的年龄是影响慢性化的主要因素之一。慢性 HBV 感染的发病机制较为复杂，迄今尚未完全阐明。HBV 不直接杀伤肝细胞，病毒引起的免疫应答是导致肝细胞损伤及炎症坏死的主要机制，而炎症坏死持续存在或反复出现是慢性 HBV 感染者进展为肝硬化甚至 HCC 的重要因素。目前认为血清和肝组织中存在大量 HBsAg，而 HBsAg 特异性细胞毒性 T 细胞数量缺乏和 / 或功能不足，是导致慢性 HBV 感染者发生免疫耐受的重要原因。

当 HBV 感染人体后，可通过免疫反应形成免疫复合物损伤肾小球，或 HBV 直接侵袭肾脏组织而引起肾小球肾炎，导致乙型肝炎病毒相关性肾炎（hepatitis B virus-associated glomerulo nephritis，HBV-GN）发生。HBV-GN 作为 HBV 感染的肝外表现之一，是亚洲最常见的继发性慢性肾小球肾炎，我国 HBV-GN 的发病率也高于世界其他地区。HBV-GN 病理类型多种多样，几乎所有的肾脏病理改变都可以出现在此种疾病中，目前常见的有：膜性肾病、膜增生性肾小球肾炎，此外还有系膜增生性肾小球肾炎、IgA 肾病等。HBV-GN 临床症状为大量蛋白尿，部分患者可伴有血尿，表现为肾病综合征或肾炎综合征，起病多隐匿缓慢，有不同程度的水肿和乏力。而肾外表现大多数肝功能正常，部分患者可因合并慢性迁延性肝炎、慢性活动性肝炎、肝硬化甚至重型肝炎而出现相应的临床表现。如不及时治疗，则会逐渐发展为 ESRD，给患者及家属带来极大的经济负担，且严重影响患者的生活质量，早期诊断及治疗 HBV-GN 具有极其重大的意义。其诊断标准包括：①患肾炎综合征或肾病综合征,并排除其他继发性肾脏病;②血清学检查 HBV 抗原阳性;③肾穿刺冰冻组织免疫荧光检查 HBV 抗原阳性。其中①和③是诊断 HBV-GN 的必备条件。

(二) 治疗原则

1. **一般治疗**　合理的生活方式,适当的营养,定期随访检测 HBV 复制活跃情况。

2. **对症治疗**　使用 RAAS 抑制剂控制血压及降尿蛋白,使用他汀类降脂药物控制血脂。临床表现为肾病综合征的患者,需要参照肾病综合征的相关生活指导和对症治疗。

3. **抗病毒治疗**　HBV-GN 的治疗主要为抗病毒,HBV-GN 探索性治疗中发现,随着体内病毒载量的下降、HBeAg 的血清学转阴,患者尿蛋白逐渐减少,故抗病毒治疗对 HBV-GN 的治疗显得尤为重要。抗病毒药物包括核苷(酸)类似物[nucleoside(acid)analogues,NA]及干扰素,其中关于干扰素的使用尚存在争议,抗病毒药物主要选择 NA。目前国内已批准应用于临床的 NA 有拉米夫定(lamivudine,LAM)、阿德福韦酯(cadefovir dipivoxil,ADV)、恩替卡韦(entecavir,ETV)、替比夫定(telbivudine,LdT)、富马酸替诺福韦酯(tenofovir disoproxil fumarate,TDF)、富马酸丙酚替诺福韦(tenofovir alafenamide fumarate,TAF)。参照我国《慢性乙肝防治指南》(2019),HBV-GN 可应用 NA 抗病毒治疗,推荐使用 ETV 和 TAF。另外还强调当存在肾脏损伤高危风险时,在应用任何 NA 抗病毒的过程中均需监测肾功能变化。若应用 ADV 或 TDF 治疗,无论患者是否存在肾脏损伤高危风险,均需定期监测血肌酐、血磷水平。对于慢性肾脏病患者、肾功能不全或接受肾脏替代治疗的患者,推荐 ETV 或 TAF 作为一线抗 HBV 治疗药物,或可根据患者情况选用 LdT 进行抗病毒治疗,不建议应用 ADV 或 TDF。针对若已应用 ADV 或 TDF 抗病毒治疗的患者,当发生肾脏或骨骼疾病或存在其他高危风险时,建议改用 ETV 或 TAF。

4. **免疫抑制治疗**　免疫抑制剂有糖皮质激素、吗替麦考酚酯、来氟米特等。当临床表现为肾病综合征时,在抗病毒治疗后病毒复制指标阴性,而病情不缓解的情况下,可以考虑试用糖皮质激素,同时密切随诊患者的 HBV-DNA 拷贝数及肝功能。目前还没有充分证据显示免疫抑制剂联合抗病毒治疗对 HBV-GN 的有效性和安全性。

(三) 治疗药物特点

关于 HBV-GN 对症治疗药物的特点参见本章第二节肾病综合征药物治疗特点部分,本节重点阐述核苷(酸)类似物(NA)的药物特点,详见表 5-15。

表 5-15　核苷(酸)类似物(NA)药物特点

药物名称	缩写	药理作用	注意事项	药物相互作用	检验指标
拉米夫定	LAM	其在体内生成活性成分拉米夫定三磷酸盐,既是 HBV 聚合酶的抑制剂,也是此聚合酶的底物。从而掺入病毒 DNA 链中,阻断病毒 DNA 的合成	1. 禁忌:过敏。 2. 一旦发生了提示乳酸酸中毒的临床表现和实验室检查异常,应中止治疗。 3. 肾功能不全患者需要减量。 4. 注意其可能发生的严重不良事件(乳酸酸中毒和伴有脂肪变性的严重肝脏肿大,乙型病毒性肝炎治疗后加重胰腺炎,与药物敏感性下降和治疗反应减弱相关的病毒突变的出现)	1. 甲氧苄啶 / 磺胺甲噁唑可增加其暴露量。 2. 不建议拉米夫定和扎西他滨联用	肝肾功能、血脂、血糖、血乳酸
阿德福韦酯	ADV	其为单磷酸腺苷的无环核苷类似物,在细胞激酶的作用下被磷酸化为有活性的代谢产物即阿德福韦双磷酸盐。通过与自然底物脱氧腺苷三磷酸竞争以及整合到病毒 DNA 后引起 DNA 链延长终止发挥抗病毒作用	1. 禁忌:过敏。 2. 肾毒性的特征为迟发性血肌酐逐渐升高和血清磷降低。长期服用阿德福韦酯(每日 10mg)可能导致迟发性肾毒性。 3. 当患者出现乳酸酸中毒或明显的肝毒性时应该暂停阿德福韦酯治疗	1. 与环孢素、他克莫司、氨基糖苷类、万古霉素和非甾体抗炎药联用,易引起肾功能损害。 2. 10mg 阿德福韦酯与其他经肾小管分泌的药物或改变肾小管分泌功能的药物合用可以增加阿德福韦酯或合用药物的血清浓度	肝肾功能、血清磷、血乳酸
恩替卡韦	ETV	活性成分恩替卡韦三磷酸盐能抑制病毒多聚酶(逆转录酶),通过抑制 HBV 多聚酶的启动、前基因组 mRNA 逆转录负链的形成、HBV DNA 正链的合成发挥作用	1. 禁忌:过敏。 2. 肌酐清除率<50ml/min,包括血透析或 CAPD 患者,建议调整剂量。 3. HBV 聚合酶区的拉米夫定耐药位点突变可能会导致继发突变,包括恩替卡韦耐药相关位点的突变	由于恩替卡韦主要通过肾脏清除,因此同时服用恩替卡韦和降低肾功能或竞争性通过肾小球主动分泌的药物时,可能增加这两个药物的血药浓度	肝肾功能、血乳酸
替比夫定	LdT	替比夫定为天然胸腺嘧啶脱氧核苷的自然 L- 对映体,在细胞激酶的作用下被磷酸化为有活性的代谢产物——腺苷,替比夫定 5′- 腺苷通过与 HBV 中的自然底物胸腺嘧啶 5′- 腺苷竞争,从而抑制 HBV DNA 多聚酶的活性;通过整合到 HBV DNA 中造成 HBV DNA 链延长终止,从而抑制乙肝病毒的复制	1. 禁忌:过敏。 2. 一旦发生了提示乳酸酸中毒的临床表现和实验室检查异常,应中止治疗。 3. 有替比夫定开始治疗后数周到数月发生肌病 / 肌炎的病例报道。 4. 有替比夫定单用,或与聚乙二醇干扰素 α2a 及其他干扰素合用时发生周围神经病变的报道。 5. 对于肌酐清除率<50ml/min 的患者及正在接受血透治疗的患者调整给药间隔	替比夫定主要通过被动扩散消除,所以替比夫定与其他通过肾排泄消除的药物产生相互作用的可能性很低。但因为替比夫定主要通过肾排泄消除,所以同时服用可改变肾功能的药物可能影响替比夫定的血药浓度	肝肾功能、肌酸激酶、血乳酸

续表

药物名称	缩写	药理作用	注意事项	药物相互作用	检验指标
富马酸替诺福韦酯	TDF	其为一磷酸腺苷的开环核苷膦化二酯结构类似物。水解为二磷酸替诺福韦，也叫链终止剂。通过与天然底物5′-三磷酸脱氧腺苷竞争，并且在与DNA整合后终止DNA链，从而抑制HIV-1反转录酶和HBV反转录酶的活性	1. 禁忌：过敏。 2. 一旦发生了提示乳酸酸中毒的临床表现和实验室检查异常，应中止治疗。 3. 替诺福韦主要通过肾脏清除，有引起肾功能损害的报道，包括出现急性肾损伤和范科尼(Fanconi)综合征。 4. 骨痛持续存在或者加重、四肢痛、骨折和/或肌肉疼痛或者肌无力可能是近端肾小管病变的表现，应该立即评估肾功能、低磷血症和骨软化症	1. 目前或近期曾使用过有肾毒性的制剂(如大剂量或者多剂量NSAID)，应当避免使用TDF治疗。 2. 升高去羟肌苷血药浓度并增加其不良反应。 3. 降低阿扎那韦药效。 4. 与能够导致肾功能减低或与肾小管主动清除竞争的药物合用，能够使替诺福韦的血清浓度升高和/或使其他经肾脏清除的药物浓度增高。此类药物包括但不限于阿德福韦酯、西多福韦、阿昔洛韦、伐昔洛韦、更昔洛韦、缬更昔洛韦、氨基糖苷类(如庆大霉素)和大剂量或者多剂量的NSAID	肝肾功能、血清磷、血乳酸、骨矿物质密度
富马酸丙酚替诺福韦	TAF	其为替诺福韦的一种亚磷酰胺药物前体，在原代肝细胞内水解以形成替诺福韦。细胞内替诺福韦随后经过磷酸化，形成药理学活性代谢产物二磷酸替诺福韦	1. 禁忌：过敏。 2. 一旦发生了提示乳酸酸中毒的临床表现和实验室检查异常，应中止治疗。 3. 不推荐富马酸丙酚替诺福韦片用于Ccr<15ml/min且未接受血液透析的患者。 4. 无法排除丙酚替诺福韦给药导致患者长期暴露于低水平替诺福韦而引起肾毒性的潜在风险	丙酚替诺福韦由P-糖蛋白和乳腺癌耐药蛋白转运。不推荐与以下药物合用：卡马西平、奥卡西平、苯巴比妥、苯妥英、伊曲康唑、利福平、利福喷丁、圣约翰草	肝肾功能

注：用法用量详见第四章，药品注意事项、相互作用的内容来自药品说明书，不同厂家药品可能存在差异，具体以使用药品厂家说明书内容为准。

案例 5-3-5　乙肝相关性肾病用药案例分析

(一) 案例简介

患者,男性,69 岁,体重 52kg。因"全身水肿 1^+ 月"入院。患者于入院前 1^+ 月感冒后出现双下肢水肿,逐渐扩展到全身,伴轻微咳嗽,少许黄白色痰,不易咳出,余无明显异常,于当地医院口服药物治疗(具体不详),无明显好转。入院前 1 周患者因阴囊、阴茎明显水肿而出现解小便困难,伴小便减少,于当地医院安置尿管,余未进行特殊治疗,现为进一步治疗,以"肾病综合征"收入肾脏内科。既往病史:发现乙肝 10^+ 年,未检测肝功能情况,未接受正规治疗。患者自患病以来精神、饮食、睡眠欠佳,小便导尿状态,大便正常,体重增加不详。

查体　T 36.6℃;P 84 次 /min;R 20 次 /min;BP 113/73mmHg。神志清楚,皮肤巩膜无黄染,颈静脉正常。心界正常,心律齐,各瓣膜区未闻及杂音。胸廓未见异常,双下肺叩诊浊音,双上肺叩诊清音,双下肺呼吸音低,双下肺闻及湿啰音,无干啰音。全身皮肤凹陷性水肿,以下肢及后背下垂部位明显。

实验室检查　血常规:白细胞计数 10.65×10^9/L,中性分叶核粒细胞百分率 78.7%;生化:白蛋白 21.7g/L,总蛋白 52.2g/L,甘油三酯 1.92mmol/L,胆固醇 7.39mmol/L;尿常规:尿比重 1.030,隐血 >330Cell/μl(+++),尿蛋白定性 >6g/L(++++),红细胞 86 个 /HP;尿蛋白定量 7.42g/L,尿蛋白 - 尿肌酐比 0.628g/mmol Cr。乙肝表面抗原、乙肝 e 抗原、乙肝核心抗体阳性。凝血系列:纤维蛋白原 4.26g/L,纤维蛋白及纤维蛋白原降解产物 36.1mg/L,D- 二聚体 17.03mg/L FEU。

其他辅助检查　胸部 CT 提示肺部感染、胸腔积液。入院后行肾穿刺活检,病理诊断:膜性肾病(1~2 期),倾向继发性。

诊断　肾病综合征(乙肝相关性肾炎、膜性肾病),HBV 携带者。

诊疗经过　入院后根据既往病史、症状、体征及检验检查结果,治疗上暂予糖皮质激素、补钙、抗 HBV、抗血小板、利尿消肿、降脂等内科治疗。

主要治疗处方:

注射用甲泼尼龙琥珀酸钠 40mg+0.9% 氯化钠注射液 100ml i.v.gtt. q.d.(住院期间)

骨化三醇软胶囊 0.25μg p.o. q.d.

碳酸钙 D_3 片 600mg p.o. q.d.

恩替卡韦分散片 0.5mg p.o. q.d.

阿司匹林肠溶片 100mg p.o. q.d.

呋塞米注射液 20mg i.v. b.i.d.

人血白蛋白 10g i.v.gtt. q.d.

瑞舒伐他汀钙片 10mg p.o. q.n.

（二）用药分析

1. **免疫抑制治疗** 患者尿常规检查提示尿蛋白定性>6g/L（++++）、尿蛋白 - 尿肌酐比 0.628g/mmol Cr，生化提示白蛋白 21.7g/L、甘油三酯 1.92mmol/L、胆固醇 7.39mmol/L，伴有全身水肿，入院诊断“肾病综合征”。肾病综合征是临床常见的一组肾病综合征，以大量蛋白尿（ >3.5g/d）为基本特征，常伴有低白蛋白血症（白蛋白<30g/L）、水肿和高脂血症。肾病综合征是免疫介导性炎症疾病，其治疗主要是采用糖皮质激素和免疫抑制剂抑制免疫、炎症反应。根据《中国成人肾病综合征免疫抑制治疗专家共识》(2014)，肾病综合征理想的免疫治疗方案是诱导期尽快获得缓解，并在维持期以最小剂量的糖皮质激素或免疫抑制剂维持完全缓解或部分缓解，减少复发和感染等并发症。使用糖皮质激素应遵循“起始足量、缓慢减量、长期维持”的原则，起始以 1.0mg/（kg·d）的醋酸泼尼松顿服，最大剂量 60mg/d，连用 6~8 周，部分患者可根据病理类型延长至 12 周。由于患者入院时水肿明显，考虑口服糖皮质激素吸收可能不佳，故选择静脉甲泼尼龙琥珀酸钠治疗，方案合理。患者为老年，肾病综合征免疫抑制方案需要长时间使用糖皮质激素，这类药物一个较常见的不良反应就是引起骨质疏松。每日摄入 1 000mg 的元素钙和 500U 的维生素 D_3 可以减慢骨钙丢失，碳酸钙 D_3 化学成分是碳酸钙和维生素 D_3，碳酸钙能调节骨代谢，并能维持神经与肌肉的正常兴奋性及降低毛细血管的通透性；维生素 D_3 可促进钙的肠道吸收。阿法骨化醇为维生素 D 的活性代谢产物，可以促进小肠和肾小管吸收钙。建议常规使用碳酸钙 D_3 及阿法骨化醇预防骨质疏松。

2. **抗 HBV 治疗** 患者输血前全套检查提示为乙肝大三阳，HBV DNA 实时荧光检测结果为 HBV DNA>5×10^7IU/ml（病毒浓度很高，超出检测上限）；根据《中国慢性乙型肝炎防治指南》(2019 年版）建议，核苷类似物抗病毒治疗是 HBV 相关性肾小球肾炎治疗的关键，推荐使用强效、低耐药的药物。对于已经存在肾脏疾病及其高危风险的慢性乙型肝炎患者来说，应尽可能避免应用阿德福韦酯或替诺福韦酯，因其长期应用具有肾毒性，可造成肾小管的损害。拉米夫定长期应用后，病毒出现变异及耐药性的发生率较高，限制了其应用。对于存在肾损害风险的慢性乙型肝炎患者，推荐使用替比夫定或恩替卡韦治疗。恩替卡韦在减少病毒耐药性方面优于替比夫定，因此，给予患者恩替卡韦抗病毒治疗。恩替卡韦是新一代的抗 HBV 药物，是核苷酸类似物中抗病毒能力最强的药物，为慢性乙型肝炎治疗药物中最佳的选择，且基本无肾脏毒性。核苷类似物多数以原型通过肾脏清除，因此，用药时需根据患者的肾功能受损程度进行给药间隔和 / 或剂量调整。患者肾小球滤过率约为 57ml/

(min·1.73m^2),根据恩替卡韦说明书,无须调整给药剂量,给予 0.5mg p.o. q.d. 抗病毒治疗是合理的。

3. **其他治疗** 患者临床症状表现为肾病综合征,故需要采取针对水肿、高凝状态、高脂血症的对症治疗。考虑白蛋白 20.2g/L,严重的低白蛋白血症、凝血因子改变(凝血常规检查提示纤维蛋白原 4.26g/L,纤维蛋白及纤维蛋白原降解产物 36.1mg/L,D- 二聚体 17.03mg/L FEU)和激素的使用,患者处于高凝状态,其血栓栓塞并发症发生率较高,以下肢深静脉栓塞和肾静脉血栓形成最为常见,选用人血白蛋白、呋塞米、阿司匹林合理。另外选用针对高血脂的他汀类降脂药物瑞舒伐他汀钙选用也合理(以上合理性分析,详见第二节肾病综合征治疗案例部分)。

第四节 肾移植的药物治疗

一、肾移植概论

据国际肾脏病学会和国际肾脏基金联合会公布的 2020 年统计数据显示,有 8 亿人可能患有慢性肾脏病(CKD),目前全球 CKD 患病率占世界人口的 11%~13%。2017 年全球 CKD 患者人数达 6.975 亿,占世界人口的 9.1%。其中中国患病人数高达 1.323 亿。以 CKD 的分期来看,1~2 期占世界人口的 5.0%,3 期占 3.9%,4 期占 0.16%,5 期占 0.07%,透析患者占 0.042%,肾移植患者占 0.011%。女性患病率约是男性的 1.29 倍(9.5%vs.7.3%),而男性的透析和肾移植的发生率是女性的 1.47 倍。CKD 是一种不可逆转的疾病,无法治愈,其病情严重程度往往随着时间的推移而恶化,并与临床显著的并发症和不良结局相关。因此,这种非传染性疾病的全球负担是巨大的。患有最严重的 CKD(即 5 期或终末期肾病)的患者,除非接受透析或肾移植形式的肾脏替代治疗,否则他们的预期寿命将很短。肾移植是终末期肾病替代治疗的有效方式之一,2017 年全国共施行肾移植 10 793 例,居世界第 2 位。其中共 28 个省市开展肾移植手术,9 个省移植数量>500 例,完成例数占 74%。据中国肾移植科学登记系统(Chinese Scientific Registry of Kidney Transplantation,CSRKT)统计,截至 2018 年,全国共有 136 家医院具有肾移植资质,其中 112 家开展肾移植 9 352 例,24 家未开展,比 2017 年同比增长 15.42%。

由于肾移植患者生活质量相较于透析治疗患者高,原则上任何 CKD 导致的不可逆性终末期肾病均是肾移植的适应证。但需要考量原发病变性质、患者年龄、机体免疫状态以及与影响移植肾功能有关的危险因素,严格选择合适的肾移植受者和做好移植术前的准备,是提高肾移植质量和移植肾受者长期生存率的关键。近年来的研究发现人类白细胞抗原（human leucocyte antigen，HLA）的匹配程度与肾移植长期效果密切相关。HLA 匹配良好，可以减少免疫抑制剂的剂量，免疫抑制剂的不良反应也随之减少，并且可以降低受者致敏的程度。对于短期内难以找到 ABO 血型相容的肾源、透析治疗效果差，或并发症多、危及生命且不能接受其他肾脏替代治疗的尿毒症患者，可以考虑 ABO 血型不相容肾移植（ABO-incompatible kidney transplantation，ABOi-KT）。其适应证和禁忌证与 ABO 血型相容肾移植（ABO-compatible kidney transplantation，ABOc-KT）基本相同。总的说来，肾移植的绝对禁忌证包括：肝炎病毒复制期、近期心肌梗死、活动性消化性溃疡、体内有活动性慢性感染病灶、未经治疗的恶性肿瘤、各种进展期代谢性疾病（如高草酸尿症等）、伴发其他重要脏器终末期疾病（如心、肺、肝衰竭等）、尚未控制的精神病、一般情况差而不能耐受肾移植手术者。相对禁忌证包括：过度肥胖或严重营养不良、癌前病变、依从性差、酗酒或药物成瘾、严重周围血管病变。

肾移植按照移植物来源分类，可以分为尸体肾移植和活体肾移植。绝大多数潜在的尸体供者或多或少存在各种问题，如年龄较大、既往有高血压或糖尿病病史、重症监护室（intensive care unit，ICU）治疗期间出现低血压、心肺复苏及感染等。这些问题可导致移植物存活时间缩短及术后移植物功能延迟恢复（delayed graft function，DGF）、感染等的发生。故对于肾移植尸体供者除了需判断其一般条件、排除相对禁忌证与绝对禁忌证外，还应对尸体供者的病史、成人供肾者质量评分体系评分、原发病、心肺复苏时长、低血压程度和持续时间、感染情况等综合评估其适应性。活体肾移植的人、肾长期存活率均明显优于尸体肾移植。与尸体肾移植相比，活体肾移植主要具有以下优势：①组织相容性较好，远期存活率更高，即使 HLA 配型不理想的活体肾移植其远期存活率也优于 HLA 配型良好的尸体肾移植；②有条件开展充分的术前检查，供肾质量评估；③供肾来源扩大，可以缩短受者的透析时间、等待时间；④有条件选择合适的手术时机，可以缩短移植肾缺血的时间；⑤有条件在供者健康状况允许的条件下，移植术前及时对受者进行免疫干预。但需注意，部分肾脏病患者选择亲属肾移植有可能增加肾病复发的风险，如 FSGS 等。

二、肾移植术后管理

（一）围手术期管理

肾移植围手术期，特别是手术后 2 周内是移植肾功能及肾移植受者术后恢复的关键时期，在此期间可能出现多种内科及外科并发症，轻者影响早期移植肾功能的恢复，重者危及受者的生命。需要采取以下措施进行监护：

1. **保护性隔离** 肾移植受者前期尿毒症开展透析后，导致全身状况较差，同时移植手术造成创伤，出现水、电解质、酸碱代谢紊乱症状，术后接受免疫抑制治疗等因素，导致患者免疫力低下，容易出现各种感染，因此受者术后应在专科病房监护 7~10 天，期间采取保护性隔离措施。

2. **术后监护** 由于麻醉，移植肾新建立的侧支循环，水、电解质、酸碱代谢不稳定，移植肾的多尿或少尿等原因，移植术后早期受者生命体征易发生波动，需要监测体温、血压、脉搏、呼吸等生命体征，并持续心电监护。

3. **出入量与体重** 肾移植受者在术后一般会出现多尿期，但也可表现为少尿甚至无尿，由于存在个体差异，而尿量又是反映移植肾功能的主要指标之一，故需要准确记录出入量。在少尿、无尿时甚至需要记录每小时出入量。另外，也可以通过体重判断肾移植受者的出入量平衡、术后恢复情况，以及对免疫抑制剂用量提供参考。

4. **营养状况** ESRD 患者长期营养状况差，移植手术创伤加重了营养物质丢失，所以受者移植后早期需加强营养，以促进一般状况的恢复，纠正低蛋白血症，加速伤口愈合。对于肠道功能还未恢复者，给予适当的氨基酸、脂肪乳等非肠道静脉营养支持治疗；肠功能恢复者可依次给予半流食和普通饮食，饮食方式的过渡应循序渐进，同时逐渐减少或停止静脉补液。应注意减少高脂肪饮食，血脂过高易引起血栓。

5. **移植肾局部体征及超声影像学检查** 移植肾局部体征指移植肾区是否有隆起、压痛，移植肾大小及质地，血管杂音等，若出现异常，提示可能存在出血或排斥反应；移植肾彩超用于观察移植肾周积液以及移植肾血流情况，有利于评估移植肾功能及判断移植肾排斥反应、急性肾小管坏死、移植肾动静脉血栓或狭窄等并发症。

6. **实验室检查和其他监测** 一般术后 1 周以内需要每天检测血、尿常规，肝、肾功能，生化及微生物检查等，肾功能恢复后酌情减少。其他监测主要指使用免疫抑制剂后的相关药品不良反应监测，这部分内容在药物治疗部分详细阐述。

（二）术后常见并发症管理

1. **切口管理** 包括切口感染、切口裂开、切口渗血或出血，通过加强换药、伤口有效引流、伤口缝合、压迫伤口止血防治，必要时评估感染情况，根据各种检查、病原学培养和药敏试验，选择敏感抗菌药物治疗。

2. **尿漏、尿路梗阻、尿路结石、淋巴漏** 结石直径 ≤ 4nm 可以观察，或考虑药物溶石或排石治疗，必要时积极治疗尿路感染，控制血尿酸、血清钙、甲状旁腺激素，而淋巴漏一般只要引流通畅，多数会自行消失。针对尿漏、尿路梗阻、尿路结石若保守治疗无效者，需外科干预对症治疗。

3. **其他需外科处理的并发症** 移植肾破裂、移植肾动静脉血栓、肾动静脉破裂、移植肾动脉狭窄、移植肾动脉瘤和动静脉瘘。需依据个体化情况选择对症治疗、保守治疗、介入治疗或手术。

三、抗排斥的药物治疗

免疫抑制剂是一类对机体的免疫反应具有抑制作用的药物，能抑制与免疫反应相关的细胞（主要是 T 细胞和 B 细胞）的增殖和功能，降低免疫应答。免疫抑制剂是肾移植患者的主要治疗药物，理想的免疫抑制治疗既要保证移植肾不被受体排斥，又能够保证对受者的免疫系统影响较小、药品不良反应发生概率较小。在肾移植的免疫抑制治疗中，通常采用多种免疫抑制剂联合的方案，这样既针对移植物排斥反应发生的不同靶点和关键步骤发挥协同增强免疫抑制效果，又可降低各种免疫抑制剂的剂量和药品不良反应的发生率。药物治疗方案根据肾移植时期不同，可以分为早期免疫诱导治疗和后期维持治疗，还包括肾移植受者出现急性排斥反应时的抗急性排斥治疗。

（一）治疗原则

1. **免疫抑制诱导治疗** 诱导治疗是指在肾移植围手术期短期使用生物制剂等免疫抑制剂进行抗排斥治疗，其主要目的在于：①降低移植物排斥反应的发生率及严重程度，以直接改善移植的效果；②保障免疫维持治疗方案中的 CNI 或糖皮质激素安全减量甚至停用，以降低这类药物，特别是糖皮质激素大剂量使用或长期服用所带来的不良反应；③可能诱导肾移植受者产生针对移植物特异性的临床免疫耐受状态，以大幅减少维持治疗的总体免疫抑制剂所需剂量。临床应用表明，抗体诱导治疗可减少急性排斥反应，可使术后早期急性排斥反应发生率降低 30%~40%，但在什么情况下需要诱导治疗仍是目前尚未统一的问题。对存在高危或高致敏因素的患者（如群体反应性抗体水平高、再次移植、移植肾功能延迟恢复等）使用诱导治疗的必要性已达成共识。在治疗药物的选择方面，KDIGO《2009 肾移植受者管理指南》建议，除受者和供者是同卵双生姐妹或兄弟之外，所有的肾移植受者都需要接受诱导治疗以预防排斥反应。该指南推荐将白细胞介素 -2 受体拮抗剂（interleukin-2 receptor antagonist，IL-2RA）如巴利昔单抗，作为诱导治疗的一线用药。对排斥反应风险较高的肾移植受者，建议使用淋巴细胞清除性抗体，如家兔抗胸腺细胞球蛋白（rabbit antithymocyte globulin，rATG）、抗胸腺细胞球蛋白（antithymocyte globulin，ATG）。这里的危险因素包括：HLA 错配位点较多、受者较年轻、供者年龄较大、群体反应性抗体、术前存在或术后出现供者特异性抗体、血型不匹配、移植肾功能延迟恢复、冷缺血时间超过 24 小时。2019 年欧洲泌尿外科学会（European Association of Urology，EUA）《肾移植指南》也建议对于低风险和标准风险患者使用 IL-2RA 制剂巴利昔单抗，高危患者最好使用 ATG。

2. **免疫维持治疗** 虽然肾移植免疫抑制维持方案目前在国际上较统一，但在实际使用中，仍然需要考虑免疫抑制剂在作用机制、免疫抑制强度以及不良反应等方面的不同点，结合患者自身疾病特点，制订适合于具体患者的科学、个体、合理免疫抑制方案。目前肾移植患者常用的口服免疫抑制剂主要有 3 大类，包括：钙调磷酸酶抑制剂（CNI）、抗细胞增殖类抑制剂（MPA）及糖皮质激素。一般情况下，分别选择上述 3 大类中各一种药物进行组合，形成预防排斥反应的维持治疗“三联免疫抑制方案”。目前临床常用免疫维持治疗组合方案见下：

（1）足量 CNI 的三联方案：CNI+MPA+ 糖皮质激素。CNI 主要包括环孢素和 TAC 两种药物，由于 TAC 的免疫抑制作用更强且不良反应相对更低，故 TAC 为现阶段肾移植术后核心基础免疫抑制剂的一线选择。MPA 主要包括 MMF、EC-MPS。在肾移植后早期，足量的免疫抑制剂可预防 T 细胞介导的排斥反应（T cell-mediated rejection，TCMR）的发生，表现在：① CNI 早期血药浓度要达标，一般初始用药应保证绝大多数肾移植受者第 1 次血药谷浓度达到所需要的安全范围，使用 TAC 的患者可以通过 *CYP3A5* 基因型检测给予初始给药剂量参考，以保障血药浓度达标；②早期足量使用 MPA，但为了避免免疫抑制过度，使用剂量也需要因人而异，参考血药浓度，并综合考虑肾移植受者的性别、体重、外周血白细胞计数及对药物的耐受性决定给药剂量；③联用糖皮质激素，并对其逐渐减量，一般减至 5~7.5mg/d 维持，以避免长期大剂量使用导致的不良反应。

（2）不含 CNI 的方案：由于 CNI 有潜在的肾毒性，特别是在长期使用时不良反应更为明显，故无 CNI 免疫抑制维持方案得以在临床应用，即哺乳动物雷帕霉素靶蛋白抑制剂（mammalian target rapamycin inhibitor，mTORi）+MPA+ 糖皮质激素的三联方案，特殊情况下也有单用 mTORi 或 MPA 与糖皮质激素组合。mTORi 以西罗莫司（sirolimus，SRL）为代表，这类药物几乎没有肾毒性。但目前这种不含 CNI 的方案并非临床治疗的一线方案，主要因为 SRL 免疫抑制作用有限，可能因为免疫抑制能力不足而出现急性排斥反应，其次 SRL 与 MFA 均有骨髓抑制不良反应，联合使用的患者长期耐受性较差。所以该方案不建议肾移植术后初始使用，而对于长期服用 CNI 为基础的免疫抑制方案未发生过排斥反应的低危患者，当出现血肌酐慢性升高，且有明确证据证实其与 CNI 肾毒性相关者，可以考虑转换为无 CNI 免疫抑制维持治疗方案。替换后还需注意 SRL 的血药浓度是否达标，以免排斥反应的发生。一般早期转换 SRL 血药谷浓度控制在 4~10ng/ml，晚期转换 SRL 血药谷浓度控制在 4~8ng/ml。

（3）小剂量 CNI 的三联方案：由于 CNI 的肾毒性具有剂量依赖性，降低 CNI 用量而不完全撤除既减轻了免疫抑制方案的慢性肾毒性，又可以保障免疫抑制强度不会下降过多。目前使用的小剂量 CNI 免疫抑制方案有 2 种，小剂量 CNI+mTORi+ 糖皮质激素、小剂量 CNI+MPA+ 糖皮质激素。应注意，MPA 的总体免疫抑制强度可能弱于 mTORi，即使患者能够较好地耐受足量 MPA，CNI 的剂量也不宜减量过多（一般减 30% 以内）。建议小剂量 CNI 方案仅用于长期稳定的免疫低危患者以避免排斥风险的发生。

（4）CNI 转换方案：对于使用环孢素 /TAC+MPA+ 糖皮质激素方案的患者，虽然目前国内外均提倡优先选择 TAC，但 BMI 高、糖尿病或胰岛功能异常、HBV 和 HCV 携带的受者可选择环孢素。而且环孢素和 TAC 两种药物长期使用的不良反应存在差异，故当患者已使用一种药物出现不能耐受或出现明显不良反应时，可以更换为另一种 CNI 制剂。环孢素转换为 TAC，可能因免疫不足而导致血肌酐升高、高胆红素血症、环孢素所致多毛、齿龈增生等不良反应；TAC 转换为环孢素，可能因使用 TAC 后出现药物性肾损伤、TAC 血药浓度过低或服药量过大、药物性糖尿病等不良反应。一般 50mg 环孢素相当于 1mg TAC，转换 3~7 天后需要通过血药浓度监测达标情况。

（5）含其他免疫抑制剂的联用方案：①含硫唑嘌呤方案，AZA 对初次免疫反应具有很强的抑制作用，但对再次反应几乎无任何作用，故其仅适用于器官移植术后排斥反应的预防性治疗。MPA 与 AZA 均属于嘌呤抑制剂类免疫抑制剂，由于前者安全性相对较高，因此目前 MPA 已基本替代 AZA，是 AZA 的首选替代药物。AZA 较多见于早期（MPA 在我国未上市时）的肾移植受者小剂量应用。对不耐受 MPA 或多瘤病毒（BK 病毒）感染等受者仍可考虑选择性应用。②含咪唑立宾（mizoribine，MZR）方案，MZR 是一种嘌呤类似物，与其他免疫抑制剂联合使用，作为器官移植后初始免疫抑制剂，也可在发生 AZA 或 MPA 引起白细胞减少、肝功能异常或腹泻等严重消化道不良反应时，作为替代药物治疗。③含来氟米特（leflunomide，LEF）方案，LEF 是人工合成的异唑衍生物类抗炎及免疫抑制剂。与上述免疫抑制剂在化学结构上无任何相似性，国内外研究证实，LEF 可延长移植物生存期，可作为 MPA 或 AZA 的替代方案，但是在实际临床应用中，由于 LEF 不良反应较大、耐受性差，通常不作为首选免疫抑制联合方案。但由于 LEF 对巨细胞病毒（cytomegalovirus，CMV）、BK 病毒复制亦有一定的抑制作用。故对于确诊 BK 病毒感染或 BK 病毒性肾病时，可将 MPA 更换为 LEF 维持治疗。

3. **急性排斥反应的冲击治疗** 大部分细胞介导的急性排斥反应使用糖皮质激素冲击治疗 3~5 天，改为口服糖皮质激素维持治疗，重度细胞介导的急性排斥反应需要使用抗胸腺细胞球蛋白（ATG）。急性抗体介导的排斥反应对单纯糖皮质激素冲击治疗或单纯 ATG 治疗反应不佳时，可采用以下治疗措施：①血浆置换或免疫吸附清除肾移植受体患者体内产生的抗体；②使用静脉注射用免疫球蛋白（intravenous immunoglobulin，IVIG）大剂量冲击治疗，阻断或延迟抗体介导的组织损伤作用；③使用生物制剂，如抗 B 细胞药物利妥昔单抗或抗浆细胞活性的蛋白酶体抑制剂硼替佐米抑制抗体继续产生或清除体内抗体。

（二）治疗药物特点

在肾移植的治疗中，免疫抑制剂种类较多，不同免疫抑制剂通过作用不同的免疫阶段发挥其抗移植物排斥作用，本小节依据免疫抑制剂作用靶点不同，描述各类药物的特点。

1. **以 T 细胞为靶点的免疫抑制剂** 主要为抑制第一信号的免疫抑制剂，T 细胞受体（T cell receptor，TCR）-CD3 复合受体识别抗原提呈细胞（antigen-presenting cell，APC）主要组织相容性复合体（major histocompatibility complex，MHC）- 抗原肽后，通过 CD3 分子的胞内段传入第一信号，又称抗原特异性信号，目前临床使用较多的这类药物为 CNI，CNI 包括环孢素和他克莫司（TAC），其具体药物特点详见本章第二节表 5-3。

（1）环孢素：起始量通常为 3~6mg/（kg·d），分 2 次服用，q.12h. 给药，根据肾移植受者免疫状态及血药浓度调整剂量。约三分之一的患者可出现与剂量相关的肾功能损伤，表现为血肌酐增高、肾小球滤过率下降等，环孢素治疗后 12 个月可能出现慢性进行性肾毒性。环孢素常见的药品不良反应为肝毒性和神经毒性，其他不良反应还有高钾血症、胃肠道反应、多毛、牙龈增生伴出血、疼痛等，少见过敏反应、胰腺炎、白细胞减少、雷诺综合征、糖尿病、血尿等。

（2）TAC：起始用量为 0.05~0.15mg/（kg·d）；儿童的起始剂量应是成人推荐量的 1.5~2.0 倍，以达预期的血药浓度；老年患者适当减少剂量。TAC 主要药品不良反应为神经毒性和胃肠道副作用，另外还有肝肾功能损害、高钾血症、低镁血症、血压增高、白细胞增多、胰岛细胞毒性致血糖升高。

2. **以 B 淋巴细胞为靶点的免疫抑制剂** B 细胞作用包括抑制自体或异体抗原的体液反应，抑制导致效应 T 细胞活化和增殖的抗原提呈细胞的功能以及 T、B 细胞的相互作用。作用于 B 淋巴细胞环节的药物包括以 B 淋巴细胞为靶点和以浆细胞为靶点的免疫抑制剂。

（1）以 B 细胞为靶点的免疫抑制剂：代表药物为利妥昔单抗（RTX），该药物是一种人鼠嵌合的单克隆抗体，该抗体可与纵贯细胞膜的 CD20 抗原特异性结合，此抗原位于前 B 和成熟 B 细胞。RTX 与 B 细胞上的 CD20 结合，并介导 B 细胞溶解的免疫反应。在器官移植受者中进行的临床研究已经证明，RTX 对抗体介导的排斥反应（antibody-mediated rejection，AMR）具有治疗作用，其具体药物特点详见本章第二节表 5-3。

（2）以浆细胞为靶点的免疫抑制剂：代表药物为硼替佐米（BTZ），属于 26S 蛋白酶体抑制剂，26S 蛋白酶体可降解被泛素化的蛋白质，从而维持细胞内环境的稳定。该药物最早用于晚期多发性骨髓瘤患者，后续研究发现 BTZ 通过抑制产生抗体的浆细胞在肾移植术后 AMR 中发挥作用，是可有效治疗抗体介导的移植肾排斥反应的蛋白酶体抑制剂，其不良反应主要是周围神经病变、血细胞减少和剂量依赖性胃肠道反应，其具体药物特点详见本章表 5-14。

3. **以细胞因子为靶点的免疫抑制剂**　细胞因子是在细胞间发挥相互调控作用的一类小分子可溶性多肽蛋白，通过结合相应受体影响自身及其他细胞的行为，可在免疫细胞的发育分化、免疫应答和免疫调节中发挥作用。这类药物包括非特异性细胞因子抑制剂糖皮质激素、特异性细胞因子抑制剂 IL-2R 拮抗剂巴利昔单抗。

(1)糖皮质激素：通过阻断转录因子，抑制细胞因子的转录并引发大量的下游效应。糖皮质激素是肾移植术后免疫抑制方案中广泛用于诱导治疗和维持治疗的药物。其中用于肾移植的代表药物为甲泼尼龙和泼尼松。各大移植中心糖皮质激素的使用经验不一样。常规诱导方案采用移植术中经静脉使用甲泼尼龙 500~1 000mg(10~15mg/kg)，术后前 3 日每日静脉滴注 250~500mg，在使用多克隆抗体进行免疫诱导时，一般应减少甲泼尼龙的剂量。术后第 4 日起改为泼尼松顿服，起始为 10~30mg/d，术后第 30 日逐渐递减为 10~15mg/d，进入维持治疗阶段后多数移植中心采用小剂量维持，通常 2~3 个月时为 10mg/d，3~6 个月时为 5~10mg/d，半年后为 5~7.5mg/d。这类药物常见不良反应为神经系统兴奋性升高、水电解质紊乱、消化性溃疡、库欣综合征、感染并发症等，其具体药物特点详见本章第二节表 5-3。

(2)IL-2R 拮抗剂：巴利昔单抗为人鼠嵌合型抗 CD25 单克隆抗体，其以高亲和力、特异性竞争性封闭 IL-2R，阻断 T 细胞活化的第二信号，使 T 细胞发生凋亡，从而抑制急性排斥反应。标准总剂量为 40mg，分 2 次给予，每次 20mg，首次应于移植术前 2 小时内给予，第 2 次于术后第 4 日给予。经配制后的巴利昔单抗可一次性静脉注射，亦可在 20~30 分钟内静脉滴注。如果术后出现对巴利昔单抗严重的过敏反应或移植物丢失等，则应停止第 2 次给药。IL-2R 拮抗剂不良反应较少。少见的不良反应包括发热、乏力、头痛、胸痛、咳嗽、呼吸急促、心率加快、血压升高、血糖升高、恶心、呕吐、便秘、腹泻、皮肤切口愈合缓慢等。用药前和用药期间需监测血糖、血常规、肝肾功能和生命体征。未见细胞因子释放综合征，故不必使用糖皮质激素预防。孕妇、哺乳期妇女慎用。我国自主研发的重组抗 CD25 人源化单克隆抗体也属于这类药物，其具体药物特点详见表 5-16。

4. **以混合多克隆抗体为靶点的免疫抑制剂**

(1)静脉注射用人免疫球蛋白(IVIG)：可用于肾移植脱敏和急性排斥反应的治疗。虽然 IVIG 作为单一疗法有效，但增加其他治疗方式，如血浆置换、应用利妥昔单抗和硼替佐米，能提供极大的免疫调节作用。IVIG 的不良反应包括与输液相关的效应、头痛、血栓性并发症与急性肾损伤。其具体药物特点详见表 5-16。

(2)抗胸腺细胞球蛋白：通过将不同来源的人类淋巴细胞作为免疫原，致敏鼠、兔、猪或马等动物，激活其B细胞分泌特异性抗体（免疫球蛋白）后，采集并纯化这些抗体而制成，如rATG。多克隆抗体是作用于T细胞的选择性免疫抑制剂，基本机制是致使T细胞耗竭。这类药物常见不良反应主要包括细胞因子释放综合征、过敏性休克、血清病、感染等。其具体药物特点详见表5-16。

5. 以多种细胞为靶点的免疫抑制剂

（1）抗增殖类：SRL为大环内酯类抗生素。可抑制丝裂原诱导的T细胞增殖，也抑制外源性细胞因子（IL-2、IL-4和IL-15）激发T细胞的活化和增殖，还可抑制B细胞产生抗体。SRL与CNI免疫抑制的重要区别在于，SRL只影响IL-2R的信号传递，并不像CNI那样干扰IL-2的转录与合成。因此SRL虽可抑制由IL-2介导的T淋巴细胞增殖，但并不抑制由IL-2所介导的T细胞的凋亡过程，而CNI对于免疫耐受或免疫低反应性的诱导和维持起着重要的作用。SRL最常见的不良反应为高脂血症，临床表现为血清总胆固醇、甘油三酯水平升高，且与SRL血药谷浓度呈正相关，其他不良反应包括蛋白尿、SRL相关性间质性肺炎、骨髓抑制及切口愈合不良。其具体药物特点详见本章表5-16。

（2）抗代谢类：包括MMF、EC-MPS、AZA、LEF，其具体药物特点详见表5-16。

表5-16 肾移植免疫治疗药物特点

免疫靶点		药物名称	注意事项	药物相互作用	检验指标
T细胞	CNI	环孢素	详见本章第二节表5-3		
		TAC	详见本章第二节表5-3		
B细胞	抗CD20	RTX	详见本章第二节表5-3		
	浆细胞	BTZ	详见本章第三节表5-14		
细胞因子	非特异性	GC	详见本章第二节表5-3		
	IL-2RA（抗CD25）	巴利昔单抗	1. 禁忌：过敏。 2. 注射蛋白质可能会出现过敏反应。 3. 会增加患淋巴细胞增殖性疾病和机会性感染的风险。 4. 单独的输液系统给药	1. 预计不存在代谢后的药物与药物间的相互作用。 2. 联用免疫制剂可能使不良反应风险增加	血肌酐、血脂、电解质、感染相关指标、血压
		重组抗CD25人源化单克隆抗体	1. 禁忌：过敏。 2. 当发生严重感染如糖尿病继发感染、结核分枝杆菌感染等时，患者应暂停使用。 3. 可引起变态反应，严重变态反应包括过敏可在首次和重复给药时出现	不详	同巴利昔单抗

续表

免疫靶点		药物名称	注意事项	药物相互作用	检验指标
混合多克隆抗体		IVIG	1. 禁忌：过敏、有抗 IgA 抗体的选择性 IgA 缺乏者。 2. 只能静脉单独输注。 3. 有严重酸碱代谢紊乱的患者需大剂量输注本品时应慎用。 4. 可能干扰某些血清学试验，导致假阳性结果。 5. 运输及贮存过程中严禁冻结	输注 IVIG 3 个月后才能接种某些减毒活疫苗	输注的全过程定期观察患者的总体情况和生命特征
	ATG	rATG	1. 禁忌：过敏、任何其他因免疫抑制所致的急性或慢性感染。 2. 输液反应可能在单个疗程的第一次或第二次输注后发生。减慢输液速度可以大幅度降低输液反应。预防性使用退热药、皮质激素和 / 或抗组胺药物可以降低这些反应的发生率和严重程度。 3. 联合其他多种免疫抑制剂使用后可导致感染、感染再激活和败血症。 4. 不可与其他药品混合输注	1. 环孢素、他克莫司、吗替麦考酚酯：因过度免疫抑制可导致淋巴细胞增殖。 2. 减毒活疫苗：疫苗引起的全身性感染可能是致命性的。 3. 能诱导可与其他兔免疫球蛋白发生反应的抗体	输注的全过程定期观察患者的总体情况和生命特征、感染相关指标、血压、白细胞和血小板计数
多种细胞靶点	抗增殖	SRL	1. 禁忌：过敏。 2. 本品可增加感染机会，也可能引发淋巴瘤及其他恶性肿瘤。 3. 西罗莫司与血管性水肿的形成有关。 4. 在接受西罗莫司治疗的患者中有伤口愈合不良或延迟的报道，包括淋巴囊肿和伤口开裂。 5. 有可能引起需要治疗的血清胆固醇和甘油三酯升高。 6. 可能导致肾损害、蛋白尿。	1. 与其他已知能引起血管性水肿的药物合用时，如 ACEI，可能会增加血管性水肿形成的风险。 2. 与 CNI 联合应用，有可能增加 CNI 诱导溶血性尿毒综合征（HUS）、血栓性血小板减少性紫癜（TTP）、TMA 的风险。 3. 与 CYP3A4 和 / 或 P- 糖蛋白强效抑制剂和诱导剂相互作用，避免西罗莫司与 CYP3A4	肝肾功能、血脂、蛋白尿、肌酸激酶、凝血常规、血药浓度

续表

免疫靶点		药物名称	注意事项	药物相互作用	检验指标
多种细胞靶点			7. 西罗莫司血药谷浓度升高，间质性肺病和非感染性肺炎的风险也随之升高。 8. 机会性感染风险增加，包括激活潜在的病毒感染	和/或P-糖蛋白的强效抑制剂(如伏立康唑、伊曲康唑、红霉素和克拉霉素)或CYP3A4和/或P-糖蛋白的强效诱导剂(如利福平和利福布丁)联合使用。 4. 治疗期间应避免使用活疫苗	
	抗代谢	MMF	详见本章第二节表5-3		
		EC-MPS	详见本章第二节表5-3		
		AZA	详见本章第二节表5-11		
		LEF	1. 禁忌：过敏、严重肝损害。 2. 慎用：免疫缺陷、未控制的感染、活动性胃肠道疾病、肾功能不全、骨髓发育不良。 3. 如果谷丙转氨酶升高超过参考值的3倍(>120U/L)，应停药观察，若白细胞低于2.0×10^9/L，中断服药。 4. 准备生育的男性应考虑中断服药。 5. 服药期间不应使用免疫活疫苗	1. 下列药物可降低本药疗效：考来烯胺、活性炭。 2. 可使下列药物血药浓度升高：非甾体抗炎药、甲苯磺丁脲。 3. 利福平可能升高其血药浓度	肝肾功能、白细胞计数

注：药品注意事项、相互作用的内容来自药品说明书，不同厂家药品可能存在差异，具体以使用药品厂家说明书内容为准。

案例 5-4-1　肾移植用药案例分析

(一) 案例简介

患者，男性，38岁，体重50kg。因“肾移植术后5年，腹泻4天”入院。患者5年前因“尿毒症”行“同种异体肾移植术”，术后长期规律服用抗排斥药物。8个月前复查肌酐177.0μmol/L，行移植肾穿刺活检术，病理检查结果示：符合慢性活动性抗体介导排斥反应。给予患者注射用甲泼尼龙琥珀酸钠200mg冲击＋利妥昔单抗注射液300mg+静脉注射人免疫球蛋白10g(pH 4)抗排斥等治疗后，肌酐降至153.0μmol/L，尿素11.30mmol/L，而后出院。出院后肌酐波动在 145~170μmol/l，尿量约 2 000ml/d，血压波动在 130/80mmHg。3 天前无明显诱因出现腹泻，大便不成形，每日 2~3 次，无恶心、呕吐，无咳嗽、咳痰。目前免疫抑制剂方案为他克莫司胶囊 1.5mg p.o. b.i.d.；吗替麦考酚酯胶囊 750mg p.o. b.i.d.；泼尼松 5mg p.o. q.d.。现为进一步治疗入院。

体格检查　T 37℃；P 115 次 /min；R 20 次 /min；BP 165/100mmHg，尿量 1 500ml。神志清楚，慢性病容，双肺叩诊呈清音，双肺呼吸音稍粗，未闻及干湿啰音。双下肢轻度水肿。

实验室检查　血常规：红细胞计数 3.13×10^{12}/L，血红蛋白 92g/L，白细胞计数 4.26×10^{9}/L，中性分叶核粒细胞百分率 74.6%；尿蛋白 - 尿肌酐比 0.048g/mmol Cr；生化：尿素 14.50mmol/L，肌酐 188.0μmol/L，胆固醇 6.69mmol/L，他克莫司血药浓度 5.0ng/ml；血浆霉酚酸服药后 0.5 小时（免疫法，V-Twin）33.30mg/L，霉酚酸服药后 2 小时（免疫法，V-Twin）12.96mg/L，霉酚酸服药后 4 小时（免疫法，V-Twin）5.45mg/L，浓度 - 时间曲线下面积（AUC）93.6h·mg/L。

诊断　肾移植术后；高血压。

诊疗经过　入院后根据既往病史、症状及体征，治疗上暂予以他克莫司为基础的三联免疫抑制、降压以及调节肠道菌群等内科治疗。

主要治疗处方：

他克莫司胶囊 1.5mg p.o. b.i.d.

吗替麦考酚酯胶囊 750mg p.o. b.i.d.

泼尼松片 5mg p.o. q.d.

硝苯地平控释片 60mg p.o. q.d.

缬沙坦胶囊 160mg p.o. q.d.

双歧杆菌乳杆菌三联活菌片 4 片 p.o. t.i.d.

（二）用药分析

1. **免疫抑制治疗**　肾移植术后患者需要长期、规律服用免疫抑制剂。结合 KDIGO《2009 肾移植受者管理指南》、2016 年《中国肾移植排斥反应临床诊疗指南》和 2019 年 EUA《肾移植指南》，推荐他克莫司胶囊 + 吗替麦考酚酯胶囊 + 甲泼尼龙三联免疫抑制方案为维持治疗首选，免疫抑制剂的血药浓度对肾移植术后患者移植肾的存活至关重要，免疫抑制剂血药浓度偏低，会造成宿主对移植物的排斥反应增加，降低移植肾的存活时间；免疫抑制剂的浓度偏高，不仅增加了免疫抑制剂的不良反应，还会导致免疫抑制过度，继发性感染风险增加。患者移植肾术后腹泻考虑与以下几个方面有关：①因饮食不洁引起感染；②消化不良；③大便菌群比失调；④慢性肠道功能紊乱；⑤药物相关性（他克莫司、吗替麦考酚酯)腹泻。患者目前出现腹泻,在明确病原微生物之前,仍需继续维持免疫抑制治疗,以确保移植肾功能,《2016中国肾移植受者免疫抑制治疗指南》中建议在他克莫司+MPA+糖皮质激素的三联免疫抑制方案中,术后1年以上他克莫司的目标谷浓度参考值为4~8ng/ml。有国外文献指出,为了防止感染,术后3个月之后的目标浓度为3~7ng/ml。有中国学者测定了当使用抗淋巴细胞的耗竭药物时,肾移植受者他克莫司全血稳态谷浓度,再结合排斥反应、感染以及中毒反应的发生率进行分析,建议肾移植3个月后患者他克莫司谷浓度参考值范围为3~8ng/ml。该患者谷浓度为5.0ng/ml,达到治疗标准。关于吗替麦考酚酯血药浓度目前还没有统一标准,但临床经验一般认为需要将AUC控制在75h·mg/L。该患者入院时MMF浓度偏高,不排除此次腹泻与MMF浓度过高相关,将750mg b.i.d.减量为500mg b.i.d.合理,同时给予双歧杆菌乳杆菌三联活菌片,调节肠道菌群合理。

2. **降压治疗** 患者诊断肾性高血压,入院前降压方案为ARB+钙通道阻滞剂(A+C),血压控制良好,入院后继续使用A+C降压方案,即缬沙坦+硝苯地平联合降压。根据《中国高血压防治指南(2018年版)》推荐,对于肾性高血压患者,其血压控制目标为130/80mmHg,有蛋白尿的患者应首选ACEI/ARB作为降压药,钙通道阻滞剂、利尿剂、β受体拮抗剂均可作为联合治疗药物,ACEI/ARB不仅可以降低血压,还可以通过降低肾小球球内压发挥降低蛋白尿、延缓肾功能减退、改善患者肾脏预后的作用。该患者降压治疗方案合理。

第五节 慢性肾脏病引起常见并发症的药物治疗

一、慢性肾脏病电解质和酸碱平衡紊乱

(一)治疗概述

肾脏的生理功能主要是排泄代谢产物,调节水、电解质和酸碱平衡,维持机体内环境稳定。慢性肾衰竭时,酸碱平衡紊乱和各种电解质紊乱相当常见。在这类代谢紊乱中,以代谢性酸中毒和水钠平衡紊乱最为常见,钾、钙、镁代谢紊乱亦有发生。本篇主要阐述目前关于慢性肾脏病(CKD)电解质和酸碱平衡紊乱的治疗药物使用的注意事项,以便为医师、药师提供相关药物查询信息。

(二)药物治疗原则

1. **代谢性酸中毒** 因CKD的患者肾脏的保酸排碱能力迅速衰退,导致细胞外液H^+增加和/或HCO_3^-丢失引起pH下降,从而出现以血浆HCO_3^-减少为特征的代谢性酸中毒。当CKD患者GFR>25ml/(min·1.73m^2)时可引起阴离子间隙(AG)正常的高氯血症性代谢性

酸中毒，即肾小管酸中毒；当 GFR ≤ 25ml/(min·1.73m^2)时可引起 AG 升高的高氯血症性代谢性酸中毒，即“尿毒症性酸中毒”，其治疗原则主要分为以下几个方面：

(1)需紧急处理的危及生命的情况：严重的代谢酸中毒时会出现呼吸减弱、神经抑制症状、低血压、心律失常和高血钾等危及患者生命的症状，需要使用血液透析、呼吸和循环支持以及严重心率失常复律。

(2)恢复酸碱平衡：代谢性酸中毒主要是血浆 HCO_3^- 减少，故需要补碱。

1)HCO_3^- 缺失量计算：依据《临床诊疗指南：肾脏病学分册》，使用下列公式可简单估算 HCO_3^- 的缺失量。补充 HCO_3^- 缺失量公式：

$$HCO_3^- 缺失量(mmol)=(24- 实际血浆 HCO_3^- 浓度)\times 0.6\times 体重(kg) \quad (式 5\text{-}1)$$

式中，0.6 为体液占体重的比例。

2)补碱药物的选择：目前临床常应用的碱性药物有碳酸氢钠、乳酸钠、三羟甲基氨基甲烷(THAM)等。当 pH>7.3 时不推荐使用碱性药；当 pH<7.3 时推荐使用 1.5%~5% 碳酸氢钠、0.167mol/L 乳酸钠、0.3mol/L THAM。如果患者合并肝功能不全应禁用乳酸钠。补碱的同时需特别注意防止纠酸后发生的低血钾与低血钙。

2. **水、钠代谢紊乱** 临床上，水代谢紊乱常合并钠及其他电解质紊乱。CKD 患者出现水钠潴留的原因有肾小球滤过率下降，而肾小管重吸收功能基本正常，从而造成管球失衡和肾小球滤过分数的下降，导致患者出现水钠潴留；肾实质损害后，肾脏处理水钠的能力减弱，当钠的摄入量超过机体的排泄能力时，就会出现水钠潴留。血清钠<135mmol/L，即为低钠血症；血清钠>145mmol/L，即为高钠血症。水钠潴留易导致稀释性低钠血症，CKD 患者最常见的是低钠血症和水过多，其治疗原则主要分为以下几个方面：

(1)低钠血症：低钠血症包括急性低钠血症(病程<48 小时)和慢性低钠血症(病程>48 小时或不明确)。药物治疗依据其发生的速度、患者自身情况以及发病原因进行治疗。补钠量一般按照细胞外液计算公式(式 5-2)：

$$氯化钠量(g)=[正常血钠(mmol/L)-实测血钠(mmol/L)]\times 体重(kg)\times 0.2/17 \quad 式(5\text{-}2)$$

式中，正常血钠一般按照 140mmol/L 计算，1g 氯化钠含 17mmol 钠。治疗的 24 小时内先可按照计算量的 1/3~1/2 补充，复查后按实际需求量补充。

1)急性低钠血症：一旦发现，立即治疗，治疗原则是每小时提高血钠 1~2mmol/L 直至低血钠症状缓解。推荐当血钠提升 6~8mmol/L 后放缓补钠速度。一般推荐不能排出稀释尿者可予 3% 氯化钠注射液联合呋塞米治疗。

2)慢性低钠血症：治疗原则是补钠速度不宜过快，每小时血钠升高的速度应<1mmol/L，第一天血钠总上升不超过 12mmol/L，之后每天不超过 6mmol/L。

(2)水过多:CKD患者因肾衰竭时,肾排水功能障碍,导致水过多。治疗原发病是治疗的基石,同时控制出入量保持负平衡,袢利尿剂如呋塞米是首选。治疗需兼顾保护心、脑等重要器官,如已有相关合并症的患者应积极对症治疗,呋塞米减轻容量负荷,高渗糖和甘露醇纠正脑水肿,危重时考虑血液透析。

3. **钾代谢紊乱** 正常人体内钾离子主要存在于细胞内液中,对保持细胞内渗透压和酸碱平衡、维持细胞膜的正常应激性和心肌的正常功能至关重要。钾主要经小肠吸收,经肾脏排泄。肾脏排钾受血钾浓度、醛固酮分泌水平、远端肾小管及集合管的尿流速度、酸碱平衡等多种因素调控。当血清钾<3.5mmol/L时,称为低钾血症,>5.5mmol/L时,称为高钾血症。当CKD患者GFR低于20ml/(min·1.73m^2)时,肾脏排钾能力下降,容易出现高钾血症,但有时由于钾摄入不足、胃肠道丢失过多等因素,也可出现低钾血症。

(1)低钾血症:低钾血症的治疗除了针对性及时补钾,还需要积极治疗原发病,防治并发症,同时辅以饮食补充。药物治疗疗程不宜过短,一般需4~6天。药物治疗难治性低钾血症时应注意关注血镁与酸碱平衡。当患者同时合并低血钙时,应及时补充钙剂以免发生手足抽搐。

1)轻度低钾血症:血钾浓度在3.0~3.5mmol/L,主张先饮食补钾,多进食含钾丰富的食物。如果效果不佳,可以使用口服补钾制剂,应用最广的是氯化钾,但氯化钾不能用于肾小管酸中毒所致的低钾血症,可使用10%枸橼酸钾溶液。

2)中度低钾血症:血钾浓度在2.5~3.0mmol/L,主张先饮食补钾,多进食含钾丰富的食物。如果效果不佳,除外不能口服的患者优先推荐口服补钾制剂,应用最广的是氯化钾,但氯化钾不能用于肾小管酸中毒所致的低钾血症,可使用10%枸橼酸钾溶液。

3)重度低钾血症:血钾浓度<2.5mmol/L,推荐静脉补钾,每日补钾量不能超过140mmol。静脉补钾需要控制滴速,滴速应控制在每小时20~40mmol。

(2)高钾血症:高钾血症的治疗应重视查找原发病,保护重要器官,同时控制钾摄入和增加钾排出。治疗步骤可分为稳定、再分布和清除。稳定,钙剂稳定心肌细胞膜;再分布,胰岛素和葡萄糖促进全身钾再分布;清除,非保钾利尿剂减少体内的钾总量和浓度。

1)保护心脏:为对抗高血钾对心肌的毒性,推荐使用钙剂如葡萄糖酸钙、氯化钙。钙剂注射后1~3分钟起效,如5分钟后仍有心律失常可再次注射。葡萄糖酸钙应缓慢推注,10~20ml时间不小于5分钟。β_2受体激动剂、葡萄糖和胰岛素、乳酸钠、碳酸氢钠可促进钾向细胞内转移,拮抗钾对心脏的抑制作用。

2)增加钾排出:利尿剂(除外保钾利尿剂)可以促进肾脏排钾,阳离子交换树脂可以促进肠道排钾。当上述药物效果不佳或患者血钾>6.5mmol/L时,可进行血液透析治疗。

3)减少钾摄入:除了注意饮食控制钾摄入外,还需要注意患者治疗药物中的钾摄入。需要使用血液治疗时应选用新鲜血浆。增强免疫力，避免感染，减少细胞分解。

4. **钙磷代谢紊乱**　钙、磷均是体内重要的电解质，成人血清钙的参考值为2.2~2.6mmol/L，当血清钙<2.2mmol/L为低钙血症，>2.6mmol/L时为高钙血症。血清磷的参考值为1~1.5mmol/L，当血清磷<1mmol/L时为低磷血症，>1.6mmol/L时为高磷血症。在慢性肾衰竭早期，由于肾脏的代偿机制血钙、血磷仍能维持在正常范围，随着病情进展，肾脏的代偿能力不足，出现高磷血症、低钙血症。

(1) 高磷血症：CKD患者需定期监测电解质，一旦发现血磷连续升高2周以上，需立即开始治疗。常见治疗方法包括饮食控制减少磷摄入、充分透析和药物治疗。治疗药物包含对因治疗药物和对症治疗药物。

1) 对因治疗：CKD患者高磷血症的常见病因有甲状腺功能亢进和维生素D过量。活性维生素D［$1,25\text{-}(OH)_2\text{-}D_3$］治疗甲状旁腺功能亢进，糖皮质激素治疗维生素D过量。

2) 对症治疗：目前国内外指南推荐使用磷结合剂降低血磷。磷结合剂分为含铝的磷结合剂、含钙的磷结合剂、不含铝和钙的磷结合剂。因含铝的磷结合剂易致铝中毒，目前临床已不再常规使用。高磷血症的CKD患者合并血钙正常或升高时宜选用不含铝和钙的磷结合剂，反之宜选用含钙的磷结合剂。

(2) 低钙血症：CKD患者轻度低钙血症时症状较为轻微。严重低血钙时可出现肌肉痉挛、手足抽搐，应立即予以10%葡萄糖酸钙10~20ml静脉注射，静脉注射速度不宜超过每分钟2ml，同时监测血镁，血镁异常时需对症处理。钙剂及维生素D联合治疗长期低钙血症时需关注血钙及肾功能。

5. **镁代谢紊乱**　正常人体内存在大量的镁离子，与功能和代谢有关的酶大多需要镁的参与，同时镁也是构成许多组织结构的重要成分。正常血清镁离子浓度为0.75~1.25mmol/L，当血清镁<0.75mmol/L时为低镁症，>1.25mmol/L时为高镁血症。低镁血症常伴有低钾血症，同时低镁可致骨和小肠对甲状旁腺激素（PTH）和维生素D的反应性降低，继发低血钙。

(1) 低镁血症：积极寻找低镁血症病因，对因治疗。轻度低镁血症者只有出现神经肌肉和心肌兴奋症状时需口服镁制剂；口服有障碍的患者可给予硫酸镁肌内注射或静脉滴注。镁制剂的用量应是体内缺失量的2倍，用药疗程应至血镁恢复正常后的1~2天。

(2) 高镁血症：积极寻找高镁血症的病因，解除病因的同时应停用含镁的药物、纠正失水、静脉注射钙剂拮抗心肌毒性，合并严重的高镁血症的CKD患者推荐透析治疗。

（三）治疗药物特点

导致酸碱平衡和电解质紊乱的病因纷杂，本节只介绍纠正酸碱平衡和电解质紊乱的对症治疗药物。

1. **代谢性酸中毒** 代谢性酸中毒是因体内各种酸性物质增加，如乳酸、丙酮酸等，使血浆 HCO_3^- 水平原发性降低，故药物治疗主要是碱性药物，临床上常用的是碳酸氢钠（SB）。代谢性酸中毒往往合并胃肠道症状，故静脉比口服更为有效。推荐 SB 静脉滴注，所需剂量按式（5-3）、式（5-4）计算：

$$补碱量（mmol）=（-2.3 - 实际测得的 BE 值）\times 0.25 \times 体重（kg） \quad 式（5-3）$$

BE 为碱剩余（base excess）。

$$补碱量（mmol）= 正常的 CO_2CP（mmol）- 实际测得的 CO_2CP（mmol）\times 0.25 \times 体重（kg） \quad 式（5-4）$$

一般先给计算剂量的 1/3~1/2，4~8 小时内滴注完毕。

SB 与多种药物发生相互作用，合用肾上腺皮质激素（尤其是具有较强盐皮质激素作用者）、促肾上腺皮质激素、雄激素时，易发生高钠血症和水肿；与苯丙胺、奎尼丁合用，后两者经肾排泄减少，易出现毒性作用；与抗凝药如华法林、H_2 受体拮抗剂和 M 胆碱酯酶药合用时，后者吸收减少；与大量的牛奶、钙制剂合用，可致乳碱综合征；与排钾利尿药合用，可增加发生低氯性碱中毒的危险；本品可增加肾脏对水杨酸制剂、锂盐和麻黄碱的排泄，合用需适当调整药物用量。用药期间定期监测电解质，CKD 患者少尿或无尿、钠潴留并有水肿时慎用。

2. **水、钠代谢紊乱** CKD 最常见低钠血症和水过多，临床上治疗常用的补钠药物有生理盐水、5% 葡萄糖氯化钠注射液、碳酸氢钠注射液、高渗盐（3% 氯化钠）、呋塞米等。临床上治疗常用的排水药物有袢利尿剂。本节主要介绍袢利尿剂的药物特点，具体见表 5-17。

表 5-17 常见袢利尿剂一览表

药物名称	用法用量	注意事项	药物相互作用	监测指标
呋塞米	口服：起始剂量 20~40mg，q.d.，必要时 6~8 小时后追加 20~40mg，直至出现满意利尿效果。最大剂量一般应控制在 100mg 以内，分 2~3 次服用。为防止过度利尿和不良反应发生，部分患者的剂量可减少至 20~40mg，q.o.d.，或每周连续服药 2~4 日，每日 20~40mg	1. 对磺胺类药物过敏的人群禁用。运动员慎用。 2. 存在低钾血症或低钾血症倾向时，应注意补充钾盐。 3. 与降压药合用时，后者应酌情调整降压药剂量。 4. 少尿或无尿患者应用最大剂量后 24 小时仍无效时应停药	1. 糖皮质激素、盐皮质激素、促肾上腺皮质激素、雌激素、非甾体抗炎药和拟交感神经药能降低本药的利尿作用并加重不良反应。 2. 与氯贝丁酯、多巴胺和含酒精的制剂合用时，利尿作用加强。 3. 本药可使血尿酸、血糖升高。 4. 避免与有肾毒性和耳毒性的药物合用。 5. 与碳酸氢钠合用发生低氯性碱中毒的机会增加	血电解质、血压、肝肾功能、血糖、血尿酸、酸碱平衡情况、听力

续表

药物名称	用法用量	注意事项	药物相互作用	监测指标
托拉塞米	静脉滴注：肾脏病所致的水肿，初始剂量 20mg，每日一次，以后根据需要可逐渐增加剂量至每日最大剂量 100mg，疗程不超过一周。 口服：一般初始剂量为 10mg，每日早晨一次。以后根据病情调整剂量，一般每日最高不超过 200mg	1. 本品开始治疗前排尿障碍必须纠正，特别是老年患者。 2. 本品与醛固酮拮抗剂或与保钾药物一起使用可防止低钾血症和代谢性碱中毒。 3. 前列腺肥大的患者排尿困难，使用本品尿量增多可导致尿潴留和膀胱扩张	1. 本药可使血尿酸、血糖升高。 2. 避免与有肾毒性和耳毒性的药物合用。 3. 非甾体抗炎药（如吲哚美辛）和丙磺舒可降低本品的利尿和降压作用。 4. 本品可加强降压药的作用。 5. 当患者使用大剂量水杨酸盐类药物时，本品可增加水杨酸盐类药物的毒性	血电解质、血压、肝肾功能、血糖、血尿酸、酸碱平衡情况、听力

3. **钾代谢紊乱**　钾代谢紊乱分为低钾血症和高钾血症。

（1）低钾血症：补钾药物是其治疗的基础药物，临床上最常用的药物是氯化钾。口服氯化钾用于治疗轻型低钾血症或预防性用药。常规剂量为成人每次 0.5~1g（6.7~13.4mmol），每日 2~4 次，饭后服用，并按病情调整剂量。一般成人每日最大剂量为 6g（80mmol）。严重低钾血症或不能口服者一般将 10% 氯化钾注射液 10~15ml 加入 5% 葡萄糖注射液 500ml 中静脉滴注。补钾剂量、浓度和速度按病情调整。补钾浓度不超过 45mmol/L，补钾速度不超过 10mmol/h，每日补钾量为 40~60mmol。用药期间需监测血钾、血镁、血钠、血钙，心电图，酸碱平衡指标，肾功能和尿量。氯化钾与多种药物有相互作用，与肾上腺糖皮质激素（尤其是具有较明显盐皮质激素作用的药物）、肾上腺盐皮质激素和促肾上腺皮质激素（ACTH）合用时可降低钾盐疗效；与抗胆碱药和非甾体抗炎药合用时能加重氯化钾的胃肠道刺激作用；与 ACEI、肝素和环孢素合用时可能引起高钾血症，使用时需要注意。

（2）高血钾症：高血钾的主要治疗药物有钙剂、胰岛素、利尿剂和阳离子交换树脂，利尿剂具体用药特点见表 5-17，其他药物具体特点见表 5-18。

表 5-18　常见高钾血症治疗药物一览表

药物名称	类别	用法用量	注意事项	药物相互作用	监测指标
氯化钙	钙剂	治疗高血钾时，根据心电图决定剂量	1. 氯化钙有强烈的刺激性，不宜皮下或肌内注射；静脉注射时如漏出血管外，可引起组织坏死。 2. 长期或大量应用本品，血清磷酸盐浓度降低。 3. 应用强心苷期间禁止静脉注射本品。 4. 不宜用于肾功能不全的低钙患者及呼吸性酸中毒患者	与雌激素、噻嗪类利尿剂同用，可增加对钙的吸收	电解质

续表

药物名称	类别	用法用量	注意事项	药物相互作用	监测指标
胰岛素	胰岛素	治疗高血钾时，需与葡萄糖一同应用。每4g葡萄糖使用1U胰岛素	1. 伴有肾脏病的患者应密切观察血糖。 2. 运动员慎用。 3. 治疗期间，避免吸烟、饮酒。 4. β受体拮抗剂如普萘洛尔可阻止肾上腺素升高血糖的反应，干扰机体调节血糖的功能	1. 抗凝血药、水杨酸盐、磺胺类药物、抗肿瘤药甲氨蝶呤和非甾体抗炎药可增强胰岛素的降血糖作用。 2. 与升血糖药物合用时应适当加量	血糖、尿常规、肝肾功能、电解质
聚磺苯乙烯钠	阳离子交换树脂	口服：一次15~30g（1~2瓶）（可用水100ml调匀），每日1~2次，连用2~3日	1. 用药期间应进行水、电解质平衡的监测。 2. 血清钾浓度降到4~5mmol/L时，应暂时停用药	尚不明确	电解质

4. **钙磷代谢紊乱**　CKD患者钙磷代谢紊乱最常见的临床表现是高磷血症伴钙失衡（包括低钙血症或高钙血症），本节只讨论钙失衡的治疗药物，具体见表5-19。降低血磷的药物见本节第四部分，具体药物见表5-25。

表5-19　常见钙失衡治疗药物一览表

钙失衡类别	药物名称	用法用量	注意事项	药物相互作用	监测指标
低钙血症	葡萄糖酸钙	静脉注射：用10%葡萄糖注射液稀释后缓慢注射，每分钟不超过5ml，一次1~2g	1. 若静脉注射时发现药液漏出血管外，应立即停止注射，并用氯化钠注射液作局部冲洗注射，局部给予氢化可的松、1%利多卡因和透明质酸，并抬高局部肢体及热敷。 2. 不宜用于肾功能不全患者与呼吸性酸中毒患者。 3. 应用强心苷期间禁止静脉注射本品	1. 禁与氧化剂、枸橼酸盐、可溶性碳酸盐、磷酸盐及硫酸盐配伍。 2. 与噻嗪类利尿药同用，可增加肾脏对钙的重吸收而致高钙血症	血钙浓度
高钙血症	降钙素	每日1~2μg/kg，1次或分2次皮下或肌内注射，如果注射的剂量超过2ml，应采取多个部位注射	使用前必须进行皮肤试验。皮肤注射部位不超过中度红色为阴性，超过中度红色为阳性	1. 抗酸药和导泻剂因常含钙或其他金属离子如镁、铁而影响本药吸收。 2. 与氨基糖苷类合用会诱发低钙血症	血钙浓度；甲状腺功能

5. **镁代谢紊乱**　镁代谢紊乱包括低镁血症和高镁血症。低镁血症的治疗主要是补镁，口服、肌内注射或静脉滴注镁制剂；高镁血症的药物治疗关键是使用钙剂拮抗心肌毒性，具体见表 5-20。

表 5-20　常见镁失衡治疗药物一览表

镁失衡类别	药物名称	用法用量	注意事项	药物相互作用	监测指标
低镁血症	硫酸镁	口服：硫酸镁 5g 加入 1L 5% 葡萄糖溶液中。静脉注射：按 1.5ml/min 的速度静脉推注 1~2g 的 10% 硫酸镁溶液	1. 静脉注射硫酸镁前须查肾功能、心功能。如肾功能不全应慎用，用药量应减少；有心肌损害、心脏传导阻滞时应慎用或不用。 2. 每次用药前和用药过程中，定时做膝腱反射检查，测定呼吸次数，观察排尿量，抽血查血镁浓度。若出现膝腱反射明显减弱或消失，或呼吸次数每分钟少于 16 次，每小时尿量少于 30ml 或 24 小时少于 600ml，应及时停药。如出现急性镁中毒现象，可用钙剂静脉注射解救，常用 10% 葡萄糖酸钙注射液 10ml 缓慢注射	与硫酸镁配伍禁忌的药物有硫酸多黏菌素 B、硫酸链霉素、葡萄糖酸钙、盐酸多巴酚丁胺、盐酸普鲁卡因、四环素、青霉素和萘夫西林	呼吸次数、排尿量、血镁浓度
高镁血症	葡萄糖酸钙	静脉注射：用 10% 葡萄糖注射液稀释后缓慢注射，每分钟不超过 5ml，每次 1~2g	1. 若静脉注射时发现药液漏出血管外，应立即停止注射，并用氯化钠注射液作局部冲洗注射，局部给予氢化可的松、1% 利多卡因和透明质酸，并抬高局部肢体及热敷。 2. 不宜用于肾功能不全患者与呼吸性酸中毒患者。 3. 应用强心苷期间禁止静脉注射本品	1. 禁与氧化剂、枸橼酸盐、可溶性碳酸盐、磷酸盐及硫酸盐配伍。 2. 与噻嗪类利尿剂同用，可增加肾脏对钙的重吸收而致高钙血症	血钙浓度

案例 5-5-1　慢性肾脏病电解质和酸碱平衡紊乱用药案例分析

（一）案例简介

患者，男性，37 岁。主因“腹泻、乏力 20 余天，发热 3 天”入院治疗。入院前 20 余天无明显诱因出现腹泻，每日 2 次左右，大便不成形，黄色，伴有乏力，无恶心、呕吐。3 天前受凉后出现发热，体温最高 38℃，无咳嗽、咳痰。既往右肾移植 12 年，目前抗排斥方案为口服他克莫司胶囊 0.5mg b.i.d.，吗替麦考酚酯片 0.5g q.d.，泼尼松 7.5mg q.d.。高血压病史 8 年，口服苯磺酸氨氯地平片 5mg q.d. 治疗。

体格检查　T 36.5℃；P 83 次 /min；R 19 次 /min；BP 96/69mmHg。贫血面容，神志清楚，其余未见异常。

实验室检查　肾功能：血肌酐 711.00μmol/L，尿酸 700.60μmol/L。血电解质：钾 3.21mmol/L，钙 1.87mmol/L，镁 0.46mmol/L，钠 134.60mmol/L。

其他辅助检查　胸部 CT：右肺叶少许炎性病变。

诊断　肺部感染；电解质紊乱；肾移植术后；慢性肾功能不全急性加重；肾性高血压；肾性贫血；代谢性酸中毒。

诊疗经过　入院后根据既往病史、症状及体征，治疗上暂予抗感染、调节肠道菌群、抑酸护胃、护肾排毒、维持内环境稳定等内科综合治疗。

纠正电解质紊乱处方：

0.9% 氯化钠注射液 500ml+ 门冬氨酸钾镁注射液 10ml+ 氯化钾注射液 10ml i.v.gtt. s.t.

5% 葡萄糖注射液 50ml+ 葡萄糖酸钙注射液 20ml i.v.gtt. s.t.

氯化钾缓释片 1g p.o. t.i.d.

（二）用药分析

1. **电解质紊乱合并肾脏病患者常见药物的选择**　电解质紊乱常见的治疗药物包括氯化钾、枸橼酸钾、氯化钠、硫酸镁、葡萄糖酸钙、门冬氨酸钾镁、碳酸镧等。

2. **低钾血症和低镁血症**　当血钾浓度在 3.0~3.5mmol/L，称为轻度低钾血症，该患者血清钾 3.21mmol/L，轻度低钾血症诊断明确。当血清镁 <0.75mmol/L 时为低镁血症，该患者血清镁 0.46mmol/L，低镁血症诊断明确。该患者诊断为轻度低钾血症和低镁血症，主张先饮食补钾，多进食含钾丰富的食物。如果效果不佳，可以使用口服补钾制剂，应用最广的是氯化钾，常规剂量成人每次 0.5~1g（6.7~13.4mmol），每日 2~4 次，饭后服用，并按病情调整剂量。一般成人每日最大剂量为 6g（80mmol）。该患者口服氯化钾缓释片 1g t.i.d.，并且临时静脉滴注 10ml 氯化钾注射液和门冬氨酸钾镁注射液 10ml 纠正血钾和血镁，及时缓解了低血钾、低镁血症引起的相关症状，属于合理治疗。

3. **低钙血症**　当血清钙 <2.2mmol/L 为低钙血症，该患者血清钙 1.87mmol/L，低钙血症诊断明确。该患者诊断为低钙血症，CKD 患者轻度低血钙症时症状较为轻微。严重低血钙时可出现肌肉痉挛、手足抽搐，应立即予以 10% 葡萄糖酸钙 10~20ml 静脉注射，静脉注射速

度不宜超过 2ml/min，同时监测血镁，血镁异常时需对症处理。故该患者临时立即给药葡萄糖酸钙 20ml 为合理。

4. **低钠血症** 血清钠<135mmol/L，为低钠血症，该患者血清钠 134.60mmol/L，低钠血症诊断明确。该患者血钠 134.60mmol/L，略低于参考值，需要补钠，补钠速度不宜过快，补氯化钠量(g)=［正常血钠(mmol/L)－实测血钠(mmol/L)］× 体重(kg) ×0.2/17，计算后得出该患者需要补充 4.45g 氯化钠。该患者静脉滴注 500ml 0.9% 氯化钠注射液，可补充 4.5g 氯化钠，故治疗方案合理。

二、肾性高血压

（一）治疗概述

肾性高血压属于继发性高血压，包括肾实质性高血压和肾血管性高血压。CKD 患者肾单位大量丢失，导致水钠潴留和细胞外容量增加，以及肾脏 RAAS 激活与排钠减少，从而导致肾实质性高血压发生率较高。同时高血压与肾脏损害两者互相影响，高血压会加重肾脏病变，肾脏病变也会导致高血压，故肾性高血压的治疗目的不仅是降低血压，还要保护肾功能。本篇主要阐述目前关于慢性肾脏病患者肾性高血压的治疗药物使用注意事项，以便为医师、药师提供相关药物查询信息。

（二）药物治疗原则

1. **治疗时机** 随着 CKD 患者病情持续性进展，高血压患病率逐渐上升。一旦高血压诊断(血压大于 140/90mmHg)明确，应立即启动降压药治疗，同时改善生活方式。年龄大于 60 岁的老年人，可以适当放宽到大于 150/90mmHg 时启动降压药治疗。

2. **降压靶目标** 依据《中国肾性高血压管理指南 2016》，CKD 患者的血压控制目标是小于 140/90mmHg，其中腹膜透析(PD)的 CKD 患者建议控制血压于 140/90mmHg 以下，年龄大于 60 岁的患者可适当放宽至 150/90mmHg 以下；目前对于血液透析(HD)的 CKD 患者，国内外指南尚无统一的靶目标值，结合我国的实际情况与指南推荐，建议透析前收缩压小于 160mmHg。CKD 高血压患者常常与其他疾病并发，合并不同的疾病降压治疗靶目标亦不相同。合并糖尿病者推荐降压目标值是 130/80mmHg 以下；合并冠心病者推荐降压目标值是 130/80mmHg 以下；合并心力衰竭者推荐降压目标值是 130/80mmHg 以下；合并脑卒中的患者推荐降压目标值是 140/90mmHg 以下。

3. **治疗方法** 降压治疗方法包括非药物治疗和药物治疗，肾性高血压也包括肾实质性高血压和肾血管性高血压，两者的治疗略有细微差距。初始治疗的降压药使用建议从标准剂量开始，逐步滴定至最小维持量；根据患者的实际情况选择单药或多药联合治疗，推行个体化治疗选择最适宜的降压药种类；为减少服药次数提高患者的依从性，优先使用长效药物制剂。

(1) 肾实质性高血压：肾实质性高血压必须严格限制钠盐摄入，每日不超过 3g；通常需要联合使用降压药治疗；如果不存在禁忌证，联合治疗方案中一般应包括 ACEI 或 ARB，有利于减少尿蛋白，延缓肾功能恶化。

(2) 肾血管性高血压：肾血管性高血压的治疗一般需根据患者的病情和条件选择介入手术、外科手术或药物治疗。药物治疗可以选用的降压药包括 ACEI、ARB、钙通道阻滞剂（CCB）和 β 受体拮抗剂等，有研究显示与其他类型降压药相比，应用 ACEI/ARB 更容易降低血压，但双侧肾动脉狭窄患者禁用。

4. 联合用药　肾性高血压患者大多属于高血压二级和 / 或伴有多种危险因素、靶器官损害或合并其他疾病的高危人群，为了达到目标血压水平需要应用 ≥ 2 种药物，药物的联合应用已成为肾性高血压的基本治疗方法。选择联合治疗药物应遵循作用机制具有互补性、可互相抵消或减轻不良反应的原则。

(1) 两药联合：指南优先推荐二氢吡啶类 CCB+ARB/ACEI、ARB/ACEI+ 噻嗪类利尿剂、二氢吡啶类 CCB+ 噻嗪类利尿剂、二氢吡啶类 CCB+β 受体拮抗剂。一般推荐 β 受体拮抗剂 +α 受体拮抗剂、噻嗪类利尿剂 + 保钾利尿剂、利尿剂 +β 受体拮抗剂、保钾利尿剂 + 二氢吡啶类 CCB。不推荐 ARB/ACEI+β 受体拮抗剂、ARB+ACEI、中枢降压药 +β 受体拮抗剂。

(2) 三药联合：上述各种两药联合 + 另一种降压药，ARB/ACEI+ 噻嗪类利尿剂 + 二氢吡啶类 CCB 最为常用。

(3) 四药联合：上述三药联合 + 第四种降压药，如 β 受体拮抗剂、α 受体拮抗剂、螺内酯或可乐定等。

（三）治疗药物特点

目前治疗高血压的药物种类繁多，包括 RAAS 抑制剂、CCB、利尿剂、β 受体拮抗剂、α 受体拮抗剂、中枢 α 肾上腺素受体激动剂（具体药物见表 5-22）、直接血管舒张剂（具体药物见表 5-22）等。本篇介绍常用的 5 类降压药：利尿剂、CCB、ACEI、ARB、β 受体拮抗剂。

1. 利尿剂　利尿剂主要机制是利钠排水、降低血容量，尤其适用于容量负荷过重的 CKD 患者。根据作用部位，利尿剂可分为碳酸酐酶抑制剂（作用于近曲小管）、袢利尿剂（作用于髓袢升支粗段）、噻嗪类利尿剂（作用于远曲小管）和保钾利尿药（作用于集合管和远曲小管），目前最常用的降压利尿剂是噻嗪类利尿剂。推荐 CKD 患者依据肾功能选择降压药，GFR ≥ 30ml/（min·1.73m^2）时选择噻嗪类利尿剂，GFR<30ml/（min·1.73m^2）时选择袢利尿

剂。保钾利尿剂常与噻嗪类利尿剂、袢利尿剂合用。具体药物见表 5-22。

2. CCB　CCB 能选择性阻滞血管平滑肌细胞上的钙通道，减少细胞内 Ca^{2+} 浓度，从而扩张血管、降低血压。CCB 依据化学结构主要分为二氢吡啶类如硝苯地平；苯噻氮唑类如地尔硫䓬；苯烷胺类如维拉帕米。不同的类别的 CCB 对心肌和动脉选择性不同，苯烷胺类 CCB 主要作用于心肌；苯噻氮唑类 CCB 无明显选择性；二氢吡啶类 CCB 主要作用于动脉，因此临床上常用于降压的药物为二氢吡啶类 CCB。尤其适用于老年高血压，单纯收缩期高血压伴不稳定型心绞痛、冠状动脉或颈动脉粥样硬化及周围血管病，常见的不良反应有头痛、面部潮红、踝部水肿、心悸、牙龈增生等。因二氢吡啶类 CCB 主要由肝脏排泄，不为血液透析所清除，故血液透析的 CKD 患者无须调整剂量。具体药物见表 5-21。

3. ACEI　ACEI 能够抑制 ACE 使血管紧张素Ⅰ(Ang Ⅰ)不能转化为血管紧张素Ⅱ(Ang Ⅱ)，从而减少缩血管活性物质的分泌，减少水钠潴留，降低血压。ACEI 降压作用明确，对糖脂代谢无不良影响，有预防心血管危险事件和良好的靶器官保护作用。尤其适用于伴有慢性心力衰竭、心肌梗死后心功能不全、糖尿病肾病、CKD、代谢综合征、蛋白尿或微量白蛋白尿患者。用药初期常见刺激性干咳的不良反应，一般较为轻微但不能耐受的患者建议更换其他种类的降压药，也会导致血钾、血肌酐升高，应定期监测血钾和血肌酐。CKD 3、4 期患者可以谨慎使用 ACEI；CKD 5 期未行肾脏替代治疗的患者不推荐使用 ACEI。单侧肾动脉狭窄可使用 ACEI 治疗；双侧肾动脉狭窄禁用 ACEI 类药物。具体药物见表 5-22。

4. ARB　ARB 抑制血管紧张素Ⅱ(Ang Ⅱ)与血管紧张素Ⅱ受体(AT_1)结合，使 Ang Ⅱ无法发挥升压作用，从而达到降压目的。ARB 不仅可降低高血压患者心血管事件危险，还能大大减少蛋白尿。尤其适用于伴左室肥厚、心力衰竭、心房颤动、糖尿病肾病、代谢综合征、蛋白尿或微量白蛋白尿患者，以及不能耐受 ACEI 的患者。ARB 可导致血钾、血肌酐升高，应定期监测血钾和血肌酐。CKD 3、4 期患者可以谨慎使用 ARB；CKD 5 期未行肾脏替代治疗的患者不推荐使用 ARB。单侧肾动脉狭窄可使用 ARB 治疗；双侧肾动脉狭窄禁用 ARB 类药物。具体药物见表 5-22。

5. β **受体拮抗剂**　β 受体拮抗剂可通过抑制过度激活的交感神经活性、心肌收缩力，减慢心率发挥降压作用。尤其适用于伴快速性心律失常、冠心病、心绞痛、慢性心力衰竭和交感神经活性增高的患者，一般不用于单药起始治疗肾性高血压。常见不良反应有疲乏、肢体冷感、激动不安和胃肠不适等，影响糖、脂肪代谢。长期应用者突然停药可发生反跳现象，较常见有血压反跳性升高，伴有头痛、焦虑等。高度心脏传导阻滞、哮喘、慢性阻塞性肺疾病、糖耐量异常、周围血管病患者和运动员禁用。具体药物见表 5-22。

表 5-21　常见 CCB 一览表

药物名称	制剂	用法用量	注意事项	药物相互作用	监测指标
硝苯地平	1. 片剂:5mg;10mg;20mg;30mg;60mg。 2. 滴丸:5mg。 3. 胶囊剂:5mg;10mg;20mg	1. 常释剂型:起始剂量为口服 10mg/次,每日 3 次;维持剂量为口服 10~20mg/次,每日 3 次。 2. 缓/控释剂型:一次 30mg 或 60mg,每日 1 次(初始剂量为每日 30mg)	1. 在心肌梗死后的 8 天内,如发作心绞痛,不可使用本品。 2. 突然撤药可能加重心绞痛。 3. 肝功能不全患者使用本品应减量。 4. 用药期间不宜食用葡萄柚或饮用葡萄柚汁,否则可致本品血药浓度升高(约 1 倍)	1. 本品可能增加地高辛血药浓度。 2. 与蛋白结合率高的药物同用时,这些药物的游离浓度常发生改变。 3. 西咪替丁与本品同用时本品的血浆峰浓度增加,注意调整剂量	血压、心率
氨氯地平	1. 片剂:2.5mg;5mg;10mg。 2. 胶囊剂:5mg。 3. 滴丸:5mg	初始剂量为 5mg,每日 1 次,最大剂量为 10mg,每日 1 次	1. 在心肌梗死后的 8 天内,如发作心绞痛,不可使用本品。 2. 突然撤药可能加重心绞痛。 3. 肝功能不全患者使用本品应减量。 4. 用药期间不宜食用葡萄柚或饮用葡萄柚汁,否则可致本品血药浓度升高(约 1 倍)	本品与噻嗪类利尿剂、β 受体拮抗剂、ACEI、长效硝酸酯类药物、舌下用硝酸甘油、非甾体抗炎药、抗生素和口服降糖药合用时安全	血压
维拉帕米	1. 片剂:40mg;0.24g。 2. 胶囊剂:0.24g	一般起始剂量为 80mg,口服,一日 3 次。使用剂量可达每日 360~480mg	1. 新生儿使用维拉帕米,容易引起心律失常。 2. 肝肾功能不全的患者应减量。 3. 需缓慢停药,突然停药可能使心绞痛加重。 4. 使用维拉帕米前 48 小时和后 24 小时,都不宜合用丙吡胺。 5. 用药期间避免饮酒	1. 本品与 β 受体拮抗剂、地高辛、西咪替丁等多种药物存在相互作用,药物联合应用需谨慎。 2. 用药期间禁止饮用酒、葡萄柚汁	血压、心电图

表 5-22　常见降压药一览表

药物名称	制剂	类别	用法用量	注意事项	药物相互作用	监测指标
氢氯噻嗪	片剂:10mg;25mg;50mg	利尿剂	每日 25~100mg,分1~2 次服用	1. 交叉过敏:与磺胺类药物、呋塞米、布美他尼、碳酸酐酶抑制剂有交叉反应。 2. 对诊断的干扰:可致糖耐量降低,血糖、尿糖、血胆红素、血钙、血尿酸、血胆固醇、甘油三酯、低密度脂蛋白浓度升高,血镁、钾、钠及尿钠、钾、氯、磷和镁等离子降低	1. 肾上腺皮质激素、促肾上腺皮质激素、雌激素、两性霉素 B(静脉用药)、非甾体抗炎药、拟交感胺类药物,能降低本药的利尿作用。 2. 考来烯胺能减少胃肠道对本药的吸收,故应在口服考来烯胺 1 小时前或 4 小时后服用本药。 3. 与多巴胺、降压药合用,利尿作用加强。 4. 洋地黄类药物、胺碘酮等与本药合用时,应慎防因低钾血症引起的副作用。 5. 与锂制剂合用,因本药可减少肾脏对锂的清除,增加锂的肾毒性	血压、电解质
美托洛尔	1. 片剂:25mg;50mg;100mg。 2. 胶囊剂:50mg	β 受体拮抗剂	每日 100~200mg,分1~2 次服用	1. 长期使用本品时需缓慢减量,以免发生停药反应。 2. 在麻醉前 48 小时需停用。 3. 低血压、心脏或肝脏功能不全、慢性阻塞性肺疾病与支气管哮喘时慎用。 4. 在治疗 1 型糖尿病(IDDM)患者时须小心观察	1. 美托洛尔是 CYP2D6 的作用底物。抑制 CYP2D6 的药物,如奎尼丁、特比萘芬、帕罗西汀、氟西汀、舍曲林、塞来昔布、普罗帕酮和苯海拉明,可影响美托洛尔的血药浓度。 2. 与胺碘酮、I 类抗心律失常药物、非甾体抗炎药、利福平和可乐定等药物合用时需要调整剂量。 3. 接受 β 受体拮抗剂治疗的患者不可静脉给予维拉帕米	血压、电解质

续表

药物名称	制剂	类别	用法用量	注意事项	药物相互作用	监测指标
卡托普利	1. 片剂:12.5mg;25mg;50mg;100mg。 2. 胶囊:25mg。 3. 滴丸:6.25mg	ACEI	一次25~50mg,每日75~150mg。开始时每次25mg,每日3次(饭前服用);渐增至每次50mg,每日3次。每日最大剂量为450mg	1. 在使用卡托普利之前,所有患者均应检查肾功能。 2. 患有血管疾病的患者,或正在接受免疫抑制疗法的患者,尤其在患者存在肾功能不全时,有必要定期进行白细胞计数检查	1. 与利尿剂、扩血管药合用时,本品小剂量起始,逐渐调整剂量。 2. 与保钾药物同用可能引起血钾过高。 3. 与内源性前列腺素合成抑制剂如吲哚美辛同用,将使本品降压作用减弱。 4. 与其他降压药合用,降压作用加强;与影响交感神经活性的药物(神经节阻滞剂或肾上腺能神经阻滞剂)以及β受体拮抗剂合用会引起降压作用加强,应予警惕。 5. 与锂剂联合,可能使血清锂水平升高而出现毒性	血压、电解质、血常规、肾功能
缬沙坦	1. 胶囊剂:40mg;80mg;160mg。 2. 片剂:40mg;80mg;160mg	ARB	每次80mg,每日1次,亦可根据需要增加至每次160mg,或加用利尿剂。也可与其他降压药合用	低钠、血容量不足、肾动脉狭窄及肝、肾功能不全的患者慎用	血容量不足的患者合用本品与利尿剂时,需防止引起低血压	血压、血钾
阿利沙坦酯	片剂:80mg;240mg	ARB	起始和维持剂量为每日1次240mg。4周后达最大疗效	1. 不宜与食物同服以免影响吸收。 2. 低钠、血容量不足、肾动脉狭窄及肝、肾功能不全的患者慎用。 3. 服用本品的患者在驾驶和操作机器时应小心	1. 避免合用含麻黄的制剂。 2. 与保钾药物同用可能引起血钾过高。 3. 与内源性前列腺素合成抑制剂如吲哚美辛同用,将使本品降压作用减弱	血压、血钾
哌唑嗪	片剂:0.5mg;1mg;2mg;5mg	α受体拮抗剂	起始每次0.5~1mg,每日1.5~3mg,以后逐渐增至每日6~15mg,分2~3次服用	严重心脏病、精神病患者慎用	1. 与降压药合用,降压作用增强。 2. 与非甾体抗炎药同用,尤其与吲哚美辛同用,可使本品的降压作用减弱。 3. 与拟交感类药物同用,本品的降压作用减弱	血压

续表

药物名称	制剂	类别	用法用量	注意事项	药物相互作用	监测指标
可乐定	1. 片剂：0.075mg；0.1mg。 2. 贴片：2mg。 3. 注射液：0.15mg（1ml）	中枢性降压药	1. 口服常用量：每次0.075~0.15mg，每日3次，可逐渐增加剂量，通常维持剂量为每日0.2~0.8mg。极量，一次0.6mg。 2. 缓慢静脉注射：每次0.15~0.3mg，加于50%葡萄糖注射液20~40ml中（多用于高血压三级及其他危重原发性高血压）静脉注射	不可突然停药，以免交感神经亢进引起停药反应	1. 与乙醇、巴比妥类或镇静药等中枢神经抑制药合用，可加强中枢抑制作用。 2. 与其他降压药合用可加强降压作用。 3. 与β受体拮抗剂合用后停药，可增加可乐定的停药综合征危象，故宜先停用β受体拮抗剂，再停可乐定。 4. 与三环类抗抑郁药和非甾体抗炎药合用，可减弱可乐定的降压作用	血压
肼屈嗪	1. 片剂：10mg；25mg；50mg。 2. 缓释片：50mg	直接扩血管药	每次10mg，每日4次，饭后服用。2~4天后，加至25mg每日4次，共1周；第2周后增至每次50mg，每日4次。最大剂量不超过每日300mg	冠心病、脑动脉硬化、心动过速及心功能不全者慎用	1. 与非甾体抗炎药、拟交感胺类药物合用时，降压作用减弱。 2. 与二氮嗪或其他降压药合用时，降压作用增强	血压、抗核抗体、血常规

案例 5-5-2　肾性高血压用药案例分析

（一）案例简介

患者，男性，32岁，主诉半月前出现活动后胸闷气喘，伴左下肢水肿，1天前查肌酐1 986μmol/L，以“慢性肾脏病5期、肾性高血压”收治入院。

体格检查　身高173cm，体重76kg，体重指数25.39kg/m^2。BP 169/110mmHg，双肺呼吸音清，未闻及干湿性啰音，心律齐，双肾区无叩痛，双下肢中度凹陷性水肿。

实验室检查　生化：肌酐1 986μmol/L；白蛋白35.5g/L；总胆固醇5.41mmol/L，甘油三酯5.88mmol/l，高密度脂蛋白胆固醇0.52mmol/L，极低密度脂蛋白胆固醇3.67mmol/L；尿常规：尿蛋白（+++），潜血（或）红细胞（+），白细胞脂酶（+）；电解质：钾4.65mmol/L，钠135.18mmol/L，钙1.90mmol/L，无机磷酸盐3.11mmol/L，二氧化碳结合力15.00mmol/L。

诊断　慢性肾脏病5期、肾性贫血、慢性肾小球肾炎、肾性高血压。

诊疗经过 入院后根据既往病史、症状及体征，给予低盐低脂优质蛋白饮食，治疗上暂予以护肾排毒、降压、改善肾血液循环、维持内环境稳定等内科综合治疗，必要时行血液透析治疗。

降压治疗处方

硝苯地平控释片 30mg 吞服 q.12h.

阿利沙坦酯片 240mg p.o. q.d.

盐酸可乐定片 150μg p.o. t.i.d.

（二）用药分析

1. **肾性高血压患者选药原则** 对肾性高血压患者进行降压的最终目标在于降低患者心、脑、肾并发症的发生率，进而减少肾性高血压患者的死亡率，只有进行持续且合理的血压控制，才能达到这一目标。高血压患者的血压控制目标为<140/90mmHg；CKD 合并高血压患者的血压控制目标为<130/80mmHg。其中对于老年患者，建议 60~79 岁的 CKD 患者血压目标值<150/90mmHg；如能够耐受，血压目标值<140/90mmHg。≥80 岁的老年人血压目标值<150/90mmHg，如果可以耐受，可以降至更低，避免血压<130/60mmHg。对于血液透析患者，建议透析前收缩压控制在 130~160mmHg，患者死亡风险最低。《中国血液透析充分性临床实践指南》根据现有文献资料，结合我国的实际情况，建议透析前收缩压控制在 160mmHg 以下（含药物治疗状态下）。对于腹膜透析患者，建议腹膜透析患者血压控制在 140/90mmHg 以下，年龄>60 岁的患者血压控制目标可放宽至 150/90mmHg 以下。对于肾移植受者，KDIGO 指南建议肾移植受者控制血压≤130/80mmHg。

2. **肾性高血压患者降压药的选择** 肾性高血压的发生涉及多个发病机制，往往需要联合使用两种或两种以上的降压药。该患者入院时检查血压 169/110mmHg，诊断为肾性高血压。根据《中国肾性高血压管理指南 2016》，建议该患者血压控制目标为<130/80mmHg。住院期间监测患者血压分别为 169/110mmHg、181/116mmHg、174/103mmHg，控制不佳。治疗方案上给予患者硝苯地平控释片、阿利沙坦酯片、盐酸可乐定片三药联合降压。ARB 不但具有逆转左室肥厚、改善充血性心力衰竭、减低交感神经兴奋性和氧化应激、改善内皮功能的心血管保护作用，还可抑制二氢吡啶类 CCB 引起的 RAAS 激活和下肢水肿等不良反应，两者联合降压效果增强，不良反应减少；可乐定一般不作为降压治疗的首选药物，多用于难治性高血压患者的联合降压治疗，可以显著降低血压水平。3 种降压药联合治疗后患者血压逐渐降低，出院时血压 130/75mmHg，血压控制达标，治疗有效。

三、肾性贫血

（一）治疗概述

贫血是指人体外周血红细胞容量减少，低于参考值范围下限，不能运输足够的氧至组织而产生的综合征。我国血液病学家认为在我国海平面地区，成年男性血红蛋白（Hb）<120g/L，成年女性（非妊娠）Hb<110g/L，孕妇Hb<100g/L，即为贫血。CKD患者肾功能下降时，肾脏促红细胞生成素（EPO）生成减少或反应性降低，血浆中一些毒性物质干扰红细胞生成并缩短其寿命以及营养不良等因素导致的贫血，即为肾性贫血。依据2020年11月26日最新发布的《中国肾性贫血诊疗的临床实践指南》，目前肾性贫血的治疗方法有铁剂治疗、红细胞生成刺激剂（ESA）治疗、输血治疗和低氧诱导因子脯氨酰羟化酶抑制剂（HIF-PHI）治疗。本篇主要阐述目前关于CKD患者肾性贫血的治疗药物使用注意事项，以便为医师、药师提供相关药物查询信息。

（二）药物治疗原则

1. **治疗靶目标**　我国指南推荐肾性贫血的治疗靶目标为115~130g/L，不推荐超过130g/L。对于CKD合并有心血管疾病的患者推荐Hb不超过120g/L；合并糖尿病特别是并发外周血管病变的患者推荐在监测下谨慎增加Hb水平至120g/L；合并慢性肺疾病的患者推荐将Hb维持在较高水平。

2. **铁剂治疗**　临床上通过监测患者的血清铁蛋白（SF）和转铁蛋白饱和度（Tfs）水平来评估患者的铁状态，决定是否补充铁剂。补铁治疗分为初始治疗阶段和维持治疗阶段。初始治疗阶段：一个疗程的铁剂剂量常为1 000mg。一个疗程完成后，如未达标，可重复治疗直至达标。维持治疗阶段：根据患者SF、Tfs、身体情况调整剂量和时间间隔。血液透析的CKD患者优先选择静脉使用铁剂，其他的CKD患者口服或静脉均可（图5-1）。

3. **红细胞生成刺激剂治疗**　正常肾脏的入球小动脉管壁上的球旁细胞分泌EPO，EPO是调节骨髓红细胞生成的重要活性物质。在肾脏患有严重疾病肾单位大量减少时，EPO的分泌量随之减少，导致发生贫血，故CKD患者一旦连续2周以上Hb监测值低于100g/L且排除铁缺乏、炎症状态等原因，可立即实施重组人促红细胞生成素（rHuEPO）治疗。血液透析的CKD患者推荐静脉给药，其他的CKD患者推荐皮下注射。检查网织红细胞计数、血细胞比容和血红蛋白水平，根据患者的血红蛋白水平、血红蛋白变化速度、目前EPO的使用剂量以及临床情况等多种因素调整EPO维持剂量，血红蛋白升高且接近130g/L时，应将剂量降低约25%，如血红蛋白持续升高，应暂停给药直至血红蛋白开始下降，然后将剂量降低约25%后重新开始给药。当Hb水平达到目标值范围时，应减少EPO剂量，但不应完全停止给药（图5-2）。

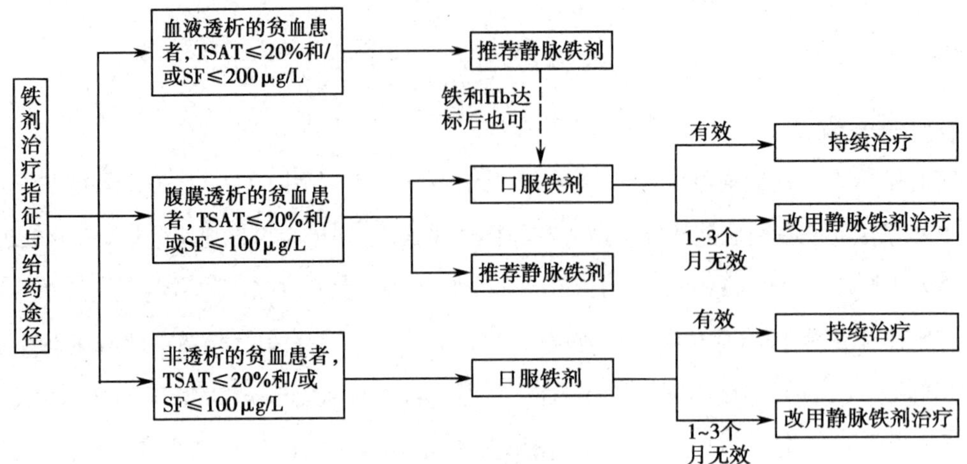

图 5-1 铁剂治疗指征与给药途径
（资料来源：《肾性贫血诊断与治疗中国专家共识（2018 修订版）》）

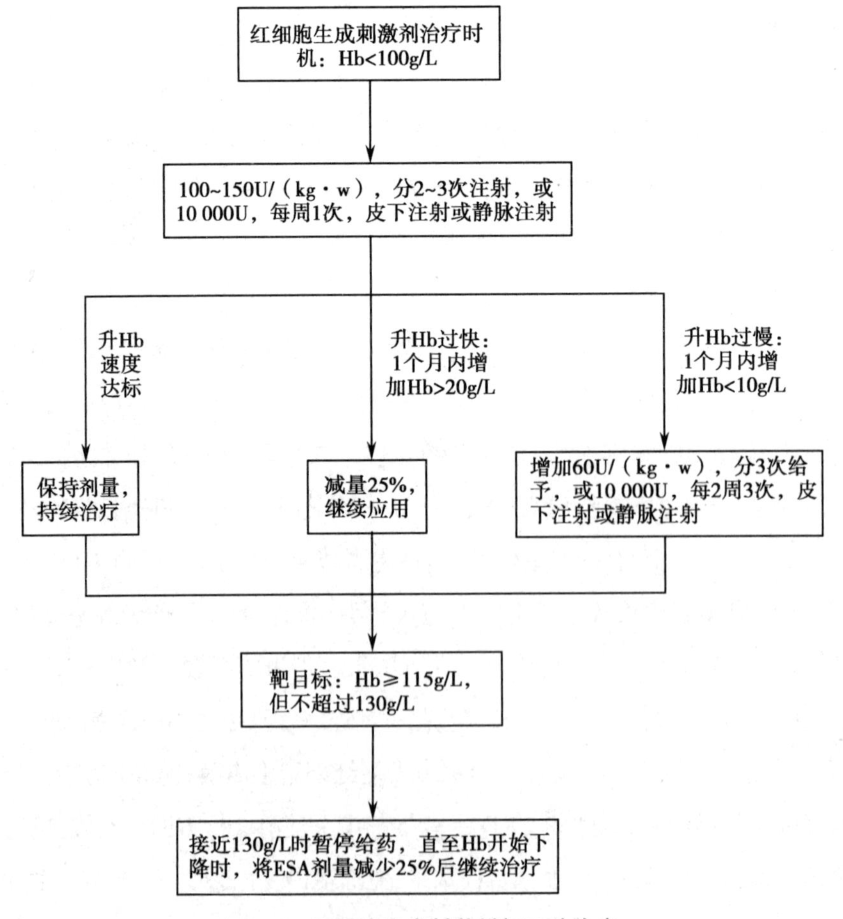

图 5-2 红细胞生成刺激剂（ESA）治疗
（资料来源：《肾性贫血诊断与治疗中国专家共识（2018 修订版）》）

4. **输血治疗** 输血治疗的适应证包括急性失血致血流动力学不稳定而出现心血管、神经系统症状者；手术失血需要补充血容量者；慢性失血合并 EPO 抵抗者。对于 CKD 患者的贫血治疗应尽量避免输注红细胞，减少输血反应和同种致敏的风险。

5. **低氧诱导因子脯氨酰羟化酶抑制剂治疗**　HIF-PHI 制剂是目前全新机制的肾性贫血治疗药物。同铁剂相比，无论是否透析的 CKD 患者均能有效纠正贫血，不受炎症状态影响，同时可以提高血清铁浓度，提高总铁结合力，提升患者的铁运载能力。同 ESA 相比，高血压和血管栓塞问题风险较小。同输血相比，可大大减少输血反应和同型致敏的风险。

（三）治疗药物特点

1. **铁剂**　肾性贫血的 CKD 患者体内通常存在绝对性或功能性铁缺乏。由于体内铁缺乏，不少肾性贫血患者即使使用足量的 ESA 也难以纠正贫血，且 ESA 的使用可加速循环池中铁的消耗，因此补充铁剂是改善贫血的重要治疗措施之一。静脉使用铁剂有潜在致死性过敏反应发生可能，必须在使用前做过敏试验。首次使用要严密观察患者 1 小时，同时确保有复苏设备和抢救药物。具体药物见表 5-23。

表 5-23　常用铁剂药物一览表

药物名称	药理作用	用法用量	注意事项	药物相互作用	监测指标
蔗糖铁	铁是构成血红蛋白的基本元素，本品可作为铁元素补充剂，可迅速提高血清铁和血红蛋白水平，纠正缺铁性贫血	初始治疗：100mg/次，每周 3 次，1 000mg 为一疗程，如铁未达标，可重复。维持治疗：根据患者的铁指标和疾病情况给药	1. 应在医师确诊为缺铁性贫血后使用，且治疗期间应定期检查血象和血清铁水平。 2. 非肠道使用的铁剂会引起有潜在致命性的过敏反应或过敏样反应。 3. 对本品过敏者禁用，过敏体质者、活动性感染者、严重肝功能损伤者慎用。 4. 本品注射速度不宜太快，否则会引发低血压。严防外渗	和所有的非肠道铁剂一样，本品会减少口服铁剂的吸收。所以本品不能与口服铁剂同时使用。口服铁剂的治疗应在注射完本品的 5 天之后开始使用	血清铁蛋白、转铁蛋白饱和度血清铁蛋白、转铁蛋白饱和度
右旋糖酐铁	铁是构成血红蛋白的基本元素，本品作为铁元素补充剂，可迅速提高血清铁与血红蛋白水平，纠正缺铁性贫血	1. 片剂：口服。成人一次 2~4 片，每日 1~3 次，饭后服用。 2. 口服液：口服，成人一次 50~100mg（以铁计），每日 1~3 次，饭后服用。 3. 注射液：深部肌内注射，一次 50~100mg，1~3 日 1 次	1. 不得长期使用，应在医师确诊为缺铁性贫血后使用，且治疗期间应定期检查血象和血清铁水平。 2. 本品宜在饭后或饭时服用，不应与浓茶同服。 3. 对本品过敏者禁用，过敏体质者、活动性感染者慎用	1. 稀盐酸、维生素 C 有助于本品吸收。 2. 本品与含钙类、磷酸盐类、四环素类、抗酸药及鞣酸等药物同服，可妨碍铁的吸收。 3. 本品可减少左旋多巴、卡比多巴、甲基多巴及喹诺酮类药物的吸收	血清铁蛋白、转铁蛋白饱和度

续表

药物名称	药理作用	用法用量	注意事项	药物相互作用	监测指标
多糖铁复合物	铁是构成血红蛋白的基本元素，本品作为铁元素补充剂，可迅速提高血清铁与血红蛋白水平，纠正缺铁性贫血	口服。 1. 用于预防：成人一日 1 片，孕妇一日 2 片，儿童一日 0.5 片。 2. 用于治疗：成人一日 2~4 片，儿童一日 1~3 片，分次服用	1. 用于日常补铁时，应采用预防量。 2. 本品宜在饭后或饭时服用，不应与浓茶同服。 3. 对本品过敏者禁用，过敏体质者、活动性感染者慎用。 4. 不得长期使用，应在医师确诊为缺铁性贫血后使用，且治疗期间应定期检查血象和血清铁水平	1. 稀盐酸、维生素 C 有助于本品吸收。 2. 本品与含钙类、磷酸盐类、四环素类、抗酸药及鞣酸等药物同服，可妨碍铁的吸收。 3. 本品可减少左旋多巴、卡比多巴、甲基多巴及喹诺酮类药物的吸收	血清铁蛋白、转铁蛋白饱和度

2. **红细胞生成刺激剂** ESA 是目前 CKD 患者使用最为广泛的肾性贫血治疗药物，临床上常用的药物是 EPO。用药初期常出现高血压，一般对症使用降压药即可，不会影响贫血治疗，如发生药物难以控制的高血压且伴有体重增加时，需警惕癫痫发作和考虑停药。EPO 使用后使血细胞比容增加，释放钾离子，EPO 亦能促进食欲，使食量增加，进而摄钾也增加，从而导致血钾升高，故需每周监测血钾。

目前 EPO 分为第一至三代，第一代 EPO 有 rHuEPO 和阿法依泊汀；第二代 EPO 有阿法达贝泊汀；第三代 EPO 是连续性红细胞生成素受体激活剂（CERA）聚乙二醇修饰的 rHuEPO。目前第一代 EPO（具体药物见表 5-24）仍然是我国治疗肾性贫血的主流药物，本节介绍第一代 EPO，重组人促红素注射液和阿法依泊汀。

3. **低氧诱导因子脯氨酰羟化酶抑制剂** HIF-PHI 属于治疗肾性贫血的新型小分子口服药物，可通过促进机体内源性 EPO 的生成及受体表达，促进铁代谢相关蛋白的表达，同时降低铁调素水平，综合调控机体、促进红细胞生成。适用于 CKD 引起的贫血，包括透析及非透析患者。我国上市的 HIF-PHI 制剂目前只有罗沙司他。

罗沙司他的起始治疗必须在医药人员监督下使用，根据体重选择起始剂量：透析患者为每次 100mg（45~60kg）或 120mg（ ≥60kg），口服给药，每周 3 次。空腹服用或与食物同服均可，且不受透析影响。如漏服药物，无须补服，继续按原计划服用下次药物。每 2 周监测 1 次 Hb 水平，直至其达到稳定，随后每 4 周监测 1 次 Hb。建议根据患者当前的 Hb 水平及过去 4 周内 Hb 的变化，每 4 周进行 1 次剂量调整。根据 Hb 水平对罗沙司他的剂量进行调整，使 Hb 水平维持在 100~120g/L。用药期间监测 Hb 水平、血压和肝功能。高血压控制不佳的患者、运动员应慎用。罗沙司他不应与 ESA 同时使用，磷结合剂、口服铁、含镁 / 铝的抗酸剂或其他含多价阳离子的药物和矿物质补充剂使用前后至少间隔 1 小时再服用罗沙司他。

表 5-24　第一代 EPO 一览表

药物名称	适应证	用法用量	注意事项	药物相互作用	监测指标
重组人促红素注射液	施行透析时的肾性贫血	初始剂量建议为 100~150U/(kg·w)，分 2~3 次注射，或 10 000U/w，皮下或静脉给药(非血液透析患者一般皆用皮下注射)	1. 有药物过敏史、高血压、血栓栓塞的患者慎用。 2. 必须确诊是肾性贫血且 Hb<100g/L 才可应用。 3. 治疗的同时防止铁缺乏、叶酸或维生素 B_{12} 不足和铝过多	尚不明确	Hb、血细胞比容、血压、电解质、铁指标、叶酸、维生素 B_{12}
阿法依泊汀	终末期肾病相关性贫血，治疗人类免疫缺陷病毒(HIV)感染或 HIV 治疗相关性贫血，骨髓增生异常综合征	起始剂量：50~100U/kg 静脉或皮下注射，每周 3 次。根据患者情况个体化调整给药剂量	1. 必须确诊是肾性贫血且 Hb<100g/L 才可应用，但避免 Hb>110g/L。 2. 有药物过敏史、高血压、血栓栓塞的患者慎用。 3. 血液透析患者防止通路堵塞	尚不明确	Hb、血细胞比容、血压

案例 5-5-3　肾性贫血用药案例分析

(一) 案例简介

患者，女性，42 岁，主诉胃口不好、容易疲劳，双下肢水肿 4^+ 月，水肿晨轻暮重，休息后可稍好转，伴泡沫尿，患者未重视。1 周前体检发现尿素 21.2mmol/L，肌酐 741μmol/L，尿酸 710μmol/L，血红蛋白 74g/L。尿常规：尿蛋白(++)，红细胞(+++)，为求进一步诊治收入我院。

体格检查　T 37℃；P 90 次 /min；R 24 次 /min；BP 135/90mmHg。身高 156cm，体重 60kg，体重指数 22.6kg/m^2。神情，贫血貌，慢性病容。

实验室检查　血常规：红细胞计数 2.5×10^{12}/L，血红蛋白量 75g/L。血清铁蛋白 63.87ng/ml，血清铁 7.0μmol/L，不饱和铁结合力 30.0μmol/L，总铁结合力 52.0μmol/L。

诊断　慢性肾功能不全(CKD 5 期)、肾性贫血。

诊疗经过　入院后根据既往病史、症状及体征，治疗上暂予以护肾排毒、降压、降尿酸、纠正贫血、改善肾循环、维持内环境稳定等内科综合治疗。

主要治疗处方

重组人促红素注射液(2 500IU) 2 500IU q.o.d. i.h.

蔗糖铁注射液(0.1g Fe : 5ml) 0.1g q.o.d. i.v.gtt.

（二）用药分析

贫血的主要原因与患者肾功能下降引起的 EPO 减少、缺铁、红细胞生成减少等密切相关。同时，慢性肾功能不全患者容易出现炎症状态，炎症可能通过破坏红细胞，干扰铁代谢等机制加重贫血，因此在补充 EPO 的同时，补充铁等物质能够帮助控制炎症状态，纠正贫血状态。rHuEPO 可补充体内缺乏的 EPO，补充铁剂能够有效提高 rhEPO 的疗效，维持血红蛋白水平，降低机体氧化应激水平，帮助患者血清铁蛋白水平迅速提高，改善患者的贫血状态。

1. **铁剂用药原则**　常规使用血清铁蛋白（SF）和转铁蛋白饱和度（Tfs）作为铁状态的评价指标。当 Tfs ≤ 20% 和 / 或 SF ≤ 100μg/L 时需要补铁。虽可先口服铁剂，但其疗效不如静脉铁剂治疗，因此，若非保留静脉通路以备血液透析用，则推荐直接用静脉铁剂治疗。患者的目标值范围：20%<Tfs<50%，且 100μg/L<SF<500μg/L，当 SF>500μg/L 原则上不应常规应用静脉补铁治疗，以防止铁负荷过度。接受稳定 ESA 治疗的 CKD 患者应每 3 个月检测 1 次铁状态。当出现以下情况时需要增加铁状态的检测频率，以决定是否开始、继续或停止铁剂治疗：开始 ESA 治疗时；调整 ESA 剂量时；有出血存在时；静脉铁剂治疗后监测疗效；有其他导致铁状态改变的情况，如合并炎性感染未控制时。

2. **重组人促红素注射液用药原则**　接受 ESA 治疗前，应权衡因减少输血和缓解贫血相关症状带来的利与弊，处理好各种导致贫血的可逆性因素。血红蛋白<100g/L 的非透析成人 CKD 患者，根据血红蛋白水平下降程度、前期铁剂治疗反应、输血风险、ESA 治疗风险，以及是否存在贫血相关症状，个体化权衡和决策是否应用 ESA。治疗靶目标：血红蛋白 ≥ 115g/L，但不推荐>130g/L。对于 CKD 透析和非透析患者，rHuEPO 的初始剂量建议为 100~150IU/（kg·w），分 2~3 次注射或 10 000IU 每周 1 次，非透析患者和腹膜透析患者建议采用皮下注射途径给药。

该患者查血清铁蛋白 63.87ng/ml；血清铁 7.0μmol/L，不饱和铁结合力 30.0μmol/L，总铁结合力 52.0μmol/L；血清铁蛋白 63.87ng/ml（<500μg/L），Tfs 13.4%（<20%），给予蔗糖铁注射液 0.1g i.v.gtt. q.o.d. 静脉补铁，合理。静脉铁剂会引起具有潜在致命性的过敏反应或过敏样反应，初始给予蔗糖铁注射液治疗时，输注 6 分钟内应对患者进行密切监护。定期复查，如 Tfs ≥ 50% 和 / 或血清铁蛋白 ≥ 800μg/L，应停止静脉补铁 3 个月，随后重复检测铁指标以决定是否恢复静脉补铁。当 Tfs 和血清铁蛋白分别降至 ≤ 50% 和 ≤ 800μg/L 时，可恢复静脉补铁，但每周剂量需减少 1/3~1/2。该患者血红蛋白 74g/L，体重 60kg，rHuEPO 每周剂量可达 6 000~9 000IU，给予 rHuEPO 2 500IU q.o.d. i.h.，用法用量是合理的。使用 EPO 后，红细胞生成增多，释放的钾离子亦增加；同时，EPO 能促进食欲，使食量增加，进而摄钾也增加，从而导致血钾升高，但临床上高血钾的发生率<1%，故无须加强血钾监测，该患者每周监测

一次血钾即可，避免高血钾发生。每月检查网织红细胞计数、血细胞比容和血红蛋白水平，根据患者的血红蛋白水平、血红蛋白变化速度、目前 EPO 的使用剂量，以及临床情况等多种因素调整 EPO 的维持剂量。血红蛋白升高且接近 130g/L 时，应将剂量降低约 25%，如血红蛋白持续升高，应暂停给药直至血红蛋白开始下降，然后将剂量降低约 25% 后重新开始给药。当 Hb 水平达到目标值范围时，应减少 EPO 剂量，但不应完全停止给药。

四、慢性肾脏病矿物质和骨代谢异常

（一）治疗概述

CKD 患者随着肾脏功能进行性衰退，肾脏排磷减少，而肠道对磷的吸收不变，血磷的浓度逐渐升高。血磷与血钙可以相互结合成磷酸钙沉积于软组织，导致软组织异常钙化，同时血钙降低，进一步抑制近曲小管产生 1，25-（OH）$_2$-D$_3$（骨化三醇），刺激甲状旁腺分泌甲状旁腺激素（PTH）。低钙血症、高磷血症、活性维生素 D 缺乏共同引起继发性甲状旁腺功能亢进症（SHPT）和肾性骨营养不良，即慢性肾脏病矿物质和骨代谢异常（CKD-MBD）。本篇主要阐述目前关于 CKD 患者矿物质和骨代谢异常的治疗药物使用注意事项，以便为医师、药师提供相关药物的查询信息。

（二）药物治疗原则

依据《中国慢性肾脏病矿物质和骨异常诊治指南概要（2019）》，CKD-MBD 的药物治疗目的是降低血磷，纠正低血钙，维持血钙、磷在正常范围；降低甲状旁腺激素在靶目标值范围内，治疗 SHPT。

1. **维持血磷、血钙正常的治疗**　国内外指南推荐的高血磷 CKD 患者的治疗有饮食控制、充分透析、药物治疗。建议血磷超过目标值的患者每日磷摄入量应为 800~1 000mg/d，以磷 - 蛋白比值低、磷吸收率低的食物为宜。充分的血液透析和腹膜透析均能够有效降低血磷。药物治疗常选择磷结合剂，建议根据患者的实际情况个体化治疗，具体见图 5-3。高血磷伴有血钙正常或升高的患者，宜选择非含钙的磷结合剂如司维拉姆、碳酸镧等；高血磷而血钙正常的患者，宜选择含钙的磷结合剂如碳酸钙、醋酸钙，具体控制血钙流程见图 5-4。

2. **继发性甲状旁腺功能亢进治疗**　依据国内指南，推荐 CKD 5 期的患者的全段甲状旁腺激素（iPTH）水平应维持在参考值上限的 2~9 倍，使透析患者的 iPTH 维持在 150~300pg/ml。目前临床上常使用的治疗药物主要是活性维生素 D 和 / 或拟钙剂，具体控制 iPTH 流程见图 5-5。

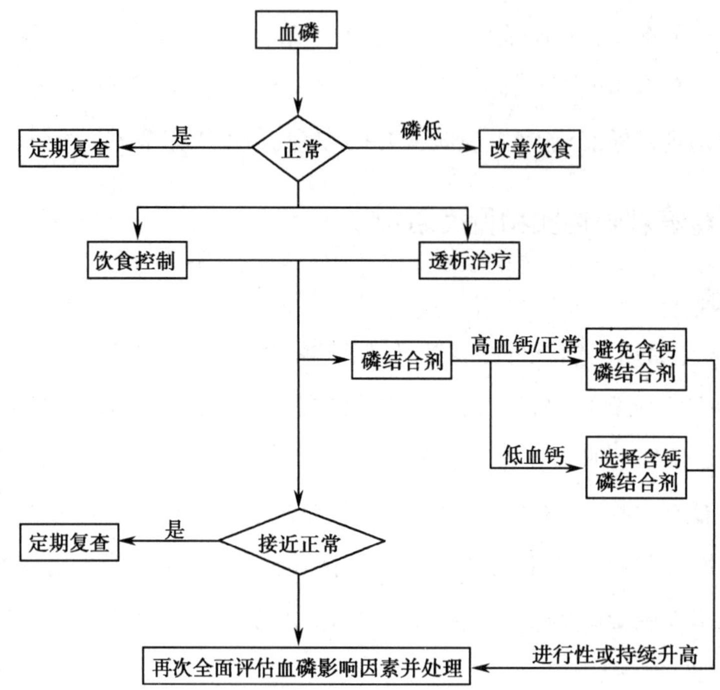

图 5-3　血磷控制流程
（资料来源：《中国慢性肾脏病矿物质和骨异常诊治指南概要(2019)》）

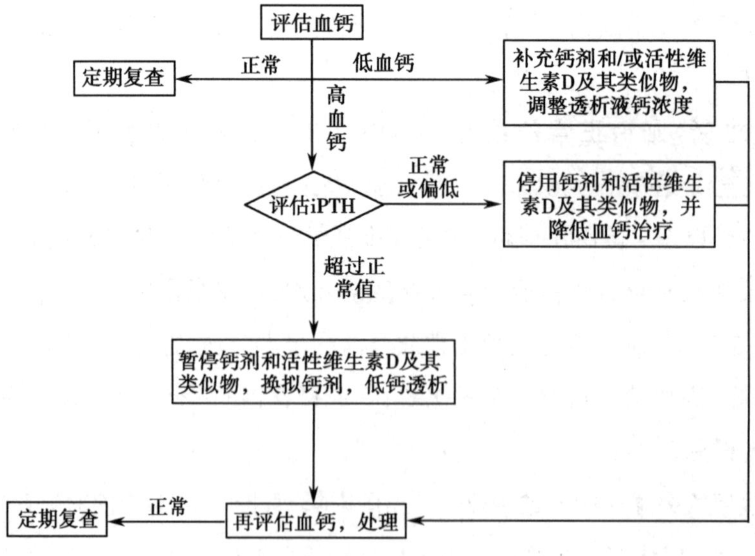

图 5-4　血钙控制流程
（资料来源：《中国慢性肾脏病矿物质和骨异常诊治指南概要(2019)》）

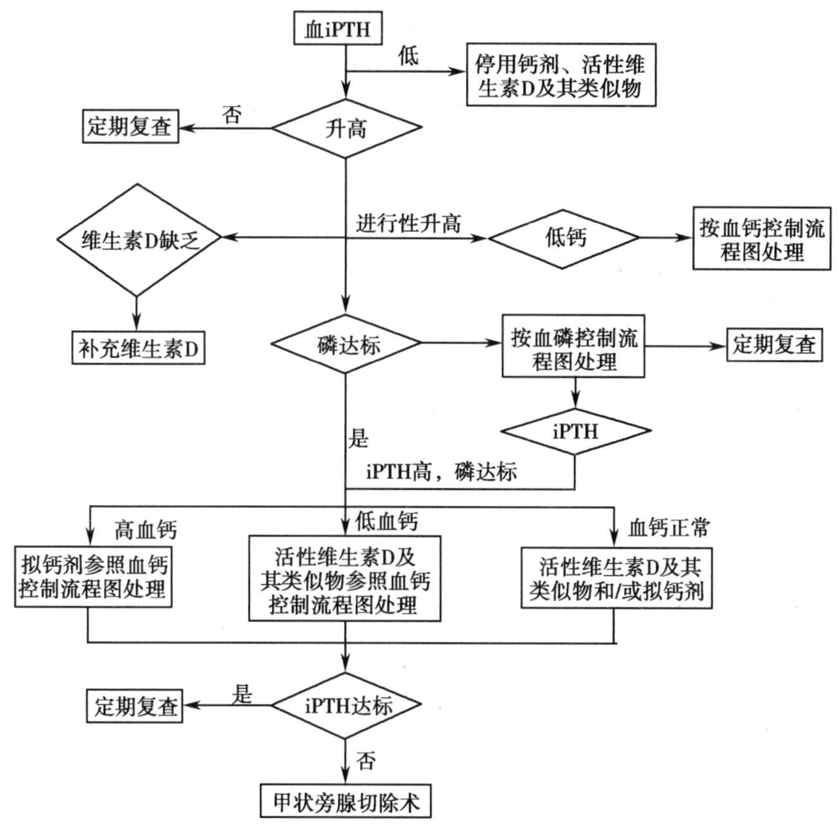

图 5-5　控制 iPTH 流程

（资料来源：《中国慢性肾脏病矿物质和骨异常诊治指南概要（2019）》）

（三）治疗药物特点

CKD-MBD 治疗药物主要为调节钙、磷紊乱和纠正甲状旁腺激素异常两大类药物，尽管给予了适当的药物仍难以控制的患者，通常还需要尽早透析治疗。

1. **磷结合剂**　2017 年 KDIGO《临床实践指南：慢性肾脏病矿物质与骨异常诊断、评估、预防和治疗》、中国国家肾脏病临床医学研究中心《中国慢性肾脏病矿物质和骨异常诊治指南概要（2019）》、2015 年英国肾脏病协会（RA）《临床实践指南：慢性肾脏病矿物质及骨代谢紊乱》明确指出推荐使用磷结合剂降低血磷，磷结合剂主要分为含钙磷结合剂（醋酸钙、碳酸钙）、含铝磷结合剂（氢氧化铝）、非钙树脂类磷结合剂（司维拉姆）、非钙非树脂类磷结合剂（碳酸镧）、含铁磷结合剂（柠檬酸铁）和非钙非金属磷结合剂（比沙洛姆）。同时国内外指南对于磷结合剂的选择均推荐限制含钙磷结合剂的使用，同时强调磷结合剂使用的个体化。目前因含铝磷结合剂副作用较大，临床上已较少使用，故本文不加讨论，只讨论临床上常见的磷结合剂，见表 5-25。

表 5-25 磷结合剂的特点

药物名称	药理作用	用法用量	注意事项	药物相互作用	监测指标
醋酸钙	主要有促进骨骼和牙齿的钙化，维持神经与肌肉正常兴奋性，以及降低毛细血管渗透性等作用	每日用量宜分3次服用，最高限为300mg(以钙元素计)，服药时间不宜超过1个月。空腹(饭前1小时)时服用	应尽量通过正常膳食保证钙的摄入。本品不宜大量长期服用，故不宜用于钙缺乏症的治疗。肝肾功能不全时应在医嘱下使用	禁止与洋地黄类药物联合使用；避免与草酸盐类同时服用	使用时间超过2周时，应进行血钙、血磷的监测
司维拉姆	司维拉姆是一种阴离子交换树脂，具有高度亲水性。主要在近端小肠与磷结合，且胃酸并不降低其结合效率，最终结合物不被吸收而随粪便排出	起始剂量为每次0.8g或1.6g，每日3次，随餐服药	吞咽困难、障碍、重度胃肠功能紊乱、活动性炎症性肠病、胃肠道大手术应慎用本品。服用本品会影响脂溶性维生素的吸收，必要时服用维生素补充剂	本品不能与环丙沙星同时服用。同时应用环孢素、麦考酚酯和他克莫司时会降低这些药物的血药浓度	定期监测血清维生素A、D、E、K和叶酸的水平
碳酸镧	碳酸镧中镧离子在胃内酸性环境中从碳酸盐中释放出来，与食物中的磷结合，形成不溶性磷酸镧，因而降低了胃肠道对磷的吸收	口服，成人每日1次，一次1~2粒	起效剂量为每日0.75g，口服用药，须经咀嚼后咽下，请勿整片吞服。可以碾碎药片以方便咀嚼。建议患者充分咀嚼药片，以减少严重胃肠道不良事件风险。不推荐在儿童和青少年中使用本品。使用本品后，如果出现低磷血症，应停用本品。本品可致头晕或眩晕，可能影响驾驶和操作机械的能力	服用本品后2小时内，不推荐服用已知可与抗酸剂相互作用的药物。服用本品之前2小时及服药后4小时内不要服用喹诺酮类药物	定期监测肝功能、血钙水平，并适当补充
柠檬酸铁	柠檬酸铁在肠道结合磷，可增加磷排泄，降低磷吸收，还可预防异位钙化、继发性甲状旁腺功能亢进和骨异常的进展	一次0.3~2g，每日3次	柠檬酸铁降血清磷的作用呈现剂量相关性。 由于柠檬酸铁遇光易变质，故宜用棕色瓶子、避光放阴暗处保存	不宜与氧化还原剂同用	定期监测血磷、血红蛋白、血清铁和总铁结合力水平

续表

药物名称	药理作用	用法用量	注意事项	药物相互作用	监测指标
比沙洛姆	比沙洛姆(bixalomer)是一种胺基磷结合剂。比沙洛姆口服后不被吸收,通过降低胃肠道的血清磷浓度,从而抑制磷酸盐吸收	通常成人给予1.5~7.5g/d	有便秘、痔疮、消化性溃疡、出血倾向、肝疾病、肝功能障碍的患者使用有可能使症状加剧,因此应慎用	本品是磷酸结合性聚合物,故避免同时服用其他药物。需要服用心律失常药物时,尽可能间隔给药。同时使用抗癫痫药物,会影响其疗效	定期检测血脂、血磷水平

2. **活性维生素D**　活性维生素D是治疗继发性甲状旁腺功能亢进症(SHPT)的重要药物,不仅有利于SHPT相关骨病的治疗,也有利于SHPT所致的全身其他脏器损害的好转。但是使用活性维生素D不加监测又会导致一系列不良后果。因此,必须合理使用活性维生素D,并严格监测血iPTH、钙、磷和钙磷浓度乘积([Ca]×[P])等。常见药物见表5-26。

表5-26　常见活性维生素D、拟钙剂药物的特点

药物名称	药理作用	用法用量	注意事项	药物相互作用	监测指标
骨化三醇	骨化三醇在调节钙平衡方面有关键作用,包括对骨骼中成骨细胞活性的刺激作用。肾性骨营养不良的患者,口服本品使肠道吸收钙的能力恢复正常,纠正低血钙、过高的血碱性磷酸酶和血甲状旁腺素浓度。本品能减轻骨骼与肌肉疼痛,并矫正发生在纤维性骨炎和其他矿化不足患者中的组织学改变	肾性骨营养不良(包括透析患者):睡前口服,起始阶段剂量为每日1粒(0.25μg),最佳剂量为每日0.5~1.0μg	避免与其他维生素D制剂合用。对肾衰竭的患者则要小心不正常的钙沉淀所造成的危险	与噻嗪类利尿剂合用会增加高钙血症的危险,对正在进行洋地黄类药物治疗的患者,应谨慎选择骨化三醇的用量。长期接受透析的患者不能服用含镁药物。同时服用二苯乙内酰胺或苯巴比妥等酶诱导剂应增加骨化三醇的药物剂量。考来烯胺能诱导骨化三醇在肠道的吸收不良	每月复查一次血钙水平。定期进行血磷、镁、碱性磷酸酶以及24小时尿中钙、磷定量等实验室检查

续表

药物名称	药理作用	用法用量	注意事项	药物相互作用	监测指标
帕立骨化醇	帕立骨化醇是一种人工合成的具有生物活性的维生素D类似物，帕立骨化醇需通过与维生素D受体（VDR）结合，引发维生素D反应通路的选择活化，产生生物学作用。维生素D与帕立骨化醇可以通过抑制PTH的合成与分泌，降低PTH水平	起始剂量为0.04~0.1μg/kg，单次注射，给药频率不超过隔日1次，可在透析过程中的任何时间给药	需对患者进行监测，并进行个体化剂量调整，以达到合适的生理终点。本品辅料中含丙二醇。故应与肝素采取不同的注射给药部位	磷制剂或维生素D类药物不应与帕立骨化醇合用。高剂量的含钙制剂或噻嗪类利尿剂可能会增加高钙血症的风险。当开具洋地黄与帕立骨化醇合用的处方时应谨慎	定期进行血钙、磷、镁、碱性磷酸酶以及24小时尿中钙、磷定量等实验室检查
阿法骨化醇	增加小肠和肾小管对钙的重吸收，抑制甲状旁腺增殖，减少甲状旁腺激素合成与释放，抑制骨吸收。增加转化生长因子-β（TGF-β）和胰岛素样生长因子-Ⅰ（IGF-Ⅰ）合成，促进胶原和骨基质蛋白合成。调节肌肉钙代谢，促进肌细胞分化，增强肌力，增加神经肌肉协调性	一次2粒(0.5μg)，每日1次，或遵医嘱。儿童，应遵医嘱	出现高钙血症时须停药，并给予有关处理，待血钙恢复正常，按末次剂量减半给药。超大剂量服药可能出现胃肠道系统、精神神经系统、循环系统、肝脏等方面的不良反应	与钙剂、噻嗪类利尿剂、洋地黄类药物合用应监测血钙。与巴比妥类、抗惊厥药合用应适当加大本药剂量。不宜与考来烯胺或含铝抗酸药同服，应间隔2小时后服药。与大剂量磷剂合用，可诱发高磷血症	监测血钙、血尿素氮、肌酐，以及尿钙、尿肌酐
西那卡塞	西那卡塞作用于甲状旁腺细胞表面存在的钙受体，进而抑制PTH的分泌而降低血清PTH浓度	初始剂量为成人25mg(1片)，每日1次，随餐服用，或餐后立即服用。药品需整片吞服	低钙血症、有癫痫发作风险或有癫痫既往史、肝功能异常、消化道出血或有消化性溃疡既往史的患者慎用本品	与唑类抗真菌药、大环内酯类抗生素、胺碘酮和葡萄汁合用，需减少本品用量。本品会导致三环类抗抑郁药、长春碱浓度升高。与肾上腺皮质激素、洋地黄类、降钙素等合用会导致降低血钙浓度作用增强	定期测定血清钙浓度

3. **拟钙剂** 拟钙剂是一种作用于钙敏感受体（CaSR）的变构激动剂，通过结合器官组织中的CaSR，提高CaSR对钙离子的敏感性，从而激活CaSR产生相应的药理作用。在甲状旁腺组织中，拟钙剂变构激活CaSR，直接抑制PTH的分泌和甲状旁腺细胞的增殖。与活性维生素D相比，拟钙剂不会增加肠道对钙和磷的吸收，从而避免了活性维生素D等药物

可能引起的血钙和血磷升高。常见药物见表 5-26。

案例 5-5-4　慢性肾脏病矿物质和骨代谢异常用药案例分析

（一）案例简介

患者，男性，32 岁，13 年前因肾病综合征出现无尿、肾衰竭，开始血液透析，并行右前臂动静脉内瘘成形术，维持性血液透析。6 年前开始自觉内瘘血管杂音消失，震颤消失，提示内瘘闭塞。此后曾先后行左前臂动静脉内瘘、左前臂人工血管内瘘，但透析一段时间后（具体不详）均出现内瘘流量下降。2 年前为建立透析通路，于左侧股静脉置入半永久导管透析，每周 3 次，每次 4 小时，每次透析脱水 2~2.5kg。2 个月前透析过程中出现畏寒、寒战、发热，并且发现血透导管血流不畅，抽吸导管静脉端有血栓，考虑透析导管相关性感染、导管堵塞，给予抗感染治疗，随后于 5 月 26 日在介入下行左侧股静脉半永久导管更换术。7 月 3 日患者因血液净化后出现发热、畏寒、寒战，伴胸闷气喘，3 天入院治疗。

体格检查　身高 145cm，体重 48kg，T 38.3℃；P 106 次 /min；R 20 次 /min；BP 87/65mmHg。患者发病前身高 169cm，现全身骨骼萎缩畸形。双下肢不肿，余无特殊。

实验室检查　肾功能：尿素 23.40mmol/L，肌酐 879.10μmol/L；钙磷代谢：钙 2.27mmol/L，磷 1.90mmol/L，iPTH＞2 500.00ng/L；贫血指标：红细胞计数 2.91×10^{12}/L，血红蛋白量 82.0g/L。

其他辅助检查　B 超提示存在甲状旁腺结节。

诊断　CKD 5 期、慢性肾炎、肾性贫血、肾性骨病、血液透析状态、透析导管相关性感染、继发性甲状旁腺功能亢进。

诊疗经过　患者中年男性，系血液透析 13 年的患者，住院后完善相关检查，肾性骨病、继发性甲状旁腺功能亢进诊断明确，伴有严重骨骼畸形等表现。治疗上予以降低血磷、维持正常血钙、降低甲状旁腺激素治疗。余治疗继续予以股静脉导管维持血液透析、抗感染、纠正贫血、护肾排毒，维持内环境稳定等综合处理。

纠正矿物质和骨代谢异常处方

碳酸司维拉姆 0.8g p.o. t.i.d.

帕立骨化醇注射液 0.5μg t.i.w.（血透日）经血液透析通路给药

前两药联用效果不佳后加用盐酸西那卡塞片 50mg p.o. q.d.，后 PTH 明显下降，为降低患者经济负担将帕立骨化醇改为骨化三醇胶囊 0.5μg p.o. q.n.。

（二）用药分析

1. 慢性肾脏病矿物质和骨代谢异常患者的治疗目的　CKD-MBD 患者应该积极控制钙、磷和 iPTH 水平，以免造成严重的继发性甲状旁腺功能亢进和 / 或血管钙化。国内外指南推荐的钙、磷和 iPTH 管理目标：血清磷浓度的目标值为 0.97~1.62mmol/L；血清校正钙浓度的目标值为 2.03~2.54mmol/L；非透析 CKD 3a~5 期患者的最佳 iPTH 水平目前尚不清楚。iPTH 水平进行性升高或持续高于正常上限的患者，建议评估是否存在以下可干预因素：高磷血症、低钙血症、高磷摄入、维生素 D 缺乏。对于 CKD 5 期患者，建议将 iPTH 水平维持在参考值上限的 2~9 倍。该患者入院时检查肌酐 879.10μmol/L，经计算 GFR 7.24ml/(min·1.73m^2)属于 CKD 5 期。iPTH 目标水平应维持在参考值上限的 2~9 倍。

2. **磷结合剂选药原则**　血清磷浓度升高时可以通过充分透析、限制食物中磷的摄入和磷结合剂治疗。磷结合剂适用于饮食限磷和充分透析仍不能将血磷控制在靶目标范围内的，包括含铝的磷结合剂、含钙的磷结合剂和非含钙、铝的磷结合剂。①含钙的磷结合剂，如碳酸钙、醋酸钙等，并于餐中服用，升高血钙的同时可以最大程度发挥降血磷的作用，尤其适用于高血磷伴低血钙的患者；②当伴高血钙时应停用含钙的磷结合剂，选择非含钙的磷结合剂，如司维拉姆，碳酸镧等；③如上述药物治疗及充分透析仍然有严重的高血磷(>2.26mmol/L)，可短期(3~4 周)使用含铝的磷结合剂，然后改用其他制剂。该患者入院后查体显示血钙正常、高血磷，适合选用非含钙的磷结合剂。

3. **活性维生素 D 选药原则**　CKD 患者伴 SHPT 时，CKD 3、4、5 期的患者，血浆 iPTH 超过相应目标范围时(CKD 3 期>70pg/ml，CKD 4 期>110pg/ml，CKD 5 期>300pg/ml)，需给予活性维生素 D 制剂，且治疗前必须纠正钙磷紊乱，治疗过程中密切监测血钙、磷和 iPTH。建议活性维生素 D 在夜间睡前肠道钙负荷最低时给药，透析患者根据血钙水平使用低钙透析液透析，避免血钙升高的药物不良反应。目前临床上使用维生素 D 的方法有小剂量持续疗法，适用于轻度 SHPT 患者或中重度 SHPT 患者维持治疗；大剂量间歇疗法(冲击疗法)，适用于中重度 SHPT 患者。该患者入院查 iPTH>2 500.00ng/L，属于重度 SHPT，需使用活性维生素 D 大剂量间歇疗法。

4. **拟钙剂治疗原则**　对于终末期肾病的 SHPT 患者的治疗，2017 年 KDIGO CKD-MBD 指南肯定了拟钙剂(calcimimetic)的潜在获益，并推荐拟钙剂作为治疗 SHPT 的一线用药。拟钙剂不仅可以有效降低 CKD 患者的血清 PTH 水平，同时与小剂量维生素 D 联合用药时可明显抑制二尖瓣和主动脉瓣钙化。目前在我国上市的拟钙剂只有西那卡塞，当 iPTH 低于 150ng/L 时不建议使用盐酸西那卡塞。该患者入院查 iPTH>2 500.00ng/L，可以使用西那卡塞治疗。

该患者血液透析 13 年，CKD 5 期诊断明确。入院后检查钙 2.27mmol/L，磷 1.90mmol/L，iPTH>2 500.00ng/L，伴有全身骨骼严重萎缩畸形、骨痛、全身瘙痒的临床表现。血钙正常、血磷偏高需降磷治疗的患者应选择非含钙的磷结合剂：司维拉姆或碳酸镧。司维拉姆相较于碳酸镧可以抑制冠状动脉、大动脉钙化的进展，且药物经济效益成本更低。该患者肌酐879.10μmol/L，体内毒素含量较高，胃肠道反应较重，难以耐受镧的金属味；病程长达13年，治疗负担较重，故选择司维拉姆合理。需降iPTH治疗的CKD 5期患者，建议使用拟钙剂、骨化三醇或维生素D类似物，或拟钙剂和骨化三醇或维生素D类似物联合治疗。既往使用活性维生素D帕立骨化醇治疗，但iPTH水平改善效果不佳，故加用拟钙剂西那卡塞治疗合理。

该患者使用磷结合剂碳酸司维拉姆联合活性维生素D帕立骨化醇纠正高磷、iPTH异常。选用药物合理，但该患者治疗17天后复查血磷、iPTH指标均未下降好转，治疗效果不佳。遂加用拟钙剂西那卡塞，治疗8天复查血磷、钙均在目标范围内，iPTH降到735ng/L，已接近管理目标值范围高限，治疗有效。说明磷结合剂+活性维生素D+拟钙剂联合应用能够有效降低高磷、高iPTH和保持血钙正常。

第六节　肾脏病的营养支持疗法

一、肾脏病患者的营养状况概述

肾脏病分为急性肾脏病和慢性肾脏病（CKD），其中根据CKD病患者肾功能损伤的程度和肾小球滤过功能分为CKD 1~5期及终末透析期。尽管各时期疾病代谢所导致的营养风险不同，但都具有类似的疾病代谢障碍（如外周胰岛素抵抗、脂肪分解受损、代谢性酸中毒、肾性贫血、甲状腺功能亢进、肾性骨病、微炎症状态、维生素D_3活性受损及并发症引起的分解代谢增加）。“蛋白质能量消耗（protein energy wasting，PEW）”是2008年国际肾脏病与代谢学会（ISRNM）提出的新学术概念，以反映CKD患者的营养状态。蛋白质能量消耗是指CKD患者由于营养摄入不足、机体需求增加或营养额外丢失，引起蛋白质和/或能量无法满足机体代谢需求而出现的营养缺乏状态。

蛋白质能量消耗普遍存在于肾脏病患者中，尤其进入终末期肾病及血液透析的患者，他们极易发生营养不良，导致疾病恶性反复。因此营养支持治疗是临床CKD患者治疗的重要组成部分，不仅可以改善尿毒症状，延缓疾病进展，还可以减少并发症的发生，并改善患者预后。

对于肾脏病患者，在进行一般情况评估的基础上，还应进行营养风险筛查，对有营养风险者需进行营养状况评定，以此作为营养支持治疗的依据。一般情况下，入院后营养支持团队的成员应对患者进行较全面的营养评估，在充分掌握患者状况的基础上，对于存在危险因素的患者,选择营养支持治疗方案,并进行疗效评价。

二、住院肾脏病患者的营养支持疗法

在对住院肾脏病患者进行营养支持时,应考虑临床营养支持目的、能量需求、营养处方配比等因素。终末透析期患者因长期肾脏替代治疗,会导致营养素(氨基酸、水溶性维生素及其他小分子营养物质)的丢失和全身性的不良反应(如蛋白质分解、生物不相容所致脂质过氧化增加),因而对此类患者实施营养支持应综合评估患者情况,增加营养素及热量以代偿高通量透析丢失的部分。

(一) 急性肾损伤

急性肾损伤(acute kidney injury,AKI)或急性肾衰竭(acute renal failure,ARF)是指突发(1~7 天)和持续(超过 24 小时)的肾功能突然下降,血肌酐至少上升 0.5mg/dl,可伴有少尿或无尿,表现为氮质血症、水电解质和酸碱平衡以及全身各系统症状等。AKI 患者处于高分解代谢状态,蛋白质分解代谢加快,肌肉分解率增加,还会促使整个机体内环境发生改变。除限制液体入量外,AKI 时由于肾脏排泄氮的能力减低,每日给予的蛋白量应减至 0.6~1g/kg。在糖代谢方面,患者容易出现胰岛素抵抗,并可能与有 AKI 的危重患者的死亡有关。脂代谢方面,AKI 患者容易出现高脂血症。

1. **营养支持治疗的目的** 对 AKI 患者实施营养支持治疗的目的是维持或改善患者的营养状态,防止或减少营养不良的发生,不加重代谢紊乱,增强抗感染能力,降低死亡率。

2. **营养组方的特点** AKI 患者的营养支持治疗可选用肠内营养(enteral nutrition,EN)和 / 或肠外营养(parenteral nutrition,PN)制剂。

(1)蛋白质:纯必需氨基酸配方目前已不再用于 AKI 患者,取而代之的是平衡氨基酸,或适应肾衰竭代谢改变的专用配方。目前一般推荐必需氨基酸与非必需氨基酸的比例为 1∶1 或更高,可促进患者的合成代谢,并能较大程度地改善血浆氨基酸谱。肾脏病专用整蛋白制剂配方中蛋白质含量中等,电解质含量低,添加某些物质,如 L- 肉碱,适用于 AKI 患者。

(2)糖类:葡萄糖作为主要的能量底物,一般推荐摄入量为 3~5g/(kg·d),摄入过多不能提供能量反而促进了脂肪合成、肝脏脂肪浸润、体温升高、能量消耗增多、二氧化碳产生过多和免疫活性受损等不良反应。麦芽糊精是肾脏病专用型低蛋白肠内营养配方中糖类的主要来源。

(3)脂肪:脂质代谢相关的 AKI 可使用 20%~30% 中 / 长链脂肪乳(MCT/LCT),用量占总热量 25%~30%。输入量应该根据患者利用脂质的耐受量来调整。与长链脂肪乳相比,

MCT/LCT 水解快，氧化迅速而彻底，应用后血甘油三酯水平降低，是 AKI 患者更理想的能源物质。

(4) 谷氨酰胺：为预防和纠正胃肠黏膜屏障损伤、肠菌移位，在 AKI 肠外营养中常应用谷氨酰胺双肽制剂。但对于 AKI 危重症患者的应用效果如何，目前还缺乏强有力的循证医学证据。

(5) 膳食纤维：在配方中添加水溶性膳食纤维，有助于维持正常的肠道功能，有利于降脂和降低血氨，纠正酸中毒。

(6) 维生素和微量元素：AKI 患者可有铁、锌、硒等微量元素缺乏以及维生素 D_3 生成障碍等。但维生素补充应慎重，如不适当的维生素 C 补充会导致继发的草酸盐沉积。

AKI 患者营养支持治疗需限制液体量和电解质外，能量需求范围应为 20~30kcal/(kg·d)。此外非氮热卡中，可使脂肪乳供能占 40%~50%，以降低 AKI 患者的糖代谢负担。蛋白质需求见表 5-27。

表 5-27　不同肾功能损伤情况的蛋白质需求

分类	蛋白质需求 / [g/(kg·d)]
保守治疗	0.6~0.8
血液透析	1~1.5
合并高代谢	1.5~2.5

3. 营养支持疗法的途径

(1) 肠内营养：AKI 患者的营养支持应首先考虑选用肠内途径，因为其可以保持胃肠功能，可能会提高免疫力，减少菌血症和感染的发生。如果经肠难以提供足够的营养物质，则需部分从肠外途径进行补充。

EN 的方式包括以食物或肠内配方制剂的形式通过口服或鼻饲管给予。胃肠功能基本正常的患者首选经口营养补充途径（oral nutritional supplements，ONS）。危重症 AKI 患者可选择管饲（tube feeding，TF）营养支持途径，包括鼻胃管和鼻肠管。有轻度胃动力障碍、厌食的患者适合采用位置较深的鼻肠管。

目前临床较多使用肾脏病专用型肠内营养制剂，低钠、低钾、适量蛋白质，其能量构成比为蛋白质 10%、糖类 65%、脂肪 25%；必需氨基酸（EAA）含量高，特别添加谷氨酰胺。但对于尚有较多残余肾功能，无明显分解代谢且能进食的患者，尚缺乏足够证据证明肾衰竭患者专用的肠内制剂较标准型肠内营养配方具有优越之处。肾功能严重损害尚不予透析者，可给低蛋白饮食，8 种必需氨基酸的摄入不应超过 0.3~0.5g/(kg·d)。

(2)肠外营养:PN 适用于高分解代谢、胃肠功能不正常、无法进食的危重 AKI 患者。首选经周围静脉插入的中心静脉导管或中心静脉穿刺置管输注营养液。只有在预计使用 PN 时间较短(10~14 天)和 PN 渗透压 ≤ 850mOsm/L 时方可采用周围静脉输注,并应警惕血栓性静脉炎。当透析患者饮食摄入难以保证时,可以在血液透析时从静脉中输入营养物质,即透析中的肠外营养(intradialytic parenteral nutrition,IDPN)。

AKI 肠外营养液(平衡型)通常由氨基酸提供每天总热量的 10%~20%,葡萄糖提供 50%~60%,脂肪乳剂提供 20%~30%。葡萄糖的输注速度控制在 4~5mg/(kg·min),脂肪乳剂的供给限制在 1g/(kg·d)以下,防止高血糖、高脂血症的发生。血清甘油三酯浓度 > 4g/L 时,应限制脂肪的摄入。中 / 长链脂肪乳比长链脂肪酸水解快,氧化迅速而彻底,应用后血甘油三酯水平较低,是 AKI 患者更理想的能源物质。

4. 肾脏替代治疗 肾脏替代治疗(renal replacement treatment,RRT)通常用于治疗肾功能持续恶化的 AKI 患者,可以帮助患者排出大量水分、含氮副产物和电解质,也可使患者不受限制地补充液体、营养素和电解质。需要 RRT 支持的 AKI 患者使用 PN 途径能更好地达到蛋白质等营养的治疗推荐剂量。

持续性肾脏替代治疗(continuous renal replacement therapy,CRRT)包括连续性动静脉和静静脉血液滤过(CAVH 和 CVVH)、连续性动静脉和静静脉血液透析(CAVDH 和 CVVDH)、连续性动静脉和静静脉血液透析滤过(CAVHDF 和 CVVHDF)等模式。

为接受 CRRT 的 AKI 患者制订 PN 方案的一个重要方面是考虑氨基酸和葡萄糖用量,应该围绕 CRRT 时营养物质的丢失量和净吸量来进行调整,最终达到个体化营养治疗的目的。如需考虑透析液含 1.5%~2.5% 的葡萄糖,部分葡萄糖在透析过程中被吸收而产生热量。例如,含 1.5% 葡萄糖的透析液按 1L/h 速度,每小时可供给 5.8g 葡萄糖,如为 2.5% 则可供给 11.5g 葡萄糖。

氨基酸通过滤膜时每日丢失的氮为 20~28g,需额外补充氨基酸以弥补每日的丢失量。若不能经肠道摄入蛋白质和 EAA,则应静脉补充 EAA 和非必需氨基酸(NEAA)混合液,两者比例为 1∶1。此外 RRT 后,电解质快速丢失,需监测患者可能发生的低钾血症、低镁血症和低磷血症,如症状明显可从外周补充,而非加入肠外营养液中补充。在应用 CRRT 治疗时,随超滤液丢失的维生素 C 可能超过 100mg/d,需要适当增加摄入。

(二)慢性肾功能不全

慢性肾功能不全(chronic renal failure,CRF)是指各种原因造成的慢性进行性肾实质损害,致使肾脏明显萎缩,不能维持基本功能,临床出现以代谢产物潴留,水、电解质、酸碱平衡失调,全身各系统受累为主要表现的临床综合征。各种营养素代谢失调是慢性肾衰竭的主要表现。

1. **CRF 的主要临床表现**　水电解质、酸碱平衡代谢紊乱：水钠潴留、高钾血症、高磷血症、低钙血症、高镁血症等较为常见。蛋白质代谢紊乱，导致血尿素氮升高，出现氮质血症和营养不足，可产生中毒症状，还会出现多种血清蛋白下降以及代谢性酸中毒。

CRF 患者营养支持的目的是维持或改善患者的营养状况，减轻患者临床症状，阻止或延缓其病程进展，防止或减轻尿毒症毒性和 CRF 时的代谢异常，提高 CRF 患者的生活质量，并降低死亡率。CRF 患者营养不良发生率高，营养支持作为 CRF 的重要治疗手段之一，它的益处是多方面的。

2. **营养组方的特点**　透析前 CRF 患者的营养支持疗法是肠内营养（EN），特别是低蛋白膳食疗法。

（1）蛋白质：CRF 患者的蛋白质需求量为 0.6~0.8g/（kg·d），其中至少 50% 为高生物效价蛋白。麦淀粉膳食可促使患者体内氨合成非必需氨基酸（NEAA），使尿素生成减少。为肾衰竭患者设计的多聚物肠内营养配方，不富含 EAA，其非蛋白质热卡：氮质比值为 140∶1 或 160∶1，钾、磷、镁浓度也低于正常，但能量密度较高（2kcal/ml），可最大限度减少水、电解质方面的问题。

（2）糖类：非透析 CRF 患者能量范围 30~35kcal/（kg·d），应来源于含丰富糖类的食物、蛋白质食品，适当增加单糖能提高总能量、促进 α- 酮酸结合尿素氮的作用。

（3）脂肪：含量占总热量的 25%~30%，配方中多不饱和脂肪酸（PUFA）总量至少为饱和脂肪酸（SFA）的 2 倍，并且根据脂质代谢异常程度相应调整。

（4）维生素和微量元素：补充维生素 B_6（10~100mg/d）、维生素 B_1（500μg/d）、叶酸（5~15mg/d）等，可显著改善高同型半胱氨酸血症，降低发生心血管病的危险因素。

（5）左卡尼汀：目前临床上常用左卡尼汀治疗慢性肾衰竭的代谢障碍，如高甘油三酯血症、高胆固醇血症和 EPO 抵抗的贫血等。

3. **营养支持疗法的途径**　对于 CRF 患者，大多数营养素的需要量与正常人相同或接近，只有少数（如维生素 B_6）与正常人明显不同。如果饮食摄入量不足，则需要 EN 额外补充，EN 不能达到营养需求时考虑 PN。

（1）肠内营养：对于 CRF 患者，除非完全禁忌，营养支持应首选 EN 途径。根据摄入量占营养需求总量的比例，EN 分为单一 EN（exclusive enteral nutrition，EEN）和部分 EN（partial enteral nutrition，PEN）。EEN 营养完全由 EN 提供，不摄入普通饮食；PEN 指在进食时同时补充 EN。以纠正营养不良为目的时，EEN 与 PEN 均可使用，治疗终点为营养正常。透析前 CRF 患者需要营养支持时，可以采用 EEN 和 PEN。对于稳定的 CRF 患者，经肠道热量摄入达到 35kcal/(kg·d)可有助于改善氮平衡。

目前针对 CRF 的 EN 方案主要有 3 种:①高生物价值的低蛋白膳食疗法。采用的低蛋白饮食方案为蛋白质 0.6g/(kg·d),热量不少于 35kcal/(kg·d)。②低蛋白膳食加用 EAA。在低蛋白质膳食及充足的能量供应基础上加用 EAA 制剂,EAA 制剂的用量相当于正常人需要量的 1~3 倍。此疗法可纠正慢性肾衰竭状态下 EAA 与 NEAA 比例失衡,减轻肾损害并改善患者营养状况。③ α- 酮酸疗法。采取这种疗法的患者均应接受低蛋白[0.5~0.7g/(kg·d)]、高能量[35~45kcal/(kg·d)]的膳食。

(2)肠外营养:当未行透析的 CRF 患者无法正常饮食且不能耐受,饮食结合 EN 仍未满足营养需求量时,需要补充特殊营养素的情况下可行。

非透析的 CRF 患者营养方案中各种营养物质的摄入标准:蛋白质 0.6g/(kg·d),能量 30kcal/(kg·d),每日摄入的脂肪能量不超过总能量的 30%。糖类提供每日总能量的 70%,且为多样的糖类,以减少甘油三酯的合成。若血中甘油三酯水平很高,应给予左卡尼汀 50~100mg/d。

三、慢性肾脏病患者的营养支持疗法

(一)CKD 1~2 期的患者

CKD 1~2 期患者的肾脏代偿能力轻度损失[GFR>60ml/(min·1.73m^2)],营养风险较小,营养不良发生率较低。高蛋白饮食会加重肾脏负担,原则上宜减少高蛋白饮食以延缓 CKD 进程。日常饮食建议低蛋白饮食。欧洲最新指南推荐控制蛋白摄入在 0.8~0.9g/(kg·d),而国内最新指南推荐蛋白质摄入 0.8~1.0g/(kg·d),其中 50% 以上蛋白摄入量应是高生物价蛋白。每日能量摄入推荐维持在 35kcal/(kg·d),60 岁以上或活动量较小的患者可减少至 30~35kcal/(kg·d)。

对于糖尿病肾病患者,欧洲指南推荐摄入蛋白质 0.8g/(kg·d)为宜,国内指南指出糖尿病肾病患者从 GFR 下降起,即应实施低蛋白饮食 0.6g/(kg·d),并同时补充复方 α- 酮酸制剂 0.12g/(kg·d)。但对于肥胖的 2 型糖尿病肾病患者需适当限制能量(总能量摄入可减少 250~500kcal/d),同时需要监测血糖,调整注射胰岛素的用量,保证糖类的利用和血糖水平的稳定。营养支持目的包括在肾脏病早期预防营养不良、纠正贫血、防止骨病等,最终达到延缓肾脏病进展的目的。

(二)CKD 3~5 期的患者

CKD 3~5 期的患者肾功能衰竭,已不能代偿机体正常的生理功能[GFR<60ml/(min·1.73m^2)],患者因尿毒症、代谢性酸中毒、疾病诱发的食欲缺乏而经口摄入不足、肠胃不

适及不合理的饮食等,易发生营养不良。但日常经口补充的营养物质,富含磷脂,易诱发磷酸盐蓄积,引起并发症(高磷血症或高钙血症)。因此在进行营养支持的同时,需要考虑患者摄入过量的磷导致的并发症或摄入不足所致的营养不良。

1. **非糖尿病 CKD 3~5 期的患者** CKD 3 期[GFR<60ml/(min·1.73m^2)]推荐蛋白质摄入 0.6g/(kg·d),可补充复方 α- 酮酸制剂 0.12g/(kg·d);若 GFR 已重度下降[GFR<30ml/(min·1.73m^2)],推荐蛋白质摄入 0.4~0.6g/(kg·d),并补充复方 α- 酮酸制剂 0.12~0.20g/(kg·d)。

2. **糖尿病 CKD 3~5 期的患者** 合并临床蛋白尿的患者,推荐蛋白质摄入 0.6g/(kg·d),同时补充复方 α- 酮酸制剂 0.12g/(kg·d)。蛋白质摄入量应 50% 以上是高生物价蛋白。每日能量摄入推荐维持在 35kcal/(kg·d),60 岁以上或活动量较小的患者可减少至 30~35kcal/(kg·d)。但对于肥胖的 2 型糖尿病肾病患者需适当限制能量(总能量摄入可减少 250~500kcal/d),同时需要监测血糖,调整注射胰岛素的用量,保证碳水化合物的利用和血糖水平的稳定。

3. **电解质** 磷总量 600~1 000mg/d(并发高磷血症时不超过 800mg/d),钾总量 1 500~2 000mg/d,钙总量不超过 2 000mg/d,钠总量不超过 2 000mg/d(相当于膳食盐不超过 5g)。因患者个体差异,依据个体情况补充碳酸氢盐。通常情况下,只有急性期肾脏病患者才考虑临床肠内或肠外营养支持。

(三) CKD 终末期透析的患者

CKD 终末期透析的患者肾脏功能全部丧失或绝大部分丧失,依靠血液透析(hemodialysis,HD)和腹膜透析(peritoneal dialysis,PD)治疗,肾脏替代治疗的患者通常年龄超过 60 岁,患者多伴有高血压、糖尿病等疾病,存在较高的营养不良和营养不良风险。长期的肾脏替代治疗引起患者蛋白质能量消耗的主要原因包括:营养物质流失(透析导致氨基酸、小分子营养素的丢失)、高分解代谢(疾病,如糖尿病、内分泌紊乱、感染、炎症状态、酸中毒等)、营养物质摄入减少(胃肠道不适、抑郁状态、尿毒症食欲减退等)。因此 CKD 终末期患者的营养需求增大,不再提倡低蛋白饮食。

1. **HD 患者的日常饮食** 应给予个体化的优化蛋白饮食方案,推荐蛋白质摄入量维持在 1.0~1.2g/(kg·d),经全面评估患者营养状况后,可补充复方 α- 酮酸制剂 0.12g/(kg·d)。50% 以上蛋白质摄入量应是高生物价蛋白。能量摄入推荐 35kcal/(kg·d),60 岁以上患者、活动量较小、营养状况良好者(血清白蛋白>40g/L,SGA 评分 A 级)可减少至 30~35kcal/(kg·d)。各种维生素应予以适当补充,特别是水溶性维生素。根据血钙、磷、甲状旁腺激素水平补充天然维生素 D。ESPEN《成人肾衰竭肠外营养指南》推荐,应提供叶酸(1mg/d)、吡哆醇(10~20mg/d)和维生素 C(30~60mg/d)。长期 HD 患者微量元素丢失不明显,但消耗性患者补充锌（15mg/d）和硒（50~70μg/d）可能有益。针对维持性HD患者，应建立日常动态营养监测（包含膳食调查、血清白蛋白、甲状腺素转运蛋白以及血磷、血钙、血钾浓度），周期性评估患者的营养状态，由临床营养师综合评估透析患者，进行个体化营养治疗。

2. **PD患者的日常饮食**　应给予个体化的优化蛋白饮食方案，推荐蛋白质摄入量维持在1.0~1.2g/（kg·d），有残余肾功能的患者0.8~1.0g/（kg·d），经全面评估患者营养状况后，可补充复方α-酮酸制剂0.12g/（kg·d）。50%以上蛋白质摄入量应是高生物价蛋白。能量摄入推荐35kcal/（kg·d），60岁以上患者、活动量较小、营养状况良好者（血清白蛋白>40g/L，SGA评分A级）可减少至30~35kcal/（kg·d）。计算能量摄入时，应减去被人体吸收的500~700kcal/d腹膜透析液中葡萄糖提供的能量。

（四）肾移植患者

肾脏移植术后应根据患者GFR的变化适当调整蛋白摄入量，移植术后3个月内推荐高蛋白饮食，蛋白摄入量为1.4g/（kg·d），移植术后大于3个月推荐限制或低蛋白饮食，蛋白摄入量为0.6~0.8g/（kg·d），并可补充复方α-酮酸制剂0.12g/（kg·d）。能量摄入推荐维持在30~35kcal/（kg·d）。

四、肾脏病患者专用的营养药物

1. **复方α-酮酸**　是含有5种氨基酸、4种生酮氨基酸和1种羟基氨基酸复方制剂，可为机体提供缺乏的人体必需氨基酸，促进蛋白质的合成，改善氨基酸代谢水平及代谢性酸中毒。复方α-酮酸可有效减少机体蛋白质过度分解所致的蛋白质能量消耗。复方α-酮酸可以与部分尿素氮结合生成必需氨基酸，减轻氮质血症从而缓解患者的胃肠道反应，改善微炎症状态；长期服用可促进血钙升高，一定程度纠正钙磷代谢紊乱，但应定期随访，避免潜在高钙血症的危害。复方α-酮酸可促进蛋白质合成、缓解炎症反应、减轻氧化应激状态、改善代谢紊乱等形成良性循环，从而改善患者的营养状态。通常用于肾小球滤过率低于25ml/min的患者，口服，每日3次，一次4~8片。配合低蛋白饮食（要求成人每日蛋白摄入量≤40g），可长期服用。用药期间应定期监测血钙水平，可能发生高钙血症，如出现高钙血症，建议减少维生素D的摄入量，如高钙血症持续发生，将本品减量并减少其他含钙物质的摄入。

2. **左卡尼汀**　75%来源于食物，人体自身合成较少，主要分布于心肌、骨骼肌中。是长链脂肪酸进入线粒体进行β-氧化的必需物质，能够促进脂质代谢和改善能量代谢。临床常用于治疗不稳定型心绞痛，降低心肌损害风险；调节肝脏脂质代谢，减少肝脏脂类蓄积，从而发挥护肝、降酶的作用；维持性透析的患者在透析期间会造成人体左卡尼汀的丢失，外源性补充左卡尼汀可治疗患者的肾性贫血、改善微炎症状态、预防周围神经病变及改善营养状态。初始剂量推荐按净体重每次 10~20mg/kg，于透析结束后在 2~3 分钟内缓慢静脉推注。根据血浆左卡尼汀透析前的谷浓度进行剂量调整。需注意使用左卡尼汀可能会引起癫痫发作。

3. 肾脏病专用氨基酸制剂

（1）复方氨基酸注射液（9AA）：用于急、慢性肾功能不全患者的肠道外支持；大手术、外伤或脓毒血症引起的严重肾衰竭以及急、慢性肾衰竭。静脉滴注，成人每日 250~500ml，缓慢滴注；进行透析的急、慢性肾衰竭患者每日剂量 1 000ml，最大剂量不超过 1 500ml，滴速不超过 15 滴 /min。使用此类氨基酸应评估患者的每日能量补充量，适当补充葡萄糖。

（2）复方氨基酸注射液（18AA- Ⅳ）：用于急、慢性肾功能不全患者出现低蛋白血症、低营养状态和手术前后的氨基酸补充。①外周静脉给药，通常成人每日 1 次，一次 200ml 缓慢滴注。给药速度为每 200ml 应控制在 120~180 分钟滴完（15~25 滴 /min）。使用本品时能量给予最好在 1 500kcal/d 以上。②中心静脉给药，通常成人每日 400ml 持续滴注，并根据年龄、症状和体重适当增减。每 1.6g 氮应给予 500kcal 以上的非蛋白热量。肝昏迷、高氨血症及先天性氨基酸代谢异常患者禁用。对慢性肾功能不全的非透析患者，每给予本品 200ml，应在给药前相应减少饮食蛋白量 5~10g。

肾脏病患者的营养支持取决于患者肾损伤的程度和类型、营养不良的程度和自身合并疾病。肾脏病患者的营养支持具有长期性、个体差异性的特点。没有哪种疾病表现是全身性代谢和内分泌异常。营养支持的不合理性极易使患者出现积蓄性代谢中毒、代谢性中毒等不良反应。因此对于肾脏病患者的营养支持与其营养支持带来的不良反应仅咫尺之遥。因而要慎重进行肾脏病患者的营养支持，加强对肾脏病患者营养支持的合理监测及对肾脏病患者的日常健康宣教。

参考文献

[1] 梅长林，刘森炎 . 急性肾损伤诊治进展 . 解放军医学杂志，2013, 38 (5): 342-344.

[2] VA/NIH Acute Renal Failure Trial Network. Intensity of renal support in critically ill patients with acute kidney injury. N Engl J Med, 2008, 359 (1): 7-20.

[3] Renal Replacement Therapy Study Investigators. Intensity of continuous renal-replacement therapy in critically ill patients. N Engl J Med, 2009, 361 (17): 1627-1638.

[4] 林果为，王吉耀，葛均波．实用内科学．15 版．北京：人民卫生出版社，2017.
[5] 王海燕．肾脏病学．3 版．北京：人民卫生出版社，2008.
[6] 黎磊石，刘志红．中国肾脏病学（上册）. 北京：人民军医出版社，2008.
[7] 史伟，杨敏．临床药物治疗学（肾脏疾病）. 北京：人民卫生出版社，2017.
[8] MALLAT J, MEDDOUR M, DURVILLE E, et al. Decrease in pulse pressure and stroke volume variations after mini-fluid challenge accurately predicts fluid responsiveness. Br J Anaesth, 2015, 115-449.
[9] YOUNG P, BAILEY M, BEASLEY R, et al. Effect of a buffered crystalloid solution vs saline on acute kidney injury among patients in the intensive care unit: The SPLIT Randomized Clinical Trial. JAMA, 2015, 314: 1701.
[10] MEHTA R L, PASCUAL M T, SOROKO S, et al. Diuretics, mortality, and nonrecovery of renal function in acute renal failure. JAMA, 2002, 288 (20): 2547-2553.
[11] HO K M, SHERIDAN D J. Meta-analysis of frusemide to prevent or treat acute renal failure. British Medical Journal, 2006, 333: 420-423.
[12] National Institute for Health and Clinical Excellence (NICE). NICE guideline: Acute kidney injury: prevention, detection and management.[2019-12-18]. https://www. nice. org. uk/guidance/ng 148.
[13] The Renal Association (RA). Clinical Practice Guideline Acute Kidney Injury (AKI).[2019-8]. https://www. renal. org/guidelines/.
[14] Japanese Society Of Nephrology (JSN). The Japanese clinical practice guideline for acute kidney injury 2016. Clin Exp Nephrol, 2018 Oct, 22 (5): 985-1045.
[15] Kidney Disease: Improving Global Outcomes (KDIGO) Acute Kidney Injury Work Group. KDIGO clinical practice guideline for acute kidney injury. Kidney Int Suppl, 2012, 2 (Suppl 1): 1-38.
[16] JÜRGEN F, KERSTIN A. Primary glomerulonephritides. The Lancet, 2016, 387: 2036-2048.
[17] SETHI S, HAAS M, MARKOWITZ G S, et al. Mayo Clinic/Renal Pathology society consensus report on pathologic classification, diagnosis, and reporting of GN. J Am Soc Nephrol, 2016, 27 (5): 1278-1287.
[18] Kidney Disease: Improving Global Outcomes (KDIGO). KDIGO Clinical Practice Guideline on Glomerular Diseases.(2020-6-30). https://kdigo. org/guidelines/gn/.
[19] Kidney Disease: Improving Global Outcomes (KDIGO) Glomerulonephritis Work Group. KDIGO Clinical Practice Guideline for Glomerulonephritis. Kidney Int, 2012, 2 Suppl: 1-414.
[20] 刘韵子，谢静远，陈楠．局灶节段性肾小球硬化的基因诊断策略．中华内科杂志，2017, 56 (8): 624-627.
[21] BEAUDREUIL S, LORENZO H K, ELIAS M, et al. Optimal management of primary focal segmental glomerulosclerosis in adults. Int J Nephrol Renov Dis, 2017, 10: 97-107.
[22] WILLIAM G. Primary membranous nephropathy. Clin J Am Soc Nephrol, 2017, 12 (6): 983-997.
[23] ANDREW S. Management of membranous nephropathy in the PLA2R era. CJASN, 2018, 13 (5): 784-786.
[24] 中华医学会儿科分会肾脏学组．原发性 IgA 肾病诊治循证指南 (2016). 中华儿科杂志，2017, 55 (9): 643-646.
[25] TRIMARCHI H, BARRATT J, CATTRAN D C, et al. Oxford Classification of IgA nephropathy 2016—the role of crescentic lesions: an update from the IgA Nephropathy Classification Working Group. Kidney International, 2017, 91 (5): 1014-1021.
[26] 吴伟，杨晓，张锐锋，等．膜增生性肾小球肾炎再认识．中华儿科杂志，2017, 55 (9): 711-713.
[27] MCCLOSKEY O, MAXWELL A P. Diagnosis and management of nephrotic syndrome. The Practitioner, 2017, 261 (1801): 11-15.
[28] SHIPRA A, JOSHUA J, ALESSIA F, et al. Dyslipidaemia in nephrotic syndrome: mechanisms and treatment. Nat Rev Nephrol, 2018, 14 (1): 57-70.
[29] 血脂异常老年人使用他汀类药物中国专家共识组．血脂异常老年人使用他汀类药物中国专家共识．中华内科杂志，2015, 54 (5): 467-476.

[30] DURCAN L, O'DWYER T, PETRI M. Management strategies and future directions for systemic lupus erythematosus in adults. Lancet, 2019, 393 (10188): 172-185.

[31] 中华医学会风湿病学分会，国家皮肤与免疫疾病临床医学研究中心，中国系统性红斑狼疮研究协作组. 2020 中国系统性红斑狼疮诊疗指南. 中华内科杂志，2020, 59 (3): 1278-1287.

[32] 中国狼疮肾炎诊断和治疗指南编写组. 中国狼疮肾炎诊断和治疗指南. 中华医学杂志，2019, 99 (44): 3441-3455.

[33] PETFI M, ORBAI A M, ALARCON G S, et al. Derivation and validation of the systemic lupus international collaborating clinics classification criteria for systemic lupus erythematosus. ArthritisRheum, 2012, 64 (8): 2677-2686.

[34] ARINGER M, COSTENBADER K, DAIKH D, et al. 2019 European League Against Rheumatism/American Co1lege of Rheumatology classification criteria for systemic lupus erythematosus. Ann Rheum Dis, 2019, 78 (9): 1151-1159.

[35] WEENING J J, D'AGATI V D, SCHWARTZ M M, et al. The classification of glomerulonephritis in systemic lupus erythematosus revisited. J Am Soc Nephrol, 2004, 15: 241-250.

[36] BAJEMA I M, WILHELMUS S, ALPERS C E, et al. Revision of the International Society of Nephrology/Renal Pathology Society classification for lupus nephritis: clarification of definitions, and modified National Institutes of Health activity and chronicity indices. Kidney Int, 2018, 93 (4): 789-796.

[37] FANOURIAKIS A, KOSTOPOULOU M, CHEEMA K, et al. 2019 Update of the Joint European League Against Rheumatism and European Renal Association-European Dialysis and Transplant Association (EULAR/ERA-EDTA) recommendations for the management of lupus nephritis. Ann Rheum Dis, 2019, 78 (6): 736-745.

[38] GEETHA D, JEFFERSON J A. ANCA-associated vasculitis: core curriculum 2020. Am J Kidney Dis, 2020, 75 (1): 124-137.

[39] BOSSUYT X, COHEN TERVAERT J W, ARIMURA Y, et al. Position paper: Revised 2017 international consensus on testing of ANCAs in granulomatosis with polyangiitis and microscopic polyangiitis. Nat Rev Rheumatol, 2017, 13: 683-692.

[40] JENNETTE J C, NACHMAN P H. ANCA glomerulonephritis and vasculitis. Clin J Am Soc Nephrol, 2017, 12 (10): 1680-1691.

[41] KANG Y, PARK J S, HA Y J, et al. Differences in clinical manifestations and outcomes between adult and child patients with Henoch-Sch nlein Purpura. J Korean Med Sci, 2014, 29 (2): 198-203.

[42] NARCHI H. Risk of long term renal impairment and duration of follow up recommended for Henoch-Schonlein purpura with normal or minimal urinary findings: a systematic review. Arch Dis Child, 2005, 90: 916-920.

[43] PILLEBOUT E, THERVET E, HILL G, et al. Henoch-Schönlein Purpura in adults: outcome and prognostic factors. J Am Soc Nephrol, 2002, 13 (5): 1271-1278.

[44] 王建军，史艳平. 儿童紫癜性肾炎的预防和治疗. 临床肾脏病杂志，2014, 14 (11): 698-701.

[45] 中华医学会儿科学分会肾脏学组. 紫癜性肾炎诊治循证指南 (2016). 中华儿科杂志，2014, 55 (9): 647-651.

[46] 中华医学会. 中华医学会临床诊疗指南肾脏病学分册. 北京：人民卫生出版社，2011: 122-127.

[47] MARIO N, GIAMPAOLO M. Systemic amyloidosis: novel therapies and role of biomarkers. Nephrol Dial Transplant, 2017, 32 (5): 770-780.

[48] MUCHTAR E, GERTZ M A, KUMAR S K, et al. Improved outcomes for newly diagnosed AL amyloidosis between 2000 and 2014: cracking the glass ceiling of early death. Blood, 2017, 129 (15): 2111-2119.

[49] SHIMAZAKI C, HATA H, IIDA S, et al. Nationwide survey of 741 patients with systemic amyloid light-chain amyloidosis in Japan. Intern Med, 2018, 57 (2): 181-187.

[50] 中国抗癌协会血液肿瘤专业委员会，中华医学会血液学分会白血病淋巴瘤学组. 原发性轻链型淀粉

样变的诊断和治疗中国专家共识 (2016). 中华血液学杂志 , 2016, 37 (9): 742-746.
[51] 中国系统性淀粉样变性协作组 , 国家肾脏疾病临床医学研究中心 . 系统性轻链型淀粉样变性诊断和治疗 . 中华医学杂志 , 2016, 96 (44): 3540-3548.
[52] 董建华 . 透析相关性淀粉样变 . 肾脏病与透析肾移植杂志 , 2020, 29 (1): 77-82.
[53] WHO. Global hepatitis report, 2017. https://www. who. int/hepatitis/publications/global-hepatitis-report2017-executive-summary/en/.
[54] LIU J, LIANG W N, JING W Z. Countdown to 2030: eliminating hepatitis B disease, China. Bull World Health Organ, 2019, 97 (3): 230-238.
[55] CORNBERG M, WONG V W, LOCARNINI S, et al. The role of quantitative hepatitis B surface antigen revisited. J Hepatol, 2017, 66 (2): 398-411.
[56] FABRIZI F, DONATO F M, MESSA P. Association between hepatitis B virus and chronic kidney disease: a systematic review and meta-analysis. Ann Hepatol, 2017, 16 (1): 21-47.
[57] 中华医学会感染病学分会 , 中华医学会肝病学分会 . 慢性乙型肝炎防治指南 (2019 年版). 临床肝胆病杂志 , 2019, 35 (12): 248-266.
[58] Gbd Chronic Kidney Disease Collaboration. Global, regional, and national burden of chronic kidney disease, 1990-2017: a systematic analysis for the Global Burden of Disease Study 2017. The Lancet, 2020, 395 (10225): 709-733.
[59] KALANTAR-ZADEH K, LI K T. Strategies to prevent kidney disease and its progression. Nat Rev Nephrol, 2020, 16: 129-130.
[60] 石炳毅 . 继往开来 , 中国器官移植的发展现状——在 2018 年中华医学会器官移植学年会上的报告 . 器官移植 , 2019, 10 (1): 32-35.
[61] 朱有华 , 曾力 . 肾移植 . 北京 : 人民卫生出版社 , 2017.
[62] 中华医学会器官移植学分会 . 肾移植组织配型及免疫监测技术操作规范 (2019 版). 器官移植 , 2019, 10 (5): 513-520.
[63] 中华医学会器官移植学分会 . 肾移植尸体供者的选择和评估操作规范 (2019 版). 器官移植 , 2019, 10 (5): 478-482.
[64] MATAS A J, SMITH J M, SKEANS M A, et al. OPTN/SRTR 2013 annual data report: kidney. Am J Transplant, 2015, 15 (Suppl 2): 1-34.
[65] MAGGIORE U, BUDDE K, HEEMANN U, et al. Long-term risks of kidney living donation: review and position paper by the ERA-EDTA DESCARTES working group. Nephrol Dial Transplant, 2017, 32 (2): 216-223.
[66] 中华医学会器官移植学分会 , 中国医师协会器官移植医师分会 . 中国肾移植受者免疫抑制治疗指南 (2016 版). 器官移植 , 2016, 7 (5): 1-5.
[67] PARAJULI S, MANDELBROT D A, MUTH B, et al. Rituximab and monitoring strategies for late antibody-mediated rejection after kidney transplantation. Transplant Direct, 2017, 3 (12): e227.
[68] 葛均波 , 徐永健 , 王辰 . 内科学 . 9 版 . 北京 : 人民卫生出版社 , 2019.
[69] 中华医学会 . 临床诊疗指南·肾脏病学分册 . 北京 : 人民卫生出版社 , 2020.
[70] 中国医学会肾脏病学分会专家组 . 中国慢性肾脏病患者血钾管理实践专家共识 . 中华肾脏病杂志 , 2020, 36 (10): 781-792.
[71] 王建枝 , 钱睿哲 . 病理生理学 . 9 版 . 北京 : 人民卫生出版社 , 2018.
[72] 国家肾脏疾病临床医学研究中心 . 中国慢性肾脏病矿物质和骨异常诊治指南概要 . 肾脏病与透析肾移植杂志 , 2019. 28 (1): 52-57.
[73] 蔡广研 , 郑颖 , 陈香美 . 中国肾性高血压管理指南 2016 (简版). 中华医学杂志 , 2017, 97 (20): 1547-1555.
[74] 中国高血压防治指南修订委员会 , 高血压联盟 (中国), 中华医学会心血管病学分会 , 等 . 中国高血压防治指南 (2018 年修订版). 中国心血管杂志 , 2019, 24 (1): 24-56.
[75] 中国医师协会肾内科医师分会肾性贫血诊断和治疗共识专家组 . 肾性贫血诊断与治疗中国专家共识

(2018 修订版). 中华肾脏病杂志, 2018, 34 (11): 860-866.
[76] 中华医学会血液学分会红细胞疾病学组. 静脉铁剂应用中国专家共识 (2019 年版). 中华血液学杂志, 2019, 40 (5): 358-362.
[77] 陈香美, 孙雪峰, 蔡广研. 重组人促红细胞生成素在肾性贫血中合理应用的专家共识. 中国血液净化, 2007 (8): 440-443.
[78] 史亚男, 胡志娟, 赵鹏, 等. 低氧诱导因子 - 脯氨酰羟化酶抑制剂治疗血液透析患者肾性贫血的疗效和安全性分析. 中国实用内科杂志, 2020, 40 (11): 920-925.
[79] DEL V L, LOCATELLI F. An overview on safety issues related to erythropoiesis-stimulating agents for the treatment of anaemia in patients with chronic kidney disease. Expert Opin Drug Saf, 2016, 15 (8): 1021-1030.
[80] 陈源汉, 史伟. 红细胞生成素刺激剂的临床应用进展. 中国血液净化, 2016, 15 (3): 129-131.
[81] Kidney Disease: Improving Global Outcomes (KDIGO) CKD Mbd Update Work Group. KDIGO 2017 clinical practice guideline update for the diagnosis, evaluation, prevention, and treatment of chronic kidney disease-mineral and bone disorder (CKD-MBD). Kidney Int Suppl, 2017, 7 (1): 1-59.
[82] The RA. Clinical practice guideline CKD-mineral and bone disordess (CKD-MBD)(2015). https://renal. org/.
[83] JSDT/JSN. Clinical practice guideline for the management of chronic kidney disease-mineral and bone disorder. Ther Apher Dial, 2013, 17 (3): 247-288.
[84] 中华医学会. 维生素 D 及其类似物临床应用共识. 中华骨质疏松和骨矿盐疾病杂志, 2018, 11 (1): 1-19.
[85] 拟钙剂在慢性肾脏病患者中应用共识专家组. 拟钙剂在慢性肾脏病患者中应用的专家共识. 中华肾脏病杂志, 2018, 34 (9): 703-708.
[86] 常宝成, 宣建伟. 治疗终末期肾脏病患者高磷血症的非含钙磷结合剂的选择. 药品评价, 2018, 15 (13): 5-7+17.
[87] 陈孜瑾, 陈晓农. 新型非含钙磷结合剂在慢性肾脏病 - 矿物质和骨异常患者中的临床应用. 临床肾脏病杂志, 2018, 18 (9): 582-585.
[88] 刘健, 张琴. 慢性肾脏病患者蛋白质能量消耗发生机制的研究进展. 中华医学杂志, 2018, 98 (42): 3459-3461.
[89] BELLIZZI V, BIANCHI S, BOLASCO P, et al. A Delphi consensus panel on nutritional therapy in chronic kidney disease. Journal of Nephrology, 2016, 29 (5): 593-602.
[90] 王思扬, 蔡广研. 慢性肾脏病营养治疗的相关指南解读. 华西医学, 2019, 34 (7): 740-745.
[91] MELAMED M L, CHONCHOL M, GUTIERREZ O M, et al. The role of vitamin D in CKD stages 3 to 4: report of a scientific workshop sponsored by the national kidney foundation. Am J Kidney Dis, 2018, 72 (6): 834-845.
[92] CANO N J M, APARICIO M, BRUNORI G, et al. ESPEN guidelines on parenteral nutrition: adult renal failure. Clinical Nutrition, 2009, 28 (4): 401-414.
[93] 张薇, 郑艳宇, 王晓琳. 复方 α- 酮酸片联合高通量透析对维持性血液透析患者营养状态、血脂及心血管钙化的影响. 广西医科大学学报, 2018, 35 (9): 1289-1293.
[94] 陈凯均, 王欢, 刁秀平. 复方 α- 酮酸对维持性血液透析患者营养状态及微炎症的影响. 海南医学, 2019, 30 (14): 1791-1793.

第六章
常见疾病合并肾脏病的药物治疗案例

第一节　感染性疾病合并慢性肾脏病

案例 6-1-1　社区获得性肺炎合并肾功能不全抗感染用药案例分析

（一）案例简介

患者，男性，59 岁，1 周前无明显诱因出现咳嗽、咳痰，咳脓痰，咳嗽时胸痛，伴发热，最高体温 39.2℃，于当地医院就诊，予以抗感染、止咳、化痰等对症支持治疗，症状无明显好转，遂转院治疗。既往有“慢性肾脏病”15 年余，CKD 5 期，已规律血透 3 月，每周 2 次。

体格检查　T 38.5℃；P 110 次 /min；R 21 次 /min；BP 134/80mmHg；身高 170cm；体重 76kg；BMI 26.3kg/m^2。双肺可闻及大量湿性啰音。

实验室检查　血常规：白细胞 21.46×10^9/L，中性粒细胞数 20.33×10^9/L，中性粒细胞百分比 94.7%。CRP 39mg/L。肾功能：血肌酐 846μmo1/L，尿酸 537μmo1/L，尿素 15.67mmol/L。

其他辅助检查　胸部 CT 示右下肺斑片状模糊影，建议积极抗炎后复查，两侧胸腔积液，建议穿刺抽液涂片检查。

诊断　社区获得性肺炎；胸腔积液；慢性肾脏病（CKD 5 期）。

诊疗经过　入院后暂予以抗感染、化痰、止咳等对症支持治疗。

抗感染处方

哌拉西林他唑巴坦粉针 2.25g+0.9% 氯化钠注射液 100ml i.v.gtt.　q.6h.

（二）用药分析

1. 社区获得性肺炎的流行病学　社区获得性肺炎（CAP）是指在医院外罹患的感染性肺实质炎症。社区获得性肺炎病原体的组成和耐药特性在不同国家、地区之间存在着明显差异。目前国内多项成人社区获得性肺炎流行病学调查结果显示，肺炎支原体和肺炎链球菌是我国成人社区获得性肺炎的重要病原体，其他常见病原体包括：上呼吸道常见病毒、流感病毒、肺炎链球菌、流感嗜血杆菌、卡他莫拉菌、肺炎衣原体、军团菌，如患者有结构性肺病，还应考虑铜绿假单胞菌，且注意结合当地病原体分布及抗菌药物耐药情况。慢性肾功能不全的患者由于细胞免疫和体液免疫功能受损，感染风险是正常人的3~4倍，对于社区获得性肺炎合并肾功能不全的患者，要考虑肠杆菌科细菌感染的可能，此类患者应进一步评估产超广谱β-内酰胺酶（ESBL）菌感染的风险（有产ESBL菌定植或感染史、曾使用第三代头孢菌素、有反复或长期住院史、留置植入物以及肾脏替代治疗等），高风险患者经验性治疗可选择头霉素类、哌拉西林/他唑巴坦、头孢哌酮/舒巴坦或厄他培南等。

2. **社区获得性肺炎初始经验性抗感染药物的选择**　初始经验性抗感染治疗应选择覆盖社区获得性肺炎主要致病菌的有效药物。根据病情严重程度、治疗场所、年龄、基础疾病、肝肾功能、既往用药史等决定初始抗感染药物的使用。轻症且胃肠道功能正常的患者可选用生物利用度良好的口服药物；重症患者选用静脉给药，待临床表现显著改善并能口服时改用口服药。社区获得性肺炎初始经验性抗感染药物的选择见表6-1。

表6-1　社区获得性肺炎初始经验性抗感染药物的选择

不同人群	抗感染药物选择
门诊治疗（推荐口服给药）	
无基础疾病的青壮年	①氨基青霉素、青霉素类-酶抑制剂复合物；②第一代头孢菌素、第二代头孢菌素；③多西环素或米诺环素；④呼吸喹诺酮类；⑤大环内酯类
有基础疾病或老年人（年龄≥65岁）	①青霉素类-酶抑制剂复合物；②第二代头孢菌素、第三代头孢菌素（口服）；③呼吸喹诺酮类；④青霉素类-酶抑制剂复合物、第二代头孢菌素、第三代头孢菌素联合多西环素、米诺环素或大环内酯类
需入院治疗、但不必收住ICU（可选择静脉或口服给药）	
无基础疾病的青壮年	①青霉素、氨基青霉素、青霉素类-酶抑制剂复合物；②第二代头孢菌素、第三代头孢菌素、头霉素类、氧头孢烯类；③上述药物联合多西环素、米诺环素或大环内酯类；④呼吸喹诺酮类；⑤大环内酯类
有基础疾病或老年人（年龄≥65岁）	①青霉素类-酶抑制剂复合物；②第三代头孢菌素或其酶抑制剂复合物、头霉素类、氧头孢烯类、厄他培南等碳青霉烯类；③上述药物单用或联合大环内酯类；④呼吸喹诺酮类

续表

不同人群	抗感染药物选择
需入住 ICU（推荐静脉给药）	
无基础疾病的青壮年	①青霉素类 - 酶抑制剂复合物、第三代头孢菌素、头霉素类、氧头孢烯类、厄他培南联合大环内酯类；②呼吸喹诺酮类
有基础疾病或老年人（年龄 ≥ 65 岁）	①青霉素类 - 酶抑制剂复合物、第三代头孢菌素或其酶抑制剂的复合物、厄他培南等碳青霉烯类联合大环内酯类；②青霉素类 - 酶抑制剂复合物、第三代头孢菌素或其酶抑制剂复合物、厄他培南等碳青霉烯类联合呼吸喹诺酮类
有铜绿假单胞菌感染危险因素的社区获得性肺炎患者，需住院或入住 ICU（推荐静脉给药）	①具有抗假单胞菌活性的 β- 内酰胺类；②有抗假单胞菌活性的喹诺酮类；③具有抗假单胞菌活性的 β- 内酰胺类联合有抗假单胞菌活性的喹诺酮类或氨基糖苷类；④具有抗假单胞菌活性的 β- 内酰胺类、氨基糖苷类、喹诺酮类三药联合

许多抗菌药物在人体内主要经肾排泄，某些抗菌药物具有肾毒性，肾功能减退的社区获得性肺炎患者应用抗菌药物时，应尽量避免使用有肾毒性的抗菌药物；选用无肾毒性或肾毒性较低的抗菌药物；使用主要经肾排泄的药物，须根据患者肾功能减退程度调整给药剂量。接受肾脏替代治疗的患者应根据腹膜透析、血液透析和血液滤过对药物的清除情况调整给药方案。社区获得性肺炎合并肾功能不全常用抗菌药物剂量调整见表 6-2。

（三）本患者用药合理性

根据《中国成人社区获得性肺炎诊断和治疗指南(2016)》，社区获得性肺炎患者需根据年龄、基础疾病、临床特点、实验室及影像学检查、病情严重程度、肝肾功能等选择适当的抗感染药物和给药方案。案例中患者为社区获得性肺炎合并慢性肾脏病，是需入院治疗但不必收住 ICU 的有基础疾病（慢性肾脏病）的社区获得性肺炎患者，常见的病原体为：肺炎链球菌、流感嗜血杆菌、肺炎克雷伯菌等肠杆菌科菌以及流感病毒、呼吸道合胞病毒、卡他莫拉菌、厌氧菌、军团菌。推荐的抗感染药物有：①青霉素类 - 酶抑制剂复合物；②第三代头孢菌素或其酶抑制剂复合物、头霉素类、氧头孢烯类、厄他培南等碳青霉烯类；③上述药物单用或联合大环内酯类；④呼吸喹诺酮类。患者选用的药物为哌拉西林他唑巴坦粉针，药物品种选择符合指南推荐，选药合理。案例中给药方案为 2.25g q.6h.，计算得到，患者 Ccr<10ml/min，根据上述表格推荐，建议 2.25g q.8h. 的给药方案，故给药剂量偏高。患者血液透析可清除本药，建议血透后额外补充 1g。

表 6-2　部分抗菌药物在社区获得性肺炎合并肾功能不全的使用推荐

药物名称	CKD 1~2 期（Ccr ≥ 60ml/min）	CKD 3a 期（Ccr 45~59ml/min）	CKD 3b 期（Ccr 30~44ml/min）	CKD 4 期（Ccr 15~29ml/min）	CKD 5 期（Ccr ＜ 15ml/min）	血液透析
阿莫西林	0.5g q.6h.~q.8h.		0.25~0.5g q.8h.		0.25~0.5g q.d.	0.25~0.5g q.d.（透析日透析后给药）
氨苄西林	p.o.：0.5g q.6h. i.v.：1~2g q.4h.~q.6h.		p.o.：0.25~0.5g q.6h.~q.12h. i.v.：1~2g q.6h.~q.8h.	p.o.：0.25~0.5g q.6h.~q.12h. i.v.：1~2g q.8h.~q.12h.	p.o.：0.25~0.5g q.12h.~q.24h. i.v.：1~2g q.12h.	p.o.：0.25~0.5g q.12h.~q.24h. i.v.：1~2g q.12h.（透析日透析后额外给 1 剂）
头孢唑林	1~2g q.8h.		1~2g q.12h.		1~2g q.12h.~q.48h.	1~2g q.12h.~q.48h.（透析后额外 0.5~1g）
头孢克洛	0.5g q.8h.				0.5g q.12h.	0.5g q.12h.（透析日透析后给药）
头孢丙烯	0.5g q.12h.		0.5g q.d.		250mg q.12h.	250mg q.12h.（透析日透析后给药）
头孢西丁	2g q.8h.		2g q.8h.~q.12h.		2g q.24h.~q.48h.	2g q.24h.~q.48h.（透析后额外 1g）
头孢呋辛	0.75~1.5g q.8h.		0.75~1.5g q.8h.~q.12h.		0.75~1.5g q.d.	0.75~1.5g q.24h.（透析日透析后给药）
头孢地尼	0.3g q.12h.				300mg q.d.	0.3g q.d.（透析日透析后给药）
头孢他啶	2g q.8h.~q.12h.		2g q.12h.~q.24h.		2g q.24h.~q.48h.	2g q.24h.~q.4 8h.（透析后额外 1g）
头孢曲松	1~2g q.12h.~q.24h.					
头孢泊肟酯	200mg q.12h.				200mg q.d.	200mg q.d.（透析日透析后给药）
头孢噻肟	2g q.8h.~q.12h.		2g q.12h.~q.24h.		2g q.d.	2g q.24h.（透析后额外 1g）
头孢吡肟	2g q.8h.~q.12h.	2g q.12h.		2g q.24h.	1g q.d.	1g q.24h.（透析后额外 1g）
拉氧头孢	1g q.12h.		0.5g q.8h.		0.5g q.12h.	无数据

续表

药物名称	CKD 1~2 期(Ccr ≥ 60ml/min)	CKD 3a 期(Ccr 45~59ml/min)	CKD 3b 期(Ccr 30~44ml/min)	CKD 4 期(Ccr 15~29ml/min)	CKD 5 期(Ccr < 15ml/min)	血液透析
阿莫西林克拉维酸钾	500mg/125mg q.8h.		250~500mg(阿莫西林)q.12h.		250~500mg(阿莫西林)q.d.	250~500mg(阿莫西林)q.d.(透析日透析后额外给1剂)
哌拉西林钠他唑巴坦	3.375g q.6h.		Ccr 20~40ml/min:2.25g q.6h.	Ccr 20~40ml/min:2.25g q.6h. Ccr<20ml/min:2.25g q.8h.	2.25g q.8h.	2.25g q.12h.(透析后额外1g)
	抗假单胞菌:4.5g q.6h.		抗假单胞菌: Ccr 20~40ml/min:3.375g q.6h.	抗假单胞菌: Ccr 20~40ml/min:3.375g q.6h. Ccr<20ml/min:2.25g q.6h.	抗假单胞菌:2.25g q.6h.	抗假单胞菌:2.25g q.8h.(透析后额外1g)
头孢哌酮钠舒巴坦	2~4g/d q.8~12h.			1g q.8h.~ q.12h.(舒巴坦日剂量不超过2g)	1g q.12h.~q.24h.(舒巴坦日剂量不超过1g)	无数据
氨苄西林钠舒巴坦	3g q.6h.		3g q.8h.~q.12h.		3g q.d.	3g q.d.(透析日透析后给药)
美罗培南	1g q.8h.		1g q.12h.	0.5g q.12h.	0.5g q.d.	0.5g q.d.(透析日透析后给药)
厄他培南	1g q.d.			0.5g q.d.		0.5g q.d.(如透析前6小时内给药,透析后额外150mg)
亚胺培南西司他丁	1~2g q.12~8h.	0.5~0.75g q.8h.	0.25~0.5g q.8h.~q.12h.		0.25~0.5g q.12h.	0.25g q.12h.
米诺环素	p.o.:50mg 或 100mg b.i.d.					无数据
多西环素	p.o.:首次 200mg,以后 100mg q.d.~b.i.d.					无数据
替加环素	50~100mg q.12h.					
红霉素	1g/d(分2次或4次)				500~750mg/d(分2次或4次)	无数据
阿奇霉素	250~500mg q.d.					

续表

药物名称	CKD 1~2 期(Ccr ≥ 60ml/min)	CKD 3a 期(Ccr 45~59ml/min)	CKD 3b 期(Ccr 30~44ml/min)	CKD 4 期(Ccr 15~29ml/min)	CKD 5 期(Ccr < 15ml/min)	血液透析
克拉霉素	500mg q.12h.		500mg q.12h.~q.24h.		500mg q.d.	500mg q.d.(透析日透析后给药)
泰利霉素	800mg q.d.			600mg q.d.		600mg q.d.(透析日透析后给药)
左氧氟沙星	750mg q.d.		750mg q.48h.		Ccr<20ml/min：首剂 750mg，之后 500mg q.48h.	
莫西沙星	400mg q.d.					
环丙沙星	i.v.：400mg q.12h. p.o.：500~750mg q.12h.		i.v.：400mg q.d. p.o.：250~500mg q.12h.		i.v.：400mg q.d. p.o.：500mg q.d.	i.v.：400mg q.d.(透析后给药) p.o.：500mg q.d.(透析后给药)
奈诺沙星	500mg q.d.		无数据			
奥司他韦	75mg q.d. ~b.i.d.	30mg b.i.d.，5d				透析前 30mg，透析后 30mg
扎那米韦	10mg q.d.(p.o.)或 5mg b.i.d.(吸入)					无数据
西多福韦	无数据					
利巴韦林	0.5g q.12h.	Ccr<50ml/min 慎用				无数据

案例 6-1-2 颅内感染合并肾功能不全抗感染用药案例分析

(一) 案例简介

患者,女性,54 岁,1 周前无明显诱因出现发热,最高体温 39℃,发热无明显规律,伴头痛,无恶心、呕吐。为进一步诊疗入院。

体格检查 T 38.3 ℃,P 83 次 /min,R 20 次 /min,BP 124/76mmHg,身高 155cm,体重 50kg,BMI 20.81kg/m^2。

实验室检查 血常规:白细胞 12.63 × 10^9/L,中性粒细胞比率 82.1%。降钙素原定量检测 4.28ng/ml。肾功能:血肌酐 327μmo1/L。脑脊液细菌培养 + 药敏:肺炎链球菌,头孢曲松敏感。

诊断 颅内感染。

诊疗经过 入院后予以抗感染、改善脑功能、神经保护等对症治疗。

抗感染处方

头孢曲松粉针 2g +0.9% 氯化钠注射液 50ml i.v.gtt. q.12h.

(二) 用药分析

1. **颅内感染的流行病学** 颅内感染的病原体有细菌、病毒、真菌等,细菌性脑膜炎的病原体种类取决于患者的年龄和诱发因素。新生儿细菌性脑膜炎最常见的病原体是无乳链球菌和大肠埃希菌,约占所有病例数的 2/3。既往认为,B 型流感嗜血杆菌、脑膜炎球菌、肺炎链球菌是儿童期细菌性脑膜炎最主要的 3 种致病菌。20 世纪 90 年代针对流感嗜血杆菌疫苗接种普及后,由流感嗜血杆菌引起的细菌性脑膜炎已很少见。随着流感嗜血杆菌疫苗和脑膜炎球菌 C 群疫苗接种的普及,这两种病原体导致的脑膜炎病例数明显下降。目前认为,儿童期(新生儿除外)细菌性脑膜炎最常见的病原体是脑膜炎球菌和肺炎链球菌。成人中最常见的致病性病原体是肺炎链球菌和脑膜炎球菌。成人中另一个重要的致病微生物是单核细胞性李斯特菌。

2. **细菌性脑膜炎初始经验性抗感染药物的选择** 给予抗感染药物前须进行脑脊液涂片革兰氏染色检查、脑脊液培养以及血培养。尽早开始抗感染的经验治疗,根据经验治疗疗效和药敏试验结果调整用药。根据抗菌药物的药代动力学 / 药效动力学(PK/PD)特点,选用易透过血脑屏障的抗感染药物。宜选用杀菌剂,必要时联合用药,一般用最大治疗剂量静脉给药。细菌性脑膜炎抗菌药物经验性治疗见表 6-3。

抗感染药物在中枢神经系统的分布不仅取决于药物的相对分子质量、电荷、亲脂性、血浆蛋白结合率、血脑屏障等,也与宿主自身因素相关,当合并肾功能不全时,应根据肾脏损害程度调整相应剂量,见表 6-4。

表 6-3 细菌性脑膜炎抗菌药物经验性治疗

年龄	标准治疗	
	肺炎链球菌对青霉素类药物的敏感度下降	肺炎链球菌对青霉素类药物敏感
<1 个月(新生儿)	阿莫西林、氨苄西林、青霉素 + 头孢噻肟,或阿莫西林、氨苄西林 + 氨基糖苷类	头孢噻肟或头孢曲松
1 个月至 18 岁	头孢噻肟或头孢曲松 + 万古霉素或利福平	头孢噻肟或头孢曲松
18~50 岁	头孢噻肟或头孢曲松 + 万古霉素或利福平	头孢噻肟或头孢曲松
>50 岁或 18~50 岁 + 单核细胞性李斯特菌的危险因素	头孢噻肟或头孢曲松 + 万古霉素或利福平 + 阿莫西林、氨苄西林、青霉素	头孢噻肟或头孢曲松 + 阿莫西林、氨苄西林、青霉素

注:单核细胞性李斯特菌的危险因素有糖尿病、使用免疫抑制剂、癌症和其他引起免疫功能低下的疾病。

(三) 本患者用药合理性

患者脑脊液细菌培养 + 药敏试验示:肺炎链球菌,头孢曲松敏感。入院后给予头孢曲松进行抗菌治疗。头孢曲松容易透过血脑屏障,脑组织中浓度高,对脑膜炎双球菌、肺炎链球菌及流感嗜血杆菌等引起的细菌性脑膜炎疗效比较肯定。根据《抗菌药物临床应用指导原则(2015 年版)》和 2016 年 ESCMID《急性细菌性脑膜炎的诊断和治疗》,选用头孢曲松抗感染合理。头孢曲松在肾功能不全患者中无须调整剂量,故使用剂量合理。

案例 6-1-3 医院获得性肺炎合并肾功能不全抗感染用药案例分析

(一) 案例简介

患者,男性,74 岁,50kg,因“发热 19 天”入院。患者 19 天前在当地医院行结肠肿瘤根治术,术后第 6 天出现发热(体温最高 38.9℃),咳嗽、咳痰,为白色脓黏痰。肺部 CT 示:双肺炎症。先后给予“莫西沙星 0.4g i.v.gtt. q.d.+ 哌拉西林他唑巴坦 4.5g i.v.gtt. q.8h.”“美罗培南 1g i.v.gtt. q.8h.”“美罗培南 1g i.v.gtt. q.8h.+ 万古霉素 1g i.v.gtt. q.12h.”抗感染治疗,患者仍反复高热,氧饱和度差,为进一步诊治来我院治疗。

体格检查 T 38.8℃,P 90 次 /min,R 23 次 /min,BP 150/71mmHg。神志清,无创呼吸机辅助通气,双肺呼吸音粗,双下肺可闻及湿啰音,左下肺明显,未闻及干啰音,无胸膜摩擦音。

实验室检查 血常规:白细胞 10.43×10^9/L,中性粒细胞百分比 93.8%,血小板 493×10^9/L,PCT 2.335ng/ml,CRP>200mg/L;肾功能:肌酐 265μmo1/L(肌酐清除率 21.5ml/min);肝功能:无明显异常;痰培养示:泛耐药鲍曼不动杆菌,仅对替加环素(MIC=2mg/L)、多黏菌素(MIC=0.5mg/L)敏感。

表 6-4 部分抗菌药物在颅内感染合并肾功能不全的使用推荐

药物名称	CKD 1~2 期（Ccr ≥ 60ml/min）	CKD 3a 期（Ccr 45~59ml/min）	CKD 3b 期（Ccr 30~44ml/min）	CKD 4 期（Ccr 15~29ml/min）	CKD 5 期（Ccr < 15ml/min）	血液透析
复方磺胺甲噁唑	基于 TMP 5~20mg/（kg·d），q.6h.~q.12h.		基于 TMP 5~20mg/（kg·d），q.6h.~q.12h.	基于 TMP 5~10mg/（kg·d），q.12h.	不推荐用；如果要用，则 5~10mg/kg q.d.	不推荐用；如果要用，则 5~10mg/（kg·d），透析日透析后给药
甲硝唑	7.5mg/（kg·次），q.6h.				7.5mg/（kg·次），q.12h.	7.5mg/（kg·次），q.12h.（透析后给药）
氨苄西林	2g q.4h.	2g q.4h.~q.6h.	2g q.6h.~q.8h.	2g q.8h.~q.12h.	2g q.12h.	2g q.12h.（透析日透析后额外给 1 剂）
头孢他啶	2g q.8h.~q.12h.		2g q.12h.~q.24h.		2g q.24h.~q.48h.	2g q.24h.~q.48h.（透析后额外 1g）
头孢曲松	i.v.：1~2g q.12h.~q.24h.					
头孢吡肟	2g q.8h.~q.12h.	2g q.12h.		2g q.24h.	1g q.d.	1g q.24h.（透析后额外 1g）
头孢噻肟	2g q.8h.~q.12h.		2g q.12h.~q.24h.		2g q.d.	2g q.24h.（透析后额外 1g）
氨曲南	2g q.8h.		1~1.5g q.8h.		500mg q.8h.	500mg q.8h.（透析后额外 250mg）
美罗培南	1g q.8h.		1g q.12h.	0.5g q.12h.	0.5g q.d.	0.5g q.d.（透析日透析后给药）
万古霉素	15~30mg/kg q.12h.		15mg/kg q.24h.~q.96h.		7.5mg/kg q.2d.~q.3d.	为达到谷浓度 15~20，如下次透析在一天内，则给予 15mg/kg；如下次透析在 2 天内，则给予 25mg/kg，如下次透析在 3 天内，则给予 35mg/kg

诊断　医院获得性肺炎（Ⅰ型呼吸衰竭）；结肠恶性肿瘤（高 - 中度分化腺癌）术后；高血压（3 级）。

诊疗经过　入院后根据既往病史、用药史、症状及体征，考虑肺部感染严重，治疗予以抗感染、降压、营养支持等对症支持治疗。

抗感染处方

多黏菌素 B　首剂 100 万 U，维持量 75 万 U+0.9% 氯化钠注射液 100ml i.v.gtt. q.12h.

替加环素 100mg+0.9% 氯化钠注射液 100ml i.v.gtt. q.12h.

（二）用药分析

1. HAP/VAP 的常见病原体和治疗原则　医院获得性肺炎（hospital-acquired pneumonia，HAP）与呼吸机相关性肺炎（ventilator-associated pneumonia，VAP）是我国最常见的医院获得性感染。我国 HAP/VAP 的病原体中，鲍曼不动杆菌最为常见，其次为铜绿假单胞菌、肺炎克雷伯菌、金黄色葡萄球菌，此外还有大肠埃希菌、阴沟肠杆菌、嗜麦芽窄食单胞菌等。HAP/VAP 为院内获得性感染，病原体的耐药性与本医疗单元的常见病原体、患者抗菌药物暴露史等相关。

HAP/VAP 的治疗原则：①抗菌治疗前先取痰标本送涂片镜检和培养，对体温高、全身症状严重者同时送血培养及药敏试验。②加强翻身拍背、气道护理，促进分泌物排出。③根据常见病原体结合所在医院的常见病原体、耐药情况及患者的高危因素采取经验治疗。明确病原后，结合药敏试验结果调整用药。HAP/VAP 常见病原体、耐药病原体及治疗方案见表 6-5。④结合抗菌药物 PK/PD 特性，选择肺部浓度较高的药物，同时结合病原体的耐药性，患者临床特征、基础疾病、器官功能状态、既往用药史等制订给药方案，对伴血流感染的患者，抗菌药物的选择应同时兼顾血药浓度。

表 6-5　HAP/VAP 病原体治疗推荐药物

病原体	推荐药物
肠杆菌科	第二代或第三代头孢菌素联合氨基糖苷类、氟喹诺酮类、β- 内酰胺类 /β- 内酰胺酶抑制剂、碳青霉烯类
不动杆菌属	氨苄西林舒巴坦、头孢哌酮舒巴坦、碳青霉烯类、多黏菌素、替加环素
铜绿假单胞菌属	头孢他啶、头孢吡肟、环丙沙星、左氧氟沙星联合氨基糖苷类；具有抗铜绿假单胞菌作用的 β- 内酰胺类 /β- 内酰胺酶抑制剂或碳青霉烯类 + 氨基糖苷类
嗜麦芽窄食单胞菌	SMZ/TMP、头孢哌酮舒巴坦、替卡西林克拉维酸、氟喹诺酮类（环丙沙星、左氧氟沙星、莫西沙星）、四环素类（米诺环素、多西环素）、替加环素、黏菌素
葡萄球菌属	
甲氧西林敏感株	第一、二代头孢菌素
甲氧西林耐药株	糖肽类，利奈唑胺，糖肽类与磷霉素或利福平或 SMZ/TMP 联合

注：铜绿假单胞菌常需联合用药。

2. HAP/VAP 合并肾功能不全的抗感染治疗　HAP/VAP 合并肾功能不全在选择肺部浓度较高的药物时，需兼顾药物可能对肾功能造成的影响。选择药物时，尽量选择对肾功能影响小的药物，由于主要经肾脏排泄的抗菌药物清除能力下降，需根据肾脏损害程度调整相应剂量(见表 6-6)，有条件的情况下应在血药浓度监测指导下制订个体化用药方案。

(三) 本患者用药合理性

患者为 74 岁男性，因结肠恶行肿瘤在当地医院行结肠肿瘤根治术，术后第 6 天出现发热，咳嗽、咳白色脓黏痰，白血胞计数、PCT 升高，肺部 CT 提示双肺炎症，明确为 HAP。患者痰培养为泛耐药鲍曼不动杆菌，根据指南推荐：①以替加环素或多黏菌素为基础的联合方案；②以舒巴坦以及其合剂为基础的联合方案。

该患者为肾功能不全患者，首选肝肾双通道药物，替加环素通过肝脏代谢，给药剂量的 59% 通过胆道 / 粪便排泄消除，仅 33% 以原型及代谢产物经尿液排泄；多黏菌素是通过非肾脏途径排泄，尿液检出少，两者均不需根据肾功能调整剂量。而磷霉素及氨基糖苷类在肾功能不全的患者中启用需谨慎，易导致不良事件的发生，如加重肾功能损害等，因此该患者启用替加环素联用多黏菌素治疗合理。根据说明书推荐，替加环素剂量为负荷 100mg，维持 50mg q.12h.，但患者为泛耐药鲍曼不动杆菌感染所致的 HAP，根据《抗菌药物超说明书用法专家共识》，治疗 HAP/VAP 时，替加环素维持剂量可达 100mg q.12h.，因此该患者替加环素使用合理。推荐多黏菌素负荷剂量 2 万 ~2.5 万 U/kg，维持剂量 1.25 万 ~1.5 万 U/kg q.12h.，肾功能不全不需调整剂量，患者体重 50kg，负荷剂量 100 万 U，维持剂量 75 万 U q.12h. 使用合理。

案例 6-1-4　腹腔感染合并肾功能不全抗感染用药案例分析

(一) 案例简介

患者，男性，39 岁，72.5kg，因“上腹部胀痛 5 天余”入院。患者于 5 天前无明显诱因出现上腹部疼痛不适，呈胀痛，不放射至腰背部，疼痛持续不缓解，伴恶心、呕吐等不适，呕吐物为黄色液体，非喷射性，考虑胃部不适，当地医院诊断为“急性胰腺炎”，给予生长抑素抑制腺体分泌、头孢曲松 2g q.d. i.v.gtt. 抗感染，治疗后症状持续恶化，并出现休克、肾功能不全等表现，为求进一步诊治来我院治疗。

体格检查　T 37.8℃，P 114 次 /min，R 20 次 /min，BP 100/75mmHg。神志清，急性痛苦面容，腹部膨隆，腹式呼吸存在，上腹部明显压痛，无反跳痛，墨菲征阴性，未触及包块，肠鸣音弱。余无特殊。

实验室检查　血常规：白细胞 18.82×10^9/L，中性粒细胞百分比 90.8%；PCT 4.85ng/ml；CRP 180mg/L；肾功能：肌酐 198μmo1/L(肌酐清除率 45.5ml/min)；肝功能无明显异常。腹

表 6-6　抗感染药物在肾功能不全患者中的使用推荐

药物名称	CKD 1~2 期(Ccr ≥ 60ml/min)	CKD 3a 期(Ccr 45~59ml/min)	CKD 3b 期(Ccr 30~44ml/min)	CKD 4 期(Ccr 15~29ml/min)	CKD 5 期(Ccr <15ml/min)	血液透析
头孢哌酮舒巴坦	2~4g/d q.8h.~q.12h.			1g q.8h.~q.12h.(舒巴坦 <2g/d)	1g q.12h.~q.24h.(舒巴坦 <2g/d)	未提及
美罗培南	1g q.8h.		Ccr 25~50ml/min：1g q.12h. Ccr 10~25ml/min：0.5g q.12h. Ccr<10ml/min：0.5g q.d.			0.5g q.d.(透析后给药)
亚胺培南西司他丁	1~2g q.6h.~q.8h.	Ccr 41~59ml/min：最高日剂量 2.25g，分 3~4 次给药 Ccr 21~40ml/min：最高日剂量 2g，分 3~4 次给药 Ccr 6~20ml/min：最高日剂量 1g，分为 3~4 次给药				0.25g q.12h.(透析后给药)
磷霉素	2~4g q.6h.~q.8h.		未提及			
左氧氟沙星	750mg q.d.		Ccr 20~59ml/min：750mg q.48h. Ccr<20ml/min：首剂 750mg，之后 500mg q.48h. 维持			首剂 750mg，之后 500mg q.48h.
环丙沙星	400mg q.12h.		400mg q.d.			400mg q.d.(透析后给药)
阿米卡星	15mg/kg q.d.	Ccr 50~90ml/min：12mg/kg q.d. Ccr 10~50ml/min：7.5mg/kg q.d. Ccr<10ml/min：4mg/kg q.d.				透析后 2/3 常规量
米诺环素	100mg b.i.d. 或 50mg q.i.d.					
多西环素	0.2g q.d. 或 0.1g q.12h.					
替加环素	首剂 100mg，维持 50mg q.12h.					
多黏菌素 B	负荷量：2.5mg/kg；维持量：1.25~1.5mg/kg q.12h.					

腔引流液培养：产超广谱 β- 内酰胺酶肺炎克雷伯菌对哌拉西林他唑巴坦、美罗培南敏感；屎肠球菌对氨苄西林和万古霉素耐药，对利奈唑胺、达托霉素敏感。

其他辅助检查　腹部 CT：胰腺、胰周及腹腔多发渗出积液，考虑急性胰腺炎可能性大。

诊断　急性重症胰腺炎；腹腔感染；急性肾功能不全；高脂血症；2 型糖尿病。

诊疗经过　入院后根据既往病史、用药史、症状及体征，予以抗感染、降糖、改善微循环、营养神经等对症支持治疗。

抗感染处方

哌拉西林他唑巴坦 4.5g+0.9% 氯化钠注射液 100ml i.v.gtt. q.6h.

利奈唑胺 600mg i.v.gtt. q.12h.

（二）用药分析

1. 腹腔感染常见病原体和治疗原则　腹腔感染（intra-abdominal infection，IAI）常继发于消化道的穿孔、坏死与坏疽、胰腺炎等腹部疾病，也是腹部外科手术的常见并发症。根据感染发生的场景分为社区获得性腹腔感染（community-acquired intra-abdominal infection，CA-IAI）及医疗机构或医院获得性腹腔感染（healthcare-or hospital-associated intra-abdominal infection，HA-IAI）。腹腔感染通常为多种病原体的混合感染，CA-IAI 和 HA-IAI 常见病原体不同，CA-IAI 病原体以大肠埃希菌为主，其次是其他肠杆菌科（克雷伯菌属）、非发酵革兰氏阴性菌（铜绿假单胞菌）、链球菌。HA-IAI 的病原体中大肠埃希菌的发生率较低，而其他肠杆菌、非发酵革兰氏阴性菌（铜绿假单胞菌、鲍曼不动杆菌）、葡萄球菌属、链球菌属、肠球菌属的检出率较高。此外，HA-IAI 病原体的耐药性普遍高于 CA-IAI。

腹腔感染治疗原则：①积极控制感染源，对腹腔内积聚的感染性渗液或脓腔进行外科干预，尽可能清除坏死感染组织；②抗菌药物治疗前应尽可能留取相关标本送病原学检查；③结合感染病原体的来源、感染严重程度、多重耐药菌感染风险，选用有效的抗感染治疗方案，并结合抗菌药物的 PK/PD 特性，选择腹腔浓度高的药物。腹腔感染常见病原体和经验治疗方案见表 6-7。

表 6-7　腹腔感染常见病原体和经验治疗方案

感染类型	常见病原体	治疗药物推荐	
		单药治疗	联合治疗
轻中度 CA-IAI	肠杆菌科细菌、厌氧菌	厄他培南、莫西沙星、头孢哌酮舒巴坦	头孢唑啉、头孢呋辛、头孢曲松、头孢噻肟、环丙沙星、左氧氟沙星联合硝基咪唑类
重度 CA-IAI	铜绿假单胞菌、肠杆菌科等革兰氏阴性菌、肠道链球菌及大部分厌氧菌	亚胺培南西司他丁、美罗培南、哌拉西林他唑巴坦	第三代头孢菌素（如头孢吡肟、头孢他啶）联合硝基咪唑类药物

续表

感染类型	常见病原体	治疗药物推荐	
		单药治疗	联合治疗
HA-IAI	*革兰氏阴性杆菌(肠杆菌科、铜绿假单胞菌、不动杆菌属)及肠球菌	碳青霉烯类、替加环素	第三代或第四代头孢菌素联合硝基咪唑类药物

注:HA-IAI 常为多重耐药菌感染,应结合药敏结果选择敏感药物联合治疗方案。

*本部分只列举了常见细菌,真菌未列出。

2. **腹腔感染合并肾功能不全的抗感染治疗**　腹腔感染控制与否直接影响腹腔内压,过高的腹腔内压可导致肾脏灌注不足,诱发急性肾损害,因此及时控制腹腔的感染可预防肾损伤的发生或加重。此外,肾功能不全将降低主要经肾排泄的抗菌药物的清除速率,导致药物过量,因此应尽可能选择肝、肾双通道排泄的药物,如替加环素、利奈唑胺,若使用经肾排泄的药物时需根据肾损害程度调整相应剂量(见表 6-8)。有条件的情况下在血药浓度监测指导下制订个体化用药方案。

(三)本患者用药合理性

根据患者的临床表现、腹部 CT、微生物培养结果、感染指标等实验室检查,结合既往病史,产 ESBL 肺炎克雷伯菌和肠球菌引起的腹腔感染诊断明确。

1. **产 ESBL 肺炎克雷伯菌感染的治疗**　评估患者属于胰腺炎引起的中度腹腔感染。《中国产超广谱 β- 内酰胺酶肠杆菌科细菌感染应对策略专家共识(2014)》中指出 ESBL 细菌所致轻中度感染可根据药敏结果选用头孢哌酮舒巴坦、哌拉西林他唑巴坦等,疗效不佳时可改为碳青霉烯类抗生素,因此患者选用哌拉西林他唑巴坦合理。哌拉西林他唑巴坦通过肾小球滤过和肾小管分泌经肾脏清除,Ccr>40ml/min 时无须调整剂量,该患者 Ccr 45.5ml/min,给予哌拉西林他唑巴坦 4.5g q.6h. 用法用量合理。

2. **肠球菌感染的治疗**　患者腹腔引流液培养为耐万古霉素的肠球菌,对利奈唑胺、替考拉宁、达托霉素敏感。利奈唑胺分子量小,全身分布广泛,可穿透到胰腺组织和胰腺积液,65% 通过非肾脏途径清除,肾功能不全时无须调整剂量。因此,结合患者的药敏、药物的药代动力学特点,选择利奈唑胺 0.6g i.v.gtt. q.12h. 抗感染治疗合理。

案例 6-1-5　尿路感染合并肾功能不全抗感染用药案例分析

(一)案例简介

患者,女性,46 岁,55kg,因“间断发作尿频、尿急、尿痛 5 年,加重 1 个月”入院。患者 5 年前开始间断发作尿频、尿急、尿痛,诊断“尿路感染,尿路结石”,给予抗感染治疗后好转。

表 6-8 腹腔感染合并肾功能不全患者的药物使用推荐

药物名称	CKD 1~2 期(Ccr ≥ 60ml/min)	CKD 3a 期(Ccr 45~59ml/min)	CKD 3b 期(Ccr 30~44ml/min)	CKD 4 期(Ccr 15~29ml/min)	CKD 5 期(Ccr <15ml/min)	血液透析
哌拉西林他唑巴坦	4.5g q.6h.		Ccr 20~40ml/min:3.375g q.6h. Ccr <20ml/min:2.25g q.8h.			2.25g q.12h.(透析后额外 1g)
头孢哌酮舒巴坦	2~4g/d q.8h.~q.12h.			1g q.8h.~q.12h.(舒巴坦 <2g/d)	1g q.12h.~q.24h.(舒巴坦 <2g/d)	未提及
美罗培南	1g q.8h.		Ccr 25~50ml/min:1g q.12h. Ccr 10~25ml/min:0.5g q.12h. Ccr<10ml/min:0.5g q.d.			0.5g q.d.(透析后给药)
亚胺培南西司他丁	1~2g q.6h.~q.8h.	Ccr 41~59ml/min:最高日剂量 2.25g,分 3~4 次给药 Ccr 21~40ml/min:最高日剂量 2g,分 3~4 次给药 Ccr 6~20ml/min:最高日剂量 1g,分 3~4 次给药				0.25g q.12h.(透析后给药)
磷霉素	2~4g q.6h.~q.8h.		未提及			
利奈唑胺	600mg q.12h.					
达托霉素	4~6mg/kg q.d.			Ccr 10~30ml/min:6mg/kg q.48h.		6mg/kg q.48h.,如果下次计划透析在 72 小时后,则给予 9mg/kg

1个月前再次出现尿频、尿急、尿痛，伴发热，体温最高38.9℃。CT示：双肾盂、肾盏扩张、积水，边缘钙化，肾乳头坏死并钙化？双肾盏及右输尿管致密影多发结石可能？双DJ管置入术后。诊断为："尿路感染，尿路结石"，给予左氧氟沙星0.6g i.v.gtt. q.d.、头孢西丁1g q.12h. i.v.gtt. 等药物，抗感染治疗无明显好转，并出现尿量减少、肌酐升高。现为进一步诊治来我院治疗。

体格检查　T 36.8℃，P 81次/min，R 18次/min，BP 120/70mmHg。神志清，呼吸平稳，皮肤巩膜无黄染，口唇无发绀，浅表淋巴结未扪及肿大，颈软无抵抗，颈静脉稍怒张，双肺呼吸音清，双肾区叩痛，耻骨上疼痛，双下肢轻度水肿。

实验室检查　血常规：白细胞8.82×10^9/L，中性粒细胞百分比50.8%，血红蛋白42g/L；PCT 3.5ng/ml。肝功能：谷丙转氨酶31U/L，谷草转氨酶36U/L。肾功能：尿素氮9.42mmol/L，肌酐192μmol/L（肌酐清除率28ml/min）。尿常规：白细胞15~20个/HP。

诊断　尿路感染；尿路结石；DJ管置入术后。

诊疗经过　入院后更换DJ管，并给予积极抗感染、抗贫血、护肾等治疗。

抗感染处方：

头孢米诺1g +0.9%氯化钠注射液100ml i.v.gtt. q.12h.（入院第一天至入院第三天）

美罗培南0.5g +0.9%氯化钠注射液100ml i.v.gtt. q.12h.

（二）用药分析

1. 尿路感染常见病原体和治疗原则　尿路感染是临床常见的感染性疾病，最常见的致病菌为大肠埃希菌，流行病学数据显示80%以上单纯性尿路感染，30%~50%复杂性尿路感染都是由大肠埃希菌所致，其次可能的病原体为肠球菌、肺炎克雷伯菌、念珠菌、铜绿假单胞菌、奇异变形杆菌等。

尿路感染的治疗原则：①积极的外科干预。留置导尿管或肾脏输尿管内支架管的患者予以拔除或更换新的导尿管和支架管，对于有尿路梗阻的患者应尽快解除梗阻，有局部脓腔者积极行穿刺引流等外科处理。②抗感染治疗前留取尿或引流液进行细菌培养和药敏试验。③积极有效的抗感染治疗。经验性抗感染治疗方案应根据患者感染部位（上尿路还是下尿路）、发病情况、发病场所（医院感染还是社区感染）、既往抗菌药物用药史及其治疗反应等推测可能的病原体，并结合当地细菌耐药性监测数据选择药物，经验性治疗药物选择见表6-9。④抗菌药物的选择应符合抗菌药物的PK/PD特性，选择尿液浓度高的抗菌药物，对伴血流感染的上尿路感染，抗菌药物选择应兼顾血药浓度和尿液浓度。

表 6-9 尿路感染经验性抗感染药物选择

治疗分层	抗菌药物
轻中度感染或初始经验性治疗	近期未用过氟喹诺酮类可选用氟喹诺酮类(左氧氟沙星、环丙沙星);第二代头孢菌素(头孢呋辛、头孢替安、头孢孟多等)和第三代头孢菌素(头孢曲松、头孢噻肟);磷霉素氨丁三醇
重度感染或初始经验性治疗失败	氟喹诺酮类(未被用于初始治疗);哌拉西林他唑巴坦;第三代头孢菌素(头孢他啶、头孢吡肟等);碳青霉烯类(美罗培南、亚胺培南等);万古霉素

2. **尿路感染合并肾功能不全的抗感染治疗** 尿路感染应选择尿液浓度高的抗菌药物,该类药物主要经肾脏排泄,在肾功能不全患者中常表现为药物清除减慢,因此应动态评估肾功能,根据肾损害程度调整相应剂量(详见表 6-10)。此外,主要经肾排泄的药物可能会有一定程度的肾毒性,应选择肾毒性相对小的药物,并避免与肾毒性较大药物的联合应用。用药期间动态监测肾功能(包括肾损伤生物标志物和尿量的变化),避免加重肾损伤。

(三) 本患者用药合理性

患者为中年女性,5 年间反复发作尿频、尿急、尿痛,伴尿路结石、DJ 管置入术后,属于复杂性尿路感染,本次起病伴有高热(体温最高 38.9℃),曾使用左氧氟沙星、头孢西丁抗感染治疗效果不佳,综合患者病情和 CT 报告积极进行外科干预更换 DJ 管,经验性抗感染治疗应覆盖耐药的大肠埃希菌、克雷伯菌属、假单胞菌属、变形杆菌属、沙雷菌属等革兰氏阴性杆菌。

该患者初始治疗方案选择的头孢米诺是一种头霉素类抗菌药物,对产 ESBL 病原体有效,且 90% 经肾脏排泄,尿液浓度高,肾功能不全者清除半衰期延长,该患者入院肌酐清除率 28ml/min,根据肌酐清除率调整头孢米诺给药剂量为 1g q.12h.,但患者外院曾使用左氧氟沙星、头孢西丁抗感染治疗效果不佳,应按照初始经验性治疗失败患者选择抗菌药物,因此初始方案选择头孢米诺欠合理。头孢米诺治疗 3 天后,患者体温波动且有上升趋势,尿培养回报:大肠埃希菌,对头孢西丁耐药,美罗培南敏感,停用头孢米诺,改为药敏敏感的美罗培南进行目标治疗,并根据患者肌酐清除率调整美罗培南的剂量为 0.5g q.12h.,并在使用期间监测了美罗培南血药浓度,使用合理。

案例 6-1-6 感染性心内膜炎合并肾功能不全抗感染用药案例分析

(一) 案例简介

患者,男性,28 岁,70kg,因“发热伴寒战”入院。患者 1 个月前无明显诱因出现发热,伴有畏寒、寒战,最高体温 40℃,伴右下肢红肿,无明显咳嗽、咳痰,无腹痛、腹泻等不适,于

表 6-10　尿路感染合并肾功能不全患者的药物使用推荐

药物名称	CKD 1~2 期（Ccr ≥ 60ml/min）	CKD 3a 期（Ccr 45~59ml/min）	CKD 3b 期（Ccr 30~44ml/min）	CKD 4 期（Ccr 15~29ml/min）	CKD 5 期（Ccr <15ml/min）	血液透析
左氧氟沙星	750mg q.d.	Ccr 20~59ml/min：750mg q.48h. Ccr <20ml/min：首剂 750mg，之后 500mg q.48h. 维持				首剂 750mg，之后 500mg q.48h.
环丙沙星	400mg q.12h.		400mg q.d.			400mg q.d.（透析后给药）
头孢他啶	1g q.8h.	1g q.12h.	1g q.12h.	0.5g q.12h.	0.5g q.24h.	2g q.24h.~q.48h.（透析后额外 1g）
头孢吡肟	2g q.8h.	2g q.12h.		2g q.24h.	1g q.24h.	1g q.24h.（透析后额外 1g）
哌拉西林他唑巴坦	4.5g q.6h.		Ccr 20~40ml/min：3.375g q.6h. Ccr <20ml/min：2.25g q.8h.			2.25g q.12h.（透析后额外 1g）
美罗培南	1g q.8h.		Ccr 25~50ml/min：1g q.12h. Ccr 10~25ml/min：0.5g q.12h. Ccr<10ml/min：0.5g q.d.			0.5g q.d.（透析后给药）
亚胺培南西司他丁	1~2g q.6h.~q.8h.	Ccr 41~59ml/min：最高日剂量 2.25g，分 3~4 次给药 Ccr 21~40ml/min：最高日剂量 2g，分 3~4 次给药 Ccr 6~20ml/min：最高日剂量 1g，分 3~4 次给药				0.25~0.5g q.12h.（透析后给药）
万古霉素	15~30mg/kg q.12h.	15mg/kg q.24h.~q.96h.	15mg/kg q.24h.~q.96h.		7.5mg/kg q.48h.~q.72h.	如下次透析在 1 天内，15mg/kg； 下次透析在 2 天内，25mg/kg； 下次透析在 3 天内，35mg/kg

当地医院先后予以左氧氟沙星 0.6g q.d. i.v.gtt.、阿莫西林克拉维酸 1.2g q.8h. i.v.gtt.、万古霉素 1g q.12h. i.v.gtt. 抗感染治疗，患者仍高热，体温最高 39℃，伴畏寒、寒战、喘息，为求进一步诊治，来院就诊。

体格检查 T 36.6℃，P 101 次 /min，R 20 次 /min，BP 132/67mmHg。神志清，慢性病容，双肺呼吸音粗，双肺可闻及少量干、湿性啰音，无胸膜摩擦音。心率 101 次 /min，律齐，心尖部可闻及 3/6 级收缩期吹风样杂音。

实验室检查 血常规：白细胞 16.72×10^9/L，中性粒细胞百分比 94.8%，CRP 129.7mg/L，PCT 6.5ng/ml。pro-BNP：4 500pg/ml。肾功能：尿素氮 26.5mmol/L，肌酐 275μmo1/L（肌酐清除率 35ml/min）。血培养：金黄色葡萄球菌，对苯唑西林耐药，对万古霉素（MIC=2mg/L）、替考拉宁、利奈唑胺和达托霉素敏感。

其他辅助检查 心脏彩超示：左房、左室增大，重度肺动脉高压，主动脉瓣轻度反流，二尖瓣钙化轻度反流，三尖瓣中度反流，瓣膜未见明显赘生物。

诊断 感染性心内膜炎；败血症；肾功能不全。

诊疗经过 入院后根据既往病史、症状及体征，给予抗感染、利尿、平喘等对症支持治疗。

抗感染处方

达托霉素 0.5g+0.9% 氯化钠注射液 50ml i.v.gtt. q.d.

利福平 0.3g p.o. b.i.d.

（二）用药分析

1. 感染性心内膜炎常见病原体和治疗原则 感染性心内膜炎根据受累心瓣膜的类型分为自体瓣膜心内膜炎（native valve endocarditis，NVE）、人工瓣膜心内膜炎（prosthetic valve endocarditis，PVE）。感染性心内膜炎常见的病原体包括甲型溶血性链球菌、葡萄球菌属、肠球菌属、革兰氏阴性杆菌、念珠菌等，其中 NVE 和 PVE 最常见的病原体不同，NVE 的常见病原体为甲型溶血性链球菌、金黄色葡萄球菌，以及其他链球菌、肠球菌等；PVE 的常见病原体为凝固酶阴性葡萄球菌、革兰氏阴性杆菌和真菌。

感染性心内膜炎的治疗原则：①评估是否需外科手术移除感染瓣膜或材料，行脓肿穿刺引流。②用药前和治疗中应反复送血培养和药敏，以指导目标治疗和评估疗程。③选择杀菌剂和血中浓度高的静脉用药物，对于耐药菌常需联合 2 种及以上具有协同作用的抗菌药物。感染性心内膜炎的主要病原体及推荐药物见表 6-11。④足剂量：常需高于常用量以达到有效的感染部位浓度。⑤足疗程：一般疗程为 4~6 周，PVE 疗程需 6~8 周，以降低复发率。

表 6-11　感染性心内膜炎的主要病原体及推荐药物

病原体	药物
甲型溶血性链球菌	青霉素 ± 庆大霉素、头孢曲松 ± 庆大霉素、头孢噻肟 + 庆大霉素、万古霉素或替考拉宁 + 庆大霉素
葡萄球菌属	
甲氧西林敏感株	氟氯西林、头孢唑啉、万古霉素
甲氧西林耐药株	糖肽类、达托霉素、糖肽类 + 磷霉素、糖肽类 + 利福平或达托霉素、万古霉素 + 利福平 + 庆大霉素、达托霉素 + 利福平 + 庆大霉素
肠球菌属	阿莫西林、青霉素或氨苄西林 + 庆大霉素，糖肽类 + 庆大霉素或磷霉素
肠杆菌科或铜绿假单胞菌	哌拉西林 + 氨基糖苷类、第三代头孢菌素或 β- 内酰胺类 /β- 内酰胺酶抑制剂 + 氨基糖苷类
念珠菌属	两性霉素 B+ 氟胞嘧啶、棘白菌素类

2. **感染性心内膜炎合并肾功能不全的抗感染治疗**　感染性心内膜炎常需要 2 种及以上抗菌药物大剂量应用，当患者合并肾脏功能不全时，主要经肾脏排泄的抗菌药物清除能力下降，与此同时药物联合应用可加重肾脏负担，因此应尽可能选择肾毒性小的单药治疗方案，使用经肾脏排泄药物时需根据肾脏损害程度调整相应剂量（见表 6-12）。此外，应结合抗菌药物的 PK/PD 特性，避免高剂量抗菌药物短时输注后引起中枢神经系统毒性反应，如青霉素脑病等，在有条件的情况下，在血药浓度监测指导下制订个体化用药方案。

（三）本患者用药合理性

患者无明显诱因出现高热（体温最高 40℃），伴畏寒、寒战、胸闷，彩超提示：三尖瓣中度反流，听诊可闻及心脏杂音，血培养为耐苯唑西林金黄色葡萄球菌，诊断明确：耐甲氧西林金黄色葡萄球菌引起的 NVE。根据相关指南，耐甲氧西林金黄色葡萄球菌引起 NVE，对万古霉素敏感（MIC ≤ 2mg/L），首选万古霉素、万古霉素联合利福平、万古霉素联合磷霉素、达托霉素、达托霉素联合利福平、达托霉素联合庆大霉素抗感染治疗。

该患者伴肾功能不全首选肾毒性小的药物单药治疗。结合患者血培养结果［对苯唑西林耐药，万古霉素敏感（MIC=2mg/L）］分析：即使维持万古霉素谷浓度为 15~20mg/L 仍较难达到 $AUC_{0\sim24h}$/MIC>400~500 的临床疗效靶目标值，且患者前期使用万古霉素疗效不佳，因此不适用万古霉素单药治疗方案。评估患者肾功能，初始方案选择轻中度肾功能不全（Ccr>30ml/min）无须调整给药剂量的达托霉素治疗合理。达托霉素治疗 2 天后，患者仍间断高热提示抗感染治疗效果不佳，应给予联合抗感染治疗。参考指南推荐的联合药物：利福平、磷霉素和庆大霉素，选择主要经肝脏代谢排出的利福平 0.3g b.i.d. p.o. 联合治疗合理。

表 6-12 感染性心内膜炎合并肾功能不全患者的药物使用推荐

药物名称	CKD 1~2 期(Ccr ≥ 60ml/min)	CKD 3a 期(Ccr 45~59ml/min)	CKD 3b 期(Ccr 30~44ml/min)	CKD 4 期(Ccr 15~29ml/min)	CKD 5 期(Ccr <15ml/min)	血液透析
万古霉素	15~30mg/kg q.12h.	15mg/kg q.24h.~q.96h.	15mg/kg q.24h.~q.96h.		7.5mg/kg q.48h.~q.72h.	如下次透析在 1 天内,15mg/kg;2 天内,25mg/kg;3 天内,35mg/kg
替考拉宁	负荷剂量 12mg/kg q.12h. × 3 剂,维持剂量 12mg/kg	负荷剂量不变 维持剂量:12mg/kg q.48h.		负荷剂量不变;维持剂量 12mg/kg q.48h.	负荷剂量不变;维持剂量 12mg/kg q.72h.	负荷剂量不变;维持剂量 12mg/kg q.72h.(透后给药)
达托霉素	6mg/kg q.d.			6mg/kg q.48h.		6mg/kg q.48h.,如果下次透析在 72 小时后,则 9mg/kg
庆大霉素	Ccr>80ml/min:5.1mg/kg q.d. Ccr 60~80ml/min:4mg/kg q.d.	3.5mg/kg q.d.		4mg/kg q.48h.	3mg/kg q.48h.	2mg/kg q.72h.(透析后给药)
利福平	300mg p.o. b.i.d.		300mg p.o. q.d.~b.i.d.			
磷霉素	2~4g q.6h.~q.8h.		未提及			

第二节　呼吸系统疾病合并慢性肾脏病

案例 6-2-1　慢性阻塞性肺疾病合并肾功能不全用药案例分析

（一）案例简介

患者，男性，85 岁，反复咳嗽、咳痰、喘息、气促 25 年余，咳痰以白色黏痰为主，活动后加重，每年冬、春季节变换时加重，反复住院，诊断为慢性阻塞性肺疾病，长期吸入沙美特罗替卡松及噻托溴铵。既往患者有 CKD 4 期病史 2 余年，高血压病史 20 余年，服用氨氯地平（10mg q.d.），血压控制可，糖尿病 15 年，服用二甲双胍缓释片（1g q.d.），血糖控制可。1 个月前受凉后出现咳嗽、咳痰，黏痰偏黄，喘息加重，为求诊治而入院。

体格检查　T 36.5 ℃，P 80 次 /min，R 20 次 /min，BP 125/86mgHg。身高 167cm，体重 64kg，体重指数 23.0kg/m^2。

实验室检查　肾功能：肌酐 160μmo1/L；空腹血糖：5.2mmol/L。

诊断　慢性阻塞性肺疾病急性加重（D 组）；高血压；2 型糖尿病；CKD 4 期。

诊疗经过　入院后根据既往病史、症状及体征，给予化痰、止咳、平喘、降血压、降血糖等对症支持治疗。

主要治疗处方

布地奈德混悬剂（吸入用）1mg 吸入 q.8h.

二羟丙茶碱粉针 0.5g +5% 葡萄糖注射液 250ml i.v. q.d.

沙丁胺醇溶液（吸入用）2.5mg 吸入 q.8h.

沙美特罗替卡松吸入剂 1 喷吸入 b.i.d.

噻托溴铵吸入剂 1 喷吸入 q.d.

特布他林注射液 0.25mg+0.9% 氯化钠注射液 100ml i.v. q.8h.

乙酰半胱氨酸泡腾片 0.6g p.o. b.i.d.

溴己新粉针 4mg+ 5% 葡萄糖注射液 100ml i.v.gtt. q.8h.

抗感染治疗

哌拉西林他唑巴坦 4g+0.9% 氯化钠注射液 100ml i.v.gtt. q.8h.

（二）用药分析

1. 慢性阻塞性肺疾病的选药原则　慢性阻塞性肺疾病（COPD）的临床分期包括稳定期和急性加重期。COPD 稳定期的治疗目标包括：减轻症状、提高运动耐力、改善健康状况、降低未来风险(延缓疾病进展、防止急性加重、降低病死率)。根据 ABCD 评估工具将 COPD 的严重程度分为四组。A 组:mMRC 0~1 分,CAT<10 分,0~1 次急性加重病史且未发生因急性加重导致的住院;B 组:mMRC ≥ 2 分,CAT ≥ 10 分,0~1 次急性加重病史且未发生因急性加重导致的住院;C 组:mMRC 0~1 分,CAT<10 分,≥ 2 次急性加重病史或 ≥ 1 次因急性加重导致的住院;D 组:mMRC ≥ 2 分,CAT ≥ 10 分,≥ 2 次急性加重病史或 ≥ 1 次因急性加重导致的住院。支气管扩张剂是 COPD 管理的基石,所有患者按需使用短效支气管扩张剂作为急救药物。初始治疗推荐如下:A 组患者根据药物改善患者呼吸困难的实际效果,给予短效或长效支气管扩张剂,如有效则进行维持治疗;B 组患者推荐初始用药为长效抗胆碱药(LAMA)或长效 β 受体激动剂(LABA);C 组患者推荐规律予以 LAMA 治疗药物;D 组患者推荐 LAMA 单药作为初始用药。对于症状严重的患者(CAT ≥ 20 分),尤其是呼吸困难和 / 或运动严重受限的患者,推荐二联支气管扩张剂作为初始治疗用药。对于有急性加重高风险(既往 1 年有 ≥ 2 次中度急性加重或 1 次重度急性加重)、血嗜酸性粒细胞计数 ≥ 300/μl、哮喘 -COPD 重叠者,考虑含吸入性糖皮质激素(ICS)+LABA 的治疗方案。除此之外,COPD 稳定期的治疗还包括磷酸二酯酶 -4(PDE-4)抑制剂、抗菌药物(合并细菌感染时或低剂量大环内酯类药物发挥抗炎作用)、黏液溶解剂和抗氧化剂等。COPD 急性加重期的治疗目标包括:尽量降低本次急性加重的不良影响,预防未来急性加重的发生。COPD 急性加重期患者推荐使用全身激素改善患者肺功能、提高氧合指数,疗程不超过 5~7 天。当有细菌感染依据时,推荐使用抗菌药物 5~7 天,以减少复发及避免治疗失败。其他治疗包括 PDE-4 抑制剂、黏液溶解剂、维持水电解质平衡等,非药物治疗包括低流量氧疗、机械通气等。

2. 慢性阻塞性肺疾病合并慢性肾脏病患者的用药选择　COPD 患者往往存在合并症,如心血管疾病、代谢性疾病、骨质疏松、肾病等,合并症会对疾病病程产生显著影响。一般情况下,合并症的存在与否不应改变 COPD 治疗。对于 COPD 合并肾病的患者,应尽量简化药物使用,避免使用有肾毒性的药物,同时根据药物的药代动力学参数和肾脏损害程度调整剂量。几种常用慢性阻塞性肺疾病合并慢性肾脏病的剂量推荐见表 6-13。

表 6-13　几种常用慢性阻塞性肺疾病合并慢性肾脏病的剂量推荐

药物名称	Ccr >50ml/min	Ccr 10~50ml/min	Ccr <10ml/min	腹膜透析	血液透析	CAPD	CRRT
异丙托溴铵	100%	100%	100%	100%	100%	100%	100%
沙丁胺醇	100%	75%	50%	尚无研究数据	尚无研究数据	尚无研究数据	75%

续表

药物名称	Ccr >50ml/min	Ccr 10~50ml/min	Ccr <10ml/min	腹膜透析	血液透析	CAPD	CRRT
特布他林	100%	50%	避免使用	尚无研究数据	尚无研究数据	尚无研究数据	尚无研究数据
沙美特罗替卡松	100%	100%	100%	尚无研究数据	尚无研究数据	尚无研究数据	尚无研究数据
噻托溴铵	100%	100%	100%	尚无研究数据	尚无研究数据	尚无研究数据	尚无研究数据
噻托溴铵奥达特罗	100%	100%	100%	尚无研究数据	尚无研究数据	尚无研究数据	尚无研究数据
乌美溴铵维兰特罗	100%	100%	100%	尚无研究数据	尚无研究数据	尚无研究数据	尚无研究数据
茚达特罗格隆溴铵	100%	100%	尚无研究数据	尚无研究数据	尚无研究数据	尚无研究数据	尚无研究数据
罗氟司特	100%	100%	100%	100%	100%	100%	100%
氨茶碱	100%	100%	100%	尚无研究数据	50%	尚无研究数据	100%
茶碱	100%	100%	100%	50%	尚无研究数据	100%	尚无研究数据
二羟丙茶碱	75%	50%	25%	尚无研究数据	透析后补充1/3剂量	尚无研究数据	50%
乙酰半胱氨酸	100%	100%	75%	尚无研究数据	尚无研究数据	尚无研究数据	100%
氨溴索	尚无研究数据	尚无研究数据	尚无研究数据	尚无研究数据	尚无研究数据	尚无研究数据	尚无研究数据
溴己新	尚无研究数据	尚无研究数据	尚无研究数据	尚无研究数据	尚无研究数据	尚无研究数据	尚无研究数据
桉柠蒎	尚无研究数据	尚无研究数据	尚无研究数据	尚无研究数据	尚无研究数据	尚无研究数据	尚无研究数据
甲泼尼龙	100%	100%	100%	尚无研究数据	尚无研究数据	尚无研究数据	尚无研究数据
泼尼松	100%	100%	100%	100%	100%	100%	100%

（三）本患者用药合理性

该患者合并 CKD 4 期，其基本治疗方案不需改变，但应注意尽量选择较少经肾脏排泄及肾毒性较大的药物，并对正在使用的药物根据肾功能调整剂量。COPD 急性加重常可由感染引起，常见致病菌为肺炎链球菌、流感嗜血杆菌、肺炎克雷伯菌等，患者入院后经验性给予哌拉西林他唑巴坦抗感染，由于他唑巴坦药代动力学变化与肾功能减退程度相关，伴有肾功能不全的患者使用本品后，半衰期延长，清除率降低，因此严重肾功能不全的患者（Ccr<30ml/min），每 12 小时他唑巴坦的剂量应不超过 0.5g。该患者 Ccr 为 27ml/min，24 小时他唑巴坦总量为 1.2g，应注意适当减量以防药物在体内蓄积，哌拉西林他唑巴坦剂量应调整为 4g q.12h.。特布他林在 Ccr 10~50ml/min 时剂量需要减半，患者 Ccr 为 27ml/min，使用 250μg q.8h.，剂量过大，建议 0.25mg q.d. 或者 0.125mg q.8h. 为宜。沙丁胺醇溶液在患者 Ccr 10~50ml/min 时，剂量需减少 1/4，该患者给予 2.5mg q.8h. 剂量合适。二羟丙茶碱在患者 Ccr 10~50ml/min 时，剂量需要减半，该患者给予 0.5g q.d. 静脉注射，剂量合理。溴己新在肾功能不全患者中的应用尚无研究数据，黏液溶解剂可单用乙酰半胱氨酸泡腾片，在 Ccr 10~50ml/min 时无须调整剂量，建议该患者停用溴己新，维持使用乙酰半胱氨酸泡腾片。沙美特罗替卡松吸入剂、噻托溴铵吸入剂在合并肾功能不全时可不必调整剂量，该患者用药合理。

案例 6-2-2 哮喘合并肾功能不全用药案例分析

（一）案例简介

患者，女性，53 岁，发作性喘息 10 余年，再发加重 2 天。既往过敏性鼻炎病史；高血压病史，未规律服药；糖尿病病史，规律服用二甲双胍、格列齐特降糖，具体血糖控制情况不详，有慢性胃炎，用药情况不详。肺部 CT：右肺扪及右肺中叶支气管改变，右中叶，左肺上叶下段少许慢性炎症。听诊：双肺呼吸音清，可闻及广泛呼气末哮鸣音。为求进一步治疗，遂来我院求治。

体格检查 T 36.8℃，P 84 次 /min，R 20 次 /min，BP 118/80mgHg。身高 156cm，体重 50kg，体重指数 20.54kg/m^2。

实验室检查 肾功能：肌酐 96μmo1/L；变应原检测：总 lgE 481.09 IU/ml；呼出气一氧化氮浓度检查（FeNO 试验）：FeNO 60ppb；白介素：66.35pg/ml；血沉：41mm/h；血常规：白细胞 14.8 × 10^9/L，中性粒细胞百分比 84.5%；血气分析：氧饱和度 91.1%，氧分压 66.3mmHg，二氧化碳分压 45mmHg。

诊断 支气管哮喘（急性发作期）；社区获得性肺炎；慢性肾功能不全；过敏性鼻炎；高血压；糖尿病；慢性胃炎。

诊疗经过 入院后动态监测血气、血常规等相关检查，完善肺功能等相关检查，治疗上暂予以解痉平喘、化痰、抗感染对症支持治疗。考虑患者既往有慢性胃炎史，且不排除胃食管反流诱发支气管哮喘的可能，予以护胃治疗。

主要治疗处方：

布地奈德混悬剂 2mg 吸入 q.8h.

沙丁胺醇溶液 3mg 吸入 q.8h.

异丙托溴铵溶液 500μg 吸入 q.8h.

氨溴索注射液 30mg +0.9% 氯化钠注射液 100ml i.v.gtt. q.12h.

二羟丙茶碱粉针 0.5g +5% 葡萄糖注射液 250ml i.v.gtt. q.d.

孟鲁司特片 10mg p.o. q.n.

甲泼尼龙粉针 40mg+0.9% 氯化钠注射液 100ml i.v.gtt. q.d.

（二）用药分析

1. **哮喘患者的选药原则**　一旦哮喘诊断确立，应尽早开始规律的控制治疗。整个哮喘治疗过程中需要对患者连续进行评估、调整并观察治疗反应。治疗哮喘的药物可以分为控制药物和缓解药物。①控制药物：需要每天使用并长时间维持的药物，这些药物主要通过抗炎作用使哮喘维持临床控制状态，其中包括吸入性糖皮质激素（ICS）、全身性激素、白三烯调节剂、长效 β_2 受体激动剂（LABA）、缓释茶碱、色甘酸钠、抗 IgE 单克隆抗体及其他有助于减少全身激素剂量的药物等；②缓解药物：又称急救药物，这些药物在有症状时按需使用，通过迅速解除支气管痉挛从而缓解哮喘症状，包括速效吸入和短效口服 β_2 受体激动剂、全身性激素、吸入性抗胆碱药物、短效茶碱等。

2018 年瑞士《哮喘的诊断和治疗指南》提出药物干预的五步方法：

第一步：短效 β_2 受体激动剂（SABA）及必要时的小剂量吸入性糖皮质激素（ICS）。

第二步：首选常规低剂量的 ICS 加 SABA。

第三步：成人和青少年首选低剂量 ICS/LABA 作为维持治疗，与 SABA 作为急性期缓解剂组合，或低剂量 ICS/ 福莫特罗进行维持和缓解治疗。对于 6~11 岁的儿童，首选方案是将 ICS 增至中等剂量。

第四步：两个或多个吸入制剂加上所需的缓解药物，低剂量 ICS/ 福莫特罗同时进行维持和缓解治疗是首选方案。

第五步：经过第四步治疗后仍存在持续症状或恶化的患者，针对中度至重度过敏性哮喘患者联合奥马珠单抗（抗 IgE 治疗，证据 A）；对于 ≥ 12 岁且有急性发作史的患者应用雾化噻托溴铵（5μg/d，证据 B）；对于嗜酸性粒细胞增多和过敏性哮喘重叠的患者，最佳治疗选择是奥马珠单抗或抗 IL-5/ 抗 IL-5R。

轻度哮喘是指通过第一步或第二步治疗可以很好控制的哮喘，即仅按需使用缓解药物或低强度控制药物。

中度哮喘是经第三步处理很好控制的哮喘，即低剂量吸入 ICS/LABA 可控制。

严重哮喘是需要第四步或第五步治疗的哮喘，即需要大剂量 ICS/LABA，以防止其变得“不受控制”。

2. **哮喘合并肾功能不全患者的用药选择**　对于 CKD 合并哮喘的患者，应根据患者肾功能情况个体化地选择解痉平喘药物。①如果患者属于轻至中度肾功能不全（CKD 1~3a 期），应尽量选择较少经肾脏排泄或对肾脏无损害的药物，如糖皮质激素、抗胆碱药及白三烯调节剂。②如果患者属于重度肾功能不全（CKD 3b~5 期），则应该相应调整剂量或者不用，如 β_2 受体激动剂及茶碱类。

由于药代动力学存在差异，肾脏病患者对经肾脏排泄的药物或其活性代谢产物的清除能力有所下降，部分平喘药物需要根据肾脏损害程度相应调整剂量，见表 6-14。

表 6-14　哮喘合并慢性肾脏病的药物使用推荐

药物名称	Ccr >50ml/min	Ccr 10~50ml/min	Ccr <10ml/min	腹膜透析	血液透析	CAPD	CRRT
布地奈德混悬液	100%	100%	100%	尚无研究数据	尚无研究数据	尚无研究数据	100%
甲泼尼龙粉针	100%	100%	100%	尚无研究数据	尚无研究数据	尚无研究数据	尚无研究数据
沙丁胺醇	100%	75%	50%	尚无研究数据	尚无研究数据	尚无研究数据	75%
异丙托溴铵溶液	100%	100%	100%	100%	100%	100%	100%
特布他林	100%	50%	避免使用	尚无研究数据	尚无研究数据	尚无研究数据	尚无研究数据
二羟丙茶碱	75%	50%	25%	尚无研究数据	透析后补充 1/3 剂量	尚无研究数据	50%
孟鲁司特片	100%	100%	100%	尚无研究数据	尚无研究数据	尚无研究数据	尚无研究数据
布地奈德福莫特罗	尚无研究数据	尚无研究数据	尚无研究数据	尚无研究数据	尚无研究数据	尚无研究数据	尚无研究数据
氨溴索	尚无研究数据	尚无研究数据	尚无研究数据	尚无研究数据	尚无研究数据	尚无研究数据	尚无研究数据

（三）本患者用药合理性

患者哮喘病程 10 余年，肺功能尚可，有慢性并发症，CKD 3a 期（Ccr 45.46ml/min），因此该患者选用布地奈德、沙丁胺醇、异丙托溴铵进行雾化治疗，二羟丙茶碱静脉滴注缓解气道炎症，舒张气道平滑肌，扩张支气管解哮喘症状。且沙丁胺醇和二羟丙茶碱的剂量也根据肾功能做了相应的调整。孟鲁司特片可减轻哮喘患者气道炎症、缓解气流受限、降低气道高反应性，尤其适合本患者过敏性哮喘合并鼻炎。氨溴索可调节黏液和促进黏液排泄，但在肾功能不全患者中的药代动力学尚无研究，建议密切监测患者肾功能，应减量或延长两次服药的时间间隔。患者为过敏性哮喘，如控制不理想可考虑抗 IgE 治疗，如奥马珠单抗，在平时应尽量减少变应原的接触。

案例 6-2-3　支气管扩张合并肾功能不全用药案例分析

（一）案例简介

患者，女性，65 岁，反复咳嗽、咳痰伴气促 2 余年，加重 10 余天。既往有系统性红斑狼疮病史 4 年，冠心病 10 余年，胸腺瘤手术史 2 余年，结节性甲状腺肿病史 2 余年，具体治疗情况不详。门诊增强 CT：双肺支气管扩张并感染。以“支气管扩张并感染”收治入院。

体格检查　T 36.0 ℃，P 79 次 /min，R 22 次 /min，BP108/65mgHg。身高 154cm，体重 38kg，体重指数 16.02kg/m^2。

实验室检查　肾功能：肌酐 86μmo1/L。肝功能：白蛋白 30.2g/L，高密度脂蛋白 1.18mmol/L。血沉：120mm/h。免疫全套：免疫球蛋白 lgA 定量测定 6.72g/L，血清补体 C3 0.734g/L，C 反应蛋白测定 11.85mg/L。血常规：白细胞 9.66 × 10^9/L，单核细胞绝对值 0.91 × 10^9/L，中性粒细胞绝对值 6.84 × 10^9/L，嗜碱性粒细胞绝对值 0.08 × 10^9/L。

诊断　支气管扩张并感染；慢性肾功能不全；胸腺瘤术后；系统性红斑狼疮；结节性甲状腺肿；冠心病。

诊疗经过　入院后根据既往病史、症状及体征，给予低盐、低脂、高蛋白饮食，治疗上暂予以去痰、平喘、抗感染对症支持治疗。

主要治疗处方

哌拉西林他唑巴坦 4.5g+0.9% 氯化钠注射液 i.v.gtt. q.8h.

布地奈德混悬剂 2mg 吸入 q.8h.

沙丁胺醇溶液 5mg 吸入 q.8h.

异丙托溴铵溶液 500μg 吸入 q.8h.

乙酰半胱氨酸泡腾片 0.6g p.o. q.12h.

（二）用药分析

1. 支气管扩张患者的选药原则　支气管扩张的治疗目的为确定并治疗潜在疾病以及阻止疾病进展，维持或改善肺功能，减少日间症状和急性加重的次数，改善生活质量。可选择黏液溶解剂、支气管舒张剂、吸入性糖皮质激素，必要时可进行抗菌药物治疗。2018 年英国胸科学会《成人支气管扩张指南》提出：①对于每年经历 3 次或更多次急性加重的支气管扩张患者，考虑长期使用小剂量大环内酯类抗菌药物。②可用高渗盐水、甘露醇促进黏液排出，急性加重期可使用黏液溶解剂，如溴己新或乙酰半胱氨酸进行排痰治疗。如果开具了乙酰半胱氨酸处方，则应进行6个月的试验，如果有持续的临床获益，则应继续进行。③吸入皮质类固醇虽然可能减少扩张支气管中的痰量，但也与局部和全身的不良反应相关。④没有足够的证据评估口服皮质类固醇、PDE-4抑制剂、甲基黄嘌呤或白三烯受体拮抗剂在支气管扩张治疗中的作用。在没有其他适应证（如变应性支气管肺曲霉病、慢性哮喘、COPD和炎性肠病）的情况下，请勿常规向支气管扩张患者提供吸入性糖皮质激素。⑤尽管在临床实践中普遍使用β_2受体激动剂和抗胆碱支气管扩张剂，但使用支气管扩张剂的支持证据有限。长效β_2受体激动剂和中长效抗胆碱药可能对有呼吸困难症状的患者有益，但是没有证据支持短效β_2受体激动剂的使用。

2. **支气管扩张合并慢性肾脏病的用药选择**　由于药代动力学存在差异，肾脏病患者对经肾脏排泄的药物或其活性代谢产物的清除能力有所下降，部分药物需要根据肾脏损害程度调整相应剂量，见表6-15。如果药物使用不当，将会不同程度地加重肾功能损害或增加其他不良事件的风险。

表6-15　支气管扩张合并慢性肾脏病的药物使用推荐

药物名称	Ccr >50ml/min	Ccr 10~50ml/min	Ccr <10ml/min	腹膜透析	血液透析	CAPD	CRRT
哌拉西林他唑巴坦（抗假单胞菌）	100%	75%	50%	2.25g q.8h.	2.25g q.8h.（透析后给1剂）	2.25g q.8h.	MIC ≤ 16：3.375g q.6h.；MIC > 16~64：4.5g q.8h.
布地奈德混悬液	100%	100%	100%	尚无研究数据	尚无研究数据	尚无研究数据	100%
沙丁胺醇	100%	75%	50%	尚无研究数据	尚无研究数据	尚无研究数据	75%
异丙托溴铵	100%	100%	100%	100%	100%	100%	100%
乙酰半胱氨酸	100%	100%	75%	尚无研究数据	尚无研究数据	尚无研究数据	100%
氨溴索	尚无研究数据	尚无研究数据	尚无研究数据	尚无研究数据	尚无研究数据	尚无研究数据	尚无研究数据
溴已新	尚无研究数据	尚无研究数据	尚无研究数据	尚无研究数据	尚无研究数据	尚无研究数据	尚无研究数据
桉柠蒎肠溶软胶囊	尚无研究数据	尚无研究数据	尚无研究数据	尚无研究数据	尚无研究数据	尚无研究数据	尚无研究数据
厄多司坦	尚无研究数据	尚无研究数据	禁用	尚无研究数据	尚无研究数据	尚无研究数据	尚无研究数据

（三）本患者用药合理性

患者肌酐清除率为 34.47ml/min，哌拉西林他唑巴坦应从 4g q.6h. 调整为 4g q.8h.，沙丁胺醇溶液可以根据患者支气管舒张情况遵医嘱调整，异丙托溴铵溶液、布地奈德混悬液及乙酰半胱氨酸泡腾片在肾功能不全患者中无须调整剂量。

案例 6-2-4 弥漫性实质性肺疾病合并肾功能不全用药案例分析

（一）案例简介

患者，男性，65 岁，2017 年诊断为间质性肺疾病，间断服用激素，未规律治疗，近半年来出现咳嗽伴胸痛，痰少，20 天前出现持续性低热，体温 38℃，为夜间发热，当地医院肺部 CT 示：间质性肺疾病可能性大，左下肺感染？既往 CKD 4 期 5 年余，为求诊治而入院。

体格检查 T 36.5℃，P 85 次 /min，R 23 次 /min，BP 110/mgHg。身高 165cm，体重 62kg，体重指数 22.77kg/m^2。

实验室检查 ESR 75mm/hr，肌酐 190μmo1/L，免疫球蛋白 IgG 22.6g/L，免疫球蛋白 IgE 750IU/ml，免疫球蛋白 IgA 5.78g/L，类风湿因子 132.7IU/ml。

诊断 间质性肺疾病；肺部感染？慢性肾功能不全（CKD 4 期）。

诊疗经过 入院后根据既往病情、症状、体征及检查，给予化痰、抗感染、免疫抑制、护肾等对症支持治疗。

主要治疗处方：

泼尼松片 30mg p.o. q.d.

乙酰半胱氨酸泡腾片 0.6g p.o. q.d.

左氧氟沙星氯化钠注射液 0.3g i.v.gtt. q.d.

（二）用药分析

1. 弥漫性实质性肺疾病的选药原则 弥漫性实质性肺疾病是以肺泡壁为主并包括肺泡周围组织及其相邻支撑结构病变的一组非肿瘤、非感染性疾病群。包括特发性间质性肺炎、肉芽肿性弥漫性实质性肺疾病、结节病等。其中特发性肺纤维化是最常见的特发性间质性肺炎，其药物治疗主要包括抗纤维化、全身糖皮质激素及合并症的治疗。结节病的首选治疗方法是全身应用糖皮质激素，对于糖皮质激素治疗效果不佳的患者可以使用免疫抑制剂等。

2. 弥漫性实质性肺疾病合并肾脏病的用药选择 特发性肺纤维化一般没有自然缓解倾向，诊断后平均存活时间 3~5 年，最常见的死因是呼吸衰竭。结节病大多数患者可以自行缓解，病情稳定、无症状者不需要治疗，出现以下情况需要治疗：①累及眼、神经、肾脏或心脏的结节病;②有症状的Ⅱ期以上的结节病;③肺功能进行性下降;④恶性高钙血症等。对于弥漫性实质性肺疾病合并肾脏病患者,避免选择有肾毒性的药物,肾脏病患者对经肾脏排泄的药物或其活性代谢产物的清除能力有所下降,部分药物需要根据肾脏损害程度调整相应剂量,见表6-16。

表6-16 弥漫性实质性肺疾病合并肾脏病的药物使用推荐

药物名称	Ccr >50ml/min	Ccr 10~50ml/min	Ccr <10ml/min	腹膜透析	血液透析	CAPD	CRRT
左氧氟沙星	100%	50%	50%	首剂750mg,然后500mg q.48h.	首剂750mg,然后500mg q.48h.	首剂750mg,然后500mg q.48h.	首剂750mg,然后500mg q.48h.
泼尼松	100%	100%	100%	100%	100%	100%	100%
甲泼尼龙	100%	100%	100%	尚无研究数据	尚无研究数据	尚无研究数据	尚无研究数据
尼达尼布	100%	100%	尚无研究数据	尚无研究数据	尚无研究数据	尚无研究数据	尚无研究数据
吡非尼酮	尚无研究数据	尚无研究数据	不建议使用	尚无研究数据	100%	尚无研究数据	尚无研究数据

(三)本患者用药合理性

无症状和病情稳定的间质性肺疾病通常不需要治疗,出现明显的肺内和肺外症状时需要使用全身糖皮质激素治疗,常用泼尼松0.5mg/(kg·d),连续4周,随病情好转逐渐减量至维持量,通常为5~10mg,疗程6~24个月,泼尼松在肾功能不全患者中不需要调整剂量,按原剂量使用。考虑患者有肺部感染,经验性给予左氧氟沙星治疗,因患者合并慢性肾功能不全,肌酐清除率为30ml/min,故调整剂量为0.3g q.d.。

第三节 心血管系统疾病合并慢性肾脏病

案例6-3-1 肺高血压合并肾功能不全用药案例分析

(一)案例简介

患者,女性,37岁。4年前诊断为"混合性结缔组织病",3年前出现胸闷、气促,诊断为"肺动脉高压",长期使用西地那非和波生坦双联靶向药物治疗,以及地高辛、呋塞米和螺内酯支持治疗。入院1周前出现咳嗽、气促,门诊就诊时突发晕厥,无呕吐,无双眼上翻,无四肢抽搐和大小便失禁。

体格检查 T 36.4℃,P 102 次 /min,R 20 次 /min,BP 102/62mmHg,身高 160cm,体重 62kg,体重指数 24.2kg/m^2。双手末端苍白。心律齐,未闻及明显杂音。双肺呼吸音轻,未闻及明显干湿性啰音,双下肢轻度水肿。

实验室检查 血常规:血红蛋白 112g/L;肾功能:肌酐 121μmol/L,尿酸 482μmol/L,尿素氮 8.15mmol/L;肝功能:白蛋白 41.2g/L;血脂:低密度脂蛋白 1.37mmol/L,甘油三酯 1.24mmol/L。

其他辅助检查 右心导管:肺动脉高压 88/54mmHg(平均肺动脉压 58mmHg),排除先心分流性、左心病变性、肺小动脉栓塞性肺动脉高压的可能,急性肺血管扩张试验阴性。胸部 HRCT:肺动脉高压?两肺局部间质性改变伴散在渗出,两侧胸腔积液;心影增大。心脏彩超:右房内径增大,肺动脉高压(收缩压 82mmHg),伴轻度三尖瓣反流。

诊断 结缔组织病相关性肺动脉高压;心功能不全(NYHA Ⅲ级);慢性肾功能不全。

诊疗经过 入院后根据既往病史、症状及体征,给予降肺高压、改善心功能等对症支持治疗。

主要治疗处方

波生坦片 125mg p.o. b.i.d.

他达拉非片 40mg p.o. q.d.

曲前列尼尔注射液 5.75U/h 持续泵入

地高辛片 0.125mg p.o. q.d.

托拉塞米片 30mg p.o. q.d.

(二) 用药分析

1. 肺高血压的流行病学 肺高血压是指各种原因导致的肺动脉压力升高,包括毛细血管前性肺高血压、毛细血管后性肺高血压和混合性肺高血压。肺高血压的血流动力学诊断标准为:海平面状态下,静息时右心导管测量肺动脉平均压(mean pulmonary artery pressure, mPAP)≥ 25mmHg。根据肺高血压的病因及发病机制可分为肺动脉高压(pulmonary arterial hypertension, PAH)、左心疾病所致肺高血压、呼吸系统疾病和 / 或缺氧所致肺高血压、肺动脉阻塞性疾病所致肺高血压,以及未知因素所致肺高血压五大类。慢性肾衰竭是肺高血压的致病因素之一,但具体的机制尚不明确,因此由慢性肾衰竭所致的肺高血压属于未知原因所致肺高血压。

普通人群中肺高血压患病率约为 1%,年龄>65 岁的人群中可高达 10%,以左心疾病所致肺高血压和呼吸系统疾病和 / 或缺氧所致肺高血压最为常见。我国的肺高血压的最常见病因为先天性心脏病，其次为特发性肺动脉高压（idiopathic pulmonary arterial hypertension，IPAH）和结缔组织病相关肺动脉高压。在缺乏肺高血压靶向药物的传统治疗时代，我国原发性肺高血压的1年、3年和5年生存率分别为68%、38.9%和20.8%，予以靶向药物治疗后特发性肺动脉高压的1年和3年生存率可分别达到92.1%和75.1%。

2. **肺高血压的治疗药物选择** 肺高血压的药物治疗包括支持性治疗、钙通道阻滞剂治疗以及靶向药物治疗三大类。每一类药物均有其适应证范围，在制订药物治疗方案时，应根据患者的肺高血压分类以及不同的临床症状进行治疗药物的选择，并根据患者的疗效和不良反应随时进行治疗方案的调整。尽管近年来PAH药物治疗取得了巨大进展，但患者的长期预后仍不理想，因此PAH靶向药物的联合应用，包括序贯联合治疗和起始联合治疗，可推荐应用于中危或高危的PAH患者。肺高血压的常见治疗药物见表6-17。

表6-17 肺高血压的治疗药物选择

治疗方案	药物分类	推荐药物	适应证	注意事项
支持性治疗	口服抗凝药	华法林	CETPH、IPAH、遗传性PAH和减肥药相关PAH	其他肺高血压患者使用的获益情况不明确
	利尿剂	袢利尿剂 醛固酮受体拮抗剂	合并水钠潴留	需监测肾功能
	洋地黄类	地高辛	合并快速型房性心律失常	改善心输出量，但长期疗效不清楚
	其他心血管药物		左心疾病所致肺高血压	
钙通道阻滞剂		地尔硫䓬 硝苯地平或氨氯地平	急性肺血管扩张试验阴性的PAH	心率偏快者优选地尔硫䓬
靶向药物治疗	内皮素受体拮抗剂	波生坦 安立生坦	PAH	需监测肝功能 最常见的不良反应是外周水肿
		马昔腾坦		严重不良反应为贫血
	磷酸二酯酶-5抑制剂	西地那非 他达拉非 伐地那非	PAH（我国没有批准适应证）	常见不良反应为头痛、潮热等
	鸟苷酸环化酶激动剂	利奥西呱	PAH、CTEPH	禁与磷酸二酯酶-5抑制剂联用
	前列环素类似物	依前列醇	PAH	半衰期短，不可突然停药
		依洛前列素	PAH	起效迅速，肺动脉高压危象的抢救

续表

治疗方案	药物分类	推荐药物	适应证	注意事项
靶向药物治疗		曲前列尼尔	PAH	输注部位疼痛
		贝前列素	PAH（我国没有批准适应证）	长期疗效尚未确认
	前列环素IP受体激动剂	司来帕格	PAH	不良反应主要为头痛和消化系统症状

注：CTEPH，chronic thromboembolic pulmonary hypertension，慢性血栓栓塞性肺动脉高压；PAH，pulmonary arterial hypertension，肺动脉高压；IPAH，idiopathic pulmonary arterial hypertension，特发性肺动脉高压。

以上的肺高血压治疗药物中，部分药物在人体内主要经肾脏清除，而部分药物具有肾毒性，因此为合并慢性肾脏病的肺高血压患者制订给药方案时：尽量避免选用肾毒性药物；选用经肾脏清除率较低的药物；在需要使用主要经肾脏清除的药物时，需根据患者的肾功能减退程度选择合适的用药剂量和频次。接受肾脏替代治疗的患者应考虑腹膜透析、血液透析和血液滤过等对药物清除的影响，从而调整给药方案。肺高血压靶向药物的主要代谢途径及在合并慢性肾脏病时的药物剂量调整见表6-18。

表6-18　肺高血压靶向药物的主要代谢途径及在合并慢性肾脏病的药物剂量调整

药物名称	主要代谢和排泄途径	肾功能分级				透析
		肾功能正常	Ccr 50~89ml/min	Ccr 29~50ml/min	Ccr ≤30ml/min	
波生坦	肝脏代谢，胆汁排泄	62.5~125mg p.o. b.i.d.	无须调整	无须调整	无须调整	不可经透析清除
安立生坦	非肾脏途径，经代谢清除和胆汁排泄	5~10mg p.o. q.d.	无须调整	无须调整	尚无研究	尚无研究
马昔腾坦	肝脏代谢，尿液排泄（50%）	10mg p.o. q.d.	无须调整	无须调整	尚无研究	禁用
西地那非	肝脏代谢，粪便排泄（80%）	20~80mg p.o. t.i.d.	无须调整	无须调整	起始剂量25mg	尚无研究
他达拉非	肝脏代谢，粪便排泄（61%）	40mg p.o. q.d.	无须调整	无须调整	禁用	禁用
伐地那非	肝脏代谢，粪便排泄（91%~95%）	5~10mg p.o. b.i.d.	无须调整	无须调整	无须调整	尚无研究
利奥西呱	肝脏代谢，肾脏排泄（33%~45%）	1mg p.o. t.i.d.，加量至2.5mg p.o. t.i.d.	血药浓度增大53%，慎用	血药浓度增大139%，慎用	不建议使用	不建议使用

续表

药物名称	主要代谢和排泄途径	肾功能分级				透析
		肾功能正常	Ccr 50~89ml/min	Ccr 29~50ml/min	Ccr ≤30ml/min	
曲前列尼尔	肝脏代谢，尿液排泄(78.6%，其中4%为原型药物)	i.h. 或 i.v.：1.25ng/(kg·min)，加量至20~40ng/(kg·min)	尚无研究	尚无研究	尚无研究	尚无研究
贝前列素	肝脏代谢，尿液排泄(其中14%为原型药物)	20~60μg p.o. q.i.d.	无须调整	无须调整	慎用	尚无研究

注：q.d.，每日1次；b.i.d.，每日2次；t.i.d.，每日3次；q.i.d.，每日4次。

(三) 本患者用药合理性

患者为结缔组织病相关性肺动脉高压，入院前长期使用西地那非和波生坦双联靶向治疗，但效果欠佳。根据指南推荐，入院后使用波生坦、他达拉非以及曲前列尼尔三联肺靶向药物治疗合理。根据患者的血肌酐水平估算的肌酐清除率为43.4ml/min，根据表6-18的推荐，波生坦和他达拉非无须调整剂量，但需警惕低血压，曲前列尼尔在肾功能不全患者中暂无研究，在使用过程中需观察有无不良反应。除了靶向药物外，患者还使用了托拉塞米利尿，以及地高辛控制心衰症状，对于合并了慢性肾脏病的患者选择袢利尿剂治疗合理，需定期监测肾功能，避免发生血容量不足导致的肾前性肾损伤，在使用地高辛的过程中需要监测地高辛的血药浓度，避免蓄积中毒。

案例 6-3-2 高血压合并肾功能不全用药案例分析

(一) 案例简介

患者，女性，62岁，10年前因夜尿增多、头晕、乏力于门诊就诊时诊断为肾性高血压，长期使用缬沙坦和美托洛尔降压治疗，但血压控制不佳，血压波动在130~160/80~90mmHg。1年前因自觉血压控制尚可，自行停用美托洛尔，3个月前开始出现夜间头晕，伴胸闷、夜尿增多，本次因鼻出血3天至我院门诊就诊，收治入院。

体格检查 T 36.5℃，P 80次/min，R 20次/min，BP 163/86mmHg，身高150cm，体重46kg，体重指数20.44kg/m^2。心律齐，未闻及明显瓣膜杂音。双肺呼吸音轻，未闻及明显干湿性啰音，双下肢无水肿。

实验室检查 肾功能：肌酐218μmol/L，尿酸502μmol/L，尿素氮17.09mmol/L；肝功能：

白蛋白 36.1g/L；血脂：低密度脂蛋白胆固醇 3.13mmol/L，甘油三酯 1.25mmol/L；N 末端脑钠肽 1 043.59pg/mL；尿微量白蛋白 679mg/L，24 小时尿总蛋白 964mg/24h。

诊断　肾性高血压。

诊疗经过　入院后根据既往病史、症状及体征，给予低盐低脂饮食，治疗上暂予以降压、调节血脂、改善循环等对症支持治疗。

主要治疗处方

厄贝沙坦片 300mg p.o. q.d.

硝苯地平控释片 30mg p.o. q.d.

卡维地洛片 10mg p.o. b.i.d.

（二）用药分析

1. 肾性高血压的流行病学　高血压诊断为在未使用降压药的情况下非同日测量血压 3 次，18 岁以上的成年人收缩压 ≥ 140mmHg 和 / 或舒张压 ≥ 90mmHg。肾性高血压是最常见的继发性高血压，占成人高血压的 5%，占儿童高血压的 60% 以上。在慢性肾脏病（CKD）患者中，高血压患病率高达 58%~86.2%。我国 CKD 患者高血压知晓率为 85.8%，治疗率为 81.0%，然而以 <140/90mmHg 为靶目标的血压控制率仅为 33.1%，以 <130/80mmHg 为靶目标的血压控制率只有 14.1%。

根据《中国肾性高血压管理指南 2016》，对于血压 >140/90mmHg 的 CKD 患者无论是否合并糖尿病，均应在生活方式调节的同时启动降压药治疗，其中 60~79 岁的老年人血压 >150/90mmHg 应开始降压药治疗，≥ 80 岁的高龄老年人血压 >150/90mmHg 可以开始降压药治疗。CKD 患者的血压控制目标为 <140/90mmHg，合并显性蛋白尿（即尿白蛋白 >300mg/24h）时血压可控制在 ≤ 130/80mmHg。根据全球肾脏病预后组织（KDIGO）指南建议，尿白蛋白 30~300mg/24h 的 CKD 患者血压控制在 ≤ 130/80mmHg（Ⅱ D 证据），尿白蛋白 >300mg/24h 的 CKD 患者血压控制在 ≤ 130/80mmHg（Ⅱ C 证据）。对于透析患者的降压目标虽然缺少高质量的循证医学证据，但根据目前的文献资料结合我国的实际情况，《中国血液透析充分性临床实践指南》建议血液透析前控制收缩压 <160mmHg（含药物治疗状态下），《中国肾性高血压管理指南 2016》建议腹膜透析患者控制血压 <140/90mmHg，年龄 >60 岁的患者血压控制目标可放宽至 150/90mmHg。KDIGO 指南建议肾移植受者控制血压 ≤ 130/80mmHg。

2. 肾性高血压患者的降压药选择　对于肾性高血压患者启动降压药治疗的目的为通过药物降低血压，延缓肾功能减退和 ESRD 的发生，预防或延缓心脑血管疾病以及心血管死亡。基本原则包括四个方面：①标准剂量开始。初始治疗采用标准降压药治疗剂量，并根据需要逐步滴定至耐受剂量。建议高龄老人降压药小剂量起始。②根据高血压分级和心血管风险分层决定单药或联合药物起始。血压轻度升高、风险分层低 - 中危的患者可以单药起始治疗；如单药使用到足量时血压仍未达标，可以考虑更换降压药种类或联合使用两种降压药；对于血压显著升高、风险分层高 - 很高危的患者，起始治疗时可联合使用两种降压药；如药物使用到足量时血压仍未达标，可以考虑使用 3 种降压药。③优先选择长效制剂。尽可能选择持续 24 小时降压的长效药物，不仅服药方便，可增强依从性，更重要的是可以有效控制夜间血压和晨峰血压，并减少心脑血管并发症发生。如使用中、短效制剂，应给药 2~3 次 /d，以实现平稳控制血压。④个体化制订治疗方案。根据患者心、脑、肾靶器官损害程度，是否伴有高尿酸血症、高钾血症、容量负荷过重等情况选择降压药种类。

据《中国肾性高血压管理指南 2016》，RAAS 抑制剂（包括 ACEI 和 ARB）、CCB（主要为二氢吡啶类 CCB）、利尿剂、β 受体拮抗剂、α 受体拮抗剂均可用于肾性高血压患者。由于肾性高血压的发生涉及多个发病机制，往往需要联合使用两种或两种以上的降压药。常用的两药联合降压治疗方案包括 ACEI/ARB+ 二氢吡啶类 CCB、ACEI/ARB+ 噻嗪类利尿剂、二氢吡啶类 CCB+ 噻嗪类利尿剂。在两药联合仍不能有效控制血压时，可采用 ACEI/ARB+CCB+ 噻嗪类利尿剂组成的三药联合方案，并根据患者的血压控制情况有针对性地加用第 4 种降压药。肾性高血压常用的降压药如表 6-19 所示。

表 6-19 肾性高血压常用的降压药

药物分类	推荐药物	剂量（起始剂量 - 总量）/mg	每天服药次数	主要不良反应	备注
RAAS 抑制剂					
ACEI	卡托普利	25~300	2~3	咳嗽、血钾升高、血管神经性水肿	CKD 患者无论是否合并糖尿病，都推荐 ACEI 和 ARB 作为优选降压药，尤其是出现蛋白尿后
	依那普利	2.5~40	2		
	贝那普利	5~40	1~2		
	培哚普利	4~8	1		
	咪达普利	2.5~10	1		
ARB	氯沙坦	25~100	1	血钾升高、血管神经性水肿	
	缬沙坦	80~160	1		
	厄贝沙坦	150~300	1		
	替米沙坦	20~80	1		
	坎地沙坦	4~32	1		
	奥美沙坦	20~40	1		
	阿利沙坦酯	240	1		

续表

药物分类	推荐药物	剂量(起始剂量-总量)/mg	每天服药次数	主要不良反应	备注
醛固酮受体拮抗剂	螺内酯	20~60	1~3	血钾升高、男性乳房发育	联用治疗难治性高血压
	依普利酮	50~100	1~2		
CCB					
二氢吡啶类CCB	硝苯地平	10~30	2~3	踝部水肿、头痛、潮红	二氢吡啶类CCB降压疗效强，尤其适用于有明显肾功能异常、单纯收缩期高血压、低肾素活性或低交感活性的高血压、合并动脉粥样硬化的高血压患者以及盐敏感性高血压
	硝苯地平控释片	30~60	1		
	硝苯地平缓释片	10~80	2		
	氨氯地平	2.5~10	1		
	左旋氨氯地平	2.5~5	1		
	非洛地平	2.5~10	2		
	非洛地平缓释片	2.5~10	1		
	拉西地平	4~8	1		
	尼卡地平	40~80	2		
	尼群地平	20~60	2~3		
非二氢吡啶类CCB	维拉帕米	80~480	2~3	房室传导阻滞、心功能抑制	
	维拉帕米缓释片	120~480	1~2		
	地尔硫䓬	90~360	1~2		
利尿剂					
噻嗪类利尿剂	氢氯噻嗪	6.25~25	1	血钾降低、血钠降低、血尿酸升高	特别适用于容量负荷过重的CKD患者
	吲达帕胺	0.625~2.5	1		
	吲达帕胺缓释片	1.5	1		
袢利尿剂	呋塞米	20~80	1~2	血钾降低	
	托拉塞米	5~10	1		
β受体拮抗剂					
选择性β受体拮抗剂	比索洛尔	2.5~10	1	支气管痉挛、心功能抑制	一般不用于单药起始治疗肾性高血压，长期使用后撤药需递减剂量，不可突然停药
	美托洛尔片	50~100	2		
	美托洛尔缓释片	47.5~190	1		
	阿替洛尔	12.5~50	1~2		
	普萘洛尔	20~90	2~3		
α、β受体拮抗剂	拉贝洛尔	200~600	2	直立性低血压、支气管痉挛	
	卡维地洛	12.5~50	2		
	阿罗洛尔	10~20	1~2		
α受体拮抗剂	哌唑嗪	1~10	2~3	直立性低血压	不作为首选
	特拉唑嗪	1~20	1~2		

但是部分临床常用的降压药在人体内主要经肾脏清除，某些药物具有肾毒性，因此为肾

性高血压患者制订给药方案时：尽量避免选用肾毒性药物；选用经肾脏清除率较低的药物；在需要使用主要经肾脏清除的药物时，需根据患者的肾功能减退程度选择合适的用药剂量和频次。接受肾脏替代治疗的患者应考虑腹膜透析、血液透析和血液滤过等对药物清除的影响，从而调整给药方案。临床常用降压药在肾性高血压治疗中的剂量调整如表 6-20 所示。

表 6-20 临床常用降压药在肾性高血压治疗中的剂量调整

药物分类	推荐药物	肾功能分级			透析
		Ccr 50~89ml/min	Ccr 29~50ml/min	Ccr ≤30ml/min	
RAAS 抑制剂					
ACEI	卡托普利	无须调整	无须调整	初始剂量减半	可经透析清除
	依那普利	30~80ml/min：起始剂量为 5~10mg，q.d.		10~30ml/min：起始剂量为 2.5~5mg，q.d.；<10ml/min：起始剂量为 2.5mg，q.d.	可经透析清除
	贝那普利	无须调整	无须调整	起始剂量为 5mg，q.d.	小部分可经透析清除
	培哚普利	Ccr ≥ 60ml/min：5mg，q.d. Ccr 30~60ml/min：2.5mg，q.d.		Ccr 15~30ml/min：2.5mg，q.o.d.	透析当天用 2.5mg
	咪达普利	无须调整	无须调整	给药剂量减半或延长给药间隔时间	可经透析清除
ARB	氯沙坦	无须调整	无须调整	无须调整	不可经透析清除
	缬沙坦	无须调整	无须调整	无须调整	不可经透析清除
	厄贝沙坦	无须调整	无须调整	无须调整	不可经透析清除
	替米沙坦	无须调整	无须调整	起始剂量：20mg，q.d.	不可经透析清除
	坎地沙坦	Ccr 15~60ml/min：8mg，q.d.；Ccr<15ml/min：尚无研究			尚无研究
	奥美沙坦	无须调整	无须调整	无须调整	尚无研究
醛固酮受体拮抗剂	螺内酯	无须调整	无须调整	禁用	尚无研究
CCB					
二氢吡啶类 CCB	硝苯地平	无须调整	无须调整	无须调整	不可经透析清除
	氨氯地平	无须调整	无须调整	无须调整	不可经透析清除
	非洛地平	无须调整	无须调整	慎用	不可经透析清除
	拉西地平	无须调整	无须调整	无须调整	尚无研究
	尼卡地平	无须调整	无须调整	无须调整	不可经透析清除
	尼群地平	无须调整	无须调整	无须调整	尚无研究
非二氢吡啶类 CCB	维拉帕米	无须调整	无须调整	无须调整	尚无研究
	地尔硫䓬	无须调整	无须调整	无须调整	尚无研究

续表

药物分类	推荐药物	肾功能分级 Ccr 50~89ml/min	肾功能分级 Ccr 29~50ml/min	肾功能分级 Ccr ≤ 30ml/min	透析
利尿剂					
噻嗪类利尿剂	氢氯噻嗪	无须调整	无须调整	无须调整	尚无研究
	吲达帕胺	尚无研究	尚无研究	尚无研究	尚无研究
袢利尿剂	呋塞米	增加剂量	增加剂量	增加剂量	不可经透析清除
	托拉塞米	起始剂量 20mg	起始剂量 20mg	起始剂量 20mg	不可经透析清除
β 受体拮抗剂					
选择性 β 受体拮抗剂	比索洛尔	无须调整	无须调整	Ccr<20ml/min：每日剂量不得超过 10mg	尚无研究
	美托洛尔	无须调整	无须调整	无须调整	尚无研究
	阿替洛尔	无须调整	无须调整	Ccr<15ml/min，每天 25mg	可经透析清除
	普萘洛尔	无须调整	无须调整	无须调整	不可经透析清除
α、β 受体拮抗剂	拉贝洛尔	无须调整	无须调整	无须调整	不可经透析清除
	卡维地洛	尚无研究	尚无研究	尚无研究	尚无研究
	阿罗洛尔	尚无研究	尚无研究	尚无研究	尚无研究
α 受体拮抗剂	哌唑嗪	无须调整	无须调整	无须调整	尚无研究

（三）本患者用药合理性

患者为肾性高血压，高血压 10 年余，估算的肌酐清除率为 17.12ml/min，尿微量白蛋白 679mg/L，24 小时尿总蛋白 964mg/24h，本次入院前使用缬沙坦单药控制血压效果不佳，入院后根据患者的既往用药史以及临床症状，选择 ARB（厄贝沙坦）联合 CCB（硝苯地平）、β 受体拮抗剂（卡维地洛）三联降压治疗合理。根据表 6-20 的推荐，肾功能损伤的患者使用厄贝沙坦、硝苯地平以及卡维地洛均无须调整剂量，患者所使用的剂量以及频次均合理。

案例 6-3-3　冠状动脉粥样硬化心脏病合并肾功能不全用药案例分析

（一）案例简介

患者，女性，70 岁，6 年前出现活动后胸闷，伴左肩部疼痛，1 年前出现胸压榨性疼痛伴气促，行经皮冠脉介入术（PCI），出院后长期服用阿司匹林和氯吡格雷抗血小板聚集，培哚普利抗心肌重构，美托洛尔控制心室率，瑞舒伐他汀调脂、稳定斑块，近半个月因再次感到胸部疼痛并四肢乏力入院。

体格检查　T 36.5℃，P 70 次 /min，R 20 次 /min，BP 122/80mmHg。身高 154cm，体重 53kg，体重指数 22.35kg/m^2。心律齐，心音正常，各瓣膜区未闻及心脏杂音，双肺呼吸音清，

未闻及明显干湿性啰音,双下肢无水肿。

实验室检查 血常规:血红蛋白 103g/L;肾功能:肌酐 117μmol/L,尿酸 491μmol/L,尿素氮 8.04mmol/L;肝功能:白蛋白 36.1g/L;血脂:低密度脂蛋白胆固醇 1.89mmol/L,甘油三酯 1.99mmol/L;N 末端脑钠肽 613.98pg/mL。

其他辅助检查 冠脉造影:冠心病,左主干 + 三支病变,PCI 术后,支架内再狭窄;左主干管壁不规则;第一对角支 70% 闭塞,弥漫性狭窄;回旋支远段,弥漫性狭窄 100%,第一钝缘支狭窄 50%~60%,第二钝缘支局限性狭窄 90%;右后降支弥漫性狭窄 80%。

诊断 冠心病,陈旧性心肌梗死,PCI 术后,慢性肾功能不全。

诊疗经过 入院后根据既往病史、症状及体征,给予抗血小板聚集、控制心室率、调脂等对症支持治疗。

主要治疗处方

阿司匹林肠溶片 100mg p.o. q.d.

氯吡格雷片 75mg p.o. q.d.

阿托伐他汀片 20mg p.o. q.d.

美托洛尔缓释片 47.5mg p.o. q.d.

培哚普利片 4mg p.o. q.d.

(二)用药分析

1. 冠心病合并肾功能不全患者的治疗原则 冠心病与 CKD 两种疾病并行并存,CKD 是冠心病患者死亡的独立危险因素,超过 1/3 的急性冠脉综合征(ACS)患者合并 CKD,eGFR 低的 ACS 患者胸痛症状不典型,诊断困难,且由于该类患者高缺血风险与高出血风险并存,药物选择需更加谨慎。建议所有患者通过 eGFR 评估肾功能,如有指征需作适当的剂量调整。

2. 冠心病合并肾功能不全患者的用药选择 KDIGO 临床实践指南中明确提出当出现缺血性心脏病时,不可因并存 CKD 而使处理力度不够。CKD 合并冠心病患者的合理药物治疗包括三方面:

(1)抗栓药物治疗:包括溶栓、抗凝和抗血小板药物治疗。

1)溶栓药物:尽管直接 PCI 是 ST 段抬高心肌梗死(STEMI)患者优先选择的再灌注策略,但 2017 年 ESC STEMI 指南推荐预估 PCI 不能在 120 分钟内开始,而从诊断 STEMI 到注射溶栓药物最大延迟时间小于 10 分钟,推荐使用溶栓药物,如阿替普酶、替奈普酶、瑞替普酶等,CKD 不是 STEMI 溶栓的禁忌证。溶栓药物在不同肾功能患者中的剂量调整如表 6-21 所示。

表 6-21 STEMI 合并 CKD 患者溶栓药物用量用法

药物名称	溶栓方法	CKD 分期		
		CKD 1~3 期 eGFR≥30ml/(min·1.73m²)	CKD 4 期 eGFR 15~30ml/(min·1.73m²)	CKD 5 期 eGFR<15ml/(min·1.73m²)
阿替普酶	全量给药法：静脉注射 15mg 后，0.75mg/kg 在 30 分钟内持续静脉滴注(最大剂量不超过 50mg)，继之 0.5mg/kg 于 60 分钟持续静脉滴注(最大剂量不超过 35mg)	无须调整	无须调整	无须调整
替奈普酶	30~50mg 溶于 10ml 生理盐水中静脉注射(如体重<60kg，剂量为 30mg，体重每增加 10kg，剂量增加 5mg，最大剂量为 50mg)	无须调整	无须调整	无须调整
尿激酶	150 万 IU 溶于 100ml 生理盐水，30~60 分钟内静脉滴入	无须调整	无须调整	无须调整
重组人尿激酶原	20mg 溶于 10ml 生理盐水，3 分钟内静脉注射，继以 30mg 溶于 90ml 生理盐水，30 分钟内静脉滴注完毕	无须调整	无须调整	无须调整

2)抗凝和抗血小板治疗：抗凝治疗是为了抑制凝血酶的生成和 / 或活化，减少血栓事件的发生，抗凝联合抗血小板治疗比任何单一治疗都更有效。抗凝药物包括普通肝素、依诺肝素、磺达肝癸钠、比伐芦定等。阿司匹林是抗血小板治疗的基石，如无禁忌证，无论采用何种治疗策略，所有患者均应口服阿司匹林并以 75~100mg/d 的维持剂量长期服用；除非有极高出血风险等禁忌证，否则应在阿司匹林基础上联合应用 1 种 P2Y12 受体抑制剂，如氯吡格雷或替格瑞洛，并维持至少 12 个月，根据患者的具体情况可选择性缩短或延长双联抗血小板药物的时间。尽管多数抗凝药物在肾功能不全时可能需要调整剂量，但通常无须根据肾功能调整抗血小板药物的剂量，在 CKD 5 期的患者中 P2Y12 抑制剂的安全性和疗效的研究数据不够充分，因此在使用时需谨慎权衡出血风险。CKD 患者使用抗凝及抗血小板药物的剂量见表 6-22。

(2)抗缺血治疗

1)β 受体拮抗剂：存在持续缺血症状的非 ST 段抬高型急性冠状动脉综合征(NSTE-ACS)，如无禁忌证，推荐早期使用(24 小时内)β 受体拮抗剂，并建议继续长期使用，争取达到目标静息心率 55~60 次 /min。临床常用的 β 受体拮抗剂在合并 CKD 时的用药剂量调整如表 6-23 所示。

表 6-22　CKD 患者使用抗凝及抗血小板药物的推荐剂量

药物名称	肾功能分级		
	肾功能正常或 CKD 1~3 期 eGFR≥30ml/(min·1.73m^2)	CKD 4 期 eGFR 15~30ml/(min·1.73m^2)	CKD 5 期 eGFR<15ml/(min·1.73m^2)
阿司匹林	负荷量 150~300mg，p.o.，维持剂量 75~100mg/d	无须调整	无须调整
氯吡格雷	负荷量 300~600mg，p.o.，维持剂量 75mg/d	无须调整	尚无研究
替格瑞洛	负荷量 180mg，p.o.，维持剂量 90mg，b.i.d.	无须调整	不推荐
普拉格雷	负荷量 60mg，p.o.，维持剂量 10mg/d	无须调整	不推荐
依诺肝素	1mg/kg，i.h. b.i.d.；年龄≥75 岁的患者，0.75mg/kg，i.h. b.i.d.	1mg/kg i.h. q.d.	不推荐
普通肝素	冠状动脉造影前：弹丸式静脉注射 60~70IU/kg（最大 5 000IU），随后静脉滴注 12~15IU/(kg·h)，最大剂量 1 000IU，控制 APTT 为 1.5~2.5 倍参考值。 PCI 治疗期间：静脉注射 70~100IU/kg（联合使用 GP Ⅱ$_b$/Ⅲ$_a$ 受体拮抗剂时剂量调整为 50~70IU/kg）	无须调整	无须调整
磺达肝癸钠	2.5mg i.h. q.d.	eGFR < 20ml/(min·1.73m^2）或透析时不推荐	不推荐
比伐芦定	弹丸式静脉注射 0.75mg/kg，静脉滴注 1.75mg/(kg·h)；若 eGFR 30~60ml/(min·1.73m^2)，静脉滴注剂量减至 1.4mg/(kg·h)	不推荐	不推荐
阿昔单抗	弹丸式静脉注射 0.25mg/kg，随后静脉滴注 0.125μg/(kg·min)（最大 10μg/min）	密切关注出血风险	密切关注出血风险
依替巴肽	弹丸式静脉注射 180μg/kg，随后 2.0μg/(kg·min) 静脉滴注 18 小时，若 eGFR<50ml/(min·1.73m^2)，静脉滴注剂量减至 1.0μg/(kg·min)	不推荐	不推荐
替罗非班	弹丸式静脉注射 25μg/kg，随后 0.15μg/(kg·min) 静脉滴注	静脉滴注速度减少 50%	不推荐

表 6-23　临床常用的 β 受体拮抗剂在合并肾功能不全时的用药剂量

药物分类	推荐药物	肾功能分级			透析
		Ccr 50~90ml/min	Ccr 30~50ml/min	Ccr <30ml/min	
选择性 β 受体拮抗剂	比索洛尔	无须调整	无须调整	<20ml/min：每天剂量不得超过 10mg	尚无研究
	美托洛尔	无须调整	无须调整	无须调整	尚无研究
	阿替洛尔	无须调整	30~35ml/min：每天 50mg	15~30ml/min：每天 50mg；<15ml/min：每天 25mg	可经透析清除
	普萘洛尔	无须调整	无须调整	无须调整	不可经透析清除
α、β 受体拮抗剂	拉贝洛尔	无须调整	无须调整	无须调整	不可经透析清除
	卡维地洛	尚无研究	无须调整	无须调整	无须调整
	阿罗洛尔	尚无研究	无须调整	无须调整	无须调整

2）ACEI 和 ARB：所有左室射血分数（LVEF）<40% 的冠心病患者，以及原发性高血压、糖尿病或稳定的冠心病患者，如无禁忌证，应开始并长期持续使用 ACEI，对于 ACEI 不耐受的患者可使用 ARB。血肌酐<1.4mg/dl、血钾<5.5mmol/L 的 CKD 患者可以考虑一直使用 ACEI 和 ARB。临床常用的 ACEI 和 ARB 在合并 CKD 时的用药剂量调整如表 6-24 所示。

表 6-24　临床常用的 ACEI 和 ARB 在合并 CKD 时的用药剂量

药物分类	推荐药物	肾功能分级（Ccr ml/min）			透析
		Ccr 50~90ml/min	Ccr 30~50ml/min	Ccr<30ml/min	
ACEI	卡托普利	无须调整		初始剂量减半	可经透析清除
	依那普利	30~80ml/min：起始剂量为每天 5~10mg		10~30ml/min：起始剂量为 2.5~5mg，q.d. <10ml/min：起始剂量为 2.5mg，q.d.	可经透析清除
	贝那普利	无须调整	无须调整	起始剂量为 5mg，q.d.	小部分可经透析清除
	培哚普利	≥60ml/min：5mg，q.d. 30~60ml/min：2.5mg，q.d.		15~30ml/min：2.5mg，q.o.d.	透析当天用 2.5mg
	咪达普利	无须调整	无须调整	剂量减半给药或延长给药间隔时间	可经透析清除
ARB	氯沙坦	无须调整	无须调整	无须调整	不可经透析清除
	缬沙坦	无须调整	无须调整	无须调整	不可经透析清除
	厄贝沙坦	无须调整	无须调整	无须调整	不可经透析清除

续表

药物分类	推荐药物	肾功能分级(Ccr ml/min)			透析
		Ccr 50~90ml/min	Ccr 30~50ml/min	Ccr<30ml/min	
ARB	替米沙坦	无须调整	无须调整	起始剂量为 20mg,q.d.	不可经透析清除
	坎地沙坦	15~60ml/min:8mg,q.d.;<15ml/min:尚无研究			尚无研究
	奥美沙坦	无须调整	无须调整	无须调整	尚无研究

(3) 调脂治疗:对于冠心病患者,即使低密度脂蛋白水平并非很高,仍有使用他汀类药物的指征。由于阿托伐他汀和氟伐他汀主要通过肝脏代谢,<5% 的药物经肾脏排泄,所以当 eGFR 下降时不需要调整剂量;但普伐他汀、辛伐他汀及瑞舒伐他汀经过肾脏排泄,会在 CKD 患者体内蓄积,因此 CKD 3~5 期患者剂量减半。

(三) 本患者用药合理性

患者为 PCI 术后,CKD 3 期[eGFR 32.98ml/(min·1.73m^2)],因再次出现胸痛症状入院,入院后予以抗血小板(阿司匹林联合氯吡格雷)、调脂(阿托伐他汀)、抗心肌缺血(美托洛尔、培哚普利)对症治疗,药物选择符合指南推荐。阿司匹林和氯吡格雷对于 CKD 患者无须调整剂量;阿托伐他汀以及美托洛尔均约 5% 经肾脏排泄,对于 CKD 3 期的患者同样无须调整剂量;培哚普利为 ACEI 类药物,患者血肌酐<1.4mg/dl,血钾<5.5mmol/L,用法用量合理。

案例 6-3-4 心力衰竭合并肾功能不全用药案例分析

(一) 案例简介

男性,86 岁,患者反复胸闷、气促 3 年余,诊断为风湿性心脏病,二尖瓣轻度狭窄并重度反流,长期使用地高辛、美托洛尔等治疗,10 天前因双下肢水肿,胸闷、气促加重伴头晕入院。自发病以来,患者小便减少,排便困难,少食。

体格检查 T 36.7 ℃,P 75 次 /min,R 20 次 /min,BP 130/75mmHg,身高 175cm,体重 80kg,体重指数 26.1kg/m^2。心浊音界扩大,心律齐,双肺听诊呼吸音稍粗,可闻及明显湿性啰音,双下肢水肿。

实验室检查 血常规:血红蛋白 120g/L;肾功能:肌酐 124μmol/L,尿酸 500μmol/L,尿素氮 10.67mmol/L;肝功能:白蛋白 41.9g/L;血脂:低密度脂蛋白胆固醇 1.49mmol/L,甘油三酯 1.73mmol/L;N 末端脑钠肽 4 307.52pg/mL。

其他辅助检查 心脏彩超:左房 52mm × 53mm × 69mm,左室内径 57mm,右房 48mm,右室 36mm,左室射血分数 27%,风湿性心脏病,二尖瓣轻度狭窄并重度反流;全心增大;左室肥厚;三尖瓣中度反流;主动脉瓣轻度反流。

诊断 风湿性心脏病：二尖瓣轻度狭窄并重度反流、心脏扩大、心功能不全（NYHA 分级 Ⅲ级）；慢性肾功能不全。

诊疗经过 入院后根据既往病史、症状及体征，给予护心、抗心肌重塑、利尿等对症支持治疗。

主要治疗处方

缬沙坦片 80mg p.o. q.d.

美托洛尔缓释片 47.5mg p.o. q.d.

地高辛片 0.125mg p.o. q.d.

螺内酯片 40mg p.o. q.d.

呋塞米片 40mg p.o. q.d.

（二）用药分析

1. **心力衰竭的流行病学** 心力衰竭（简称心衰）是多种原因导致的心脏结构和 / 或功能的异常改变，使心室收缩和 / 或舒张功能发生障碍，从而引起的一组复杂临床综合征，主要表现为呼吸困难、疲乏和液体潴留（肺淤血、体循环淤血及外周水肿）等，根据左心射血分数（left ventricular ejection fraction，LVEF）可分为射血分数降低的心衰（heart failure with reduced ejection fraction，HFrEF，LVEF<40%）、射血分数保留的心衰（heart failure with preserved ejection fraction，HFpEF，LVEF ≥ 50%）和射血分数中间值的心衰（heart failure with mild-range ejection fraction，HFmrEF，LVEF 40%~49%）。纽约心脏协会（New York Heart Association，NYHA）心功能分级是临床常用的心功能评估方法，常用于评价患者的症状随病程或治疗而发生的变化。

发达国家的心衰患病率为 1.5%~2.0%，≥ 70 岁的人群患病率 ≥ 10%。我国的流行病学调查结果显示，35~74 岁人群的心衰患病率约为 0.9%，但随着我国人口老龄化加剧，冠心病、糖尿病等慢性病的发病率逐渐上升，心衰的患病率呈持续升高趋势。心衰是各种心脏疾病的严重表现或晚期阶段，因此具有较高的死亡率和再住院率，其中左心衰竭、心律失常和心脏性猝死是导致患者死亡的主要原因。

心衰与 CKD 常合并存在，而合并肾功能不全的心衰患者预后更差，临床诊断心衰最常用的生物标志物钠尿肽［B 型钠尿肽（B-type natriuretic peptide，BNP）或 N 末端 B 型钠尿肽原（N-terminal pro-BNP，NT-proBNP）］虽然可对患者的病情程度及预后进行评估，但该指标受到肾功能的影响，如对于肾功能正常的患者 NT-proBNP<300ng/L 时可排除急性心衰，但对于肾功能不全的患者 NT-proBNP>1 200ng/L 才能考虑存在急性心衰。心衰合并 CKD 患者的治疗应同时兼顾心脏和肾脏。心衰患者应用的利尿剂或其他损害肾功能的药物（如对比剂、非甾体抗炎药等）可能会导致患者在住院期间出现肾功能恶化，此外，心衰患者常用的一些治疗药物如地高辛等在肾功能损害时可能会发生蓄积，使患者的中毒风险升高。因此，在制订心衰合并 CKD 患者的治疗方案时需综合衡量治疗对患者心功能和肾功能的影响。

2. **心力衰竭的治疗药物选择** 慢性心衰患者的治疗目标是改善临床症状和生活质量，预防或逆转心脏重构，减少再住院，降低死亡率。因此一般治疗药物主要包括利尿剂、RAAS 抑制剂、β 受体拮抗剂、醛固酮受体拮抗剂以及洋地黄类药物等。研究证实在没有临床禁忌证时，在使用 ACEI/ARB、β 受体拮抗剂的基础上加用醛固酮受体拮抗剂，可使 NYHA 心功能Ⅱ～Ⅳ级的 HFrEF 患者获益，降低全因死亡、心血管死亡、猝死和心衰住院风险。慢性心衰患者的常见治疗药物见表 6-25。

表 6-25 慢性心衰患者的常见治疗药物

药物分类	推荐药物	起始剂量 /mg	目标或最大剂量 /mg	推荐
利尿剂				
袢利尿剂	呋塞米	20~40mg，q.d.	120~160mg/d	明显液体潴留时首选
	布美他尼	0.5~1mg，q.d.	6~8mg/d	
	托拉塞米	10mg，q.d.	100mg/d	
噻嗪类利尿剂	氢氯噻嗪	12.5~25mg，q.d. 或 b.i.d.	100mg/d	轻度液体潴留、伴高血压且肾功能正常的患者
	吲达帕胺	2.5mg，q.d.	5mg/d	
保钾利尿剂	阿米洛利	2.5mg[a]/5mg[b]，q.d.	20mg/d	[ab] 为与或不与 ACEI 或 ARB 合用时的剂量
	氨苯蝶啶	25mg[a]/50mg[b]，q.d.	200mg/d	
抗利尿激素 V_2 受体拮抗剂	托伐普坦	7.5~15mg，q.d.	30mg/d	常规利尿剂治疗效果不佳、有低钠血症或有肾功能损害倾向的患者
RAAS 抑制剂				
ACEI	卡托普利	6.25mg，t.i.d.	50mg，t.i.d.	所有 HFrEF 患者均应使用 ACEI，除非有禁忌证或不能耐受
	依那普利	2.5mg，b.i.d.	10mg，b.i.d.	
	贝那普利	2.5mg，q.d.	10~20mg，q.d.	
	培哚普利	2mg，q.d.	4~8mg，q.d.	
ARB	氯沙坦	25~50mg，q.d.	150mg，q.d.	不能耐受 ACEI 的 HFrEF 患者使用 ARB
	缬沙坦	40mg，q.d.	160mg，b.i.d.	
	坎地沙坦	4mg，q.d.	32mg，q.d.	
血管紧张素受体脑啡肽酶抑制剂（ARNI）	沙库巴曲缬沙坦	25~100mg，b.i.d.	200mg，b.i.d.	对 NYHA Ⅱ～Ⅲ级、有症状的 HFrEF 患者，若能耐受 ACEI/ARB，推荐以 ARNI 替代 ACEI/ARB

续表

药物分类	推荐药物	起始剂量 /mg	目标或最大剂量 /mg	推荐
β受体拮抗剂				
	琥珀酸美托洛尔	11.875~23.75mg，q.d.	190mg，q.d.	病情稳定的 HFrEF 患者尽早使用β受体拮抗剂，除非有禁忌或不能耐受
	酒石酸美托洛尔	6.25mg，b.i.d. 或 t.i.d.	50mg，b.i.d. 或 t.i.d.	
	比索洛尔	1.25mg，q.d.	10mg，q.d.	
	卡维地洛	3.125mg，b.i.d.	25mg，b.i.d.	
	特拉唑嗪	1mg，q.d.	20mg，q.d.	
醛固酮受体拮抗剂				
	螺内酯	10~20mg，q.d.	20~40mg，q.d.	适用于 LVEF≤35%、使用 ACEI/ARB/ARNI 和β受体拮抗剂治疗后仍有症状的患者；急性心肌梗死后 LVEF≤40%。有心衰症状或合并糖尿病者
	依普利酮	25mg，q.d.	50mg，q.d.	
其他				
窦房结 I_f 电流抑制剂	伊伐布雷定	2.5mg，b.i.d.	7.5mg，b.i.d.	NYHA 心功能Ⅱ~Ⅳ级、LVEF≤35%，使用了β受体拮抗剂或有β受体拮抗剂禁忌证而心率≥70 次 /min 的患者
洋地黄类	地高辛	0.125~0.25mg/d	目标浓度达 0.5~0.9μg/L	可降低住院风险，但对死亡率的影响是中性

以上心衰常用药物中，有些在人体内主要经肾脏清除，有些具有肾毒性，因此为合并 CKD 的心衰患者制订给药方案时：尽量避免选用肾毒性药物；选用经肾脏清除率较低的药物；在需要使用主要经肾脏清除的药物时，需根据患者的肾功能减退程度选择合适的用药剂量和频次。接受肾脏替代治疗的患者应考虑腹膜透析、血液透析和血液滤过等对药物清除的影响，从而调整给药方案。临床常用的心衰治疗药物在合并 CKD 时的用药剂量见表 6-26。

表 6-26　心衰治疗药物在合并 CKD 时的用药剂量

药物分类	推荐药物	肾功能分级			透析
		Ccr 50~90ml/min	Ccr 30~50ml/min	Ccr<30ml/min	
利尿剂					
袢利尿剂	呋塞米	增加剂量	增加剂量	增加剂量	不可经透析清除
	托拉塞米	初始剂量 20mg q.d.	初始剂量 20mg q.d.	初始剂量 20mg q.d.	不可经透析清除
噻嗪类利尿剂	氢氯噻嗪	无须调整	无须调整	无须调整	尚无研究
	吲达帕胺	尚无研究	尚无研究	尚无研究	尚无研究

续表

药物分类	推荐药物	肾功能分级			透析
		Ccr 50~90ml/min	Ccr 30~50ml/min	Ccr＜30ml/min	
保钾利尿剂	阿米洛利	禁用	禁用	禁用	禁用
抗利尿激素 V_2 受体拮抗剂	托伐普坦	无须调整	无须调整	无须调整	尚无研究
RAAS 抑制剂					
ACEI	卡托普利	尚无研究	尚无研究	尚无研究	可经透析清除
	依那普利	30~80ml/min：起始剂量为每天 5~10mg		10~30ml/min：起始剂量为 2.5~5mg，q.d. ＜10ml/min：起始剂量为 2.5mg，q.d.	可经透析清除
	贝那普利	无须调整	无须调整	起始剂量为：5mg，q.d.	小部分可经透析清除
	培哚普利	≥60ml/min：5mg，q.d.； 30~60ml/min：2.5mg，q.d.		15~30ml/min：2.5mg，q.i.d.	透析当天用 2.5mg
ARB	氯沙坦	无须调整	无须调整	无须调整	不可经透析清除
	缬沙坦	无须调整	无须调整	无须调整	不可经透析清除
	坎地沙坦	15~60ml/min：8mg，q.d.；＜15ml/min：尚无研究			尚无研究
ARNI	沙库巴曲缬沙坦	10~60ml/min：50mg，b.i.d.		＜10ml/min：禁用	不可经透析清除
β 受体拮抗剂					
	美托洛尔	无须调整	无须调整	无须调整	尚无研究
	比索洛尔	无须调整	无须调整	＜20ml/min：每日剂量不得超过 10mg	尚无研究
	卡维地洛	尚无研究	尚无研究	尚无研究	尚无研究
醛固酮受体拮抗剂					
	螺内酯	尚无研究	尚无研究	尚无研究	尚无研究
其他					
窦房结 I_f 电流抑制剂	伊伐布雷定	无须调整	无须调整	＜15ml/min：尚无研究	尚无研究
洋地黄类	地高辛	给药频次 q.d.	给药频次 q.d.	＜20ml/min：负荷剂量为 0.625mg，维持剂量为常规剂量的 25%~75%，36 小时给药 1 次。 ＜10ml/min：维持剂量为常规剂量 10%~25%，48 小时给药 1 次	不可经透析清除

(三) 本患者用药合理性

患者入院时双下肢水肿,予以利尿剂减轻容量负荷,由于患者合并 CKD,选择袢利尿剂进行利尿治疗是合理的;患者入院查血肌酐 124μmol/L,无 RAAS 抑制剂禁忌证,因此合并使用了缬沙坦,在使用缬沙坦的过程中需要监测血肌酐有无急剧升高;β 受体拮抗剂中,患者使用的美托洛尔经肾脏排泄少,在肾功能不全时无须调整剂量;由于患者在使用了以上药物的基础上,左室射血分数为 27%,且血肌酐<221μmol/L,根据指南推荐,联用了醛固酮类药物螺内酯是合理的;但患者仍有胸闷气促等症状,因此使用了洋地黄类药物地高辛控制症状,需要监测地高辛的血药浓度,避免蓄积中毒。

案例 6-3-5 心脏瓣膜病合并肾功能不全抗凝用药案例分析

(一) 案例简介

患者,女性,63 岁,因"发现肾功能不全 2 个月余"入院。患者 12 年前因"主动脉瓣膜关闭不全"曾行"主动脉瓣机械瓣膜置换术",长期服用华法林抗凝治疗,目前服用华法林剂量为 3.125mg,每天 1 次,未规律监测凝血功能。

体格检查 T 36.3 ℃,P 89 次 /min,R 19 次 /min,BP 110/65mmHg,身高 159cm,体重 58kg。

实验室检查 凝血功能:凝血酶原时间 - 国际标准化比值(PT-INR)4.37;肝功能:谷丙转氨酶(GPT)14U/L,谷草转氨酶(GOT)17U/L;肾功能:血肌酐 682μmol/L,尿酸 890μmol/L;血糖:4.81mmol/L。

入院诊断 肾功能不全(CKD 5 期);心脏瓣膜置换术后。

诊疗经过 辅助检查 PT-INR 4.37,将华法林 3.125mg,每天 1 次,调整为 2.5mg,每天 1 次,并密切监测凝血功能。

主要治疗处方

华法林 2.5mg p.o. q.d.

(二) 用药分析

1. **心脏瓣膜病合并肾功能不全患者的选药原则** 血栓栓塞是心脏瓣膜病最严重的并发症,抗凝治疗可使栓塞事件的发生率显著下降。机械瓣膜置换术后患者需要终身抗凝,目前机械瓣膜置换术后口服抗凝治疗中华法林是唯一的选择。华法林是香豆素类抗凝药的一种,通过抑制维生素 K 氧化还原酶,引起凝血因子Ⅱ、Ⅶ、Ⅸ、Ⅹ合成的减少发挥抗凝作用。由于华法林个体差异大,受多种药物和食物影响,服用华法林患者应定期监测 PT-INR。美国心脏病协会在其瓣膜疾病的外科治疗指南中建议,主动脉瓣位使用双叶瓣或 Medtronic-Hall

瓣的患者，其 PT-INR 应保持在 2.0~3.0；使用其他倾碟瓣或球笼瓣的患者，其 PT-INR 应保持在 2.5~3.5。所有二尖瓣位使用机械瓣的患者，无论瓣膜种类，PT-INR 应保持在 2.5~3.5。主动脉瓣位使用机械瓣的患者，如果有高危因素，如有血栓史、心房颤动、高凝状态或左心室功能不良等 PT-INR 亦应达 2.5~3.5。

日本和中国台湾学者研究发现如果按照美国心脏病协会的建议值进行抗凝治疗，出血的发生率将明显升高。对于使用人工机械瓣的中国人，如果为单纯主动脉瓣，PT-INR 应该保持在 1.8~2.3；如果是单纯二尖瓣或主动脉瓣加二尖瓣，PT-INR 应该保持在 1.8~2.5；如果有三尖瓣人工机械瓣，PT-INR 应该保持在 2.0~2.5。患者使用生物瓣但合并房颤，或者无瓣膜病单纯房颤，其 PT-INR 应该保持在 1.8~2.3。没有房颤的患者，使用生物瓣，或者在二尖瓣、三尖瓣位植入瓣膜成形环，手术后半年内必须进行华法林抗凝治疗，PT-INR 应该保持在 1.5~2.0。接受全腔 - 肺动脉吻合手术的患者，手术后前 3 个月应该进行华法林抗凝治疗，PT-INR 应该保持在 1.8~2.3。目前不同医院对于合并不同疾病、不同部位人工瓣膜置换术后的患者抗凝治疗目标 PT-INR 不尽相同。

2. **心脏瓣膜病合并肾功能不全患者的用药选择** 华法林主要经肝脏代谢、肾脏排泄（很少部分进入胆汁），极少量以原型从尿排出，再加上华法林有特异性的药效动力学监测指标 PT-INR，因此华法林可以用于合并肾功能不全包括严重肾功能不全的心脏瓣膜病患者。需要注意的是，肾脏作为重要的排泄器官，肾功能不全可引起药物蓄积；肾功能不全可影响血浆蛋白的结合，升高游离药物浓度；肾功能不全，特别是尿毒症期可出现血小板的功能障碍。如果做血透，存在反复的穿刺、血管损伤，血液与透析膜的接触和相互作用，血透时的肝素化等。肾功能不全患者，同时具有出血及血栓形成倾向。随着肌酐清除率的降低，缺血和出血的发生率都会增加。研究证实随着肌酐清除率的降低，华法林用药后出血风险大大增加，肌酐清除率小于 30ml/min 时服用华法林的出血风险较肌酐清除率大于 60ml/min 时增加 5 倍。因此，肾功能不全患者使用华法林应加强监测。

（三）本患者用药合理性

该患者 12 年前因“主动脉瓣膜关闭不全”行“主动脉瓣机械瓣膜置换术”，需终生抗凝。但患者入院时查肌酐 682μmol/L，属于肾功能不全（CKD 5 期）。机械瓣膜置换术后口服抗凝治疗药物华法林是唯一选择，华法林可用于合并严重肾功能不全的心脏瓣膜病患者，患者选用华法林抗凝，选药合理。入院时辅助检查 PT-INR 4.37，高于目标值，将华法林 3.125mg 每天 1 次调整为 2.5mg 每天 1 次，并密切监测凝血功能，华法林的用法用量合理。

案例 6-3-6　心房颤动合并肾功能不全时口服抗凝药案例分析

(一) 案例简介

患者,男,69 岁,因“反复心悸 2 周”入院。患者 2 周前无明显诱因出现胸闷心悸,当地医院就诊,查心电图示心房颤动。既往有高血压病史 15 年,糖尿病病史 10 年。

体格检查　T 36.5℃,P 73 次 /min,R 20 次 /min,BP 109/61mmHg,身高 168cm,体重 76kg。

实验室检查　肝功能:GPT 23U/L,GOT 23U/L;肾功能:尿素 5.9mmol/L,肌酐 141μmol/L,尿酸 383μmol/L;血糖:7.8mmol/L。

入院诊断　心房颤动;原发性高血压(3 级,很高危);糖尿病,糖尿病肾病。

治疗经过　入院后根据既往病史、症状及体征,给予低盐低脂饮食,治疗上予以降压、降糖、护心、护胃、利尿、抗凝等对症支持治疗。

主要治疗处方

利伐沙班 15mg p.o. q.d.

(二) 用药分析

1. 心房颤动合并肾功能不全患者的选药原则　心房颤动(atrial fibrillation,AF)是临床上最常见的心律失常之一。心房颤动时由于心房失去有效收缩,并伴有快速或缓慢心室率,导致心脏功能下降,心房内附壁血栓形成。血栓脱落可致卒中及体循环栓塞,可危及生命,并严重影响患者的生命质量。据估计,截至 2016 年,全球心房颤动患者约 4 360 万例。我国心房颤动年龄校正后患病率为 0.74%,<60 岁的男性和女性患病率分别为 0.43% 和 0.44%,≥60 岁的男性和女性患病率分别为 1.83% 和 1.92%。心房颤动导致女性全因死亡率增加 2 倍,男性增加 1.5 倍。心房颤动的治疗主要包括三个方面:预防血栓栓塞、心室率控制和节律控制。无论是心室率控制还是节律控制,都必须高度关注患者的血栓栓塞风险,应根据卒中风险评估进行抗凝治疗。抗凝治疗是心房颤动管理的重要组成部分。对于心房颤动患者,包括阵发性心房颤动患者,应使用基于危险因素的方法评估卒中风险。《2019 AHA/ACC/HRS 心房颤动管理指南》对非瓣膜病心房颤动患者,推荐使用 CHA_2DS_2-VASc 评分评估患者栓塞风险,采用 HAS-BLED 评分评估患者的出血患者。CHA_2DS_2-VASc 评分男性≥2 分、女性≥3 分者需服抗凝药物;CHA_2DS_2-VASc 评分男性 1 分、女性 2 分者,在详细评估出血风险后建议口服抗凝药物治疗;无危险因素,积分 0 分者不需抗栓治疗。

2. 心房颤动合并肾功能不全患者的用药选择　33% 的心房颤动患者合并慢性肾功能不全;15%~20% 的慢性肾功能不全患者合并心房颤动。研究表明 CKD 可进一步增加心房颤动患者的卒中和出血风险。因此,在伴有 CKD 的非瓣膜性心房颤动患者中的抗凝治疗尤为重要。肾功能不全对抗凝药物治疗会产生什么影响？肾脏是重要的排泄器官，肾功能不全可引起药物蓄积；肾功能不全可影响血浆蛋白的结合，升高游离药物浓度；肾功能不全，特别是尿毒症期可出现血小板的功能障碍。如果做血透，存在反复的穿刺、血管损伤，血液与透析膜的接触和相互作用，血透时的肝素化等。肾功能不全患者，同时具有出血及血栓形成倾向。随着肌酐清除率的降低，缺血和出血的发生率都会增加。如何平衡新型口服抗凝药物在非瓣膜性心房颤动合并 CKD 患者中的出血和缺血风险？

华法林在肝脏代谢，代谢产物没有活性，代谢产物经肾排泄，肾功能不全不会引起华法林的蓄积。新型口服抗凝药不同程度地依赖肾脏清除：阿哌沙班 27%、利伐沙班 36%、达比加群酯 80%、艾多沙班 50% 经肾排泄。肾功能不全会不同程度引起新型口服抗凝药在体内的蓄积，因此中度肾功能不全时，阿哌沙班、利伐沙班、达比加群酯、艾多沙班均需调整剂量给药。利伐沙班说明书指出非瓣膜性心房颤动：利伐沙班 20mg，每天 1 次给药，与餐食同用；若肌酐清除率在 15~49ml/min，推荐利伐沙班 15mg，每天 1 次给药。达比加群酯说明书指出非瓣膜性心房颤动：达比加群酯 150mg，每天 2 次给药；若肌酐清除率在 30~50ml/min 间，推荐达比加群酯 110mg，每天 2 次给药。艾多沙班说明书指出非瓣膜性心房颤动：艾多沙班 60mg，每天 1 次给药；若肌酐清除率在 15~50ml/min，推荐艾多沙班 30mg，每天 1 次给药(见表 6-27)。左笑丛教授团队通过网状 meta 分析间接比较不同新型口服抗凝药以及剂量对心房颤动合并 CKD 患者卒中预防的有效性、安全性以及临床净效益发现：肌酐清除率大于 80ml/min 时，达比加群酯 150mg 有效性最佳，艾多沙班 30mg 安全性最佳；肌酐清除率为 50~80ml/min 时，艾多沙班 60mg 有效性最佳，艾多沙班 30mg 安全性最佳；肌酐清除率为 30~50ml/min 时，达比加群酯 150mg 有效性最佳，艾多沙班 15mg 安全性最佳。

对于严重肾功能不全患者，口服抗凝药物如何选择？四种新型口服抗凝药上市前的临床试验把严重肾功能不全患者都排除掉了。2014 年以前严重肾功能不全和透析患者的口服抗凝治疗中华法林是唯一的选择。对于严重肾功能不全和透析的患者，华法林并不是一个理想的选择，随着肾脏清除率的降低，华法林用药的出血风险增大，肌酐清除率小于 30ml/min 时，出血风险是肌酐清除率大于 60ml/min 时的大约 5 倍。华法林可以抑制抗钙化蛋白，增加血管钙化的风险。这样会进一步加剧肾功能恶化，增加不良心血管事件的发生。2018 年发表的阿哌沙班在终末期肾病的心房颤动患者中进行的临床试验发现：与华法林相比，阿哌沙班出血风险更低，5mg b.i.d. 组血栓事件和死亡风险都较华法林组降低。《2019 AHA/ACC/HRS 心房颤动管理指南》和《2020 年 ESC/EACTS 心房颤动诊断和管理指南》明确指出阿哌沙班可用于终末期肾病和透析的患者。但是，目前阿哌沙班在中国只被用于髋关节或膝关节置换术后深静脉血栓的预防，因此对于严重肾功能不全的口服抗凝治疗，目前我们还是只能选华法林(见表 6-27)。

需要特别注意的是,由于新型口服抗凝药不同程度地依赖肾脏清除,因此在用药过程中,肾功能不全会引起新型口服抗凝药在体内不同程度的蓄积,需根据患者的肾功能情况定期复查肌酐清除率,正常者可每年测定 1 次,肌酐清除率<60ml/min 时,需更加密切监测,可使用公式(肌酐清除率 ÷10)个月测定 1 次。有肾功能急剧变化者随时检测。

表 6-27　心房颤动合并肾功能不全患者的药物使用推荐

药物分类	推荐药物	肾功能分级				透析
		Ccr 50~89ml/min	Ccr 30~49ml/min	Ccr 15~29ml/min	Ccr <15ml/min	
NOAC	达比加群酯	150mg b.i.d.	110mg b.i.d.	75mg b.i.d.(国内无)	不推荐	不推荐
NOAC	利伐沙班	20mg q.d.	15mg q.d.	15mg q.d.	不推荐	不推荐
NOAC	艾多沙班	60mg q.d.	30mg q.d.	30mg q.d.	不推荐	不推荐
VKA	华法林	INR 2~3	INR 2~3	INR 2~3	INR 2~3	INR 2~3

注:NOAC,新型口服抗凝药;VKA,维生素 K 拮抗剂;q.d.,每天 1 次;b.i.d.,每天 2 次。

(三)本患者用药合理性

本患者心房颤动诊断明确,该患者 69 岁,年龄 1 分、高血压 1 分、糖尿病 1 分,CHA2DS2-VASc 评分为 3 分,有明确的抗凝指征;该患者年龄 1 分,HAS-BLED 评分为 1 分,根据《2019 AHA/ACC/HRS 心房颤动管理指南》,患者应进行抗凝治疗。患者 69 岁,身高 168cm,体重 76kg,血肌酐 141μmol/L,经计算肌酐清除率 46.8ml/min,属中度肾功能不全。应用新型口服抗凝药需调整剂量,该患者抗凝治疗方案可选用达比加群酯(110mg,每天 2 次)或利伐沙班(15mg,每天 1 次)或艾多沙班(30mg,每天 1 次),该患者选用利伐沙班(15mg,每天 1 次),选药及用法用量合理。

案例 6-3-7　肺栓塞合并肾功能不全时抗栓用药案例分析

(一)案例简介

患者,女,73 岁,因“主诉发现肾功能不全 1 个月,伴胸痛 10 天”入院,患者 1 个月前因“双下肢水肿 2 个月”至当地医院就诊,完善相关检查后考虑“肾功能不全”,予以置入血透临时管开始血液透析,每周 1 次,半月前行左侧动静脉瘘成形术,术后 5 天行血透时突发胸痛、气促,位于胸骨中段右侧,呈持续性胀痛,停止血透后胸痛缓解,自诉在家活动后气促,休息后好转,无明显胸痛,无咳嗽、咳痰,夜间可平卧,无阵发性呼吸困难。患者既往有“肺栓塞”病史 12 年,长期服用华法林片(1.25~2.5mg/d)。

体格检查　T 36.3 ℃, P 63 次 /min, R 21 次 /min, BP 150/59mmHg, 身高 150cm, 体重 58kg。

实验室检查　凝血功能：PT-INR 1.7；肝功能：GPT 14U/L, GOT 17U/L；肾功能：肌酐 568μmol/L, 尿素 18.01mmol/L, 尿酸 771μmol/L；D- 二聚体：0.89mg/L；血氧饱和度：97%。

其他辅助检查　肺动脉 CTA：双肺动脉栓塞，双肺少许慢性炎症。

入院诊断　慢性肾炎，慢性肾功能不全（CKD 5 期），肾性高血压，肾性贫血；肺栓塞。

诊疗经过　入院后根据既往病史、症状及体征，治疗上予以血液透析、床旁持续性血液滤过、改善循环、补充营养、护肾、抗凝、补钙、降压、降尿酸、改善贫血等对症支持治疗。

主要治疗处方

华法林 2.5mg p.o. q.d.

（二）用药分析

1. **肺栓塞患者合并肾功能不全患者的选药原则**　肺栓塞是由内源或外源性栓子阻塞肺动脉引起肺循环和右心功能障碍的临床综合征，包括肺血栓栓塞、脂肪栓塞、羊水栓塞、空气栓塞、肿瘤栓塞等。肺血栓栓塞症是最常见的急性肺栓塞类型，由来自静脉系统或右心的血栓阻塞肺动脉或其分支所致，以肺循环和呼吸功能障碍为主要病理生理特征和临床表现，占急性肺栓塞的绝大多数。肺栓塞治疗中，抗栓治疗对于降低患者死亡率、预防静脉血栓栓塞（VTE）再发极为重要。肺栓塞患者的抗栓药物治疗主要包括抗凝药物和溶栓药物治疗。

根据《中国急性血栓性疾病抗栓治疗共识》，所有明确诊断为急性肺栓塞且无抗凝禁忌证（亚段肺栓塞除外），需立即开始抗凝治疗（Ⅰ C）。对于高危肺栓塞患者，推荐立即静脉给予普通肝素抗凝治疗（Ⅰ C）。对于中低危肺栓塞患者，推荐低分子肝素或磺达肝癸钠序贯维生素 K 拮抗剂，也可选用新型口服抗凝药利伐沙班或达比加群酯。

根据《中国急性血栓性疾病抗栓治疗共识》，对于高危急性肺栓塞患者，推荐溶栓治疗（Ⅰ B）；对于中高危的急性肺栓塞患者严密监测以及时发现血流动力学失代偿，同时应及时行再灌注治疗（Ⅱ a B）。

2. **肺栓塞患者合并肾功能不全患者的用药选择**　肾脏是重要的排泄器官，肾功能不全可引起药物蓄积；肾功能不全可影响血浆蛋白的结合，升高游离药物浓度；肾功能不全，特别是尿毒症期可出现血小板的功能障碍。如果做血透，存在反复的穿刺、血管损伤，血液与透析膜的接触和相互作用，血透时的肝素化等。肾功能不全患者，同时具有出血及血栓形成倾向。随着肌酐清除率的降低，缺血和出血的发生率都会增加。

注射用抗凝药物普通肝素、低分子肝素以及磺达肝癸钠，肾功能不全的时候我们如何选择？普通肝素不依赖肾脏清除，肾功能不全特别是严重肾功能不全时，普通肝素是更好的选择。低分子肝素主要经肾清除，严重肾功能不全可不可以用低分子肝素？市面上的低分子肝素产品很多，不同的低分子肝素在结构不同、分子量、作用强度方面都存在差异，意大利制药公司的低分子肝素钠注射液（希弗全）和齐鲁制药的低分子肝素钠注射液（齐征）在说明书里都明确地将严重肾功能不全列为禁忌。但是依诺肝素（克赛）说明书里指出严重肾功能不全需调整剂量，治疗剂量是100U/kg，每天1次，并建议严密监测。

华法林在肝脏代谢，代谢产物没有活性，代谢产物经肾排泄，肾功能不全不会引起华法林的蓄积。新型口服抗凝药不同程度地依赖肾脏清除：阿哌沙班27%、利伐沙班36%、达比加群酯80%、艾多沙班50%经肾排泄。肾功能不全会不同程度引起新型口服抗凝药在体内的蓄积，肾功能不全患者根据血栓和出血风险，可能需要进行相应的剂量调整（见表6-28）。目前在我国，利伐沙班、达比加群酯、艾多沙班均被批准用于治疗肺栓塞。

表6-28 房颤合并肾功能不全患者的药物使用推荐

药物分类	推荐药物	肾功能分级			
		Ccr 50~89ml/min	Ccr 30~49ml/min	Ccr 15~29ml/min	Ccr＜15ml/min
溶栓药物	阿替普酶	无须调整剂量	无须调整剂量	无须调整剂量	无须调整剂量
	替奈普酶	无须调整剂量	无须调整剂量	无须调整剂量	无须调整剂量
	尿激酶	无须调整剂量	无须调整剂量	无须调整剂量	无须调整剂量
	重组人尿激酶原	无须调整剂量	无须调整剂量	无须调整剂量	无须调整剂量
注射抗凝药物	普通肝素	无须调整剂量	无须调整剂量	无须调整剂量	无须调整剂量
	依诺肝素	无须调整剂量	无须调整剂量	减半剂量	减半剂量
	磺达肝癸钠	无须调整剂量	减半剂量	不推荐	不推荐
口服抗凝药物	达比加群酯	150mg b.i.d.	若出血风险超过肺栓塞复发风险，则110mg q.d.	不推荐	不推荐
	利伐沙班	15mg b.i.d.，21天后20mg q.d.	若出血风险超过肺栓塞复发风险，则21天后15mg q.d.	不推荐	不推荐
	艾多沙班	60mg q.d.	30mg q.d.	不推荐	不推荐
	华法林	INR 2~3	INR 2~3	INR 2~3	INR 2~3

（三）本患者用药合理性

本患者入院时血流动力学稳定，肺栓塞严重指数（PESI）评分为83分（年龄73分，慢性肺部疾病10分），属于低危患者；肺栓塞严重指数简化版本（sPESI）1分，属于中危患者，无溶栓治疗指征。患者肾功能不全(CKD 5 期),华法林在肝脏代谢,代谢产物没有活性,代谢产物经肾排泄,肾功能不全不会引起华法林的蓄积,该患者选用华法林抗凝选药合理。

第四节 消化系统疾病合并慢性肾脏病

案例 6-4-1 肝硬化失代偿期合并肾功能不全用药案例分析

(一) 案例简介

患者,男性,69 岁,10 年前诊断为慢性乙型肝炎,未行抗病毒治疗;2 年前出现间断乏力间歇性加重,未予治疗。1 年前于当地疗养院体检,行腹部 B 超示:脂肪肝,脾大,脾静脉扩张。10 天前感乏力加重,同时感腹胀,休息后未缓解,收治入院。

体格检查 T 36.5 ℃,P 72 次 /min,R 20 次 /min,BP 145/85mmHg。身高 173cm,体重 71kg,体重指数 26.07kg/m^2。

实验室检查 血常规:白细胞 2.49 × 10^9/L,红细胞 2.67 × 10^{12}/L,血红蛋白 92g/L,血小板 57 × 10^9/L;肝功能:总胆红素 29.2μmo1/L,总蛋白 54g/L,白蛋白 28.6g/L;凝血功能:凝血酶原时间 17.3s,活化部分凝血酶原时间 52.9s,纤维蛋白原浓度 0.96g/L,凝血酶原活动度 51.7%,INR 1.42 ;肾功能:肌酐 268μmo1/L。

其他辅助检查 胃镜:食管 - 胃底静脉重度曲张,红色征阳性;腹部 B 超:肝硬化,门静脉内径增粗,脾大,腹水。

诊断 肝硬化失代偿期;慢性肾功能不全。

诊疗经过 入院后根据既往病史、症状及体征,给予抗乙肝病毒、保肝、利尿、补充白蛋白及营养支持等对症支持治疗。

抗病毒治疗处方

替诺福韦 300mg p.o. q.d.

(二) 用药分析

1. 肝硬化失代偿期合并肾功能不全患者的选药原则 肝硬化 CKD 定义为肝硬化患者无论肾脏有无器质性损伤(蛋白尿 / 血尿 / 超声提示肾脏异常),eGFR<60ml/(min·1.73m^2)持续 3 个月即可诊断。肝硬化诊断明确后,针对病因的治疗是关键。常规的治疗方案是干扰素或者核苷类似物(NA),但部分方案可能会加重患者肾功能损害程度,因此选择治疗方案时需要同时兼顾抗病毒疗效和肾脏安全性。

2. 肾脏病患者抗病毒药物的选择 一般而言,拉米夫定、恩替卡韦、替比夫定,以及新上市的富马酸丙酚替诺福韦被认为具有相对较好的肾脏安全性。国内外乙型肝炎相关指南均对合并肾功能不全的慢性乙型肝炎（CHB）及肝硬化患者的抗病毒治疗提出了用药建议。2015年亚太肝病学会指南指出恩替卡韦和替比夫定应作为肾功能不全及肾移植患者抗病毒治疗的一线用药。2017年欧洲肝病学会指南建议透析或肾移植的CHB患者，初治首选恩替卡韦，而富马酸丙酚替诺福韦在抗病毒初治和经治患者中都可选用。2018年美国肝脏病研究学会的指南指出对于有肾功能不全或有潜在肾脏损害风险的患者，需考虑使用富马酸丙酚替诺福韦或恩替卡韦。我国《慢性乙型肝炎防治指南（2019年版）》推荐：对于CKD患者、肾功能不全或接受肾脏替代治疗的患者，推荐恩替卡韦或丙酚替诺福韦作为一线抗HBV治疗药物，或可根据患者情况选用替比夫定进行抗病毒治疗，不建议应用阿德福韦酯或替诺福韦。阿德福韦酯和替诺福韦属于无环NA，可以在肾小管细胞内积蓄，并通过抑制线粒体DNA聚合酶使线粒体DNA含量减少，从而导致线粒体结构异常，并可能进一步导致细胞凋亡，引起近端肾小管上皮细胞功能紊乱。若应用阿德福韦酯或替诺福韦治疗，无论患者是否存在肾脏损伤的高危风险，均需定期监测血肌酐、血磷水平。除丙酚替诺福韦外，其他NA在eGFR<50ml/（min·1.73m^2）时均需调整给药剂量（表6-29）。

聚乙二醇干扰素α治疗过程中不良反应较多，其中肾毒性是其罕见但严重的不良反应。已有研究明确指出干扰素治疗可以引起局灶性节段性肾小球硬化症等肾脏改变，目前其机制尚不明确，肾功能不全被列为聚乙二醇干扰素α治疗的相对禁忌证之一。

（三）本患者用药合理性

患者CHB病史10年，期间未进行规律抗病毒治疗，目前已进展为肝硬化失代偿期，此阶段无论病毒载量高低均需长期进行抗病毒治疗。患者合并肾功能不全，eGFR约为23.14ml/min，因此该患者选用替诺福韦治疗，可能导致其肾损伤加重，建议换用恩替卡韦或替比夫定进行抗病毒治疗，同时继续其他保肝、利尿、补充白蛋白及营养支持治疗，以改善肝功能，减缓肝硬化的进展。

案例6-4-2　溃疡性结肠炎合并肾功能不全用药案例分析

（一）案例简介

患者，男性，53岁，18个月前无明显诱因出现大便次数增多，为黏液脓血便，每日4~6次，每次量不多，伴腹痛，无明显里急后重。就诊当地医院，行结肠镜检查示：溃疡性结肠炎。给予抗炎、止血、保留灌肠、营养支持等治疗，症状好转后出院。出院后间断服用柳氮磺吡啶及中草药治疗，病情反复发作，为求进一步诊治来院治疗。

体格检查　T 36.5℃，P 75次/min，R 20次/min，BP 138/80mmHg。身高170cm，体重

表 6-29 抗乙肝病毒药物在肾功能不全时的使用推荐

药物名称	CKD 1~2 期（Ccr ≥ 60ml/min）	CKD 3a 期（Ccr 45~59ml/min）	CKD 3b 期（Ccr 30~44ml/min）	CKD 4 期（Ccr 15~29ml/min）	CKD5 期（Ccr < 15ml/min）	血液透析
恩替卡韦	0.5mg q.d.p.o.	0.5mg q.d. p.o.	0.15~0.25mg q.d. p.o.	0.15~0.25mg q.d. p.o.	0.05mg q.d. p.o.	0.05mg q.d. p.o.（透析日透后给药）
阿德福韦酯	10mg q.d. p.o.	10mg q.d. p.o.	10mg q.48h.~q.72h. p.o.	10mg q.48h.~q.72h. p.o.	10mg q.72h. p.o.	10mg q.w. p.o.（透析日透后给药）
替比夫定	600mg q.d. p.o.	600mg q.d. p.o.	600mg q.d. p.o.	600mg q.72h. p.o.	600mg q.96h. p.o.	600mg q.96h. p.o.（透析日透后给药）
替诺福韦	300mg q.d. p.o.	300mg q.d. p.o.	300mg q.48h. p.o.	300mg q.72h.~q.96h. p.o.	无数据	每 3 次透析后给药 300mg p.o.
丙酚替诺福韦	25mg q.d. p.o.	25mg q.d. p.o.	25mg q.d. p.o.	25mg q.d. p.o.	25mg q.d. p.o.	25mg q.d. p.o.（透析日透后给药）
聚乙二醇干扰素 α2a	180μg q.w. i.h	180μg q.w. i.h	180μg q.w. i.h	135μg q.w. i.h	135μg q.w. i.h	135μg q.w. i.h
聚乙二醇干扰素 α2b	1.0μg/kg q.w. i.h	1.0μg/kg q.w. i.h	减量	减量	减量	减量

65kg，体重指数 22.50kg/m^2。

实验室检查　血常规：白细胞 6.56×10^9/L，红细胞 3.02×10^{12}/L，血红蛋白 100g/L，血小板 157×10^9/L；肝功能：基本正常；肾功能：肌酐 318μmol/L；大便常规：潜血（+），WBC（+），RBC（+++）；血沉：25mm/h。

其他辅助检查　结肠镜：直肠、乙状结肠黏膜充血水肿，色红，附脓性分泌物，多发出血、糜烂及溃疡，可见鲜红色血液渗出。溃疡性结肠炎（活动期）。黏膜病理：符合溃疡性结肠炎改变。

诊断　溃疡性结肠炎（直肠乙状结肠慢性、持续性中度活动期）；慢性肾功能不全。

诊疗经过　入院后根据既往病史、症状及体征，给予水杨酸类制剂口服加灌肠局部治疗以迅速控制炎症，同时给予补液、营养支持、调节肠道菌群等治疗。

主要治疗处方

全流质无渣饮食

美沙拉嗪缓释颗粒 1.0g p.o. q.i.d.

结肠宁灌肠剂　大便后 5g　保留灌肠

复方氨基酸注射液 250ml+ 丙氨酰谷氨酰氨注射液 10g i.v.gtt. q.d.

（二）用药分析

1. **溃疡性结肠炎合并肾功能不全患者的选药原则**　溃疡性结肠炎（UC）的治疗应掌握好分级、分期、分段治疗的原则。根据病情活动性的严重程度、病变累及的范围和疾病类型（复发频率、既往对治疗药物的反应、肠外表现等）制订治疗方案。治疗过程中应根据患者对治疗的反应以及对药物的耐受情况随时调整治疗方案，如活动期以控制炎症及缓解症状为主要目标。患者合并肾功能不全时，治疗药物的选择应考虑患者的肾损伤程度，进行相应的调整和优化。

2. **溃疡性结肠炎合并肾功能不全患者的用药选择**　根据《炎症性肠病诊断与治疗共识意见（2018 版）》，对于轻度 UC，可选用氨基水杨酸制剂，包括传统的柳氮磺吡啶（sulfasalazine，SASP）和其他各种不同类型的 5- 氨基水杨酸（5-aminosalicylic acid，5-ASA）制剂。SASP 疗效与 5-ASA 制剂相似，但不良反应远较 5-ASA 制剂多见。目前尚缺乏证据显示不同类型 5-ASA 制剂的疗效有差异。氨基水杨酸制剂有 13%~30% 通过尿排泄，因此轻中度肾功能不全患者使用时应监测患者的肾功能和药物不良反应，如用药期间出现肾功能恶化，应考虑由该类药物引起的中毒性肾损伤的可能。对于重度肾功能不全患者不建议使用该类药物，防止肾功能进一步恶化。

对氨基水杨酸制剂治疗无效者，特别是病变较广泛者，可改用口服全身作用激素。对于中度 UC，氨基水杨酸制剂仍是主要治疗药物，足量氨基水杨酸制剂治疗后（一般 2~4 周）症状控制不佳者，尤其是病变较广泛者，应及时改用激素。按泼尼松 0.75~1mg/(kg·d)（其他类型全身作用激素的剂量按相当于上述泼尼松剂量折算）给药。症状缓解后开始逐渐缓慢减量至停药，注意快速减量会导致早期复发。因此，患者合并肾功能不全时，应用糖皮质激素应密切监测肾功能。

对于激素无效或依赖者，可选择硫唑嘌呤（azathioprine）和 6- 巯基嘌呤（6-mercaptopurine），临床上 UC 治疗时常会将氨基水杨酸制剂与硫嘌呤类药物合用，但氨基水杨酸制剂会增加硫嘌呤类药物的骨髓抑制毒性。肾功能不全患者使用硫唑嘌呤时，药物的毒性可能随肾功能不全程度加重而增强，但仍建议按照正常剂量的下限给药，并密切监测血液系统反应，如出现血液学毒性，应进一步降低药物剂量。当激素和上述免疫抑制剂治疗无效或激素依赖或不能耐受上述药物治疗时，可考虑英夫利西单抗（infliximab，IFX）治疗。肾功能不全患者使用英夫利西单抗时暂无针对性调整剂量的证据，建议用药过程中加强肾功能监测。

对病变局限在直肠或直肠乙状结肠者，强调局部用药（病变局限在直肠用栓剂、直肠乙状结肠用灌肠剂），口服与局部用药联合应用疗效更佳。轻度远段结肠炎可视情况单独局部用药或口服和局部联合用药；中度远段结肠炎应口服和局部联合用药；对于病变广泛者口服和局部联合用药亦可提高疗效。局部用药有美沙拉秦栓剂 0.5~1.0g/ 次，1~2 次 /d；美沙拉秦灌肠剂 1~2g/ 次，1~2 次 /d。与口服水杨酸类药物类似，轻中度肾功能不全患者使用栓剂和灌肠剂时，应监测患者的肾功能和药物不良反应，对于重度肾功能不全患者不建议使用该类药物。

（三）本患者用药合理性

该患者为直乙肠状结肠慢性、持续性中度活动期，同时合并慢性肾功能不全（Ccr=20.31ml/min），既往不规律使用柳氮磺吡啶治疗，病情反复发作，用药期间未进行肾功能监测。本次入院后使用美沙拉秦颗粒联合灌肠剂治疗，同时密切监测肾功能，用药合理。规律应用美沙拉秦治疗后，患者症状腹泻及血便症状明显缓解，未出现明显的肾功能恶化。因患者需要长期应用美沙拉秦制剂，应在用药过程中规律监测肾功能。

案例 6-4-3 消化性溃疡合并肾功能不全用药案例分析

（一）案例简介

患者，男性，64 岁，10 天前无明显诱因出现乏力、纳差，活动后感头晕、眼花、耳鸣，休息后可缓解，未予治疗；5 天前上述症状加重并解柏油样便，量中等，每日 1 次，期间因不洁饮食呕吐 1 次，为胃内容物，含咖啡样物，无腹痛、腹胀、里急后重感，未服用过非甾体抗炎药及铁剂等。3 天前在当地医院给予对症治疗后上述症状无明显改善，仍间断黑便，为求进一步诊治收入院治疗。

体格检查　T 36.8℃，P 70 次 /min，R 20 次 /min，BP 128/80mmHg。身高 170cm，体重 70kg，体重指数 24.2kg/m^2。

实验室检查　血常规：白细胞 5.3×10^9/L，红细胞 2.8×10^{12}/L，血红蛋白 78g/L，血小板 177×10^9/L；肝功能：基本正常；肾功能：肌酐 301μmo1/L；凝血功能：凝血酶原时间 12.1s，活化部分凝血酶原时间 25.4s，纤维蛋白原浓度 2.46g/L，凝血酶原活动度 98.2%，INR 1.01；大便常规：潜血（–）。

其他辅助检查　胃镜：十二指肠球部前壁可见一约 0.3cm × 0.4cm 凹陷，表面白苔，周围充血；球后未见异常。镜检诊断：十二指肠球部溃疡（A2 期）；慢性浅表性胃炎（伴胆汁反流），幽门螺杆菌（Hp）+。

诊断　上消化道出血；十二指肠球部溃疡（A2 期）；慢性浅表性胃炎；贫血（中度）；慢性肾功能不全。

诊疗经过　入院后根据既往病史、症状及体征，给予止血、抑酸、补液、营养支持等治疗。

主要治疗处方

禁食

泮托拉唑粉针 40mg+0.9% 氯化钠注射液 100ml i.v.gtt. q.12h.

根除 Hp 治疗：奥美拉唑 20mg p.o. b.i.d.+ 阿莫西林 1.0g p.o. b.i.d.+ 克拉霉素 500mg p.o. b.i.d.+ 胶体酒石酸铋 220mg p.o. t.i.d.，疗程 14 天。

（二）用药分析

1. **消化性溃疡合并肾功能不全患者的选药原则**　消化性溃疡患者一般采取综合性治疗措施，目的在于缓解临床症状、促进溃疡愈合、防止溃疡复方、减少并发症。常规的治疗药物有抑制胃酸分泌的药物、胃黏膜保护剂及胃肠动力药。患者合并肾功能不全时，治疗药物的选择应考虑患者的肾损伤程度，进行相应的调整和优化。

2. **消化性溃疡合并肾功能不全患者的用药选择**　降低胃酸分泌是缓解消化性溃疡疾病症状、促进溃疡愈合的主要措施。胃内酸度的降低与溃疡愈合有直接关系，抑制胃酸的药物主要包括质子泵抑制剂（PPI）和 H_2 受体拮抗剂，PPI 是首选药物。根据《质子泵抑制剂优化应用专家共识》，不同 PPI 在肝脏代谢过程不尽相同，是导致抑酸作用呈现个体差异，甚至影响临床疗效的重要原因。由于 PPI 代谢产物均无活性，尿液中仅能检测出微量原型药物，故肾功能不全时一般无须调整剂量。部分研究显示，PPI 与间质性肾炎和 CKD 有关，长期使用 PPI 需评估患者临床获益及风险（表 6-30），但该共识并不推荐接受长期 PPI 治疗的患者使用，常规监测肾功能。

表 6-30 PPI 在肾功能不全时的剂量调整

药物名称	肾功能异常
奥美拉唑	无须调整剂量
兰索拉唑	针剂无须调整剂量，口服剂量减量至 15mg/d
泮托拉唑	剂量一般不应超过 40mg
艾司奥美拉唑	无须调整剂量
雷贝拉唑	无须调整剂量
艾普拉唑	慎用

H_2 受体拮抗剂的抑酸效果逊于 PPI，常规采用标准剂量，治疗十二指肠溃疡的疗程需要 8 周，用于治疗胃溃疡时疗程应更长。由于 H_2 受体拮抗剂主要是通过肾脏排泄，肾功能不全患者选用时需根据肌酐清除率调整给药剂量或延长给药间隔。具体剂量调整方案见表 6-31。

表 6-31 H_2 受体拮抗剂在肾功能不全时的剂量调整

药物名称	肾功能异常
法莫替丁	Ccr<50ml/min：使用推荐剂量的 50% 或延长服药间隔至 36~48 小时
雷尼替丁	Ccr<50ml/min：150mg q.d.
尼扎替丁	Ccr 20~50ml/min：活动性疾病治疗，150mg q.d.；维持治疗，150mg q.o.d.
西咪替丁	严重肾功能损害：300mg q.12h.

抗酸药亦有助于缓解消化性溃疡的腹痛、反酸等症状，促进溃疡愈合。胃黏膜保护剂可增加前列腺素合成、清除并抑制自由基、增加胃黏膜血流等作用，对于老年、巨大或复发性溃疡、难治性溃疡患者，常与抗酸、抑酸、根除 Hp 的药物合用，以提高溃疡的愈合质量和减少复发。抗酸剂和胃黏膜保护剂种类较多，对于肾功能不全患者应谨慎选择，避免使用肾脏排泄比例高的药物（表 6-32）。

表 6-32 抗酸药和胃黏膜保护剂在肾功能不全时的剂量调整

药物名称	肾功能异常
铝碳酸镁	慎用
硫糖铝	肾脏病患者可能出现铝聚集
磷酸铝	肾脏病患者可能出现铝聚集
米索前列醇	无须调整
吉法酯	尿排泄较少（12.4%）
瑞巴派特	尿排泄较少（10%）
依卡倍特	无须调整
伊索拉定	无须调整
胶体酒石酸铋	肾功能不全患者禁用

（三）本患者用药合理性

患者为十二指肠球部溃疡合并慢性浅表性胃炎及 Hp 感染，根据指南推荐首选 PPI 抑酸治疗，由于存在消化道出血，使用泮托拉唑 40mg q.12h. 用药合理。患者合并肾功能不全，根据 PPI 的药代动力学，肾功能不全时泮托拉唑无须调整剂量。在消化道出血稳定后进行四联抗 Hp 治疗，患者肌酐清除率约 21.74ml/min，为中重度肾功能不全，四联抗 Hp 治疗方案中，阿莫西林和克拉霉素均经肾脏排泄，根据药品说明书推荐剂量，阿莫西林剂量应调整为 500mg b.i.d.，克拉霉素剂量调整为 250mg b.i.d.。同时，由于胶体酒石酸铋中铋主要通过肾脏排泄，肾功能不全时可能造成铋排泄障碍，因此不推荐使用。建议患者调整抗菌药物剂量并选用三联抗 Hp 治疗方案。

案例 6-4-4　胆汁淤积性肝病合并肾功能不全用药案例分析

（一）案例简介

患者，女性，53 岁，4 个月前自行口服保健品后出现腹部不适，以上中腹部为主，呈持续性胀痛，阵发性加重，无肩部放射痛，进食后加重，腹痛与体位变化关系不明显，伴恶心，未呕吐，腹胀明显，自觉轻度烧心，无明显反酸，偶有呃逆，就诊于当地医院，给予保肝退黄药物后缓解，但症状反复发作。半个月前，患者上述不适症状加重，为进一步诊治来院就诊。平素体质良好，否认慢性疾病史，否认食物、药物过敏史，否认特殊化学品及放射线接触史，否认家族中有遗传病、传染病及类似疾病史。

体格检查　T 36.6℃，P 78 次 /min，R 20 次 /min，BP 135/75mmHg。身高 165cm，体重 55kg，体重指数 20.2kg/m^2。

实验室检查　肝功能：总胆红素 466.8μmol/L，直接胆红素 233.0μmol/L，间接胆红素 233.8μmol/L，GPT 120U/L，GOT 120U/L，γ- 谷氨酰基转移酶 365U/L，碱性磷酸酶 476U/L，总胆汁酸 115μmol/L；肾功能：尿素 7.86mmol/L，肌酐 245μmo1/L，尿酸 201μmo1/L；血脂：甘油三酯 4.44mmol/L，总胆固醇 17.44mmol/L，传染四项、凝血四项、消化道肿瘤标志物、ENA 15 项、甲状腺功能五项、病毒抗体均未见明显异常。

其他辅助检查　肝穿刺活检：肝内重度瘀胆，伴轻度肝板缺血萎缩带。

诊断　胆汁淤积性肝病；慢性肾功能不全。

诊疗经过　患者入院后给予常规保肝、退黄等对症治疗，联合阿托伐他汀降血脂治疗。

主要治疗处方

复方甘草酸苷注射液 60ml+5% 葡萄糖注射液 250ml i.v.gtt. q.d.

丁二磺酸腺苷蛋氨酸 1g+10% 葡萄糖注射液 250ml i.v.gtt. q.d.

熊去氧胆酸胶囊 250mg p.o. t.i.d.

注射用甲泼尼龙琥珀酸钠 80mg+0.9% 氯化钠注射液 100ml i.v.gtt. q.d.

非诺贝特 0.1g p.o. b.i.d.

（二）用药分析

1. 胆汁淤积性肝病合并肾功能不全患者的选药原则　胆汁淤积性肝病的治疗原则是去除病因和对症治疗。最有效的治疗是病因治疗，如手术或经内镜取结石，手术切除肿瘤；对原发性胆汁性肝硬化（PBC）和原发性硬化性胆管炎（PSC）可用熊去氧胆酸（UDCA）；对药物性和酒精性肝病及时停用有关药物和戒酒最为重要；乙型和丙型肝炎进行抗病毒治疗，自身免疫性肝炎可用皮质激素取得缓解。药物治疗的目的是改善由于胆汁淤积所致的临床症状和肝脏损伤，主要的药物有 UDCA 和 *S*- 腺苷蛋氨酸（*S*-adenosyl-L-methionine，SAMe）。由免疫机制介导的胆汁淤积者可考虑应用肾上腺糖皮质激素和免疫抑制剂，其他有前景的药物有奥贝胆酸和非诺贝特类药物。患者合并肾功能不全时，治疗药物的选择应考虑患者的肾损伤程度，进行相应的调整和优化。

2. 胆汁淤积性肝病合并肾功能不全患者的用药选择　UDCA 可用于治疗 PBC、PSC、妊娠肝内胆汁淤积症（ICP）、囊性肝纤维化、肝移植后淤胆、药物性胆汁淤积、进行性家族性肝内胆汁淤积（PFIC）和先天性肝内胆管发育不良征（Alagille syndrome，ALGS）等，一般剂量为 10~15mg/（kg·d），致死性肝内胆汁淤积综合征和先天性肝内胆管发育不良征剂量可增至 45mg/（kg·d），囊性肝纤维化剂量为 20~25mg/（kg·d）。UDCA 少量经肾脏排泄，对于合并肾功能不全的患者无须调整剂量。SAMe 可用于肝细胞性胆汁淤积、ICP 和药物性胆汁淤积。用法：初始治疗，使用注射用 SAMe，每日 0.5~1.0g，肌内或静脉注射，共 2 周。维持治疗，使用 SAMe 片剂，每日 1.0~2.0g，口服。SAMe 口服后约一半以原型从肾脏排出，故应用于肾功能异常患者时需严密监测肾功能变化，必要时进行剂量调整。部分胆汁淤积性肝病，如酒精性肝病合并胆汁淤积的重症病例、急性淤胆型肝炎、免疫介导的药物性胆汁淤积等，如果 MDF 评分 >32，且排除胃肠道出血、细菌感染等激素禁忌证，推荐使用肾上腺皮质激素治疗，可选用泼尼松龙（或泼尼松、地塞米松、布地奈德等），黄疸逐渐消退后可逐渐减量，如使用 1 周后黄疸无下降趋势甚至上升，应马上停药。患者合并肾功能不全时，应用糖皮质激素应密切监测肾功能。对于使用 UDCA 期间出现自身免疫性肝炎（AIH）的患者，小剂量硫唑嘌呤与糖皮质激素合用可减少激素的用量、增强疗效、减少不良反应。肾功能不全患者使用硫唑嘌呤时，药物的毒性可能随肾功能不全加重而增强，但仍建议按照正常剂量的下限给药，并密切监测血液系统反应，如出现血液学毒性，应进一步降低药物剂量。奥贝胆酸和非诺贝特类药物目前仅处于研究阶段，轻中度肾功能不全时非诺贝特建议从较小的起始剂量开始，然后根据对肾功能和血脂的影响进行剂量调整。

（三）本患者用药合理性

该患者属于难治性胆汁淤积性肝病，同时合并慢性肾功能不全（Ccr=20.31ml/min），前期常规保肝、退黄等对症治疗效果欠佳。通过详细询问既往用药史，考虑药物引起的药物性胆汁淤积可能性大，肝穿刺明确诊断后调整治疗方案，给予甲泼尼龙冲击治疗，同时继续使用UDCA和SAMe，并密切监测肝肾功能，用药1周后患者总胆红素下降约25%，用药2周后患者总胆红素反而较前升高，激素用药无应答，因此给予激素减量直至停药。患者使用小剂量非诺贝特0.1g b.i.d. 治疗1个月，监测血脂中甘油三酯和总胆固醇明显下降，肝脏生化学各项指标均显著下降，黄疸症状逐渐好转，期间未出现肾功能恶化，表明非诺贝特治疗效果显著。

第五节　内分泌系统疾病合并慢性肾脏病

案例 6-5-1　2型糖尿病合并肾功能不全用药案例分析

（一）案例简介

患者，男性，65岁，13年前诊断为2型糖尿病，1个月前出现双下肢水肿，当地检查尿蛋白（+++），应用利尿剂间断治疗，水肿好转，3天前再次出现水肿，收治入院。

体格检查　T 36.5℃，P 72次/min，R 19次/min，BP 112/76mmHg，身高165cm，体重71kg，体重指数26.07kg/m^2。

实验室检查　肾功能：肌酐268μmo1/L；肝功能：白蛋白29g/L，低密度脂蛋白2.79mmol/L，甘油三酯3.43mmo1/L；胰岛功能：C-肽（0分钟）3.16ng/ml，C-肽（餐后2小时）2.24ng/ml；尿常规：尿微量白蛋白422.6mg/L，蛋白（+++）；HbA1c 10.8%。

诊断　2型糖尿病，糖尿病肾病，糖尿病视网膜病变；高血压。

诊疗经过　入院后根据既往病史、症状及体征，给予低盐低脂糖尿病饮食，治疗上暂予以降糖、改善微循环、营养神经、补钙等对症支持治疗。

主要治疗处方

胰岛素泵（门冬胰岛素注射液），基础量：0.8U（7：00—22：00）、0.6U（22：00—7：00）；餐时量：6U（早、中、晚）

利格列汀片 5mg p.o. q.d.

瑞格列奈片 1mg p.o. t.i.d.

（二）用药分析

1. 糖尿病肾病患者的选药原则　糖尿病肾病（diabetic nephropathy，DN）患者的血糖控制应遵循个体化原则。血糖控制目标：糖化血红蛋白（HbA1c）不超过 7%，Ccr<60ml/min 的 CKD 患者 HbA1c ≤ 8%。对于合并 CKD 的 2 型糖尿病（T2DM）患者，应根据患者肾功能情况个体化地选择降糖药：①如果患者属于轻至中度肾功能不全（CKD 1~3a 期），应尽量选择较少经肾脏排泄的药物，优先选择具有肾功能保护作用的降糖药。2019 年美国和欧洲糖尿病学会关于 2 型糖尿病患者高血糖管理的共识推荐：合并 CKD 的 2 型糖尿病患者，使用二甲双胍后血糖不达标，且 eGFR 在合适水平，可优选钠 - 葡萄糖耦联转运体 2（SGLT2）抑制剂；如 SGLT2 抑制剂不耐受或有禁忌，宜选择胰高血糖素样肽 -1（GLP-1）受体激动剂。②如果患者属于重度肾功能不全（CKD 3b~5 期），宜采用胰岛素治疗。建议选择低血糖风险低并有利于患者自我血糖管理的胰岛素类似物。如患者拒绝接受胰岛素治疗，需选择尽可能不经肾脏排泄的口服降糖药。

2. **肾脏病患者降糖药的选择**　短期胰岛素强化治疗期间应停用胰岛素促泌剂，可继续使用二甲双胍或 α- 糖苷酶抑制剂等口服降糖药。肾功能不全的肾脏降解胰岛素能力下降，宜小剂量起始，调整剂量时宜小剂量上调，以避免低血糖发生。建议选择低血糖风险低并有利于患者自我血糖管理的胰岛素类似物。研究显示，胰岛素类似物（门冬胰岛素、地特胰岛素及德谷胰岛素）在轻至重度肾功能不全患者中的药代动力学参数较稳定。

由于药代动力学存在差异，糖尿病肾病患者对经肾脏排泄的药物或其活性代谢产物的清除能力有所下降，部分口服降糖药需要根据肾脏损害程度调整相应剂量（表 6-33）。如果口服降糖药使用不当，将会不同程度地增加低血糖或其他不良事件风险。

（三）本患者用药合理性

患者糖尿病病程 13 年，胰岛功能尚可，血糖控制差（HbA1c 10.8%），有慢性并发症，CKD 4 期（Ccr = 24.4ml/min），因此该患者选用胰岛素类似物（门冬胰岛素）持续皮下输注强化治疗及不经肾排泄的降糖药利格列汀合理。由于高糖毒性会导致 β 细胞功能恶化及 β 细胞抑制，从而可能使用胰岛素促泌剂加重 β 细胞损伤，因此不建议同时使用瑞格列奈，但可以加用二甲双胍、α- 糖苷酶抑制剂、格列酮类胰岛素增敏剂等口服降糖药中的一种或两种联合使用来减轻胰岛素抵抗、减少胰岛素用量，使空腹及餐后血糖均得到良好控制。

案例 6-5-2　甲状腺功能亢进合并肾功能不全用药案例分析

（一）案例简介

患者，女性，63 岁，2 个月前无明显诱因出现多汗、易饥、手抖、心悸，体重下降 5kg。既往高血压病史 10 年，规律服用厄贝沙坦氢氯噻嗪片降压。

表 6-33　2 型糖尿病合并肾功能不全患者的药物使用推荐

药物名称	CKD 1~2 期(Ccr ≥60ml/min)	CKD 3a 期(Ccr 45~59ml/min)	CKD 3b 期(Ccr 30~44ml/min)	CKD 4 期(Ccr 15~29ml/min)	CKD 5 期(Ccr<15ml/min)	血液透析
二甲双胍	500~2 550mg/d,分 2~3 次服用	1 500mg/d	1 000mg/d	500mg/d	禁用	禁用
格列齐特缓释片	30~120mg p.o. q.d.	减量	减量	禁用	禁用	禁用
格列齐特片	80~320mg/d,分 2 次	减量	减量	禁用	禁用	禁用
格列美脲	1~6mg p.o. q.d.	减量	禁用	禁用	禁用	禁用
格列吡嗪控释片	5~20mg p.o. q.d.	减量	减量	禁用	禁用	禁用
格列吡嗪片	2.5~30mg/d,分 2~3 次	减量	减量	禁用	禁用	禁用
格列喹酮	15~60mg p.o. t.i.d.					禁用
阿卡波糖	50~200mg p.o. t.i.d.			禁用	禁用	禁用
伏格列波糖	0.2~0.3mg p.o. t.i.d.			禁用	禁用	禁用
瑞格列奈	0.5~4mg p.o. t.i.d.					慎用
那格列奈	60~120mg p.o. t.i.d.					慎用
罗格列酮	4~8mg p.o. q.d.					未提及
吡格列酮	15~45mg p.o. q.d.					未提及
利格列汀	5mg p.o. q.d.					未提及
西格列汀	100mg p.o. q.d.	100mg p.o. q.d.	50mg p.o. q.d.	25mg p.o. q.d.	25mg p.o. q.d.	25mg p.o. q.d.
维格列汀	50mg p.o. b.i.d.	50mg p.o. b.i.d.	50mg p.o. q.d.	50mg p.o. q.d.	50mg p.o. q.d.	50mg p.o. q.d.
沙格列汀	5mg p.o. q.d.	5mg p.o. q.d.	2.5mg p.o. q.d.	2.5mg p.o. q.d.	2.5mg p.o. q.d.	2.5mg p.o. q.d.
阿格列汀	25mg p.o. q.d.	12.5mg p.o. q.d.	12.5mg q.d.	6.25mg p.o. q.d.	6.25mg p.o. q.d.	6.25mg p.o. q.d.
达格列净	5~10mg p.o. q.d.	减量	不推荐	禁用	禁用	禁用
恩格列净	10~25mg p.o. q.d.	10~25mg p.o. q.d.	不推荐	禁用	禁用	禁用
卡格列净	100~300mg p.o. q.d.	100mg p.o. q.d.	不推荐	禁用	禁用	禁用

体格检查 T 36.2℃,P 116 次 /min,R 18 次 /min,BP 139/83mmHg,身高 165cm,体重 45kg。甲状腺弥漫性肿大Ⅱ,其余无明显异常。

实验室检查 甲状腺功能:TRAb 29.14IU/L,TGAb 99.40IU/ml,TPOAb 236.91IU/ml,FT_4 58.1pmol/L,FT_3 18.24pmol/L,TSH 0.005mIU/L。肌酐 149μmol/L,其余无明显异常。

其他辅助检查 心电图提示窦性心动过速。影像学检查:甲状腺 B 超显示甲状腺弥漫性肿大。彩色多普勒血流成像(CDFI)显示腺体内彩色血流信号丰富,呈"火海"征。

诊断 甲状腺功能亢进(Graves 病);高血压(3 级,很高危)。

诊疗经过 入院后根据既往病史、症状及体征,治疗上暂予降压、控制心率及予以抗甲状腺药物等内科治疗。

主要治疗处方

甲巯咪唑片 10mg p.o. t.i.d.

普萘洛尔片 20mg p.o. t.i.d.

复合维生素 B 片 1 片 p.o. t.i.d.

厄贝沙坦氢氯噻嗪片 150mg/12.5mg p.o. q.d.

(二)用药分析

1. **甲状腺功能亢进的治疗方案** 治疗甲状腺功能亢进(简称甲亢)的方案主要有药物治疗、放射性碘治疗和手术治疗。采取何种治疗措施,需综合考虑,依据患者的具体情况、治疗方式利弊和治疗意愿而定。对于以下患者首选药物治疗:①轻、中度病情;②甲状腺轻、中度肿大;③孕妇、高龄或由于其他严重疾病不适宜手术者;④手术前和 ^{131}I 治疗前的准备;⑤手术后复发且不适宜 ^{131}I 治疗者;⑥中至重度活动的甲亢突眼。

常用治疗甲亢的硫脲类药物有:硫氧嘧啶类包括甲硫氧嘧啶(MTU)和丙硫氧嘧啶(PTU),咪唑类包括甲巯咪唑(MMI)和卡比马唑。除严重病例、甲状腺危象、妊娠早期或对 MMI 过敏的患者首选 PTU 治疗外,其他情况 MMI 应列为首选药物。甲亢治疗疗程分 3 个阶段:初始阶段、减量阶段、维持阶段。

(1)初始阶段:MMI 起始剂量为 20~40mg/d,每天 1 次或 2 次口服。起始剂量也可参照患者的 FT_4 水平:如超过参考值上限 1.0~1.5 倍,给药 5~10mg/d;1.5~2.0 倍,给药 10~20mg/d;2.0~3.0 倍,给药 30~40mg/d。PTU 起始剂量为 300mg/d,视病情轻重给药 150~400mg/d,最大量 600mg/d,分次口服。

(2)减量阶段:当症状好转、甲状腺功能接近正常时可逐步减少药物用量。在减量过程中,每 2~4 周随访 1 次,每次减少 MMI 5mg 或者 PTU 50mg,不宜减量过快,此阶段需 2~3 个月。

(3)维持阶段:MMI 5~10mg/d,PTU 50~100mg/d,每 2 个月复查甲状腺功能,为期

1~2 年。

2. **肾功能不全患者抗甲状腺药物的选择**　肾功能减退时容易造成药物及其代谢物在体内蓄积，肾功能不全患者用药剂量应进行个体化调整，具体调整方案见表 6-34。

表 6-34　常见抗甲状腺药物在肾功能不全时的剂量调整

药物名称	肾功能正常	CKD 1~3 期 *	CKD 4 期 *	CKD 5 期 *
甲巯咪唑	5~40mg/d，每天分 1 次或 2 次口服	5~40mg/d，每天 1 次或 2 次口服	缺乏数据，建议个体化调整，给药剂量应尽可能低	缺乏数据，建议个体化调整，给药剂量应尽可能低
丙硫氧嘧啶	300~600mg/d，分 3~4 次口服	剂量应减少至 25%*	剂量应减少 50%	剂量应减少 50%
卡比马唑	15~60mg/d，分 2~3 次口服	减量应用 *	减量应用	减量应用

注：* 参考各药品说明书。

（三）本患者用药合理性

患者 FT_4 58.1pmol/L，超过 2 倍参考值上限，根据指南推荐可选择甲巯咪唑 30~40mg/d，分次口服。患者肾功能不全 eGFR 24.19ml/min，属于 CKD 4 期，目前在肾功能受损患者中缺乏甲巯咪唑药代动力学数据，因此建议在严密监测下使用。

案例 6-5-3　骨质疏松症合并肾功能不全用药案例分析

（一）案例简介

患者，女性，65 岁，腰部和背部疼痛 3 个月，身高较前变矮 1 年就诊。

体格检查　T 36.3 ℃，P 65 次 /min，R 20 次 /min，BP 121/77mmHg。身高 159cm，体重 68kg，BMI 26.89kg/m^2。

实验室检查　血钙 2.35mmol/L，血磷 1.08mmol/L，25- 羟维生素 D 15.67ng/ml，甲状旁腺素 22.41pg/ml，肌酐 178μmol/L，测定腰椎正位 L_1~L_4 骨密度（双能）T 值 –3.9，股骨颈 T 值 –3.6。

诊断　绝经后骨质疏松症；慢性肾功能不全 CKD 4 期。

诊疗经过　入院后根据既往病史、症状及体征，治疗上暂予补钙及抗骨质疏松等内科治疗。

主要治疗处方

维生素 D 钙咀嚼片 1 500mg p.o. q.d.

阿法骨化醇 0.5μg p.o. q.d.

鲑降钙素注射液 50IU i.h. q.d.

阿仑膦酸钠片 70mg p.o. q.w.

(二) 用药分析

骨质疏松症的防治措施主要包括基础措施(调整生活方式和骨健康基本补充剂)、药物干预和康复治疗。骨健康基本补充剂维生素 D 用于骨质疏松症防治时,剂量为 800~1 200IU/d,额外补充元素钙 500~600mg/d。对于以下患者需给予抗骨质疏松症药物治疗:①经骨密度检查确诊为骨质疏松症的患者;②已经发生过椎体和髋部等部位脆性骨折的患者;③骨量减少且具有高骨折风险的患者。药物的选择由骨折部位、抗骨折作用谱、副作用和成本等多因素决定。

1. **抗骨质疏松症患者的选药原则** 骨折风险预测简易工具(FRAX)预测的髋部骨折概率 ≥ 3% 或任何主要骨质疏松性骨折概率 ≥ 20% 时,为骨质疏松性骨折高风险;10%~20% 时,为骨质疏松性骨折中风险;<10% 时,为骨质疏松性骨折低风险。

(1) 口服药物治疗:对低、中度骨折风险者(如年轻的绝经后妇女、骨密度水平较低但无骨折史患者)首选口服药物治疗。老年骨质疏松症患者,推荐双膦酸类药物作为骨质疏松症治疗药物。

(2) 注射制剂:对口服不能耐受、禁忌、依从性欠佳及高骨折风险者(如多发椎体骨折或髋部骨折的老年患者、骨密度极低的患者)可考虑使用注射制剂(如唑来膦酸、特立帕肽或地舒单抗等)。

(3) 甲状旁腺素类似物:对于椎体或非椎体骨折高风险且骨吸收抑制剂(双膦酸盐等)疗效不佳、禁忌或不耐受的老年骨质疏松症患者,可选用甲状旁腺素类似物,以提高骨密度及降低骨折风险。

2. **肾功能不全的骨质疏松患者的用药选择** 老年骨质疏松症患者多合并肝肾代偿功能减弱、心脑血管疾病、胃肠功能减低等疾病,对于肾功能异常的患者,应慎用此类药物或酌情减少药物剂量,见表 6-35。

表 6-35 常见抗骨质疏松症药物在肾功能不全时的剂量调整

药物名称	正常肾功能	CKD 1~3 期	CKD 4 期	CKD 5 期
阿仑膦酸钠	70mg p.o. q.w. 或 10mg p.o. q.d.	同正常肾功能	70mg p.o. q.o.w.*	70mg p.o. q.o.w.*
利塞膦酸钠	35mg p.o. q.w. 或 5mg p.o. q.d.	同正常肾功能	35mg p.o. q.o.w.*	35mg p.o. q.o.w. 或 2.5mg p.o. q.d.*

续表

药物名称	正常肾功能	CKD 1~3 期	CKD 4 期	CKD 5 期
唑来膦酸	5mg i.v.gtt.,每年 1 次	同正常肾功能	5mg i.v.gtt.,延长滴注时间	禁用
伊班膦酸钠	2mg i.v.gtt.,每 3 个月 1 次	同正常肾功能	禁用	禁用
依替膦酸二钠	200mg p.o. b.i.d.	同正常肾功能	禁用	禁用
氯膦酸二钠	400mg 或 800mg,p.o., q.d. 或 b.i.d.	同正常肾功能	禁用	禁用
依降钙素	20U i.m. q.w.	同正常肾功能	慎用	慎用
鲑降钙素	50U/100U i.h. 或 i.m. q.d.	同正常肾功能	慎用	慎用
雷洛昔芬	60mg p.o. q.d.	同正常肾功能	禁用	禁用
特立帕肽	20μg i.h. q.d.	同正常肾功能	禁用	禁用
雷奈酸锶	2g p.o. q.n.	同正常肾功能	慎用	慎用
四烯甲萘醌	15mg p.o. t.i.d.	同正常肾功能	15mg p.o. t.i.d.	15mg p.o. t.i.d.
地舒单抗	60mg i.h. 半年 1 次	同正常肾功能	60mg i.h.,半年 1 次	60mg i.h.,半年 1 次
阿法骨化醇	0.25~1.0μg p.o. q.d.	同正常肾功能	0.25~1.0μg p.o. q.d.	0.25~1.0μg p.o. q.d.
骨化三醇	25μg p.o. q.d. 或 b.i.d.; 0.5μg p.o. q.d.	同正常肾功能	25μg p.o. q.d. 或 b.i.d.; 0.5μg p.o. q.d.	25μg p.o. q.d. 或 b.i.d.; 0.5μg p.o. q.d.

注:* 仅限于文献报道。

(1) CKD 1~3 期的老年骨质疏松症患者可根据患者病情,选用双膦酸盐类或特立帕肽。

(2) Ccr<35ml/min 的骨质疏松症患者,依据患者病情考虑使用活性维生素 D 及类似物和维生素 K_2。有限的数据表明,口服一般剂量双膦酸盐治疗可能仍是有效和安全的。对 CKD 4 期(Ccr 15~35ml/min)的患者,应告知是未经批准的超说明书的用药,关于其疗效和安全性的数据是有限的。可在知情同意的基础上,推荐口服双膦酸盐或者地舒单抗,如利塞膦酸盐,35mg,隔一周服一次(即通常剂量的一半),不超过 3 年;不耐受上述药物,考虑静脉双膦酸盐,延长滴注时间(如>60 分钟)。对 CKD 5 期(<15ml/min)骨质疏松症患者,可选择口服双膦酸盐或者地舒单抗,如利塞膦酸盐,35mg,隔一周服一次(即通常剂量的一半),不超过 3 年。

(3) 肾移植围手术期骨质疏松症患者根据病情可选用双膦酸盐、阿仑膦酸盐、帕米膦酸盐、伊班膦酸盐和唑来膦酸。最佳药物的选择和初始剂量与 eGFR 相当的 CKD 患者相同。对于不能接受双膦酸盐治疗、低 eGFR 的患者或对维生素 D 及双膦酸盐治疗无反应的患者,可选择地舒单抗。

(三) 本患者用药合理性

患者 Ccr 为 15.49ml/min,属于 CKD 4 期,可推荐活性维生素 D 及四烯甲萘醌治疗骨质疏松症，或在患者知情同意的基础上，可推荐阿仑膦酸钠 70mg 或利塞膦酸钠 35mg 隔一周服一次。目前患者服用阿仑膦酸钠 70mg，每周一次，用药合理。

案例 6-5-4　高尿酸血症合并肾功能不全用药案例分析

（一）案例简介

患者，男性，58 岁，5 年前出现左足第一跖趾关节疼痛，钻痛样，诊断为痛风，不规律服用苯溴马隆降尿酸治疗。给予止痛处理后症状缓解，上述症状反复发作，开始时半年发作 1 次，发作逐渐频繁，频繁时半月发作 1 次。近 4 天左足拇指处红、肿、疼痛，加重伴双上肢肿痛 1 天入院。

体格检查　T 36.2℃，P 67 次 /min，R 20 次 /min，BP 120/75mmHg。身高 168cm，体重 54kg，BMI 21.1kg/m^2，左足拇指处可见一 5cm×4cm 的皮肤红肿，质软，其余无明显异常。

实验室检查　肌酐 189μmol/L，尿酸 607μmol/L，ESR 71mm/h，24 小时尿酸 2.1mmol/24h，尿 pH<5，其余无明显异常。

诊断　痛风（急性发作期）、痛风性关节炎、痛风性肾病。

诊疗经过　入院后根据既往病史、症状及体征，治疗上暂予碱化尿液、护胃及抗痛风等内科治疗。

主要治疗处方

碳酸氢钠片 1g p.o. t.i.d.

雷贝拉唑肠溶胶囊 10mg p.o. q.d.

依托考昔片 60mg p.o. q.d.

非布司他 40mg p.o. q.d.

（二）用药分析

1. 高尿酸血症及痛风治疗原则　无症状高尿酸血症患者出现下列情况时起始降尿酸药物治疗：血尿酸水平 ≥540μmol/L；或血尿酸水平 ≥480μmol/L 且有下列合并症之一，即高血压、脂代谢异常、糖尿病、肥胖、脑卒中、冠心病、心功能不全、尿酸性肾结石、肾功能损害（≥CKD 2 期）。而欧美指南多不推荐无症状高尿酸血症患者降尿酸治疗。无合并症者，建议血尿酸控制在<420μmol/L，伴合并症时，建议控制在<360μmol/L。

建议痛风患者血尿酸 ≥480μmol/L 时，开始降尿酸药物治疗，建议血尿酸控制<360μmol/L；血尿酸 ≥420μmol/L 且合并下列任何情况之一时起始降尿酸药物治疗：痛风发作次数≥ 2 次 /y、痛风石、慢性痛风性关节炎、肾结石、慢性肾脏病、高血压、糖尿病、血脂异常、脑卒中、缺血性心脏病、心力衰竭和发病年龄<40 岁，建议痛风急性发作完全缓解后

2~4 周开始降尿酸药物治疗。正在服用降尿酸药物的痛风急性发作患者,不建议停用降尿酸药物,建议血尿酸控制<300μmol/L,不建议<180μmol/L。

推荐别嘌醇或苯溴马隆为无症状高尿酸血症患者降尿酸治疗的一线用药。推荐别嘌醇、非布司他或苯溴马隆为痛风患者降尿酸治疗的一线用药;单药足量、足疗程治疗,血尿酸仍未达标的患者,可考虑联合应用两种不同作用机制的降尿酸药物,不推荐尿酸氧化酶与其他降尿酸药物联用。美国风湿联盟推荐别嘌醇作为降尿酸的首选一线药物。痛风患者降尿酸治疗初期,推荐首选小剂量(0.5~1mg/d)秋水仙碱预防痛风发作,至少维持 3~6 个月。

2. 高尿酸血症 / 痛风合并肾功能不全的选药原则 ①对于 eGFR<30ml/(min·1.73m^2)或接受透析治疗的 CKD 患者,建议优先使用抑制尿酸生成的药物非布司他。②对于 eGFR ≥ 30ml/(min·1.73m^2)且不合并肾结石的 CKD 患者,若 24 小时尿酸排泄<4 200μmol 时,可选择抑制尿酸生成的药物或促进尿酸排泄的药物;若 24 小时尿酸排泄>4 200μmol 时,则建议选择抑制尿酸生成的药物。③对于合并肾结石的 CKD 患者,建议使用抑制尿酸生成的药物。④使用促进尿酸排泄药物的治疗过程中,应充分饮水和碱化尿液,定期随访尿量、尿液 pH、尿结晶、24 小时尿酸排泄量和泌尿系统超声,尿液 pH 应控制在 6.2~6.9,24 小时尿酸排泄量不宜超过 4 200μmol。若在 24 小时尿酸排泄量超过 4 200μmol 的情况下血尿酸仍无法达标,应改用抑制尿酸生成的药物;或者减小促进尿酸排泄药物的剂量,并联合应用抑制尿酸生成的药物。⑤建议使用别嘌醇前进行 *HLA-B5801* 基因检测,若为阳性,应避免使用别嘌醇。对肾功能减退患者,别嘌醇的最大剂量应根据 eGFR 调整,若在根据 eGFR 调整的合适剂量下血尿酸无法达标,应改用非布司他或促进尿酸排泄药物,后者也可与别嘌醇联用。⑥所有降尿酸药物都应根据药物的药代动力学以及患者肾小球滤过率调整药物剂量,见表 6-36。从低剂量开始使用,逐渐加量,直到血尿酸降至目标范围。

表 6-36 常见降尿酸药物及相关药物在肾功能不全时的剂量调整

药物名称	正常肾功能	CKD 1~2 期	CKD 3 期	CKD 4 期	CKD 5 期	血液透析
别嘌醇	起始剂量 100mg/d。每 2~4 周增加 100mg/d,最大剂量 800mg/d	同正常肾功能	起始剂量 50mg/d,每 4 周增加 50mg/d,最大剂量 200mg/d	起始剂量 50mg/d,每 4 周增加 50mg/d,最大剂量 200mg/d	禁用	间歇血液透析:隔天 100mg,透析后用; 每日血液透析:透析后追加 50% 剂量

续表

药物名称	正常肾功能	CKD 1~2 期	CKD 3 期	CKD 4 期	CKD 5 期	血液透析
非布司他	起始剂量 20~40mg/d，2~4 周后血尿酸没有达标，剂量递增 20mg/d，最大剂量 80mg/d	同正常肾功能	同正常肾功能	起始剂量 20mg/d，最大剂量 40mg/d	起始剂量 20mg/d，最大剂量 40mg/d	初始剂量 5~10mg/d，最大剂量 40mg
苯溴马隆	起始剂量 25~50mg/d，2~5 周后根据血尿酸水平调至最大剂量 100mg/d	同正常肾功能	50mg/d	禁用	禁用	禁用
丙磺舒	0.25~0.5g b.i.d.	同正常肾功能	同正常肾功能	禁用	禁用	禁用
秋水仙碱	治疗：首剂 1mg，1 小时后追加 0.5mg，12 小时后改为 0.5mg q.d. 或 b.i.d.。预防：0.5~1.0mg/d	同正常肾功能	治疗与预防：0.5mg q.d.	治疗与预防：0.5mg/ 次，隔日 1 次	禁用	治疗：0.5mg，每 2 周 1 次。预防：0.25mg，每周 2 次
非甾体抗炎药	说明书剂量	减量使用	减量使用	禁用	禁用	治疗与预防：低剂量使用
泼尼松	治疗：0.5mg/(kg·d)，3~5 天停药。预防：≤ 10mg/d	同正常肾功能	同正常肾功能	同正常肾功能	同正常肾功能	同正常肾功能

（三）本患者用药合理性

患者痛风诊断明确，根据实验室检查结果，血尿酸 607μmol/L，肌酐清除率 28.82ml/min，24 小时尿酸 2.1mmol，可选择别嘌醇或非布司他降尿酸。目前患者使用非布司他降尿酸，40mg，每天 1 次，剂量偏大，建议小剂量 20mg 起始，根据尿酸水平调整剂量，并监测不良反应。

案例 6-5-5 尿崩症合并肾功能不全用药案例分析

（一）案例简介

患者，男性，60 岁，因“口干、烦渴、多饮、多尿 1 个月”入院。患者 1 个月前无明显诱因尿量较前明显增加，每日 8 000~10 000ml，伴烦渴、多饮。引用凉水后感觉好转，此后症状反复出现，为求进一步诊治入院。既往诊断为高血压 14 年。5 年前有头部外伤史。

体格检查 T 36.6℃,P 80 次 /min,R 19 次 /min,BP 145/92mm/Hg,体重 75kg,身高 172cm,其余无明显异常。

实验室检查 24 小时总尿量 8 300ml;肌酐 168μmol/L;尿比重 1.000,血渗透压 298mOsm/(kg·H_2O),尿渗透压 111mOsm/(kg·H_2O);禁水加压试验:4 小时后尿比重逐渐上升至 1.003,血渗透压 301mOsm/(kg·H_2O),血钠 148.7mmol/L,垂体后叶 5U 皮下注射后尿比重升至 1.010,尿渗透压 508mOsm/(kg·H_2O),血渗透压 308mOsm/(kg·H_2O)。

其他辅助检查 垂体 MRI 示垂体后叶萎缩。

诊断 完全性中枢性尿崩症;高血压(2 级,高危);高血压肾病。

诊疗经过 入院后暂予以降压及治疗中枢性尿崩症等对症支持治疗。

主要治疗处方

氨氯地平片 5mg p.o. q.d.

去氨加压素片 0.05mg p.o. b.i.d.

(二)用药分析

1. 尿崩症治疗原则 应查找尿崩症病因,进行针对性病因治疗。给予对症处理,纠正高渗状态,保证足够的液体摄入量。中枢性尿崩症药物治疗包括激素替代治疗(去氨加压素,垂体后叶激素)和非激素类抗利尿药(氢氯噻嗪、氯磺丙脲、卡马西平)。完全中枢性尿崩症首选抗利尿激素,部分中枢性尿崩症可选用激素治疗,也可以选用非激素类抗利尿药。肾性尿崩症对外源性精氨酸血管升压素(AVP)无效,可以恰当补充水分,合理使用利尿剂(氢氯噻嗪、阿米洛利、吲达帕胺、氨苯蝶啶)及其他减少尿量的药物(吲哚美辛、氯磺丙脲、卡马西平)。妊娠期尿崩症的治疗首选药物是精氨酸加压素类似物——1- 脱氨 -8- 右旋精氨酸加压素(DDAVP),可以静脉、鼻内、皮下注射及口服给药。

2. 尿崩症合并肾功能不全的选药原则 根据肾功能水平合理选择激素类或者非激素类抗利尿药,并调整剂量,具体见表 6-37。观察饮水量和尿量变化,定期复查电解质、尿比重和渗透压。

表 6-37 常见尿崩症治疗药物在肾功能不全时的剂量调整

药物名称	正常肾功能	CKD 1~2 期	CKD 3 期	CKD 4 期	CKD 5 期
去氨加压素片	每次 0.05~0.4mg p.o. b.i.d.~t.i.d.	无须调整剂量	Ccr <50ml/min 时禁用	禁用	禁用
去氨加压素注射液	成人:每次 1~4μg,静脉推注(或皮下、肌内注射),1~2 次 /d	无须调整剂量	Ccr <50ml/min 时禁用	禁用	禁用

续表

药物名称	正常肾功能	CKD 1~2 期	CKD 3 期	CKD 4 期	CKD 5 期
去氨加压素鼻喷雾剂 / 滴鼻液	每日 10~40μg,1 次或分 2~3 次喷鼻	无须调整剂量	慎用	慎用	慎用
鞣酸加压素注射液	0.1~0.5ml i.m.,初次 0.1ml,以后逐渐递增至一次 0.2~0.5ml,视病情而定,以一次注射能控制多尿症状	无剂量调整数据,建议慎用	无剂量调整数据,建议慎用	无剂量调整数据,建议慎用	无剂量调整数据,建议慎用
垂体后叶注射液	每次 5~10U i.h. 或 i.m.,2~3 次 /d	慎用	禁用	禁用	禁用
氢氯噻嗪	25~50mg p.o. t.i.d.	无须调整剂量	无须调整剂量	无须调整剂量	不建议使用
吲哚美辛	25mg p.o. t.i.d.	慎用	慎用	避免使用	避免使用
氯磺丙脲	100~500mg p.o. q.d.	剂量减少 50%	避免使用	避免使用	避免使用
卡马西平	0.1~0.2g p.o. t.i.d.	无须调整剂量	无须调整剂量	无须调整剂量	无须调整剂量
氯贝丁酯	每日 200~500mg,分 3~4 次口服	减量慎用	减量慎用	减量慎用	减量慎用
吲达帕胺	2.5mg p.o. q.d.	无须调整剂量	无须调整剂量	禁用	禁用

(三) 本患者用药合理性

患者肌酐清除率为 43.66ml/min,属于 CKD 3 期,根据表 6-37 推荐,Ccr <50ml/min 时应禁用去氨加压素片,建议患者选用去氨加压素鼻喷雾剂 / 滴鼻液、氢氯噻嗪或吲哚美辛。

案例 6-5-6 原发性醛固酮增多症合并肾功能不全用药案例分析

(一) 案例简介

患者,男性,58 岁,发现血压升高 8 年,血糖升高 3 年,双下肢乏力半年,加重 1 个月。患者 8 年前诊断为高血压,最高收缩压 170mmHg,给予氨氯地平 5mg 降压,血压维持 140/90mmHg,半年前无明显诱因出现下肢乏力,当地医院检查血钾波动于 2.5~3.5mmol/L,给予口服补钾治疗后,缓解。近 1 个月,患者乏力加重,血压波动,为进一步诊治入院。

体格检查 T 36.5℃,P 75 次 /min,R 19 次 /min,身高 165cm,体重 72.7kg,右上肢血压 164/85mmHg,左上肢血压 169/95mmHg,其余无明显异常。

实验室检查 血钾 2.67mmol/L,肌酐 179μmol/L,24 小时尿钾 34.6mmol/L,尿钠 136.2mmol/L。醛固酮(立位)246.5pg/ml,肾素活性(立位)1.88ng/(ml·h),血管紧张素Ⅰ(立位)1.195ng/ml,血管紧张素Ⅱ(立位)79.19pg/ml。醛固酮(卧位)358.3pg/ml,肾素活性(卧位)

0.496ng/（ml·h），血管紧张素Ⅰ（卧位）1.249ng/ml，血管紧张素Ⅱ（卧位）87.31pg/ml。卡托普利试验：醛固酮（服药前）401.3pg/ml，肾素活性（服药前）1.13ng/（ml·h），血管紧张素Ⅰ（服药前）1.44ng/ml，血管紧张素Ⅱ（服药前）74.32ng/ml。醛固酮（服药后）375pg/ml，肾素活性（服药后）5.34ng/（ml·h），血管紧张素Ⅰ（服药后）2.098ng/ml，血管紧张素Ⅱ（服药后）75.55ng/ml。

其他辅助检查　肾上腺CT示肾上腺结节样增生。

诊断　原发性醛固酮增多症，双侧肾上腺结节；2型糖尿病，糖尿病肾病（Ⅲ期）；高血压（2级很高危）。

诊疗经过　入院后暂予以降压、降糖、降脂及醛固酮的竞争性抑制剂等治疗。

主要治疗处方

氨氯地平片 5mg p.o. q.d.

螺内酯片 20mg p.o. q.d.

阿托伐他汀片 20mg p.o. q.n.

利格列汀片 5mg p.o. q.d.

（二）用药分析

1. **原发性醛固酮增多症治疗方案**　原发性醛固酮增多症根据患者的病因和患者对药物的反应性来选择治疗方案，主要有手术和药物治疗两种方式。特发性醛固酮增多症首选药物治疗，螺内酯片为一线用药，依普利酮为二线药物，必要时可改用或加用氨苯蝶啶或阿米洛利，减少螺内酯剂量，减轻不良反应，可以辅助应用ACEI、ARB和/或钙通道阻滞剂。对于药物治疗的患者，需定期复查肾功能、电解质，并检测血压，根据血钾、血压等指标调整药物剂量。

2. **原发性醛固酮增多症合并肾功能不全时的用药原则**　根据肾功能分期选择药物和调整剂量，具体见表6-38。

表6-38　常见原发性醛固酮增多症治疗药物在肾功能不全时的剂量调整

药物名称	正常肾功能	CKD 1~2期	CKD 3期	CKD 4期	CKD 5期
螺内酯	起始治疗剂量20mg/d，最大剂量100mg/d	无须调整剂量	慎用	禁用	禁用
依普利酮	起始剂量25mg/d，分2次服用，最大剂量100mg	无须调整剂量	慎用	禁用	禁用
地塞米松	起始剂量0.125~0.25mg/d，q.d.，根据效果调整剂量。睡前服用	无须调整剂量	无须调整剂量	无须调整剂量	无须调整剂量
泼尼松	起始剂量2.5~5mg/d，根据效果调整剂量，睡前服用	无须调整剂量	无须调整剂量	无须调整剂量	无须调整剂量

续表

药物名称	正常肾功能	CKD 1~2 期	CKD 3 期	CKD 4 期	CKD 5 期
阿米洛利	10~20mg/d，口服，分 1~2 次服用	无须调整剂量	剂量减少 50%	剂量减少 50%	禁用
氨苯蝶啶	每日 25~100mg，分 2 次服用，最大剂量不超过每日 300mg	无须调整剂量	避免使用	禁用	禁用

（三）本患者用药合理性

盐皮质激素受体（MR）拮抗剂可以有效控制原发性醛固酮增多症患者的血压，而且具有不依赖于血压的靶器官保护作用。螺内酯作为 MR 拮抗剂，一直是原发性醛固酮增多症的首选药物，患者肌酐清除率为 40.96ml/min，CKD 3 期，患者目前使用螺内酯 20mg 每天 1 次，根据表 6-38 推荐，患者应在监测血钾、血压的基础上谨慎使用螺内酯。

案例 6-5-7 催乳素瘤合并肾功能不全用药案例分析

（一）案例简介

患者，女性，45 岁，闭经、乳溢 6 个月，头晕 1 天。患者 10 个月前无明显诱因出现闭经、乳溢，无头痛，无视野缺损，1 个月前查催乳素（PRL）水平升高，为求进一步诊治入院。既往高血压病史 8 年。

体格检查 T 36.3℃，P 85 次 /min，R 17 次 /min，BP 123/82mm/Hg，身高 165cm，体重 65kg，BMI 23.9kg/m^2。

实验室检查 PRL 756ng/ml，黄体生成素（LH）、卵泡刺激素（FSH）、雌二醇（E_2）、孕酮（P）、睾酮（T）均在正常范围，肌酐 167μmol/L，其余无明显异常。

其他辅助检查 MRI 提示垂体前叶微腺瘤。

诊断 垂体瘤（催乳素瘤）；高血压（2 级，高危）

诊疗经过：入院后暂予以降压及治疗垂体瘤等对症支持治疗。

主要治疗处方

溴隐亭片 1.25mg p.o. q.n.

氨氯地平 5mg p.o. q.d.

（二）用药分析

1. **催乳素瘤治疗方案** 垂体催乳素大腺瘤或者巨大腺瘤以及伴有症状（闭经、乳溢、不孕不育、头痛、骨质疏松等）的微腺瘤都首选多巴胺受体激动剂治疗，目前主要有溴隐亭和卡麦角林，其他还有喹高利特、培高利特和 α- 二氢麦角隐亭。对于疗效欠佳，不能耐受药物不良反应或拒绝接受药物治疗、中枢神经压迫症状明显的患者可以选择手术治疗。

2. **催乳素瘤合并肾功能不全选药原则**　根据肾功能分期选择药物和调整剂量，具体见表 6-39。

表 6-39　常见催乳素瘤治疗药物在肾功能不全时的剂量调整

药物名称	正常肾功能	CKD 1~2 期	CKD 3 期	CKD 4 期	CKD 5 期
溴隐亭	初始剂量：0.625~1.25mg，晚上睡前口服，根据血 PRL 水平调整，一般不超过 15mg/d	无须减量	无须减量	无须减量	无须减量
卡麦角林	初始剂量：0.25~0.5mg，口服，q.w.。根据血 PRL 水平调整，一般不超过 3mg/w	无须减量	无须减量	无须减量	无须减量
α 二氢麦角隐亭	初始剂量：5mg，b.i.d.。根据血 PRL 水平调整，一般为 20~40mg/d	无须减量	无须减量	无须减量	无须减量

（三）本患者用药合理性

患者肌酐清除率为 38.42ml/min，CKD 3b 期，患者目前使用溴隐亭，其主要在肝脏经过水解代谢成麦角酸和肽类，然后主要通过胆汁排泄到粪便中，少量经尿排泄，无须调整剂量。

第六节　血液系统疾病合并慢性肾脏病

案例 6-6-1　多发性骨髓瘤合并肾功能不全用药案例分析

（一）案例简介

患者，女性，52 岁，确诊多发性骨肉瘤 3 个多月，合并慢性肾功能不全，已行 3 个周期化疗，具体方案如下。第 1、2 周期：硼替佐米、环磷酰胺、地塞米松；第 3 周期：硼替佐米、表柔比星、地塞米松。现为行第 4 周期化疗入院。

体格检查　T 36.5℃，P 112 次 /min，R 20 次 /min，BP 119/71mmHg，身高 155cm，体重 44kg，体重指数 18.31kg/m^2。

实验室检查　血常规：白细胞 5.49×10^9/L，中性粒细胞绝对值 3.66×10^9/L，血红蛋白 60g/L，血小板 220×10^9/L；肾功能：肌酐 598μmol/L，尿素 20.39mmol/L；肝功能：白蛋白 38.4g/L，球蛋白 22.4g/L；其余未见明显异常。

诊断 多发性骨髓瘤（轻链 λ 型）；慢性肾功能不全（CKD 5 期）。

辅助检查 R-ISS 分期Ⅲ期，DS 分期Ⅲ期 A 组，*1q21* 基因异常扩增，*RB1*、*D13S319* 基因异常缺少，IGH 重排阳性，高危。

诊疗经过 入院后根据既往病史、症状及体征，予以保护脏器、止吐、输血、营养神经、改善循环、护肾、莫西沙星抗感染、血液透析等对症支持治疗，行第四周期化疗。

化疗方案：

硼替佐米 1.8mg+0.9% 氯化钠注射液 i.h.，第 1、4、8、11 天给药

来那度胺 5mg p.o.，第 2~8 天；10mg，p.o.，第 9~11 天给药

地塞米松 20mg i.v.，第 1~2、4~5、8~9、11 天给药

（二）用药分析

1. **多发性骨髓瘤患者的选药原则** 多发性骨髓瘤（MM）患者的化疗方案有传统方案（主要药物：美法仑、长春新碱、多柔比星、环磷酰胺、苯丁酸氮芥及糖皮质激素）和以硼替佐米、沙利度胺、来那度胺为基础的新药方案。临床治疗应根据不同的疾病阶段及体能状态等选择合适的个体化治疗方案，以争取获得最大的疗效。

《中国多发性骨髓瘤诊治指南》（2020 年修订）：MM 患者如有靶器官损害表现（CRAB）或无靶器官损害表现（SLiM），需要启动治疗。如年龄 ≤65 岁，体能状况好，或虽 >65 岁但全身体能状态评分良好的患者，经有效的诱导治疗后应将自体造血干细胞移植（ASCT）作为首选。推荐的诱导方案多以蛋白酶体抑制剂联合免疫调节剂及地塞米松的三药联合方案为主，三药联合优于两药联合方案，加入达雷妥尤单抗或可提高诱导治疗疗效，但目前在中国尚未批准为初诊 MM 患者的一线治疗。

对不适合接受 ASCT 的患者，若诱导方案有效，建议继续使用有效方案至最大疗效，随后进入维持阶段治疗。维持治疗可选择来那度胺、硼替佐米、伊沙佐米、沙利度胺等，对于有高危因素的患者，主张用含蛋白酶体抑制剂的方案进行维持治疗 2 年或以上。高危患者建议两药联用，不可单独使用沙利度胺。

2. **多发性骨髓瘤合并肾功能不全患者的用药选择** 治疗原发病，快速降低轻链水平，减少轻链对肾脏的损害。减少使用经肾代谢的药物，避免使用非甾体抗炎药（NSAID）等肾毒性药物。

（1）新药方案

1）含硼替佐米的方案：硼替佐米不通过肾脏代谢，起效快，对有肾脏损害的患者无须减量，可快速缓解或逆转肾损害。硼替佐米单药或者联合地塞米松在治疗合并肾损害的 MM 中有非常好的疗效。

2)含沙利度胺的方案:沙利度胺对于肾功能不全患者亦无须调整剂量。

3)含来那度胺的方案:来那度胺从肾脏清除,因此需根据肾功能来调整用药。

(2)传统方案:合并肾损害患者尽量选择不含烷化剂的方案,如VAD、DVD方案。但考虑到传统方案起效较慢,主张有条件者应用含硼替佐米的方案以尽快逆转肾功能。

(3)透析治疗:未经治疗或虽经治疗血肌酐水平仍较高或酸中毒、电解质紊乱仍不能纠正者,建议予以规律的血液透析。

(4)合并肾功能不全的MM患者的ASCT:对于合并肾功能不全的MM患者,如经诱导治疗肾功能恢复正常,干细胞的动员和预处理方案均按照肾功能正常处理。如经诱导治疗后肾功能未完全恢复,但血肌酐水平在400μmol/L以下,外周血干细胞动员一般不建议应用大剂量环磷酰胺,可采用单药粒细胞集落刺激因子(G-CSF)动员的方法或者直接行自体骨髓移植。预处理方案可将美法仑减量为140mg/m^2。一般不选择干扰素进行维持,可采用沙利度胺单药进行维持治疗。对硼替佐米、来那度胺均耐药的患者,可考虑使用含达雷妥尤单抗的联合化疗方案。

(5)支持治疗:2019年《NCCN多发性骨髓瘤诊治指南》及《中国多发性骨髓瘤诊治指南》(2020年修订)对肾功能不全患者推荐水化、碱化、利尿,以避免肾功能不全加重;减少尿酸形成和促进尿酸排泄;肾衰竭患者,应积极透析;避免使用非甾体抗炎药等肾毒性药物;避免使用静脉造影剂;长期接受双膦酸盐治疗(骨痛)的患者需监测肾功能。

由于药代动力学存在差异,MM合并CKD的患者对经肾脏排泄的药物或其活性代谢产物的清除能力有所下降,部分化疗药物需要根据肾脏损害程度调整相应剂量(表6-40)。

(三)本患者用药合理性

本患者确诊3个月,合并慢性肾功能不全(CKD 5期)。该患者选择了含硼替佐米的化疗方案。硼替佐米不通过肾脏代谢,起效快,对肾脏损害患者无须减量,可快速缓解或逆转肾损害。联合方案中分别使用了环磷酰胺(第1~2次化疗)、表柔比星(第3次化疗)、来那度胺(第4~6次化疗)等药物,环磷酰胺、表柔比星、来那度胺等从肾脏清除,因此需根据肾功能来调整用药(表6-40),在CKD 5期需减少剂量。地塞米松在肾功能不全期间无须调整剂量。由于该患者是CKD 5期,建议将来那度胺更换为不经肾清除的沙利度胺,不加重患者的肾脏负担。沙利度胺有引起血栓形成的危险可用阿司匹林预防,根据2019年《NCCN多发性骨髓瘤诊治指南》,患者年龄>70岁或BMI<18.5kg/m^{2}是血栓形成的危险因素,因为本患者BMI 18.31kg/m^2,所以建议更换药物为沙利度胺。

表 6-40 多发性骨髓瘤合并肾功能不全患者的药物使用推荐

药物名称	CKD 1~2 期(Ccr ≥60ml/min)	CKD 3a 期(Ccr 45~59ml/min)	CKD 3b 期(Ccr 30~44ml/min)	CKD 4 期(Ccr 15~29ml/min)	CKD 5 期(Ccr <15ml/min)	血液透析
苯丁酸氮芥	10~15mg/(m^2·d)p.o.,每 2 周 1 次		7.5~11.25mg/(m^2·d)p.o.,每 2 周 1 次		5~7.5mg/(m^2·d)p.o.,每 2 周 1 次	
顺铂	10mg/(m^2·d) 连续输注,每 4~6 周重复 1 次	7.5mg/(m^2·d) 连续输注,每 4~6 周重复 1 次	5mg/(m^2·d) 连续输注,每 4~6 周重复 1 次	换替代药物		5mg/(m^2·d) 连续输注,每 4~6 周重复 1 次
表柔比星	60~120mg/m^2 i.v.gtt.,每 28 天重复 6 个周期				减量	60~120mg/m^2 i.v.gtt.
米托蒽醌	12~14mg/m^2 i.v.gtt.,每 3~4 周 1 次					
长春新碱	0.03~1.4mg/m^2 i.v./ 静脉泵入,一周 1 次					
依托泊苷	40mg/(m^2·d) 连续输注,4~6 周重复 1 次	30mg/(m^2·d) 连续输注,4~6 周重复 1 次			20mg/(m^2·d) 连续输注,4~6 周重复 1 次	
替尼泊苷	50~100mg i.v.gtt. q.d.,每 3~4 周重复 1 次	需调整,未明确				未提及
环磷酰胺	300mg/m^2 p.o.,第 1、8、15、22 天给药				225mg/m^2 p.o.,第 1、8、15、22 天给药	150mg/m^2 p.o.,第 1、8、15、22 天给药
卡莫司汀	150~200mg/m^2 i.v. q.6w.	120~160mg/m^2 i.v. q.6w.	150mg/m^2 i.v. q.6w.	换替代药物		未提及
苯达莫司汀	90~100mg/m^2 i.v.,第 1、2 天给药,每 28 天重复 1 次	慎用		不推荐		90mg/(m^2·d) i.v.,第 1、2 天给药

续表

药物名称	CKD 1~2 期(Ccr ≥60ml/min)	CKD 3a 期 (Ccr 45~59ml/min)	CKD 3b 期 (Ccr 30~44ml/min)	CKD 4 期(Ccr 15~29ml/min)	CKD 5 期(Ccr <15ml/min)	血液透析
美法仑	6mg/d p.o.,持续 2~3 周,维持治疗 2mg/d	减量				3mg/d p.o.,持续 2~3 周,维持治疗 1mg/d
丙卡巴肼	150mg/d p.o. t.i.d.,连用 2 周					未提及
硼替佐米	1.3mg/m^2 i.v. 或 i.h.,第 1、4、8、11 天给药,21 天为 1 周期					减量
卡非佐米	周期 1(28 天):20mg/m^2 i.v.,第 1~2 天给药;27mg/m^2 i.v.,第 5~6、8~9、15~16 天给药 周期 2(28 天):27mg/m^2 i.v.,第 1、2、8、9、15、16 天给药					
伊沙佐米	4mg/d p.o.,第 1、8、15 天给药			3mg/d p.o.,第 1、8、15 天给药		
来那度胺	25mg/d p.o.,第 1~21 天给药,停 1 周	10mg/d p.o.,第 1~21 天给药,停 1 周		15mg/ 次 p.o. q.o.d.,第 1~21 天给药,停 1 周		5mg/d,第 1~21 天给药,停 1 周
沙利度胺	200mg/d p.o. 第 1~4、8~12、17~20 天给药;28 天为 1 周期					
泊马度胺	4mg/d p.o.,每 28 天持续 21 天					3mg/d p.o.,每 28 天持续 21 天
多柔比星	PAD,9mg/(m^2·d)i.v.,第 1~4 天给药;VDT-PACE,10mg/(m^2·d)i.v.,第 1~4 天给药					
达雷妥尤单抗	前 3 周期:16mg/kg 或 800mg 固定剂量 i.v.,第 1、8、15 天给药				未提及	未提及
埃罗妥珠单抗	10mg/kg i.v.,第 1、8、15、22 天给药					
地塞米松	20~40mg/d p.o. q.d.					
泼尼松	60~80mg/d p.o. q.d.					

注:PAD,硼替佐米+表柔比星+地塞米松方案;VDT-PACE,硼替佐米+地塞米松+沙利度胺+顺铂+多柔比星+环磷酰胺+依托泊苷。

案例 6-6-2　骨髓增生异常综合征合并肾功能不全用药案例分析

（一）案例简介

患者，男性，71 岁，确诊为骨髓增生异常综合征 1 年余，合并慢性肾功能不全，既往有慢性胃炎，左侧腹股沟疝（未治疗），已行 5 个周期化疗；具体方案如下：第 1~5 周期，地西他滨治疗。为行第 6 周期化疗入院。

体格检查　T 36.6℃，P 117 次 /min，R 20 次 /min，BP 133/55mmHg，身高 170cm，体重 59kg，体重指数 20.41kg/m^2。

实验室检查　血常规：红细胞 1.92 × 10^{12}/L，血红蛋白 53g/L，血小板 74 × 10^9/L，中性粒细胞百分比 83.7%，淋巴细胞比百分比 13.1%，中性粒细胞绝对值 6.37 × 10^9/L，红细胞分布宽度 16.2%；肾功能：肌酐 250μmol/L，尿素 8.44mmol/L，尿酸 530μmol/L；肝功能：白蛋白 36.2g/L，白蛋白比值 1.2，GOT 14U/L；其余未见明显异常。

诊断　骨髓增生异常综合征；肾结石；前列腺增生；肾功能不全（CKD 4 期）。

诊疗经过　入院后根据既往病史、症状及体征，予以保护脏器、输血、护肾、提高免疫力等对症支持治疗，行第 6 周期化疗。

化疗方案：

地西他滨注射液 25mg+5% 葡萄糖注射液 250ml q.d. i.v.gtt.，第 1~5 天给药

（二）用药分析

1. 骨髓增生异常综合征的治疗原则　治疗应根据患者的疾病状态、伴发疾病（如糖尿病、心力衰竭）及进展证据来个体化制订。骨髓增生异常综合征（MDS）可按预后积分系统分为两组：较低危组［IPSS- 低危组、中危 -1 组，IPSS-R- 极低危组、低危组和中危组（ ≤3.5 分），WPSS- 极低危组、低危组和中危组］和较高危组［IPSS- 中危 -2 组、高危组，IPSS-R- 中危组（ >3.5 分）、高危组和极高危组，WPSS- 高危组和极高危组］治疗目标是改善造血、提高生活质量，较高危组 MDS 的治疗目标是延缓疾病进展、延长生存期和治愈，并防止转变为急性白血病。

《骨髓增生异常综合征中国诊断与治疗指南》（2019 年版）推荐 MDS 的治疗为支持治疗、免疫调节剂治疗、免疫抑制剂治疗、DNA 去甲基化药物、化学药物治疗、异基因造血干细胞移植（allo-HSCT）和其他疗法。

（1）支持治疗：支持治疗最主要的目标为提升患者生活质量。包括成分输血、促红细胞生成素（EPO）、粒细胞集落刺激因子（G-CSF）或粒细胞 - 巨噬细胞集落刺激因子（GM-CSF）和祛铁治疗。

（2）免疫调节剂治疗：常用的免疫调节药物包括沙利度胺和来那度胺等，部分患者接受

沙利度胺治疗后可改善红系造血，减轻或脱离输血依赖，然而患者常难以耐受长期应用后出现的神经毒性等不良反应。

(3) 免疫抑制剂治疗：免疫抑制剂包括抗胸腺细胞球蛋白（ATG）和环孢素。可考虑用于具备下列条件的患者：预后分组为较低危、骨髓原始细胞比例<5% 或骨髓增生低下、正常核型或单纯 +8、存在输血依赖、HLA-DR15 阳性或存在阵发性睡眠性血红蛋白尿症（PNH）克隆。

(4) 去甲基化药物：常用的去甲基化药物包括阿扎胞苷（azacitidine，AZA）和地西他滨（decitabine），应用去甲基化药物可改善血细胞减少。

(5) 化学药物治疗（简称化疗）：化疗是选择非造血干细胞移植患者的治疗方式之一，可采取急性髓细胞性白血病（AML）标准 3+7 诱导方案或预激方案。预激方案在国内广泛应用于较高危 MDS 患者，为在小剂量阿糖胞苷基础上加用 G-CSF，并联合阿柔比星或高三尖杉酯碱或伊达比星。预激方案治疗较高危 MDS 患者的完全缓解率可达 40%~60%，且老年或身体机能较差的患者对预激方案的耐受性优于常规 AML 化疗方案。预激方案也可与去甲基化药物联合。

(6) 异基因造血干细胞移植：allo-HSCT 是目前唯一能根治 MDS 的方法，造血干细胞来源包括同胞全相合供者、非血缘供者和单倍型相合血缘供者。

(7) 其他：雄激素对部分有贫血表现的 MDS 患者有促进红系造血的作用，是 MDS 治疗的常用辅助治疗药物，包括达那唑、司坦唑醇和十一酸睾酮。接受雄激素治疗的患者应定期检测肝功能。此外有报道，全反式维甲酸及某些中药成分对 MDS 有治疗作用，建议进一步开展临床试验证实。

2. **骨髓增生异常综合征合并慢性肾功能不全患者的用药选择** 肿瘤对肾功能的影响是多方面的，包括肿瘤的压迫、浸润，肿瘤分泌的细胞因子的影响或治疗后细胞破坏等多种因素，其发生机制也各不相同，有些机制尚不明确。及时解除诱因、改善肾功能是提高恶性肿瘤治疗疗效的保障，同时改善患者病情，提高生命质量，延长生存时间。还需关注化疗药物及其药物活性代谢产物经肾排泄对肾功能的影响。

去甲基化药物治疗 MDS 时由于消除 5- 阿扎胞苷及其代谢物的主要途径是肾脏，因此在早期动物研究中观察到了肾脏异常，但 5- 阿扎胞苷介导的肾毒性的机制尚不清楚，建议在使用 5- 阿扎胞苷期间密切监测肾功能。并且高剂量的药物或与常规化疗药物联合使用可能会导致肾小管功能异常并伴有电解质异常。

有研究表明化疗周期的长短与肾损伤发生有关，以顺铂、卡铂为例，当化疗周期>4 时肾损伤发生率高且具有统计学的意义。在临床工作中，一旦发现患者出现肾脏受损，应立即纠正患者肾功能，维持患者水电解质及酸碱平衡，促进肾脏功能的恢复，以防止肾脏持续受损。必要时可给予患者保护肾脏药物，如金水宝胶囊、肾康注射液、尿毒清颗粒等。

MDS患者在合并肾功能不全时应根据肾功能情况个体化的选用抗肿瘤药物，应尽量选择较少经肾脏排泄的药物，选择对肾无损伤或有保护作用的药物。

由于药代动力学存在差异，MDS合并肾功能不全的患者对经肾脏排泄的药物或其活性代谢产物的清除能力有所下降，部分抗肿瘤药物需要根据具体肾脏损害程度调整剂量（表6-41）。如果化疗药物选用不当或使用时机不当，可能会增加肾损伤的程度，加重病情，延迟治疗，导致治疗疗效降低。

（三）本患者用药的合理性

本患者确诊骨髓增生异常综合征1年余，合并慢性肾功能不全（CKD 4期）。在整个化疗期间采用的化疗药物均为地西他滨，在用药起始阶段可能出现血细胞减少加重，但专家推荐除非出现血细胞减少相关的并发症或其他严重的不良反应，否则不应该调整治疗方案。虽然该患者整个病程间的化疗方案选择地西他滨合理，但方案使用是不合理的：地西他滨在肾功能损伤时需要暂停使用，等肾功能恢复后可以继续使用，由于患者CKD 4期，在整个治疗过程中没有停药，说明在整个治疗过程中药物的使用是不合理的。

案例6-6-3 急性淋巴细胞白血病合并肾功能不全用药案例分析

（一）案例简介

患者，男性，35岁，确诊急性淋巴细胞白血病1年余，头痛3天，前6次住院都有肺部感染，第4次住院有丘疹性荨麻疹，第6次住院有皮疹。已行6个周期化疗，具体方案如下。第一周期（VDCLP方案）：长春新碱、表柔比星、环磷酰胺、培门冬酶、泼尼松片；第二周期（VDCP+TKI方案）：长春新碱、表柔比星、环磷酰胺、培门冬酶、泼尼松片＋鞘内注射阿糖胞苷粉针、甲氨蝶呤、地塞米松；第三、四周期（VDCP方案）：长春新碱、环磷酰胺、表柔比星、泼尼松片；第五周期：长春新碱、环磷酰胺、地塞米松、泼尼松片；第六周期（VD+TKI方案）：长春新碱、地塞米松＋阿糖胞苷粉针、甲氨蝶呤、地塞米松。为行第七周期化疗入院。

体格检查 T 36.6℃，P 81次/min，R 20次/min，BP 130/75mmHg，身高163cm，体重53kg，体重指数19.9kg/m^2。

实验室检查 血常规：白细胞3.73×10^9/L，中性粒细胞绝对值3.44×10^9/L，红细胞2.76×10^{12}/L，血红蛋白89g/L，血小板179×10^9/L，中性粒细胞百分比65.4%；肾功能：尿酸485μmol/L；肝功能：球蛋白21.7g/L，总蛋白61.7g/L。

表 6-41　骨髓增生异常综合征合并肾功能不全患者的药物使用推荐

药物名称	CKD 1~2 期（Ccr ≥ 60ml/min）	CKD 3a 期（Ccr 45~59ml/min）	CKD 3b 期（Ccr 30~44ml/min）	CKD 4 期（Ccr 15~29ml/min）	CKD 5 期（Ccr < 15ml/min）	血液透析
米托蒽醌	12~14mg/m^2 i.v.gtt.，每 3~4 周 1 次					
依托泊苷	40mg/（m^2·d）连续输注，4~6 周重复 1 次	30mg/（m^2·d）连续输注，4~6 周重复 1 次			20mg/（m^2·d）连续输注，4~6 周重复 1 次	
来那度胺	10mg/d p.o.，28 天为一疗程	5mg/d p.o.，28 天为一疗程		2.5mg/d p.o.，28 天为一疗程		
沙利度胺	200mg/d p.o，第 1~4、8~12、17~20 天给药；28 天为一疗程					
泊马度胺	4mg/d p.o.，每 28 天持续 21 天					3mg/d p.o.，每 28 天持续 21 天
多柔比星	PAD 9mg/（m^2·d）i.v.，第 1~4 天给药；VDT-PACE 10mg/（m^2·d）i.v.，第 1~4 天给药					
地塞米松	20~40mg/d p.o.，q.d.					
泼尼松	60~80mg/d p.o.，q.d.					
伊达比星	12mg/（m^2·d）i.v.，第 1~3 天给药	9mg/（m^2·d）i.v.，第 1~3 天给药			6mg/（m^2·d）i.v.，第 1~3 天给药	12mg/（m^2·d）i.v.，第 1~3 天给药
托泊替康	1.25mg/（m^2·d）i.v.，第 1~5 天给药		0.75mg/（m^2·d）i.v.，第 1~5 天给药	无证据调整剂量		避免使用
三氧化二砷	负荷剂量：0.3mg/（m^2·d）i.v.，第 1~5 天给药 维持剂量：0.25mg/（m^2·d）i.v.，2 次 /w，第 1~5 天给药			谨慎使用		未提及
地西他滨	20mg/（m^2·d）i.v. q.d.，第 1~5 天给药，每 4 周为 1 个疗程或 15mg/（m^2·d）i.v. q.8h.，第 1~3 天给药	暂停使用				未提及

续表

药物名称	CKD 1~2 期(Ccr ≥ 60ml/min)	CKD 3a 期(Ccr 45~59ml/min)	CKD 3b 期(Ccr 30~44ml/min)	CKD 4 期(Ccr 15~29ml/min)	CKD 5 期(Ccr < 15ml/min)	血液透析
高三尖杉酯碱	诱导:1.25mg/(m^2·d) i.h.,q.2h.,第 1~14 天给药;28 天为一疗程 维持:1.25mg/(m^2·d) i.h.,q.2h.,第 1~7 天给药;28 天为一疗程					
抗胸腺细胞球蛋白	10~20mg/(kg·d) i.v.,第 8~14 天给药					未提及
阿扎胞苷	起始周期:75mg/(m^2·d) i.h.,第 1~7 天给药;28 天为一疗程 随后周期:每 4 周 7 天,i.h.,每天 75mg/m^2			第一疗程不变,下一疗程减半(37.5mg/m^2 i.h.)		75mg/(m^2·d) i.h.,第 1~5 天给药;28 天为一疗程
阿糖胞苷	10mg/m^2 i.h. q.2h.,14 天为一疗程	6mg/m^2 i.h. q.2h.,14 天为一疗程	5mg/m^2 i.h. q.2h.,14 天为一疗程	选择替代药物		10mg/m^2 i.h. q.2h.,14 天为一疗程
环孢素 A	3mg/kg p.o. q.12h.,第 1~5 天给药	1.5~2.25mg/kg p.o. q.12h.,第 1~5 天给药		1.5mg/kg p.o. q.12h.,第 1~5 天给药	停用	3mg/kg p.o. q.12h.,第 1~5 天给药
EPO	100~150U/(kg·d) i.h.					
G-CSF	5~10μg/(kg·d) i.h.				慎用	

诊断　急性淋巴细胞白血病（L_2 型，白细胞中枢神经系统浸润？）；肾功能不全（CKD 3 期）。

诊疗经过　入院后根据既往病史、症状及体征，予以成分输血、升白细胞，辅以护肝、护心、护胃、护肠、化痰止咳、纠正电解质紊乱、抗感染等支持治疗，行第七周期化疗。

化疗方案

阿糖胞苷 50mg，鞘内注射，第 1、4、8、10、31、37 天给药

甲氨蝶呤 10mg，鞘内注射，第 1、4、8、10、31、37 天给药

地塞米松 10mg，鞘内注射，第 1、4、8、10、31、37 天给药

（二）用药分析

1. 急性淋巴细胞白血病的治疗原则　急性淋巴细胞白血病（ALL）诊断确立后应根据具体分型、预后分组采用规范化的分层治疗策略，尽快开始治疗，以取得最佳治疗效果。

2018 年《成人急性淋巴细胞白血病诊疗规范》中对 ALL 的治疗推荐如下：若患者有发生肿瘤溶解特征则应该给予预治疗，糖皮质激素（如泼尼松、地塞米松等）口服或静脉给药，连续 3~5 天；可以和环磷酰胺（CTX）联合应用［200mg/（m^2·d），静脉滴注，连续 3~5 天］。

（1）Ph 阴性 ALL（Ph^--ALL）的治疗

1）诱导治疗方案组合：一般以 4 周方案为基础。指南推荐至少应予长春新碱（VCR）或长春地辛、蒽环 / 蒽醌类药物［如柔红霉素（DNR）、伊达比星（IDA）、多柔比星、米托蒽醌等］、糖皮质激素（如泼尼松、地塞米松等）为基础的方案（VDP 方案）诱导治疗。推荐采用 VDP 方案联合 CTX 和左旋门冬酰胺酶（L-Asp）或培门冬酶组成的 VDCLP 方案，并鼓励开展临床研究。也可以采用 Hyper-CVAD 方案。

2）完全缓解（CR）后的治疗：为减少复发、提高生存率，诱导治疗结束后应尽快开始缓解后的巩固强化治疗。巩固治疗包括诱导方案的药物和大剂量甲氨蝶呤（MTX）、阿糖胞苷（Ara-C）、6- 巯嘌呤（6-MP）、门冬酰胺酶等。

3）维持治疗：基本方案为 6-MP 60~75mg/m^2 q.d.，MTX 15~20mg/m^2，每周 1 次。

4）治疗原则

年龄<40 岁的患者：①临床试验；②多药联合化疗（优先选择儿童特点方案）。

年龄 ≥40 岁的患者：①<60 岁的患者，可以入组临床试验，或采用多药联合化疗；② ≥60 岁患者，可以入组临床试验，或采用多药化疗（不强调门冬酰胺酶的应用），或糖皮质激素诱导。

（2）Ph 阳性 ALL（Ph^+-ALL）的治疗

1）非老年患者（<60 岁）Ph^+-ALL 的治疗

诱导缓解治疗：①临床试验；②多药化疗 + 酪氨酸激酶抑制剂（TKI）治疗。诱导方案同

Ph^--ALL 的治疗。

CR 后的治疗：Ph^+-ALL 的缓解后治疗原则上参考 Ph^--ALL，但可以不再使用 L-Asp。优先推荐 TKI 持续应用至维持治疗结束（无条件应用 TKI 的患者按一般 ALL 的治疗方案进行）。

维持治疗：可以应用 TKI 治疗者，用 TKI 为基础的维持治疗（可以联合 VCR、糖皮质激素或 6-MP、MTX；或联合干扰素），缓解后至少治疗 2 年。不能坚持 TKI 治疗者，采用干扰素维持治疗（可以联合 VCR、糖皮质激素和 / 或 6-MP、MTX），缓解后至少治疗 2 年；或参考 Ph^--ALL 进行维持治疗。

2）老年患者 Ph^+-ALL（ ≥60 岁）的治疗：老年患者 Ph^+-ALL 的治疗原则上参考老年患者 Ph^--ALL，同时联合 TKI。优先推荐 TKI 持续应用至维持治疗结束。

诱导缓解治疗：①临床试验；② TKI+ 糖皮质激素；③ TKI+ 多药化疗。

CR 后的治疗：继续 TKI+ 糖皮质激素，或 TKI+ 化疗巩固。

维持治疗：参考非老年患者的维持治疗方案进行维持治疗。

2. **急性淋巴细胞白血病合并肾功能不全患者的用药选择** 肾脏是许多抗肿瘤药及其代谢产物的主要清除途径，化疗药物的肾毒性仍然是严重并发症的原因之一，限制了治疗的有效性。细胞毒性剂可通过多种机制引起肾毒性，其他药物，如烷基化剂、抗代谢物、血管内皮生长因子途径抑制剂和表皮生长因子受体途径抑制剂可能对肾脏有毒性作用。

有研究提示白血病患者肾脏受累明显者可有多种髓外器官浸润，不易获得缓解且易复发，需给予强化治疗。白血病中的肾功能不全是由已存在的肾脏病变、肾脏的白血病细胞浸润、肾毒性药物暴露、阻塞性尿毒症、肿瘤溶解综合征和感染所引起的。由肾脏的白血病细胞浸润引起的肾功能不全并不常见。由于肿瘤细胞或免疫复合物的沉积而引起的肾小管或肾小球损伤以及白血病的肿瘤表现可导致肾功能不全，所以在治疗中首先治疗原发病对症治疗，选择代谢途径不经肾脏的药物和无潜在肾毒性的药物（如甲氨蝶呤等），注意使用药物前后水化利尿，并碱化尿液。在进行大剂量 MTX 治疗时，宜在用药前进行 MTX 基因多态性检测，治疗过程中做好水化、碱化，亚叶酸钙解救，定期监测 MTX 血药浓度，从而减少毒副反应的发生，提高疗效。在治疗中避免加重肾脏的负担；必要时可进行血液透析，缓解症状。除非甲氨蝶呤在功效方面明显优于其他药物，并且不存在合适的替代方法，在给予细胞毒性药物时应注意肾脏的功能变化，根据检查给予合理的对症方案，否则不选择该药物。

由于药物药代动力学存在差异，ALL 合并肾功能不全患者对经肾脏排泄的药物或其活性代谢产物的清除能力有所下降，部分抗肿瘤药物需要根据肾脏损害程度调整相应剂量（表 6-42）。

表 6-42　急性淋巴细胞白血病合并肾功能不全患者的药物使用推荐

药物名称	CKD 1~2 期（Ccr ≥ 60ml/min）	CKD 3a 期（Ccr 45~59ml/min）	CKD 3b 期（Ccr 30~44ml/min）	CKD 4 期（Ccr 15~29ml/min）	CKD 5 期（Ccr <15ml/min）	血液透析
米托蒽醌	6~10mg/m^2 i.v.，第 2~3 天给药					
长春新碱	1.4mg/m^2（最大剂量 2mg）i.v.，一周 1 次					
依托泊苷	100mg/m^2 i.v.，第 1~5 天给药	75mg/m^2 i.v.，第 1~5 天给药			进一步减量	50mg/m^2 i.v.，第 1~5 天给药
替尼泊苷	巩固期：150mg/m^2 i.v. q.2h.，第 14、42 天给药	需调整，未明确				未提及
环磷酰胺	300mg/m^2 i.v. q.2h.，第 1~3 天给药				225mg/m^2 p.o.，第 1、8、15、22 天给药	150mg/m^2 p.o.，第 1、8、15、22 天给药
地塞米松	20~40mg/d p.o.					
泼尼松	60~80mg/d p.o.					
阿糖胞苷	诱导方案，复发或难治性：3 000mg/（m^2·d）i.v. q.8h.。 早期强化阶段：75mg/（m^2·d）i.h.，第 1、4、8、11 天给药。 后期强化阶段：75mg/（m^2·d），第 29~32、36~39 天给药。 交替方案：<50 岁的成年人，300mg/（m^2·d）i.v.，在偶数巩固周期的第 1、4、8、11 天给药	给予 60% 正常剂量	给予 50% 正常剂量	用替代药物		诱导方案，复发或难治性：3 000mg/（m^2·d）i.v.q.8h.。 早期强化阶段：75mg/（m^2·d）i.h.，第 1、4、8、11 天给药。 后期强化阶段：75mg/（m^2·d），第 29~32、36~39 天给药。 交替方案：<50 岁的成年人，300mg/（m^2·d）i.v.，在偶数巩固周期的第 1、4、8、11 天给药

续表

药物名称	CKD 1~2 期（Ccr ≥ 60ml/min）	CKD 3a 期（Ccr 45~59ml/min）	CKD 3b 期（Ccr 30~44ml/min）	CKD 4 期（Ccr 15~29ml/min）	CKD 5 期（Ccr < 15ml/min）	血液透析
巯嘌呤	维持治疗：50~75mg/m^2 p.o.。 早期联合强化治疗：60mg/（m^2·d）p.o.，第 1~14 天给药，4 周为 1 个周期，共 2 个周期。 临时维护治疗（12 周疗程）：60mg/（m^2·d）p.o.，第 1~70 天给药。 延长治疗：诊断后 2 年每天 50mg/m^2 p.o. t.i.d. 或诊断后 2 年每天 60mg/m^2		推荐最低起始剂量开始或延长给药间隔至每 36~48 小时 1 次			未提及
伊达比星	12mg/（m^2·d）i.v.，第 2~3 天给药	9mg/（m^2·d）i.v.，第 2~3 天给药			6mg/（m^2·d）i.v.，第 2~3 天给药	12mg/（m^2·d）i.v.，第 2~3 天给药
柔红霉素	45mg/m^2 i.v.，第 1~3 天给药	22.5mg/m^2 i.v.，第 1~3 天给药				未提及
多柔比星	Hyper-CVAD 方案：50mg/m^2 i.v.，第 1、3、5、7 天给药 CALGB8811 方案：30mg/m^2 i.v.，在后期强化第 1、8、15 天给药					
伊马替尼	400~600mg/d p.o.	未提及	200~300mg/d p.o.		谨慎 100mg/d p.o.	未提及
培门冬酶	年龄 ≤ 21 岁：2 500U/m^2 i.v./i.m.，14 天为一疗程 > 21 岁：2 000U/m^2 i.v./i.m.，14 天为一疗程					未提及
亚叶酸钙	50mg/ 次 i.v. q.2h.					
利妥昔单抗	375mg/m^2 i.v.gtt. q.w.，21 天为一疗程，给药 4 次					
左旋门冬酰胺酶	25 000IU/m^2 i.v./i.m.，第 1、3、5 天给药；7 天为一疗程					未提及
达沙替尼	100~140mg/d p.o.					

续表

药物名称	CKD 1~2 期（Ccr ≥ 60ml/min）	CKD 3a 期（Ccr 45~59ml/min）	CKD 3b 期（Ccr 30~44ml/min）	CKD 4 期（Ccr 15~29ml/min）	CKD 5 期（Ccr <15ml/min）	血液透析
干扰素	300 万 U/ 次 i.m.，隔日 1 次				禁用	未提及
奈拉滨	1 500mg/（m^2·d）i.v.，第 1、3、5 天给药；21 天为一疗程	不推荐				未提及
氯法拉滨	≤21 岁的成年人：52mg/（m^2·d）i.v.，第 1~5 天给药，每 2~6 周重复 1 次	≤21 岁的成年人：26mg/（m^2·d）i.v.，第 1~5 天给药，每 2~6 周重复 1 次		谨慎使用		≤21 岁的成年人：52mg/（m^2·d）i.v.，第 1~5 天给药，每 2~6 周重复 1 次
长春地辛	单药：60~75mg/m^2 i.v.，21 天为一疗程 联合：40~75mg/m^2 i.v.，21~28 天为一疗程					
甲氨蝶呤	早期强化：15mg/（m^2·d），第 1 天给药，重复 4 周 维持治疗剂量强化方案：10mg/（m^2·d）i.v.，第 1~5 天给药					

（三）本患者的用药合理性

患者，男性，确诊急性淋巴细胞白血病1年多，头痛3天，有带状疱疹，有肺部感染，肾功能不全（CKD 3期）。本患者选用地塞米松、甲氨蝶呤不经肾排泄的药物。阿糖胞苷在肾功能不全3期时应减少剂量，并且阿糖胞苷使用苯甲醇作为溶媒时，禁用于儿童肌内注射。综上，该患者在肾功能不全时选用的药物不需要调整剂量的有蒽环类和长春碱类。阿糖胞苷可引起继发于肿瘤细胞快速分解的高尿酸血症，加重肾脏负担，所以对于该患者阿糖胞苷在有肾脏病时应谨慎使用，要注意水化、碱化尿液和利尿。

案例6-6-4　弥漫大B细胞淋巴瘤合并慢性肾功能不全用药案例分析

（一）案例简介

患者，男性，57岁，1个月前因“右腰部不适1个月余，伴突发无尿2天”急诊入当地医院。后确诊为弥漫大B细胞淋巴瘤，合并慢性肾功能不全。既往有肾结石，为行第1周期化疗再次入院。

体格检查　身高175cm，体重70kg，体重指数22.86kg/m^2。

实验室检查　肾功能：肌酐569μmol/L，尿酸772μmol/L，尿素30.8mmol/L；血钙3.28mmol/L；其余指标未见异常。

诊断　弥漫大B细胞淋巴瘤（Ⅳ期A组，NCCNIPI 4分）；慢性肾功能不全（CKD 5期），肾结石，肾造瘘术后。

诊疗经过　入院后根据既往病史、症状及体征，给予补液支持、保肾、利尿排钙等对症处理，并行第一次周期化疗。

化疗方案

诱导化疗方案（VP方案）：

长春新碱2mg+0.9%氯化钠注射液100ml i.v.gtt.，第1天给药

泼尼松龙20mg p.o. t.i.d.，第1~7天给药

化疗方案（CHOP方案）：

环磷酰胺400mg+0.9%氯化钠注射液100ml i.v.gtt.，第1~2天给药

表柔比星40mg+0.9%氯化钠注射液250ml i.v.gtt.，第1~3天给药

长春新碱1mg+0.9%氯化钠注射液250ml i.v.gtt.，第1天给药

甲泼尼龙80mg p.o.，第1~5天给药

（二）用药分析

1. **弥漫大B细胞淋巴瘤的治疗原则**　根据《淋巴瘤诊疗规范》(2018版)，弥漫大B细

胞淋巴瘤(DLBCL)的治疗原则是以内科治疗为主的多学科综合治疗,内科治疗包括化疗和免疫治疗。治疗策略应根据年龄、IPI 评分和分期等因素而定。对 DLBCL 的一线治疗仍然是 R-CHOP 方案(利妥昔单抗、长春新碱、多柔比星、环磷酰胺、地塞米松)化疗 3 个疗程 + 放疗或 R-CHOP 方案化疗 6 个疗程或加放疗。但 2015 年 NCCN 发布的《弥漫大 B 细胞淋巴瘤诊疗指南》提出一线治疗后的利妥昔单抗维持治疗,并不带来生存获益,已移除此药在一线治疗的使用。对年龄超过 80 岁的虚弱患者,初始治疗可以选择 R-CHOP 方案或减毒免疫化疗(R-miniCHOP)方案。对左室功能不全的患者,初始治疗可以选择 RCEPP 方案、RCDOP 方案、DA-EPOCH-R 方案、RCEOP 方案和 RGCVP 方案。2018 GELTAMO 指南指出 DLBCL 的诊断、分期、治疗和随访推荐心脏疾病患者用米托蒽醌、依托泊苷、吉西他滨和多柔比星。

DLBCL 的一线巩固治疗:治疗后达到完全缓解(CR)的年轻高危患者可以考虑进行大剂量化疗 + 自体造血干细胞移植(HDC+AHSCT)。对适合 HDC+AHSCT 的患者,可采用的解救化疗方案,包括 DICE 方案(利妥昔单抗、异环磷酰胺、卡铂、依托泊苷)、DHAP 方案(利妥昔单抗、塞米松、阿糖胞苷、顺铂)、ESHAP 方案(依托泊苷、环磷酰胺、甲泼尼龙、阿糖胞苷、顺铂)、GDP 方案(利妥昔单抗、地塞米松、阿糖胞苷、顺铂)、ICE 方案(异环磷酰胺、卡铂、依托泊苷)和 MINE 方案(美斯纳、异环磷酰胺,米托蒽醌、依托泊苷)。

复发 / 难治性 DLBCL 的患者预后差,只有少数患者能长期治愈。在有限的现有数据的基础上,腹膜移植疗法可改善化疗敏感性疾病患者的局部控制和预后,并为局部化疗性疾病患者提供了治疗机会。对于不符合移植条件的患者,RT 可提供有效的局部姑息。对于局部复发 / 难治性疾病的患者,在极少数情况下可给予治疗。化疗性疾病可能需要 40~50Gy 的高剂量、高分馏或辐射敏化剂。

(1) 原发性中枢神经系统 DLBCL 的治疗原则:分诱导缓解和巩固两个阶段,选用能透过血脑屏障的药物。首选的化疗方案为包含高剂量甲氨蝶呤的方案,可联合利妥昔单抗,能够有效延长患者的生存时间。复发耐药的患者可选择高剂量甲氨蝶呤 ± 利妥昔单抗方案(缓解期 ≥ 12 个月)、替莫唑胺 ± 利妥昔单抗方案、包含高剂量阿糖胞苷的方案、托泊替康单药、培美曲塞单药等,解救治疗有效的患者可考虑 HDC-AHSCT。放疗可有效缩小肿瘤、缓解症状,与单纯支持治疗相比,可延长患者生存时间。

(2) 原发性睾丸 DLBCL 的治疗原则:包括手术、放疗和免疫化疗在内的综合治疗。患者应接受睾丸切除和高位精索结扎术,术后应行免疫化疗,并配合对侧睾丸预防性放疗和中枢神经系统预防性治疗。Ⅱ期患者还可接受区域淋巴结照射。

(3) 原发性纵隔 DLBCL 的治疗原则:化疗方案的选择尚存争议。可选择的方案包括

R-DA-EPOCH 或 R-CHOP 序贯 R-ICE 等。早期患者首选化疗后序贯放疗，推荐化疗结束时采用 PET-CT 评估。2018 GELTAMO 指南推荐使用 R-DA-EPOCH，R-DA-EPOCH 可以提供良好的效果，不需要放疗。

2. 弥漫大 B 细胞淋巴瘤合并慢性肾功能不全患者的用药选择 对化疗敏感的肿瘤在初始治疗时，由于大量肿瘤细胞溶解坏死，可引起高尿酸血症、高磷血症、低钙血症、低镁血症及尿酸结晶堵塞肾小管，严重时导致急性肾衰竭。淋巴系肿瘤对化疗敏感，在肿瘤高负荷时更容易合并肿瘤细胞溶解综合征。

肿瘤合并肾功能不全时的治疗包括：去除诱因，纠正脱水，尽早发现和控制高血钙，避免使用造影剂、利尿剂、非甾体抗炎药和肾毒性药物，积极控制感染。

《儿童成熟 B 细胞淋巴瘤诊疗规范》(2019 年版)对并发肾功能不全的治疗：轻度肾功能不全可行水化、利尿等处理，随着肿瘤负荷减轻、肾脏浸润缓解而逐步好转。慎用含钾液体水化，不主张常规碱化血液及尿液，以避免碱性条件下肾小管钙盐沉积，在高尿酸、高钾时可适当应用。不主张常规静脉补充钙剂，以避免增加肾小管钙盐沉积。不应因肾功能不全而限制输液量，严重肾功能不全伴少尿、无尿、水肿时应考虑及时做透析治疗。

在肿瘤合并肾功能不全时，由于肿瘤患者的个体差异极大，要根据患者身体状况及肾功能的监测指标如血清胱抑素、血肌酐等给予个体化用药，部分经肾代谢或排泄的药物需要调整剂量或延长给药间隔时间。或者尽量避免使用细胞毒性药物，如烷化类、铂类等肾毒性强的药物。

由于药代动力学存在差异，DLBCL 合并肾功能不全的患者对经肾脏排泄的药物或其活性代谢产物的清除能力有所下降，部分化疗药物需要根据肾脏损害程度调整相应剂量(表 6-43)。

(三) 本患者的用药合理性

患者，男性，确诊为弥漫大 B 细胞淋巴瘤(Ⅳ期 A 组，NCCNIPI 4 分)，慢性肾功能不全(CKD 5 期)，肾结石，肾造瘘术后。因患者是第一次化疗，且肿瘤负荷较大，需要予以诱导化疗，以减少因大剂量化疗引起的溶瘤综合征，诱导化疗方案(VP 方案)：长春新碱、泼尼松龙使用合理。长春新碱、泼尼松龙在肾脏有损伤时无须调整剂量。诱导化疗后，给予碳酸氢钠调节肿瘤溶解释放的酸性物质，同时中和血清中的高尿酸。待患者肾功能趋于稳定后给予 CHOP 方案(环磷酰胺、表柔比星、长春新碱和甲泼尼龙)化疗。

本病例在使用 CHOP 方案时根据肾功能变化调整了环磷酰胺和表柔比星的剂量，患者化疗结束后肾功能良好，给予出院，整个化疗方案合理。

表 6-43　弥漫大 B 细胞淋巴瘤合并肾功能不全患者的药物使用推荐

药物名称	CKD 1~2 期（Ccr ≥ 60ml/min）	CKD 3a 期（Ccr 45~59ml/min）	CKD 3b 期（Ccr 30~44ml/min）	CKD 4 期（Ccr 15~29ml/min）	CKD 5 期（Ccr ＜15ml/min）	血液透析
甲氨蝶呤	早期强化：15mg/d i.v.，第 1 天给药，重复 4 周 维持期剂量强化方案：10mg/（m^2·d）i.v.，第 1~5 天给药					
阿糖胞苷	2 000mg/m^2 i.v.，第 2、3 天给药，3 周 1 次	1 200mg/m^2 i.v.，第 2、3 天给药，3 周 1 次	1 000mg/m^2 i.v.，第 2、3 天给药，3 周 1 次	考虑更换替代药物		2 000mg/m^2 i.v.，第 2、3 天给药，3 周 1 次
环磷酰胺	750mg/m^2 i.v.，第 1 天给药，21 天为一疗程				225mg/m^2 p.o.，第 1、8、15、22 天给药	150mg/m^2 p.o.，第 1、8、15、22 天给药
表柔比星	50~60mg/m^2 i.v.，第 1、8 天给药，21 天为一疗程	减量至最小剂量				
长春新碱	1.4mg/m^2（最大剂量 2mg）i.v.，第 1 天给药，21 天为一疗程					
顺铂	100mg/m^2 i.v.，第 1 天给药	75mg/m^2 i.v.，第 1 天给药	50mg/m^2 i.v.，第 1 天给药	考虑更换替代药物		50mg/m^2 i.v.，第 1 天给药
卡铂	总剂量（mg）=AUC ×（GFR+25），i.v.，最大剂量 800mg	基于体表面积的剂量：剂量的 50%			基于体表面积的剂量：剂量的 25%	基于体表面积的剂量：剂量的 50%
依托泊苷	EPOCH 方案：初始 50mg/（m^2·d）i.v.gtt.，第 1~21 天给药。 R-CEOP 方案：50mg/m^2 i.v. 或 p.o.，第 1 天给药；100mg/m^2 i.v. 或 p.o.，第 2~3 天给药，持续 3~6 个周期。 R-ICE 方案：100mg/（m^2·2w）i.v.，第 3、4、5 天给药，共 3 个周期	减量到 75%			进一步减量	透析前后 1. 透析后使用 EPOCH 方案：初始 50mg/（m^2·d）i.v.gtt.，第 1~21 天给药。 R-CEOP 方案：50mg/m^2 i.v. 或 p.o.，第 1 天给药；100mg/m^2 i.v. 或 p.o.，第 2~3 天给药，持续 3~6 个周期。 R-ICE 方案：100mg/（m^2·2w）i.v.，第 3、4、5 天给药，共 3 个周期
吉西他滨	1 000mg/m^2 i.v.，第 1、8 天给药，21 天为一疗程				中止使用	1 000mg/m^2 i.v.，第 1、8 天给药，每 21 天重复循环，1 次，输注后 6~12 小时内透析

续表

药物名称	CKD 1~2 期（Ccr ≥ 60ml/min）	CKD 3a 期（Ccr 45~59ml/min）	CKD 3b 期（Ccr 30~44ml/min）	CKD 4 期（Ccr 15~29ml/min）	CKD 5 期（Ccr <15ml/min）	血液透析
奥沙利铂	100mg/m^2 i.v.，第 1 天给药，21 天为一疗程			将初始剂量从 85mg/m^2 减少到 65mg/m^2		70mg/m^2 i.v.，第 1 天给药，21 天为一疗程
米托蒽醌	20mg/m^2 i.v.，第 1 天给药					
异环磷酰胺	5 000mg/m^2 i.v.gtt.，第 1~2 天给药				3 750mg/m^2 i.v.gtt.，第 1~2 天给药	5 000mg/m^2 i.v.gtt.，第 1~2 天给药
利妥昔单抗	375mg/m^2 i.v.gtt. q.w.，21 天为一疗程，给药 4 次					
丙卡巴肼	CEPP 方案：60mg/m^2 p.o.，第 1~10 天给药，28 天为 1 个周期 PEP-C 方案：50mg p.o. 睡前					
来那度胺	25mg/d p.o.，第 1~21 天给药，28 天为 1 个周期	初始 10mg p.o. q.d.，28 天为 1 个周期；如果耐受 2 个周期，则 15mg p.o. q.d.		5mg/d p.o.，第 1~21 天给药，28 天为 1 个周期		无须透析
伊布替尼	560mg p.o. q.d.			未提及		
替莫唑胺	150mg/m^2 p.o. q.d.，连续 5 天给药，28 天为 1 个周期			推荐剂量尚未明确		
洛莫司汀	120~140mg/（m^2·次），每 6~8 周 1 次	调整到原剂量的 75%			调整到原剂量的 25%~50%	
卡莫司汀	150~200mg/m^{2}i.v. q.6.w.	120~160mg/m^2 i.v. q.6w.	150mg/m^2 i.v.	换替代药物		未提及
托泊替康	每 21 天连续 5 天给药 1.5mg/m^2 i.v.，最多 10 个周期		每 21 天连续 5 天给药 0.75mg/m^2 i.v.，最多 10 个周期		避免使用	
培美曲塞	500mg/m^2 i.v.，第 1 天给药，21 天为 1 个周期		不推荐			
地塞米松	20~40mg/d p.o. q.d.					
甲泼尼龙	16-64mg/d p.o. q.d.					
美司钠	2.1g/（m^2·d）i.v.，第 1~7 周期给药					
塞替派	250mg/（m^2·d）i.v.，持续 3 天	谨慎使用，监测肾功能				

案例 6-6-5　原发性骨髓纤维化合并肾功能不全用药案例分析

（一）案例简介

患者，男性，67 岁，因骨痛伴乏力 7 年入院，10 年前行疝气修补术。

体格检查　T 36.7 ℃，P 73 次 /min，R 20 次 /min，BP 102/50mmHg，身高 158cm，体重 50kg，体重指数 20.03kg/m^2。

实验室检查　血常规：白细胞 18.33×10^9/L，血红蛋白 59g/L，血细胞比容 19.1%，平均红细胞体积 65.2fl，平均红细胞血红蛋白含量 20pg，平均红细胞血红蛋白浓度 306g/L，中性粒细胞百分比 78.1%，淋巴细胞百分比 8.1%；肾功能：肌酐 126μmol/L，尿素 7.21mmol/L，尿酸 824μmol/L；肝功能：白蛋白 39.8g/L，谷丙转氨酶 6U/L，直接胆红素 10.2μmol/L；其余未见明显异常。

诊断　骨髓增生性疾病，原发性骨髓纤维化；慢性肾功能不全（CKD 3b 期）。

诊疗经过　入院后根据既往病史、症状及体征，予以碱化尿液、降白细胞、改善微循环、输血纠正贫血、护肝、护心、护肾等对症支持治疗。

化疗方案

沙利度胺片 100mg p.o. q.n.

羟基脲 0.5g p.o. t.i.d.

（二）用药分析

1. 原发性骨髓纤维化的治疗原则　《原发性骨髓纤维化诊断与治疗中国指南》(2019 年版）中提出，原发性骨髓纤维化（PMF）的治疗策略可依据患者的预后分组来加以制订，由于 PMF 患者面临一系列临床问题，如贫血、脾大、体质性症状、症状性髓外造血等，因此现今 PMF 的治疗策略制订主要是根据患者是否存在前述临床问题，结合患者预后分组给予适当处理。

(1）贫血的治疗：血红蛋白水平低于 100g/L 时应开始贫血治疗。现已证实，对 PMF 贫血有效的药物有糖皮质激素、雄激素、促红细胞生成素（EPO）和免疫调节剂（来那度胺、沙利度胺），但所有这些药物均有不足之处，目前尚缺乏临床随机对照试验。有前列腺疾病或有肝病的患者不宜选用雄激素治疗。传统剂量（>100mg/d）的沙利度胺单药治疗有效率较低且不良反应明显，不建议单药治疗。小剂量沙利度胺（50mg/d）联合泼尼松［0.5mg/（kg·d）］较单用沙利度胺能提高疗效，减少不良反应。在小剂量沙利度胺、泼尼松的基础上再联合达那唑可进一步提高疗效、延长有效期。但是有 2 度或以上周围神经病的患者不宜选用沙利度胺。

(2）脾大的治疗：芦可替尼可作为有脾大的国际预后积分系统（IPSS）/ 动态国际预后积分系统（DIPSS）/DIPSS-Plus 预后积分系统的中危 -2 和高危患者的一线治疗，对那些有严重症状性脾大（如左上腹疼或由于早饱而影响进食量）的中危-1患者亦可以作为一线治疗。其他患者首选药物是羟基脲。脾区照射只能暂时获益。脾切除术仍为药物治疗无效的脾大患者的可行选择。

（3）体质性症状的治疗：《原发性骨髓纤维化诊断与治疗中国指南》（2019年版）中推断细胞因子的异常产生与PMF相关体质性症状和恶病质有因果关系。PMF患者的体质性症状可很严重，须视为一个重要的治疗指征。针对脾大的治疗常可部分缓解体质性症状。芦可替尼可显著改善PMF的体质性症状，可以作为一线治疗用药。

（4）非肝脾内造血的治疗：胸椎椎体是PMF非肝脾性髓外造血（EMH）的最常见部位，其他的部位包括淋巴结、肺、胸膜、小肠、腹膜、泌尿生殖道和心脏。当出现临床症状时，可采用低剂量病灶局部放疗（0.1~1.0Gy，分为5~10次照射）。目前，低剂量放疗可作为PMF相关非肝脾性EMH的治疗选择。

（5）异基因造血干细胞移植（allo-HSCT）：allo-HSCT是目前唯一可能治愈PMF的治疗方法，但有相当高的治疗相关死亡率和并发症发生率。

（6）脾切除术：PMF脾切除术的围手术期死亡率为5%~10%，术后并发症发生率约为50%。并发症包括手术部位出血、血栓形成、膈下脓肿、肝脏加速肿大、血小板计数极度增高和伴原始细胞增多的白细胞增多。考虑脾切除的患者须体能状况良好且无弥散性血管内凝血（DIC）的临床或实验室证据。

（7）急变期的治疗：该期的任何治疗疗效都很差，应考虑试验性或姑息性治疗。应考虑对有选择的患者进行强烈诱导化疗，然后行allo-HSCT进行巩固。对于拟行allo-HSCT的患者，移植前只需疾病逆转至慢性期，不需达到完全缓解。

2. **原发性骨髓纤维化合并慢性肾功能不全患者的用药选择**　PMF的肾脏受累比较罕见，表现为蛋白尿、肾病综合征和肾功能不全。肾损伤可能归因于髓外造血（EMH）和肾小球病，口服JAK抑制剂芦可替尼治疗PMF后肾功能可显著改善。

骨髓纤维化患者比其他髓系克隆增殖性疾病患者对化疗的耐受力更差，因此应相应减少化疗剂量，直到患者能够接受。

有研究发现携带*MP1*或*MPL W515K/L*突变的造血细胞生长潜能增加，并改变了各种细胞因子的产生，导致与骨髓增殖性肿瘤相关的多种症状。这种全身异常可能会增加肾脏的负担，并随着衰老而加剧肾脏功能障碍。PMF患者明显的肾功能不全可能是肾纤维化的结果，肾纤维化表现为肾小球硬化和肾小管间质纤维化，通过抑制肿瘤细胞活性的羟基脲（HU）治疗可以预防这种病理改变。所以在治疗PMF时尽量选用不经肾代谢和排泄的药物，并且注意药物潜在的肾毒性，进行尿液碱化、水化、利尿和护肾治疗。

若不可避免地要使用化疗药物及细胞毒性药物如烷化类，应尽量从小剂量开始上调所用药物。

由于药代动力学存在差异，PMF 合并肾功能不全的患者对经肾脏排泄的药物或其活性代谢产物的清除能力有所下降，部分口服化疗药物需要根据肾脏损害程度调整相应剂量（表 6-44）。

（三）本患者的用药合理性

患者，男性，因骨痛伴乏力 7 年入院，10 年前行疝气修补术。入院诊断为 PMF，慢性肾功能不全（CKD 3b 期）。该患者使用沙利度胺片、羟基脲进行治疗。沙利度胺在 PMF 合并慢性肾功能不全患者中无须调整剂量，但是羟基脲在肾功能分期 3 期后需要调整剂量，在用药期间应监测血常规。可以按照患者肾功能的情况进行给药或选择替代药物，如白消安、多柔比星等；或者可以进行联合治疗，可能会获取更高的疗效。

案例 6-6-6 再生障碍性贫血合并肾功能不全用药案例分析

（一）案例简介

患者，男性，49 岁，头痛 1 个月余，加重伴发热、咳嗽 5 天。既往有“职业性慢性轻度砷中毒”病史 4 个月。

体格检查 T 37.3℃，P 101 次 /min，R 20 次 /min，BP 134/68mmHg，身高 171cm，体重 70kg，体重指数 23.9kg/m^2。

实验室检查 血常规：白细胞 0.46×10^9/L，中性粒细胞绝对值 0.03×10^9/L，红细胞 1.92×10^{12}/L，血红蛋白 58g/L，血小板 39×10^9/L，中性粒细胞百分比 6.52%；C- 反应蛋白测定 199.16mg/ml，超敏 C- 反应蛋白测定 >5mg/L；肾功能：尿酸 123μmol/L；肝功能：白蛋白 26.5g/L，总蛋白 55.3g/L、白蛋白 - 球蛋白比值 0.9，谷草转氨酶 11U/L，高密度脂蛋白胆固醇 0.41mmol/L，高密度胆固醇 - 总胆固醇比值 0.13。

诊断 重型再生障碍性贫血（8/10 不全合异基因造血干细胞移植术后 +12 子供父 B+ 型供 O+ 型）；脑出血；肺部感染（细菌 + 真菌）；慢性肾功能不全（CKD 1~2 期）；肝多发囊肿；职业性慢性轻度砷中毒，轻度中毒性周围神经病，轻度中毒性肝病。

诊疗经过 入院后根据既往病史、症状及体征，暂予以护胃、护脑、护心、止血、抗感染、升白细胞、抑制免疫、补液维持水电解质平衡、纠正贫血、祛痰止咳等对症支持治疗。

主要治疗处方

抗肿瘤药物：

氟达拉滨粉针 50mg+0.9% 氯化钠注射液 100ml i.v.gtt. q.d.，第 1~4 天给药

表 6-44 原发性骨髓纤维化合并肾功能不全患者的药物使用推荐

药物名称	CKD 1~2 期（Ccr ≥ 60ml/min）	CKD 3a 期（Ccr 45~59ml/min）	CKD 3b 期（Ccr 30~44ml/min）	CKD 4 期（Ccr 15~29ml/min）	CKD 5 期（Ccr < 15ml/min）	血液透析
沙利度胺	50mg/d p.o.					
来那度胺	25mg/d p.o.，第 1~21 天给药，停 1 周	10mg/d p.o.，第 1~21 天给药，停 1 周			15mg/ 次，2 天一次，第 1~21 天给药，停 1 周	5mg/d，第 1~21 天给药，停 1 周
泊马度胺	4mg/d p.o.，每 28 天持续 21 天					3mg/d p.o.，每 28 天持续 21 天
多柔比星	PAD 9mg/（m^2·d）i.v.，第 1~4 天给药；VDT-PACE 10mg/（m^2·d）i.v.，第 1~4 天给药					
地塞米松	20~40mg/d p.o.					
泼尼松	30mg/d p.o.					
白消安	2~6mg/d，p.o.					
罗欧利替尼	PLT > 200 × 10^9/L：20mg p.o. b.i.d.	PLT > 200 × 10^9/L：20mg p.o. b.i.d.			PLT > 200 × 10^9/L：20mg p.o.q.d.	
	PLT（100~200）× 10^9/L：15mg p.o. b.i.d.	PLT（100~200）× 10^9/L：10mg p.o. b.i.d.			PLT（100~200）× 10^9/L：15mg p.o.q.d.	
	PLT（50~100）× 10^9/L：5mg p.o. b.i.d.	PLT（50~100）× 10^9/L：5mg p.o. q.d.			避免使用	
	PLT < 50 × 10^9/L：禁用					
司坦唑醇	6mg/d p.o. b.i.d.					
达那唑	200mg p.o. q.8h.				禁用	未提及
EPO	30 000~50 000U/w				慎用	

续表

药物名称	CKD 1~2 期（Ccr ≥ 60ml/min）	CKD 3a 期（Ccr 45~59ml/min）	CKD 3b 期（Ccr 30~44ml/min）	CKD 4 期（Ccr 15~29ml/min）	CKD 5 期（Ccr <15ml/min）	血液透析
芦可替尼	治疗前 PLT>200×10^9/L 患者的推荐起始剂量：20mg p.o. q.2h.；PLT（100~200）×10^9/L 患者的推荐起始剂量：15mg p.o. q.2h.；PLT（50~100）×10^9/L 患者的推荐起始剂量：5mg p.o. q.2h.，前 4 周不应增加剂量，调整剂量间隔至少 2 周，最大用量为 25mg q.2h.。治疗过程中 PLT<100×10^9/L 时应考虑减量。PLT<50×10^9/L 或中性粒细胞绝对计数<0.5×10^9/L 应停药	PLT（100~150）×10^9/L：10mg p.o. b.i.d. PLT（50~100）×10^9/L：5mg p.o. q.d. PLT<50×10^9/L：避免使用			禁用	
羟基脲	15mg/（kg·d）p.o. q.d.	7.5mg/（kg·d）p.o. q.d.				
美法仑	2.5mg p.o. 3 次 /w	1.875mg p.o. 3 次 /w			1.25mg p.o. 3 次 /w	2.5mg p.o. 3 次 /w
克拉屈滨	5mg/（m^2·d）静脉滴注，每次滴注 2 小时，第 1~5 天给药，每月 1 个疗程，重复 4~6 个月	3.75mg/（m^2·d）静脉滴注，每次滴注 2 小时，第 1~5 天给药，每月 1 个疗程，重复 4~6 个月			2.5mg/（m^2·d）静脉滴注，每次滴注 2 小时，第 1~5 天给药，每月 1 个疗程，重复 4~6 个月	

环磷酰胺注射液 3.5g+0.9% 氯化钠注射液 100ml i.v.gtt. q.d.，第 1~4 天给药

甲氨蝶呤注射液 18.5mg+0.9% 氯化钠注射液 100ml i.v.gtt.，第 1 天给药，重复 4 周

美司钠注射液 0.8g i.v. q.d.，注射细胞毒性药物的 0、4、8 小时各静脉给药 1 次

血液系统用药：

重组人粒细胞刺激因子注射液 300μg i.h. q.d.

亚叶酸钙注射液 6mg i.v. q.6h.

人血白蛋白注射液 10g i.v.gtt. q.d.

羟乙基淀粉 130 注射液 1 瓶 i.v.gtt.，最大日剂量 33ml/kg

血小板生成素 1.5 万 U i.h. q.d.

白眉蛇毒血凝酶粉针 1kU i.v. q.d.

酚磺乙胺注射液 4g+0.9% 氯化钠注射液 100ml i.v.gtt. q.d.

人纤维蛋白原粉针 1g i.v.gtt.

鱼精蛋白注射液 60mg+0.9% 氯化钠注射液 100ml i.v.gtt. q.d.

(二) 用药分析

1. 再生障碍性贫血的治疗原则 总体治疗原则：早期诊断，早期治疗，综合治疗，坚持治疗，缓解后维持治疗。

《再生障碍性贫血诊断与治疗中国专家共识》(2017 年版) 指出再生障碍性贫血 (AA) 的治疗有去除病因及支持疗法，包括成分血输注、其他保护措施、抗感染治疗、祛铁治疗、接种疫苗。

AA 的治疗：①去除病因治疗。感染是 AA 常见和严重的并发症，严重时可危及生命，死亡率高。应给予重型再障患者保护性隔离，有条件者可入住层流病房；避免出血，防止外伤及剧烈活动；杜绝接触危险因素，包括对骨髓有损伤作用和抑制血小板功能的药物；必要时给予心理护理。欲进行移植及抗胸腺细胞球蛋白 / 抗淋巴细胞球蛋白 (ATG/ALG) 治疗者建议给予预防性抗病毒治疗药物阿昔洛韦。骨髓移植后需预防卡氏肺孢菌感染，用复方磺胺甲噁唑片，但是 ATG/ALG 治疗者不必常规应用。②重型 AA 的标准疗法。对年龄 >35 岁或虽年龄 ≤35 岁但无人类淋巴细胞抗原 (HLA) 相合同胞供者的患者首选抗 ATG/ALG 和环孢素的免疫抑制治疗 (IST)；对年龄 ≤35 岁且有 HLA 相合同胞供者的重型 AA 患者，如无活动性感染和出血，首选 HLA 相合同胞供者行造血干细胞移植。HLA 相合无关供者造血干细胞移植仅用于 ATG/ALG 和环孢素治疗无效的年轻重型 AA 患者。造血干细胞移植前必须控制出血和感染。③输血依赖的非重型 AA 可采用环孢素联合促造血 (雄激素、造血生长因子) 治疗，如治疗 6 个月无效则按重型 AA 治疗。非输血依赖的非重型 AA，可应用环

孢素和 / 或促造血治疗及中药治疗。

2. **再生障碍性贫血合并肾功能不全患者的用药选择**　针对肾功能不全的治疗原则：治疗原发疾病，控制感染，对症治疗，防治并发症。

由于 AA 通常伴有全血细胞减少，因此感染和出血常是威胁生命的并发症。此外，AA 与其他血液系统疾病一样，在患有严重贫血的含铁血黄素沉着症时，免疫抑制疗法和慢性低氧会导致患者严重肾损伤。在使用免疫抑制剂和类固醇时谨防肾毛霉菌病的发生，但发生率较少，一旦发生应尽可能控制感染、治疗感染。在使用抗 ATG 治疗 AA 时有发生急性肾损伤的可能，可通过药物治疗解决。

在 AA 合并肾功能不全的患者中应根据患者肾功能情况个体化地选择化疗药物及抗贫血药物。《再生障碍性贫血诊断与治疗中国专家共识》(2017 年版）推荐环孢素联合治疗，但是环孢素可致明显的肾损伤，其肾功能损伤多数是可逆的，停药即可恢复；但也有可能引起不可逆的肾损伤，所以对老龄、大剂量、长疗程、合并其他肾毒性药物使用时应关注肾功能变化，尽可能选择不经或少量经肾脏代谢的药物。服用环孢素期间应定期监测血压、肝肾功能。注意药物之间的相互作用，避免产生肾损害；坚持少而精的用药原则；并嘱患者定期检查，及时调整治疗方案。

由于药代动力学存在差异，AA 合并肾功能不全的患者对经肾脏排泄的药物或其活性代谢产物的清除能力有所下降，部分治疗药物需要根据肾脏损害程度调整相应剂量(表 6-45)。

（三）本患者的用药合理性

患者，男性，头痛 1 个月余，加重伴发热、咳嗽 5 天，既往有“职业性慢性轻度砷中毒”病史 4 月。入院诊断为重型 AA(8/10 不全合异基因造血干细胞移植术后 +12 子供父 B+ 型供 O+ 型)，慢性肾功能不全（CKD 1~2 期）及其他疾病。

氟达拉滨用于 AA，在 CKD 3 期后给药需要调整剂量，可用阿仑单抗联合其他药物治疗，肾功能不全时阿仑单抗不需要改变剂量和给药频次。环磷酰胺在重度肾功能不全时应减少给药剂量，甲氨蝶呤在肾功能不全时无须调整剂量，美司钠用于预防细胞毒性药物对尿路的损害，在肾功能不全时无须调整剂量。本患者抗肿瘤用药合理。因患者行 8/10 不全合异基因造血干细胞移植术，长期给予免疫抑制剂环孢素抑制免疫排斥反应，可能有引起不可逆性肾损伤的风险，可换用他克莫司，但也需要监测肾功能，避免不良反应的发生。针对贫血症状给予相应的血液系统用药：升白细胞、止血、纠正贫血等对症支持治疗，方案良好。

表 6-45 再生障碍性贫血合并肾功能不全患者的药物使用推荐

药物名称	CKD 1~2 期（Ccr ≥ 60ml/min）	CKD 3a 期（Ccr 45~59ml/min）	CKD 3b 期（Ccr 30~44ml/min）	CKD 4 期（Ccr 15~29ml/min）	CKD 5 期（Ccr < 15ml/min）	血液透析
地塞米松	20~40mg/d p.o.					
泼尼松	60~80mg/d p.o.					
非格司亭	6mg/ 次 i.h.，每个周期 1 次					
莫拉司亭	3μg/kg i.h. q.d.	未查到				
重组人白细胞介素 -11	25~50μg/（kg·d）i.h. q.d.			25μg/（kg·d）i.h. q.d.		25~50μg/（kg·d）i.h. q.d.
环孢素	3~5mg/kg p.o. q.d.	1.5~2.25mg/kg p.o. q.2h.，第 1~5 天给药		1.5mg/kg p.o. q.2h.，第 1~5 天给药	停用	3mg/kg p.o. q.2h.，第 1~5 天给药
抗胸腺球蛋白 / 淋巴细胞球蛋白（ATG/ALG）	3~4mg/（kg·d）i.v.gtt.，第 1~5 天给药					
环磷酰胺	300mg/（m^2·d）i.v.gtt.，第 1~4 天给药				225mg/（m^2·d）i.v.gtt.，第 1~4 天给药	150mg/（m^2·d）i.v.gtt.，第 1~4 天给药
氟达拉滨	30mg/（m^2·d）i.v.gtt.，第 1~4 天给药	22.5mg/（m^2·d）i.v.gtt.，第 1~4 天给药			15mg/（m^2·d）i.v.gtt.，第 1~4 天给药	
美司钠	400mg/ 次 i.v.，注射细胞毒性药物的 0、4、8 小时各静脉冲入 1 次，之后改为 480mg/m^2 p.o.，在使用细胞毒性药物前 15 分钟服用					
西罗莫司	第 1 天负荷剂量：15mg/d p.o.；维持剂量：5mg/d p.o.					
达那唑	200mg/d p.o. t.i.d.	明显受损时禁用				
司坦唑醇	6mg/d p.o. t.i.d.					
十一酸睾酮	120mg/d p.o. t.i.d.					

续表

药物名称	CKD 1~2 期（Ccr ≥ 60ml/min）	CKD 3a 期（Ccr 45~59ml/min）	CKD 3b 期（Ccr 30~44ml/min）	CKD 4 期（Ccr 15~29ml/min）	CKD 5 期（Ccr < 15ml/min）	血液透析
阿仑单抗	250μg/kg，静脉小壶给药（PCI 术前）					未提及
吗替麦考酚酯	1.5g/d p.o. b.i.d.					0.25g/d p.o. b.i.d.
艾曲波帕	50mg/d p.o. q.d.					
EPO	100~150U/（kg·d）i.h.，2~3 次 /w					
G-CSF	5~10μg/（kg·d）i.h.				慎用	
GM-CSF	3~10μg/kg i.h. q.d.，5~7 天					
免疫球蛋白	0.4~1g/（kg·d）i.v.gtt.，第 3~5 天给药	剂量不变，改变输注速率			停用	未查到资料
甲氨蝶呤	早期强化：15mg/d，第 1 天给药，重复 4 周 维持期剂量强化方案：10mg/（m^2·d）i.v.，第 1~5 天给药					
人血白蛋白	5~10g/d i.v.gtt.	禁用				
亚叶酸钙	9~15mg/m^2 i.m./i.v.gtt. q.6h.					
羟乙基淀粉 130	最大日剂量 33ml/（kg·d）i.v.gtt.	减量			避免使用	禁用
白眉蛇毒血凝酶	外科手术：1~2U i.v./i.m./i.h.，术前一天晚上肌内注射 1U；术前 15 分钟静脉注射 1U；术后 3 天，每天肌内注射 1U。咯血：1~2U i.v./i.m./i.h. b.i.d.	减量				
酚磺乙胺	0.25~0.5g i.v./i.v.gtt. b.i.d.~t.i.d.	慎用				
人纤维蛋白原	首次：1~2g i.v.gtt. q.6h.					
鱼精蛋白	50mg i.v.gtt. b.i.d.					

第七节 神经系统疾病合并慢性肾脏病

案例 6-7-1 缺血性脑卒中合并肾功能不全用药案例分析

(一) 案例简介

患者,男性,69 岁。因“突发左侧肢体无力、意识不清 17 小时”入院治疗。入院前 17 小时,患者排便后突发左侧肢体无力倒地,随即出现呼之不应,当时可见患者左侧肢体抽搐,2~3 分钟后抽搐缓解,患者仍意识不清。在当地医院进行的头颅 CT 检查示,右侧大脑中动脉分布区脑组织肿胀。对症治疗后转院治疗。既往痛风病史 5 年,日常服用碳酸氢钠 2g t.i.d.。

体格检查 T 37℃,P 98 次 /min,R 26 次 /min,BP 135/90mmHg。神志不清,呼之不应,对疼痛刺激有反应,双瞳孔等大等圆,对光反射存在;叩诊心界未扩大,律齐,各瓣膜区未闻及杂音,双肺呼吸音清,未闻及明显干湿性啰音,腹平软,无压痛及反跳痛。刺激四肢,左侧肢体不动,左侧病理反射阳性,对其他查体不合作。

实验室检查 肾功能:血肌酐 168μmo1/L,尿酸 0.668mmol/L。低密度脂蛋白 3.54mmol/L,血清胆固醇 6.28mmo1/L。其他指标正常。

其他辅助检查 头颅 CT 检查:右侧基底节区、右侧侧脑室旁、左侧枕叶大面积脑梗死。双侧颈动脉血管彩超:双侧颈总动脉可见斑块形成。

诊断 脑梗死;高脂血症;肾功能不全(CKD 3 期);痛风。

诊疗经过 入院后根据既往病史、症状及体征,治疗上暂予脱水降颅压、抗血小板聚集、保护神经、改善循环、扩容、调脂稳定斑块以及营养支持等内科治疗。

主要治疗处方

甘露醇注射液 125ml i.v.gtt. q.6h.

阿司匹林肠溶片 150mg p.o. q.d.

依达拉奉注射液 30mg+0.9% 氯化钠注射液 100ml i.v.gtt. b.i.d.

尤瑞克林注射液 0.15pna+0.9% 氯化钠注射液 100ml i.v.gtt. q.d.

右旋糖苷氨基酸注射剂 500ml i.v.gtt. q.d.

阿托伐他汀钙片 20mg p.o. q.d.

(二) 用药分析

1. 缺血性脑卒中合并肾功能不全患者的选药原则 肾功能不全合并脑梗死的具体机制暂未明确,但肾功能不全可使机体蛋白质、脂质的代谢异常,影响凝血、抗凝及纤溶系统,致使血液高凝状态，同时各种理化因素变化，进一步加速了动脉粥样硬化的过程，促进了血栓形成。因此，对于该类患者治疗过程中应注意肾脏的保护，制订个体化的治疗方案。应根据 GFR 调整 CKD 患者的用药剂量。GFR＜45ml/(min·1.73m^2)的患者在部分药物诱导下发生急性肾损伤(AKI)的风险增高，应暂停有潜在肾毒性和经肾排泄的药物，如 RAAS 抑制剂、利尿剂、非甾体抗炎药、二甲双胍、地高辛等。CKD 患者应在医生或药师的指导下使用非处方药或蛋白营养品。

2. **缺血性脑卒中合并肾功能不全患者的用药选择**　缺血性脑卒中患者常见的治疗药物包括溶栓药、抗血小板药、抗凝药、神经保护剂、降纤药、扩容药、脱水药，以及其他药物如中成药等。但由于药代动力学的差异，部分药物需要根据肾脏损害程度调整剂量(表 6-46)。如应用不当，将会增加肾脏及缺血性脑卒中的不良事件风险。

表 6-46　缺血性脑卒中合并肾功能不全患者的药物使用推荐

药物名称	CKD 1~2 期(Ccr≥60ml/min)	CKD 3a 期(Ccr 45~59ml/min)	CKD 3b 期(Ccr 30~44ml/min)	CKD 4 期(Ccr 15~29ml/min)	CKD 5 期(Ccr＜15ml/min)	血液透析
阿替普酶	未提及					
尿激酶	尿激酶 100 万 ~150 万 IU，溶于生理盐水 100~200ml，持续静脉滴注 30 分钟					未提及
替奈普酶	未提及					
阿司匹林	未提及				Ccr＜10ml/min：避免使用	血液透析后应给予本药维持剂量
氯吡格雷	未提及					
替罗非班	最初 30 分钟，以 0.4μg/(kg·min)静脉滴注，随后以 0.1μg/(kg·min)维持			本药剂量减少 50%		未提及
替格瑞洛	负荷剂量为 180mg，以后 90mg b.i.d.					不建议使用
肝素钠	一般用量：首次给药 5 000~10 000U，之后每 8h 注射 8 000~10 000U，或 15 000~20 000U，每 12h 一次，一日总量 30 000~40 000U					未提及
肝素钙	一般皮下用量：初次 5 000~10 000U，随后 5 000~10 000U q.8h.，或 10 000~20 000U q.12h.					未提及
低分子肝素钙	未提及					
低分子肝素钠	未提及					
华法林钠	避免冲击治疗，口服，第 1~3 天予以 3~4mg(年老体弱及糖尿病患者半量即可)，3 天后可给维持量一日 2.5~5mg(可参考凝血时间调整剂量使 INR 达 2~3)					未提及
阿加曲班	初始 2 天，一日 60mg，以适当注射液稀释，24 小时持续滴注。其后 5 天，一次 10mg，早晚各 1 次，每次滴注 3 小时					未提及

续表

药物名称	CKD 1~2期（Ccr≥60ml/min）	CKD 3a期（Ccr 45~59ml/min）	CKD 3b期（Ccr 30~44ml/min）	CKD 4期（Ccr 15~29ml/min）	CKD 5期（Ccr＜15ml/min）	血液透析
降纤酶	未提及					
巴曲酶	未提及					
蚓激酶	未提及					
蕲蛇酶	未提及					
丁苯酞	未提及			慎用		未提及
人尿激肽原酶	未提及					
阿托伐他汀钙	10mg/d，最高80mg/d					
瑞舒伐他汀钙	5mg q.d.，最大剂量20mg/d			禁用		未提及
依达拉奉	轻中度肾损伤者慎用				重度肾损伤者禁用	未提及
胞磷胆碱	未提及					
吡拉西坦	未提及					
银杏达莫	未提及					
甘露醇	未提及				严重肾衰竭患者慎用	透析时给予维持剂量
甘油果糖	未提及					
呋塞米	未提及					无须调整

（三）本患者用药合理性

1. 脱水降颅压药物的选择　严重脑水肿和颅内压增高是急性重症缺血性脑卒中的常见并发症，是死亡的主要原因之一。《中国急性缺血性脑卒中诊治指南2018》指出，甘露醇可明显减轻脑水肿、降低颅内压，降低脑疝的发生风险，可根据患者的具体情况选择药物种类、治疗剂量及给药次数。患者为老年男性，突发重度缺血性脑血管病，病情危重，出现急性颅内压增高。及时给予足量脱水药物降颅压治疗，尽快降低颅内压，减少脑疝发生的危险，稳定患者生命体征，这对于危重脑血管病急性期患者非常重要。但患者血肌酐168μmol/L，估算肌酐清除率为33.13ml/min，属于中度肾功能不全，不能大量使用脱水药物。患者选用甘露醇125ml q.6h.应用合理，但仍应密切关注患者肾功能指标。

2. 抗血小板药物的选择　根据《中国急性缺血性脑卒中诊治指南2018》，抗血小板药物能够显著降低急性缺血性脑卒中病死率或致残率，减少复发。其中阿司匹林是推荐治疗的首选，氯吡格雷用于不能耐受阿司匹林者。该患者有痛风病史5年。有文献报道，小剂量阿司匹林能影响肾脏排泄尿酸，从而使血尿酸水平轻度升高，特别容易发生在有低蛋白血症和应用利尿剂的患者中。因此,建议将阿司匹林改为氯吡格雷,减少阿司匹林诱发急性痛风的风险。

3. **扩容药物的选择**　对于大多数缺血性脑卒中患者,不推荐扩容治疗。对于低血压或脑血流低灌注所致的急性脑梗死如脑分水岭梗死可考虑扩容治疗,但应注意可能加重脑水肿、心力衰竭等并发症,对有严重脑水肿及心力衰竭的患者不推荐使用扩容治疗。该患者入院时血压波动在 130~140/80~90mmHg,血压尚可,不建议使用低分子右旋糖酐氨基酸注射剂扩容治疗。此外,该药通过肾脏排泄,可堵塞肾小管,该患者存在肾功能不全,故应该避免使用,减少药物对肾脏的损伤。

4. **神经保护剂的选择**　依达拉奉是一种抗氧化剂和自由基清除剂,国内外多个随机双盲安慰剂对照试验提示依达拉奉能改善急性脑梗死的功能结局且安全性高。但依达拉奉说明书提到轻、中度肾功能不全患者慎用,因为该药有致肾衰竭加重的可能及致死病例的报告,该患者伴随肾功能不全,因此应当慎用该药。

案例 6-7-2　癫痫合并肾功能不全用药案例分析

(一) 案例简介

患者,男性,74 岁,因"双下肢水肿 5 年加重 2 个月,尿少、全身水肿和腹水 1 周"入院。患者自诉 5 年前出现眼睑及双下肢水肿,未系统诊治。2 个月前症状加重,近一周出现尿少、全身水肿及腹水,遂于我院门诊就诊。入院后根据既往病史、症状及体征,给予降压、利尿、保肾等治疗,病情加重后给予每周 3 次血液透析治疗。在第 3 次透析时,患者出现抽搐,抽搐时意识丧失,10 分钟后缓解,辅助检查排除脑部器质性病变。

体格检查　T 37.3℃,P 90 次 /min,R 22 次 /min,BP 160/110mmHg。身高 167cm,体重 65kg,体重指数 23.31kg/m^2。

实验室检查　肌酐 555.3μmol/L,尿素氮 27.8mmol/L,白蛋白 14g/L;血红蛋白 72g/L。

诊疗经过　给予抗癫痫、利尿、降压、支持治疗。

诊断　尿毒症性脑病,癫痫发作。

抗癫痫处方

左乙拉西坦片 0.25g p.o. b.i.d.

丙戊酸钠片 0.2g p.o. q.8h.

(二) 用药分析

1. **癫痫合并肾功能不全患者的选药原则**　肾功能不全可改变抗癫痫药物药代动力学特性的诸多方面,如吸收、蛋白结合、肾脏与肝脏的清除率。经肾排泄的药物包括加巴喷丁、托吡酯、唑尼沙胺、左乙拉西坦、奥卡西平等。这些药物的剂量应根据肾功能受损程度进行调整。对于接受血液透析的患者，抗癫痫药物治疗方案应根据药物浓度和临床反应来个体化制订。经肾排泄的药物和部分其他药物（如拉莫三嗪等）会被血液透析清除，因此在透析后应补充低剂量药物以维持治疗水平。尚未充分研究腹膜透析对抗癫痫药代谢的影响，且抗癫痫药物治疗的患者可能需要额外监测。白蛋白尿（导致低血清白蛋白）和酸中毒会降低药物的蛋白结合率及结合亲和力，导致游离药物浓度增加。在此情况下，对于高血浆蛋白结合率的抗癫痫药物，总药物浓度未达到治疗范围但可能已经足以达到目标疗效，并且需要这种浓度以避免毒性。托吡酯和唑尼沙胺可能导致肾结石，有肾结石病史或容易出现肾结石的患者应避免使用。使用这些抗癫痫药物也可发生肾小管性酸中毒，已存在某些疾病（如严重呼吸系统疾病、腹泻）使其易发生代谢性酸中毒的患者也应考虑避免使用这些药物，或者更频繁地监测血清碳酸氢盐水平。在肾移植的情况下，应考虑到抗癫痫药物与免疫抑制治疗之间可能的药物相互作用。酶诱导性抗癫痫药物可能会降低血清免疫抑制剂水平，而酶抑制剂可能会提高此水平。

2. **癫痫合并肾功能不全患者的用药选择**　对于肾功能不全的患者应选择生物利用度完全且稳定、半衰期较长、具有线性药代动力学特征、蛋白结合率低且呈饱和性、低肝药酶诱导作用、低代谢产物活性的抗癫痫药物，这类药物具有更高的安全性与有效性，其血药浓度便于控制。具体的药物选择还应根据肾脏损害程度调整相应剂量（表 6-47）。

表 6-47　癫痫合并肾功能不全患者的药物使用推荐

药物名称	CKD 1~2 期（Ccr ≥ 60ml/min）	CKD 3a 期（Ccr 45~59ml/min）	CKD 3b 期（Ccr 30~44ml/min）	CKD 4 期（Ccr 15~29ml/min）	CKD 5 期（Ccr＜15ml/min）	血液透析
苯妥英钠	250~300mg/d，分 3 次					
丙戊酸钠	正常剂量：5~10mg/（kg·d），分 2~3 次 可能需要减少剂量。由于血药浓度监测可能会有误导，应根据临床反应调整剂量					无须补充剂量
卡马西平	100~200mg q.d.~b.i.d.					无须补充剂量
奥卡西平	600mg/d，分 2 次			300mg/d，分 2 次		无须补充剂量
扑米酮	正常剂量：250mg t.i.d. Ccr>50ml/min：增加给药间隔至 8 小时；Ccr 10~50ml/min：增加给药间隔至 8~12 小时；Ccr <10ml/min：增加给药间隔至 12~24 小时					血液透析后给予 1/3 正常剂量
乙琥胺	0.25g b.i.d.					

续表

药物名称	CKD 1~2 期（Ccr ≥ 60ml/min）	CKD 3a 期（Ccr 45~59ml/min）	CKD 3b 期（Ccr 30~44ml/min）	CKD 4 期（Ccr 15~29ml/min）	CKD 5 期（Ccr < 15ml/min）	血液透析
氨己烯酸	正常剂量：1 000~1 500mg/d，分 2 次 Ccr 50~80ml/min：剂量应减少 25%；Ccr 30~50ml/min：剂量应减少 50%；Ccr 10~30ml/min：剂量应减少 75%					无数据
托吡酯	Ccr < 70ml/min：起始剂量和维持剂量为常用剂量的一半					给予日剂量一半的补充剂量
拉莫三嗪	正常剂量：初始剂量 25mg q.d.，维持剂量 100~200mg/d，分 1~2 次给药。肾功能损害时根据当前抗癫痫方案起始用药，严重肾功能损害时，减少维持剂量可能有效					血液透析后需要补充剂量
加巴喷丁	400mg t.i.d.	300mg b.i.d.		300mg q.d.	300mg q.o.d.	血液透析 4 小时后应给予本药 200~300mg
左乙拉西坦	Ccr ≥ 80ml/min：500~1 500mg b.i.d. Ccr 50~79ml/min：500~1 000mg b.i.d. Ccr 30~49ml/min：250~750mg b.i.d.			250~500mg b.i.d.		500~1 000mg q.d.。透析后，推荐给予 250~500mg 补充剂量
硫酸镁	正常剂量：首次剂量 2.5~4g，通常 24 小时总量不超过 30g。 肾功能不全患者应减少剂量。严重肾功能受损时，48 小时剂量不超过 20g					无数据
吡仑帕奈	正常剂量：8~12mg q.d.。 轻度肾功能不全患者无须调整剂量；中度肾功能不全患者，根据患者的反应和耐受性，可能需要密切监测并缓慢滴注剂量；严重肾功能不全患者，不建议使用					禁用
唑尼沙胺	正常剂量：100~200mg/d，分 1~3 次，最大剂量为 600mg/d。 可能需要缓慢地滴注且频繁地监测					血液透析后需要补充剂量

（三）本患者用药合理性

血液透析过程会显著清除游离药物，蛋白结合率高的药物受影响较小。本例涉及抗癫痫药物的蛋白结合率分别为：左乙拉西坦<10%，丙戊酸钠 80%~94%。丙戊酸钠受血液透析影响较小，在透析过程中可不用补充剂量。但左乙拉西坦受血透影响大，对于血透患者，左乙拉西坦的推荐剂量为 500~1 000mg/ 次，每日 1 次。透析后，推荐给予 250~500mg 补充剂量。本例患者忽略了追加剂量，易造成药物剂量不足，诱发癫痫发作，是该患者用药的不合理之处。

案例 6-7-3　重症肌无力合并肾功能不全用药案例分析

（一）案例简介

患者，女性，60 岁。因“抬头无力、双侧眼睑下垂、吞咽困难 1 个月”入院。患者 1 个月前开始无明显诱因下突然出现不自觉的抬头无力，伴有双侧眼睑下垂、复视，休息后眼睑下垂可减轻，有吞咽困难、呼吸困难、饮水呛咳，朝轻暮重。既往慢性肾脏病 7 年。

体格检查 T 36.6℃，P 67 次 /min，R 20 次 /min，BP 130/92mmHg。口齿欠清晰、欠流利，双侧瞳孔等大等圆，直径约 3mn，对光反射灵敏，双侧鼻唇沟变浅对称，口角不偏，伸舌居中，颈软。叩诊心界未扩大，心率 67 次 /min，律齐，各瓣膜区未闻及杂音，双肺呼吸音清，未闻及明显干湿性啰音，腹平软，无压痛及反跳痛。四肢肌力正常，肌张力减弱，四肢深浅感觉正常，双侧腱反射减弱。共济运动：指鼻试验、跟 - 膝 - 胫试验无法查；病理征：双侧巴宾斯基征阴性。

实验室检查 肾功能：肌酐 224μmo1/L；疲劳试验（+），新斯的明试验（+），重复低频电刺激试验有波幅递减现象，乙酰胆碱受体（AChR）抗体（+），肺部 CT 提示：前纵隔胸骨后缘结节灶，考虑胸腺瘤可能，请结合临床进一步检查。

诊断 重症肌无力（重度激进型），肌无力危象；高血压；慢性肾脏病（CKD 3 期）。

诊疗经过 治疗上行血浆置换，给予乙酰胆碱酯酶抑制剂对症治疗、免疫抑制剂对因治疗及抑酸护胃等治疗。

主要治疗处方

溴吡斯的明片 60mg p.o. q.8h.

甲泼尼龙片 36mg p.o. q.d.

苹果酸钙片 1g p.o. t.i.d.

环孢素 100mg p.o. b.i.d.

（二）用药分析

1. 重症肌无力合并肾功能不全患者的选药原则 溴吡斯的明是胆碱酯酶抑制剂，是治疗所有类型重症肌无力的一线药物。依据《重症肌无力国际管理共识 2016》：肌无力危象患者应用血浆置换和静脉注射免疫球蛋白短期治疗有效，为了维持疗效应同时开始激素或免疫抑制剂治疗，同时，治疗过程中应避免应用某些具有神经 - 肌肉传导阻滞作用或使乙酰胆碱浓度降低的药物，避免重症肌无力加重。此外，该病属于自身免疫性疾病，可能会累及其他器官。对于合并肾功能不全的患者，在上述选药原则的基础上还应根据 GFR 调整用药剂量。GFR<45ml/（min·1.73m^2）的患者在一些药物诱导下发生急性肾损伤（AKI）的风险增高时，应暂停有潜在肾毒性和经肾排泄的药物，如 RAAS 抑制剂、利尿剂、非甾体抗炎药、二甲双胍、地高辛等。CKD 患者应在医生或药师的指导下使用非处方药或蛋白营养品。

2. 重症肌无力合并肾功能不全患者的用药选择 溴吡斯的明是胆碱酯酶抑制剂，是治疗所有类型重症肌无力的一线药物。此外，免疫抑制剂、免疫球蛋白也常依据患者病情选择性应用。大多免疫抑制剂在肾脏病中应用广泛，但由于药代动力学的差异，部分药物需要根据肾脏损害程度调整剂量（表 6-48）。如应用不当，将会增加肾脏及重症肌无力的不良事件风险。

表 6-48　重症肌无力合并肾功能不全患者的药物使用推荐

药物名称	CKD 1~2 期（Ccr ≥ 60ml/min）	CKD 3a 期（Ccr 45~59ml/min）	CKD 3b 期（Ccr 30~44ml/min）	CKD 4 期（Ccr 15~29ml/min）	CKD 5 期（Ccr<15ml/min）	血液透析
甲硫酸新斯的明	常用量：0.25~1mg，每日 1~3 次；极量：1mg/ 次，5mg/d					未提及
溴新斯的明	未提及					
溴吡斯的明	未提及					
醋酸泼尼松	0.5~1.0mg/kg，每日清晨顿服；或 20mg/d 清晨顿服，每 3 天增加醋酸泼尼松 5.0mg 直至足量（60 ~80mg）					
甲泼尼龙	0.4~0.8mg/kg，每日清晨顿服；或 16mg/d 清晨顿服，每 3 天增加 4.0mg 直至足量（48~64mg）。 重症：甲泼尼龙 1 000mg/d，连续静脉滴注 3 天，然后改为 500mg/d，静脉滴注 2 天					未提及
地塞米松	0.075~0.15mg/kg，每日清晨顿服；或 3mg/d 清晨顿服，每 3 天增加 0.75mg 直至足量（9~1.2mg）。 重症：地塞米松 10~20mg/d，静脉滴注 1 周					
硫唑嘌呤	50mg/d					未提及
环孢素	100mg b.i.d.。每 1~2 周增加 50mg，直至达 2.5~3mg/kg（成人血肌酐>200μmol/L，禁用）					未提及
他克莫司	3~5mg/d 或 0.1mg/kg p.o.					未提及
环磷酰胺	给药间隔应增加到 12 小时 1 次	Ccr 50~59ml/min：给药间隔应增加到每 12 小时 1 次。 Ccr 45~50ml/min：正常间隔，常规剂量的 75%；或给药间隔增加到 12 小时 1 次	正常间隔，常规剂量的 75%；或给药间隔增加到 12 小时 1 次	正常间隔，常规剂量的 75%；或给药间隔增加到 12 小时 1 次	Ccr10~15ml/min：正常间隔，常规剂量的 50%，或给药间隔应增加到 18~24 小时 1 次。 Ccr<10ml/min：正常间隔，常规剂量的 50%，或给药间隔应增加到 18~24 小时 1 次	未提及
复方环磷酰胺片	给药间隔应增加到 12 小时 1 次	Ccr 50~59ml/min：给药间隔应增加到每 12 小时 1 次。 Ccr 45~50ml/min：正常间隔，常规剂量的 75%；或给药间隔增加到 12 小时 1 次	正常间隔，常规剂量的 75%；或给药间隔增加到 12 小时 1 次	正常间隔，常规剂量的 75%；或给药间隔增加到 12 小时 1 次	Ccr 10~15ml/min：正常间隔，常规剂量的 50%，或给药间隔应增加到 18~24 小时 1 次。 Ccr<10ml/min：正常间隔，常规剂量的 50%，或给药间隔应增加到 18~24 小时 1 次	未提及

续表

药物名称	CKD 1~2 期（Ccr≥60ml/min）	CKD 3a 期（Ccr 45~59ml/min）	CKD 3b 期（Ccr 30~44ml/min）	CKD 4 期（Ccr 15~29ml/min）	CKD 5 期（Ccr＜15ml/min）	血液透析
吗替麦考酚酯	未提及			Ccr＜25ml/min：剂量应避免超过 1g b.i.d.，同时应进行密切观察	剂量应避免超过 1g b.i.d.，同时应进行密切观察	未提及
利妥昔单抗	未提及					
甲氨蝶呤	每周 10mg 口服，每 2 周增加 5mg 至最大剂量每周 15~25mg	Ccr 50~59ml/min：无须调整。Ccr 45~50ml/min：常规剂量的 50%	常规剂量的 50%	常规剂量的 50%	Ccr 10~15ml/min：常规剂量的 50%。Ccr＜10ml/min：避免使用	血液透析后应给予追加剂量
人免疫球蛋白	未提及					

（三）本患者用药合理性

患者诊断“重症肌无力（重度激进型）”，目前呼吸肌功能受累导致严重呼吸困难——肌无力危象。给予溴吡斯的明、甲泼尼龙均为指南推荐一线用药，两者合用对重症肌无力有效。指南推荐重症肌无力的免疫抑制剂包括硫唑嘌呤、环孢素、吗替麦考酚酶、环磷酰胺、他克莫司、甲氨蝶呤等。其中，硫唑嘌呤为重症肌无力的一线治疗药物。环孢素主要用于因糖皮质激素或硫唑嘌呤不良反应或疗效欠佳，不易坚持用药的重症肌无力患者。且考虑到其肾毒性和药物作用，不太适合作一线激素助减剂。患者既往有 CKD 病史，此次入院肌酐 224μmol/L，环孢素说明书明确指出肌酐＞200μmol/L 者禁用。因此选用环孢素不合理。建议选用硫唑嘌呤等肾毒性较小的免疫抑制剂进行治疗。

案例 6-7-4　多发性硬化合并肾功能不全用药案例分析

（一）案例简介

患者，女性，34 岁，9 年来反复发生双下肢无力，伴小便障碍，既往外院诊断考虑“多发性硬化”，在急性期予以激素或免疫球蛋白治疗后，患者症状可明显缓解，但容易复发。一周前再次出现双下肢乏力伴小便障碍，收治入院。既往慢性肾脏病 2 年。

体格检查　身高 156cm，体重 45kg，体重指数 18.49kg/m^2。

实验室检查　肾功能：肌酐 256μmol/L；肝功能：白蛋白 45.6g/L，低密度脂蛋白 1.78mmol/L，高密度脂蛋白 1.38mmol/L，甘油三酯 0.98mmol/L；尿沉渣分析：黏液丝 32/μl。

诊断 多发性硬化；慢性肾脏病（CKD 4 期）。

诊疗经过：入院后根据既往病史、症状及体征，治疗上暂予以大剂量激素冲击治疗。

主要治疗处方

甲泼尼龙粉针 1 000mg+0.9% 氯化钠注射液 250ml i.v.gtt. q.d.

（二）用药分析

1. 多发性硬化合并肾功能不全患者的选药原则 多发性硬化（multiple sclerosis，MS）是一种以中枢神经系统（CNS）炎性脱髓鞘病变为主要特点的免疫介导性疾病，病变主要累及白质。MS 的治疗分为：①急性期治疗；②缓解期治疗；③对症治疗；④康复治疗。急性期主要治疗方法有：①糖皮质激素；②血浆置换；③免疫球蛋白。缓解期治疗的主要药物有特立氟胺、注射用重组人干扰素 β1b、那他珠单抗等。对症治疗的药物主要用来缓解患者的痛性痉挛或疼痛，主要有卡马西平、替扎尼定、阿米替林等。

2. 多发性硬化合并肾功能不全患者的用药选择 MS 患者急性期治疗期间可使用大剂量糖皮质激素冲击治疗，但合并肾功能不全的患者应警惕激素尤其是甲泼尼龙引起的液体潴留。缓解期患者可选择的药物品种较多，肾功能不全患者大多无须调整剂量。肾脏病或尿潴留者慎用卡马西平。

由于药代动力学存在差异，MS 合并肾功能不全的患者对经肾脏排泄的药物或其活性代谢产物的清除能力有所下降，部分药物需要根据肾脏损害程度调整相应剂量（表 6-49）。如果口服药物使用不当，将会不同程度地增加肾脏损害或其他不良事件风险。

表 6-49 多发性硬化合并肾功能不全患者的药物使用推荐

药物名称	CKD 1~2 期（Ccr ≥60ml/min）	CKD 3a 期（Ccr 45~59ml/min）	CKD 3b 期（Ccr 30~44ml/min）	CKD 4 期（Ccr 15~29ml/min）	CKD 5 期（Ccr <15ml/min）	血液透析
甲泼尼龙	成人：1g i.v.gtt. q.d.；儿童：20~30mg/（kg·d）					未提及
醋酸泼尼松	5~60mg p.o. q.d.					
泼尼松龙	5~60mg p.o. q.d.					
干扰素 β1b	0.062 5~0.25mg i.m. q.o.d.	未提及	未提及	未提及	未提及	未提及
那他珠单抗	300mg i.v.gtt.，每 4 周 1 次	未提及	未提及	未提及	未提及	未提及
阿仑单抗	12mg i.v.gtt. q.d.	未提及	未提及	未提及	未提及	未提及
米托蒽醌	$12mg/m^2$ i.v.gtt.，每 3 个月 1 次					未提及
芬戈莫德	0.5mg p.o. q.d.					未提及

续表

药物名称	CKD 1~2 期（Ccr ≥60ml/min）	CKD 3a 期（Ccr 45~59ml/min）	CKD 3b 期（Ccr 30~44ml/min）	CKD 4 期（Ccr 15~29ml/min）	CKD 5 期（Ccr <15ml/min）	血液透析
特立氟胺	7mg 或 14mg p.o. q.d.					未提及
卡马西平	起始剂量：100mg b.i.d.；维持剂量：400~800mg/d，分次服用					未提及
替扎尼定	4~8mg p.o. q.d.					未提及
阿米替林	20~50mg p.o. q.d.					
加巴喷丁	300~1 200mg p.o. t.i.d.	200~700mg p.o. b.i.d.		200~700mg p.o. q.d.	50~150mg p.o. q.d.	100~150mg p.o. q.d.
普瑞巴林	75~300mg p.o. b.i.d.	50~150mg p.o. b.i.d.		25~150mg p.o. q.d.	25~75mg p.o. q.d.	

（三）本患者用药合理性

患者反复发病，此次为 MS 急性期，CKD 4 期（Ccr 24.4ml/min），因此该患者选择糖皮质激素（甲泼尼龙）静脉滴注合理。该患者目前处于急性期，使用大剂量糖皮质激素冲击治疗是 CKD 的一线治疗方法。由于糖皮质激素甲泼尼龙可能导致液体潴留，因此在使用时应密切关注患者情况。

案例 6-7-5　视神经脊髓炎合并肾功能不全用药案例分析

（一）案例简介

患者，女性，67 岁。因“四肢麻木乏力 1 个月余，再发加重 1 周”入院。2020 年 4 月 16 日无明显诱因出现右手麻木，逐渐出现右侧肢体麻木，无法行走，左侧肢体有类似情况，但稍轻，伴躯干束缚感。2020 年 4 月 19 日收治入院。既往慢性肾脏病 2 年。

体格检查　身高 154cm，体重 64kg，体重指数 27.0kg/m^2。

实验室检查　肾功能：肌酐 297μmo1/L，尿素氮 10.58mmol/L；肝功能：白蛋白 27.9g/L；尿常规：尿潜血（+++），尿微量白蛋白 422.6mg/L，尿蛋白（+++），尿葡萄糖（+）。

诊断　视神经脊髓炎；慢性肾脏病（CKD 4 期）。

诊疗经过　入院后根据既往病史、症状及体征，治疗上暂予以营养神经、改善微循环等对症支持治疗。

主要治疗处方

腺苷钴胺 0.5mg i.m. q.d.

维生素 B_1 10mg p.o. t.i.d.

单唾液酸四己糖神经节苷脂钠 80mg+0.9% 氯化钠注射液 100ml i.v.gtt. q.d.

甲泼尼龙 500mg+0.9% 氯化钠注射液 100ml i.v.gtt. q.d.（7 天），240mg+0.9% 氯化钠注射液 100ml i.v.gtt. q.d.（3 天），120mg+0.9% 氯化钠注射液 100ml i.v.gtt. q.d.（3 天）

序贯泼尼松 60mg p.o. q.d.，每周减 10mg 至 40mg/d 时放缓减量速度

环磷酰胺 0.5g+0.9% 氯化钠注射液 100ml i.v.gtt. q.i.w.

（二）用药分析

1. **视神经脊髓炎合并肾功能不全患者的选药原则** 视神经脊髓炎谱系疾病（neuromyelitis optica spectrum disorder，NMOSD）主要治疗分为急性期治疗和序贯治疗（免疫抑制治疗）。

急性期治疗主要是减轻急性期症状、缩短病程、改善残疾程度和防治并发症，大剂量激素冲击，缓慢阶梯减量，小剂量长期维持。一般为甲泼尼龙 1g 静脉滴注，1 次 /d，共 3 天；500mg 静脉滴注，1 次 /d，共 3 天；240mg 静脉滴注，1 次 /d，共 3 天；120mg 静脉滴注，1 次 /d，共 3 天；泼尼松 60mg 口服，1 次 /d，共 7 天；50mg 口服，1 次 /d，共 7 天；顺序递减至中等剂量 30~40mg/d 时，依据序贯治疗免疫抑制剂作用时效快慢与之相衔接，逐步放缓减量速度，如每 2 周递减 5mg，至 10~15mg 口服，1 次 /d，长期维持。对于大剂量甲泼尼龙冲击疗法反应差的患者，可选用人免疫球蛋白（intravenous immunoglobulin，IVIG）治疗（B 级推荐）。免疫球蛋白用量为 0.4g/（kg·d），静脉滴注，连续 5 天为一疗程。也可以联用环磷酰胺治疗替代 IVIG。

序贯治疗的目的是预防复发，减少神经功能障碍累积，其一线药物包括硫唑嘌呤、吗替麦考酚酯、甲氨蝶呤、利妥昔单抗等。二线药物包括环磷酰胺、他克莫司、米托蒽醌，定期 IVIG 也可用于 NMOSD 的预防治疗，特别适用于不宜应用免疫抑制剂者。

对于合并肾功能不全的患者，推荐的主要治疗药物如糖皮质激素和人免疫球蛋白均无须调整剂量，但用药期间仍需注意患者肾功能的监测，对于有肾功能不全的患者可以最低浓度和输液速度进行静脉滴注；易感患者使用可能引起肾功能异常。使用含蔗糖药物的患者，更易引起肾功能异常和急性肾衰竭。如果出现肾功能恶化，可考虑停用 IVIG。用药期间需监测急性肾衰竭患者的肾功能，包括血尿素氮、血肌酐和尿量。如治疗中需要使用免疫抑制剂，根据药物的药代动力学特点，可选择他克莫司、米托蒽醌等，或依据肾功能情况调整药物剂量后使用，并密切监测肾功能。

2. **视神经脊髓炎合并肾功能不全患者的用药选择** 相对少尿的患者，尤其是肾移植后不久出现肾小管坏死的患者，硫唑嘌呤可能会延迟清除，通常应给予较低的剂量。甲氨蝶呤在使用过程中如出现肾功能损害，应停药或减量，直至肾功能改善或恢复，对于严重肾功能损害患者需禁用甲氨蝶呤。具体各药物的选择和剂量的使用，可参考表 6-50 酌情调整，以避免增加患者肾脏损害或其他不良事件风险。

表 6-50 视神经脊髓炎合并肾功能不全患者的药物使用推荐

<table>
<tr><th>药物名称</th><th>CKD 1~2 期（Ccr≥60ml/min）</th><th>CKD 3a 期（Ccr 45~59ml/min）</th><th>CKD 3b 期（Ccr 30~44ml/min）</th><th>CKD 4 期（Ccr 15~29ml/min）</th><th>CKD 5 期（Ccr <15ml/min）</th><th>血液透析</th></tr>
<tr><td>甲泼尼龙</td><td colspan="5">口服：4~48mg/d
静脉：大剂量冲击疗法，1g/d，每 3 天减半，至 120mg/d 后序贯口服</td><td>未提及</td></tr>
<tr><td>醋酸泼尼松</td><td colspan="5">10~60mg/d p.o.</td><td>未提及</td></tr>
<tr><td>泼尼松龙</td><td colspan="6">10~60mg/d p.o.</td></tr>
<tr><td>地塞米松</td><td colspan="6">2~20mg/ 次，i.v.2~6 小时可重复</td></tr>
<tr><td>人免疫球蛋白</td><td colspan="5">400mg/（kg·d）i.v.gtt.</td><td>未提及</td></tr>
<tr><td>硫唑嘌呤</td><td colspan="5">2~3mg/（kg·d）p.o.，可能延迟清除，用低剂量</td><td>未提及</td></tr>
<tr><td>吗替麦考酚酯</td><td colspan="4">1~1.5g/d p.o.</td><td>Ccr<25ml/min：避免超过 1g b.i.d.</td><td>未提及</td></tr>
<tr><td>甲氨蝶呤</td><td>15mg/w</td><td>Ccr<50ml/min：常规剂量的 50%</td><td>常规剂量的 50%</td><td>常规剂量的 50%</td><td>Ccr<10ml/min：避免使用</td><td>血液透析后应给予追加剂量</td></tr>
<tr><td>利妥昔单抗</td><td colspan="6">未提及</td></tr>
<tr><td>环磷酰胺</td><td>静脉：600mg，1 次 /2w，连用 5 个月；600mg，1 次 / 月；连用 12 个月；年总负荷剂量不超过 10~15g。</td><td>未提及</td><td>正常间隔，常规剂量的 75%；或给药间隔增加到 12 小时 1 次</td><td>正常间隔，常规剂量的 75%；或给药间隔增加到 12 小时 1 次</td><td>Ccr 10~15ml/min：正常间隔，常规剂量的 50%，或给药间隔应增加到 18~24 小时 1 次。
Ccr<10ml/min：正常间隔，常规剂量的 50%，或给药间隔应增加到 18~24 小时 1 次</td><td>未提及</td></tr>
<tr><td>他克莫司</td><td colspan="5">3~5mg/d 或 0.1mg/kg p.o.</td><td>未提及</td></tr>
<tr><td>米托蒽醌</td><td colspan="5">10~12mg/m² i.v.gtt.，每月 1 次，共 3 个月，后每 3 个月 1 次，再用 3 次，总量不超过 100mg/m²</td><td>未提及</td></tr>
</table>

（三）本患者用药合理性

患者视神经脊髓炎诊断明确，给予大剂量激素冲击后序贯治疗至泼尼松口服，同时依据序贯治疗中免疫抑制剂作用时效快慢与之相衔接，在泼尼松减至 40mg/d 时合用环磷酰胺治疗。患者疗效可，出院继续序贯治疗。由于环磷酰胺可能的肾损害，用药期间需监测患者的肾功能，出院前予以复查，患者肾功能无明显损害。

案例 6-7-6　帕金森病合并肾功能不全用药案例分析

（一）案例简介

患者，男性，67 岁，因“四肢抖动、行动迟缓 1 年”入院。患者自述 1 年前开始无明显诱因下开始出现运动迟缓，表现为系鞋带动作缓慢，动作笨拙，随意运动减少。四肢抖动，紧张或激动时加剧，入睡后消失。患者为求进一步诊治，门诊以“帕金森病”收入我科。患病以来，患者精神体力欠佳，食欲睡眠差，大便长期便秘，小便无异常，体重无明显变化。既往慢性肾脏病 4 年。

体格检查　身高 160cm，体重 60kg，体重指数 23.44kg/m^2。

实验室检查　肾功能：肌酐 221μmo1/L；肝功能：谷丙转氨酶 100U/L，白蛋白 44.1g/L，高密度脂蛋白胆固醇 1.47mmol/L，低密度脂蛋白胆固醇 3.07mmol/L，甘油三酯 0.99mmo1/L；甲状腺功能：促甲状腺激素 7.45μIU/ml。

诊断　帕金森病；亚临床甲状腺功能减退症；慢性肾脏病（CKD 3b 期）。

诊疗经过　入院后根据既往病史、症状及体征，治疗上暂予以抗帕金森、营养神经等对症支持治疗。

抗帕金森病处方

多巴丝肼片 0.125g p.o. q.8h.

普拉克索片 0.125mg p.o. q.8h.

（二）用药分析

1. 帕金森病合并肾功能不全患者的选药原则　帕金森病患者在选择抗帕金森病药物时应遵循个体化原则。对于早期帕金森病非老年（ <65 岁）患者，且不伴智能减退，可有如下选择：①非麦角类多巴胺受体（DR）激动剂；②单胺氧化酶 -B（MAO-B）抑制剂；③金刚烷胺；④复方左旋多巴；⑤复方左旋多巴 + 儿茶酚 -*O*- 甲基转移酶（COMT）抑制剂。首选药物并非按照以上顺序，需根据不同患者的具体情况而选择不同方案。若遵照美国、欧洲的治疗指南应首选方案①、②或⑤；若患者由于经济原因不能承受高价格的药物，则可首选方案③；若因特殊工作之需，力求显著改善运动症状，或出现认知功能减退，则可首选方案④或⑤；也可在小剂量应用方案①、②或③时，同时小剂量联合应用方案④。对于震颤明显而其他抗帕金森病药物疗效欠佳的情况下，可选用抗胆碱能药，如苯海索。老年人（ ≥65 岁）或有智能减退的患者：首选复方左旋多巴治疗。随着症状的加重，疗效减退时可添加 DR 激动剂、MAO-B 抑制剂或 COMT 抑制剂治疗。因抗胆碱药具有较多的副作用，除非有严重震颤，并明显影响患者的日常生活能力，否则尽量不应用抗胆碱药，尤其是针对老年男性患者。

对于中晚期帕金森病患者，还应合理用药治疗患者的运动并发症。

2. **帕金森病合并肾功能不全患者的用药选择**　抗帕金森病药物应结合患者情况个体化选择。左旋多巴片及其复合制剂可以增加脑内多巴胺及去甲肾上腺素等神经递质，改善帕金森病症状，但肾功能损害的患者服用该药物可能会发生尿潴留。肾功能损害患者慎用司来吉兰口服制剂。由于药代动力学存在差异，帕金森病合并肾功能不全的患者对经肾脏排泄的药物或其活性代谢产物的清除能力有所下降，部分口服抗帕金森病药物需要根据肾脏损害程度调整相应剂量（表 6-51）。如果口服抗帕金森病药物使用不当，将会不同程度地增加肾脏损害或其他不良事件风险。

表 6-51　帕金森病合并肾功能不全患者的药物使用推荐

<table>
<tr><th>药物名称</th><th>CKD 1~2 期（Ccr≥60ml/min）</th><th>CKD 3a 期（Ccr 45~59ml/min）</th><th>CKD 3b 期（Ccr 30~44ml/min）</th><th>CKD 4 期（Ccr 15~29ml/min）</th><th>CKD 5 期（Ccr<15ml/min）</th><th>血液透析</th></tr>
<tr><td>左旋多巴片</td><td colspan="5">250mg p.o. b.i.d.~q.i.d.</td><td>未提及</td></tr>
<tr><td>左旋多巴胶囊</td><td colspan="5">250mg p.o. b.i.d.~q.i.d.</td><td>未提及</td></tr>
<tr><td>卡比多巴左旋多巴缓释胶囊</td><td colspan="5">95~490mg/23.75~122.5mg p.o. t.i.d.~q.5h.</td><td>未提及</td></tr>
<tr><td>卡比多巴左旋多巴片</td><td colspan="5">100~200mg/25~50mg p.o. t.i.d.~q.i.d.</td><td>未提及</td></tr>
<tr><td>卡比多巴左旋多巴缓释片</td><td colspan="5">200~267mg/50~67mg p.o. b.i.d.~q.4h.</td><td>未提及</td></tr>
<tr><td>多巴丝肼片</td><td>200~800mg/50~200mg p.o. b.i.d.~q.i.d.</td><td>未提及</td><td>未提及</td><td>未提及</td><td>未提及</td><td>未提及</td></tr>
<tr><td>普拉克索片</td><td colspan="3">0.125~1.5mg p.o. t.i.d.</td><td>减量</td><td>未提及</td><td>未提及</td></tr>
<tr><td>普拉克索缓释片</td><td>0.375~4.5mg p.o. q.d.</td><td>减量</td><td>减量</td><td>禁用</td><td>禁用</td><td>未提及</td></tr>
<tr><td>罗匹尼罗</td><td colspan="5">0.25~8mg p.o. t.i.d.</td><td>减量</td></tr>
<tr><td>吡贝地尔</td><td>50mg p.o. q.8h.~q.5h.</td><td>未提及</td><td>未提及</td><td>未提及</td><td>未提及</td><td>未提及</td></tr>
<tr><td>罗替高汀缓释透皮贴片</td><td colspan="6">2~16mg 局部使用 q.d.</td></tr>
<tr><td>溴隐亭</td><td colspan="5">1.25~10mg p.o. b.i.d. 或 t.i.d.</td><td>未提及</td></tr>
<tr><td>司来吉兰</td><td colspan="3">5mg p.o. b.i.d.</td><td>禁用</td><td>禁用</td><td>未提及</td></tr>
<tr><td>雷沙吉兰</td><td colspan="4">1mg p.o. q.d.</td><td>未提及</td><td>未提及</td></tr>
<tr><td>恩他卡朋</td><td colspan="5">0.2g p.o. q.d.~q.3h.</td><td>减量</td></tr>
</table>

续表

药物名称	CKD 1~2 期（Ccr≥60ml/min）	CKD 3a 期（Ccr 45~59ml/min）	CKD 3b 期（Ccr 30~44ml/min）	CKD 4 期（Ccr 15~29ml/min）	CKD 5 期（Ccr<15ml/min）	血液透析
托卡朋	100mg p.o. t.i.d.				未提及	未提及
金刚烷胺片	100~200mg p.o. q.d. 或 b.i.d.		减量	减量	减量	减量
金刚烷胺缓释片	129~322mg p.o. q.d.		减量	减量	禁用	未提及
金刚烷胺缓释胶囊	137~274mg p.o. q.d.		减量	减量	禁用	未提及
苯海索	1~2.5mg p.o. q.d.~q.i.d.		未提及	未提及	未提及	未提及

（三）本患者用药合理性

本患者用药合理。患者帕金森病病程 1 年，CKD 3b 期（Ccr 33.93ml/min），患者年龄大于 65 岁，在选择复方左旋多巴的基础上尚不能有效控制帕金森病症状，所以联合非麦角类 DR 激动剂，用药合理。普拉克索片主要以原型经肾脏排泄，CKD 4 期患者应该减少给药剂量和给药频次，但该患者处于 CKD 3b 期，尚不需要进行剂量调整，但治疗期间应密切关注患者肾功能变化情况。

案例 6-7-7　多灶性运动神经病合并肾功能不全用药案例分析

（一）案例简介

患者，男性，68 岁。双手麻木 7 个月，加重 2 个月余。晨起易发作，持续数小时后自行缓解。无双手活动障碍，无发热，无疼痛。2020 年 5 月 6 日门诊肌电图：四肢周围神经病变，伴传导阻滞。门诊以“多灶性运动神经病”收治入院。既往慢性肾脏病 5 年。

体格检查　身高 166cm，体重 70kg，体重指数 25.40kg/m^2。

实验室检查　肾功能：肌酐 105μmo1/L，尿素氮 13.61mmol/L；肝功能：白蛋白 33.8g/L；尿常规：尿潜血（+），尿微量白蛋白 322.6mg/L，尿蛋白（++），尿葡萄糖（–）。

诊断　多灶性运动神经病；慢性肾脏病（CKD 3 期）。

诊疗经过　入院后根据既往病史、症状及体征，治疗上暂予以营养神经、改善微循环等对症支持治疗，确诊后给予人免疫球蛋白治疗。

主要治疗处方

腺苷钴胺 0.5mg i.m. q.d.

维生素 B_1 10mg p.o. t.i.d.

人免疫球蛋白 28g i.v.gtt. q.d.

苯海拉明 20mg i.m. q.d.，输注人免疫球蛋白前 30 分钟使用

(二) 用药分析

1. 多灶性运动神经病合并肾功能不全患者的选药原则 多灶性运动神经病（multifocal motor neuropathy，MMN），是一种自身免疫相关的多发性单神经病变。大部分 MMN 患者病情发展缓慢，通常 10 余年后生活仍能自理。但是，随着病情进展，通常会出现受累肢体的无力萎缩，而导致不同程度的残疾。治疗原则：①尽早应用人免疫球蛋白（IVIG）治疗；② IVIG 治疗效果不佳或不能应用者，可个体化应用免疫抑制剂；③不推荐应用糖皮质激素治疗。IVIG 初始可给予 0.4g/（kg·d），共 5 天，观察肢体无力的变化，部分患者使用后 1 周内即可出现肢体无力改善，但疗效维持时间通常仅 1 个月左右，少数患者可达数月。在初次使用有效后，可以根据具体情况，个体化间断使用不同剂量的 IVIG 维持治疗。对于 IVIG 效果不佳，或其他因素限制无法使用 IVIG，无禁忌证且耐受的患者，可试用环磷酰胺。环磷酰胺 2~3mg/（kg·d），在部分患者中可能有效，或可用于减少 IVIG 的用量。但需密切注意其不良反应，权衡利弊。其他药物如干扰素 β1a、硫唑嘌呤、环孢素，均有小样本和个案报道，针对个别患者有效。糖皮质激素治疗有可能加重病情，不建议常规使用。

对于合并肾脏病的患者，推荐的主要治疗药物 IVIG 无须调整剂量，可以最低浓度和输液速度进行静脉滴注；易感患者使用可能会引起肾功能异常；使用含蔗糖的 IVIG 更易引起肾功能异常和急性肾衰竭。如果出现肾功能恶化，可考虑停用 IVIG。用药期间需监测急性肾衰竭患者的肾功能，包括血尿素氮、血肌酐和尿量。对 IVIG 疗效不佳的患者，可根据药物的药代动力学特点及患者肾功能情况选择和使用免疫抑制剂，并密切监测肾功能。

2. 多灶性运动神经病合并肾功能不全患者的用药选择 部分 MMN 用药的选择和剂量的使用，可参考表 6-52 酌情调整，以避免增加患者肾脏损害或其他不良事件风险。

(三) 本患者用药合理性

本患者用药合理。患者诊断 MMN，使用 IVIG 0.4g/（kg·d）静脉滴注 q.d.，在输注 IVIG 前 30 分钟肌内注射苯海拉明 20mg，用于预防过敏。因患者有肾功能损害，控制 IVIG 输液速度为 1ml/min，以避免肾损害加剧等不良反应。在使用一疗程后，患者症状明显缓解，无不良反应。

表 6-52　多灶性运动神经病合并肾功能不全患者的药物使用推荐

药物名称	CKD 1~2 期（Ccr≥60ml/min）	CKD 3a 期（Ccr 45~59ml/min）	CKD 3b 期（Ccr 30~44ml/min）	CKD 4 期（Ccr 15~29ml/min）	CKD 5 期（Ccr<15ml/min）	血液透析
人免疫球蛋白	400mg/（kg·d）					未提及
环磷酰胺	静脉:600mg,1 次 /2w,连用 5 个月;600mg,1 次 / 月;连用 12 个月;年总负荷剂量不超过 10~15g。	未提及	正常间隔,常规剂量的 75%;或给药间隔增加到 12 小时 1 次	正常间隔,常规剂量的 75%;或给药间隔增加到 12 小时 1 次	Ccr 10~15ml/min：正常间隔,常规剂量的 75%,或给药间隔应增加到 12 小时 1 次。 Ccr<10ml/min：正常间隔,常规剂量的 50%,或给药间隔应增加到 18~24 小时 1 次	未提及
干扰素	未提及					
硫唑嘌呤	2~3mg/（kg·d),可能延迟清除,用低剂量					未提及
环孢素	2~3mg/kg 成人血肌酐>200μmol/L、儿童血肌酐>140μmol/L,禁用					未提及
甲泼尼龙	口服:4~48mg/d 静脉:大剂量冲击疗法,1g/d,每 3 天减半,至 120mg/d 后序贯口服					未提及
醋酸泼尼松	10~60mg/d					未提及
泼尼松龙	10~60mg/d					
地塞米松	2~20mg/ 次,2~6 小时可重复					

第八节　精神疾病合并慢性肾脏病

案例 6-8-1　精神分裂症合并肾功能不全用药案例分析

(一) 案例简介

患者，男性，45 岁，15 年前诊断为精神分裂症，2 年前出现视物模糊，1 年前出现全身水肿，1 个月前开始规律血液透析（每周 3 次），为长期血液透析行动静脉造瘘术治疗而收治入院。

体格检查　身高 170cm，体重 72kg，体重指数 24.9kg/m^2。

实验室检查　肾功能：肌酐 418.2μmo1/L；肝功能：白蛋白 26.8g/L；总胆固醇 6.22mmol/L，低密度脂蛋白 3.90mmol/L，甘油三酯 1.03mmo1/L；尿常规：尿微量白蛋白 250.5mg/L，尿蛋白（++）；HbA1c 8.0%。

诊断　精神分裂症；2 型糖尿病，糖尿病肾病，糖尿病视网膜病变；慢性肾功能不全（CKD 5 期）；维持性血液透析。

诊疗经过　入院后根据既往病史、症状及体征，给予低盐低脂糖尿病饮食，治疗上予以抗精神病药、降糖、改善微循环、护肾等对症支持治疗。

抗精神病处方

阿立哌唑片 10mg p.o. q.d.

(二) 用药分析

1. 精神分裂症合并肾功能不全患者的选药原则　研究显示，精神分裂症与高血压、代谢综合征、肥胖、2 型糖尿病和血脂异常等疾病密切相关。精神分裂症患者也是冠心病、脑卒中和充血性心力衰竭的高风险人群。最近研究显示，精神分裂症患者患 CKD 的概率较非精神分裂症患者增加了 25%。抗精神病药物分为典型抗精神病药物（主要包括氯丙嗪、奋乃静、氟哌啶醇、氟奋乃静等）和非典型抗精神病药物。非典型抗精神病药物主要用于急、慢性精神分裂症及其他各种精神病性状态的阳性症状和阴性症状的治疗。与典型抗精神病药物相比，非典型抗精神病药物具有更强的抗精神病作用和更少的锥体外系反应，因此更广泛应用于临床。目前我国上市的非典型抗精神病药物包括：氯氮平、利培酮、奥氮平、喹硫平、齐拉西酮、阿立哌唑等。与氟哌啶醇相比，服用奥氮平（HR 1.344，95%CI 1.057~1.708）、喹硫平（HR 1.350，95%CI 1.082~1.685）和齐拉西酮（HR 1.338，95%CI 1.035~1.729）的患者发生急性肾损伤（AKI）的风险显著增加。与氟哌啶醇相比，阿立哌唑（HR 1.152，95%CI 0.908~1.462）和利培酮（HR 1.147，95%CI 0.923~1.426）的 AKI 风险显著升高，而氟奋乃静（HR 0.729，

95%CI 0.483~1.102）的 AKI 风险较低。在药物类别之间进行比较时，非典型抗精神病药物比典型抗精神病药物具有更高的 AKI 风险（HR 1.313，95%CI 1.083~1.591）。综上所述，精神分裂症和非典型抗精神病药物的使用与肾功能不全有一定的相关性。

2. **精神分裂症合并肾功能不全患者的用药选择** 非典型抗精神病药物由于临床疗效肯定且锥体外系等不良反应少，是目前一线的临床用药。肾功能不全的患者如何选择非典型抗精神病药物目前缺乏相关资料。阿立哌唑、齐拉西酮、喹硫平的说明书显示：肾功能不全时，不需要调整剂量；不同程度的肾功能不全、腹膜透析以及血液透析对该 3 种药物的清除是否有影响，资料不详。临床实践经验一般认为，肾功能不全患者清除抗精神病药物有效成分的能力低于正常人，建议患者的起始剂量及维持剂量均应减少，根据患者的精神症状的改善情况调整剂量，剂量调整的幅度及速度也应降低。

（三）本患者用药合理性

患者精神分裂症病程 15 年，使用阿立哌唑（10mg p.o. q.d.）治疗，精神症状控制尚可，血糖控制一般（HbA1c 8.0%），CKD 5 期需要定期血液透析。阿立哌唑口服吸收良好，绝对生物利用度为 87%，口服单剂量 ^{14}C 标记的阿立哌唑后，在尿液和粪便中分别回收了大约 25% 和 55% 的放射活性。18% 以原型药经粪便排出，1% 以原型药经尿液排出。本药药代动力学不随患者的年龄、种族、性别、吸烟状况、肝功能、肾功能等改变而改变。该患者 CKD 5 期选择阿立哌唑治疗精神分裂症，患者的阳性症状与阴性症状控制良好，没有明显药物不良反应，而且阿立哌唑对肾功能的不良影响风险较小，用药合理。住院期间需密切观察患者精神症状的变化、透析后患者水电解质的平衡情况、血糖波动情况。

第九节 肿瘤合并慢性肾脏病

案例 6-9-1 肺癌合并肾功能不全用药案例分析

（一）案例简介

患者，女性，63 岁，肺癌术后 1 余年，靶向治疗 1 余年，左侧胸背部疼痛加重 10 余天。为进一步诊疗收治入院。

体格检查 身高 156cm，体重 57kg，体重指数 23.42kg/m^2，体表面积 1.57m^2；KPS 评分 70 分。

实验室检查 白细胞 10.7×10^9/L，血小板 356×10^9/L，甘油三酯 3.65mmo1/L，肌酐 102μmo1/L，高密度脂蛋白胆固醇 1mmo1/L，其余大致正常。

诊断 原发性支气管肺癌(腺癌 $T_1N_2M_{1a}$ Ⅳa 期)靶向治疗后[EGFR(+)L861Q 型];左侧胸腔积液;肝血管瘤;胆囊多发结石;左肾小囊肿;T_{12} 椎体陈旧性压缩性骨折。

诊疗经过 入院后根据既往病史、症状及体征,完善生命体征监测和相关检查(三大常规、肝肾功能、心电图、基因检测等)。给予低盐低脂饮食,初始治疗暂予以止痛、加强营养等对症支持治疗,基因检测结果示 T790M(-),予以卡铂 + 培美曲塞方案化疗,化疗前预处理及对症支持治疗。

化疗方案

培美曲塞 0.8g +0.9% 氯化钠注射液 100ml i.v.gtt.

卡铂 300mg+5% 葡萄糖注射液 250ml i.v.gtt.

(二)用药分析

1. 肺癌合并肾功能不全患者的选药原则 肾脏作为药物代谢的重要器官,大多数药物的吸收、蛋白结合、分布、代谢及排泄过程都与其有关。肾功能不全对主要经肾脏清除甚至非肾脏清除的药物的药代动力学都有影响,应根据药代动力学和药效动力学资料制订合理的个体化给药方案,保证患者用药的有效性和安全性,肺癌合并肾功能不全患者的治疗方案应遵循个体化原则。Kintzel 等提出,肾功能不全患者在使用有明显肾毒性或经肾排泄量大于 30% 的药物应调整用药剂量。对于合并 CKD 的肺癌患者,应根据患者肾功能情况个体化地选择化疗药物。①如果患者属于轻至中度肾功能不全(CKD 1~3a 期),应尽量选择较少经肾脏排泄的药物,优先选择肾功能损害小的治疗方案;②如果患者属于重度肾功能不全(CKD 3b~5 期),宜采用高效低毒性的治疗方案。

2. 肺癌合并肾功能不全患者的用药选择 根据中国临床肿瘤学会(CSCO)《非小细胞肺癌诊疗指南》,Ⅳ期 *EGFR* 突变的非小细胞肺癌(NSCLC)耐药后的治疗,若为广泛进展,则需再次进行活检,证实为 T790M 阴性者推荐含铂双药化疗 ± 贝伐珠单抗(非鳞癌)(Ⅰ A/ Ⅱ A 类证据)。JMDB 研究指出,非鳞癌的晚期一线治疗,培美曲塞联合顺铂是高效低毒的选择。患者合并慢性肾功能不全,考虑顺铂的肾毒性选用培美曲塞联合卡铂,药物选择合理。NCCN 指南推荐二线作用与一线作用机制不同的化疗方案,该患者靶向治疗前已选用培美曲塞,二线可选择多西他赛和吉西他滨。早期报道提示吉西他滨的肾脏耐受性良好,轻到中度的肾功能不全[GFR 30~80ml/(min·1.73m^2)]对吉西他滨药代动力学没有出现一致性的显著影响,因此,该患者后续也可以选择吉西他滨作为二线治疗药物,也可以选择经肝脏代谢的药物。

由于药代动力学存在差异,肺癌合并肾功能不全的患者对经肾脏排泄的药物或其活性代谢产物的清除能力有所下降,部分治疗方案需要根据肾脏损害程度调整相应剂量(表 6-53)。如果治疗方案使用不当,将会不同程度地增加其他不良事件风险。

表 6-53　肺癌合并肾功能不全患者的药物使用推荐

<table>
<tr><th>药物名称</th><th>CKD 1~2 期
（Ccr ≥ 60ml/min）</th><th>CKD 3a 期
（Ccr 45~59ml/min）</th><th>CKD 3b 期
（Ccr 30~44ml/min）</th><th>CKD 4 期
（Ccr 15~29ml/min）</th><th>CKD 5 期
（Ccr < 15ml/min）</th><th>血液透析</th></tr>
<tr><td>培美曲塞</td><td colspan="2">500mg/m^2，第 1 天给药，21 天为一疗程</td><td colspan="2">剂量调整方法尚未确定（缺乏研究）</td><td>禁用</td><td>剂量调整方法尚未确定（缺乏研究）</td></tr>
<tr><td>顺铂</td><td>75mg/m^2，第 1 天给药，也可将总剂量分 2~3 天给予，21 天为一疗程</td><td colspan="3">给予常用量的 75%</td><td>禁用</td><td>透析后给予常用量的 50%</td></tr>
<tr><td>卡铂</td><td>4~6 AUC</td><td colspan="3">给予常用量的 50%；或给予固定量 200mg/m^2</td><td>给予常用量的 25%</td><td>卡铂剂量 =（目标 AUC）×25，于非透析日给药，给药后 12~24 小时开始透析</td></tr>
<tr><td>紫杉醇普通制剂 / 脂质体</td><td colspan="5">135~175mg/m^2，第 1 天给药，21 天为一疗程</td><td>给予标准剂量，在血液透析前或后给予</td></tr>
<tr><td>紫杉醇（白蛋白结合型）</td><td colspan="5">100mg/m^2，第 1、8、15 天给药，21 天为一疗程</td><td>给予标准剂量，在血液透析前或后给予</td></tr>
<tr><td>吉西他滨</td><td colspan="3">1 000~1 250mg/m^2，第 1、8 天给药，21 天为一疗程</td><td colspan="3">缺乏相应的研究</td></tr>
<tr><td>长春瑞滨</td><td colspan="4">25mg/m^2，第 1、8 天给药，21 天为一疗程</td><td>20mg/m^2，第 1、8 天给药</td><td>减少 25%~33% 的剂量，在血液透析后给予</td></tr>
<tr><td>多西他赛</td><td colspan="5">60~75mg/m^2，第 1 天给药，21 天为一疗程</td><td>65mg/m^2，并在血液透析前或后给予</td></tr>
<tr><td>吉非替尼</td><td colspan="6">250mg p.o. q.d.</td></tr>
<tr><td>厄洛替尼</td><td colspan="2">150mg p.o. q.d.</td><td colspan="4">缺乏相应的研究</td></tr>
</table>

续表

药物名称	CKD 1~2 期（Ccr ≥ 60ml/min）	CKD 3a 期（Ccr 45~59ml/min）	CKD 3b 期（Ccr 30~44ml/min）	CKD 4 期（Ccr 15~29ml/min）	CKD 5 期（Ccr < 15ml/min）	血液透析
埃克替尼	125mg p.o. t.i.d.		缺乏相应的研究			
阿法替尼	40mg p.o. q.d.			30mg p.o. q.d. 作为初始剂量	缺乏相应的研究	
奥希替尼	80mg p.o. q.d.		缺乏相应的研究			
克唑替尼	250mg p.o. b.i.d.			缺乏相应的研究		
阿来替尼	600mg p.o. b.i.d.					
塞瑞替尼	450mg p.o. q.d.					
安罗替尼	12mg p.o. q.d.，连服 2 周，停药 1 周，21 天为一疗程	慎用		禁用	缺乏相应的临床研究	
贝伐珠单抗注射液	7.5~15mg/kg，第 1 天给药，21 天为一疗程			慎用	缺乏相应研究	
重组人血管内皮抑制素注射液	7.5mg/m^2（1.2×10^{5}U/m^2），第 1~14 天给药，21 天为一疗程	慎用	缺乏相应的临床研究			
纳武利尤单抗注射液	3mg/kg（国内上市说明书）或 240mg（FDA 推荐，超说明书使用），第 1 天给药，14 天为一疗程					
帕博利珠单抗注射液	2mg/kg（国内上市说明书）或 200mg（FDA 推荐，超说明书使用），第 1 天给药，14 天为一疗程			缺乏相应的临床研究		
阿替利珠单抗	1 200mg，第 1 天给药，21 天为一疗程				缺乏相应的临床研究	

续表

药物名称	CKD 1~2 期（Ccr≥60ml/min）	CKD 3a 期（Ccr 45~59ml/min）	CKD 3b 期（Ccr 30~44ml/min）	CKD 4 期（Ccr 15~29ml/min）	CKD 5 期（Ccr＜15ml/min）	血液透析
依托泊苷	80~120mg/m^2，第 1 天给药，21 天为一疗程		初始剂量降低至推荐剂量的 75%	缺乏相应的临床研究		
伊立替康	60mg/m^2，第 1、8、15 天给药，28 天为一疗程		缺乏相应的研究		减少用量至 50mg/（m^2·w），血液透析后给予。接受 FOLFOXIRI 化疗方案（氟尿嘧啶、奥沙利铂、伊立替康、亚叶酸）的胃肠道癌症患者的血液透析：标准剂量降低 30%；注射伊立替康 1 小时后给予透析，2 天后给予奥沙利铂、亚叶酸钙和氟尿嘧啶。 接受 FOLFIRI 化疗方案的胃肠道癌症患者血液透析、ESRD：伊立替康（180mg/m^2 和 125mg/m^2）加标准剂量氟尿嘧啶；伊立替康用药后 1 小时透析	
	50mg/m^2，第 1、8、15 天给药，28 天为一疗程		缺乏相应的研究			
	65mg/m^2，第 1、8 天给药，21 天为一疗程		缺乏相应的研究			
托泊替康注射液	1.5mg/m^2，第 1~5 给药，21 天为一疗程		减少剂量至 0.75mg/（m^2·d）	避免使用		
托泊替康（口服剂型）	2.3mg/m^2，第 1~5 给药，21 天为一疗程		减少剂量至 1.5mg/（m^2·d）	减少剂量至 0.6mg/m^2	避免使用	
伊匹单抗	10mg/kg 静脉输注，持续 90 分钟，每 3 周 1 次，共 4 次，然后每次 10mg/kg，每 12 周 1 次，治疗时间至多 3 年					

(三) 本患者用药合理性

患者肺癌术后1余年，靶向治疗1余年，左侧胸背部疼痛加重10余天，CT提示疾病进展，再次基因检测示T790M(-)，改用化疗方案(培美曲塞+卡铂)，考虑该患者肌酐102μmol/L，有慢性并发症，根据2012年《CKD评估与管理临床实践指南》(简称KDIGO指南)，使用CKD-EPI公式计算本患者肾小球滤过率(GFR)为50.55ml/(min·1.73m^2)，为轻到中度肾功能不全，CKD 3a期(Ccr=45ml/min)。采用的化疗方案为培美曲塞0.8g+卡铂300mg。培美曲塞半衰期3.5小时，血浆蛋白结合率81%，70%~90%在24小时内经肾脏清除，约20%使用培美曲塞的患者出现肾功能不全。根据培美曲塞说明书该患者无须调整剂量，而Ccr<45ml/min的患者不推荐使用本品。有研究表明，Ccr降低可能会增加患者骨髓抑制和胃肠道反应等不良反应的风险。该患者肌酐清除率刚好处于临界值，给予培美曲塞推荐剂量0.8g合理，但仍需密切监测肾功能、骨髓抑制和胃肠道反应。

卡铂引起肾毒性的发生风险较顺铂小，但与顺铂具有相同的载体基团，与顺铂具有交叉耐药性，卡铂的骨髓抑制作用较顺铂强。卡铂接近95%以原型从尿液排泄，基于GFR和AUC的Calvert公式，可保证较好的效果和较低的毒性，该患者Ccr为45ml/min(中度肾功能不全)，指南推荐卡铂剂量为常用量的50%，而该患者给予卡铂剂量为300mg，相当于推荐剂量的85%左右，高于指南推荐，化疗过程中应密切监测肝肾功能、血常规、电解质、症状等相关指标。

案例6-9-2 肝细胞癌合并肾功能不全用药案例分析

(一) 案例简介

患者，男性，46岁，有慢性乙型肝炎病史20年，吸烟及饮酒史20年，2年前因腹部不适发现肝脏占位，术后诊断为原发性肝细胞癌。术后复发[BCLC分期：晚期(C)；Child-Pugh分级：A级]，服用索拉非尼靶向药物治疗，1个月前出现上腹不适。MRI复查示，肝细胞癌综合治疗后肝实质内多发转移灶较前好转；肝门区、胰头周围及右侧心膈角区多发淋巴结较前缩小。患者食欲差，体质虚弱，现为进一步治疗收治入院。

体格检查 身高168cm，体重64kg，体重指数22.68kg/m^2。

实验室检查 肾功能：尿素12.83mmol/L，肌酐95μmol/L，尿酸365μmol/L；肝功能：谷丙转氨酶12U/L，谷草转氨酶38U/L；乙肝病毒DNA(HBV-DNA)58.5×10IU/ml；肿瘤标志物：甲胎蛋白479.5ng/ml；尿常规无异常：尿微量白蛋白422.6mg/L，尿蛋白(+++)；HbA1c 10.8%。

诊断 原发性肝细胞癌术后复发(BCLC分期：C期；Child-Pugh分级：A级)；靶向治疗后；胆囊切除术后；慢性乙型肝炎并肝硬化。

诊疗经过　2 年前发现肝脏占位后，行右肝肿瘤切除 + 胆囊切除 + 肝十二指肠韧带淋巴结活检术。术后病检：①（右肝肿块）原发性肝细胞癌，粗梁型，Ⅱ～Ⅲ级；② MVI 评级 = M_1；③慢性乙型肝炎并肝硬化；④慢性胆囊炎；⑤（肝十二指肠韧带）淋巴结未见癌转移(0/1)。术后 1 个月以恩替卡韦分散片抗病毒治疗，术后 1 个多月开始索拉非尼全剂量抗肿瘤治疗。索拉非尼靶向治疗 1 年后自行将靶向药物减量。减量 1 个月后复查示：肝内多发转移灶较前增大。评估为进展，继续服用半剂量索拉非尼（400mg p.o.b.i.d.）半年。1 个月前出现上腹不适，MRI 复查示，肝细胞癌综合治疗后肝实质内多发转移灶较前进展。再次入院后检查结果回报：大便常规 + 隐血、尿常规、凝血功能未见明显异常；患者入院后予以营养支持、增强免疫等对症治疗。因患者存在放疗指征，于 2020-05-15 行肝脏病灶适形调强放疗（IMRT/6MVX PTV2.3Gy/8f*25.PTV 2.0Gy/8f*25），患者于 2020-05-18 更换靶向治疗药物仑伐替尼。更换靶向治疗药物后，患者体质较入院时好转。

抗肿瘤处方

仑伐替尼 8mg p.o. q.d.

恩替卡韦分散片 0.5mg p.o. q.d.

（二）用药分析

1. 肝细胞癌患者选药原则　肝细胞癌（hepatocellular carcinoma，HCC）治疗原则如下：

(1) 早期有效治疗：越早越好，小肝癌经手术或介入治疗后 5 年生存率为 60%~70%，大肝癌综合治疗 5 年生存率为 20%。

(2) 综合治疗：手术切除、介入治疗、局部治疗等多学科综合治疗是目前最主要的原则之一。

(3) 反复治疗：大部分肝癌患者，仅进行一次治疗（包括手术、介入以及药物治疗）不能达理想疗效，需多次、再次反复治疗。

HCC 患者的综合治疗模式中以手术为主，手术切除是肝癌获得治愈的最主要手段。术后需根据患者个体情况选择合适的辅助治疗，而 HCC 对姑息性全身化疗不敏感且多耐药，效果欠佳，有待突破。肝癌的形成、进展和转移与多种基因突变和细胞信号传送通路密切相关，存在多个潜在的治疗靶点，因此，目前以靶向治疗为主。目前 HCC 的一线治疗药物有索拉非尼、仑伐替尼，其中一种药物治疗失败后可更换为另一种药物作为二线治疗。根据现有研究显示仑伐替尼非劣效于索拉非尼，甚至有低估倾向，但其目前在国内价格略高于索拉非尼，因此，需根据患者整体情况选择药物。HCC 一线治疗失败后还可以选择瑞戈非尼及卡博赞尼靶向治疗。有程序性死亡 -1（PD-1）或 B7 同源物 1（又称程序性死亡配体 -1）阳性的患者还可以选择帕博利珠单抗及纳武利尤单抗进行免疫治疗。

对于合并肾功能不全甚至透析患者，靶向及免疫治疗药物的起始剂量无特殊要求，原剂量多无须调整，目前仑伐替尼、卡博赞尼及纳武利尤单抗缺乏重度肾功能不全（Ccr<15ml/min）的研究数据，因此不推荐使用。

2. **肝细胞癌合并肾功能不全患者抗病毒药物的选择**　由于 HCC 患者多合并慢性乙型肝炎，因此，需要进行抗病毒治疗。

由于药代动力学存在差异，慢性乙型肝炎合并肾功能不全的患者对经肾脏排泄的药物或其活性代谢产物的清除能力有所下降，部分口服抗病毒药物需要根据肾脏损害的程度调整相应剂量（见表 6-54）。如果口服抗病毒药物使用不当，将会不同程度地增加肾脏损害或其他不良事件风险。

预防性抗病毒治疗可以明显降低乙型肝炎再激活发生率。建议选用强效低耐药的恩替卡韦（ETV）、替诺福韦酯（TDF）、丙酚替诺福韦（TAF）治疗。HBs-Ag 阳性者应尽早在开始使用免疫抑制剂及化疗药物之前（通常为 1 周）或最迟与之同时应用核苷类似物（NA）抗病毒治疗。

慢性肾脏病、肾功能不全或接受肾脏替代治疗的患者，推荐 ETV 或 TFA 作为一线抗乙型肝炎病毒的治疗药物，或可根据患者情况选用替比夫定（LdT）进行抗病毒治疗，不建议应用阿德福韦酯（ADV）或 TDF。对于存在肾脏损伤高危风险的患者，应用任何 NA 抗病毒均需监测肾功能变化。已应用 ADV 或 TDF 的患者发生肾脏或骨骼疾病或存在高危风险时，建议改用 ETV 或 TAF。

（三）本患者用药合理性

患者为原发性肝细胞癌术后复发［BCLC 分期：晚期（C）；Child-Pugh 分级：A 级］，使用索拉非尼 400mg p.o. b.i.d. 靶向治疗，病情得以控制，MRI 复查示：肝实质内多发转移灶较前好转，肝门区、胰头周围及右侧心膈角区多发淋巴结较前缩小，评估疾病稳定（SD）。后由于自行减量，肝实质内多发转移灶增大，恢复使用索拉非尼后病情未控制，评估疾病进展（PD）。表明索拉非尼一线治疗失效，改用仑伐替尼进行二线治疗。仑伐替尼说明书中明确指出，轻度（Ccr 为 60~89ml/min）及中度（Ccr 为 30~59ml/min）肾功能损害患者无需调整剂量，经计算，患者 Ccr 为 78.694ml/min，肾功能不全 CKD 2 期，因此，患者服用仑伐替尼 8mg p.o. q.d.，剂量合理。

患者合并乙型肝炎病史 20 年，服用恩替卡韦分散片进行抗病毒治疗，控制病毒感染情况。患者肾功能不全 CKD 2 期，恩替卡韦分散片无需调整剂量，因此，患者服用恩替卡韦 0.5mg p.o. q.d.，给药剂量合理。

表 6-54 慢性乙型肝炎合并肾功能不全患者的药物使用推荐

药物名称	CKD 1~2 期（Ccr≥60ml/min）	CKD 3a 期（Ccr 45~59ml/min）	CKD 3b 期（Ccr 30~44ml/min）	CKD 4 期（Ccr 15~29ml/min）	CKD 5 期（Ccr<15ml/min）	血液透析
恩替卡韦	0.5mg p.o. q.d.，成人和 16 岁及以上的青少年，餐前或餐后至少 2 小时服用		0.5mg p.o. q.48h.	0.5mg p.o. q.72h.	0.5mg p.o. q.5d.~q.7d.	
富马酸替诺福韦酯	300mg p.o. q.d.，可空腹或与食物同时服用		300mg p.o. q.48h.	300mg p.o. q.72h.~q.96h.	300mg p.o. q.7d.，透析后 2 小时用药	
富马酸丙酚替诺福韦	成人和青少年（年龄为 12 岁及以上且体重至少为 35kg）：1 片 p.o. q.d.，需随食物服用		Ccr≥15ml/min 或 Ccr<15ml/min 接受血液透析的患者，无须调整剂量，血液透析后给予 Ccr<15ml/min 且未接受血液透析的患者，尚无给药剂量推荐			
替比夫定	600mg p.o. q.d.，餐前或餐后均可		600mg p.o. q.48h.	600mg/次 p.o. q.72h.	600mg/次 p.o. q.96h.	
阿德福韦酯	10mg p.o. q.d.，餐前或餐后均可		10mg p.o. q.48h.	10mg p.o. q.72h.	10mg q.7d. 或血液透析后给药	
拉米夫定	300mg p.o. q.d. 150mg p.o. q.d.		首剂 150mg p.o. q.d. 150mg p.o. q.d.	Ccr 15~29ml/min：100mg p.o. q.d. Ccr 5~14ml/min：50mg p.o. q.d.	Ccr<5ml/min：50mg p.o. q.d. Ccr <5ml/min：25mg p.o. q.d.	

案例 6-9-3 结直肠癌合并肾功能不全用药案例分析

(一) 案例简介

患者,男性,76 岁,3 年前因急性肠梗阻在外院行剖腹探查 + 乙状结肠肿块姑息性切除 + 降结肠造瘘术,术后病理:结肠中分化腺癌,浸润肠壁全层,伴肠旁组织内癌结节形成,肠壁组织未见癌转移。术后规律行四程 FOLFOX4 方案化疗,患者未再行规律复查及化疗。2020 年 2 月因“肛门便血 1 周”入住普外科,完善相关检查,于 2020.2.14 行全麻下开腹横结肠部分切除术 + 结肠造瘘 + 肠粘连松解 + 输尿管镜下左侧 DJ 管置入术;术后病理:(横结肠、乙状结肠)中分化腺癌,癌组织侵及浆膜层,(乙状结肠)局灶腺癌呈中 - 低分化。术后行奥沙利铂 230mg+ 卡培他滨 1 000mg b.i.d. d1~14+ 阿帕替尼 850mg p.o. b.i.d. 化疗一疗程,后因不能耐受卡培他滨 + 阿帕替尼,入住肿瘤科。基因检测:*KRAS* 突变型,行贝伐珠单抗 400mg+ 奥沙利铂 150mg+ 替加氟 1g d2~6,两疗程,并行肝脏转移灶局部放疗。此次为求下一疗程入院。

体格检查 身高 169cm,体重 60kg,体重指数 21.01kg/m^2,体表面积 1.778m^2。

实验室检查 血常规:白细胞 3.49 × 10^9/L,血红蛋白 109g/L,红细胞 3.53 × 10^{12}/L,血小板 116 × 10^9/L。大小便常规基本正常。肾功能:尿素 10.13mmol/L,肌酐 146μmol/L;肝功能:白蛋白 39.2g/L;肿瘤标志物:癌胚抗原 96.31ng/ml,CA 199 160.4U/ml;凝血常规:纤维蛋白原浓度 4.42g/L,纤维蛋白原降解物 8.75μg/ml,D- 二聚体浓度 1.28mg/L。

诊断 乙状结肠癌姑息性切除术后(中分化腺癌,$pT_{4a}N_xM_x$)五疗程化疗后;横结肠、乙状结肠癌术后(中分化腺癌,$pT_3N_{1b}M_{1a}$,ⅣA 期)两疗程靶向联合化疗,肝脏多发转移;继发性左肾轻度积水;胆囊结石;糖尿病。

诊疗经过 入院后完善三大常规、肝肾功能、肿瘤标志物、CT、PET-CT 等相关检查,先予以营养、补液、增强免疫等对症支持治疗,后 CT 及 PET-CT 检查提示肿瘤进展予以更改抗肿瘤治疗方案。

抗肿瘤治疗方案处方:

贝伐珠单抗 300mg+0.9% 氯化钠注射液 250ml i.v.gtt.,第 1 天给药

伊立替康 120mg+0.9% 氯化钠注射液 250ml i.v.gtt.,第 2、5 天给药

氟尿嘧啶 0.5g+0.9% 氯化钠注射液 250ml i.v.gtt.,第 2 天给药

氟尿嘧啶 2.75g+0.9% 氯化钠注射液 130ml,静脉泵持续滴注 48 小时,第 2 天给药

(二) 用药分析

1. 肿瘤对肾脏的影响 恶性肿瘤引起肾功能损害的机制比较复杂,原有的肾脏基础疾

病，慢性疾病如糖尿病、高血压，以及免疫系统疾病对肾脏功能都有影响，同时肿瘤本身、转移及其检查、化疗药物等对肾脏功能有影响。

（1）肿瘤本身对肾脏的影响：肿瘤本身浸润或转移性压迫或肿大淋巴压迫致输尿管梗阻，可能会导致肾脏功能损伤，多见于前列腺癌、膀胱癌、盆腔肿瘤或腹膜后的弥漫性疾病。肿瘤本身激发免疫反应，出现免疫复合物沉积于肾小球，可表现为膜性肾病、微小病变或局灶性肾小球硬化、淀粉样变、增生性肾小球肾炎等多种类型，有效治疗原发肿瘤后，部分患者的肾功能可逐渐恢复或改变，多见于多发性骨髓瘤、肾癌、霍奇金淋巴瘤。恶性肿瘤还可引起代谢异常、电解质紊乱，高血钙、低血钾、低血钠和急性肿瘤溶解综合征多见于淋巴瘤、多发性骨髓瘤及急性淋巴白血病等。

（2）药物对肾脏的影响：为明确肿瘤诊断、分期以及在治疗过程中监测肿瘤大小的变化，经常需要进行影像学检查，如增强 CT、血管造影等，不可避免需要应用含碘造影剂。造影剂可能会导致肾脏血管收缩，从而引起髓质缺氧等造成肾功能损伤。多种化疗药物可影响肾小球、肾小管、肾间质组织或肾脏微脉管系统，临床表现多样，可从无症状的肌酐水平升高至需要进行血液透析的急性肾衰竭。

2. **结直肠癌用药方案优化选择**　患者为乙状结肠癌姑息性切除术后化疗 3 年后复发，横结肠、乙状结肠癌伴肝转移，横结肠、乙状结肠癌术后化疗三疗程，同时肝脏转移灶予以放疗。患者结肠癌Ⅳ期诊断明确，PS 评价为 1 分，*KRAS* 突变，既往已使用含奥沙利铂化疗方案，目前 CT、PET-CT 提示肿瘤进展，同时合并肾功能不全，不适宜选用较高强度的化疗方案。2019 年中国临床肿瘤学会（CSCO）《结直肠癌诊疗指南》指出，一线接受奥沙利铂治疗（*RAS* 或 *BRAK* 突变型）首选化疗方案为 FOLFIRI ± 贝伐珠单抗（Ⅰ级推荐），其次可选伊立替康 ± 贝伐珠单抗、伊立替康 + 雷替曲塞、伊立替康 + 卡培他滨 ± 贝伐珠单抗或免疫检查点抑制剂［PD-1 单抗，合并高频率微卫星不稳定性（MSI-H）或错配修复功能缺陷（dMMR）的患者，Ⅱ级推荐］，最后可选其他局部治疗或伊立替康 + 西妥昔单抗 + 维莫非尼（*RAS* 野生型 /*BRAF V600E* 突变，Ⅲ级推荐）。

3. **肾功能不全时结直肠癌化疗药物剂量调整**　肾功能不全时，化疗药物在人体内吸收、分布、代谢和经肾脏清除都会有不同程度的改变。对于已有肾功能不全的患者而言，抗肿瘤药物治疗应根据患者的 GFR 选择合适的药物和合适的剂量，从而减轻药物毒副反应，提高患者耐受性。结直肠癌患者常用化疗药物调整详见表 6-55。

（三）本患者用药合理性

患者，76 岁，体重 60kg，化疗前血肌酐 159μmol/L，根据 Ccr=［140– 年龄 × 体重（kg）］/［7 × Scr（mg/dl）］或 Ccr=［140– 年龄 × 体重（kg）］/［0.818 × Scr（μmol/L）］计算出肌酐

表 6-55 结直肠癌合并肾功能不全患者的药物剂量调整

药物名称	CKD 1~2 期（Ccr ≥ 60ml/min）	CKD 3a 期（Ccr 45~59ml/min）	CKD 3b 期（Ccr 30~44ml/min）	CKD 4 期（Ccr 15~29ml/min）	CKD5 期（Ccr＜15ml/min）	血液透析
卡培他滨	单药或联合多西他赛：1 250mg/m^2 p.o. b.i.d.，第 1~14 天，q.3w. 联合奥沙利铂：1 000mg/m^2 p.o. b.i.d.，第 1~14 天，q.3w. 联合伊立替康：800mg/m^2 p.o. b.i.d.，第 1~14 天，q.3w.	1. Ccr 51~59ml/min：单药或联合多西他赛：1 250mg/m^2 p.o. b.i.d.，第 1~14 天，q.3w. 联合奥沙利铂：1 000mg/m^2 p.o. b.i.d.，第 1~14 天，q.3w. 联合伊立替康：800mg/m^2 p.o. b.i.d.，第 1~14 天，q.3w. 2. Ccr 45~50ml/min：减量至 75%	减量至 75%	禁用	禁用	推荐使用的数据有限，不建议使用
氟尿嘧啶	400mg/m^2 静脉推注，第 1 天给药，然后 1 200mg/（m^2·d）× 2d（总量 2 400mg/m^2，静脉泵持续静脉滴注 46~48 小时），q.2w.					单药不减量 mFOLFOX6 方案：氟尿嘧啶和亚叶酸钙（LV）减量 70%~80%。 sLV5FU2 和 FOLFIRI 标准剂量
伊立替康	300~350mg/m^2 或 200mg/m^2 q.3w.；180mg/m^2 q.2w.；125mg/m^2 q.w.，i.v.gtt.，第 1 天给药					不推荐使用 ESRD 患者血液透析：剂量减至 50mg/（m^2/w）
奥沙利铂	85mg/m^2 q.2w. 或 130mg/m^2 q.3w.，i.v.gtt.，第 1 天给药			mFOLFOX6 减少至 65mg/m^2		mFOLFOX6 及 FOLFOXIRI 方案减少 30%
贝伐珠单抗	5mg/kg q.2w.；7.5mg/kg q.3w.					

续表

药物名称	CKD 1~2 期（Ccr ≥ 60ml/min）	CKD 3a 期（Ccr 45~59ml/min）	CKD 3b 期（Ccr 30~44ml/min）	CKD 4 期（Ccr 15~29ml/min）	CKD5 期（Ccr < 15ml/min）	血液透析
西妥昔单抗	首剂 400mg/m²，静脉给药，然后 250mg/m² q.w. 或 500mg/m² q.2w.					
亚叶酸钙 / 左亚叶酸钙	亚叶酸钙（LV）400mg/m²，静脉滴注 2 小时，第 1 天给药 亚叶酸钙有左旋与右旋结构，真正起药用作用的是左亚叶酸钙，左亚叶酸钙剂量需减半					
雷替曲塞[195]	Ccr ≥ 65ml/min：3mg/m² q.3w. Ccr 60~65ml/min：2.25mg/m² q.4w.	Ccr 55~59ml/min：2.25mg/m² q.4w. Ccr 45~54ml/min：1.5mg/m² q.4w.	Ccr 30~44ml/min：1.5mg/m² q.4w.	Ccr 25~29ml/min：1.5mg/m² q.4w. Ccr 15~24ml/min：停用	停用	未提及
呋喹替尼	5mg p.o. q.d.，第 1~21 天给药	慎用	慎用	禁用	禁用	禁用
瑞戈非尼	160mg p.o. q.d.，第 1~21 天给药					未提及

清除率 29.52ml/min，属 CKD 4 期（eGFR<30ml/min），2019 年 CSCO 指南推荐正常剂量 FOLFIRI ± 贝伐珠单抗剂量［伊立替康 180mg/m^2 静脉输注大于 30~90 分钟，第 1 天给药；LV 400mg/m^2 静脉输注 2 小时，配合伊立替康注射时间，第 1 天给药；氟尿嘧啶 400mg/m^2 静脉滴注，第 1 天给药，然后 1 200mg/（m^2·d）× 2d 持续静脉输注（总量 2 400mg/m^2，输注 46~48 小时）；贝伐珠单抗 5mg/kg 静脉注射，第 1 天给药，2 周 1 次］。根据其肌酐清除率调整用药剂量为伊立替康 320mg，左亚叶酸钙 350mg，氟尿嘧啶先给予 0.71g 静脉推注，后续给予氟尿嘧啶 4 267mg 持续静脉滴注 46~48 小时。患者年龄>65 岁，贝伐珠单抗使用时可不调整剂量，但伊立替康与氟尿嘧啶应减少剂量。所以患者使用剂量为贝伐珠单抗 300mg d0，伊立替康 120mg+0.9% 氯化钠注射液 250ml i.v.gtt.（第 2、5 天给药，临时医嘱），氟尿嘧啶 0.5g 静脉滴注，第 2 天给药，然后 2.75g 输液泵持续静脉滴注 48 小时，使用基本合理。

案例 6-9-4　乳腺癌合并肾功能不全用药案例分析

（一）案例简介

患者，女性，49 岁，确诊乳腺恶性肿瘤 2 个月。患者于 2020 年 6 月 28 日行全麻下左侧乳腺区段切除 + 左侧乳腺癌根治术，病理结果示：①（左乳）乳腺癌局灶为非特殊类型浸润性癌（浸润性导管癌Ⅱ级），有浸润性微乳头状癌分化，大部分为高级别导管原位癌，肿块大小 3.6cm × 2.7cm × 1.5cm，脉管内可见癌栓。免疫组化：肿瘤细胞 ER（–），PR（–），AR（–），CerbB-2（+++），CK5/6（–），EGFR（–），E-cadherin（++），Ki67（约 30%），p63（–），SOX-10（–），GATA3（弱 +），p120（膜 +），calponin-1（–），EMA（BC）（+）。②皮肤切缘及基底部未见癌残留，乳头未见癌侵犯。③（左侧）腋窝淋巴结可见癌转移（18/22）。术后一疗程化疗后，现为求规律化疗再次入院。

体格检查　T 36.9 ℃，P 85 次 /min，R 20 次 /min，BP 85/68mmHg，身高 150cm，体重 45kg，体表面积 1.4m^2。左侧胸前可见一乳腺癌根治术后切口，伤口愈合良好。

实验室检查　肾功能：肌酐 209μmol/L，肌酐清除率 20ml/min，尿素 11.87mmol/L，尿酸 376μmo1/L；肝功能：白蛋白 38.2g/L，甘油三酯 2.07mmo1/L，高密度脂蛋白 1.21mmol/L。

诊断　左乳腺癌（非特殊类型浸润性癌，$T_2N_{3a}M_0$）；肾功能不全。

诊疗经过　入院后完善心电图、X 线胸片及肺部 CT、三大常规、肝肾功能、电解质、肿瘤标志物等检验检查，治疗上给予增强免疫、补液、止呕、抗肿瘤等治疗。

抗肿瘤方案

注射用盐酸多柔比星 80mg + 0.9% 氯化钠注射液 250ml i.v.gtt.，第 1 天给药

注射用环磷酰胺 0.7g + 0.9% 氯化钠注射液 250ml i.v.gtt.,第 1 天给药

（二）用药分析

1. 乳腺癌的治疗原则

(1)各期乳腺癌的一般治疗原则

1) Ⅰ期：以手术治疗为主，目前趋向于保乳手术加放射治疗，对具有高危复发倾向的患者可考虑术后辅助化疗。Ⅱ期：先手术治疗，术后再根据病理和临床情况进行辅助化疗。对肿块较大、有保乳倾向的患者，可考虑新辅助化疗（术前化疗），对部分肿块大、淋巴结转移数目多的病例可选择性放疗。Ⅲ期：新辅助化疗后再行手术治疗，术后再根据临床和病理情况进行放疗、化疗。以上各期患者，如果激素受体阳性，应该在化、放疗结束后给予内分泌治疗。Ⅳ期：以内科治疗为主的综合治疗。

2)需要术前治疗而又无法适应化疗的、暂时不可手术或无须即刻手术的激素依赖型患者，可考虑术前内分泌治疗。

(2)乳腺癌合并肾功能不全患者化疗药物的选择及使用原则：化疗前应根据肿瘤治疗的目的对患者的肾功能进行准确的评估，根据患者病情和肾功能状况慎重选择化疗方案并确定剂量。

1)肿瘤治疗以治愈为目的时，可以考虑选择作用较强的药物；肿瘤治疗以姑息为目的时，可减量或选择作用不强烈、毒性低的药物。

2)轻度肾功能不全的患者，应避免使用有明显肾毒性的药物，尽量采用不经或较少经肾排泄的药物，以保证化疗顺利完成；合并中至重度肾功能不全甚至肾衰竭的患者，可以进行药物减量，并选择适当时机，边血液透析边完成化疗；少数患者需暂时终止化疗，采取支持治疗。

3)准确测量患者身高、体重，计算体表面积，根据体表面积计算化疗药物的剂量。若出现肾功能不全，根据肾小球滤过率酌情减量。

4)化疗前有肾功能不全的患者，可在化疗前和化疗期间充分水化，适当使用一些细胞保护剂如氨磷汀，告知患者多饮水，保证 24 小时尿量>2 000ml，化疗后 24 小时、48 小时、72 小时监测血常规及肾功能等生化指标，以便尽早发现病情变化，及时治疗。

2. 乳腺癌合并肾功能不全患者的化疗药物选择 根据上述原则，在确定化疗方案后可根据表 6-56 调整给药剂量。

（三）本患者用药合理性

患者，女性，49 岁，45kg，体表面积 $1.4m^2$，确诊乳腺恶性肿瘤 2 个月，术后一疗程化疗后。诊断为（左乳）乳腺癌，局灶为非特殊类型浸润性癌（$T_2N_{3a}M_0$）。免疫组化：肿瘤细胞 ER

表 6-56 乳腺癌合并肾功能不全患者的药物使用推荐

药物名称	CKD 1~2 期（Ccr ≥ 60ml/min）	CKD 3a 期（Ccr 45~59ml/min）	CKD 3b 期（Ccr 30~44ml/min）	CKD 4 期（Ccr 15~29ml/min）	CKD 5 期（Ccr < 15ml/min）	血液透析
曲妥珠单抗	1. 一周方案：负荷剂量 4mg/kg，维持剂量 2mg/kg。 2. 三周方案：负荷剂量 8mg/kg，维持剂量 6mg/kg。 群体药代动力学分析显示，肾功能不全对曲妥珠单抗的处置无影响					未提及
帕妥珠单抗	未提及					
贝伐珠单抗	未提及					
吉西他滨	慎用					1 000mg/m² 静脉滴注后 24 小时内透析
紫杉醇	未提及					
紫杉醇脂质体	未提及					
白蛋白紫杉醇	未提及					
多西他赛	未提及					
表柔比星	单独用药一次最大剂量 135mg/m²；联合化疗一次 120mg/m²			酌减剂量		未提及
多柔比星	1. 单药治疗：一次 50~60mg/m²，每 3~4 周 1 次；或一日 20mg/m²，连用 3 日，停用 2~3 周后重复。 2. 联合用药：一次 40mg/m²，每 3 周 1 次；或一次 25mg/m²，每周 1 次，连用 2 周，每 3 周重复 1 次				成人 儿童减量 25%	未提及
吡柔比星	联合用药推荐 40~50mg/m²，第 1 天给药					
环磷酰胺	用药剂量应降至治疗量的 1/3~1/2					使用维持剂量
长春瑞滨	静脉滴注：25mg/m²（第 1、8 天）；口服：乳腺癌（晚期）一周 50~160mg					减量

续表

药物名称	CKD 1~2 期（Ccr ≥ 60ml/min）	CKD 3a 期（Ccr 45~59ml/min）	CKD 3b 期（Ccr 30~44ml/min）	CKD 4 期（Ccr 15~29ml/min）	CKD 5 期（Ccr < 15ml/min）	血液透析
顺铂	75mg/m^2，第 1~3 天给药	减量 25%			禁用	减量 50%
卡铂	200~400mg/m^2，每 3~4 周 1 次；也可 50mg/m^2，一日 1 次，连用 5 日	减量 50%			减量 75%	透析后予常用量 50%
氟尿嘧啶	慎用					未提及
卡培他滨	1. 与顺铂联用：1 000mg/m^2 b.i.d.。 2. 与多西他赛联用：1 250mg/m^2，b.i.d.。 3. 单药：一日 2 500mg/m^2，b.i.d.。 均为服 2 周停 1 周	起始剂量降低 25%		禁用		未提及
依托泊苷	静脉滴注：一日 60~100mg/m^2，连用 3~5 日，每 3~4 周一疗程。 口服给药：①单药，60~100mg/(m^2·d)，连用 10 日，每 3~4 周一疗程；②联用，50mg/(m^2·d)，连用 3 或 5 日	减量 25%			减量 50%	未提及
拉帕替尼	1 250mg p.o. q.d.	未提及				

续表

药物名称	CKD 1~2 期（Ccr ≥ 60ml/min）	CKD 3a 期（Ccr 45~59ml/min）	CKD 3b 期（Ccr 30~44ml/min）	CKD 4 期（Ccr 15~29ml/min）	CKD 5 期（Ccr < 15ml/min）	血液透析
吡咯替尼	400mg p.o. q.d.	未提及				
氟维司群	250mg i.m.，每月 1 次，首次给药后 2 周时需再给予 500mg（CSCO2020 指南：500mg i.m.，每 4 周肌内注射 1 次）			慎用		未提及
依维莫司	10mg p.o. q.d.					未提及
他莫昔芬	10mg p.o. b.i.d.			未提及		
托瑞米芬	60mg p.o. q.d.					未提及
来曲唑	2.5mg p.o. q.d.				未提及	
阿那曲唑	1mg p.o. q.d.					未提及
依西美坦	25mg p.o. q.d.					未提及
戈舍瑞林	3.6mg，腹壁皮下注射，每 4 周 1 次					未提及
甲地孕酮	160mg/d，1 次或分次服用				禁用	未提及
甲羟孕酮	慎用					未提及
哌柏西利	125mg/ 次 p.o. q.d.，服 21 天，停 7 天	慎用，无须调整剂量			慎用	未提及
西达本胺	未提及					
艾立布林	1.4mg/m² 静脉推注，第 1、8 天给药	1.1mg/m² 静脉推注，第 1、8 天给药		未提及		

(–),PR(–),CerbB-2(+++),(左侧)腋窝淋巴结可见癌转移(18/22),CKD 4 期(Ccr=20ml/min)。根据中国临床肿瘤学会(CSCO)《乳腺癌诊疗指南》,对于 HER-2 阳性乳腺癌的辅助治疗、有高危因素(N_1 及以上或 T_2 及以上且合并其他危险因素)患者的一级推荐方案为蒽环类联合环磷酰胺,序贯使用紫杉醇 + 曲妥珠单抗。具体用法用量:多柔比星 80mg/m^2(第 1 天给药),环磷酰胺 600mg/m^2(第 1 天给药),21 天一疗程,共 4 疗程;序贯使用紫杉醇 175mg/m^2(第 1 天给药),21 天一疗程,共 4 疗程,曲妥珠单抗首剂 8mg/kg,之后 6mg/kg,(第 0 天给药,化疗前 1 天给药),21 天一疗程,共 12 疗程,完成 1 年。

目前患者为第二疗程化疗,方案为多柔比星 80mg+ 注射用环磷酰胺 700mg,多柔比星不经肾排泄,肾功能不全患者无须调整剂量,使用合理;注射用环磷酰胺 50%~70% 通过肾脏排泄,肾功能不全患者用药剂量应降至治疗量的 1/3~1/2,患者 CKD 4 期,推荐剂量 420~560mg,目前给药剂量偏大,建议酌情减量,鼓励患者多饮水并监测血常规及肾功能等生化指标,以便尽早发现病情变化,及时治疗。

第十节 儿童慢性肾脏病合并其他疾病

案例 6-10-1 儿童肺炎合并肾功能不全用药案例分析

(一) 案例简介

患儿,男,4 岁,咳嗽 1 周,3 天前咳嗽加重伴气促喘息,发热 2 次,物理降温可退热,门诊完善胸片提示双肺感染,门诊以“肺炎”收住院。

体格检查 T 38.4℃,P 110 次 /min,R 38 次 /min。身高 104cm,体重 17.2kg,体重指数 15.9kg/m^2。咽充血,双肺呼吸音粗,可闻及明显湿啰音。

实验室检查 肾功能:肌酐 107μmo1/L,尿素氮 12.2mmo1/L;血常规:白细胞 11.45 × 10^9/L,中性粒细胞百分比 67.6%;C- 反应蛋白 17.9mg/L,前降钙素 0.81ng/mL;肺炎支原体抗体>1∶160;呼吸道病毒 7 项:阴性。

诊断 肺炎。

诊疗经过 入院后医生结合患儿既往病史及体征,考虑为社区获得性肺炎(CAP),根据轻度 CAP 的常见致病菌为肺炎链球菌和支原体等,给予抗感染及平喘治疗。

主要治疗处方

阿莫西林克拉维酸钾 500mg+0.9% 氯化钠注射液 50ml q.8h. i.v.gtt.(约 30mg/kg q.8h.)

阿奇霉素 170mg+0.9% 氯化钠注射液 50ml q.d. i.v.gtt.(10mg/kg q.d.)

（二）用药分析

1. **社区获得性肺炎合并肾功能不全患儿的选药原则** CAP 的治疗应积极控制感染，采取综合措施改善肺的通气功能。抗感染治疗应充分评估患儿可能的病原体及耐药情况，依据《儿童社区获得性肺炎治疗规范》，结合患儿的年龄、生理特点及病情危重程度予以初始经验治疗。病原体一旦明确后即开始针对病原体的抗感染治疗，根据药敏的结果选择针对性强、敏感的窄谱抗菌药物。对于肾功能不全的患儿治疗过程中应注意肾脏的保护，并根据肾功能情况制订个体化的治疗方案，应尽量选择较少经肾脏排泄和无潜在肾毒性的抗菌药物，而且在肾功能不全患儿中使用经验更丰富的抗菌药物。

2. **社区获得性肺炎合并肾功能不全患儿的用药选择** 儿童 CAP 常见的病原体包括肺炎链球菌、金黄色葡萄球菌、肺炎支原体、流感嗜血杆菌等。根据病情和患儿胃肠道耐受情况，选择口服或静脉应用阿莫西林或阿莫西林克拉维酸钾，第一、二代头孢菌素，必要时选用第三代头孢菌素，但第三代头孢菌素需覆盖肺炎链球菌。若怀疑患儿为支原体肺炎，根据病情可口服或静脉应用大环内酯类抗菌药物治疗，8 岁以上患儿也可选择多西环素或米诺环素。由于药代动力学存在差异，肾功能不全的患者对经肾脏排泄的药物或其活性代谢产物的清除能力有所下降，部分药物需要根据肾脏损害程度调整剂量（表 6-57）。如药物选择及剂量使用不当，将会增加肾脏损害及其他不良事件风险。

（三）本患者用药合理性

患儿为 CAP 合并肾功能不全，根据儿童肌酐清除率的计算公式 $Ccr=K \times L/Scr$［2~12 岁儿童 K 为 0.55，L 为身高（cm）］，计算出该患儿肌酐清除率为 47.25ml/min，属 CKD 3a 期。

(1) 抗细菌药物的选择：根据《儿童社区获得性肺炎治疗规范》中抗菌药物的推荐，口服或静脉应用阿莫西林或阿莫西林克拉维酸钾，第一、二代头孢菌素，必要时可选用第三代头孢菌素，因此本患儿选用阿莫西林克拉维酸钾合理；对于合并肾功能不全的患儿，阿莫西林克拉维酸钾 Ccr ≥ 30ml/min 无须调整剂量，本患儿属 CKD 3a 期则无须调整剂量，因此本患儿剂量合理。

(2) 抗支原体药物的选择：根据《儿童社区获得性肺炎治疗规范》推荐口服或静脉应用大环内酯类抗菌药物治疗，8 岁以上患儿也可选择多西环素或米诺环素。该患儿支原体感染明确，选用阿奇霉素治疗合理；对于合并肾功能不全的患儿，阿奇霉素无须调整剂量，因此本患儿也无须调整剂量，剂量合理。

表 6-57　儿童社区获得性肺炎合并肾功能不全的药物使用推荐

药物名称	CKD 1~2 期（Ccr ≥ 60ml/min）	CKD 3a 期（Ccr 45~59ml/min）	CKD 3b 期（Ccr 30~44ml/min）	CKD 4 期（Ccr 15~29ml/min）	CKD 5 期（Ccr＜15ml/min）	血液透析
阿莫西林	25~50mg/（kg·d）p.o.，分次 q.8h.			8~20mg/kg p.o. q.12h.	8~20mg/kg p.o. q.d.	8~20mg/kg p.o. q.d.，透析后给药
阿莫西林克拉维酸钾	20~45mg/（kg·d）p.o.，分次 q.8h.；30mg/kg i.v.gtt. q.6h.~q.8h.			口服：8~20mg/kg q.12h.；静脉注射：首剂正常剂量，然后每 12 小时用 1/2 正常剂量	口服：8~20mg/kg q.d.；静脉注射：首剂正常剂量，然后每 24 小时用 1/2 正常剂量	8~20mg/kg p.o. q.d.，透析后给药
苯唑西林	100~200mg/（kg·d）i.v.，分次 q.6h.					
氯唑西林	50~100mg/（kg·d）i.v.，分次 q.6h.					
氨苄西林舒巴坦	100~300mg/（kg·d）i.v.，分次 q.6h.			每 12 小时一次正常剂量	每 24 小时一次正常剂量	未提及
头孢呋辛	75~150mg/（kg·d）i.v.，分次 q.6h.~q.8h.			25~50mg/kg i.v. q.12h.	25~50mg/kg i.v. q.d.	25~50mg/kg i.v. q.d.
头孢曲松	50~75mg/（kg·d）i.v. q.d.					
头孢噻肟	100~200mg/（kg·d）i.v.，分次 q.6h.~q.8h.		35~70mg/kg i.v. q.8h.~q.12h.	35~70mg/kg i.v. q.12h.	35~70mg/kg i.v. q.d.	35~70mg/kg i.v. q.d.
头孢羟氨苄	30mg/（kg·d）p.o.，分次 q.12h.			15mg/kg p.o. q.d.	15mg/kg p.o. q.36h.	15mg/kg p.o. q.d.
头孢克洛	20~40mg/（kg·d）p.o.，分次 q.8h.~q.12h.				正常剂量的 50%	正常剂量的 50%，透析后给药
头孢丙烯	30mg/（kg·d）p.o. 分次 q.12h.			7.5mg/kg p.o. q.12h.	7.5mg/kg p.o. q.12h.	7.5mg/kg p.o. q.12h.，透后额外给 5mg/kg
头孢地尼	14mg/（kg·d）p.o. 分次 q.12h.~q.24h.			7mg/kg p.o. q.d.	7mg/kg p.o. q.d.	7mg/kg p.o. q.o.d.，透后额外给 7mg/kg
阿奇霉素	5~12mg/（kg·d）p.o. q.d.；10mg/（kg·d）i.v. q.d.					
克拉霉素	15mg/（kg·d）p.o.，分次 q.12h.			4mg/kg p.o. q.12h.	4mg/kg p.o. q.d.	4mg/kg p.o. q.d.，透析后给药
多西环素	限 ≥ 8 岁，4.4mg/（kg·d），p.o.，分次 q.12h.					

案例 6-10-2 儿童肾病综合征合并肾功能不全用药案例分析

（一）案例简介

患儿，女，7 岁，确诊肾病综合征 2 个多月，出院后规律服用泼尼松，患儿定期复查尿常规仍提示蛋白 ++，2 周前再次发现患儿双眼睑水肿，偶有泡沫尿，家属为求进一步诊治来我院，门诊以“肾病综合征”收住院。

体格检查 身高 115cm，体重 21kg，体重指数 15.88kg/m^2。眼睑水肿，双下肢轻度凹陷性水肿。

实验室检查 肾功能：肌酐 112μmo1/L，尿素氮 16.5mmo1/L。肝功能：白蛋白 22.1g/L，低密度脂蛋白胆固醇 4.79mmol/L，甘油三酯 2.71mmo1/L。尿沉渣：尿蛋白（+++）。24 小时尿蛋白：3 520mg/24h。血常规：白细胞 12.15 × 10^9/L，中性粒细胞百分比 42.3%，血小板 309 × 10^9/L。

诊断 肾病综合征，肾功能不全（CKD 3a 期）。

诊疗经过 入院后医生结合患儿既往病史及体征，给予糖皮质激素治疗 + 辅助治疗，治疗后效果欠佳，考虑激素不敏感型肾病综合征，结合肾活检结果启用免疫抑制剂 + 糖皮质激素治疗。

主要治疗处方

泼尼松片 14mg p.o. t.i.d.（2mg/kg q.d.）

环磷酰胺注射液 200mg+0.9% 氯化钠注射液 100ml i.v.gtt. s.t.（10mg/kg s.t.），连用 2 天

氯沙坦钾片 25mg p.o. q.d.（约 1mg/kg q.d.）

双嘧达莫片 25mg p.o. t.i.d.（约 1mg/kg t.i.d.）

肾炎康复片 480mg p.o. t.i.d.（小儿酌减）

（二）用药分析

1. 肾病综合征合并肾功能不全患者的选药原则 口服糖皮质激素一直是肾病综合征公认的一线治疗方法，对于合并肾功能不全的患儿，无糖皮质激素推荐剂量，而参考成人经验无须调整剂量，但用药期间仍需注意患者肾功能的监测。依据《激素耐药型肾病综合征诊治循证指南 2016》，若泼尼松足量治疗>4 周，尿蛋白仍阳性，可使用大剂量甲泼尼龙冲击治疗一疗程（3 天）；如果尿蛋白转阴，泼尼松减量按激素敏感方案治疗；如果尿蛋白仍 ≥（+++），增加免疫抑制剂，同时在大剂量甲泼尼龙冲击结束后序贯口服泼尼松。少部分肾病综合征可并发急性肾衰竭，可由使用多种治疗药物引起，如利尿剂（大量使用）、ACEI 等，而且疾病本身也可引起肾功能损害，因此，对于该类患儿治疗过程中应注意肾脏的保护，

并根据肾功能情况制订个体化的治疗方案，应尽量选择较少经肾脏排泄和无潜在肾毒性的药物，而且在肾功能不全患儿中使用经验更丰富的药物。

2. **肾病综合征合并肾功能不全患儿的用药选择** 肾病综合征患儿常见的治疗药物包括糖皮质激素、ACEI、抗血小板药物、抗凝药物、利尿剂、免疫抑制剂及其他药物如中成药等。由于药代动力学存在差异，肾病综合征合并肾功能不全患者对经肾脏排泄的药物或其活性代谢产物的清除能力有所下降，部分药物需要根据肾脏损害程度调整剂量（表 6-58）。如药物选择及剂量使用不当，将会增加肾脏损害及其他不良事件风险。

表 6-58 儿童肾病综合征合并肾功能不全的药物使用推荐

药物名称	CKD 1~2 期（Ccr ≥ 60ml/min）	CKD 3a 期（Ccr 45~59ml/min）	CKD 3b 期（Ccr 30~44ml/min）	CKD 4 期（Ccr 15~29ml/min）	CKD 5 期（Ccr < 15ml/min）	血液透析
泼尼松	儿童无数据，根据成人经验可能无须调整剂量，2mg/（kg·d）					
氯沙坦	儿童无数据，需谨慎使用			不推荐使用	不推荐使用	未提及
依那普利	起始剂量 0.1mg/kg q.d.，根据临床治疗反应进行调节	正常剂量的 75%			正常剂量的 50%	未提及
卡托普利	起始剂量每次 0.1~0.5mg/kg，q.6h.~q.8h.，根据临床治疗反应进行调节，最大剂量 6mg/（kg·d）	正常剂量的 75%			正常剂量的 50%	正常剂量的 50%
双嘧达莫	儿童无数据，需谨慎使用					
肝素	无须调整，初始负荷剂量 50U/（kg·h），以后 20U/（kg·h）持续静脉滴注，根据 APTT 调整速度					
华法林	无须调整，首日 0.2mg/（kg·d），根据 INR 调整剂量					
呋塞米	儿童数据有限，根据成人经验需调整剂量				严重肾衰竭患者慎用	未提及
氢氯噻嗪	1~2mg/（kg·d）或按体表面积 30~60mg/（m^2·d），分次 q.12h.~q.24h.			不推荐使用	不推荐使用	未提及
螺内酯	儿童数据有限，根据成人经验需调整剂量			不推荐使用	不推荐使用	未提及
环磷酰胺	无须调整，8~12mg/（kg·d），连用 2 天，每 2 周重复 1 次				正常剂量的 75%	正常剂量的 50%，透析后给药
环孢素	儿童无数据，根据成人经验需调整剂量					未提及
他克莫司	儿童无数据，根据成人经验需调整剂量					未提及
长春新碱	儿童无数据，根据成人经验需调整剂量					未提及

（三）本患者用药合理性

患儿确诊肾病综合征 2 个月余，并发肾功能不全，根据儿童肌酐清除率的计算公式

Ccr=$K \times L$/Scr［2~12 岁儿童 K 为 0.55，L 为身高（m）］，计算出该患儿肌酐清除率为 49.92ml/min，属 CKD 3a 期。

1. **糖皮质激素的选择** 口服糖皮质激素一直是肾病综合征公认的一线治疗方法，《儿童激素敏感、复发 / 依赖肾病综合征诊治循证指南》推荐初始治疗诱导缓解阶段使用足量泼尼松 2mg/（kg·d），先分次口服，尿蛋白转阴后改为清晨顿服，共 4~6 周；巩固治疗阶段隔日清晨顿服泼尼松 2mg/（kg·d），维持 4~6 周，然后逐渐减量。对于合并肾功能不全的患儿，无糖皮质激素推荐剂量，而参考成人经验无须调整剂量，所以该患儿使用泼尼松 2mg/（kg·d）剂量合理，但用药期间仍需注意患儿肾功能的监测。

2. **免疫抑制剂** 该患儿多次检测蛋白尿未见明显好转，使用大剂量甲泼尼龙冲击治疗一疗程，尿蛋白也未转阴，考虑激素耐药型肾病综合征；结合患儿肾活检结果为系膜增生性肾小球肾炎，目前国内外尚缺乏有效的治疗方案，《激素耐药型肾病综合征诊治循证指南》推荐可选用激素联合免疫抑制剂（静脉环磷酰胺冲击、环孢素或他克莫司等）治疗。在指南推荐的免疫抑制剂中，环孢素和他克莫司无儿童肾功能不全的相关数据，根据成人经验需调整剂量，而环磷酰胺对于 Ccr>10ml/min 患儿无须调整剂量。所以该患儿选用环磷酰胺适宜，而且无须调整剂量，环磷酰胺 10mg/kg 连用 2 天并联合泼尼松 2mg/（kg·d）的治疗方案合理，泼尼松可逐渐减量，用药期间需注意监测患儿的肾功能。

3. **ACEI 和 ARB** ACEI 和 ARB 对改善肾小球局部血流动力学、减少尿蛋白、延缓肾小球硬化有良好作用。Uptodate 推荐儿童肾脏病患儿优选 ACEI 开始治疗，因为此类药物在儿童中的安全性和疗效数据比 ARB 多，对于难以耐受 ACEI 的患者可以用 ARB 代替 ACEI 来治疗高血压和降低尿蛋白。本患儿为初始治疗且合并肾功能不全，选用 ARB 可能不适宜，选用的氯沙坦无儿童肾功能不全的剂量推荐，需谨慎使用，应该优选 ACEI。ACEI 依那普利和卡托普利对于 Ccr>50ml/min 患儿无须调整剂量，因此建议该患儿选用长效 ACEI 依那普利，而且一日 1 次给药患儿依从性较好。

参考文献

［1］中华医学会，中华医学会杂志社，中华医学会全科医学分会，等. 成人社区获得性肺炎基层诊疗指南（实践版·2018）. 中华全科医师杂志，2019, 18 (2): 127-133.

［2］中华医学会呼吸病学分会. 中国成人社区获得性肺炎诊断和治疗指南 (2016 年版). 中华结核和呼吸杂志，2016, 39 (4): 253-279.

[3] METLAY J P, WATERER G W, LONG A C, et al. Diagnosis and treatment of adults with community-acquired pneumonia. An Official Clinical Practice Guideline of the American Thoracic Society and Infectious Diseases Society of America. Am J Respir Crit Care Med, 2019, 200 (7): e45-e67.
[4]《抗菌药物临床应用指导原则》修订工作组 . 抗菌药物临床应用指导原则 (2015 年版). 北京 : 人民卫生出版社 , 2015: 100-101.
[5] 上海慢性肾脏病早发现及规范化诊治与示范项目专家组 . 慢性肾脏病筛查诊断及防治指南 . 中国实用内科杂志 . 2017, 37 (1): 28-34.
[6] 周华 , 李光辉 , 陈佰义 , 等 . 中国产超广谱 β- 内酰胺酶肠杆菌科细菌感染应对策略专家共识 . 中华医学杂志 . 2014, 94 (24): 1847-1856.
[7] 胡付品 , 朱德姝 , 汪复 , 等 . 2013 年中国 CHINET 细菌耐药性监测 . 中国感染与化疗杂志 , 2014, 14 (5): 365-374.
[8] 中华医学会儿科学分会神经学组 . 儿童社区获得性细菌性脑膜炎诊断与治疗专家共识 . 中华儿科杂志 , 2019, 57 (8): 584-591.
[9] 张菁 , 吕媛 , 于凯江 , 等 . 抗菌药物药代动力学 / 药效学理论临床应用专家共识 . 中华结核和呼吸杂志 , 2018, 41 (6): 409-446.
[10] VAN DE BEEK D, CABELLOS C, DZUPOVA O, et al. ESCMID guideline: diagnosis and treatment of acute bacterial meningitis. Clin Microbiol Infect, 2016, 22 (Suppl 3): S37-S62.
[11] 中华医学会呼吸病学分会感染学组 . 中国成人医院获得性肺炎与呼吸机相关性肺炎诊断和治疗指南 (2018 年版). 中华结核和呼吸杂志 , 2018, 41 (4): 255-280.
[12] 王明贵 . 广泛耐药革兰阴性菌感染的实验诊断、抗菌治疗及医院感染控制 : 中国专家共识 . 中国感染与化疗杂志 , 2017, 17 (1): 82-92.
[13]《β- 内酰胺类抗生素 /β- 内酰胺酶抑制剂复方制剂临床应用专家共识》编写专家组 . β- 内酰胺类抗生素 /β- 内酰胺酶抑制剂复方制剂临床应用专家共识 (2020 年版). 中华医学杂志 , 2020, 100 (10): 738-747.
[14] 中华预防医学会医院感染控制分会 , 中华医学会感染病学分会 , 中国医院协会医院感染管理专业委员会 , 等 . 中国碳青霉烯耐药革兰阴性杆菌 (CRO) 感染预防与控制技术指引 . 中华医院感染学杂志 , 2019, 29 (13): 1921-1926.
[15] 中国医药教育协会感染疾病专业委员会 , 中华结核和呼吸杂志编辑委员会 , 中国药学会药物临床评价研究专业委员会 . 抗菌药物超说明书用法专家共识 . 中华结核和呼吸杂志 , 2015, 38 (6): 410-444.
[16] 中华医学会外科学分会外科感染与重症医学学组 , 中国医师协会外科医师分会肠瘘外科医师专业委员会 . 中国腹腔感染诊治指南 (2019 版). 中国实用外科杂志 , 2020, 40 (1): 6-21.
[17] CHINET 数据云 . 抗生素耐药性 .[2021-3-28]. http://www. chinets. com/Data/AntibioticDrugFast.
[18] 尿路感染诊断与治疗中国专家共识编写组 . 尿路感染诊断与治疗中国专家共识 (2015 版)——尿路感染抗菌药物选择策略及特殊类型尿路感染的治疗建议 . 中华泌尿外科杂志 , 2015, 36 (4): 245-248.
[19] 尿路感染诊断与治疗中国专家共识编写组 . 尿路感染诊断与治疗中国专家共识 (2015 版)——复杂性尿路感染 . 中华泌尿外科杂志 , 2015, 36 (4): 241-244.
[20] 中华医学会心血管病学分会 , 中华心血管病杂志编辑委员会 . 成人感染性心内膜炎预防、诊断和治疗专家共识 . 中华心血管病杂志 , 2014, 42 (10): 806-816.
[21] HABIB G, LANCELLOTTI P, ANTUNES M J, et al. 2015 ESC Guidelines for the management of infective endocarditis: the task force for the management of infective endocarditis of the European Society of Cardiology (ESC). Endorsed by: European Association for Cardio-Thoracic Surgery (EACTS), the European Association of Nuclear Medicine (EANM). Eur Heart J, 2015, 36 (44): 3075-3128.
[22] NEUMEIER A, KEITH R. Clinical guideline highlights for the hospitalist: The GOLD and NICE guidelines for the management of COPD. Journal of Hospital Medicine, 2020, 15 (4): 240-241.
[23] 蔡柏蔷 , 陈荣昌 . 慢性阻塞性肺疾病急性加重 (AECOPD) 诊治中国专家共识 (2017 年更新版). 国际

呼吸杂志 , 2017, 37 (14), 1041-1057.

[24] 中华医学会呼吸病学分会哮喘学组 . 支气管哮喘防治指南 (2020 年版). 中华结核和呼吸杂志 , 2020, 43 (12): 1023-1048.

[25] RAJAN S, GOGTAY N J, KONWAR M,et al. The global initiative for asthma guidelines (2019): change in the recommendation for the management of mild asthma based on the SYGMA-2 trial-A critical appraisal. Lung India, 2020, 37 (2): 169-173.

[26] ROTHE T, SPAGNOLO P, BRIDEVAUX P O, et al. Diagnosis and management of asthma-the swiss guidelines. Respiration, 2018, 95 (5): 364-380.

[27] 蔡柏蔷 , 何权瀛 , 高占成 , 等 . 成人支气管扩张症诊治专家共识 (2012 版). 中华危重症医学杂志 (电子版), 2012, 5 (5), 315-328.

[28] POLVERINO E, GOEMINNE P C, MCDONNELL M J, et al. European Respiratory Society guidelines for the management of adult bronchiectasis. Eur Respir J, 2017, 50 (3): 1700629.

[29] 王辰 , 王建安 . 内科学 . 3 版 . 北京 : 人民卫生出版社 , 2015.

[30] FISCHER A, ANTONIOU K M, BROWN K K, et al. An official European Respiratory Society/American Thoracic Society research statement: interstitial pneumonia with autoimmune features. Eur Respir J, 2015, 46(4): 976-987.

[31] 叶俏 , 代华平 . 特发性肺纤维化诊断和治疗中国专家共识 . 中华结核和呼吸杂志 , 2016, 39 (6), 427-432.

[32] HOMMA S, BANDO M, AZUMA A, et al. Japanese guideline for the treatment of idiopathic pulmonary fibrosis. Respir Investig, 2018, 56 (4): 268-291.

[33] 中华医学会呼吸病学分会弥漫性实质性肺疾病学组 , 中国医师协会呼吸医师分会弥漫性实质性肺疾病工作委员会 . 中国肺结节病诊断和治疗专家共识 . 中华结核和呼吸杂志 , 2019, 42 (9): 685-693.

[34] 中华医学会心血管病学分会 , 中华心血管病杂志编辑委员会 . 中国肺高血压诊断和治疗指南 2018. 中华心血管病杂志 , 2018, 46 (12): 933-965.

[35] GALIÈ N, HUMBERT M, VACHIERY J L, et al. 2015 ESC/ERS guidelines for the diagnosis and treatment of pulmonary hypertension: the joint task force for the diagnosis and treatment of pulmonary hypertension of the European Society Of Cardiology (ESC) and the European Respiratory Society (ERS): endorsed by: Association For European Paediatric And Congenital Cardiology (AEPC), International Society For Heart And Lung Transplantation (ISHLT). Eur Heart J, 2016, 37 (1): 67-119.

[36] HOEPER M M, HUMBERT M, SOUZA R, et al. A global view of pulmonary hypertension. Lancet Respir Med, 2016, 4 (4): 306-322.

[37] The Task Force for the Management of Arterial Hypertension of the European Society of Cardiology (ESC) and the European Society of Hypertension (ESH). 2018 ESC/ESH guidelines for the management of arterial hypertension. European Heart Journal, 2018, 313: 603-698.

[38] 中国医师协会肾脏内科医师分会 , 中国中西医结合学会肾脏病专业委员会 . 中国肾性高血压管理指南 2016 (简版). 中华医学杂志 , 2017, 97 (20): 1547-1555.

[39] 国家卫生计生委合理用药专家委员会 , 中国药师协会 . 冠心病合理用药指南 (第 2 版). 中国医学前沿杂志 (电子版), 2018, 10 (6): 1-130.

[40] 中华医学会心血管病学分会 , 中华心血管病杂志编辑委员会 . 非 ST 段抬高型急性冠状动脉综合征诊断和治疗指南 (2016). 中华心血管病杂志 , 2017, 45 (5): 359-376.

[41] The Task Force for the Management Of Acute Myocardial Infarction in Patients Presenting with St-Segment Elevation of the European Society of Cardiology (ESC). 2017 ESC Guidelines for the management of acute myocardial infarction in patients presenting with ST-segment elevation. European Heart Journal, 2017, 39 (2): 119-177.

[42] The Task Force on Myocardial Revascularization of the European Society of Cardiology (ESC) and European Association for Cardio-Thoracic Surgery (EACTS). 2018 ESC/EACTS Guidelines on myocardial

revascularization. European Heart Journal, 2018, 34 (10): 2949-2996.
[43] 中华医学会心血管病学分会心力衰竭学组，中国医师协会心力衰竭专业委员会，中华心血管病杂志编辑委员会．中国心力衰竭诊断和治疗指南 2018. 中华心力衰竭和心肌病杂志，2018, 2 (4): 196-225.
[44] The Task Force for the Diagnosis and Treatment Of Acute and Chronic Heart Failure of the European Society of Cardiology (ESC). 2016 ESC Guidelines for the diagnosis and treatment of acute and chronic heart failure. European Journal of Heart Failure, 2016, 18 (8): 891-975.
[45] BAUMGARTNER H, FALK V, BAX J J, et al. 2017 ESC/EACTS Guidelines for the management of valvular heart disease. Eur Heart J, 2017, 38 (36): 2739-2791.
[46] NISHIMURA R A, OTTO C M, BONOW R O, et al. 2017 AHA/ACC focused update of the 2014 AHA/ACC guideline for the management of patients with valvular heart disease: a report of the American College of Cardiology/American Heart Association Task Force On Clinical Practice Guidelines. J Am Coll Cardiol, 2017, 70 (2): 252-289.
[47] RICHARD P W, JACK C S, STEPHEN E F, et al. Antithrombotic and thrombolytic therapy for valvular disease. antithrombotic therapy and prevention of thrombosis, 9th ed: american college of chest physicians evidence-based clinical practice guidelines. CHEST, 2012, 141 (2Suppl): e576S-e600S.
[48] 孙艺红．华法林抗凝治疗的中国专家共识．中华内科杂志，2013, 52 (1): 76-83.
[49] SUMEET S C, RASMUS H, KUMAR N, et al. Worldwide epidemiology of atrial fibrillation: a global burden of disease 2010 study. Circulation, 2014, 129 (8): 837-847.
[50] ANDERSSON T, MAGNUSON A, BRYNGELSSON I L, et al. All-cause mortality in 272, 186 patients hospitalized with incident atrial fibrillation 1995-2008: a Swedish nationwide long-term case-control study. Eur Heart J, 2013, 34 (14): 1061-1067.
[51] 中华医学会．心房颤动基层诊疗指南 (2019 年). 中华全科医师杂志，2020, 19 (6): 465-473.
[52] JANUARY C T, WANN L S, CALKINS H, et al. 2019 AHA/ACC/HRS Focused Update of the 2014AHA/ACC/HRS Guideline for the management of patients with atrial fibrillation: a report of the American College of Cardiology/American Heart Association Task Force on Clinical Practice Guidelines and the Heart Rhythm Society. J Am Coll Cardiol, 2019, 74 (1): 104-132.
[53] HINDRICKS G, POTPARA T, DAGRES N, et al. 2020 ESC Guidelines for the diagnosis and management of atrial fibrillation developed in collaboration with the European Association for Cardio-Thoracic Surgery (EACTS). Eur Heart J, 2021, 42 (5): 373-498.
[54] ZHOU L Y, YANG S F, ZHANG Z, et al. A renal function based trade-off analysis of non-vitamin K antagonist oral anticoagulants in nonvalvular atrial fibrillation. Front Physiol, 2018, 9: 1644.
[55] SIONTIS K S, ZHANG A S, ECKARD A, et al. Outcomes associated with apixaban use in patients with end-stage kidney disease and atrial fibrillation in the United States. Circulation, 2018, 138 (15): 1519-1529.
[56] 中华医学会心血管病学分会．急性肺栓塞诊断与治疗中国专家共识．中华心血管病杂志，2016, 44 (3): 197-211.
[57] 中国医药教育协会．中国急性血栓性疾病抗栓治疗共识．中国急救医学，2019, 39 (6): 501-532.
[58] KEVIN E C, ROBERT P G, MANESH R P, et al. Nonvitamin K anticoagulant agents in patients with advanced chronic kidney disease or on dialysis with AF. J Am Coll Cardiol, 2016, 67 (24): 2888-2899.
[59] 中华医学会感染病学分会，中华医学会肝病学分会．慢性乙型肝炎防治指南 (2019 年版). 中华临床感染病杂志，2019, 12 (6): 401-408.
[60] SARIN S K, KUMAR M, LAU G K, et al. Asian-Pacific clinical practice guidelines on the management to the hepatitis B: a 2015 updata. Hepato Int, 2016, 10 (1): 1-98.
[61] European Association for the Study of the Liver. EASL 2017 Clinical Practice guidelines on the management to the hepatitis B virus infection. J Hepatol, 2017, 67 (2): 370-398.
[62] TERRAULT N A, LOK A S F, MCMAHON B J, et al. Updata on prevention, diagnosis and treatment of

chronic hepatitis B: AASLD 2018 hepatitis B guidance. Hepatology, 2018, 67 (4): 1560-1599.

[63] 顾珏清，贾红宇，章晓莉，等. 慢性乙型肝炎合并肾功能不全患者抗病毒治疗研究进展. 中华临床感染病杂志，2020, 13 (1): 75-80.

[64] DAVID N G, CHAMBERS H F, ELIOPOULOS G M. 热病 - 抗微生物治疗指南. 48 版. 范洪伟，译. 北京：中国协和医科大学出版社，2019.

[65] 中华医学会消化病学分会炎症性肠病学组. 炎症性肠病诊断与治疗的共识意见 (2018 年). 中华消化杂志，2018, 38 (5): 292-311.

[66] 王俊珊，刘占举. 炎症性肠病的诊断和药物治疗相关指南解读. 世界临床药物，2015, 36 (12): 809-813.

[67] 中华医学会消化病学分会. 消化性溃疡诊断与治疗规范 (2016 年版). 中华消化杂志，2016, 36 (8): 508-513.

[68] 中国药学会医院药学专业委员会，中华医学会临床药学分会. 质子泵抑制剂优化应用专家共识. 中国医院药学杂志，2020, 40 (21): 2195-2213.

[69] 中华医学会消化病学分会幽门螺杆菌和消化性溃疡学组. 第五次全国幽门螺杆菌感染处理共识报告. 中华消化杂志，2017, 37 (6): 364-378.

[70] 中华医学会肝病学分会，中华医学会消化病学分会，中华医学会感染病学分会. 胆汁淤积性肝病诊断和治疗共识 (2015). 实用肝脏病杂志，2016, 19 (6): 2-12.

[71] 胆汁淤积性肝病诊断治疗专家共识 2015 年更新专家委员会. 胆汁淤积性肝病诊断治疗专家共识：2015 年更新. 中华肝脏病杂志，2015, 7 (2): 1-11.

[72] 杨晓玲，庄琳，和海玉，等. 成人常见胆汁淤积性肝病糖皮质激素治疗新进展. 胃肠病学和肝病学杂志，2019, 28 (4): 470-474.

[73] 郭潆濛，谢雯. 胆汁淤积性肝病的治疗靶点及药物应用前景. 临床肝胆病杂志，2019, 35 (2): 262-265.

[74] 中华医学会糖尿病学分会微血管并发症学组. 中国糖尿病肾脏病防治临床指南. 中华糖尿病杂志，2019, 11 (1): 15-28.

[75] JOHN B B, DEBORAH J W, APOSTOLOS T, et al. 2019 update to: management of hyperglycemia in type 2 diabetes, 2018. a consensus report by the American Diabetes Association (ADA) and the European Association for the Study of Diabetes (EASD). Diabetes Care, 2019, 43 (2): 487-493.

[76] 中国医师协会内分泌代谢科医师分会. 2 型糖尿病合并慢性肾脏病患者口服降糖药治疗中国专家共识 (2019 年更新版). 中华内分泌代谢杂志，2019, 35 (6): 447-454.

[77] 李延兵，马建华，母义明，等. 2 型糖尿病短期胰岛素强化治疗临床专家指导意见. 药品评价，2017, 14 (9): 5-13.

[78] 杨文英，陈璐璐，谌贻璞，等. 关于 2 型糖尿病合并慢性肾脏病患者应用胰岛素治疗的专家指导建议. 中国糖尿病杂志，2017, 25 (10): 865-868.

[79] LALAU J D, KAJBAF F, BENNIS Y, et al. Metformin treatment in patients with type 2 diabetes and chronic kidney disease stages 3A, 3B, or 4. Diabetes Care, 2018, 41: 547-553.

[80] 中华医学会. 甲状腺功能亢进症基层诊疗指南 (2019 年). 中华全科医师杂志，2019, 18 (12): 1118-1128.

[81] ROSS D S, BURCH H B, COOPER D S, et al. 2016 American Thyroid Association guidelines for diagnosis and management of hyperthyroidism and other causes of thyrotoxicosis. Thyroid, 2016, 26 (10): 1343-1421.

[82] 中国老年学和老年医学学会骨质疏松分会. 中国老年骨质疏松症诊疗指南 (2018). 中国骨质疏松杂志，2018, 24 (12): 1541-1567.

[83] 中华医学会骨质疏松和骨矿盐疾病分会. 原发性骨质疏松症诊疗指南 (2017). 中华骨质疏松和骨矿盐疾病杂志，2017, 10 (5): 413-443.

[84] TARANTINO U, IOLASCON G, CIANFEROTTI L, et al. Clinical guidelines for the prevention and treatment of osteoporosis: summary statements and recommendations from the Italian Society for Orthopaedics and Traumatology. J Orthop Traumatol, 2017, 18 (Suppl 1): 3-36.

[85] CHERYL A S, TARA S, NESE Y. Use of oral bisphosphonates by older adults with fractures and impaired renal function. Can J Hosp Pharm, 2011, 64 (1): 36-41.

[86] ANDREA G, MARIA F. The treatment of the patient presenting with chronic kidney disease (CKD) and fragility fractures. G Ital Nefrol, 2017, 34 (Nov-Dec): 2017-vol6.

[87] 中华医学会内分泌学分会. 中国高尿酸血症与痛风诊疗指南(2019). 中华内分泌代谢, 2020, 36 (1): 1-13.

[88] 中国医师协会肾脏内科医师分会. 中国肾脏病高尿酸血症诊治的实践指南(2017版). 中华医学杂志, 2017, 97 (25): 1927-1936.

[89] 中国慢性肾脏病患者合并高尿酸血症诊治共识专家组. 中国慢性肾脏病患者合并高尿酸血症诊治专家共识. 中华肾脏病杂志, 2017, 33 (6): 463-469.

[90] JOHN D F, NICOLA D, TED M, et al. 2020 American College of Rheumatology Guideline for the management of gout. Arthritis Care Res (Hoboken), 2020, 72 (6): 744-760.

[91] 葛均波, 徐勇健, 王辰. 内科学. 9版. 北京: 人民卫生出版社, 2018.

[92] 廖二元, 袁玲青. 内分泌代谢病学. 4版. 北京: 人民卫生出版社, 2019.

[93] 中华医学会内分泌学分会肾上腺学组. 原发性醛固酮增多症诊断治疗的专家共识. 中华内分泌代谢杂志, 2016, 32 (3): 188-195.

[94] 中华医学会妇产科学分会内分泌学组. 女性高催乳素血症诊治共识. 中华妇产科杂志, 2016, 51 (3): 161-168.

[95] 中国垂体腺瘤协作组. 中国垂体催乳素腺瘤诊治共识(2014版). 中华医学杂志, 2014 (31): 2406-2411.

[96] MELMED S, CASANUEVA F F, HOFFMAN A R, et al. Diagnosis and treatment of hyperprolactinemia: an Endocrine Society clinical practice guideline. J Clin Endocrinol Metab, 2011, 96 (2): 273-288.

[97] 王得印, 郝云良, 肖萌, 等. 多发性骨髓瘤流行病学及病因分析. 国际流行病学传染病学杂志, 2018, 45 (4): 277-280.

[98] 中国医师协会血液科医师分会. 中国多发性骨髓瘤诊治指南(2020年修订). 中华内科杂志, 2020, 59 (5): 341-346.

[99] 李娟. 多发性骨髓瘤合并周围神经炎和肾损害的发病机制、预防和治疗. 中华血液学杂志, 2013, 34 (4): 367-369.

[100] 赵爱平, 渠晶, 周亚伟, 等. 硼替佐米联合治疗IgD型多发性骨髓瘤1例并文献复习. 山东大学学报(医学版), 2014, 52 (2): 109-112.

[101] 罗子怡, 周芙玲. 2019年美国国立综合癌症网多发性骨髓瘤诊治的指南更新解读. 临床内科杂志, 2020, 37 (1): 71-72.

[102] 中华医学会血液学分会. 骨髓增生异常综合征中国诊断与治疗指南(2019年版). 中华血液学杂志, 2019 (2): 89-97.

[103] 孟凡桥, 陈秀琼, 陆凤祝, 等. 骨髓增生异常综合征治疗进展. 白血病·淋巴瘤, 2020, 29 (7): 442-445.

[104] MIYAZAKI Y. JSH practical guidelines for hematological malignancies, 2018: I. Leukemia-6 myelodysplastic syndromes (MDS). Int J Hematol, 2020, 111 (4): 481-493.

[105] GREENBERG P L, ATTAR E, BENNETT J M, et al. NCCN Clinical Practice Guidelines in oncology: myelodysplastic syndromes. J Natl Compr Canc Netw, 2011, 9 (1): 30-56.

[106] DOUVALI E, PAPOUTSELIS M, VASSILAKOPOULOS T P, et al. Safety and efficacy of 5-azacytidine treatment in myelodysplastic syndrome patients with moderate and mild renal impairment. Leuk

Res, 2013, 37 (8): 889-893.

[107] 张丽丽 . 地西他滨治疗骨髓增生异常综合征的效果观察 . 中国卫生标准管理 , 2020, 11 (14): 115-117.

[108] 应红艳 , 陈书长 . 肿瘤患者合并肾功能不全的治疗策略 . 癌症进展 , 2009, 7 (1): 28-33.

[109] 鲍晶 , 邹金海 , 张庆峰 . 恶性肿瘤并发肾功能不全的研究 . 河北医药 , 2017, 39 (11): 1718-1720.

[110] 李昕雨 . 抗肿瘤药物相关药物性肾损害的临床分析 . 北京 : 中国人民解放军医学院 , 2017. [2021-03-30]. https://kreader. cnki. net/Kreader/CatalogViewPage. aspx ？ dbCode=cdmd&file-name=1017123785. nh&tablename=CMFD201801&compose=&first=1&uid=.

[111] 中国抗癌协会血液肿瘤专业委员会 , 中华医学会血液学分会白血病淋巴瘤学组 . 中国成人急性淋巴细胞白血病诊断与治疗指南 (2016 年版). 中华血液学杂志 , 2016, 37 (10): 837-845.

[112] 马军 , 沈志祥 , 朱军 , 等 . 培门冬酶治疗急性淋巴细胞白血病和恶性淋巴瘤中国专家共识 . 中国肿瘤临床 , 2015, 42 (24): 1149-1158.

[113] BROWN P, INABA H, ANNESLEY C, et al. Pediatric acute lymphoblastic leukemia, version 2. 2020, NCCN clinical practice guidelines in oncology. J Natl Compr Canc Netw, 2020, 18 (1): 81-112.

[114] BROWN P A, WIEDUWILT M, LOGAN A, et al. Guidelines insights: acute lymphoblastic leukemia, Version 1. 2019. J Natl Compr Canc Netw, 2019, 17 (5): 414-423.

[115] MALYSZKO J, KOZLOWSKA K, KOZLOWSKI L, et al. Nephrotoxicity of anticancer treatment. Nephrol Dial Transplant, 2017, 32 (6): 924-936.

[116] 张良 , 李志辉 . 以急性肾损伤及脊神经损伤为主要临床表现的儿童急性淋巴细胞白血病一例并文献复习 . 白血病·淋巴瘤 , 2013, 22 (4): 242-244.

[117] 赵海艳 , 于芝颖 , 胡蕾 , 等 . 1 例急性淋巴细胞白血病患儿大剂量甲氨蝶呤化疗后出现消除延迟异常合并急性肾损伤病例分析 . 中国医药导刊 , 2020, 22 (1): 34-37.

[118] 中华人民共和国国家卫生健康委员会 . 淋巴瘤诊疗规范 (2018 年版). 肿瘤综合治疗电子杂志 , 2019, 5 (4): 50-71.

[119] GONZALEZ-BARCA E, CORONADO M, MARTIN A, et al. Spanish Lymphoma Group (GELTAMO) guidelines for the diagnosis, staging, treatment, and follow-up of diffuse large B-cell lymphoma. Oncotarget, 2018, 9 (64): 32383-32399.

[120] 宫子木 , 杨威 . 2015 年美国国家综合癌症网弥漫大 B 细胞淋巴瘤诊疗指南解读 . 中国实用内科杂志 , 2015, 35 (5): 406-410.

[121] DE BARROS P L, TODARO J, KARNAKIS T, et al. Treatment of a frail older patient with diffuse large B-cell lymphoma on maintenance dialysis: attenuated immunochemotherapy and adapted care plan. Case Rep Oncol, 2013, 6 (1): 197-203.

[122] NG A K, YAHALOM J, GODA J S, et al. Role of radiation therapy in patients with relapsed/refractory diffuse large B-cell lymphoma: guidelines from the international lymphoma radiation oncology group. Int J Radiat Oncol Biol Phys, 2018, 100 (3): 652-669.

[123] 中华医学会血液学分会 , 中国抗癌协会淋巴瘤专业委员会 . 中国弥漫大 B 细胞淋巴瘤诊断与治疗指南 (2013 年版). 中华血液学杂志 , 2013, 34 (9): 816-819.

[124] FOX C P, PHILLIPS E H, SMITH J, et al. Guidelines for the diagnosis and management of primary central nervous system diffuse large B-cell lymphoma. Br J Haematol, 2019, 184 (3): 348-363.

[125] 中华人民共和国国家卫生健康委员会 . 儿童成熟 B 细胞淋巴瘤诊疗规范 (2019 年版).[2021-03-29]. http://www. nhc. gov. cn/yzygj/s3593/201909/5f1d3329606e4cd2aa6e501603703ee4. shtml.

[126] 张敏 , 宋钟娟 . 1 例弥漫大 B 细胞淋巴瘤慢性肾功能不全患者治疗方案调整的药学监护 . 中国药师 , 2019, 22 (8): 1484-1486.

[127] 中华医学会血液学分会白血病淋巴瘤学组 . 原发性骨髓纤维化诊断与治疗中国指南 (2019 年版). 中华血液学杂志 , 2019, 40 (1): 1-7.

[128] MESA R, JAMIESON C, BHATIA R, et al. Myeloproliferative neoplasms, version 2. 2017, NCCN clinical practice guidelines in oncology. J Natl Compr Canc Netw, 2016, 14 (12): 1572-1611.

[129] DEL SORDO R, BRUGNANO R, COVARELLI C, et al. Nephrotic syndrome in primary myelofibrosis with renal extramedullary hematopoiesis and glomerulopathy in the JAK inhibitor era. Clin Nephrol Case Stud, 2017, 5: 70-77.

[130] RAJASEKARAN A, NGO T T, ABDELRAHIM M, et al. Primary myelofibrosis associated glomerulopathy: significant improvement after therapy with ruxolitinib. BMC Nephrol, 2015, 16: 121.

[131] FUKUDA Y, ARAKI M, YAMAMOTO K, et al. Evidence for prevention of renal dysfunction associated with primary myelofibrosis by cytoreductive therapy. Haematologica, 2019, 104 (11): e506-e509.

[132] MARSHALL A, LICHTMAN K K, JOSEF T P. 威廉姆斯血液学手册 . 9 版 . 程涛 , 译 . 北京 : 科学出版社 , 2020.

[133] 付蓉 . 再生障碍性贫血诊断与治疗中国专家共识 (2017 年版). 中华血液学杂志 , 2017, 38 (1): 1-5.

[134] 国家卫生健康委办公厅 . 儿童再生障碍性贫血诊疗规范 (2019 年版). 全科医学临床与教育 , 2019, 17 (11): 965-969.

[135] PEINEMANN F, BARTEL C, GROUVEN U. First-line allogeneic hematopoietic stem cell transplantation of HLA-matched sibling donors compared with first-line ciclosporin and/or antithymocyte or antilymphocyte globulin for acquired severe aplastic anemia. Cochrane Database Syst Rev, 2013 (7): CD006407.

[136] TSUCHIMOTO A, MASUTANI K, OMOTO K, et al. Kidney transplantation for treatment of end-stage kidney disease after haematopoietic stem cell transplantation: case series and literature review. Clin Exp Nephrol,2019, 23 (4): 561-568.

[137] 中华医学会血液学分会红细胞学组 . 重组人促红细胞生成素治疗骨髓衰竭性疾病贫血专家共识 . 中华医学杂志 , 2018, 98 (42): 3396-4000.

[138] SUZUKI Y, MIZUNO M, SAKATA F, et al. Successful introduction of peritoneal dialysis in an end-stage renal failure patient with idiopathic aplastic anemia. Intern Med, 2020, 59 (5): 683-687.

[139] KHANDELWAL A, GUPTA P, GUPTA A, et al. Renal mucormycosis in aplastic anemia: a novel presentation. Int Urol Nephrol, 2013, 45 (1): 285-288.

[140] GUPTA N, MAHAPATRA M, RATHI S, et al. Acute renal failure following antithymocyte globulin therapy for aplastic anaemia-report of two cases and review of literature. Ann Hematol, 2011, 90 (2): 239-241.

[141] AGARWAL M B, JIJINA F, SHAH S, et al. Safety and efficacy of indigenous equine antithymocyte globulin along with cyclosporine in subjects with acquired aplastic anemia. Indian J Hematol Blood Transfus, 2015, 31 (2): 174-179.

[142] 杨林 , 闫喆 . 微小病变肾病综合征合并再生障碍性贫血 1 例 . 临床荟萃 , 2010, 25 (24): 2177.

[143] 陈松 , 朱兰 , 林正斌 , 等 . 尿毒症合并严重纯红细胞再生障碍性贫血患者肾移植一例 . 中华器官移植杂志 , 2015, 36 (5): 295-596.

[144] 何敬 , 史哲新 . 纯红再障并慢性肾功能不全治验 . 山西中医 , 2010, 26 (2): 58.

[145] 吴秀英 . 环磷酰胺治疗重型再生障碍性贫血临床疗效的系统评价 . 太原 : 山西医科大学 , 2013.

[146] 李秋 , 高雅萱 , 陈嘉峰 . 肾病综合征合并脑梗死的可能病理机制、临床特点及预防 . 中风与神经疾病杂志 , 2018, 35 (6): 572-573.

[147] 上海慢性肾脏病早发现及规范化诊治与示范项目专家组 . 慢性肾脏病筛查诊断及防治指南 . 中国实用内科杂志 , 2017, 37 (1): 28-34.

[148] 中华医学会神经病学分会中华医学会神经病学分会脑血管病学组 . 中国急性缺血性脑卒中诊治指南 2018. 中华神经科杂志 , 2018, 51 (9): 666-682.

[149] 吕春翔 . 不同剂量甘露醇治疗老年急性大面积脑梗死的效果 . 中国实用医药 , 2019, 14 (23):

86-87.
[150] SEGAL R, LUBART E, LEIBOVITZ A, et al. Renal effects of low dose aspirin in elderly patients. Isr Med Assoc J, 2006, 8 (10): 679-682.
[151] 中华医学会神经病学分会脑电图与癫痫学组 . 抗癫痫药物应用专家共识 . 中华神经科杂志 , 2011 (1): 56-65.
[152] 中国抗癫痫协会 . 临床诊疗指南 : 癫痫病分册 (2015 年修订版). 北京 : 人民卫生出版社 , 2015.
[153] LACERDA G, KRUMMEL T, SABOURDY C, et al. Optimizing therapy of seizures in patients with renal or hepatic dysfunction. Neurology, 2006, 67 (12 Suppl 4): S28-S33.
[154] SHETH R D. Metabolic concerns associated with antiepileptic medications. Neurology, 2004, 63 (10 Suppl 4): S24-S29.
[155] BANSAL A D, HILL C E, BERNS J S. Use of antiepileptic drugs in patients with chronic kidney disease and end stage renal disease. Semin Dial, 2015, 28 (4): 404-412.
[156] 中华医学会神经病学分会神经免疫学组 . 中国重症肌无力诊断和治疗指南 2015. 中华神经科杂志 , 2015, 48 (11): 934-940.
[157] 王维治 , 刘卫彬 . 重症肌无力管理国际共识 (2016) 解读 . 中华神经科杂志 , 2017, 50 (2): 83-87.
[158] 中华医学会神经病学会神经免疫学组 . 多发性硬化诊断和治疗中国专家共识 (2018 版). 中国神经免疫学和神经病学杂志 , 2018, 25 (6): 387-394.
[159] 中国免疫学会神经免疫学分会 , 中华医学会神经病学分会神经免疫学组 , 中国医师协会神经内科分会神经免疫专业委员会 . 中国视神经脊髓炎谱系疾病诊断与治疗指南 . 中国神经免疫学和神经病学杂志 , 2016, 23 (3): 155-166.
[160] 中华医学会神经病学分会帕金森病及运动障碍学组 . 中国帕金森病治疗指南 (第三版). 中华神经科杂志 , 2014, 47 (6): 428-433.
[161] 中华医学会神经病学分会 , 中华医学会神经病学分会周围神经病协作组 , 中华医学会神经病学分会肌电图与临床神经电生理学组 , 等 . 中国多灶性运动神经病诊治指南 2019. 中华神经科杂志 , 2019, 52 (11): 889-892.
[162] WANG H Y, HUANG C J, FENG I J, et al. Second-generation antipsychotic medications and risk of chronic kidney disease n schizophrenia: population-based nested case-control study. BMJ Open, 2018, 8 (5): 152-156.
[163] HSU Y, CHENG J, OUYANG W, et al. Lower incidence of end-stage renal disease but suboptimal pre-dialysis renal care in schizophrenia: a 14-year nationwide cohort study. PloS one, 2015, 10 (10): e0140510.
[164] JIANG Y, MCCOMBS J S, PARK S H. A retrospective cohort study of acute kidney injury risk associated with antipsychotics. CNS drugs, 2017, 31 (4): 163-165.
[165] 郭姝 , 张景双 . 精神分裂症患者用药合理性的调查与研究 . 中国医院药学杂志 , 2019, 39 (3): 306-309.
[166] HIEMKE C, BAUMANN P, BERGEMANN N, et al. AGNP 精神科治疗药物监测共识指南 : 2011. 实用药物与临床 , 2016, 19 (10): 1193-1218.
[167] 王维 , 隋波 , 李冠华 , 等 . 精神分裂症合并肾功能不全患者行 da vinci 机器人手术的麻醉 1 例 . 实用医学杂志 , 2011, 27 (11): 2098.
[168] KINTZEL P E, DORR R T. Anticancer drug renal toxicity and elimination: dosing guidelines for altered renal function. Cancer Treat Rev, 1995, 21 (1): 33-64.
[169] International Society of Nephrology. KDIGO 2012 clinical practice guideline for the evaluation and management of chronic kidney disease.[2021-03-29]. http://www. kidney-international. org/.
[170] 中国临床肿瘤学会指南工作委员会 . 中国临床肿瘤学会原发性非小细胞肺癌诊疗指南 . 北京 : 人民卫生出版社 , 2020.

[171] SCAGLIOTTI G V, PARIKH P, VON PAWEL J, et al. Phase Ⅲ study comparing cisplatin plus gemcitabine with cisplatin plus pemetrexed in chemotherapy-naive patients with advanced-stage non-small-cell lung cancer. J Clin Oncol, 2008, 26 (21): 3543-3550.

[172] National Comprehensive Cancer Network. NCCN clinical practice guidelines in oncology (NCCN guidelines). Non-small cell lung cancer. Version 6. [2021-03-29]. https://www. nccn. org/.

[173] DELALOGE S, LLOMBART A, DI PALMA M, et al. Gemcitabine in patients with solid tumors and renal impairment: a pharmacokinetic phase I tudy. Am J Clin Oncol, 2004, 27 (3): 289-293.

[174] KONO M, SAKATA Y, SUGAWARA T, et al. Assessment of risk factors for adverse events due to pemetrexed in patients with reduced renal function. Gan o Kagaku Ryoho, 2014, 41 (13): 2587-2590.

[175] 吴孟超，汤钊猷，刘允怡，等．原发性肝癌诊疗规范(2019 年版)．中国实用外科杂志，2020 (2): 121-138.

[176] 中国临床肿瘤学会指南工作委员会．中国临床肿瘤学会原发性肝癌诊疗指南．北京：人民卫生出版社，2018.

[177] 卫生部合理用药专家委员会．中国医师药师临床用药指南．2 版．重庆：重庆出版社，2014.

[178] BIRKELAND S A, STORM H H. Glomerulonephritis and malignancy: a population-based analysis. Kidney international, 2003, 63 (2): 716-721.

[179] 周竹，刘佳．肿瘤合并肾功能不全的治疗．中国临床医生杂志，2015, 43 (11): 1-5.

[180] 中国临床肿瘤学会指南工作委员会组织．中国临床肿瘤学会 (CSCO) 结直肠癌诊疗指南．北京：人民卫生出版社，2019.

[181] PEDRAZZOLI P, SILVESTRIS N, SANTORO A, et al. Management of patients with end-stage renal disease undergoing chemotherapy: recommendations of the Associazione Italiana di Oncologia Medica (AIOM) and the Società Italiana di Nefrologia (SIN). ESMO Open, 2017, 2 (3): e000167.

[182] SUPERFIN D, IANNUCCI A A, DAVIES A M. Commentary: Oncologic drugs in patients with organ dysfunction: a summary. Oncologist, 2007, 12 (9): 1070-1083.

[183] PORTA C, COSMAI L, GALLIENI M, et al. Renal effects of targeted anticancer therapies. Nat Rev Nephrol, 2015, 11 (6): 354-370.

[184] FUNASAKA C, KANEMASA Y, SHIMOYAMA T, et al. Modified FOLFOX-6 plus bevacizumab chemotherapy for metastatic colorectal cancer in patients receiving hemodialysis: a report of three cases and review of the literature. Case Rep Oncol, 2019, 12 (2): 657-665.

[185] 石远航，孙燕．临床肿瘤内科手册．6 版．北京：人民卫生出版社，2015.

[186] 江泽飞，宋尔卫，王晓稼，等．中国临床肿瘤学会乳腺癌诊疗指南．北京：人民卫生出版社，2020.

[187] 李娜，李小平，王悦，等．妇科恶性肿瘤及其合并肾脏病的患者化疗期间出现肾功能损害 59 例临床分析．中华妇产科杂志，2016, 51 (11): 818-824.

[188] 中国临床肿瘤学会指南工作委员会组织．中国临床肿瘤学会 (CSCO) 乳腺癌诊疗指南．北京：人民卫生出版社，2019.

[189] ROBERTSON J F R, BONDARENKO I M, TRISHKINA E, et al. Fulvestrant 500mg versus anastrozole 1mg for hormone receptor-positive advanced breast cancer (FALCON): an international, randomised, double-blind, phase 3 trial. Lancet, 2016, 388 (10063): 2997-3005.

[190] ROBERTSON J F R, WILLIAMS M R, TODD J H, et al. Factors predicting the response of patients with advanced breast cancer to endocrine (Megace) therapy. Eur J Cancer ClinOncol, 1989, 25 (3): 469-475.

[191] LIAO H, LI H P. Advances in the detection technologies and clinical applications of circulating tumor DNA in metastatic breast cancer. Cancer Manag Res, 2020, 12: 3547-3560.

[192] NG J, ZHAO Q, ZHENG W, et al. Peptide-functionalized nanomaterials for he efficient isolation of HER2-positive circulating tumor cells. ACS Appl Mater Interfaces, 2017, 9 (22): 18423-18428.

[193] ONG H, LEUNG R, KWONG A, et al. Integrating molecular mechanisms and clinical evidence in

the management of trastuzumab resistant or refractory HER-2 + metastatic breast. cancer. Oncologist, 2011, 16 (11): 1535-1546.

[194] LI H, SHAO B, YAN Y, et al. Efficacy and safety of trastuzumab combined with chemotherapy for first-line treatment and beyond progression of HER2-overexpressing advanced breast cancer. Chin J Cancer Res, 2016, 28 (3): 330-338.

[195] 中华人民共和国国家健康委员会, 国家中医药局. 儿童社区获得性肺炎诊疗规范 (2019 年版). 中华临床感染病杂志, 2019, 12 (1): 6-13.

[196] 中华医学会儿科学分会呼吸学组,《中华儿科杂志》编辑委员会. 儿童社区获得性肺炎管理指南 (2013 修订)(上). 中华儿科杂志, 2013, 51 (10): 745-752.

[197] 中华医学会儿科学分会呼吸学组,《中华儿科杂志》编辑委员会. 儿童社区获得性肺炎管理指南 (2013 修订)(下). 中华儿科杂志, 2013, 51 (11): 856-862.

[198] VELTRI M A, NEU A M, FIVUSH B A, et al. Drug dosing during intermittent hemodialysis and continuous renal replacement therapy: special considerations in pediatric patients. Paediatric drugs, 2004, 6 (1): 45-65.

[199] BRADLEY J S, BYINGTON C L, SHAH S S, et al. The management of community-acquired pneumonia in infants and children older than 3 months of age: clinical practice guidelines by the pediatric infectious diseases society and the infectious diseases society of America. Clin Infect Dis, 2011, 53 (7): E25-E76.

[200] 中华医学会儿科学分会肾脏学组. 激素耐药型肾病综合征诊治循证指南 (2016). 中华儿科杂志, 2017, 55 (11): 805-809.

[201] 中华医学会儿科学分会肾脏学组. 儿童激素敏感、复发 / 依赖肾病综合征诊治循证指南 (2016). 中华儿科杂志, 2017, 55 (10): 729-734.

[202] LOMBEL R M, GIPSON D S, HODSON E M. Treatment of steroid-sensitive nephrotic syndrome: new guidelines from KDIGO. Pediatr Nephrol, 2013, 28 (3): 415-426.

[203] CATTRAN D C, ALEXOPOULOS E, HEERING P, et al. Cyclosporin in idiopathic glomerular disease associated with the nephrotic syndrome: Workshop recommendations. Kidney Int, 2007, 72 (12): 1429-1447.

第七章 药源性肾损伤

肾脏是药物代谢和排泄的重要器官，是药源性疾病常见的受累脏器。凡是由药品不良反应（ADR）或者药品不良事件（ADE）引起的肾脏结构和/或功能损害，均称为药物性肾损伤（drug-induced kidney injury，DKI）或药源性肾损伤。DKI中具有相应临床过程的称为药物性肾病（drug-induced kidney diseases，DKD），也可翻译为药源性肾病，是由不同药物所致、具有不同临床特征和病理类型的一组疾病。2016年《日本药物相关性肾损伤临床实践指南》将DKI定义为由于给药导致新出现的肾脏损伤或现有肾脏损伤恶化。这也是目前少有的关于DKI的指南。DKI是我国急性肾损伤（AKI）与慢性肾脏病（CKD）的重要组成部分，是重要的公共卫生问题，多数药源性肾病可防、可控、可治。预防的关键在于提高对各种ADR的认知，加强合理用药，用药过程中密切监测肾功能的变化。本章对药物引起的肾损害分为急性和慢性进行阐述。

第一节 常见的药源性急性肾损伤

一、药源性急性肾损伤概述

药源性肾病可发生在不同的肾组织部位，导致肾血流下降、肾小球炎症、肾小管坏死、肾间质炎症以及集合管堵塞。DKI主要类型有急性肾小管坏死（ATN）、急性间质性肾炎/慢性间质性肾炎（AIN/CIN）、肾小球肾炎及血管性损害，以及肾灌注不足和肾前性氮质血症。临床表现多样，可见血尿、蛋白尿、尿量异常、肾小管功能障碍（如肾性糖尿、范科尼综合征、肾小管酸中毒）、肾炎综合征、肾病综合征，以及急、慢性肾衰竭等。DKI在病程上可以急性发生，在短时间内引起肾功能快速下降，临床表现为AKI，亦可缓慢隐袭起病致CKD；可以为剂量相关的毒性损伤，临床可预测和防范，也可因个体易感性诱发免疫反应致病，故而不可预期。此外，不同药物可以引起同一类型的肾损伤，而同一药物也可能导致不同的损伤类型，因此，临床上存在较大个体差异。

（一）药源性急性肾损伤的流行病学

目前国内外均缺乏药源性AKI的流行病学数据。一项对我国2013年659 945例住院患者的回顾性多中心队列研究结果显示，AKI的发生率为11.6%，其中40%与药物相关。在西方国家，药源性肾病约占AKI病例的25%。在我国，近20年来药物相关性AKI所占比例从12%上升至40%。一项全国AKI多中心调查显示，AKI患者中71.6%（5 444/7 604）在患病前或发生肾损伤过程中具有潜在肾毒性药物的应用史。药物已经成为我国AKI患者的主要致病因素，应该引起医药界和社会公众的高度重视。在致病药物中，抗菌药物仍然居于首位，占30%~40%，其次为利尿剂、非甾体抗炎药（NSAID）、对比剂等，中草药引起的肾损伤也越来越多见，应引起关注。

（二）药源性急性肾损伤原因

1. **肾脏的解剖和生理特点** 肾脏血流丰富，对药物毒性的易感性较高，肾内一些酶可将药物（如对乙酰氨基酚、非那西丁等）降解为有毒性产物；因肾小管重吸收功能，药物可能在肾组织蓄积；肾脏毛细血管丰富，抗原-抗体复合物沉积；肾髓质的逆流倍增机制使髓质和乳头部药物浓度增高导致肾乳头坏死；肾小管在酸化过程中的pH改变可影响某些药物的溶解度而致其在肾内沉积损害肾小管。

2. **药源性急性肾损伤的高危人群** 目前较为公认的药源性肾损伤易感人群包括：①既往存在CKD；②肾血流量不足或血流灌注不良者（见于过度利尿、脱水、心力衰竭、联合应用ACEI或ARB、NSAID、利尿剂或存在孤立肾、双侧肾动脉狭窄等患者）；③高龄患者；④因复杂或慢性疾病同时联用多种药物者（常见于大型手术、器官移植及ICU患者）。

（三）药源性急性肾损伤的发病机制

1. **肾前性的肾损伤** 各种原因引起的血容量不足均会影响肾脏的供血。图7-1列出了通过引起入球小动脉收缩或出球小动脉舒张，从而改变肾脏血流动力学的一些常用药。RAAS抑制导致肾血流减少是患者功能性AKI的常见原因。当肾灌注不足时，球旁细胞分泌肾素进入血液和淋巴液，肾素分解循环中的血管紧张素原产生血管紧张素Ⅰ（angiotensin Ⅰ，Ang Ⅰ），Ang Ⅰ被血管紧张素转换酶（ACE）分解产生Ang Ⅱ（angiotensin Ⅱ，Ang Ⅱ），Ang Ⅱ则通过两个生理事件增加肾脏灌注：①直接导致全身血管收缩，分配血液流向重要器官，同时通过抗利尿激素和醛固酮激素介导间接增加血容量；②加强出球小动脉的收缩，维持足够的肾小球内静血压。动脉血压或有效循环血量下降时RAAS被激活，血浆肾素和Ang Ⅱ活性增高。

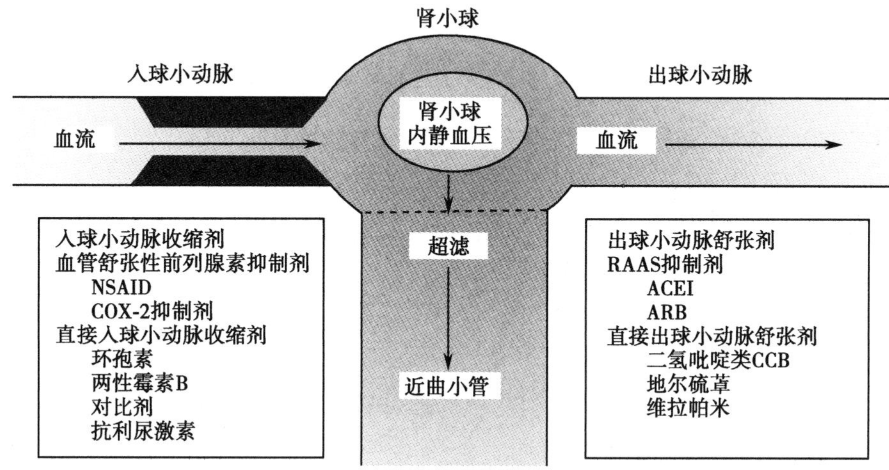

图 7-1 药物通过使入球小动脉收缩或使出球小动脉舒张改变血流动力学

ACEI 的应用直接抑制了 Ang Ⅱ 的形成，而 Ang Ⅱ 对出球小动脉的收缩至关重要。NSAID 可引起前列腺素合成减少，抑制了入球小动脉的扩张，也可引起肾小球滤过率下降，严重者可出现 ARF。特别是在患者出现容量不足（如强利尿后）、低蛋白血症水肿、与 ACEI/ARB 合用时更易出现。NSAID 在危险人群中可导致 GFR 的急剧下降，尤其是患有肾衰竭、肝脏疾病、老年和脱水的患者。

使用扩容药导致血浆胶体渗透压过高引起的渗透性肾病，常见于过度应用甘露醇、右旋糖酐、大剂量免疫球蛋白、羟乙基淀粉、明胶等。当血液的胶体渗透压超过肾小球静水压时，肾小球滤过停止，引起无尿型的 ARF，同时，含高渗物质的原尿可引起肾小管上皮细胞损害，加重肾损伤。建议使用甘露醇前后密切监测血浆渗透压，用药后血浆渗透压 <350mOsm/（kg·H_2O）或用药前后差值 <55mOsm/（kg·H_2O），具体用量不超过 100~200g/d（20% 甘露醇 250ml，q.8h.），对老年、糖尿病肾病、合并用其他肾毒性药物等高危患者应监测尿量、Scr 及尿小分子蛋白量。

2. **直接或间接毒性损伤** 直接毒性损伤是指药物或其代谢产物直接作用于肾小管上皮细胞（最常见为近端肾小管上皮细胞），通过损伤细胞膜、改变膜的通透性和离子转输功能，或通过破坏细胞质线粒体、抑制酶的活性及蛋白质的合成，使细胞钙内流、浓度增高，细胞骨架结构破坏，导致肾小管上皮细胞坏死，临床出现 AKI。当药物在肾小管内浓度增高至中毒浓度时，可直接损伤肾小管上皮细胞。常见直接导致肾小管毒性的药物包括万古霉素、庆大霉素、两性霉素 B、多种中草药（如含马兜铃酸类中药、雷公藤、班蝥、雄黄）等。间接毒性损伤指药物通过引起横纹肌溶解（如他汀类）或者血管内溶血（如利福平、葛根素注射剂），产生游离肌红蛋白、血红蛋白，经过肾小球滤过后，对肾小管产生毒性损伤。

3. **梗阻性肾病变** 某些药物如磺胺类、阿昔洛韦、茚地那韦等结晶沉积阻塞肾小管、肾盂和输尿管，引起急性梗阻性肾损伤，肾小管上皮细胞退变、坏死，同时伴有大量肾间质的细胞浸润。肿瘤化疗后出现溶瘤综合征时的高尿酸血症造成肾小管液中尿酸浓度上升、在酸性环境中形成结晶、阻塞肾小管管腔，若合并高钙血症时可形成混合性结石。故在化疗时应充分水化，给予碱性药物及预防性应用黄嘌呤氧化酶抑制剂。大剂量应用甲氨蝶呤时，其不溶性代谢产物也可能在肾小管沉积，形成梗阻。

4. **免疫炎症反应** 某些药物及其降解产物与宿主蛋白（肾小管或肾间质蛋白）相互作用，改变了宿主蛋白的结构，使其成为半抗原或抗原，诱发抗体产生，形成抗原 - 抗体复合物，沉积于肾小球毛细血管和小动脉基底膜上，免疫荧光检查可见基底膜上有免疫球蛋白 G 呈线样沉积。通过Ⅲ型免疫反应累及肾小球和血管系统导致新月体性肾小球肾炎与 ANCA 相关性血管炎，或者通过 T 细胞介导的细胞免疫反应引起急性间质性肾炎。常见药物有 β-内酰胺类抗菌药物、质子泵抑制剂（PPI）、丙硫氧嘧啶、甲巯咪唑、肼屈嗪、苯妥英钠等。

5. **血管内皮损伤** 药物通过免疫 / 非免疫机制导致血管内皮损伤，临床表现为血栓性微血管病。此种类型的肾损伤较少见，可致此类肾损伤的药物有环孢素、他克莫司、奎宁、氯吡格雷、丝裂霉素、吉西他滨等。

药物通过何种机制引起肾损伤主要与其制剂中所含化学成分及其之间的相互作用有关。某一药物可通过不同机制发挥作用，不同药物也可通过同一机制或不同机制损伤肾脏。一些常见药物肾损害的机制如表 7-1。

表 7-1 常见药物引起肾损害的机制

常见药物	机制					
				肾小管梗阻		
	肾毒性	免疫	肾缺血	药物 / 代谢产物	血红蛋白或肌红蛋白	溶血性尿毒综合征
β- 内酰胺类抗菌药物、别嘌醇、利尿剂、西咪替丁		+				
氨基糖苷类抗菌药物、顺铂、静脉用免疫球蛋白	+				+	
抗病毒药物、抗肿瘤药物、甘油等				+		
雌激素、丝裂霉素、奎尼丁				+		+
利福平						+
他汀类药物、左氧氟沙星、苯海拉明等					+	
磺胺类药物		+		+		
甲氨蝶呤	+		+	+		

续表

常见药物	机制					
				肾小管梗阻		
	肾毒性	免疫	肾缺血	药物/代谢产物	血红蛋白或肌红蛋白	溶血性尿毒综合征
ACEI、ARB			+			
两性霉素 B、对比剂	+		+			
非甾体抗炎药		+	+			+
环孢素、他克莫司	+		+			+

（四）临床常见的类型

药物导致的 AKI 通常表现为一次或连续用药数日后出现的 ARF，其中大多数患者表现为肾实质性急性肾损伤，临床病理特征主要是 AIN，部分表现为 ATN，有时两者并存，少数患者表现为功能性（肾前性）和梗阻性（肾后性）ARF。有些药物累及肾小球或微血管可表现为急进性肾炎综合征、肾病综合征、血管炎或血栓性微血管病。病理科表现为 MCG、MN、ANCA 相关性血管炎等。不同药物可导致相同的病理改变，但一种药物也可导致不同病理类型。表 7-2 列出了分类及常见临床疾病。

表 7-2　药物引起急性肾损伤的分类

分类	常见临床疾病
肾前性氮质血症	血管容量减少
	脱水（胃肠液丢失、强利尿剂的应用）
	低血压、休克综合征
	降压药、血管扩张药的应用
	肾血管闭塞或收缩
	抗利尿激素（去氧肾上腺素、去甲肾上腺素）的应用
功能性急性肾损伤	入球小动脉血管收缩
	环孢素
	NSAID
	出球小动脉血管扩张
	ACEI、ARB
实质性急性肾损伤	急性肾小管坏死（对比剂、顺铂、氨基糖苷类、两性霉素 B、阿德福韦、西多福韦、替诺福韦、HMG-CoA 还原酶抑制剂、帕米磷酸盐、金盐）
	急性间质性肾炎（β- 内酰胺类、喹诺酮类、PPI、NSAID、磺胺类）

续表

分类	常见临床疾病
肾后性急性肾损伤	输尿管阻塞(双侧、孤立肾单侧) 抗胆碱药(影响膀胱括约肌) 诱发肾结石生成(乙酰唑胺、维生素、噻嗪类) 药物性肾结石 形成血块阻塞输尿管(氨基己酸、氨甲苯酸) 结晶(如甲氨蝶呤、阿昔洛韦、茚地那韦、阿扎那韦、磺胺类等药物)

1. **肾前性和功能性** AKI　COX-2 抑制剂也抑制前列腺素的合成。美国一项大型队列研究发现非选择性 NSAID 相比 COX-2 选择剂具有更高的 AKI 发生风险(依据 AKIN 标准)。高剂量的阿司匹林(定义为不低于 400mg)发生 AKI 的风险最高,萘普生、吡罗昔康、酮咯酸、依托度酸、吲哚美辛、舒林酸、布洛芬和双水杨酯也存在较高的 AKI 发生风险,而塞来昔布、美洛昔康、双氯芬酸和其他 NSAID 与 AKI 的发生没有明显相关性。2016 年日本《药物相关性肾损伤临床实践指南》指出选择性 COX-2 抑制剂和非选择性 COX 抑制剂诱发 AKI 的概率无显著性差异,长期使用所致肾功能障碍发生率无显著性差异。另外,最高的 AKI 风险发生于使用超过一种和转换使用 NSAID 的患者中;而持续使用同一种药物发生 AKI 的风险最小。在时间上,起始用药治疗的最初 45 天内风险最高。

2. **肾实质性** AKI　肾实质性 AKI 一般是指肾脏实质水平的损伤,可分为小球性、小管性和血管性损害。肾毒性药物是 ATN 的常见原因,尤其在脓毒血症或血容量减少的患者中应用这些药物时。药物导致的 AIN 虽然少见但也是一种实质性 AKI,它是由药物 - 抗体复合物形成并沉积在肾小球膜上引起的高敏反应。

(1)急性肾小管坏死(ATN):ATN 是 AKI 最常见的类型,常由缺血或药物引起,持续的肾前性因素如低血压、手术、严重的脓毒血症或大面积烧伤,可导致缺血性 ATN。与肾前性氮质血症不同,ATN 存在小管细胞坏死,迅速补充体液量也不能逆转这种损伤。根据尿量减少与否分为少尿(无尿)型和非少尿型两种类型。预后与原发病、年龄、诊治早晚、是否合并多脏器衰竭等因素有关。部分病因引起的 ATN 是可以预防的,多数为可逆性,及时诊治,肾功能可在数周或数月内完全恢复。

ATN 主要表现为肾小管细胞发生凋亡和 / 或坏死,常发生在应用氨基糖苷类、两性霉素 B、万古霉素、利福平、顺铂、对比剂等药物之后(表 7-3)。引起横纹肌溶解的药物和化学物质有可待因、海洛因、巴比妥、安非他明、汞制剂、甲醇、乙醇、乙二醇、水杨酸类、某些降脂药(如他汀类)等。

ATN 的发病机制复杂且尚不明确。目前认为肾小管细胞死亡后脱落入管腔并形成管型，这些管型将管腔完全阻塞并使小管内压力增高，进一步导致跨膜小管基底膜超滤、反漏（图 7-2）。上述过程由多种物质介导，包括钙离子、磷酸酶，生长因子、活性基团和蛋白酶激活也可能参与其中。使用对比剂是药物引起 ATN 的最常见病因之一。对比剂引起的慢性间质性肾炎（CIN）通常表现为非少尿型 ATN。发病过程起始于缺血或肾毒性物质暴露导致肾小管细胞死亡，细胞碎片脱落后阻塞近曲小管管腔。一旦肾单位被阻塞，肾小球就会出现穿过肾小管基质膜的回漏并破坏肾小球滤过功能。在 ATN 恢复阶段，阻塞的细胞管型释放至尿液，滤过恢复正常。

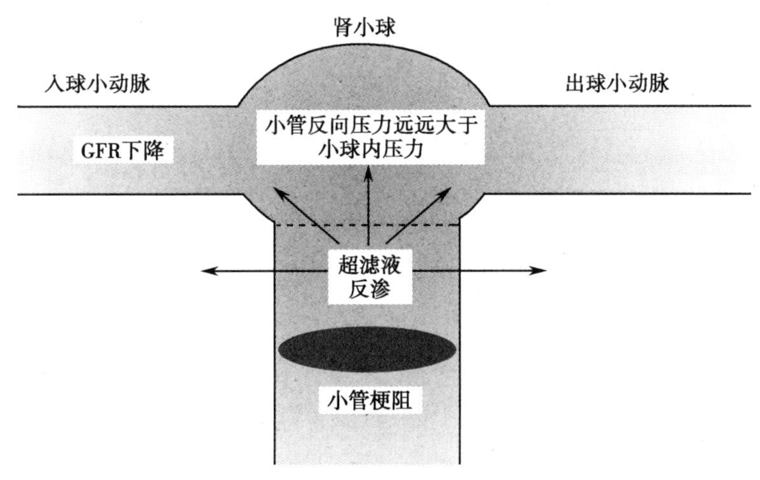

图 7-2　ATN 发病示意图

表 7-3　引起 ATN 的常见药物

药物类型	名称
氨基糖苷类药物	庆大霉素、卡那霉素、妥布霉素、阿米卡星、链霉素等
多肽类药物	多黏菌素 B、万古霉素等
头孢类药物	第一、二代头孢菌素等
磺胺类药物	磺胺嘧啶等
抗结核药	利福平、卷曲霉素等
抗真菌药物	两性霉素 B、灰黄霉素等
免疫抑制剂	环孢素
利尿剂	甘露醇、甘油（注射剂）、低分子右旋糖酐、呋塞米等
抗肿瘤药	顺铂、卡铂、丝裂霉素、甲氨蝶呤、秋水仙碱等
水溶性碘对比剂	泛碘酸盐、胆影葡胺等
麻醉剂	甲氧氟烷
中药	斑蝥、蟾酥、雄黄、生草乌、生白附子、含马兜铃酸的中草药等

(2)急性间质性肾炎(AIN):AIN 又称急性肾小管间质肾炎(ATIN),大多数 AIN 与细胞免疫有关,也可涉及 IgE 介导的超敏反应,发病与药物剂量无关。体液免疫反应发生于药物暴露后数分钟到数小时内,药物或其代谢产物作为半抗原与宿主蛋白结合使之成为抗原,药物 - 蛋白抗原在肾小管沉积,发起炎症级联反应。细胞介导的损伤多发生在药物暴露后数天到数周,可通过存在单核细胞炎症反应且缺乏免疫复合物来确定。这是一种迟发型超敏反应而非源于所给药物的直接细胞毒性作用。两种免疫机制可能对药物性 AIN 的发展都有作用。临床表现缺乏特异性,发病可自用药后 1~2 个月不等,常表现为少尿型或非少尿型 ARF,20%~30% 呈少尿型。肾间质水肿、肾脏肿大可能牵扯肾被膜出现双侧或单侧腰痛。尿常规可见血尿、白细胞尿及蛋白尿。多数患者可见镜下血尿,1/3 患者可见肉眼血尿,约 50% 的患者可见无菌性白细胞尿或有白细胞管型。蛋白尿多为轻、中度,定量多<1g/d,很少超过 2g/d。全身表现与药物过敏有关。常见:①药物热,用药后 3~5 天出现,或感染性发热消退后再现第二体温高峰;②药疹;③外周血嗜酸性粒细胞升高。但具有以上典型三联征者占比少于 10%~30%,AIN 的临床表现特征与致病药物密切相关。AIN 是 AKI 的常见病因,也是 CKD 基础上发生 AKI 的原因之一。药物和感染是导致 AIN 最常见的原因。

(3)慢性间质性肾炎:在止痛剂、NSAID、COX-2 抑制剂、马兜铃属等药物或毒物(如铅、镉、汞等重金属)的刺激下,可导致慢性间质性肾炎和肾间质纤维化(具体见本章第二节)。

(4)血管性损害:药物也可引起系统性血管炎、血栓微血管病(TMA),如他巴唑等治疗甲状腺功能亢进的药物可引起 ANCA 相关性血管炎;某些抗菌药物(如头孢羟氨苄、青霉素、利福平、环丙沙星等)、钙调磷酸酶抑制剂(环孢素、他克莫司)、抗肿瘤药物(丝裂霉素 C 等)则可引起 TMA。

(5)肾小球肾炎:氨苄西林、青霉素、利福平、干扰素、NSAID、COX-2 抑制剂、ACEI、重金属(金、汞)等,可引起某些类型的肾小球肾炎(微小病变性肾小球病、膜性肾病、系膜增殖性肾小球肾炎),利福平还可引起急进性肾炎。应用干扰素的患者中约有 25% 发生不同程度的蛋白尿,其肾小球病变类型主要为微小病变、FSGS。肾小球病变与常见药物种类的关系见表 7-4。

表 7-4 肾小球病变与常见药物种类的关系

肾小球病变特征	常见药物种类
微小病变性肾小球病	NSAID
膜性肾病	青霉胺
血栓性微血管病变	丝裂霉素、环孢素、他克莫司、NSAID、雌激素、奎尼丁
ANCA 相关性血管炎	丙硫氧嘧啶、头孢噻肟

3. **肾后性 AKI——结晶形成** 结晶引起的 AKI 在药物方面的原因是服用的药物或有毒物质其本身或代谢产物在尿液中可溶性差。此外，一些药物或有毒物质(如抗坏血酸、乙二醇)可能代谢成不溶于水的产物如草酸盐，这与在肾小管尿液中沉积的草酸钙结晶引起的肾损伤相关。许多常用的处方药(如阿昔洛韦、环丙沙星、茚地那韦、甲氨蝶呤、磺胺类药物、奥利司他、氨苯蝶呤等)在尿液中是不溶解的，并可在远曲小管形成结晶。尿中形成结晶的危险因素包括严重容量不足、潜在的肾功能不全、尿 pH 酸性或碱性。肾脏低灌注的情况下，药物浓度增高而停滞在小管腔内，弱酸性药物(如甲氨蝶呤、磺胺类药物)在酸性尿中发生沉淀，弱碱性药物(如环丙沙星、茚地那韦、其他蛋白酶抑制药)可在碱性尿液中沉淀。药物相关的结晶引起的 AKI，患者通常无特征性症状，肾损伤是通过升高的 Scr 发现的。有些患者在开始使用药物后的 1~7 天内出现肾绞痛或腹痛、恶心或呕吐等症状。尿分析常显示血尿、脓尿和结晶尿。诊断的依据是尿液中发现结晶，而结晶的形态取决于特定的使其形成的药物。预防结晶导致的 AKI 包括对潜在肾功能不全的患者调整用药剂量、扩充容量增加尿量及碱化尿液以增加弱酸性药物的肾脏排泄或酸化尿液以增强弱碱药物的肾脏排泄。只有小部分患者需要透析。经过合理的药物治疗，结晶所致 AKI 常可逆而没有长期的后遗症。

(五) 诊断

目前主要依据与发病密切相关的服药史，根据具有可疑药物所致肾损害的主要临床特征，停药后肾脏病变可完全或部分恢复等线索做出临床诊断。具有特征性的病理改变有助于确诊，一旦怀疑为药物引起，需要尽可能寻找致病药物种类。

药物相关急性间质性肾炎(D-AIN)是药物相关肾损害中最常见的类型之一。涉及的药物种类繁多，可以是单一药物也可是多种药物混合致病。由于患者用药情况复杂，同时伴有局部感染或全身感染，有时难以确定药物与发病的相关性，因此诊断时应与临床药师共同分析，对临床诊断做出可能性的综合判断。

二、常见的引起急性肾损伤的药物

导致 AKI 的药物众多，包括中、西药的各种剂型、品种，且各种给药途径均可发生。目前文献报告的致病药物已达数百种，数据还在增加。常见药物类型见表 7-5。国内资料显示，目前导致肾损害的最常见的药物仍为抗菌药物，占 39%~54%，NSAID 及解热镇痛药、中药或中成药等也比较常见，临床中多种药物联合应用增强肾毒性的情况也存在。

表 7-5 导致 AKI 的常见药物

种类	常见药物名称
1. 抗菌药物	
氨基糖苷类	链霉素、妥布霉素、卡那霉素、阿米卡星、庆大霉素
青霉素类	青霉素、苄星青霉素、羧苄西林、阿莫西林、甲氧西林、苯唑西林、氨苄西林、美洛西林、哌拉西林、萘夫西林
头孢菌素类	头孢噻吩、头孢噻啶、头孢氨苄、头孢唑林、头孢拉定、头孢克洛、头孢孟多、头孢匹林、头孢克肟、头孢哌酮、头孢西丁、头孢替坦、头孢噻肟、拉氧头孢
四环素类	四环素、多西环素、米诺环素
大环内酯类	红霉素、阿奇霉素、螺旋霉素
氯霉素类	氯霉素
多肽类	多黏菌素、杆菌肽、万古霉素、替考拉宁
磺胺类	磺胺嘧啶、复方新诺明、磺胺甲噁唑、柳氮磺吡啶、甲氧苄啶
喹诺酮类	诺氟沙星、环丙沙星、左氧氟沙星、莫西沙星、氧氟沙星
呋喃类	呋喃妥因、呋喃唑酮
抗结核类	利福平、异烟肼、乙胺丁醇、对氨基水杨酸
抗病毒类	阿昔洛韦、膦甲酸、茚地那韦、干扰素、阿昔洛韦、更昔洛韦
抗真菌类	两性霉素 B
其他	林可霉素、奎宁、硫酸奎宁、磷酸伯氨奎
2. NSAID 和解热镇痛药	吲哚美辛、布洛芬、非诺洛芬、吡罗昔康、舒林酸、萘普生、非那西丁、双氯芬酸、对乙酰氨基酚、阿司匹林、安乃近、美沙拉秦
3. 对比剂	含碘对比剂、含钆对比剂
4. 免疫抑制剂	环孢素、他克莫司、西罗莫司等
5. 抗肿瘤药	阿糖胞苷、硫唑嘌呤、丝裂霉素、顺铂、卡铂、多柔比星、甲氨蝶呤、洛莫司汀、免疫检查点抑制剂
6. 降压药	
ACEI	卡托普利、依那普利、贝那普利、雷米普利、福辛普利等
ARB	氯沙坦、缬沙坦、厄贝沙坦等
其他	氨氯地平、甲基多巴、地尔硫䓬、肼屈嗪、可乐定
7. 利尿及脱水剂	
利尿剂	氨苯蝶啶、氢氯噻嗪、呋塞米、依他尼酸、吲达帕胺
脱水剂	甘露醇、低分子右旋糖酐、甘油
8. 其他	
降尿酸药	别嘌醇、秋水仙碱、丙磺舒
H_2 受体拮抗药	西咪替丁、雷尼替丁、法莫替丁

续表

种类	常见药物名称
PPI	奥美拉唑、兰索拉唑、泮托拉唑、雷贝拉唑
抗甲状腺药	丙硫氧嘧啶
止血 / 抗凝药	华法林、维生素 K
调脂药	非诺贝特、洛伐他汀
降糖药	氯磺丙脲
抗心律失常药	普萘洛尔、奎尼丁、普鲁卡因胺
抗组胺药	苯海拉明
抗癫痫药	苯妥英钠、卡马西平、拉莫三嗪、地西泮、苯巴比妥、丙戊酸钠、佐匹克隆
抗精神病药	氯氮平、氯丙嗪、碳酸锂
麻醉药	甲氧氟烷
其他	链激酶、尼麦角林、青霉胺

（一）抗菌药物

我国学者报告的数据显示，抗菌药物相关肾损伤的发生率占所有致病药物的 73.3%，其中 β- 内酰胺类药物所致者最多，占 51.1%，其次为喹诺酮类。抗感染药物相关肾损伤中毒性肾小管坏死最常见，多为剂量依赖性，常见于氨基糖苷类和多黏菌素类药物，老年、合并高血压、糖尿病、基础者更易于发生。临床上常发生隐匿，潜伏期为 2 天 ~2 个月，大多数在 2~3 周内起病，出现非少尿型或少尿型 ARF。AIN 潜伏期最短者仅 1 天，大多数在 10 天内出现，一般不超过 2 周。大多数药源性肾损伤在停用药物后肾损伤可恢复或好转，但少数不能完全恢复。

肾损伤的临床表现：抗菌药物相关 AKI 病理以 ATN 和 AIN 最为多见，其他伴随的特殊表现还包括尿崩症、溶血性尿毒综合征、狼疮样综合征（lupus-like syndrome）、微小病变性肾小球病（MCG）等。广义的肾小管间质损伤（TIN）除了由于药物超敏反应导致的肾间质炎症损伤之外，还可能来源于结晶体沉积、红细胞管型堵塞、血红蛋白管型堵塞等引起的继发性肾小管间质受损，这些特殊的表现需要经过病理组织学观察才能发现。肾小管损伤的典型表现主要体现在实验室检查中，近端肾小管重吸收功能障碍时，可以出现肾性糖尿、氨基酸尿、磷酸盐尿、尿酸盐尿、碳酸氢盐尿；此外尿液中 β_2- 微球蛋白、α_1- 微球蛋白、视黄醇结合蛋白等小分子蛋白的浓度增加或尿蛋白电泳提示以多克隆性、小分子蛋白为主时，提示近端肾小管功能受损。*N*- 乙酰 -β-D- 葡萄糖苷酶（NAG 酶）主要存在于肾小管上皮细胞的细胞质内，是常用来判断有无细胞损伤的指标。

1. **β- 内酰胺类药物**　β- 内酰胺类药物是最常见的致敏药物，AKI 主要表现与超敏反应有关。青霉素类主要是通过免疫机制致病,某些药物抗原激活体液免疫,在循环中形成抗原-抗体复合物并沉积在肾小球基底膜。免疫复合物进一步激活补体及其他免疫分子进而引起肾小管间质性肾炎。病理类型主要为AIN,其他的常见过敏反应包括药物热、药疹、外周血嗜酸性粒细胞增多等。部分患者因用药剂量过大或静脉滴注速度过快导致血药浓度急剧升高,药物可直接以原型随尿排出而损伤肾小管上皮细胞,导致ATN,可以伴有轻度的镜下血尿。高剂量的阿莫西林可在肾小管内形成结晶导致阻塞,引发近端肾小管细胞损伤及肾间质的炎症反应。肾毒性由强到弱为第一代头孢菌素(头孢唑啉、头孢噻吩等,但头孢拉定的肾毒性相对较轻)>第二代头孢菌素(头孢呋辛)>第三代头孢菌素(头孢哌酮、头孢他啶等)>第四代头孢菌素(头孢吡肟)。头孢菌素自第二代以后肾毒性大大减少,引起的肾损害主要见于易感人群(小儿、老年人、脱水状态、肾功能不全等患者),其严重程度与用药剂量、静脉给药速度、联合用药(合并氨基糖苷类、利尿剂等)等有关。

青霉素类肾损害预防重在合理选择药物和避免在易感人群用药。对过敏反应较重者给予抗过敏药物治疗,必要时应用糖皮质激素或透析治疗。头孢菌素类与青霉素类可产生交叉过敏反应,故青霉素过敏者应慎用,已有头孢菌素类过敏者应避免再用同类药物,慎用青霉素类。通常停药数日或数周内肾功能可迅速恢复,大部分预后良好。

2. **磺胺类药物** 磺胺类药物引起的过敏反应很常见,代表药物为复方磺胺甲噁唑(TMP-SMZ),此类药物过敏反应的发生率仅次于β-内酰胺类药物,与除柳氮磺吡啶之外的其他含有磺胺的非抗菌药物无交叉过敏反应。磺胺类药物在酸性尿液(pH<5.5)中溶解度不高,在每日使用剂量达到4~6g、尿液减少时,易形成晶体堵塞肾小管腔、诱发炎症反应,导致AKI的发生。可见,磺胺类药物的肾脏损害病理既可以表现为超敏反应介导的肾小管间质炎,也可以出现管腔和肾间质内结晶体沉积。预防措施包括碱化尿液使pH>7.15以提高磺胺类药物的溶解度,以及增加液体补充使尿量达到每日3L以上。

3. **氨基糖苷类药物** 氨基糖苷类药物具有肾毒性,其发生率为10%~20%。药物几乎全部都经过肾小球自由滤过,10%~30%被近端肾小管细胞(PTC)重吸收,正电荷与近端肾小管上皮细胞腔面膜刷状缘上带负电荷的磷脂结合,内吞进入细胞内,上皮细胞内糖蛋白与氨基糖苷类药物结合导致药物在近端小管上皮细胞内大量积聚,因此PTC内氨基糖苷类药物的浓度可远远超过同期血清中的水平,40%~90%以原型从肾脏排出。不同的氨基糖苷分子均有肾毒性,强度与游离氨基酸基团的数目有关,数目越多肾毒性越大,即使密切监测血药浓度,AKI仍会发生。肾毒性强度依次为新霉素(neomycin)>庆大霉素(gentamicin)=妥布霉素(tobramycin)=阿米卡星(amikacin)=奈替米星(netilmicin)>链霉素(streptomycin),其毒性与药物剂量及疗程成正比。典型病理表现为少尿型急性肾小管坏死,用药数日即可发病。休克、未纠正的血容量相对不足状态(包括心力衰竭、肝衰竭时的相对肾缺血低灌注状态)、未纠正的低钾、低镁血症等可增加氨基糖苷类药物肾毒性的发生频率和严重程度,应引起重视(表 7-6)。

表 7-6　增强氨基糖苷类药物肾毒性的危险因素

患者因素	氨基糖苷类药物因素	联合用药
老年;潜在肾脏疾病;脱水;低血压 / 休克综合征;肝肾综合征	药物的选择:庆大霉素>妥布霉素>阿米卡星;治疗时间>3 天;每日多次给药;血清谷浓度>2mg/L;近期接受过氨基糖苷类药物治疗	两性霉素 B;顺铂;环孢素;膦甲酸;呋塞米;对比剂;万古霉素

预防关键在于严格掌握用药适应证,在易感人群或有易感因素时尽量避免用药。需要使用前应积极纠正易感因素,小剂量开始,隔日监测 Scr。碱化尿液可有助于减弱氨基糖苷类药物与肾小管上皮磷脂之间的结合,减轻管型的形成。肾功能恢复较慢,至少 4~6 周,发病前已有肾功能不全患者常不能完全恢复。

总之,氨基糖苷类药物延长给药间隔时间似乎具有类似或者更好的疗效,而毒性则相同或更小。从治疗药物监测、准备、管理成本方面考虑这种给药方式也更经济。虽然对肾功能正常的患者,经典的延长给药间隔时间为每 24 小时给药 1 次,但在肾衰竭的患者中,给药间隔可延长至数天。

4. **万古霉素**　关于万古霉素肾毒性的病例报告很多,但其致病机制尚不明确,据研究报道可能与药物的直接毒性作用、激活补体、诱发氧化应激等有关。此外万古霉素还可引起超敏反应(如皮肤的“红人综合征”),因此在出现 AKI 时无法区分是发生了药物相关 ATN 还是 AIN,需要肾活检帮助鉴别。危险因素包括:万古霉素日剂量>4g、谷浓度>20mg/L、疗程>6 天、合并 CKD 或危重患者、未纠正的血流动力学紊乱状态,以及与其他具有潜在肾毒性的药物联合用药时(如氨基糖苷类、哌拉西林他唑巴坦),AKI 的发生风险极高。对存在药物排泄障碍的患者而言,抗菌药物使用的最佳指导是治疗药物浓度和微生物敏感性监测。对于肾功能不稳定或需要长期治疗的患者而言,万古霉素谷浓度监测是有益的。

5. **喹诺酮类药物**　大多数喹诺酮类药物(如环丙沙星)经过肾脏和肝脏双重排泄,氧氟沙星、左氧氟沙星主要经过肾脏清除,而莫西沙星主要通过肝脏代谢清除。除了经过肾小球自由滤过之外,环丙沙星、氧氟沙星等还经过肾小管分泌而进一步增加尿液中的药物浓度,是利于肾小管腔内结晶形成的因素之一,尤其在尿量减少、尿尿酸、尿磷酸盐排泌增多时更为突出。喹诺酮类药物通常导致过敏性 AIN,导致肉芽肿性间质性肾炎者较多,发病机制主要为免疫相关的Ⅲ型变态反应,以细胞免疫参与为主。环丙沙星、左氧氟沙星还可诱发血管炎或溶血而损伤肾脏。肾损害常在用药后数小时至数周内出现,以非少尿型 ATN 多见,也可表现为 AIN。

老年人及肾功能不全患者需减量使用，注意加强水化，避免过度碱化尿液，防止形成结晶。用药过程中应注意监测尿常规及肾功能。一旦肾损害发生应立即停药。大部分患者停药后肾功能即可恢复，部分患者需要使用激素后方可恢复。

6. **利福平** 利福平为抗结核一线药物，主要经胆汁及肝肠循环代谢，60% 以上自肠道排泄，18%~30% 经尿液排泄，肾功能不全无蓄积。研究发现利福平的肾损伤在 ADR 中排第 2 位，主要表现为 ARF，还可表现为溶血性尿毒综合征、慢性肾功能不全等。研究发现，利福平肾损伤的易感者主要为既往有用药史而再次使用者，两次间隔可长可短，与使用剂量无确切相关性。少数病例可发生于持续用药过程中。利福平肾损伤可表现为四种临床病理类型：① ATN 型；② AIN 型；③急进性肾小球肾炎型；④轻链蛋白尿型。其中多数患者表现为 ATN 伴间质炎症细胞浸润，此类患者血清中发现抗利福平抗体，提示利福平主要通过免疫机制介导致病，体液免疫是导致此类药物肾损伤的主要机制。

临床上不宜间歇给药，更应避免再次用药。应用时特别注意监测血、尿常规，以及肾小管功能和肾小球功能的变化。当发现上述指标异常，尤其是患者出现贫血及尿量变化时应及时停药。利福平引起的各类 ARF 虽发病迅速，临床表现重，但若及时治疗大多预后良好，90% 以上患者肾功能在 1~3 月内均可恢复。

7. **抗真菌药物** 两性霉素 B 的致病机制与药物的直接毒性作用和诱发的严重肾缺血性改变有关，主要病理表现为 AIN。临床表现常见为低钾血症、低镁血症、低磷血症，发生抗利尿激素抵抗表现为多尿甚至尿崩症。药物高剂量、长疗程、同时联合其他有肾毒性的药物治疗时，肾毒性风险极高。改良的两性霉素 B 脂质体的肾毒性比传统制剂明显减少。

（二）抗病毒药物

近年抗病毒药物的肾损害也已引起重视。阿德福韦、替诺福韦、阿昔洛韦、膦甲酸、拉米夫定和干扰素等可导致肾小管细胞的直接损害，如肾小管酸中毒、范科尼样综合征、肾性尿崩症。阿昔洛韦、茚地那韦也可引起“晶体肾病”，表现为肾小管内大量晶体形成，引起肾内梗阻及 ATN。

抗病毒药物可分为核苷类、非核苷类和生物抗病毒药物三大类。各类均可引起肾损害。许多核苷类药物（如阿昔洛韦及同类药）可导致有机阴离子转运多肽介导的药物内流增加和 / 或由 2 型多药耐药相关蛋白调控的腔面膜排出机制损伤。干扰素可通过免疫介导的损伤导致细胞凋亡。逆转录酶抑制剂可损伤线粒体的核苷转运，导致氧化应激反应增强。阿昔洛韦及其同类药具有类似的代谢特征，如阿昔洛韦静脉滴注后 75%~80% 以原型经肾脏排出，在尿中的溶解度低，生理状态下最大溶解度为 2.5mg/ml，超出此范围则易形成肾小管内结晶沉淀，故肾损害机制也与肾内梗阻相关。阿昔洛韦及其同类药口服或静脉注射均可致肾损害，但静脉用药多见。常发生于药物治疗后的24~48小时，轻者可无明显的临床症状，偶有腰痛或腹痛，重者常有恶心、呕吐、腰痛、少尿，尿常规可见少量蛋白尿，部分病例可有血尿、白蛋白尿，甚至可见针状阿昔洛韦结晶。预防：避免一次大剂量快速静脉用药，用药后充分水化，对有基础肾脏病的患者根据肌酐清除率调整药物用量，避免与其他肾毒性药物联用。血透可清除大部分阿昔洛韦。

使用干扰素α治疗的患者可出现轻到中度的蛋白尿，10%的患者可出现Scr升高，病理类型多样化，有免疫机制参与，其肾损伤常以肾小球病变为主，可表现为MCG、FSGS、新月体性肾小球肾炎等。ARF病例中可见AIN或ATN。干扰素肾毒性发生时间长短不一，与给药剂量及疗程无明显关系。从治疗开始到出现肾脏并发症的中位时间为1个月，约有60%的患者的此类肾损害是可逆的。危险因素尚不清楚，使用干扰素治疗过程中必须严密监测尿量、尿蛋白和肾功能变化，发现异常改变时及时停药给予支持治疗。多数病例停药后尿蛋白减少，肾功能恢复与病理类型有关。以ATN或AIN为主要表现或肾小球病变较轻者，停药后肾功能可明显恢复。但肾小球病变重者临床预后差，常会进展为CKD。

（三）非甾体抗炎药

NSAID作为AKI的原因之一常被忽略。NSAID肾损害发生率比较低，但因使用广泛而比较常见。不同类型的NSAID可引起多种类型的肾损害（表7-7）。在各类肾损害类型中，急性AKI多见AIN或与其他药物（如ACEI、ARB、利尿剂等）联用时出现肾前性ARF。慢性肾损伤常见为各类肾小球病变导致的大量蛋白尿或肾病综合征（NS），以MCG和MN报道居多，长期滥用则造成慢性肾损伤。

表7-7 不同NSAID引起的肾损害类型

药物名称	肾损害类型	药物名称	肾损害类型
阿司匹林	AIN，ARF	非洛芬酸	MCG，FSGS，MN，RPGN，NS，AIN，CIN
对乙酰氨基酚	ARF	萘普生	CRF
吲哚美辛	AIN，ARF	氟比洛芬	AIN
保泰松	NS	美沙拉秦	AIN，CIN
布洛芬	ARF，AIN，CIN，NS，类脂性肾病	柳氮磺吡啶	AIN
酮洛芬	MN	罗非昔布	AIN
双氯芬酸	MN	尼美舒利	ARF

注：AIN，急性间质性肾炎；ARF，急性肾衰竭；CIN，慢性间质性肾炎；FSGS，局灶性节段性肾小球硬化症；MCG，微小病变性肾小球病；MN，膜性肾病；NS，肾病综合征；RPGN，急进性肾小球肾炎。

NSAID 可通过减少肾脏血流量、晶体沉积致急性肾小管梗阻或对肾小管上皮产生直接毒性等而引起 AKI 发生，风险程度与药物种类、用量密切相关，其中吲哚美辛致 ARF 的发生率最高，阿司匹林相对较低，而双氯芬酸钠、布洛芬等介于两者之间。高龄、基础肾脏病、有效血容量不足、合并使用其他肾毒性药物等均为高危因素。

（四）免疫抑制剂

国外报道患者行移植肾活检发现他克莫司（FK506）引起肾毒性的发生率为 17%。他克莫司的肾脏毒性有急性和慢性两种形式。急性肾毒性以可逆的肾血管阻力变化为特点，即肾血流量减少和 GFR 下降，急性毒性呈剂量依赖性并且可逆。他克莫司所致肾毒性与免疫反应、细胞凋亡的发生和血管活性物质的产生等有关。其肾毒性主要表现在肾小球系膜细胞增生和基质增加、肾血管阻力增高、肾小管钙质沉积、肾小管萎缩和变性、肾小动脉硬化和间质纤维化。老年患者在使用他克莫司后发生肾损害与他克莫司全血谷浓度、药物相互作用等相关，应引起临床高度警惕。当患者出现肾损害时，应立即停用他克莫司及其他肾毒性药物，改用其他免疫抑制剂治疗。与他克莫司联用可能引起 AKI 的药物包括 NSAID、ACEI/ARB、糖肽类抗菌药物等。肾移植后在常规免疫抑制方案下及正常血药浓度内，肝功能异常是导致他克莫司肾毒性最主要的危险因素，白蛋白水平低下、血细胞比容降低也是导致他克莫司肾毒性的影响因素。

环孢素的肾毒性经皮肾活检的发生率为 19.7%。其肾毒性分为急性和慢性。急性肾毒性主要是由于环孢素引起肾血管收缩、肾微血管及大血管的广泛损害和坏死、血管阻力增加、肾血流灌注量减少而导致的急性肾功能减退，肾活检示近曲小管上皮细胞空泡样变性。环孢素的剂量依赖性急性肾毒性很常见，往往见于剂量 $>5mg/(kg \cdot d)$ 时，主要发生在环孢素治疗的前 3~6 个月和第一年逐步减量的阶段。其主要临床表现是 GFR、肾血流量、滤过分数和肌酐清除率下降。这种改变是剂量依赖性的，一般血中环孢素浓度超过 400ng/ml 时出现肾毒性。治疗剂量引起的肾毒性多可逆，停药或减量可恢复。使用环孢素超过 6 个月的患者肾功能可能会永久受损，这种损伤包括局灶纤维化、肾小管萎缩及特征性小动脉病变。其引起肾脏损害的危险因素包括高剂量、高龄、急性血肌酐水平增高，但不包括血肌酐水平升高的持续时间。

他克莫司和环孢素的肾毒性发生率与其药物浓度有较强的相关性。临床在使用环孢素和 FK506 时应密切监测患者血药浓度、血肌酐、尿 α_1- 微球蛋白、微量白蛋白、尿量及肝功能等指标，然后根据患者肝肾功能适量给药，制订合理的个体化治疗方案，以降低不良反应的发生。

（五）抗肿瘤药

抗肿瘤药是导致 AKI 发生的常见药物，如铂化合物、环磷酰胺、异环磷酰胺、培美曲塞等。抗肿瘤药对肾脏的损害有两种机制：①直接肾毒性作用。从肾脏排泄的抗肿瘤药，在肾脏的浓度较高，容易造成肾小管损害和肾小球损伤，出现蛋白尿或肾病综合征。②引起肿瘤细胞急剧破坏导致肿瘤溶解综合征，即对抗肿瘤药敏感的肿瘤（如恶性淋巴瘤和白血病）化疗过程中，由于肿瘤细胞快速破坏，细胞核内核酸大量释放，导致高尿酸血症、高黄嘌呤血症、高磷酸血症和高钾血症，并进而引起 ARF 的一组代谢紊乱综合征。抗肿瘤药引起肾脏损害而产生的临床表现主要有肾小管功能障碍、肾内梗阻、急性和慢性肾衰竭、溶血性尿毒症综合征等。肾毒性最早症状可为蛋白尿和管型尿，继而可发生氮质血症、肾功能减退，严重时可出现急性肾衰竭和尿毒症等。

抗肿瘤药的肾脏毒性程度受多方面因素的影响。多数药物的肾毒性呈剂量依赖性，小剂量单次使用时肾毒性较小；大剂量或多次使用，或几种抗肿瘤药联用时肾毒性增加。近年来，随着抗肿瘤药研究的深入，分子靶向治疗取得较大进展。抗血管内皮生长因子（VEGF）单克隆抗体和 VEGF 受体抑制剂能够通过干扰肿瘤血管形成而发挥疗效，然而该类药物亦干扰正常细胞 VEGF 信号通路，VEGF 在足细胞维持肾小球滤过屏障作用中发挥重要作用，其信号通路被破坏后常导致高血压、蛋白尿，甚至是血栓性微血管病的发生。抗表皮生长因子受体（EGFR）单克隆抗体西妥昔单抗则通过阻断远曲小管基底膜中的 EGFR 而导致镁流失增加和低镁血症。

1. **铂类药物** 铂类药物是迄今为止应用最广泛的抗肿瘤药物之一，因大部分药物及其代谢产物最终经肾脏排出，所以药物引起的肾损伤发生较为常见。在铂类药物中，顺铂（cisplatin，DDP）是第一代铂类药物，其肾毒性是剂量累积和剂量限制性毒性，尽管在临床上已经采取水化利尿、剂量调整、明确用药禁忌证等措施来预防肾损伤的发生，但仍有 4%~23% 的患者会出现 AKI。卡铂（carboplatin，CBP）和奈达铂（nedaplatin，NDP）是第二代铂类药物，虽然两者肾毒性明显降低，但约 10% 的患者在使用 CBP 过程中出现血肌酐升高，尤其是当 CBP 每天使用剂量>1 750mg 时，发生肾损伤的风险明显升高。奥沙利铂（oxaliplatin，OXA）是第三代铂类药物，耐受性良好，关于 OXA 引起肾毒性的报道较少见（Scr 升高的发生率约为 4%）。

DDP 肾毒性的特征为肾小管间质损伤，血肌酐水平升高，临床可表现为多尿、尿酸化功能障碍等，用药后 24 小时即出现肾小管上皮细胞变性，第 3~7 天变性坏死较为明显，第 10~14 天恢复。DDP 所致肾毒性出现的频率和程度呈剂量相关性。单次剂量<50mg/m^2 很少导致 ARF；常规剂量（50~100mg/m^2）时即使出现肾功能不全，也极少需行肾脏替代治疗；当剂量超过 120mg/m^2 时即使采取利尿措施，也难以避免肾毒性的发生。单疗程肾毒性的发生率为 25%~30%，多疗程时可达 50%~75%。DDP 和具有肾毒性的药物联用时，可使肾毒性的发生风险明显增加，因此 DDP 在使用时，避免和异环磷酰胺（IFO）、MTX、氟尿嘧啶、氨基糖苷类、两性霉素 B 等联用。

顺铂主要通过直接损伤肾小管、肾血管、氧化应激以及炎症反应等机制引起 AKI，目前临床上主要通过水化利尿来减少 AKI 的发生，并通过检测肌酐、尿素氮等指标来监测肾功能。CBP 主要通过肾小球滤过和肾小管分泌排出体外,其代谢产物可在肾脏累积,引起肾小管损伤。与 DDP 相比,其余 3 种铂类药物的肾毒性明显减低,这主要与顺铂在肾脏的特异性累积有关。此外,不同铂类药物引起肾脏损伤的病理改变也不尽相同:DDP 主要累及近端肾小管,CBP 可引起类似范科尼综合征的病理改变,NDP 主要引起肾乳头的损伤。

2. 烷化剂 氮芥类如环磷酰胺(CTX)和异环磷酰胺(IFO)可引起出血性膀胱炎和膀胱慢性纤维化。出血性膀胱炎的发生与代谢产物丙烯醛从尿中排出有关,发生率和严重程度与剂量相关,大剂量间歇用药易产生。临床表现为尿频及排尿困难等尿道刺激症状,继而 7%~53% 的患者出现镜下血尿,0.6%~15% 的患者出现肉眼血尿。IFO 引起出血性膀胱炎的发生率较 CTX 高,且较严重。大剂量 CTX 也可致肾小管损伤,通过影响肾小球滤过率或因其结晶堵塞远端肾单位,造成肾内梗阻性病变,甚至发生 ARF。亚硝脲类如卡莫司汀剂量为 150~200mg/m^2 时即有肾毒性,洛莫司汀也可引起肾毒性,发生迟缓,严重时可引起肾衰。另外一些亚硝脲类的肾毒性与累积剂量相关,如链佐星的累积剂量超过 4.0g/m^2 时,约 75% 的患者会出现肾功能损害;尼莫司汀累积剂量超过 1 400mg/m^2 时,可导致 CRF,且发生率较高,病理改变为慢性间质性肾炎和肾小球硬化。

3. 抗代谢药 MTX 大部分从尿排出,其溶解度和尿液 pH 有关,在酸性尿液中溶解度较低。正常人尿呈酸性,MTX 容易在尿中形成结晶后沉淀于远端肾单位,堵塞肾小管、肾盂,引起肾内梗阻或结晶体性肾病变,导致 ARF。MTX 的肾毒性还可能与它的直接肾小管毒性作用相关。MTX 在常规剂量(70mg/m^2)时一般不引起肾毒性。大剂量 MTX (>200mg/m^2)是某些类型的白血病和淋巴瘤的一线治疗方案之一,国外曾报道大剂量 MTX 的肾损害发生率为 2.5%,老年患者因肾功能减退,更易发生。

氟尿嘧啶为嘧啶拮抗类抗代谢药,单独使用一般不会出现肾脏损害,与其他肾毒性药物如丝裂霉素联合应用时,肾毒性的发生率约为 10%。吉西他滨是氟尿嘧啶的前体药物,使用后约 50% 的患者可出现少量蛋白尿和镜下血尿,但极少出现临床症状,一旦发生肾功能损害,应及时停药。阿糖胞苷使用后,半数患者可出现血肌酐增高、肌酐清除率下降,可有肾间质水肿、肾小管扩张及肾小管上皮细胞扁平等病理改变。

4. 抗肿瘤抗生素类 此类抗肿瘤药中,丝裂霉素 C 的肾毒性最大,发生率为 4%~6%,个体敏感性差异大。其肾毒性与免疫复合物形成及对血管上皮的直接损伤有关,在产生肾毒性的同时,往往伴有微血管病变性溶血性贫血,这一综合征被称为溶血性尿毒症综合征,表现为血中肌酐升高,血尿、尿蛋白及贫血。与其他药物如氟尿嘧啶联用,或累积剂量超过 60mg 时,更易发生。

5. 其他 大剂量快速静脉输注白介素 -2 可引起肾血管收缩导致 GFR 下降,造成肾功能损害，持续缓慢输注以及避免与 NSAID 合用可降低肾毒性发生率。左旋门冬酰胺酶治疗时 40%~50% 的患者可发生氮质血症，表现为尿素氮升高，偶尔可致无尿，但绝大多数于第 2~3 周恢复正常。

预防：由于肾脏损害多依赖于药物剂量，正确掌握用药剂量、严格控制累积剂量，是减少和防止肾脏损害的重要措施。充分的水化和碱化尿液可以预防一部分药物，如 MTX 和 DDP 的肾毒性的发生，但是对于最佳的水化溶液、时间、剂量等尚有争议。应用大剂量 DDP 时应进行水化，以保证 24 小时尿量 >2 000ml。应用大剂量 MTX 时应充分水化，以保证 24 小时尿量 >3 000ml，同时服用碳酸氢钠碱化尿液，使尿液 pH 维持在 7 以上以减少药物结晶析出。

（六）免疫检查点抑制剂

有数据表明免疫检查点抑制剂（immuno-checkpoint inhibitor，ICI）肾损伤的总体发生率约为 2.2%，其中 3 级或 4 级 AKI（定义为 Scr> 基线 3 倍，增加至 >4mg/dl 或需要肾脏替代治疗）的发病率为 0.6%。纳武利尤治疗中肾脏不良反应发生率约 1.9%，帕博利珠单抗约 1.4%，而伊匹单抗约 2.0%。增加剂量及联合用药均可能带来更严重的肾毒性。AKI 通常在 ICI 治疗后数周至数月发生 AIN，其中伊匹单抗治疗后多数在 6~12 周，而纳武利尤往往在治疗后 6~12 个月。目前认为，ICI 增加特异性 T 细胞活化以及自身抗体产生均是可能的免疫相关 AIN 发病机制。此外，一些其他种类的肾小球病，如血栓性微血管病、MCG、狼疮肾炎也偶见报道。ICI 治疗后 AIN 是最常见的肾脏不良事件，以肾小管间质损伤为主，单纯的 NS 罕见。该类患者中血肌酐升高发生率接近 100%，部分伴有尿白细胞升高、血尿、血嗜酸性粒细胞增多以及继发高血压等。少数患者出现低钠、低钾或低钙血症，其中低钙血症可能与继发性甲状旁腺功能减退相关。

肾损伤治疗主要包括停用药物、糖皮质激素及必要的肾脏替代治疗。激素治疗的最佳剂量和疗程尚无明确证据，可部分参照传统 AIN 的治疗方案。现有证据表明应用泼尼松 0.5~2mg/kg 以及至少 1~2 个月的减量过程，对于多数病例反应良好。如病情相对严重或迁延不愈，也可考虑适度增加激素剂量及延长疗程。其他免疫抑制治疗如吗替麦考酚酯和抗肿瘤坏死因子 -α（tumor necrosis factor-α，TNF-α）等，已逐步应用于临床，但尚需更多证据支持。糖皮质激素对于 ICI 所致 AIN 有较好的效果。大多数诊断明确的患者如及时干预，肾功能多数可部分甚至完全恢复，同时病情复发的情况少见。如肾脏病理提示明确的肉芽肿病变形成，可能提示对激素的反应及肾功能恢复均不佳。

尿常规及沉渣、24 小时尿蛋白和血肌酐检测是早期筛查的重要指标。初步除外其他继发因素后，如不能明确诊断，肾活检仍是确诊肾脏病变的金标准。其指征包括肾功能严重损伤及肾病范围蛋白尿。如需作出重要诊疗决策，肾脏病理也是重要的参考。具体管理方法见表 7-8、表 7-9、表 7-10。

表 7-8 ICI 尿常规及肌酐的管理

情况	检查	ICI 管理	治疗
Scr 1~1.5 倍基线 尿蛋白 ≥(++)	排除其他因素	继续	停用潜在肾毒性药物，纠正肾前性因素
尿白细胞（>5 个 /HPF）	一周后复查		
Scr 1.5~3.0 倍基线 尿蛋白 ≥(++)	排除其他因素	暂停治疗	当肾穿刺确认 AIN 时停用潜在肾毒性药物
尿白细胞（>5 个 /HPF）	考虑肾活检		泼尼松龙 0.5~1mg/(kg·d)或等效剂量且直到恢复至轻微。减量时长超过 1 个月
Scr >3.0 倍基线 尿蛋白 ≥(++)	排除其他因素	暂停治疗	当肾穿刺确认 AIN 时停用潜在肾毒性药物
尿白细胞（>5 个 /HPF）	执行肾活检		泼尼松龙 1~2mg/(kg·d)或等效剂量且直到恢复至轻微。减量时长超过 1 个月

表 7-9 ICI 尿蛋白定量的管理

情况	检查	ICI 管理	治疗
尿蛋白<1g/24h	排除其他因素，查 Scr、尿常规及尿沉渣	继续	尿沉渣阴性则继续观察
尿蛋白 1~3.5g/24h	排除其他因素，查 Scr、尿常规及尿沉渣，考虑肾活检	当肾活检确认则暂停治疗	治疗确诊的肾小球疾病
尿蛋白>3.5g/24h	执行肾活检	当肾活检确认则暂停治疗	治疗确诊的肾小球疾病

表 7-10 AKI 的处理

情况	检查	管理
轻度(1 级)	Scr 1~1.5 倍基线或增加 0.3mg/dl	暂停 ICI，至少每 3~7 天监测 Scr 和尿蛋白
中度(2 级)	Scr 2~3 倍基线	暂停 ICI，至少每 3~7 天监测 Scr 和尿蛋白，肾内科会诊，排除其他因素，开始泼尼松龙 0.5~1mg/(kg·d)治疗，若 2 级持续 1 周，则泼尼松龙 1~2mg/(kg·d)
重度(3 级)	Scr >3 倍基线或<4mg/dl	永久停用 ICI，考虑住院治疗，肾内科会诊，考虑肾活检，开始泼尼松龙 1~2mg/(kg·d)
危及生命(4 级)	Scr >6 倍基线或有透析指征	如果是激素治疗 1 周后仍>2 级，则考虑免疫抑制剂(CTX、AZA、环孢素、MMF、英夫利西单抗)治疗

注：资料来源于 NCCN 临床实践指南《免疫疗法相关毒性的管理》(2019 年 2 版)。

（七）降压药

通常认为ACEI/ARB由于其选择性扩张肾小球出球小动脉的作用更强，从而导致肾脏灌注降低、肾小球滤过率降低，造成肾前性AKI。另外以下情况可诱发或加重ACEI引起的AKI：①一些水钠缺乏的情况（如脱水、过度利尿、液体入量不足、低钠饮食），充分水化后，当Scr回归到基线时，可重新以相同剂量开始使用ACEI。其他一些特殊情况如重大手术、孤立肾或双侧肾动脉狭窄、存在弥漫性肾实质性病变、充血性心力衰竭等情况下也易出现AKI；②ACEI可使平均动脉压降低到不能维持肾灌注的水平。这多发生在应用长效ACEI，或ACEI半衰期延长的情况（如既往已有肾脏病）。③患者使用对肾入球小动脉收缩有协同作用的药物。常见的药物如环孢素、NSAID、对比剂等。此类AKI仅发生于易感人群，常用剂量即可在用药1~2周时出现肾前性氮质血症，可无任何临床症状。通常及时停药肾功能可在1~2月内逐渐恢复。

应用ACEI的患者应定期监测Scr及电解质。当开始服用ACEI后，Scr可增加20%~30%，通常在2~3个月内会恢复正常。但Scr的升高超过上述比例并且伴有尿量减少，则可能是AKI。然而，ACEI引起的AKI通常是可逆的，此时的AKI是肾小球毛细血管压力不足造成的，一旦有足量的Ang Ⅱ合成即可恢复，一般需要2~3天可达到再平衡。AKI在低血压或血容量下降的患者中比较常见，此时应考虑补充血容量，或暂时停止利尿治疗直至肾功能改善。当ACEI/ARB与利尿剂和NSAID联合使用时发生AKI的风险更高，可出现在患有高血压、充血性心力衰竭、合并关节炎或者其他轻中度疼痛的患者中。

阿利吉仑与ACEI或ARB合用时有发生不良反应（如低血压、晕厥、卒中、高钾血症、急性肾衰竭）的风险，特别是对于糖尿病患者和有肾功能损害的患者，其风险发生率更高。2014年4月，欧洲药品管理局的药物警戒风险评估委员会发布警示信息，在肾损害或糖尿病患者中禁止将ACEI/ARB与阿利吉仑联合使用。

钙通道阻滞剂（CCB）是一类广泛用于治疗高血压、心绞痛的药物，常规使用安全性良好。曾有氨氯地平致AIN的个案报道，大剂量服用氨氯地平可致AKI。此外，鉴于CCB大多通过CYP3A4酶代谢，当其与CYP3A4抑制剂（如克拉霉素）合用时可使AKI发生的风险大大增加。

（八）羟乙基淀粉

羟乙基淀粉是葡萄糖聚合物，主要用于治疗和预防血容量不足，主要通过肾途径消除，血浆半衰期较长，使用后24小时体内存留达50%，连续使用可在体内积蓄，其分子聚集阻塞肾小管而引起肾小管内渗透压增高，致使肾小管坏死；而管腔内压升高，抵消了肾小球的滤过压，使肾小球滤过率降低，从而导致少尿、无尿、蛋白尿，尿中含红细胞、白细胞、颗粒管型等，出现 ARF。研究发现羟乙基淀粉可引起 AKI，且为剂量依赖性。FDA 发布声明：由于羟乙基淀粉可以增加死亡率和出血风险，并造成严重的肾脏损伤，因此将对羟乙基淀粉发出黑框警告，限制其在危重患者中的应用。建议使用羟乙基淀粉时应补充充足的液体，定期监测肾功能和液体平衡，密切监测血清电解质平衡。羟乙基淀粉应避免与其他药物混合使用。>60 岁的老年患者使用羟乙基淀粉必须先查尿常规、肾功能，正常者方可使用，连续使用不能超过 10 天，且在临床应用中应密切关注尿量变化，一旦出现少尿应立即停药，并给予相应的处理。

（九）质子泵抑制剂

美国盖辛格医疗卫生系统社区的前瞻性流行病学调查发现，使用 PPI 的患者比未使用者发生 CKD 的风险高 20%~50%，并且每日 2 次服药较每日 1 次服药的患者发生 CKD 的风险更高。PPI 的使用能增加 CKD 发生的风险，且使用剂量和时间与 CKD 发生的风险呈正相关。另一项研究报道，药源性 AIN 中 14% 由 PPI 所致，而奥美拉唑在所有致病药物中位居榜首（12%）。然而与国外相比，目前我国关于 PPI 致 AIN 的报道相对较少。

PPI 所致 AIN 临床表现缺乏特异性，出现发热、皮疹、嗜酸性粒细胞增多的典型“过敏三联征”的患者不足 10%，而大部分仅表现为厌食、乏力、疲劳、心神不安等症状，60% 以上患者出现血肌酐升高、蛋白尿、血尿。患者从首次服药至出现肾脏表现的时间变异性较大，1 周 ~9 个月不等，Geevasinga 等认为 PPI 所致 AIN 平均发病时间为首次用药后 9.9 周。从发病人群看，高龄（60 岁及以上）患者发病率增高。PPI 所致 AIN 经停药和支持治疗后，大多患者预后较好，反复用药患者可能发展为 CKD。

PPI 引起的 AKI，病理表现为 PPI 相关性 AIN，而长时间应用 PPI 则可由慢性间质性肾炎进展为 CKD 甚至肾衰竭。PPI 引起 AIN 的发病率及其机制尚不清楚，目前认为 PPI 和/或其代谢产物沉积在肾小管及肾间质中，或者作为半抗原与肾小管基底膜的正常成分相结合，诱导针对该抗原的免疫反应，从而导致肾小管及间质的损伤。几乎所有 PPI 都可以导致该损伤，如奥美拉唑、泮托拉唑、雷贝拉唑、埃索美拉唑和兰索拉唑等。研究发现，60 岁或以上的使用者的绝对风险远高于年轻使用者。

目前为止，PPI 相关性 AIN 的治疗策略没有相关指南推荐，一旦怀疑 PPI 相关性 AIN，无须等待肾穿刺病理结果，应立即停用 PPI，并对症支持治疗，密切监测肌酐变化。而对于是否应用糖皮质激素以及时程，观点不一致。PPI 相关性 AIN 患者确诊后及时停药，或接受糖皮质激素治疗后，大部分肾功能可恢复至基础水平，但仍有部分患者进展为 CKD。

（十）双膦酸盐类

通常口服双膦酸盐类药物对肾脏无显著影响，而大剂量静脉用药则可能引起肾损害，曾有注射用帕米膦酸二钠导致 FSGS 和注射用唑来膦酸导致 ATN 的报道,静脉应用此类药物应注意缓慢输注、根据肾功能调整给药剂量并避免用于肾功能不全的患者。FDA 发布警示信息,认为唑来膦酸致肾衰竭的危险因素包括:潜在的中至重度肾损害;合并使用具有肾毒性的药物或利尿剂;患者及高龄患者在接受唑来膦酸治疗前后发生严重脱水。同时建议医务人员,唑来膦酸禁用于肌酐清除率<35ml/min 或具有 AKI 症状的患者。

(十一) 抗凝药

口服抗凝药(oral anticoagulant,OAC)包括已使用 60 年的维生素 K 拮抗剂(vitamin K antagonist,VKA)华法林(warfarin)和较新的非维生素 K 拮抗剂口服抗凝药(non-vitamin K antagonist oral anticoagulant,NOAC),主要用于预防血栓栓塞。2010 年 Brodsky 等回顾分析了 148 例 CKD 患者,发现华法林抗凝过量会加速 CKD 的进展。2011 年 Brodsky 等回顾性分析了 4 006 例服用华法林且 INR 维持在 3.0 以上的非 CKD 患者,首次提出了华法林相关性肾病(warfarin-related nephropathy,WRN)的概念,发现 WRN 除了发生于 CKD 患者,也发生于非 CKD 患者,且发生后会增加其病死率。之后发现其他抗凝药也可引起 AKI。因此 Ryan 等提出抗凝药相关性肾病(ARN)的概念,其定义为使用华法林或其他抗凝药时 INR 大于 3.0,出现无其他原因可解释的 AKI(Scr 上升超过 26.5μmol/L)称为 ARN。

WRN 是指患者在接受华法林治疗时,INR>3.0 且一周内出现不明原因的 Scr>265.2μmol/L,这一期间没有出血现象的发生。ARN 缺乏特异性临床表现,目前报道多以血尿为首发症状。AKI 主要发生在华法林使用后的 8 周内,一般 INR>3。而达比加群致 ARN 的患者 INR 往往在正常范围内。重度 AKI 患者可出现高血压、容量负荷及尿量减少。

发病机制:ARN 主要是由于肾小球滤过屏障的破坏导致肾小囊和肾小管内的出血,肾小管中的红细胞最终引起管腔的阻塞,造成局部缺血,最终导致肾小管的闭塞。肾小管损伤也可能由红细胞的氧化应激所致,抗凝药本身也可能直接对肾小管产生毒性。

危险因素:华法林或其他抗凝药导致的中度或重度凝血障碍是 ARN 的主要危险因素,其他独立危险因素包括 CKD、老年、糖尿病、心力衰竭、高血压、肾小球肾炎以及肾病综合征、低白蛋白血症、肝功能受损、药物(如使用非二氢吡啶类 CCB、β_2 受体拮抗剂)、抗凝过度(INR>3.0)。

诊断:ARN 的诊断流程如图 7-3。初步的检查应该包括尿液分析、尿液电解质分析和肾脏超声检查。缺乏 AKI 明确病因以及有肉眼血尿或镜下血尿的患者应高度怀疑 ARN。然而,相当多的 ARN 患者并没有出现血尿,所以抗凝治疗后出现任何无法用其他原因解释的 AKI 都应该考虑 ARN,并采取相应的诊断和治疗措施。

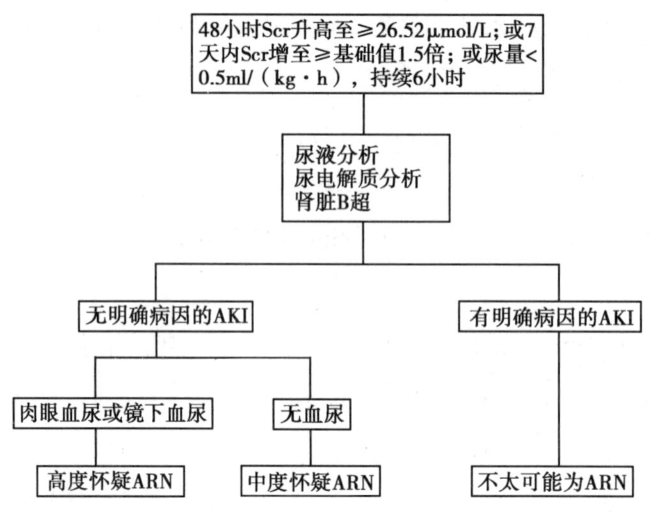

图 7-3　ARN 的诊断流程图

ARN 的预防和治疗：最主要的预防措施就是及时恰当调整抗凝药剂量，避免过度抗凝。治疗以支持治疗为主，INR 升高期的延长将导致持续的肾小球出血和肾小管损伤。鉴于使用大剂量的降压药会引起肾小球滤过压的增加，若同时使用阿司匹林较容易引起 ARN。因此，目前认为严格控制患者的血压并尽可能地减少抗血小板治疗，可以降低发生 ARN 的风险。目前治疗 ARN 的最佳方案是早期发现和早期干预。因此，应严密监测所有接受抗凝治疗患者肾功能和凝血参数：①抗凝治疗前 3 个月，每隔 3~4 周监测 1 次 INR 和肾功能。由于开始接受抗凝治疗后的 6~8 周内发生 AKI 的可能性最大，因此，临床上应严格控制华法林的剂量，以免 INR 快速升高；②接受抗凝治疗的中晚期 CKD 患者［肌酐清除率<60ml/(min·1.73m^2)］应每 3~6 个月监测 1 次肾功能；③任何接受超抗凝治疗（INR>3）的患者都应尽快进行肾功能的评估，并密切监测患者肾功能变化，直到 INR 达到标准值范围；④任何接受抗凝治疗的患者如出现急性肾功能恶化需要立即进行肾内科相关检查，包括尿常规、尿液电解质分析和肾脏超声检查；⑤在达比加群、利伐沙班等新型抗凝药抗凝治疗的前 3 个月内，有必要密切监测肾功能。

（十二）对比剂

以医学成像为目的，将某种特定物质引入人体内，以改变机体局部组织的影像对比度，这种物质被称为对比剂（contrast media）或造影剂。碘对比剂是 X 线对比剂中最常用的一种，通常有三种分类方法：按在溶液中是否分离为离子分为离子型对比剂和非离子型对比剂；按渗透压分为高渗对比剂（high-osmolality contrast media，HOCM）、次高渗对比剂（也称低渗对比剂，low-osmolality contrast media，LOCM）和等渗对比剂（iso-osmotic contrast media，IOCM）（见表 7-11）。

表 7-11 常用碘对比剂的分类及理化性质

结构与分类	通用名	分子质量	碘含量 /(mg/ml)	渗透压 / [mOsm/(kg·H_2O)]
第一代高渗离子型单体	泛影葡胺	809	306	1 530
第二代次高渗非离子型单体	碘海醇	821	300、350	680、830
	碘帕醇	777	300、370	616、796
	碘普罗胺	791	300、370	590、770
	碘佛醇	807	320、350	710、790
	碘美普尔	777	300、400	521、726
第二代次高渗离子型二聚体	碘克酸	1 270	320	600
第三代等渗非离子型二聚体	碘克沙醇	1 550	320	290

碘对比剂 ADR 中最常见的是对比剂致急性肾损伤(contrast-induced acute kidney injury, CI-AKI)。其他如钆对比剂也有可能会导致急性肾功能下降,但是发生率远低于碘对比剂,因此多数指南、共识将 CI-AKI 定义为血管内注射碘对比剂后发生的急性肾功能下降。但是目前 CI-AKI 的具体定义仍未统一,欧洲泌尿生殖放射学会(European Society of Urogenital Radiology,ESUR)对比剂安全委员会指南的定义在临床最为常用:即血管内注射碘对比剂后 72 小时内,在排除其他病因后,肾功能发生损害,Scr 水平升高 0.5mg/dl(44.2μmol/L)或比基础值升高 25%。

流行病学:CI-AKI 是医院获得性急性肾损伤的第三大病因,发生率仅次于肾灌注不足和肾毒性药物引起的医院获得性 AKI。由于患者个体差异、基础危险因素不同以及不同研究对 CI-AKI 的定义不同,其发生率在一般人群中为 0.6%~11%。在具有危险因素如 eGFR<45ml/(min·$1.73m^2$)的患者中,经静脉使用对比剂后 CI-AKI 的发生率可高达 5%~20%;已有 CKD 的介入手术高危人群或糖尿病人群中其发生率可高达 12%~40%。

发病机制:CI-AKI 的确切发病机制至今尚未阐明,已提出的潜在机制主要是直接细胞毒性作用和肾血流动力学改变,其中,肾血流动力学改变导致肾髓质的缺血、缺氧是 CI-AKI 发生的关键机制。

病理特征:CI-AKI 的基本组织病理学特征为急性肾小管坏死,肾小管上皮细胞严重颗粒和空泡变性,进而崩解脱落,细胞碎屑淤积于肾小管腔。位于肾髓质的髓袢和集合管的病变尤为严重,肾间质弥漫水肿,肾小球无明显病变。

临床表现:轻者仅有肾小管功能检查异常,如尿浓缩功能下降,并不出现临床症状,典型患者表现为使用对比剂后 1~2 天后 Scr 水平上升，3~5 天达高峰，7~10 天左右恢复正常，多数患者尿量不减，若不进行肾功能的检查不易发现。大部分患者可恢复至造影前水平，部分患者需要透析治疗，特别是造影前已有肾损伤的患者，肾功能可能不会完全恢复，甚至进展为终末期肾病。

危险因素：CI-AKI 比较重要的危险因素有 CKD、糖尿病肾病、充血性心力衰竭、有效血容量不足、应用大剂量对比剂等。此外，高血压、糖尿病、脱水、高龄、肾毒性药物、对比剂给药途径、对比剂种类等也是发生 CI-AKI 的危险因素。其中，原有 CKD 合并糖尿病是 CI-AKI 最重要的危险因素。基于危险因素，国内外建立了一些 CI-AKI 风险预测模型，通过预测 CI-AKI 的发生风险，提前发现 CI-AKI 高危人群并进行干预。Mehran 评分是 2004 年基于 5 571 例行冠脉造影以及经皮冠状动脉介入治疗（percutaneous coronary intervention，PCI）的美国患者的数据建立的 CI-AKI 评分模型，见图 7-4。2017 年一项基于 8 800 例中国患者的 CI-AKI 大数据研究，建立了首个可以应用于增强 CT 的 CI-AKI 风险预测模型（应用网址：http://120.78.146.192/）。

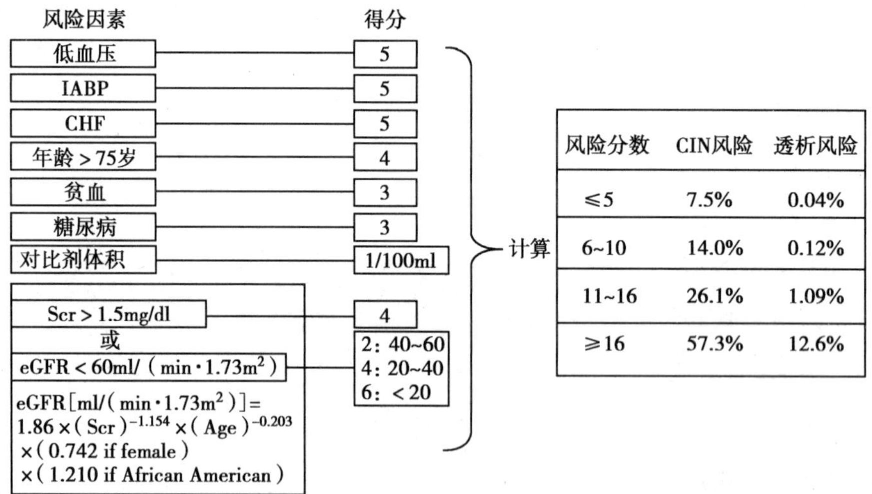

注：贫血，男性血细胞比容<39%，女性<36%；IABP，主动脉内球囊反搏；CHF，充血性心力衰竭，根据 NYHA 的分类为充血性心力衰竭Ⅲ/Ⅳ级和 / 或肺水肿史；eGFR，估算肾小球滤过率；低血压，收缩压<80mmHg 至少持续 1 小时，需要在手术后 24 小时内用药物或行主动脉内球囊反搏（IABP）进行正性肌力支持。

图 7-4　Mehan 评分

预防措施包括基础肾功能评估、危险分层、水化、控制对比剂用量、选择合适的对比剂种类及避免合用肾毒性药物等，以降低 CI-AKI 风险。我国《含碘对比剂在心血管疾病中临床应用的专家共识(2012)》中列出了应用含碘对比剂患者的处理程序（图 7-5）。

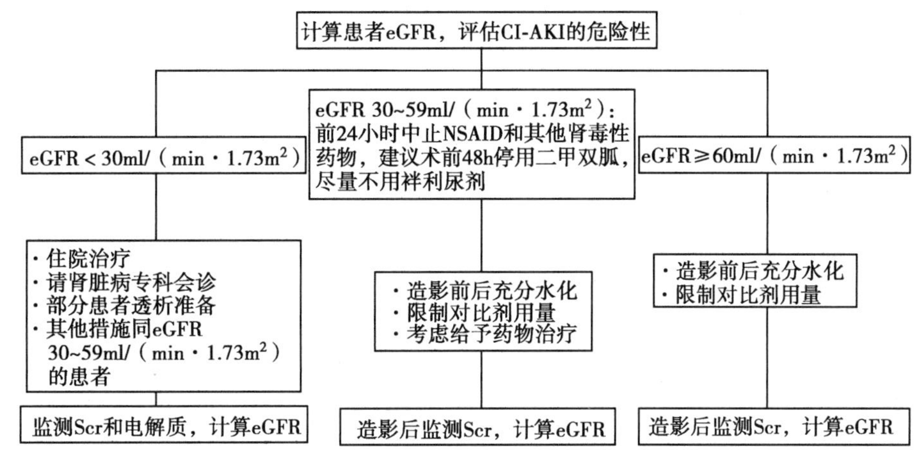

造影前及造影后前 3 天需要每天检测 Scr 并计算 eGFR，若已发生 CI-AKI，需监测 Scr 至恢复正常。

图 7-5　应用含碘对比剂患者的处理程序

大量研究结果表明 CI-AKI 的发生与存在的危险因素的数量直接相关，术前应充分评估患者的风险收益比，eGFR 降低是发生 CI-AKI 的最重要的预测因素。在满足成像和诊断的前提下，使用最小剂量的碘对比剂。具有基础肾功能损害的患者，指南均推荐高危患者选择等渗或次高渗非离子型对比剂。水化被认为是最有可能有效预防或减少 CI-AKI 发生的方法。不同指南推荐的水化方法不同。① 2018 年 ESUR 指南：对于静脉和动脉内对比剂给药以及两次肾脏暴露的患者，可在对比剂使用前 1 小时用 3ml/(kg·h) 的 1.4%（或 154mmol/L）碳酸氢盐溶液补液，或对比剂使用前 3~4 小时和使用后 4~6 小时用 1ml/(kg·h) 的生理盐水补液。② 2017 年 ACR 指南：首选等渗液体（乳酸林格液或 0.9% 生理盐水），但理想的输注速度和容量尚未知。对住院患者推荐使用 0.9% 生理盐水 100ml/h，造影前 6~12 小时开始静脉滴注，持续 4~12 小时。潜在具有预防作用的药物有他汀类药物、肾血管扩张药、内源性血管活性介质的受体拮抗剂或细胞保护药物。2018 ESUR 对比剂指南指出目前没有药物预防措施被证实能对 CI-AKI 提供一致的保护作用。2012 KDIGO 指南建议对 CI-AKI 高风险患者，可联合口服 *N*- 乙酰半胱氨酸与静脉输注等张晶体溶液来预防 CI-AKI。

治疗：目前没有针对 CI-AKI 的有效治疗方案，也没有特殊的治疗可以逆转 AKI 的临床经过，但优化血流动力学状态和纠正容量不足有助于将肾脏损伤最小化、有利于 AKI 恢复、减少残余肾功能的损伤；当出现威胁生命的容量、电解质、酸碱平衡紊乱时，紧急开始肾脏替代治疗。CI-AKI 通常为一过性，血肌酐在给药后 3 天达峰值，约 7~10 天恢复到基线水平。

三、常见的药源性急性肾损伤的防治

KDIGO 指南建议：为了避免药物诱导 AKI，在早期应尽可能停用所有肾毒性药物，确保足够的血容量状态，注意监测 Scr、尿量及血流动力学，并避免出现高血糖。在临床上应注意预先评估有肾损伤风险的患者。尽可能减少肾脏负担，对于已经使用肾毒性药物治疗的患者，应定期监测肾功能和药物水平以评估 AKI 的进展。对某些药物可进行治疗药物监测（TDM），并根据 TDM 结果调整剂量。

1. **避免和纠正各种危险因素** 应该尽可能避免可能产生药物性肾损害的各种危险因素，如高龄、基础、糖尿病及各种可能引起肾灌注不足的情况。其次，肾损害的发生大多与用药剂量相关，所以应根据患者肾功能状况及其他危险因素合并存在的情况，确定合适的药物剂量、给药时间及给药途径。过敏反应致肾损害与用药剂量多无关系，应用前详细询问既往药物过敏史，可以避免此类肾损害。

2. **尽量选用肾毒性小或无肾毒性的药物** 避免两种或两种以上肾毒性药物同时或短时间内相继应用，尽量选用对肾脏损害可能性较小的药物，如选用非离子性、低渗性对比剂或不含碘的对比剂可以减少对比剂肾病的发生，选用低分子量的羟乙基淀粉、麦芽糖作稳定剂的免疫球蛋白可以减少渗透性肾病的发生。氨基糖苷类药物所致肾毒性在停药 3 周以后才能明显恢复，如在短时间内重复使用或应用其他肾毒性药物，则肾毒性会显著增加。

3. **密切观察尿量和肾损伤指标** 密切监测各种肾损害指标，密切观察尿量的变化，以期早期发现肾损害，尽早减量或停药，减少或减轻肾损害的不良后果。

4. **水化和碱化尿液** 充分的水化可以预防对比剂、顺铂、甲氨蝶呤、苯溴马隆、磺胺类药物等药物性肾损害，静脉水化似乎优于口服水化。但这多来自观察性研究，对于用于水化的溶液、剂量以及水化的时间均存在争议。碱化尿液对减轻苯溴马隆、磺胺等药物性肾损害有益。

5. **其他预防药物** 使用钙通道阻滞剂可能可以减少钙调磷酸酶抑制剂、两性霉素 B、对比剂等缩血管药物的肾脏不良反应。有报道小剂量活性维生素 D_3 也可以减少神经钙蛋白抑制剂的肾毒性。*N*- 乙酰半胱氨酸有利于预防对比剂肾病。硫代硫酸钠和还原型谷胱甘肽用于预防和治疗顺铂和对比剂肾损害。常规使用 5- 甲酰基 - 四氢叶酸，可以减少甲氨蝶呤的肾毒性。发生严重急、慢性肾衰竭时，可以选择肾替代治疗。溶血性尿毒综合征患者可以试行血浆置换、免疫吸附等。

第二节　常见的药源性慢性肾损伤

一、药源性慢性肾损伤概述

各种药物导致的慢性肾损伤容易被忽略。常见的损伤类型包括：

1. 慢性细胞毒性和/或慢性缺血性损伤及致纤维化效应，导致肾小管上皮萎缩和肾间质纤维化，临床表现为慢性肾小管间质性肾病、慢性肾功能不全，如长期使用马兜铃酸类中药、解热镇痛药、环孢素等导致的慢性肾损伤。

2. 慢性肾小管功能障碍，包括近端肾小管重吸收功能障碍导致的范科尼综合征、近/远端肾小管酸化功能障碍导致的肾小管酸中毒，以及远端肾小管浓缩功能障碍导致的肾性尿崩症。阿德福韦酯、替诺福韦酯等和多种中药可导致此类肾损伤，临床主要表现为严重的电解质代谢紊乱、酸碱平衡紊乱以及骨病，而肾小球滤过功能下降并不显著。

药物导致的慢性肾损伤常在长期持续或反复间断用药后缓慢起病，患者可表现为逐渐出现的多尿或夜尿增多、电解质紊乱（如慢性低钾血症）、肾性贫血、肾小管酸中毒和慢性肾衰竭。病理检查可见多数表现为不同程度的慢性肾小管间质性肾病。

二、常见的药源性慢性肾损伤及其机制

（一）镇痛剂肾病及其机制

1. **镇痛剂肾病概述**　镇痛剂肾病是由长期应用镇痛药引起的慢性肾损伤，主要以肾乳头坏死和慢性间质性肾炎为特征。2006 年北京大学第一医院对北京市普通人群的 CKD 流行病学调研显示，解热镇痛药是最常见的肾毒性药物之一。大量流行病学研究评价了使用镇痛药与发生 CKD 之间可能的关联，总体证据表明长期使用镇痛药与 CKD 有关；但由于这些研究存在方法学上的缺陷，两者的因果关系尚未得到证实。

含非那西丁的复方制剂曾是镇痛剂肾病最重要的病因。尤其是非那西丁退市以及立法规定复方镇痛药只能凭处方购买前，镇痛剂肾病在全美国占 ESRD 的 1%~3%，在北卡罗来纳地区占比高达 10%，在澳大利亚及欧洲部分国家（如比利时和瑞士）则高达 13%~20%。非那西丁的肾毒性呈剂量依赖性，非那西丁的累积摄入量达到 1kg，就会出现肾脏浓缩功能下降或 GFR 轻度降低。

对乙酰氨基酚是非那西丁的主要代谢产物，也是广泛使用的镇痛药。部分长期（尤其是每日）使用对乙酰氨基酚的患者可存在肾乳头坏死，与复方镇痛药引起的病变相似。有证据

提示，长期（尤其是每日）使用对乙酰氨基酚可引起剂量依赖性的远期肾毒性，但尚无确切证据证实对乙酰氨基酚与 CKD 的因果关系。针对 ESRD 患者的病例对照研究发现，相比终身服用小于 1 000 片对乙酰氨基酚的患者（优势比 OR 为 1.0），服用 1 000~4 999 片的患者风险比值比为 2.0，服用大于 5 000 片的患者为 2.4；提示对乙酰氨基酚的累积摄入量与肾衰竭的相对风险相关。但由于研究对象本身有肾脏基础疾病，可能因为相关症状需要用镇痛药，且为了避免用阿司匹林和 NSAID 而优先选择对乙酰氨基酚，该研究的结果可能受到一定的干扰。大量使用 NSAID 可能诱发 CKD，不过相对使用的个体来说发生率很低。上文提到的针对 ESRD 患者的对照研究中提示，NSAID 可能参与了 CKD 的发生，但只有终身服用 $>5\ 000$ 片的人群 ESRD 发病率增加，且用药频率不超过一周 1 次的患者风险没有增加。另一项大型病例对照研究表明，每日服用 NSAID 超过 1 年可能会增加新诊不明原因 Scr$>132\mu mol/L$ 的风险，但该效应没有明显的剂量依赖性，且只有年龄大于 64 岁的男性出现了肾功能下降。

为避免这些混杂因素的干扰，一些研究选择以肾功能障碍较轻的患者为研究对象。一项在 554 例新诊断肾功能不全（Scr 为 130μmol/L）的患者中的研究显示，每日使用对乙酰氨基酚的患者发生肾脏病的校正比值比为 3.2。瑞典一项纳入了 926 例新诊 CKD 患者（Scr 女性 $>250\mu mol/L$，男性 $>300\mu mol/L$）和 998 名对照者的病例对照研究显示，使用对乙酰氨基酚者发生 CKD 的比值比为 2.5（95%CI 1.7~3.6），且存在剂量依赖性：累积剂量为 1~99g、100~499g 和大于 500g 的患者发生 CKD 风险的比值比分别为 1.2、1.3 和 3.3。针对美国护士健康研究中 1 697 名女性的分析发现，大量使用对乙酰氨基酚增加了肾功能下降的风险，与累积使用对乙酰氨基酚小于 100g 的女性相比，用量大于 3 000g 的女性在 11 年间 GFR 下降程度 $\geq 30ml/(min \cdot 1.73m^2)$ 的比值比为 2.04（95%CI 1.28~3.24）。

但也有研究得出了不同的结论。一项历时 14 年的研究纳入了 11 000 多名健康男性，通过比较基线（1982 年）和后来（1996 年）的 Scr，评估了 NSAID 与 CKD 之间的相关性。结果显示，服用包括对乙酰氨基酚、阿司匹林在内的 NSAID $\geq 2\ 500$ 片不会增加 CKD 的相对风险。但该研究的结论不适用于女性、少数民族或已有肾脏病的患者。针对美国护士健康研究中 1 697 名女性的分析发现，除对乙酰氨基酚外的其他 NSAID 的终身用量与 11 年间（1989—2000 年）GFR 的改变无关。因此长期使用 NSAID 是否会导致最初健康的个体发生 CKD 尚不明确。

但使用 NSAID 可能导致既存肾脏病进展。一项回顾性研究纳入了 10 184 例使用 NSAID 的老年患者，评估了平均 2.75 年间的肾脏病进展情况。13.3% 的患者 eGFR 快速下降［定义为 eGFR 下降 $>15ml/(min \cdot 1.73m^2)$］。校正年龄、性别和共存疾病后发现，

NSAID 累积用量较大者 eGFR 快速下降的风险比未使用 NSAID 者高 26%（OR 1.26，95%CI 1.04~1.53）。此外，NSAID 的限定日剂量每增加 100U，eGFR 就下降 0.08ml/（min·1.73m²）。NSAID 累积剂量与 eGFR 下降之间呈明确的线性关系。此外，发生 NSAID 相关急性间质性肾炎的患者有可能从慢性间质性肾炎（CIN）进展为 CKD。该研究纳入了 1968—1997 年间共 1 068 例经活检确诊的 AIN 病例，通过随访发现，NSAID 亚组近 2/3 的患者发展为永久性肾损伤，该比例在所有药物性间质性肾炎中最高。活检显示肾小管萎缩、间质性肉芽肿和明显间质细胞浸润，也提示了慢性病程。

多数典型镇痛剂肾病患者都大于 45 岁，通常有需使用镇痛药的慢性头痛或腰部疼痛病史、不适和无力等躯体症状，以及可能有 NSAID 相关的消化性溃疡病史。患者通常没有症状，常在实验室检查时偶然发现 Scr 升高、血尿或无菌性脓尿。临床表现为典型的 CIN。患者一般只有轻度蛋白尿（ <1.5g/d），晚期患者由于存在血流动力学改变介导的继发性肾小球损伤，蛋白尿程度可能较重（ ≥3.5g/d）。25%~40% 的患者伴有突发血尿、肾绞痛或尿中发现脱落的坏死组织，可能与肾乳头坏死脱落或阻塞有关。大部分患者尤其是女性患者会报告尿路感染病史，存在反复尿路感染病史的患者多达 60%。中至晚期患者常见高血压，多达 70% 的患者存在高血压。60%~90% 的患者存在贫血，中至晚期的患者贫血的程度可能与肾功能不全的程度不成比例。镇痛剂肾病有明确的组织学和影像学特征，可通过超声和 CT 检出：肾脏缩小，累及肾乳头的钙化，轮廓不规则或呈锯齿状。静脉肾盂造影可能会显示部分或全部肾乳头坏死、肾脏缩小和肾盏变钝，类似于慢性肾盂肾炎的表现。

凡临床表现为 CIN，具有长期滥用或间断反复使用解热镇痛药的患者，均应考虑镇痛剂肾病的可能性。伴有肾乳头坏死有助于确立诊断。根据欧洲镇痛剂肾病协作组制订的诊断标准，CT 扫描发现 SICK 征象的任意一项均支持本病诊断，特异度大于 90%。但美国镇痛剂肾病研究组研究认为该征象在 ESRD 患者中并不常见，提示其诊断镇痛剂肾病的灵敏度尚不足。镇痛剂肾病通常为排除性诊断，对有长期滥用或间断反复使用解热镇痛药的患者，通过尿液分析和超声排除了导致血肌酐升高的其他病因，均应考虑镇痛剂肾病的可能性。在血肌酐缓慢升高、微量蛋白尿且尿液分析呈良性的患者中，长期镇痛药用药史对镇痛剂肾病的诊断有重要提示作用，超声作为初步影像学检测也有一定的提示作用，但 CT 平扫的诊断价值可能更高，是首选的诊断性检查。镇痛剂肾病的 CT 诊断标准是双侧肾体积缩小、肾轮廓不规则或呈“起伏状”，以及双侧肾乳头钙化，即缩小、锯齿状、钙化性肾。但在和复方镇痛药无关的 CIN 中，这些表现通常不存在或不太明显。因此对于病史和尿液分析结果符合镇痛剂肾病的患者，通常不实施 CT 检查，因为阳性诊断很少会改变治疗方案。但典型的放射影像学表现或许可使患者避免侵入性更大的肾脏活检检查。在没有典型影像学特征的患者中，有时会进行活检以排除其他也可引起肌酐缓慢上升的疾病。本病需与其他药物或其他原因导致的 CIN 鉴别。如含马兜铃酸的中药或植物相关的肾小管间质性肾病、不完全梗阻性肾病、高血压或动脉粥样硬化所致的肾损害、自身免疫性等。发生肾乳头坏死者还应与糖尿病肾病、急性肾盂肾炎、尿路梗阻、肾结核等疾病相鉴别。

2. **发病机制** 非那西丁被代谢为对乙酰氨基酚和活性中间体，后者可以部分通过脂质过氧化反应而损伤细胞。这些代谢产物往往在髓质中沿髓质渗透压梯度（由逆流系统产生）而蓄积。因此在最初的血管病变部位——肾乳头尖端，浓度最高。镇痛药诱发的肾损伤在肾髓质最明显，初始效应是损伤血管内皮细胞，毛细血管硬化和片状肾小管坏死，肾盂和输尿管可见类似的血管病变；后期改变为肾乳头坏死和继发性皮质损伤，出现 FSGS、间质浸润及纤维化。

对乙酰氨基酚在肾脏会生成 *N*- 乙酰对苯醌亚胺，在谷胱甘肽耗竭后与细胞蛋白结合，引起氧化应激、脂质过氧化反应，造成肾损伤。对乙酰氨基酚在肾脏还会发生去乙酰化反应，产生具有肾毒性的产物对氨基苯酚，这是导致肾损伤的机制之一。对乙酰氨基酚引起肾细胞凋亡主要通过内质网通路调控，是一个依赖细胞凋亡蛋白的过程，与胱天蛋白酶 -9（caspase-9）和胱天蛋白酶 -3（caspase-3）在缺少细胞色素 C 条件下的激活有关。

阿司匹林增强非那西丁和对乙酰氨基酚的毒性，可能存在以下 2 种机制：①对乙酰氨基酚通过前列腺素 H 合酶发生氧化代谢，转化为活性醌亚胺，与谷胱甘肽结合。如果只有对乙酰氨基酚，肾乳头产生的谷胱甘肽足以解除活性中间体的毒性。但如果对乙酰氨基酚是与阿司匹林一起服用，阿司匹林转化为水杨酸盐，在肾皮质和肾乳头中浓集并消耗其中的谷胱甘肽。细胞内谷胱甘肽耗竭后，对乙酰氨基酚的活性代谢产物会产生脂质过氧化物，引起组织蛋白芳基化，最终导致肾乳头坏死。②阿司匹林和 NSAID 通过抑制环氧合酶来抑制前列腺素生成。而肾血流，尤其是肾髓质内的血流，高度依赖全身和局部生成的扩血管物质前列腺素。因此，若联合使用阿司匹林和 NSAID，这个部位更易发生缺血性损伤。

NSAID 诱发 CKD 的机制不详，可能与长期使用过程中反复发生 AKI 导致 CKD 有关，另外长期使用 NSAID 也有可能引起未被察觉的 AIN，继而引起纤维化或慢性肾乳头坏死。

（二）钙调磷酸酶抑制剂相关慢性肾损伤及其机制

1. **钙调磷酸酶抑制剂相关慢性肾损伤概述** 钙调磷酸酶抑制剂（CNI），如环孢素、他克莫司、西罗莫司等在肾脏病中应用广泛，但引起肾损伤的风险也较高。CNI 除引起 AKI 外，还可能导致慢性进展性肾损伤，AKI 在降低剂量后基本可逆转，而慢性肾损伤通常不可逆。CNI 慢性肾毒性通常表现为肾小球和血管疾病引起的慢性进展性肾功能不全。人们认为 CNI 慢性肾毒性是由 CNI 诱导的血流动力学改变以及 CNI 对肾小管上皮细胞的毒性引起的。

环孢素和他克莫司的急性和慢性肾毒性基本相似，但低剂量时他克莫司的肾毒性更低，且不会影响总体结局。ELITE-Symphony（efficacy limiting toxicity elimination-symphony）研究纳入了 1 645 例肾移植受者，随机分配至 4 个免疫抑制治疗组中：常规剂量环孢素 + 糖皮质激素 + 吗替麦考酚酯组；低剂量环孢素组；低剂量西罗莫司组；低剂量他克莫司组。3 个低剂量组均使用抗 Tac 单抗诱导治疗 + 吗替麦考酚酯 + 糖皮质激素，再分别加用低剂量环孢素（目标谷浓度为 50 ~100ng/ml）、低剂量西罗莫司（目标谷浓度为 4~8ng/ml）或低剂量他克莫司（目标谷浓度为 3~7ng/mL）。1 年时，低剂量他克莫司组的平均 GFR 相比其他三组更高（65ml/min vs 57~60ml/min）。以他克莫司为基础的方案治疗组的同种异体移植物排斥反应发生率最低，并且移植物存活率最高。3 年时，低剂量他克莫司组相比其他三组仍有最高的平均 GFR（69ml/min vs 64~66ml/min）。

美国一项针对非肾移植受者（主要为肝脏、心脏和肺移植受者）的队列研究中，60% 的患者接受了环孢素，28% 的患者接受了他克莫司。中位随访时间 36 个月时，17% 的患者发生了 CKD，且该风险都持续增加，5 年时增长至 7%~21%。这些患者的死亡风险是非 CKD 患者的 4.6 倍，29% 的 CKD 患者最终会进展为 ESRD，需要接受肾脏替代治疗。一些在肝移植受者中的长期试验比较了使用环孢素和他克莫司对肾功能的影响，结果发现他克莫司治疗的患者更常发生晚期肾功能不全。而针对近 70 000 例非肾脏实体器官移植受者的研究发现，与环孢素相比，他克莫司对肝移植受者的肾毒性较小，对其他移植受者的肾毒性相似。另一项针对肝移植受者的回顾性研究也发现，他克莫司组患者的肾功能相对较好。

已有很多研究评估了限制 CNI（尤其是环孢素）暴露带来的影响。这些研究共测试了 4 种不同的方案：①使用最低剂量（使用低于标准剂量的 CNI）；②换药（移植后将 CNI 换成其他免疫抑制剂）；③停药（移植后逐渐停用 CNI）；④避免使用（从移植开始就避免使用 CNI）。一篇 2016 年的系统评价和 meta 分析纳入了 88 项随机对照试验，评估了肾移植受者使用这 4 种方案的结局：①当与吗替麦考酚酯联用时，使用最低剂量 CNI 的患者获得了更好的肾功能、更低的急性排斥反应风险（相对危险度 RR 0.84，95%CI 0.75~0.95）以及更低的移植肾功能丧失率（RR 0.76，95%CI 0.61~0.94）。然而，当与哺乳动物雷帕霉素靶蛋白（mammalian target of rapamycin，mTOR）抑制剂联用时，使用最低剂量的 CNI 对急性排斥反应率或移植肾功能丧失率没有影响。②换药方案对任何研究终点均无影响。③停药方案增加了急性排斥反应的风险（基于吗替麦考酚酯的方案和基于 mTOR 抑制剂的方案的 RR 分别是 3.17 和 1.71）。④ 9 项试验通过使用各种免疫抑制剂代替 CNI 而检验了避免方案的效果。总体上，避免方案并未带来任何益处。另一项未被纳入该 meta 分析的试验也得到了相似的结论。

短期研究表明，低剂量环孢素可能不会导致肾功能障碍。例如，CAESAR 研究纳入了 536 例首次接受肾移植的患者，将其随机分配至 3 个治疗组，分别接受低剂量环孢素（目标谷浓度为 50~100ng/ml）、接受低剂量环孢素但在 6 个月时停药，以及接受标准剂量环孢素（前 4 个月的目标谷浓度为 150~300ng/ml，之后为 100 ~200ng/ml），发现 1 年时 3 组患者的肾功能相似。此外，虽然在第 6 个月时急性排斥反应的发生率相似（约为 25%），但在 1 年时，环孢素停药组中排斥反应的发生率显著增加（38%）。

长期来说，慢性肾移植物功能障碍与长期持续暴露于维持剂量的环孢素或他克莫司密切相关。一项研究纳入了 120 例肾胰联合移植受者，他们在移植后 10 年期间接受了序贯程序性肾活检，患者接受由环孢素或他克莫司、泼尼松以及硫唑嘌呤或吗替麦考酚酯组成的三联免疫抑制治疗。移植后 1 年内观察到的早期损伤主要来自免疫学因素（如严重的急性排斥反应和持续的早期亚临床排斥反应），以及缺血性损伤。而在移植 1 年之后，损伤的特征为进行性的高级别小动脉透明变性，伴血管狭窄、肾小球硬化，另外还伴有小管间质性损伤。其主要原因为 CNI 引起的损伤。相比之下，长期随访中慢性免疫排斥反应并不常见。第 10 年时，60% 的患者存在重度移植物肾病，几乎 40% 的肾小球都存在肾小球硬化。

肾活检显示存在闭塞性肾小动脉病（提示原发性内皮损伤）、肾小球缺血性塌陷或瘢痕形成、肾小管空泡化、完全性和局灶性节段性肾小球硬化症以及局灶性肾小管萎缩和间质纤维化（表现为"条纹状"纤维化），尤其在接受高剂量环孢素治疗的患者中会更早出现。一项组织学研究报道，大剂量的环孢素与 6 个月时的轻度肾小动脉可逆性透明变性相关，而小剂量长期使用环孢素达 3 年，可观察到不可逆转的重度小动脉透明变性和肾小球硬化。

一些因素可能增加发生 CNI 肾毒性的风险：大剂量环孢素或他克莫司；肾脏供者的年龄较大；同时使用肾毒性药物，尤其是 NSAID；盐缺乏和使用利尿剂；合用抑制 CYP3A4、CYP3A5 的药物，增加了 CNI 的暴露；合用抑制 P- 糖蛋白的药物，抑制 P- 糖蛋白介导的肾小管上皮细胞中 CNI 的外排，从而增加肾脏局部的 CNI 暴露；编码 CYP3A4、CYP3A5 和 P- 糖蛋白（*ABCB1*）的基因多态性导致 CNI 体内代谢差异。

2. **发病机制** CNI 导致的慢性肾损伤表现为肾小球和血管疾病所致肾功能不全、肾小管功能异常和血压升高，目前尚未明确其机制。间质纤维化的发生发展与骨桥蛋白、趋化因子和转化生长因子 -β（transforming growth factor-β，TGF-β）等因子的表达增加有关。动物研究发现，给予小鼠抗 TGF-β 治疗后，环孢素肾病明显消退，提示 TGF-β 在其中起到了核心作用。有研究观察到 ACEI 和 ARB 对环孢素肾病具有改善作用，推测环孢素对 TGF-β 的诱导作用可能与一氧化氮分泌量减少以及局部血管紧张素Ⅱ浓度增加有关。

环孢素是跨膜转运泵 P- 糖蛋白的底物，介导 P- 糖蛋白的外排。动物实验和体外试验的证据表明,降低 P- 糖蛋白的表达可能会促进环孢素的水平升高,从而引起肾毒性。此外 P- 糖蛋白表达的改变与其编码基因的数种多态性相关。比如,TT 基因型与肾脏中 P- 糖蛋白的表达降低有关。在一项针对供者和受者组合进行分析的病例对照研究中,TT 基因型的供者直接与同种异体移植肾受者的环孢素慢性肾毒性相关(OR 13.4,95%CI 1.2~1.48)。这提示增加肾脏中环孢素浓度的潜在遗传因素可能促成了慢性肾毒性。在暴露于环孢素的肾脏中,细胞凋亡增多,细胞和肾小管的丢失会伴随着纤维化。在接受了环孢素的大鼠中,特定凋亡基因的表达增加,如 *p53* 和 *fas* 配体基因,从而有利于诱导凋亡。

环孢素可通过增加全身和肾血管(主要影响入球小动脉)的阻力发挥升高血压的作用,但具体的作用机制尚不明确。血管收缩因子(特别是内皮素)释放增加可能有重要作用。有学者认为长期环孢素治疗诱导暂时性肾血管收缩,可能与尿中内皮素排泄增加存在时间关联,在大鼠体内的研究发现内皮素受体拮抗剂可减缓环孢素诱导的血压升高,也支持这一论点。关于 CNI 引起的高血压,研究认为血管和间质表现是分离的,动脉病变是初始异常,而继发的缺血则引起了肾小管和间质的病变。一项报告发现,用 ACEI 或 ARB(氯沙坦)抑制血管紧张素Ⅱ可最大程度减少间质纤维化,同时不影响肾小球或肾小管的损伤;联用肼屈嗪和呋塞米时并未观察到这种有益的效果。另一项研究发现,以上两种用药方案都可最大程度减少间质纤维化,但只有氯沙坦才能防止小动脉病变。

(三)马兜铃酸相关慢性肾损伤及其机制

1. 马兜铃酸相关慢性肾损伤概述　马兜铃酸(aristolochic acid,AA)是马兜铃科(Aristolochiaceae)马兜铃属(*Aristolochia*)植物中的一类化合物。这类植物分布广泛,全世界约有 350 多种,我国有 40~50 种,其中常作为药用的有木通马兜铃(关木通)、防己马兜铃(广防己)、青木香、天仙藤、细辛等 20 余种。这些药物经配伍制成的中成药品种繁多。我国含马兜铃酸成分的中成药和方剂有百余种,其中龙胆泻肝丸(汤)、排石冲剂、妇科分清丸、甘露消毒丸等已有引起马兜铃酸肾病的临床报道,以龙胆泻肝丸最为常见。此外,金砂五淋丸、橘核丸、导赤丸、大黄清胃丸、安阳精制膏、辛夷散、小蓟饮子、八正散、舒筋活血丸、十香返生丸、纯阳正气丸、止嗽化痰丸、二十五味松石丸、寻骨风注射液、复方地虎汤、口炎宁和养阴消炎汤等均含有马兜铃酸。马兜铃酸肾病(aristolochic acid nephropathy)是一类因长期或短期内大量服用含马兜铃酸类成分的植物或中草药导致的肾小管间质疾病,主要与超量或长期服用上述药物有关。其临床表现多样化,主要类型为 CIN,多呈进展性慢性肾衰竭。近年来,含马兜铃酸的中药导致的慢性肾小管间质疾病已经成为我国 CKD 的重要病因之一。

慢性马兜铃酸肾病的临床表现多样化,与服用马兜铃酸的剂量、时间、病程及肾脏基础疾病相关。大多为中年以后发病,女性患者较多见。患者起病非常隐匿,症状多不典型。大多数患者有长期或间断服用含马兜铃酸中成药的历史，早期常无任何症状，甚至在停药半年或更长时间后才出现贫血、乏力、纳差、夜尿增多或低钾性软瘫等症状，常常被误诊为消化系统或血液系统疾病，确诊时已经存在不同程度肾功能减退，绝大部分患者伴有中至重度贫血，贫血程度较肾功能受损程度更加严重，其特征符合 CIN 的临床特点。高血压发生率报道不一，可能与患者年龄、肾功能损害程度有关，血压常为轻至中度升高。有 30%~40% 的马兜铃酸肾病患者可伴发尿路移行上皮细胞癌，肿瘤位于肾盂、输尿管或膀胱，可出现在肾病前、肾病后或透析后，从用药至发病的时间可能长达 10 年以上，且复发率较高。马兜铃酸肾病与极高的肾盂、输尿管及膀胱细胞异型性及尿路上皮癌发生率有关。

B 超检查常提示肾脏萎缩，肾实质变薄，肾包膜不规整，可呈裙边样改变，或双肾大小不对称；但起病初有大剂量马兜铃酸中毒史、病程相对短的患者，肾脏大小可正常。血液检查可见小细胞低色素性贫血，白细胞和血小板计数正常。常有低钾血症、高氯性酸中毒，血肌酐和尿素氮升高。尿液常规检查可为正常，也可有糖尿或少量蛋白尿（ <1.5g/24h），尿蛋白电泳显示以小分子蛋白尿为主（小分子量尿蛋白占 60% 以上）。尿沉渣检查正常或仅有少量红细胞尿，无白细胞尿。尿视黄醇结合蛋白（retinol binding protein，RBP）明显升高，而 *N*- 乙酰 -β- 葡萄糖苷酶（*N*-acety1-β-glucosaminidase，NAG）可正常或轻度升高。半数患者有糖尿和 / 或氨基酸尿，部分患者仍可表现为范科尼综合征。尿酸化功能检查显示远端肾小管性酸中毒和 / 或近端肾小管性酸中毒。

肾脏病理以肾小管毁损、寡细胞性间质纤维化（间质纤维化而无细胞浸润）为特征，酷似巴尔干肾病。病变主要分布于浅表肾皮质及皮髓交界处，病变范围和严重程度与马兜铃酸剂量密切相关。光镜下，短期小量服用者肾小管间质病变轻，呈灶性分布，上皮细胞扁平、细胞肿胀，肾小管基底膜增厚和间质轻度增宽、纤维化；肾小球形态基本正常，间质血管病变轻。长期小量服用者（累积剂量大）或单次大剂量、病程迁延者，则表现为重度慢性间质性肾炎：肾间质弥漫增宽、重度纤维化，仅见散在或小灶性细胞浸润，间质小动脉内膜普遍增厚、闭锁，入球动脉透明变性；肾小管数量显著减少，残留肾小管萎缩，上皮细胞严重扁平状，无细胞再生，很少见肾小管呈囊样扩张，肾小管基底膜明显增厚，少数可见肾小管“裸膜”；肾小球皱缩，毛细血管襻开放不佳，部分肾小球缺血性废弃；肾小囊囊壁增厚，囊外纤维化。免疫荧光提示肾小球及肾小管基底膜均无免疫球蛋白和补体沉积。电镜下可见肾小管和血管间大量胶原结构；小管基底膜增厚、分层，上皮细胞微绒毛脱落或融合，细胞缩小，有时管腔内可见颗粒状物质组成的球形体；肾小球毛细血管襻见节段性基底膜增厚、分层，毛细血管管腔塌陷，内皮下结构疏松；系膜区无扩张，足突轻度融合，肾小囊增厚分层。

目前尚无公认的诊断标准，依赖排除性诊断，肾脏病理的特征性变化有助于确诊。对于首发表现为慢性肾功能不全、严重贫血或肾小管功能障碍者，若患者有明确的用药史，如服用了含马兜铃酸的草药（尤其是关木通），或服用的药物中检测到马兜铃酸，或患者血液中含有马兜铃酸；目前尿液检查提示无或少量红细胞尿；应进行细致的病史询问和努力排查肾小管间质疾病的其他病因，如药物、自身免疫性疾病、单克隆免疫球蛋白沉积病、肾缺血等；然后考虑临床疑似诊断。慢性马兜铃酸肾病突出的病理表现为皮质区或皮髓交界处广泛间质纤维化和肾小管数量减少，无明显细胞浸润。慢性患者很少有肾活检的机会。若有条件从血液、尿液、肾移植或肿瘤切除后肾脏病理组织中检出马兜铃酸与 DNA 的加合物，均有助于明确诊断。如果患者同时应用解热镇痛药物和含有马兜铃酸类的药物或其临床表现不典型时，应主要和镇痛剂肾病相鉴别。

2. **发病机制**　马兜铃酸暴露导致慢性肾损害的确切机制仍不清楚。长期小剂量摄入马兜铃酸（累积剂量大）可能通过诱导上皮细胞转分化及马兜铃酸代谢产物马兜铃酰胺与细胞 DNA 形成 AA-DNA 加合物等机制导致肾小管损伤和肾间质纤维化。一项在家兔体内的研究（腹腔内注射马兜铃酸 0.1mg/kg，每周 5 日，持续 17~21 个月）显示，肾脏和泌尿生殖道组织中存在肾细胞减少性间质纤维化和非典型及恶性尿路上皮细胞。肾小管上皮细胞转分化是间质纤维化的主要机制。体外研究发现，低剂量马兜铃酸 - Ⅰ（AA- Ⅰ）能刺激人肾小管上皮细胞分泌 TGF-β，促进上皮细胞向肌成纤维细胞的转分化（transdifferentiation）。单核细胞趋化蛋白 -1（MCP-1）能协同 AA- Ⅰ刺激上皮细胞的转分化，促进肾间质纤维化。一项有关小鼠的研究发现，长期应用马兜铃酸可激活 Smad 信号，从而通过转化生长依赖因子 β 和 JNK/MAP 激酶依赖性机制介导上皮 - 间质转化和肾纤维化。马兜铃酸在体内形成活性代谢产物马兜铃酰胺（aristolactan，AL），AL 可与细胞核 DNA 以共价键结合形成 AL-DNA 加合物。AL 也能与细胞内蛋白质形成加合物。AL-DNA 或蛋白质加合物可影响细胞生长、代谢和功能。前列腺素 H 合成酶可催化马兜铃酸的代谢，前列腺素 H 合成酶抑制剂吲哚美辛则抑制 AL-DNA 加合物的合成。

（四）锂制剂相关慢性肾损伤及其机制

1. **锂制剂相关慢性肾损伤概述**　锂制剂是治疗精神抑郁狂躁疾病的常用药物，但双相障碍（躁狂 - 抑郁）患者长期摄入锂制剂可能出现不同形式的肾损伤，最常见的是肾性尿崩症（nephrogenic diabetes insipidus，NDI）。NDI 的首发表现是夜尿急性发作。使用锂制剂超过 18 年的患者，NDI 通常会变得不可逆转。锂制剂长期摄入引起的慢性肾损伤主要表现为慢性肾小管间质性肾病。CIN 表现为肾功能不全隐匿性进展，表现正常或存在 NDI 的情况下表现为轻度蛋白尿。肾活检显示的肾间质纤维化程度可能与锂制剂治疗的持续时间和累积剂量直接相关。其他组织学病变可能提示锂制剂导致的 CIN：在喂食锂制剂的实验动物中，以远端肾小管和集合管扩张的肾小管病变为主，肾小球硬化通常为晚期事件。在人体中，源于远端小管和集合管的管囊肿可能意味着肾小管病变。MRI 和超声检查也已证实这种微囊肿的存在。

小部分患者可能在慢性 CIN 的基础上继发 ESRD。瑞典一项大型回顾性病例对照研究显示，应用肾脏替代治疗（RRT）治疗 ESRD 的患者中 1.8% 有锂暴露史，而非 ESRD 患者中仅 0.2% 有锂暴露史（OR 7.8，95%CI 5.4~11.1）。已有研究显示 15%~20% 患者的 eGFR 出现缓慢进展性下降，但通常不会降低至 40ml/min 以下。血肌酐浓度超过 176μmol/L 的进行性肾衰竭很少仅由锂制剂引起，但在出现其他原因无法解释的肾功能受损后如果继续锂制剂治疗，则可能发生进行性肾衰竭。法国一项研究纳入了 74 例锂制剂诱导性肾功能不全的患者，发现肌酐清除率平均每年下降 2.3ml/min，有 12 例患者在 65 岁前发展为 ESRD；开始锂制剂治疗到发展为 ESRD 的平均间隔时间为 20 年。

停用锂制剂后的肾脏预后尚不明确。肾功能可能有一定的恢复，特别是纠正低血容量后。但显著肾功能不全的患者可出现进行性肾衰竭：一项研究显示，在 9 例出现锂制剂肾毒性且血肌酐浓度大于 221μmol/L 的患者中，有 7 例在停用锂制剂后仍发展为 ESRD。在 10 例初始血肌酐低于 221μmol/L 的患者中，仅 1 例发展为 ESRD。另一项研究在瑞典两个地区 3 369 例接受锂制剂治疗的患者中发现了 18 例 ESRD 患者，患病率为一般人群的 6 倍。其中 13 例患者在开始透析前已停用锂制剂至少 2 年，11 例患者在停用锂制剂时血肌酐浓度高于 125μmol/L。停用锂制剂后的进行性肾功能不全可能是继发性因素所致（如体循环和肾小球内高血压），这些因素可能导致了继发性肾小球硬化。

患者常具有长期服用锂制剂的用药史，出现肾功能损害多见于用药至少 5 年以上者。临床表现为慢性肾小管间质损害。肾性尿崩症可见于约 20% 长期应用锂制剂治疗的患者，其临床特征为多尿及烦渴，对抗利尿激素试验缺乏反应。此外，此类患者常伴有不同程度的高钙血症，并有因此产生的伴发症状。部分患者可出现大于 1g/d 的蛋白尿。约 50% 患者可有尿浓缩功能受损，其严重程度与锂制剂的用药时间相关，用药时间越长损伤越严重，并逐渐出现不可逆的肾功能下降。锂制剂治疗导致肾毒性的主要危险因素为暴露于锂制剂的持续时间和累积剂量。其他危险因素包括急性中毒发作、年龄增长、其他共存疾病（如高血压、糖尿病、甲状旁腺功能亢进以及高尿酸血症），以及同时使用其他抗精神病药。肾功能受损的程度各不相同。病理表现与其他原因所致的 CIN 难以区分，唯一有特征性的是锂制剂所致者有时在远端肾小管或集合管部位可见囊样结构形成。

服用精神病药物的患者有上述临床表现，尤其是伴有肾性尿崩症时需考虑本病，必要时行肾活检辅助诊断。由于本病发生于特定的患者群体，故应结合患者用药前的肾脏检查治疗、其他药物应用情况,注意与其他药物或其他病因导致的 CIN 及其他慢性肾衰竭相鉴别。

2. **发病机制** 长期摄入锂制剂可引起抗利尿激素(antidiuretic hormone,ADH)抵抗,可导致多达 20%~40% 的患者出现多尿和烦渴。锂制剂通过管腔膜上皮细胞钠离子通道进入集合管的主细胞。然后锂制剂在这些细胞中蓄积并干扰 ADH 提高水通透性的能力。锂制剂可能增加 COX-2 的表达,从而增加髓质间质细胞分泌尿前列腺素 E_2。然后这些前列腺素作用于主细胞以诱导溶酶体降解水孔蛋白 2(aquaporin 2,AQP2)水通道并诱导尿液浓缩能力降低;锂制剂可能减少 AQP2 基因转录(该作用与前列腺素无关),导致浓缩能力进一步降低。锂制剂还会诱导集合管重构,其特征为主细胞群相对于闰细胞数量减少,这与锂制剂可能导致主细胞增殖随后主细胞的细胞周期停滞有关,从而引发间质性肾炎和肾纤维化。

三、常见的药源性慢性肾损伤的防治

(一)镇痛剂肾病

目前镇痛剂肾病尚无良好疗法,关键在于早期诊断,立即停服所有可疑药物。对肾乳头坏死组织堵塞尿路者,应给予解痉、补液及利尿治疗,无效时可通过腔镜手术取出坏死组织。对于大多数 eGFR 轻度降低[30~89ml/(min·1.73m^2)]的患者,停用镇痛药后肾功能可保持稳定或轻度改善。但是,如果肾功能损害较为严重,即使停药,病情也可能持续进展,直至进入 ESRD 需进行透析或肾移植。这可能与肾单位丢失导致的继发性血流动力学和代谢改变有关,故同时需按 CKD 一体化治疗方案治疗。原有肾功能损害或患病后肾功能损害程度过重,伴有高血压者及尿路上皮癌患者远期预后不良。在镇痛剂肾病的后期病程中可能还会发生恶性肿瘤和动脉粥样硬化性疾病,这与长期使用镇痛药有关,新发血尿有一定的提示作用,所以应监测镇痛剂肾病患者是否发生血尿。

(二)钙调磷酸酶抑制剂相关慢性肾损伤

CNI 相关慢性肾损伤的防治首要是减少 CNI 的暴露。现已发现用没有肾毒性的免疫抑制剂替代 CNI 可减轻肾功能损伤,对 CNI 治疗引起肾功能降低的肾移植受者和非肾脏器官移植受者有益。目前尚未进行有良好对照的前瞻性试验,因此难以确定 CNI 是否有一个“安全的”长期使用剂量,既达到免疫学效果,又不会引起进行性肾功能障碍。

鉴于 CNI 在移植和自身免疫性疾病中的效用,目前有多项研究探讨尽量降低此类药物肾毒性的治疗策略。现已评估了多种药物,包括冷水鱼油、钙通道阻滞剂、血栓素合成抑制剂和己酮可可碱,但无一明确有效。

鱼油含有 ω-3 脂肪酸,可通过竞争性减少血栓素合成(从而减少环孢素引起的血管收缩和高血压)和直接免疫抑制(如减少细胞因子生成)来发挥作用,其潜在的并发症包括吞咽问题、鱼腥味和损害止血功能。2005 年发表的一项系统评价和 meta 分析纳入了 16 项研究共 812 例患者，评估鱼油对肾移植的疗效。除了一项研究仅评估了环孢素之外，其他研究均将环孢素与泼尼松和 / 或硫唑嘌呤联用。在 11 项报道鱼油对 GFR 影响的研究中，鱼油对肾功能的益处并不一致，少数研究报道鱼油仅有轻度益处。meta 分析也发现，使用鱼油并无生存获益，也未降低排斥反应的发生率。一项 2007 年发表的 meta 分析主要分析的也是相同的研究，并得到了相似的发现。这些数据提示鱼油并无一致的临床益处。一项为期 3 年的随机前瞻性研究纳入了 78 例肾移植受者，发现长期使用精氨酸和芥花油（富含 ω-3 和 ω-9 脂肪酸）与 CNI 药物毒性的发生率降低有关（实验组 9% vs 对照组 35%）。这项研究还发现了这种膳食的其他益处，包括降低初次排斥反应发作、移植后糖尿病和心血管事件的发生率。总体来说，需要在更多的患者中进行更长时间的评估来更好地明确这种膳食的作用，还要考虑到许多患者会停用芥花油或不依从这种膳食疗法。

来自动物研究和人类研究的数据均提示，同时给予钙通道阻滞剂可最大程度降低肾血管收缩，保护患者免于环孢素导致的肾毒性。然而，目前没有证据表明这类药物可以增加移植物存活率。一项研究纳入了 113 例环孢素治疗的患者，在肾移植后将其随机分配至接受地尔硫䓬或安慰剂。在 2 年时，两组间血压、血肌酐、排斥反应的发作数量或移植物丢失的发生率没有差异。接受地尔硫䓬治疗的患者中，原发性无功能和严重排斥反应的发病率更低，尤其是血管排斥反应；且由于地尔硫䓬会诱导环孢素的代谢减慢，这些患者所需的环孢素使用量也会降低 35%。对接受环孢素的高血压移植受者进行的两项研究发现，硝苯地平对长期肾功能无益：一项前瞻性研究对比了硝苯地平和 ACEI（赖诺普利）的效果，另一项回顾性研究对比了硝苯地平和不使用钙通道阻滞剂的治疗效果。以 2~5 年时的血压控制、直接测得的 GFR 或血浆肌酐浓度作为评估指标，两项研究都未能证明使用硝苯地平的结局更好。但一些钙通道阻滞剂可能对肾脏有较弱的保护作用。一项前瞻性研究将 109 例接受环孢素的血压正常肾移植受者随机分配至安慰剂组或尼群地平组（每日 2 次，一次 5mg），并将 146 例高血压移植受者随机分配至安慰剂组或尼群地平组（每日 2 次，一次 10mg）。在第 2 年时或退出研究时的所有个体中，尼群地平组血肌酐浓度稍微更低，且该差异具有统计学意义（尼群地平组 149μmol/L vs 安慰剂组 161μmol/L）。这种效应仅在高血压患者中有统计学意义，但这一较小的获益独立于任何抗高血压效应。一项多中心研究纳入了 131 例正在接受环孢素治疗的肾移植受者，将其随机分配至拉西地平组或安慰剂组。在移植后的 1 年和 2 年时，接受钙通道阻滞剂的患者中，同种异体移植物的功能明显更佳［第 1 年拉西地平组 vs 安慰剂组：50ml/（min·1.73m^2）vs 43ml/（min·1.73m^2）；第 2 年拉西地平组 vs 安慰剂组：50ml/（min·1.73m^2）vs 42ml/（min·1.73m^2）］。肾血管收缩也许不是导致慢性血管及肾小管间质损伤的原因,这可能解释了为何钙通道阻滞剂对环孢素使用者的长期肾脏益处方面会出现矛盾的结果。动物研究发现,给予内皮素A受体拮抗剂可最大程度减少GFR和肾血浆流量的下降,但对小动脉病变或肾小管损伤并无影响,有力支持了上述假说。

RAAS激活在CNI肾损伤发病机制中占有一席之地,因此有人提出将RAAS抑制作为预防发生CNI肾损伤的策略。动物研究表明,ACEI和ARB可预防环孢素诱导的间质纤维化并改善肾功能,但人类研究并未证实此类药物有明确益处:一项小型试验纳入了24例新近发生1型糖尿病且没有肾脏受累病史的患者,将其随机分配至接受为期3个月的环孢素或环孢素+依那普利。3个月时,环孢素+依那普利组患者的GFR保持不变,而环孢素单药治疗组患者的GFR降低了17%。另一项小型试验纳入了25例接受环孢素的肾移植受者,比较了赖诺普利与硝苯地平的作用。两组患者的基线肾功能接近。在大约1年和2.5年时,两组患者的GFR相对于基线值均无变化,表明两种药物的肾脏保护作用相似。然而,一项规模较大的随机试验在接受环孢素的肾移植受者中比较了硝苯地平与赖诺普利,发现在治疗后2年,硝苯地平组患者的移植肾功能改善,但赖诺普利组无改善。

动物研究提示,醛固酮拮抗剂(如螺内酯)对CNI相关慢性肾损伤可能具有保护作用,但目前尚未进行人类研究。

(三)马兜铃酸相关慢性肾损伤防治

慢性马兜铃酸肾病预后较差,大多数患者的病变和肾功能损伤不可逆,2年的肾脏生存率仅17%,明显低于其他类型的肾小管间质性肾病。国内北京大学第一医院的随访资料显示,患者肾功能下降的速度可能与累积服药的剂量有关,临床观察发现患者间存在一定的个体差异。少数患者肾功能进行性恶化,在1年内进入终末期;少部分急性马兜铃酸肾病患者在停药和积极治疗后肾功能可部分恢复或保持相对稳定;但绝大多数马兜铃酸肾病患者均呈慢性进展过程,肾功能缓慢恶化。

慢性马兜铃酸肾病目前尚无有效的治疗方法,因此对该病的管理重在预防。临床应重视中草药的毒副作用,避免使用含有马兜铃酸的中草药,并加强中草药马兜铃酸含量的检测,为临床合理使用中草药提供参考。注重患者宣教,消除"中草药为天然药物,无毒副作用"的错误观念,避免患者自行服用偏方、秘方。

对有马兜铃酸用药史的患者应监测肾小管功能的变化,如果出现肾小管功能损害应立即停药,并加强对症和支持治疗。慢性马兜铃酸肾病常常存在严重肾小管功能障碍,容易发生酸碱和电解质失衡,因此,治疗上应特别注意预防和纠正酸中毒、低钾血症和低钠血症,保持内环境稳定。根据患者具体情况,积极纠正酸中毒和电解质紊乱,氮质血症重者尽早行血液净化治疗。体外研究发现促红细胞生成素能抑制马兜铃酸诱导的上皮细胞凋亡,促进细胞生长。因此，应早期使用促红细胞生成素，具体剂量视患者血红蛋白及血压等情况而定。少数学者曾开展非对照研究，给予患者短期糖皮质激素治疗，发现其可能对改善肾功能有一定效果，但缺乏对长期预后的评价。鉴于这类患者泌尿生殖道细胞异型性发生率高，这些患者应定期监测尿细胞学有无异常。

对慢性马兜铃酸肾病导致的肾功能不全患者，治疗的目标在于抑制肾小管间质纤维化的进展，延缓慢性肾衰竭的发展，通常停药后按照 CKD 治疗原则处理。部分慢性马兜铃酸肾病患者，停药后仍可逐渐发展至 ESRD，应适时予以肾脏替代治疗或肾移植。有报道 5 例终末期马兜铃酸肾病患者接受肾移植后均未复发。但此类患者在接受透析或移植后数年仍会罹患复发率和恶性程度较高的尿路上皮癌，因此国外学者建议对此类 ESRD 患者进行肾移植的同时行双肾及输尿管摘除。

（四）锂制剂相关慢性肾损伤防治

多数锂制剂导致的肾性尿崩症或轻度肾功能不全患者在停药后病情可恢复，肾功能可完全或部分逆转。超过 10 年以上的长期用药者中部分呈不可逆的慢性肾衰竭，最终可发展为 ESRD。因此，对长期使用锂制剂的患者需定期监测血药浓度，保证其维持在治疗窗的安全限范围内。应至少每年对患者的肾功能进行评估，包括记录尿量、血肌酐。当患者血肌酐升高时，应尽量减少锂制剂用量，可能的情况下换用其他精神病药物，以防止进一步肾损害的发生。如果血肌酐持续升高，或诊断为锂制剂诱导的 NDI，可能需要停药。

但在许多情况下，锂制剂对稳定心境和预防自杀的益处可能超过其风险。停药可能存在难度，因此应与精神科医师讨论确定患者的个体化治疗方案，对于继续锂制剂治疗的患者，我们推荐同时使用保钾利尿剂阿米洛利。阿米洛利可抑制集合管上皮的钠离子通道，能将锂制剂的蓄积程度降至最低。多项研究支持继续使用锂制剂的 NDI 患者使用阿米洛利。对 9 例发生 NDI 后继续接受锂制剂治疗的患者给予阿米洛利，经 3~4 周治疗后，平均尿量显著下降（从 4.7L/d 下降至 3.1L/d），并且尿渗透压显著升高［从 228mOsm/（kg·H_2O）升高至 331mOsm/（kg·H_2O）］，这种效果持续至少 6 个月。在一项安慰剂对照交叉研究中，11 例锂制剂诱导的 NDI 患者以随机顺序接受 10mg/d 的阿米洛利或安慰剂，持续 6 周。阿米洛利治疗显著增加了尿渗透压对外源性抗利尿激素的反应（尿渗透压增加至 165%）；而安慰剂则没有改变对抗利尿激素的反应。

然而，阿米洛利可能仅对潜在可逆的轻至中度尿浓缩缺陷有效，对严重疾病患者［最大尿渗透压<200mOsm/（kg·H_2O）］的效果不佳。这些患者即使停止使用锂制剂，肾小管损害也常为永久性；因此，减少锂制剂进入集合管细胞并不能改善浓缩能力。如果给予了阿米洛利治疗，由于利尿剂引起的容量不足可能会增加钠和锂的近端重吸收，必须仔细监测血清锂

浓度,且由于发生锂排泄降低,可能需要减少药物剂量。

锂制剂诱导 NDI 患者多尿的其他治疗方法包括:使用噻嗪类利尿剂减少远端水转运或上调 AQP 受体,或使用 NSAID 减少前列腺素合成,或联合使用低钠饮食与噻嗪类利尿剂。噻嗪类利尿剂可通过产生轻度钠损耗状态而减少尿量和增加尿渗透压,配合低钠饮食可减少远端小管的钠转运和增加集合管中水的重吸收分数。与使用阿米洛利一样,开始噻嗪类利尿剂治疗后也必须密切监测血清锂浓度。由于大多数患者仅对 ADH 部分抵抗,所以通过给予 1- 脱氨基 -8-D 精氨酸血管加压素(1-deamino-8-D-arginine vasopressin, dDAVP)达到超生理水平的 ADH,也可能减轻多尿症。联合 dDAVP 与 NSAID 可能会增加成功的可能性。对特定的患者仅给予 NSAID 治疗也可能有效。这些患者出现高钠血症及其并发症的风险也相当大。尤其在液体摄入量减少、急性疾病病程中或接受手术时液体复苏不足的情况下应特别注意。

参考文献

[1] 高瑞通,郑法雷.药物性肾损害.中国实用内科杂志,2011, 31 (2): 94-96.

[2] USUI J, YAMAGATA K, IMAI E, et al. Clinical practice guideline for drug-induced kidney injury in Japan 2016: digest version. Clin Exp Nephrol, 2016, 20 (6): 827-831.

[3] 王海燕.肾脏病学.3 版.北京:人民卫生出版社,2008.

[4] CAROLINE S Z, MICHAEl G C. 实用临床药物治疗学肾脏病.缪丽燕,卢国元,译.11 版.北京:人民卫生出版社,2020.

[5] 孙海鸥,胡伟新.药物性肾损害的机制及其临床表现.肾脏病与透析肾移植杂志,2006, 15 (3): 252-257.

[6] 王海燕.肾脏病临床概览.北京:北京大学医学出版社,2010.

[7] 苏涛.抗生素相关肾损伤.临床内科杂志,2019, 36 (3): 148-151.

[8] 李晓玫,苏涛.解热镇痛药导致的肾损害.医师进修杂志,2003, 26 (5): 8-10.

[9] 龙靓,李璐璐,阎敏,等.他克莫司致老年患者肾损害的回顾性分析.药物不良反应杂志,2014, 16 (2): 91-94.

[10] 闫菲菲,段建春,王洁.铂类抗肿瘤药物相关肾损伤作用机制的研究进展.中国肺癌杂志,2015, 18 (9): 580-586.

[11] 张关敏,刘红,张艳华.抗肿瘤药的肝肾毒性及其防治.中国药房,2010, 21 (14): 1327-1330.

[12] 邱维,郑可,王汉萍,等.免疫检查点抑制剂相关肾脏不良反应的临床诊治建议.中国肺癌杂志,2019, 22 (10): 645-648.

[13] 李佳,程晟,沈素.药源性肾损害的临床新视点.中国医院用药评价与分析,2016, 16 (3): 431-432.

[14] 冯莹,庞婉霞,叶霖,等.质子泵抑制剂与急慢性肾脏损伤.中华肾脏病杂志,2018, 34 (1): 69-72.

[15] 孙柯,赵龙,梅长林.抗凝相关性肾病.中华肾脏病杂志,2018, 31 (11): 877-880.

[16] 中华医学会放射学分会,中国医师协会放射医师分会.对比剂使用指南(第 1 版). 中华放射学杂志,

2008, 42 (3): 320-325.
[17] STACUL F, VAN DER MOLEN A J, REIMER P, et al. Contrast induced nephropathy: updated ESUR Contrast Media Safety Committee guidelines. Eur Radiol, 2011, 21 (12): 2527-2541.
[18] SEELIGER E, SENDESKI M, RIHAL C S, et al. Contrast-induced kidney injury: mechanisms, risk factors, and prevention. Eur Heart J, 2012, 33 (16): 2007-2015.
[19] AZZALINI L, SPAGNOLI V, LY H Q. Contrast-Induced Nephropathy: From Pathophysiology to Preventive Strategies. Can J Cardiol, 2016, 32 (2): 247-255.
[20] VAN DER MOLEN A J, REIMER P, DEKKERS I A, et al. Post-contrast acute kidney injury. Part 2: risk stratification, role of hydration and other prophylactic measures, patients taking metformin and chronic dialysis patients: Recommendations for updated ESUR Contrast Medium Safety Committee guidelines. Eur Radiol, 2018, 28 (7): 2856-2869.
[21] 韩雅玲，周玉杰 . 含碘对比剂在心血管疾病中临床应用的专家共识 (2012). 中华心血管病杂志，2013, 41 (2): 94-98.
[22] MEHRAN R, AYMONG E D, NIKOLSKY E, et al. A simple risk score for prediction of contrast-induced nephropathy after percutaneous coronary intervention: development and initial validation. J Am Coll Cardiol, 2004, 44 (7): 1393-1399.
[23] YIN W J, YI Y H, GUAN X F, et al. Preprocedural prediction model for contrast-induced nephropathy patients. J Am Heart Assoc, 2017, 6 (2): e004498.
[24] 傅辰生，丁小强 . 药物性肾损害的诊断与治疗 . 实用医院临床杂志，2008, 5 (4): 16-18.
[25] HENRICH W L, CLARK R L, KELLY J P, et al. Non-contrast-enhanced computerized tomography and analgesic-related kidney disease: report of the national analgesic nephropathy study. J Am Soc Nephrol, 2006, 17 (5): 1472-1480.
[26] VADIVEL N, TRIKUDANATHAN S, SINGH A K. Analgesic nephropathy. Kidney Int, 2007, 72 (4): 517-520.
[27] VAN DER WOUDE F J, HEINEMANN L A, GRAF H. Analgesics use and ESRD in younger age: a case-control study. BMC Nephrol, 2007, 8: 15-27.
[28] AGODOA L Y, FRANCIS M E, EGGERS P W. Association of analgesic use with prevalence of albuminuria and reduced GFR in US adults. Am J Kidney Dis, 2008, 51 (4): 573-583.
[29] GOOCH K, CULLETON B F, MANNS B J, et al. NSAID use and progression of chronic kidney disease. Am J Med, 2007, 120 (3): 280. e1-280, e7.
[30] NANKIVELL B J, P' NG C H, O' CONNELL P J, et al. Calcineurin inhibitor nephrotoxicity through the lens of longitudinal histology: comparison of cyclosporine and tacrolimus eras. Transplantation, 2016, 100 (8): 1723-1731.
[31] EKBERG H, BERNASCONI C, TEDESCO-SILVA H, et al. Calcineurin inhibitor minimization in the Symphony study: observational results 3 years after transplantation. Am J Transplant, 2009, 9 (8): 1876-1885.
[32] OJO A O, HELD P J, PORT F K, et al. Chronic renal failure after transplantation of a nonrenal organ. N Engl J Med, 2003, 349 (10): 931-940.
[33] CHAPMAN J R, NANKIVELL B J. Nephrotoxicity of ciclosporin A: short-term gain, long-term pain ? Nephrol Dial Transplant, 2006, 21 (8): 2060-2063.
[34] NANKIVELL B J, BORROWS R J, FUNG L S, et al. Calcineurin inhibitor nephrotoxicity: longitudinal assessment by protocol histology. Transplantation, 2004, 78 (4): 557-565.
[35] ANANDAGODA N, LORD G M. Preventing aristolochic acid nephropathy. Clin J Am Soc Nephrol, 2015, 10 (2): 167-168.
[36] JELAKOVIĆ B, DIKA Ž, ARLT V M, et al. Balkan endemic nephropathy and the causative role of aris-

tolochic acid. Semin Nephrol, 2019, 39 (3): 284-296.

[37] NORTIER J L, VANHERWEGHEM J L. For patients taking herbal therapy--lessons from aristolochic acid nephropathy. Nephrol Dial Transplant, 2007, 22 (6): 1512-1517.

[38] JELAKOVIĆ B, KARANOVIĆ S, VUKOVIĆ-LELA I, et al. Aristolactam-DNA adducts are a biomarker of environmental exposure to aristolochic acid. Kidney Int, 2012, 81 (6): 559-567.

[39] MCKNIGHT R, ADIDA M, BUDGE K, et al. Lithium toxicity profile: a systematic review and meta-analysis. Lancet, 2012, 379 (9817): 721-728.

[40] KORTENOEVEN M, SCHWEER H, COX R, et al. Lithium reduces aquaporin-2 transcription independent of prostaglandins. Am J Physiol Cell Physiol, 2012, 302 (1): C131-C140.

[41] SONG J, SJÖLANDER A, JOAS E, et al. Suicidal behavior during lithium and valproate treatment: a within-individual 8-year prospective study of 50, 000patients with bipolar disorder. Am J Psychiatry, 2017, 174 (8): 795-802.

[42] WERNEKE U, OTT M, RENBERG E, et al B. A decision analysis of long-term lithium treatment and the risk of renal failure. Acta Psychiatr Scand, 2012, 126 (3): 186-197.

第八章 专科临床药师参与肾脏病患者的药学服务

第一节 药学服务概况

1987 年 Hepler 和 Strand 在美国药学协会年会上提出药学服务（pharmaceutical care）的概念，随后得到世界药学大会的认可，并在 1988 年新德里世界药学大会加以明确。我国药学服务的理念起步于 20 世纪 90 年代末期，目前已得到广大医务工作者的认同。药学服务是指由医疗机构药学专业技术人员（简称药师）为保障患者用药安全、优化患者治疗效果和节约治疗费用而进行的相关服务，旨在发现、解决、预防潜在的或者实际存在的与患者用药相关的问题，优化治疗方案，保护患者免受或减少、减轻与药物有关的损害，维护患者合理用药权益。近年来，随着我国深化医疗卫生的体制改革，经济和社会环境的不断改善，公众生活水平的不断提高，对医疗保健服务包括药学服务的水平提出了更高的要求。

药学服务有别于其他类型的服务，它具有很强的社会属性，其特点主要包括：①以提供药学专业知识及信息的形式来满足患者在药物使用方面的特殊需求，包括药物选择、给药途径及用法用量、不良反应监测与规避、疗效评估、用药及健康教育等；②全程化服务，即药学服务贯穿药物使用的整个过程，包括用药前的教育、用药过程及用药后的咨询、监测及评价；③药学服务的重点必须要落实到药物的有效性、安全性及经济适宜性上；④药学服务的最终目标是改善和提高患者的生命质量；⑤药学服务的实践者必须是具有药学专业知识的药师。

一、药学服务的内容

药学服务的对象是广大公众，其主要包括门（急）诊患者、住院患者、患者家属、医务人员及与医疗机构签约的居家患者。而药学服务的内容因服务对象的不同而有所差别，但主要包括门诊调剂服务、住院药学服务、专科药师药学服务、治疗药物监测服务、静脉用药配置服务、药学基因组学服务、药师咨询服务、药店药学服务、药学情报服务、药事管理与药物治疗管理服务等内容，其具体服务的内容如下：

1. **处方审核**(prescription review) 是指药学专业技术人员运用专业知识与实践技能，根据相关法律法规、规章制度与技术规范等，对医师在诊疗活动中为患者开具的处方，进行合法性、规范性和适宜性审核，并做出是否同意调配发药决定的药学技术服务，它是处方调配的一个重要环节。

2. **处方调配**(prescription dispensing) 处方调配是药师根据已注册的执业医师和执业助理医师开具的处方进行处方审核、调配、复核、发药并提供用药指导等的过程，它是药师工作的最重要内容之一。但随着当代药学事业的发展，药学服务工作也发生了重大变化，其主要经历了三个阶段，即传统的以药品调配服务为中心的阶段；以促进临床合理用药为主的临床药学服务阶段；更高一个层次的以患者为中心，强调提高患者生命质量的药学服务阶段。为了适应药学服务工作的变化，处方调配工作也由“具体操作经验服务型”向“药学知识技术服务型”转变。

3. **静脉用药集中调配** 医疗机构药学部门根据医师的用药医嘱，经药师审核其正确性、合理性与适宜性，再由经过专业培训的药学和/或护理技术人员按照无菌环境操作的要求，在洁净或清洁的层流工作台上对静脉用药进行加药混合配制，使其成为可供临床直接静脉给药的成品注射液，这一工作过程称为静脉用药集中调配(pharmacy intravenous admixture services，PIVAS)。作为PIVAS供应的药学服务部门，不仅能避免在普通环境下配置药物所发生的细菌和不溶性微粒污染，更能促进临床合理用药，避免发生药物配伍禁忌。此外，还可降低环境污染及医务人员职业暴露风险。近年来，PIVAS在各地医院陆续建立，并逐渐成为药学服务的新亮点，对于提升医院整体的管理、药物治疗水平及用药安全起到了重要作用。

4. **临床药物治疗** 临床药物治疗是药学服务最基本，也是最重要的工作，而临床药师(clinical pharmacist)是参与临床药物治疗的核心角色。临床药师是指以系统药学专业知识为基础，并具有一定医学和相关专业基础知识与技能，直接参与临床用药，促进药物合理应用和保护患者用药安全的药学专业技术人员。临床药师参与临床药物治疗的内容主要包括：①深入临床了解药物应用的动态，对药物的应用提出改进意见；②运用自己的专业知识参与用药决策，进行药物重整、用药监护，提供用药指导、用药咨询、用药教育，参加危重患者的救治和病案讨论，对药物治疗提出建议；③解答医护人员提出的有关药物治疗、相互作用、配伍禁忌及药品不良反应等方面的问题；④指导护士做好药品请领、保管和正确配制工作。

5. **治疗药物监测**　治疗药物监测(therapeutic drug monitoring,TDM)是指在进行临床药物治疗过程中,观察药物疗效的同时,定时采集患者的血液(有时采集尿液、唾液等体液),测定其中的药物浓度,探讨药物的体内过程,以便根据患者的具体情况,以药代动力学和药效动力学基础理论为指导,借助先进的分析技术与电子计算机手段,并利用药代动力学原理和公式,使给药方案个体化。从而达到满意的疗效及避免发生毒副反应,同时也可以为药物过量中毒的诊断和处理提供有价值的实验室依据,将临床用药从传统的经验模式提高到比较科学的水平。TDM是临床药师参与临床药物治疗、提供药学服务的重要途径。

6. **药品不良反应监测和报告**　监测和报告上市后药品的不良反应情况,旨在及时发现、正确认识药品不良反应,减少药源性疾病的发生,保障社会公众的用药安全;也可为评价、整顿、淘汰药品提供服务和依据,为临床用药提供指导,发挥药品不良反应的"预警"作用。同时,开展此项工作还可以促进新药的研发和国际药品信息交流。

7. **药物利用研究和评价**　从经济学的角度出发,综合考虑医疗过程中的各种药物和非药物因素,针对某一药物,或具有某些特性的药物,或某一疾病的药物治疗方案进行对照和评价,探讨其使用的合理性,包括从医疗方面评价药物的疗效以及社会、经济等方面评价其综合性,以获得最大的药物治疗效益。

8. **药物信息服务**　利用工具书、数据库或各类搜索引擎等工具,通过对期刊、图书、药品说明书、数字化信息资源等包含的药品信息进行搜集、整理、评价,向公众、医务人员、医药管理者提供直接的、准确的、与药物使用相关的信息咨询与服务,以提高药物治疗和药事管理的水平。

9. **开展健康教育与用药咨询**　通过有计划、有目的地向公众介绍健康知识和药品知识,促进公众自觉地实行有益于健康的行为和生活方式,消除或减轻影响健康的危险因素,预防疾病,促进健康,提高生命质量。通过开展医药卫生健康知识讲座及提供用药咨询等方式,宣传相应的自我保健、自我药疗知识,尤其是合理用药方面的基本知识,提高患者的用药依从性。

二、药学服务的方式

近年来,随着医院药学突飞猛进的发展,开展药学服务的方式也越来越多样化,其主要包括以下几种方式:

1. **临床服务**　药师扎根临床,运用药学专业知识结合医学和相关专业基础知识与技能，指导临床合理用药，提高药物治疗的有效性和安全性。在临床药物治疗过程中，为医师用药提供参考意见，协助医师制订个体化用药方案。同时，在给药过程中，对患者进行用药指导，提高患者的用药依从性。

2. **面对面指导**　患者在药房取药时，药师对其进行面对面的用药指导，也是药师进行药学服务最普遍的方式。药师也可在处方调配的同时，对患者进行用药指导和非药物治疗教育。

3. **知识讲座**　主要是通过报告会、讲座以及培训会等形式，宣传药物知识，开展药学健康教育，指导社会公众健康意识。

4. **网络咨询**　利用现代信息技术，通过药师与社会公众进行的互动交流，宣传和普及医药卫生知识，提高社会公众健康意识。

第二节　专科临床药师开展肾脏病患者药学服务的路径

一、临床药师的工作内容

临床药师是指以系统的药学专业知识为基础，并具有一定医学和相关专业基础知识与技能，直接参与临床用药，促进药物合理应用和保护患者用药安全，提供药学服务的药学专业技术人员。临床药师是伴随着医院药学工作内容和工作模式的转变、临床药学学科的发展、临床药学工作的开展，特别是药学服务的需求而产生的。目前，国内的临床药师主要在医院工作，根据工作岗位的不同，临床药师分为专科临床药师和通科临床药师，但两者均是面向临床、面向患者，直接参与临床药物治疗，进行药物治疗方案的制订、实施和评价。按照《医疗机构药事管理规定》，临床药师应当全职参与临床药物治疗工作。各级医疗机构应根据临床工作的实际需求，结合临床药师的工作能力，采取参与或独立的方式开展临床药师岗位工作，其工作内容主要包括：①以患者为中心，以合理用药为核心，直接参与临床药物治疗，深入临床了解药物应用情况，审核用药医嘱或处方，与临床医生共同进行药物治疗方案的设计、实施与监护；对临床药物治疗提出意见或调整建议，与医生共同对药物治疗负责。②参与日常性医疗查房、会诊，参加疑难、危重患者的救治和病例讨论，协助临床医生做好药物鉴别遴选工作；在用药实践中发现、解决、预防潜在的或实际存在的用药问题，进行病历分析和药历书写；开展药学监护、药学查房和药学会诊，提供药学专业技术服务。③根据临床药物治疗的需要进行治疗药物监测，并依据其临床诊断和药代动力学、药效动力学的特点设计个体化给药方案。④掌握与临床用药相关的药物信息，为医务人员和患者提供及时、准确、完整、可靠的信息资源和正确而不偏颇的循证支持信息；开展药物咨询和合理的用药教育，宣传用药知识，指导患者安全用药。⑤开展静脉用药集中调配；指导护士做好药品请领、保管和正确使用工作。⑥开展药品质量监测，药品不良反应和用药损害的收集、整理、报告等工作；协助临床医生共同做好各类药物临床观察，特别是新药上市后的安全性和有效性监测，并进行相关资料的收集、整理、分析、评估和反馈工作；开展抗菌药物临床应用监测，实施处方点评与超常预警，促进药物合理使用。⑦开展或参与社区药学服务以及影响公众健康的突发公共卫生事件、急性中毒等危急情况下的药学服务。⑧结合临床药物治疗实践，开展合理用药、药物利用、药物评价和新药临床试验等临床药学相关研究工作；参与临床药学教育和临床药师培训。

二、临床药师的工作流程

近年来，随着社会的发展，医疗的改革，2011 年卫生部颁布了《医疗机构药事管理规定》明确了临床药师的工作职责，临床药学的传统理念及工作模式也逐渐发生变化，已由原本单纯的保障药品供应型逐渐转换为建立“以患者为中心”的药学服务模式。目前，我国临床药学工作的流程还未统一，但根据临床药师的工作内容，其工作流程见图 8-1。

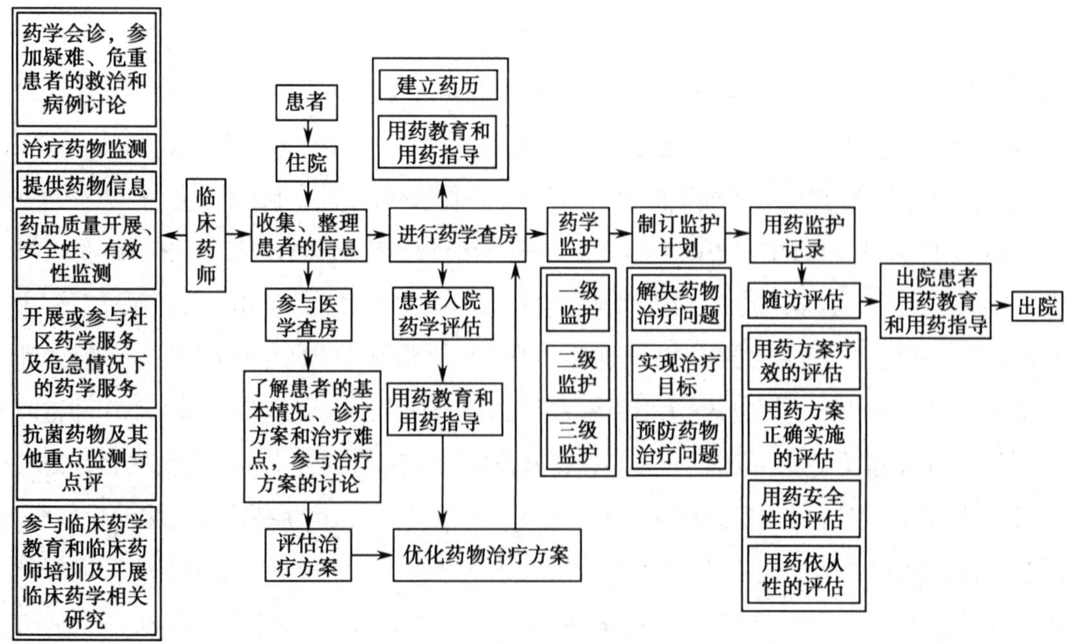

图 8-1　临床药师的工作内容及流程

三、肾内科临床药师开展肾脏病患者的药学服务标准与路径

1. 和患者进行访谈，搜集患者基本信息

1.1 一般资料			
姓名		性别	
年龄		民族	
文化程度 / 职业		婚姻状况	
联系电话		通讯地址	
生育状况		孕周	哺乳（是 / 否）
过敏史（是 / 否）	药物：		
	过敏反应：		
	处置：		
既往史			
家族史			
现病史			
1.2 生活习惯			
饮食情况			
吸烟情况			
饮酒情况			
药物依赖史			
接触放射线情况			
接触有害毒物情况			
宠物接触史			
睡眠情况			
运动情况			
1.3 体格检查			
身高		体重	
体温		血压	
心率		脉搏	
呼吸		尿量	
主要阳性症状及体征：			

续表

1.4 主要检验			
血常规		尿常规	
肾功能		肝功能	
血脂		血糖	
糖化血红蛋白		出、凝血功能	
C 反应蛋白		血沉	
尿蛋白		尿蛋白 - 尿肌酐比值	
24 小时尿蛋白		肾小管功能	
肾小球功能		尿蛋白电泳	
全血免疫固定电泳		血电解质	
甲状旁腺激素		钙磷代谢	
铁代谢		免疫学指标	
1.5 主要检查			
心电图			
肾脏 B 超			
肾穿刺活检			
其他检验检查			
1.6 疾病情况			
原发病			
合并其他疾病			
是否透析 是□ 否□			
透析方式	透析频次	透析液种类	透析充分性
1.7 既往用药(包括营养治疗、保健品及其他特殊食物)			
药物名称(厂家)	给药方案(剂量、途径、频次、疗程)	起止时间	疗效及安全性
1.8 当前用药(包括营养治疗、保健品及其他特殊食物)			
药物名称(厂家)	给药方案(剂量、途径、频次、疗程)	起止时间	疗效及安全性
1.9 疾病状态的评分			

2. 对患者的药物治疗相关问题进行评估及提供建议

2.1 药物治疗相关问题			
分类	药物治疗问题	药物治疗问题的原因	药物名称
适应证	(1)药物治疗过度	□ 无适应证 □ 重复治疗 □ 可采用非药物治疗 □ 使用成瘾性或娱乐性药物 □ 使用其他药物治疗可避免的不良反应	
	(2)药物治疗方案不足	□ 存在需要开始药物治疗的伴发病 □ 需要预防性治疗,避免新疾病产生 □ 疾病需要联合用药,以达到协同增效作用	
有效性	(3)无效药物的药物治疗	□ 现有治疗疾病的药物不是最有效的 □ 个体对现有药物治疗已产生耐药 □ 个体对药物存在禁忌证 □ 药物剂型不适宜 □ 药物对此疾病无效	
	(4)药物剂量不足	□ 药物剂量太低,无法达到预期疗效 □ 给药间隔时间太长,无法达到预期疗效 □ 给药疗程太短,无法达到预期疗效 □ 用法及用药时间不正确,无法达到预期疗效 □ 存在药物相互作用,降低药物有效血药浓度 □ 未进行治疗药物监测等监测,常规剂量无法达到治疗浓度	
安全性	(5)药物不良反应	□ 药物引起的与剂量无关的不良反应 □ 药物相互作用引起的不良反应 □ 给药方案不正确引起的不良反应 □ 个体本身对药物存在禁忌证 □ 药物加量或减量速度过快引起的不良反应	
	(6)给药剂量过大	□ 给药剂量过大导致的毒性反应 □ 未进行治疗药物监测等监测,常规剂量就可达到引起毒性反应的药物浓度 □ 给药间隔过短 □ 给药疗程过长 □ 存在药物相互作用,导致药物浓度升高 □ 给药速度太快	
依从性	(7)用药依从性问题	□ 患者不了解疾病状态,不重视 □ 担心药物副作用 □ 患者不理解药品说明书 □ 忘记服药 □ 患者服用的药品费用太高	

续表

依从性	(7)用药依从性问题	☐ 服用药物品种太多 ☐ 没人正确指导 ☐ 无法获得药物 ☐ 患者不愿意服药 ☐ 其他原因	
其他			
2.2 解决药物治疗问题			
医嘱内容	不合理原因	建议	结果
其他优化药物治疗的干预措施：			

3. 药学查房

日期	查房内容

4. 药学监护

日期	目标药物	监护指标或症状	结果	用药建议

5. 用药及健康指导

5.1 用药指导					
所使用药物	药物名称(厂家)	规格	给药方案(剂量、途径、频次)	起效时间	疗程
药物使用的注意事项			药物名称		
漏服处理			药物名称		
不良反应			药物名称		
预防不良反应			药物名称		

续表

发生不良反应的处理	药物名称	
药物储藏	药物名称	
随访时间及定期监测的指标		
5.2 健康指导		
疾病相关基本知识		
疾病治疗的必要性		
生活起居注意事项[&*#]		
其他注意事项		
以上用药及健康指导仅针对您目前用药方案提供，如用药过程中有任何疑问及不适，请您及时咨询医生或药师		

注：[&] 附表 1　慢性肾脏病非透析患者每日蛋白质推荐摄入量；[*] 附表 2　慢性肾脏病非透析和透析患者每日营养物质推荐摄入量；[#] 附表 3　常见食物每 100g 中能量、蛋白质、钾、钠、钙、磷含量表。

6. 用药咨询

咨询药品名称	咨询内容	回复内容	回复依据

7. 随访计划

药物治疗目标	
随访周期	
相关检查指标	
疗效评价指标	
症状 / 体征	
实验室指标	
安全性评价指标	
症状 / 体征	
实验室指标	
患者服药情况	
新的药物治疗问题	

附表 1　慢性肾脏病非透析患者每日蛋白质推荐摄入量

分期	GFR/[ml/(min·1.73m²)]	蛋白质摄入量*/[g/(kg·d)]	复方 α-酮酸制剂*/[g/(kg·d)]
1	≥90	0.8	
2	60~89		
3	30~59	0.6	0.12
4	15~29		
		0.4	0.20
5	<15		

注:* 以理想体重(kg)计算。

附表 2　慢性肾脏病非透析和透析患者每日营养物质推荐摄入量

营养物质	推荐摄入量		
	非透析患者	血液透析患者	腹膜透析患者
能量	30~35kal/kg*	30~35kal/kg*	30~35kal/kg*(包括透析液中的能量)
蛋白质	0.4~0.8g/kg*;优质蛋白质应>60%	1.1~1.4g/kg*;优质蛋白质应>60%	1.2~1.5g/kg*;优质蛋白质应>60%
钠	1 000~3 000mg;或根据血钠化验结果确定	2 000~3 000mg;或根据血钠化验结果确定	2 000~4 000mg;或根据血钠化验结果确定
钾	40mg/kg*;或根据血钾化验结果确定		
磷	8~12mg/kg*;可能需要磷结合剂治疗	≤17mg/kg*;可能需要磷结合剂治疗	
钙	根据血钙化验结果确定	根据血钙化验结果确定;大约为 1 000mg	
液体	根据具体情况决定	尿排出量+(500~750ml);或两次透析间期体重增加<5%	每天至少 2 000ml+ 尿排出量
维生素/矿物质补充剂	根据具体情况决定		

注:* 以理想体重(kg)计算。

附表 3　常见食物每 100g 中能量、蛋白质、钾、钠、钙、磷含量表

食物名称	能量 /kJ	能量 /kcal	蛋白质 /g	钾 /mg	钠 /mg	钙 /mg	磷 /mg
牛肉(瘦)	444	106	20.2	284	53.6	9	172
猪肉(瘦)	598	143	20.3	305	57.5	6	189
羊肉(瘦)	494	118	20.5	403	69.4	9	196
牛肉干	2 301	550	45.6	51	412.4	43	464

续表

食物名称	能量 /kJ	能量 /kcal	蛋白质 /g	钾 /mg	钠 /mg	钙 /mg	磷 /mg
牛肉松	1 862	445	8.2	128	1 945.7	76	74
牛肝	582	139	19.8	185	45	4	252
猪肝	540	129	19.3	235	68.6	6	310
鲫鱼	452	108	17.1	290	41.2	79	193
草鱼	469	112	16.6	312	46	38	203
鲤鱼	456	109	17.6	334	53.7	50	204
带鱼	531	127	17.7	280	150.1	28	191
甲鱼	494	118	17.8	196	96.9	70	114
对虾	389	93	18.6	215	165.2	62	228
虾皮	640	153	30.7	617	5 057.7	991	582
龙虾	377	90	18.9	257	190	21	221
海参(干)	1 097	262	50.2	356	4 967.8		94
鸡	699	167	19.3	251	63.3	9	156
鸡蛋	577	138	12.7	98	94.7	48	176
鸭蛋	753	180	12.6	135	106	62	226
松花蛋(鸭)	715	171	14.2	152	542.7	62	165
鸭	1 004	240	15.5	191	69	6	122
咸鸭蛋	795	190	12.7	184	2 076.1	118	231
鸽	841	201	16.5	33.4	63.6	30	136
牛奶	226	54	3	109	37.2	104	73
酸奶	301	72	2.5	150	39.8	118	85
奶粉(全脂)	2 000	478	20.1	449	260.1	676	469
大米	1 448	346	7.4	103	308	13	110
糯米(江米)	1 456	348	7.3	137	1.5	26	113
小米	1 498	358	9	284	4.3	41	229
高粱米	1 469	351	10.4	281	6.3	22	329
玉米(黄)	1 402	335	8.7	300	3.3	14	218
面粉(标准粉)	1 439	344	11.2	190	3.1	31	188

续表

食物名称	能量 /kJ	能量 /kcal	蛋白质 /g	钾 /mg	钠 /mg	钙 /mg	磷 /mg
面粉（富强粉）	1 464	347	10.3	128	2.7	27	114
挂面（精白粉）	1 452	347	9.6	122	110.6	21	112
方便面	1 975	472	9.5	134	1 144	25	80
玉米面（黄）	1 423	340	8.1	249	2.3	22	80
淀粉（玉米）	1 443	345	1.2	8	6.3	18	25
黄豆（大豆）	1 502	359	35.1	1 503	2.2	191	465
黑豆	1 594	381	36.1	1 377	3	224	500
绿豆	1 322	316	21.6	787	3.2	81	337
面条（切面）	1 172	280	8.5	161	3.4	13	142
大豆淀粉	1 427	341	0.5	10	18.2	36	29
豆浆	54	13	1.8	48	3	10	30
豆腐（南）	238	57	6.2	154	3.1	116	90
扁豆	155	27	2.7	178	3.8	38	54
豌豆	121	29	2.9	112	2.2	27	63
黄豆芽	184	44	4.5	160	7.2	21	74
绿豆芽	75	18	2.1	68	4.4	9	37
荸荠	247	59	1.2	306	15.7	4	44
慈菇	393	94	4.6	707	39.1	14	157
甘薯（红心）	414	99	1.1	130	28.5	23	39
胡萝卜	155	37	1	190	71.4	32	27
白萝卜	84	20	0.9	173	61.8	36	26
土豆	318	76	2	342	2.7	8	40
藕	293	70	1.9	243	44.2	39	58
大白菜	63	15	1.4	90	48.4	35	28
大葱（鲜）	126	30	1.7	144	4.8	29	38
葱头（洋葱）	163	39	1.1	147	4.4	24	39
芋头	331	79	2.2	378	33.1	36	55
山药	234	56	1.9	213	18.6	16	34

续表

食物名称	能量 /kJ	能量 /kcal	蛋白质 /g	钾 /mg	钠 /mg	钙 /mg	磷 /mg
韭菜	109	26	2.4	247	8.1	42	38
金针菜	833	199	19.4	610	59.2	301	216
龙须菜（芦笋）	75	18	1.4	213	3.1	10	42
芹菜（茎）	84	20	1.2	206	159	80	38
青蒜	126	30	2.4	168	9.3	24	25
蒜苗	155	37	2.1	226	5.1	29	44
香菜（芫荽）	130	31	1.8	272	48.5	101	49
苦瓜	79	19	1	256	2.5	14	35
圆白菜	92	22	1.5	124	27.2	49	26
油菜	96	23	1.8	210	55.8	108	39
雪里蕻	100	24	2	281	30.5	230	17
小白菜	63	15	1.5	178	73.5	90	36
香椿	197	47	1.7	172	4.6	96	147
莴笋	59	14	1	212	36.5	23	48
红苋菜	130	31	2.8	340	42.3	178	63
绿苋菜	105	25	2.8	207	32.4	187	59
菜瓜	75	18	0.6	136	1.6	20	14
黄瓜	63	15	0.8	102	4.9	24	24
西葫芦	75	18	0.8	92	5	15	17
茄子	88	21	1.2	142	5.4	24	2
西红柿	79	19	0.9	163	5	10	2
西红柿酱	339	81	4.9	989	37.1	28	117
柿子椒	92	22	1	142	3.3	14	2
蘑菇（鲜）	84	20	2.7	312	8.3	6	94
紫菜	866	207	26.7	179	710.5	264	350
榨菜	121	29	2.2	363	4 252.6	155	41
蘑菇（干）	1 054	252	21	122	23.3	127	357
冬菇（干）	887	212	17.8	1 155	20.4	55	469

续表

食物名称	能量 /kJ	能量 /kcal	蛋白质 /g	钾 /mg	钠 /mg	钙 /mg	磷 /mg
冬瓜	46	11	0.4	78	1.8	19	12
生菜	54	13	1.3	170	32.8	34	27
荠菜	113	27	2.9	280	31.6	294	81
菜花	100	24	2.1	200	31.6	23	47
菠菜	100	24	2.6	311	85.2	66	47
丝瓜	84	20	1	115	2.6	14	29
西瓜	142	34	0.5	79	4.2	10	13
香蕉	381	91	1.4	256	0.8	7	28
梨（鸭梨）	180	43	0.2	77	1.5	4	14
苹果（富士）	188	45	0.7	115	0.7	3	11
橙	197	47	0.8	159	1.2	20	22
柿子	297	71	0.4	151	0.8	9	23
蜜桔	176	42	0.8	177	1.3	19	18
鲜枣	510	122	1.1	375	1.2	22	23
干红枣	1 105	264	3.2	542	6.2	64	51
杏	151	36	0.9	226	2.3	14	15
菠萝	172	41	0.5	113	0.8	12	9
桃	172	41	0.6	100	2	10	16
柠檬	146	35	1.1	209	1.1	101	22
葡萄	180	43	0.5	104	1.3	5	13
葡萄干	1 427	341	2.5	995	19.1	52	90
草莓	126	30	1	131	4.2	18	27
哈密瓜	142	34	0.5	190	26.7	4	19
花生仁（生）	2 356	563	25	587	3.6	39	324
花生仁（炒）	2 431	581	24.1	674	445.1	284	315
核桃	2 613	627	14.9	385	6.4	56	894
茶叶（绿茶）	1 238	296	34.2	1 661	28.2	325	191
酱油	264	63	5.6	337	5 757	66	204
醋	130	31	2.1	351	262.1	17	96

参考文献

[1] 陆进，杨丽娟，李文渊，等．医疗机构药学服务规范通则．中国药房，2019, 30 (23): 3169-3179.

[2] 丁选胜．药学服务概论．北京：人民卫生出版社，2016.

[3] 康震，金有豫，朱珠，等．药学监护实践方法：以患者为中心的药物治疗管理服务．3 版．北京：化学工业出版社，2016.

[4] 卜一珊，徐彦贵，陈凡，等．分级药学监护制定与实施的探讨．中国医院药学杂志，2015, 35 (24): 2163-2165.

[5] Renal Practice Group of the American Dietetic Association. National renal diet professional guide. 2nd ed. Chicago: Illinois, 2002.

[6] 谢良民，陈馨，葛懿云，等．慢性肾病饮食营养治疗．上海：上海科学技术文献出版社，2013.

[7] National Kidney Foundation. Clinical practice guidelines for nutrition in chronic renal failure. K/DOQI, national kidney foundation. Am J Kidney Dis, 2000, 35 (6 Suppl 2): S17-S104.

[8] KOPPLE J D. National kidney foundation K/DOQI clinical practice guidelines for nutrition in chronic renal failure. Am J Kidney Dis, 2001, 37 (1 Suppl 2): S66-S70.

[9] 谢良民，陈馨，葛懿云，等．透析患者饮食营养治疗．上海：上海科学技术文献出版社，2013.

[10] 中华人民共和国国家卫生和计划生育委员会．慢性肾脏病患者膳食指导 .(2017-08-01)[2021-03-10]. http://www. chinacdc. cn/jkzt/yyhspws/xzdc/201708/P020170807451756522862. pdf.